国家卫生健康委员会"十三五"规划教材

全国高等学历继续教育（专科起点升本科）规划教材

供临床、预防、口腔、护理、检验、影像等专业用

U0292241

妇 产 科 学

第4版

主　编　王建六　漆洪波

副主编　刘彩霞　孙丽洲　王沂峰　薛凤霞

人民卫生出版社

图书在版编目（CIP）数据

妇产科学 / 王建六，漆洪波主编. —4 版. —北京：
人民卫生出版社，2018

全国高等学历继续教育"十三五"（临床专升本）规
划教材

ISBN 978-7-117-26864-6

Ⅰ. ①妇… Ⅱ. ①王… ②漆… Ⅲ. ①妇产科学－成
人高等教育－教材 Ⅳ. ①R71

中国版本图书馆 CIP 数据核字（2018）第 167591 号

人卫智网	www.ipmph.com	医学教育、学术、考试、健康，购书智慧智能综合服务平台
人卫官网	www.pmph.com	人卫官方资讯发布平台

妇 产 科 学
第 4 版

主　　编：王建六　漆洪波
出版发行：人民卫生出版社（中继线 010-59780011）
地　　址：北京市朝阳区潘家园南里 19 号
邮　　编：100021
E - mail：pmph @ pmph.com
购书热线：010-59787592　010-59787584　010-65264830
印　　刷：天津安泰印刷有限公司
经　　销：新华书店
开　　本：850×1168　1/16　印张：33
字　　数：974 千字
版　　次：2001 年 9 月第 1 版　　2018 年 12 月第 4 版
　　　　　2022 年 11 月第 4 版第 3 次印刷（总第 19 次印刷）
标准书号：ISBN 978-7-117-26864-6
定　　价：66.00 元

打击盗版举报电话：010-59787491　E-mail：WQ @ pmph.com
（凡属印装质量问题请与本社市场营销中心联系退换）

纸质版编者名单

数字负责人　王建六　漆洪波

编　　者（以姓氏笔画为序）

王子莲 / 中山大学附属第一医院

王沂峰 / 南方医科大学

王建六 / 北京大学人民医院

古　航 / 上海长海医院

向　阳 / 北京协和医院

刘　青 / 甘肃省妇幼保健院

刘兴会 / 四川大学华西第二医院

刘彩霞 / 中国医科大学附属盛京医院

安瑞芳 / 西安交通大学第一附属医院

孙丽洲 / 南京医科大学第一附属医院

孙秀丽 / 北京大学人民医院

孙莹璞 / 郑州大学第一附属医院

吴桂珠 / 福建医科大学附属第一医院

应　豪 / 同济大学附属第一妇婴保健院

辛　虹 / 河北医科大学第二医院

汪宏波 / 华中科技大学同济医学院附属协和医院

张　华 / 重庆医科大学附属第一医院

张　瑜 / 中南大学湘雅医院

张松灵 / 吉林大学白求恩第一医院

陈晓军 / 复旦大学附属妇产科医院

陈敦金 / 广州医科大学附属第三医院

赵扬玉 / 北京大学第三医院

赵爱民 / 上海交通大学医学院附属仁济医院

胡元晶 / 天津市中心妇产科医院

黄　薇 / 四川大学华西第二医院

崔保霞 / 山东大学齐鲁医院

鹿　群 / 北京大学人民医院

程晓东 / 浙江大学医学院附属妇产科医院

漆洪波 / 重庆医科大学附属第一医院

薛凤霞 / 天津医科大学总医院

编写秘书　张　华 / 重庆医科大学附属第一医院

　　　　　　张　果 / 北京大学人民医院

数字秘书　张　华 / 重庆医科大学附属第一医院

　　　　　　张　果 / 北京大学人民医院

在线课程编者名单

在线课程负责人 王建六 漆洪波

编 者（以姓氏笔画为序）

王子莲 / 中山大学附属第一医院

王沂峰 / 南方医科大学

王建六 / 北京大学人民医院

王谢桐 / 山东省立医院

古 航 / 上海长海医院

向 阳 / 北京协和医院

刘兴会 / 四川大学华西第二医院

孙秀丽 / 北京大学人民医院

孙莹璞 / 郑州大学第一附属医院

孙路明 / 上海市第一妇婴保健院

吴桂珠 / 福建医科大学附属第一医院

汪宏波 / 华中科技大学同济医学院附属协和医院

张 瑜 / 中南大学湘雅医院

张松灵 / 吉林大学白求恩第一医院

胡元晶 / 天津市中心妇产科医院

段 涛 / 同济大学附属第一妇婴保健院

黄 薇 / 四川大学华西第二医院

崔保霞 / 山东大学齐鲁医院

鹿 群 / 北京大学人民医院

漆洪波 / 重庆医科大学附属第一医院

薛凤霞 / 天津医科大学总医院

在线课程秘书

王益勤 / 北京大学人民医院

第四轮修订说明

随着我国医疗卫生体制改革和医学教育改革的深入推进，我国高等学历继续教育迎来了前所未有的发展和机遇。为了全面贯彻党的十九大报告中提到的"健康中国战略""人才强国战略"和中共中央、国务院发布的《"健康中国 2030"规划纲要》，深入实施《国家中长期教育改革和发展规划纲要（2010—2020 年）》《中共中央国务院关于深化医药卫生体制改革的意见》，落实教育部等六部门联合印发《关于医教协同深化临床医学人才培养改革的意见》等相关文件精神，推进高等学历继续教育的专业课程体系及教材体系的改革和创新，探索高等学历继续教育教材建设新模式，经全国高等学历继续教育规划教材评审委员会、人民卫生出版社共同决定，于 2017 年 3 月正式启动本套教材临床医学专业（专科起点升本科）第四轮修订工作，确定修订原则和要求。

为了深入解读《国家教育事业发展"十三五"规划》中"大力发展继续教育"的精神，创新教学课程、教材编写方法，并贯彻教育部印发《高等学历继续教育专业设置管理办法》文件，经评审委员会讨论决定，将"成人学历教育"的名称更替为"高等学历继续教育"，并且就相关联盟的更新和定位、多渠道教学模式、融合教材的具体制作和实施等重要问题进行了探讨并达成共识。

本次修订和编写的特点如下：

1. 坚持国家级规划教材顶层设计、全程规划、全程质控和"三基、五性、三特定"的编写原则。

2. 教材体现了高等学历继续教育的专业培养目标和专业特点。坚持了高等学历继续教育的非零起点性、学历需求性、职业需求性、模式多样性的特点，教材的编写贴近了高等学历继续教育的教学实际，适应了高等学历继续教育的社会需要，满足了高等学历继续教育的岗位胜任力需求，达到了教师好教、学生好学、实践好用的"三好"教材目标。

3. 本轮教材从内容和形式上进行了创新。内容上增加案例及解析，突出临床思维及技能的培养。形式上采用纸数一体的融合编写模式，在传统纸质版教材的基础上配数字化内容，以一书一码的形式展现，包括在线课程、PPT、同步练习、图片等。

4. 整体优化。注意不同教材内容的联系与衔接，避免遗漏、矛盾和不必要的重复。

本次修订全国高等学历继续教育"十三五"规划教材临床医学专业专科起点升本科教材29种，于2018年出版。

第四轮教材目录

序号	教材品种	主编		副主编			
1	人体解剖学（第4版）	黄文华	徐 飞	孙 俊	潘爱华	高洪泉	
2	生物化学（第4版）	孔 英		王 杰	李存保	宋高臣	
3	生理学（第4版）	管茶香	武宇明	林默君	邹 原	薛明明	
4	病原生物学（第4版）	景 涛	吴移谋	肖纯凌	张玉妥	强 华	
5	医学免疫学（第4版）	沈关心	赵富玺	钱中清	宋文刚		
6	病理学（第4版）	陶仪声		申丽娟	张 忠	柳雅玲	
7	病理生理学（第3版）	姜志胜	王万铁	王 雯	商战平		
8	药理学（第2版）	刘克辛		魏敏杰	陈 霞	王垣芳	
9	诊断学（第4版）	周汉建	谷 秀	陈明伟	李 强	粟 军	
10	医学影像学（第4版）	郑可国	王绍武	张雪君	黄建强	邱士军	
11	内科学（第4版）	杨 涛	曲 鹏	沈 洁	焦军东	杨 萍	汤建平　李 岩
12	外科学（第4版）	兰 平	吴德全	李军民	胡三元	赵国庆	
13	妇产科学（第4版）	王建六	漆洪波	刘彩霞	孙丽洲	王沂峰	薛凤霞
14	儿科学（第4版）	薛辛东	赵晓东	周国平	黄东生	岳少杰	
15	神经病学（第4版）	肖 波		秦新月	李国忠		
16	医学心理学与精神病学（第4版）	马存根	朱金富	张丽芳	唐峥华		
17	传染病学（第3版）	李 刚		王 凯	周 智		
18*	医用化学（第3版）	陈莲惠		徐 红	尚京川		
19*	组织学与胚胎学（第3版）	郝立宏		龙双涟	王世鄂		
20*	皮肤性病学（第4版）	邓丹琪		于春水			
21*	预防医学（第4版）	肖 荣		龙鼎新	白亚娜	王建明	王学梅
22*	医学计算机应用（第3版）	胡志敏		时松和	肖 峰		
23*	医学遗传学（第4版）	傅松滨		杨保胜	何永蜀		
24*	循证医学（第3版）	杨克虎		许能锋	李晓枫		
25*	医学文献检索（第3版）	赵玉虹		韩玲革			
26*	卫生法学概论（第4版）	杨淑娟		卫学莉			
27*	临床医学概要（第2版）	闻德亮		刘晓民	刘向玲		
28*	全科医学概论（第4版）	王家骥		初 炜	何 颖		
29*	急诊医学（第4版）	黄子通		刘 志	唐子人	李培武	
30*	医学伦理学	王丽宇		刘俊荣	曹永福	兰礼吉	

注：1. * 为临床医学专业专科、专科起点升本科共用教材

2. 本套书部分配有在线课程，激活教材增值服务，通过内附的人卫慕课平台课程链接或二维码免费观看学习

3.《医学伦理学》本轮未修订

评审委员会名单

前　言

高等学历继续教育是我国医学教育的重要组成部分。根据第四轮全国高等学历继续教育临床医学专业教材会议精神，对全国高等学历继续教育（专科起点升本科）规划教材进行修订，以进一步满足已取得医学专科学历且经过一段时间工作的人员接受继续教育的需求，使他们通过该套教材的学习，达到本科水平，有助于获得学士学位，并为通过执业医师考试打下基础。

"专科起点升本科"继续教育是我国高等学历继续教育的一个特色，在全面提高我国广大基层医务工作者的学历层次和医疗水平方面起了重要作用。针对继续教育的特点，即非零起点性、学历需求性、职业需求性及模式多样性，本次教材修订提出了新的要求：涉及知识模块化编写；创新写作方式，强化教材功能；注意与普通教育教材的联系，同时强调与之有区别；教材具有良好的教育适应性与社会认同性。按照上述要求，编委们在编写本版教材的过程中，充分考虑与专科教材的衔接，对基本及重要的内容作适当的重复，并在此基础上引出新的内容及尝试创新性的写作方式，如在常见疾病中引入"临床病例"，以"相关链接"的方式拓宽知识面，以期在贯彻"三基"（基本理论、基本知识和基本技能）和"五性"（思想性、科学性、启发性、先进性和适用性）的基础上，更强调临床应用性。为了启发读者阅读和提高思维分析能力，本版教材配套有同步练习、PPT及重点章节在线课程，扫描二维码即可查看。本教材的编者来自全国20余所高等院校，均活跃在妇产科医疗、教学、科研第一线，修订力求"稳中有改，改中有新"，在符合"三特定"（特定对象、特定要求和特定字数限制）的前提下，原则上遵照第3版教材的基本内容，补充和修订部分内容，特别是一些新知识、新进展，力求编排合理，详略有度，尽量使本教材的难度和深度与普通五年制本科教材水平基本相当。

衷心感谢本教材第1~3版编写人员出色的工作为本次修订打下良好的基础，感谢第2版主编苏幸教授、副主编孔北华教授、张为远教授等给予大力的支持和无私的指导，感谢第4版全体编写人员认真撰写，按时完成编写任务。

本教材是专门为"专科起点升本科"人员学习而编写的教材，编写难度较大，加上编写人员水平有限，难免有不足之处，恳请广大师生和妇产科同道们批评指正。

王建六　漆洪波

2018 年 8 月

目　录

第一章 绪 论

1

01章

学习目标

熟悉 妇产科学的研究范畴及发展简史；妇产科学的特点及学习要点。

妇产科学（obstetrics and gynecology）是研究女性特有的生理、病理和生殖调控的一门学科，属于临床医学中独立性较强且涉及面较广的一门学科，与内科学、外科学、儿科学一起成为医学生必修的主干课程。

一、妇产科学的研究范畴及发展简史

一般将妇产科学分为产科学、妇科学、计划生育和生殖医学。产科学（obstetrics）专门研究与女性妊娠有关的生理和病理，即研究女性在妊娠、分娩和产褥三个时期所发生的生理现象和心理、病理改变，以及胎儿的生理和病理改变。产科学又分为普通产科学、母体医学及胎儿医学。妇科学（gynecology）是专门研究女性非妊娠期生殖系统的生理与病理的学科，包括女性生殖系统解剖与生理、生殖道炎症、女性生殖器肿瘤、生殖内分泌、女性生殖器损伤和盆底功能障碍、女性生殖器畸形及其他疾病等。计划生育（family planning）和生殖医学（reproduction medicine）主要研究女性生育调节，包括避孕、绝育、优生和助孕等。

妇产科学是在医学发展的过程中逐步形成的，最早可追溯到公元前数千年。产科学可能是医学中最古老的学科，起源于原始部落的妇女在"接生"过程中的经验积累，但人们真正传授助产知识和技术开始于12世纪医学堂的建立。17世纪发明的产钳成功地挽救了许多难产孕妇和新生儿。18世纪发现了母亲和胎儿血循环的关系，总结了产褥热的发病原因，提出了产科无菌手术和无菌接生。虽然据称最早的剖宫产术始于公元前600年，但真正应用于临床并成为处理难产的有效方法开始于19世纪。妇科学发展的记载较早见于古希腊医生希波克拉底对白带、痛经、月经失调、不孕及盆腔炎症等疾病的观察和描述。随着13~16世纪解剖学的创立和发展，明确了子宫、输卵管和卵巢的结构，也逐渐开始了各种手术。一般认为，19世纪以前的妇产科学属于单纯的医术阶段，而真正科学意义上近代妇产科学的开始以Roonhyze于1912—1924年所著的《现代妇产科学》为标志。

我国在清代以前一直推行祖国医学，最早可追溯到公元前12~13世纪，由甲骨文所记载。现存最古老的医书《黄帝内经》已有女子发育、衰老、妊娠及其诊治的描述。公元2世纪问世的《金匮要略》为祖国医学第一部妇产科专著。公元8世纪中叶又出现第一部产科专著《产宝》，妇产科与内科也自此分立。此后，大量妇产科专著陆续问世，推动了中医妇产科学的不断发展。19世纪末，西医妇产科开始传入我国，但由于受封建礼教和当时社会制度的影响，妇产科学在我国的发展较为缓慢。直至1949年新中国成立，我国的妇产科学才开始迅速地发展，特别是改革开放以来，注重学科发展，加强对外交流，妇产科学科发生巨大变化，一些领域已经达到国际先进水平。

二、近代妇产科学的重要进展

随着基础学科的发展，妇产科学在近50年取得了许多重要的进展。新理论的提出和新技术的发明，促进了学科间的交叉与渗透，同时也产生了一些新兴学科和交叉学科。

1. **产科学进展** 最初的产科学是以接生为中心的普通产科，主要内容是助产和处理难产。近代出现的一系列产前诊断和宫内监护的技术，如超声诊断胎儿畸形和评估胎儿发育状况，电子胎儿监护技术监测胎儿宫内状况等，不仅显著降低了母婴死亡率和出生缺陷率，而且改变了早年以母亲为中心的产科学体系即母体医学（maternal medicine），提出了母胎等同重要并统一管理的体系即母胎医学（maternal-fetal medicine），并产生了专门研究分娩前后母婴安全与健康的交叉学科，即围产医学（perinatology）。20世纪末开始，细胞和分子遗传学、血清学筛查技术、分子诊断新技术等的发展和渗透，给产科学领域带来了革命性的飞跃，特别是"胎儿也是人"概念的确立和逐渐被接受，胎儿医学（fetal medicine）从母胎医学中独立出来，成为一门亚专科且发展迅速。其中，产前诊断技术更是突飞猛进，如超声引导下的各种胎儿取样技术、胎儿非侵入性影像技术（如磁共振成像）、单核苷酸多态性（SNP）芯片、微阵列比较基因组杂交（array-CGH）、基于第二代高通量测序的无创产前检测（NIPT）；介入性宫内手术（如胎儿镜手术、射频消融减胎技术等）逐渐被应用于临床，使产科医师在深入地了解妊娠生理学和病理生理学的基础上，处理产前复杂的胎儿问题成为可能。纵观而论，母体医学主要研究妊娠合并症和并发症（即高危妊娠）的处理；胎儿医学主要研究产前诊断和胎儿内外科情况的处理；围产医学的研究重点是围产期并发症，如早产、胎儿生长受限、胎儿缺氧和新生儿窒息复苏等。

2. 妇科学进展　基础学科的发展同样也促进了妇科学的迅速发展，并形成了一些新的学科。如生殖内分泌学，其诞生和发展又促进了各种助孕技术的发展，其中最令人瞩目的是体外受精-胚胎移植技术的问世。助孕技术的进展不仅解决了妇女的不孕，而且也促进了生殖生理的发展，提高了优生优育技术水平。手术方法的改进及各种新的化疗药物的出现和应用，使得一些妇科肿瘤的预后有了很大的改善，其中突出的成就是滋养细胞肿瘤成为第一个经化疗可以治愈的妇科恶性肿瘤。另外，更加注重妇科肿瘤患者保留生理和生殖功能以及改善生活质量。在普通妇科方面，以宫腔镜、腹腔镜为代表的微创手术已使妇科手术发生了革命性的变化，许多以前需要剖腹方能完成的手术，现在可以通过微创方式完成。随着人均寿命的延长和生活质量要求的提高，近年来对女性盆底功能障碍性疾病的诊治引起了广大妇产科医师的关注，新的理论、诊断方法和治疗手段不断用于临床，又形成了一门新兴的交叉学科，即泌尿妇科学（urogynecology），又称盆底医学（pelvic medicine）。

3. 妇女保健学进展　妇女保健学是根据女性生殖生理的特点，以保健为中心，以群体为对象的一门学科，主要研究女性一生各个时期的生理和心理特点、病理变化及社会适应能力及其保健要求。妇女保健学的建立和发展，对妇女的身心健康起到了重要的作用。

4. 计划生育与生殖医学进展　在节育、绝育和助孕、优生优育方面，我国积累了丰富的经验，特别是近年来生殖医学的快速发展，新的科学技术不断用于辅助生殖领域，解决了广大不孕不育患者的疾苦，推动了学科发展，有助于构建和谐社会。

三、妇产科学的特点及学习要点

妇产科是以女性生理和病理为基础的学科，因此，在学习过程中，要培养良好的医德医风和高度的责任心，要有"爱伤"观念和关爱女性的理念。产科学与妇女的妊娠有关，关系到母亲和孩子的安危与健康，甚至关系到人口素质和国家及民族的兴亡，因此在学习产科学内容时，要注重妊娠生理变化，重视病理妊娠的及时诊治和相关并发症防治，保障母婴安全。妇科学主要解决女性生殖系统的疾病，其特殊之处是较其他人体系统的疾病具有更多的隐私，因此，妇科患者更需要得到理解、关心和爱护，所以要特别尊重和关心患者，要有更多的同情心，并注意保护患者的隐私。另外，虽然妇产科学分为产科学、妇科学、计划生育和生殖医学，但各部分之间相互关联，许多疾病具有共同的病因及病理生理基础，或互为因果，所以妇产科学的学习一定要有系统观念，要完整理解妇产科学的理论体系。

虽然妇产科学发展至今已成为一门独立学科，但女性生殖系统作为人体的一部分，与身体其他系统不可分割，许多疾病或病理生理状况相互影响。另外，妇产科学与许多基础学科，甚至社会科学关系密切，在学习时一定要思路开阔，融会贯通。

妇产科学不仅是临床医学，同时也是预防医学。许多妇产科疾病可通过一些预防措施来避免发生，如做好妊娠期保健和产前检查可预防许多不良产科结局的发生。所以学习妇产科学一定要强调临床医学的实践性，掌握诊治技能，又要熟悉各种预防知识和措施，贯彻"预防为主"的方针。

总之，妇产科学是一门重要的临床医学主干课程，与内科学、外科学及儿科学等其他学科一样，通过系统的课程学习掌握基本理论和基本知识，又通过临床实践掌握基本技能。学好妇产科学是成为一名合格临床医生的必要前提。

（王建六　漆洪波）

第二章

女性生殖系统解剖

2

学习目标	
掌握	女性内外生殖器官和邻近器官的解剖特点。
熟悉	女性骨盆特征及临床意义。
了解	女性骨盆底解剖特征及血管、淋巴和神经分布。

女性生殖系统包括内、外生殖器官及其相关组织。骨盆为生殖器官所在部位,且与分娩关系密切。

第一节 骨盆

骨盆(pelvis)是躯干和下肢之间的骨性连接,具有支持躯干、传承重力和保护盆腔脏器的重要作用。女性骨盆还是胎儿娩出的骨性产道,其大小、形状与妊娠及分娩密切相关。

一、骨盆组成

(一)骨盆的骨骼

骨盆由左右两侧的髋骨(os coxae)和中间的骶骨(sacrum)及尾骨(coccyx)构成。每块髋骨又由髂骨(ilium)、坐骨(ischium)及耻骨(pubis)融合而成;骶骨由5~6块骶椎合成,形似三角,前面呈凹形,上缘向前方突出,形成骶骨岬(promontory),为骨盆内测量对角径的重要标志;尾骨由4~5块尾椎合成(图2-1)。

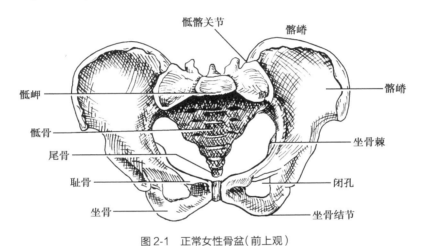

图2-1 正常女性骨盆(前上观)

(二)骨盆的关节

骨盆的关节有耻骨联合(pubic symphysis)、骶髂关节(sacroiliac joint)和骶尾关节(sacrococcygeal joint)。骨盆前方两耻骨之间有纤维软骨,形成耻骨联合。骶髂关节由骶骨和髂骨的耳状面嵌合而成,位于骨盆侧后方。骶尾关节为骶骨与尾骨的联合处,有一定活动度。骶尾关节活动度受限或尾骨骨折可影响阴道分娩。

(三)骨盆的韧带

连接骨盆各部分之间的韧带中有两对重要的韧带:一对是骶、尾骨与坐骨结节之间的骶结节韧带(sacrotuberous ligament),较强韧,呈扇状;另一对是骶、尾骨与坐骨棘之间的骶棘韧带(sacrospinous ligament),呈三角形(图2-2),两者与坐骨大、小切迹分别围成坐骨大孔和坐骨小孔,内有血管、肌肉和神经通过。骶棘韧带宽度即坐骨切迹宽度,是判断中骨盆是否狭窄的重要指标。妊娠期受性激素影响,韧带较为松弛,各关节的活

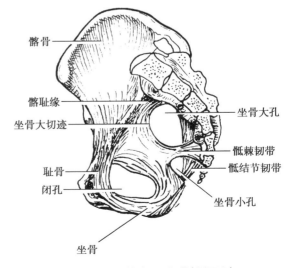

图2-2 骨盆的分界及韧带(侧面观)

动性略增加,有利于分娩时胎儿通过骨产道。骶棘韧带还是女性盆底重建手术的重要解剖结构。

二、骨盆的分界

骶骨岬、弓状线、耻骨梳、耻骨结节、耻骨嵴和耻骨联合上缘共同连成一环状的界线,为骨盆上口(superior pelvic aperture),又称骨盆入口(pelvic inlet),将骨盆分为假骨盆和真骨盆两部分(见图2-2)。上方为假骨盆(又称大骨盆),为腹腔的一部分,其前为腹壁下部,两侧为髂骨翼,后为第5腰椎。假骨盆某些径线的长短关系到真骨盆的大小,测量这些径线可间接了解真骨盆的情况。下方为真骨盆(又称小骨盆)是胎儿娩出的骨产道(bony birth canal)。真骨盆下界为骨盆下口(inferior pelvic aperture),又称骨盆出口(pelvic outlet),即会阴的菱形周界。真骨盆形成骨盆腔(pelvic cavity),其前壁为耻骨、耻骨支和耻骨联合,后壁为凹陷的骶尾关节前面,两侧壁为髂骨、坐骨、骶结节韧带及骶棘韧带,前外侧有闭孔,其周缘附着一层结缔组织膜,仅前上方留有一管状裂隙的闭孔膜。坐骨棘位于真骨盆中部,肛诊或阴道诊均可触及,是分娩过程中衡量胎先露下降程度的重要标志。耻骨两降支的前部相连构成耻骨弓,其角度大小影响分娩。骨盆腔呈前浅后深的形态,其中轴为骨盆轴,分娩时胎儿循此轴娩出。闭孔是经盆底网片植入手术和经闭孔实施女性压力性尿失禁手术的重要解剖结构。

三、骨盆的类型

依据骨盆形状(按 Caldwell 与 Moloy 分类)分为 4 种类型(图2-3)。

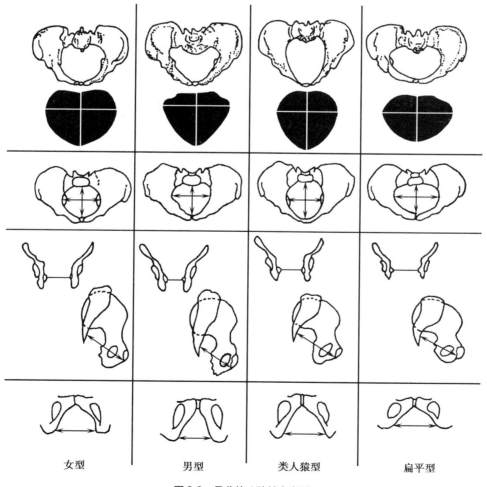

图2-3　骨盆的4种基本类型

1. **女性型**（gynecoid type） 骨盆入口横径较前后径稍长，呈横椭圆形，髂骨翼宽而浅，耻骨弓较宽，两侧坐骨棘间径>10cm。最常见，为女性正常骨盆。在我国妇女中占 52.0%～58.9%。

2. **扁平型**（platypelloid type） 骨盆入口前后径短而横径长，呈扁椭圆形。耻骨弓角度大，骶骨失去正常弯度，向后翘或呈深弧型，故骶骨短而骨盆浅。在我国妇女中较常见，占 23.2%～29.0%。

3. **类人猿型**（anthropoid type） 骨盆入口呈长椭圆形，横径较短，前后径略长。坐骨切迹较宽，两侧壁稍内聚，坐骨棘较突出，耻骨弓较窄，骶骨后倾，故骨盆前窄而后宽，且较其他类型深。在我国妇女中占 14.2%～18.0%。

4. **男性型**（android type） 骨盆入口略呈三角形，两侧壁内聚，坐骨棘突出，耻骨弓较窄，坐骨切迹窄，呈高弓形，骶骨较直而前倾，故出口后矢状径较短。呈漏斗形，常导致难产。较少见，在我国妇女中仅占 1.0%～3.7%。

骨盆的形态、大小除种族差异外，还受遗传、营养与性激素的影响。上述四种骨盆形态为基本类型，临床多见为混合型骨盆。

（刘　青　王建六）

学习小结

骨盆由骶骨、尾骨及左、右两块髋骨构成，骨盆是身体重要支撑结构和女性分娩的通道，骨盆的形状和大小直接影响阴道分娩，女性型骨盆为女性正常骨盆。骶岬为骨盆内测量对角径的重要标志，可判定骨盆入口前后径大小。骶尾关节活动度与骨盆出口前后径直接相关，骶尾关节活动度受限可影响阴道分娩。骶棘韧带宽度即坐骨切迹宽度，是判断中骨盆横径的重要指标，妊娠期受性激素影响，韧带较为松弛，各关节的活动性略增加，有利于分娩时胎儿通过骨产道。骶棘韧带还是女性盆底重建手术的重要解剖结构。

复习思考题

1. 女性骨盆有哪些重要的解剖学结构？

2. 这些结构与分娩的关系如何？

第二节　骨盆底

骨盆底（pelvic floor）由多层肌肉及筋膜构成。盆膈封闭骨盆出口的大部分，仅在其前方两侧肛提肌的内侧缘之间有一盆膈裂孔由尿生殖膈封闭。骨盆底承托盆腔脏器，若其结构或功能异常，可影响盆腔脏器位置及功能。分娩时若处理不当，可损伤骨盆底。

骨盆底前方为耻骨联合下缘，后方为尾骨尖，两侧为耻骨降支、坐骨升支及坐骨结节。两侧坐骨结节前缘的连线将骨盆底分为尿生殖三角和肛门三角两部分。前者有尿道和阴道通过；后者有肛管穿过。骨盆底分为3层：

1. 外层在外生殖器、会阴皮肤及皮下组织下面，由会阴浅筋膜及深面的三对肌肉和一对括约肌组成，包括球海绵体肌、坐骨海绵体肌、会阴浅横肌及肛门外括约肌，其肌腱汇合于阴道外口与肛门之间，形成中心腱。

2. 中层即泌尿生殖膈（urogenital diaphragm），由上下两层坚韧筋膜、会阴深横肌及围绕尿道周围的尿道括约肌组成。

3. 内层即盆膈（pelvic diaphragm），为骨盆底最内层的坚韧层，由肛提肌、尾骨肌及其内、外面的筋膜层组成。肛提肌是骨盆底的重要支撑力量，其由耻骨阴道肌、耻骨直肠肌、耻尾肌、髂尾肌四部分组成，呈扇形分布，向下汇合形成中心腱，其间有尿道、阴道及直肠穿过，向骨盆两侧上方附着于盆筋膜腱弓（arcus tendineus fasciae pelvis，ATFP）。尾骨肌位于肛提肌后方，紧贴骶棘韧带呈三角形（见图 2-4）。

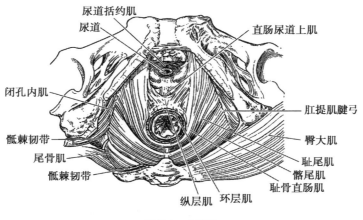

图 2-4　盆底肌

会阴（perineum）：广义的会阴是指盆膈以下封闭骨盆出口的所有软组织。狭义的会阴是指阴道口与肛门之间的软组织，厚 3～4cm，由外向内逐渐变窄呈楔形，表面为皮肤及皮下脂肪，内层为会阴中心腱，又称会阴体（perineal body）。妊娠期会阴组织变软有利于分娩。分娩时要正确保护此区，以免造成会阴裂伤。

（刘　青　王建六）

学习小结

女性盆底组织是重要的盆腔支撑结构，其分为外层、中层和内层。内层的肛提肌是盆底重要支撑力量，其由耻骨阴道肌、耻骨直肠肌、耻尾肌、髂尾肌四部分组成，呈扇形分布，盆底支撑组织受损，可引起盆腔器官功能障碍。

复习思考题

1. 盆底重要的支撑组织有哪些？　　2. 盆底支撑组织损伤会引发哪类疾病？

第三节　外生殖器

女性外生殖器又称外阴，是指生殖器官外露的部分，位于两股内侧间，前面为耻骨联合，后面以会阴为界（图 2-5）。

1. **阴阜（mons pubis）**　指耻骨联合前面隆起的脂肪垫。青春期开始生长卷曲的阴毛，呈尖端向下的三角形分布，两侧向下延伸至大阴唇外侧面，为女性的主要第二性征之一。阴毛的粗细、疏密与色泽因人或种族而异。

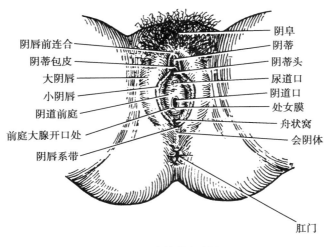

图2-5 女性外生殖器

2. **大阴唇**（labium majus） 为邻近两股内侧的一对纵长隆起的皮肤皱襞。前端起于阴阜，后端在会阴体前融合形成大阴唇后连合。其外侧与皮肤相同，多数妇女此处有色素沉着，内有皮脂腺和汗腺，青春期开始长出阴毛；内侧面湿润似黏膜。大阴唇有较厚的皮下脂肪组织，内有丰富的血管、神经及淋巴管，局部钝性外伤时易形成血肿。未婚妇女的两侧大阴唇自然合拢，经产妇由于阴道分娩向两侧分开，绝经后呈萎缩状，阴毛脱落、稀少。

3. **小阴唇**（labium minus） 位于大阴唇内侧的一对薄皱襞。小阴唇表面湿润、色褐、无毛，富含神经末梢，故非常敏感，其大小、形状因人而异。两侧小阴唇的前端互相融合，再分为两叶包绕阴蒂，前叶形成阴蒂包皮，后叶形成阴蒂系带。小阴唇后端与大阴唇后端相融合，在正中线形成阴唇系带（frenulum labium pudendal），经产妇受分娩影响已不明显。

4. **阴蒂**（clitoris） 是位于两侧小阴唇顶端联合处的海绵体组织，为阴茎的同源器官，具有勃起性。由阴蒂头、阴蒂体及一对阴蒂脚三部分组成。阴蒂头直径6～8mm，显露于外阴，富含神经末梢，是最敏感的性器官。两阴蒂脚各附于两侧耻骨支。

5. **阴道前庭**（vaginal vestibule） 为两侧小阴唇之间的菱形区域，前为阴蒂，后为阴唇系带，该区域内有尿道口、阴道口。阴道口与阴唇系带之间的浅窝称舟状窝（又称阴道前庭窝），经产妇受分娩影响，此窝消失。在此区内尚有以下解剖结构：

（1）前庭球（vestibular bulb）：位于前庭两侧，由具有勃起性的静脉丛构成，表面被覆球海绵体肌，又称球海绵体。其前接阴蒂，后邻前庭大腺。

（2）前庭大腺（major vestibular gland）：位于大阴唇后部，左右各一，也被球海绵体肌覆盖，如黄豆大小，又称巴多林腺（Bartholin gland），其腺管细长约1～2cm，向内侧开口于前庭后方小阴唇与处女膜之间的沟内，性兴奋时分泌黏液，起润滑作用。正常情况下不易触及，若腺管口阻塞或感染，可形成囊肿或脓肿。

（3）尿道口（urethral orifice）：位于阴蒂头后下方的前庭前部，略呈圆形。在其后壁两侧有一对并列腺体，称为尿道旁腺（paraurethral gland），其分泌物有润滑尿道口的作用。

（4）阴道口（vaginal orifice）及处女膜（hymen）：阴道口位于前庭后部尿道口的后方，其周缘的一层有孔薄膜称处女膜。膜的两面均为鳞状上皮所覆盖，中间为结缔组织、血管与神经末梢。处女膜孔多在中央，其形状、大小及膜的厚薄、质地因人而异。初次性交或剧烈运动可使处女膜破裂，分娩后仅留有处女膜痕。极少数处女膜组织坚韧，需手术切开。

（刘　青　王建六）

女性外生殖器官包括阴阜、大阴唇、小阴唇、阴蒂和阴道前庭。在青春期阴阜开始生长卷曲的阴毛，为女性主要第二性征之一。大阴唇内有丰富的血管、神经及淋巴管，局部外伤时易形成血肿。小阴唇神经末梢丰富，阴蒂是阴茎的同源器官，具有勃起性，是最敏感的性器官。阴道前庭为两侧小阴唇之间的菱形区域，该区域内有尿道口、阴道口、前庭球、前庭大腺。尿道口后壁两侧有一对尿道旁腺。前庭大腺位于大阴唇后部，开口于前庭后方小阴唇与处女膜之间沟内，性兴奋时分泌黏液，起润滑作用，若腺管口阻塞或感染，可形成囊肿或脓肿。

女性外生殖器包括哪些器官？具有哪些功能？

第四节 内生殖器

女性内生殖器包括阴道、子宫、输卵管及卵巢，后两者合称为子宫附件（uterine adnexa）（图 2-6）。

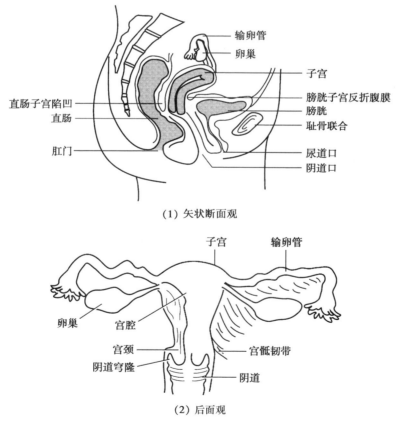

（1）矢状断面观

（2）后面观

图 2-6 女性内生殖器

一、阴道

阴道（vagina）为性交器官，也是经血排出及胎儿娩出的通道。位于真骨盆下部中央，是一上宽下窄的管道，前壁长 7～9cm，与膀胱和尿道相邻；后壁长 10～12cm，与直肠贴近。上端包绕宫颈，下端开口于阴道前庭后部。环绕宫颈周围的阴道部分称阴道穹窿（vaginal fornix）。按其位置分为前、后、左、右 4 部分，其中后穹窿最深，它与处于盆腔最低部位的直肠子宫陷凹紧密相邻，临床上可经此处穿刺、引流或插入腹腔镜，用于某些疾病的诊断与治疗。

阴道壁由黏膜、肌层和纤维组织构成，表面有很多横纹皱襞，具有较大伸展性。黏膜呈淡红色，由复层鳞状上皮细胞覆盖，无腺体，受性激素影响而有周期性变化。肌层由外纵内环的两层平滑肌构成，被覆纤维组织膜，含多量弹力纤维。阴道壁有丰富的静脉丛，局部损伤后易出血或形成血肿。

二、子宫

（一）位置和形态

子宫（uterus）是一个以平滑肌为主的中空器官，为胚胎着床、发育、生长及产生月经之处。

子宫位于盆腔中央，在膀胱与直肠之间，下接阴道，两侧有输卵管和卵巢。正常位置呈轻度前倾前屈位。子宫的形状上宽下窄，前面扁平后面略凸。可分为大小不同的上下两部：上部呈三角形，即宫体（uterine body，corpus uteri）；下部呈圆桶形或梭形，即宫颈（cervix）。宫体与宫颈连接的部分较窄称为子宫峡部（isthmus of uterus）。宫体的顶部是宫体最宽的部分称为子宫底（fundus of uterus），宫底的两侧称为子宫角，与输卵管相通。

子宫的大小和形状随着女性的年龄和产次可有较大的差别，成年子宫长 7～9cm，宽 4.5～6cm，厚 2.5～3.5cm，未产妇与经产妇的子宫重量也有很大差别，前者约为 45～70g，后者约为 80g 或更重一些。在不同年龄阶段，宫体与宫颈长度的比率也有很大差别，在婴儿期为 1:2；青春期为 1:1；生育期为 2:1；老年期又为 1:1。

子宫腔（uterine cavity）为上宽下窄的三角形，尖端朝下通宫颈管，两侧通输卵管。宫体与宫颈之间的狭窄部分称子宫峡部（isthmus uteri），其上端因解剖上较狭窄，称解剖学内口（anatomical internal os）；其下端因黏膜组织在此处由宫腔内膜转变成宫颈黏膜，称组织学内口（histological internal os）。子宫狭部于非孕期长约 1cm，妊娠中期以后逐渐扩展变长、变薄，临产时可达 7～11cm，形成子宫下段。宫颈内腔呈梭形称宫颈管（cervical canal），成年未育妇女长约 2.5～3.0cm，其下端称宫颈外口（图 2-7）。未产妇的宫颈外口呈圆形，经阴道分娩的部分产妇因受分娩影响，宫颈出现横裂，而分为宫颈前唇和后唇。

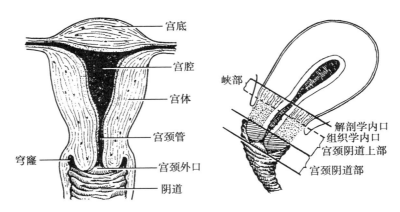

图 2-7　子宫各部

（二）组织结构

子宫体壁由 3 层组织构成，由内向外分别为子宫内膜层、肌层和浆膜层（脏腹膜）。

子宫内膜为粉红色黏膜组织，可分为 3 层：致密层，海绵层及基底层。致密层与海绵层对性激素敏感，自青春期开始发生周期性变化，又称功能层；基底层紧贴肌层，无周期性变化。

子宫肌层较厚，由平滑肌束、弹力纤维及胶原纤维组成，可分为三层：①外层：纵行，较薄，是子宫收缩的起点；②中层：较厚，交织排列，在血管周围形成"8"形；③内层：环行，痉挛收缩可形成子宫收缩环。肌层内有血管穿行，肌纤维收缩时压迫血管，能有效地制止子宫出血。

子宫浆膜层为覆盖宫体底部及前后面的脏腹膜，与肌层紧贴，但在子宫前面近子宫峡部处与子宫壁结合较疏松，向前反折覆盖膀胱底部，形成膀胱子宫陷凹（vesicouterine pouch），反折处腹膜称膀胱子宫反折腹膜。在子宫后面，腹膜沿子宫壁向下，覆盖宫颈后方及阴道后穹窿，再折向直肠，形成直肠子宫陷凹（rectouterine pouch），亦称道格拉斯陷凹（cul-de-sac of Douglas）。为女性腹膜腔最低位置，具有重要临床意义。

宫颈壁由黏膜、肌层和外膜组成。外膜是由结缔组织构成的纤维膜；宫颈肌层的平滑肌数量较少，主要由致密的纤维结缔组织构成。宫颈阴道上部的平滑肌与宫体纵行肌相延续，向下逐渐减少，宫颈阴道部缺乏平滑肌组织。宫颈阴道部由非角化型复层鳞状上皮覆盖，颈管内膜由单层高柱状上皮覆盖，受性激素影响发生周期性变化，上皮内陷形成腺体，腺体分泌碱性黏液，形成宫颈管内黏液栓，起保护作用。颈管内膜的柱状上皮在宫颈外口处与宫颈阴道部的复层鳞状上皮相交接，称为鳞柱交界处。鳞柱交界处是宫颈癌的好发部位。

（三）子宫韧带

子宫共有4对韧带以维持子宫正常位置。此外子宫借助盆膈、尿生殖膈及其周围结缔组织来固定（图2-8）。

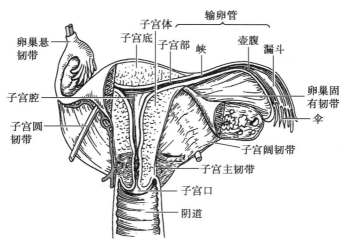

图 2-8　子宫韧带

1. 圆韧带（round ligament）　呈圆索状，由结缔组织和平滑肌组成，长12～14cm，起自宫角的前面，输卵管近端的下方，穿行于子宫阔韧带间，向前外侧伸展达两侧骨盆壁，再穿过腹股沟管止于大阴唇前端，是维持子宫前屈的主要结构。

2. 阔韧带（broad ligament）　位于子宫两侧的双层腹膜皱襞，呈翼状，由覆盖子宫前后壁的腹膜自子宫侧缘向两侧延伸达盆壁而成。由前后两叶及其间的结缔组织构成，疏松，易分离。上缘游离，内2/3部包裹输卵管（伞部无腹膜遮盖），外1/3部移行为骨盆漏斗韧带（infundibulo pelvic ligament）或称卵巢悬韧带（suspensory ligament of ovary）内有卵巢动静脉穿行。在输卵管以下、卵巢附着处以上的阔韧带称输卵管系膜，卵巢与阔韧带后叶间的双层腹膜皱襞称卵巢系膜，内有进出卵巢的血管、淋巴管和神经。卵巢与子宫相连的部分称为卵巢固有韧带，其内有来自子宫动脉上行支供应卵巢的血管（子宫动脉卵巢支）和结缔组织。阔韧带内有丰富的血管、神经、淋巴管及疏松结缔组织，统称为宫旁组织。子宫动静脉和输尿管均从阔韧带基底部穿过。

3. 主韧带（cardinal ligament）　又称宫颈横韧带，为一对坚韧的平滑肌与结缔组织纤维束。在阔韧带的下部，呈扇形横行于宫颈两侧和骨盆侧壁之间，起固定宫颈于盆腔中央部位的作用。

4. 宫骶韧带（utero-sacral ligament） 从宫颈后面的上侧方（相当于组织学内口水平），向两侧绕过直肠止于第2、3骶椎前面的筋膜。由结缔组织及平滑肌组成，外有腹膜遮盖。其将宫颈向后向上牵引，维持子宫处于前倾位置，是保持子宫位于正常位置的重要韧带，骶韧带缺陷是子宫脱垂的重要原因。

三、输卵管

输卵管（fallopian tube，oviduct）是精子与卵子结合受精的场所，也是向宫腔运送受精卵的通道。

输卵管位于阔韧带的上缘内，为一对细长而弯曲的肌性管道，长8～14cm。内侧与宫角相通，外端游离，与卵巢接近。根据形态不同，由内向外分为4部分：①间质部（interstitial）：潜行于子宫壁内的部分，短而狭窄，长约1cm；②峡部（isthmus）：在间质部外侧，长2～3cm，管腔较窄，为输卵管结扎术的部位；③壶腹部（ampulla）：峡部外侧，长5～8cm，管腔较宽大；④伞部（fimbria）：为输卵管的末端，开口于腹腔，有许多细长的指状突起，称输卵管伞。伞部长短不一，常为1～1.5cm，有"拾卵"作用（图2-9）。

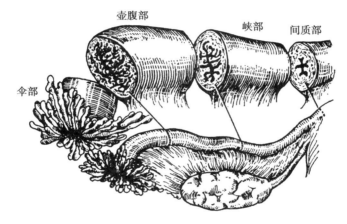

图2-9 输卵管各部及其横断面

输卵管壁由3层构成：①内层为黏膜层，由单层高柱状上皮组成，分为纤毛细胞、无纤毛细胞、楔状细胞及未分化细胞4种。纤毛细胞的纤毛向子宫方向摆动有助于输运卵子。②中层为平滑肌层，分外纵、内环两层，常有节律地收缩，能引起输卵管由远端向近端蠕动。③外层为浆膜层。输卵管肌肉的收缩和黏膜上皮细胞的形态、分泌及纤毛摆动受性激素影响发生周期性变化。双侧输卵管管腔阻塞常引起女性不孕，狭窄或蠕动功能异常常引起异位妊娠。

四、卵巢

卵巢（ovary）是产生与排出卵子，并分泌甾体激素的性腺器官。

卵巢呈扁椭圆形，位于输卵管的后下方。卵巢系膜与阔韧带后叶相连接的部位称卵巢门（hilum of ovary），卵巢血管与神经由此出入卵巢。卵巢内侧由卵巢固有韧带与子宫相连，外侧由卵巢悬韧带（骨盆漏斗韧带）与盆壁相连。卵巢的大小、形状随年龄而异。青春期前卵巢表面光滑，青春期排卵后，表面逐渐凹凸不平，呈灰白色。成年妇女的卵巢约4cm×3cm×1cm大小，重5～6g，绝经后逐渐萎缩变小变硬。

卵巢表面无腹膜，覆盖的单层立方上皮称生发上皮（germinal epithelium），其深面有一层致密纤维组织，称卵巢白膜。白膜下为卵巢实质，分皮质与髓质（图2-10）。外层为皮质，内有数以万计的始基卵泡及致密结缔组织；髓质在中央，无卵泡，含有疏松结缔组织及丰富的血管、淋巴管、神经，以及少量与卵巢悬韧带相连续的平滑肌纤维。

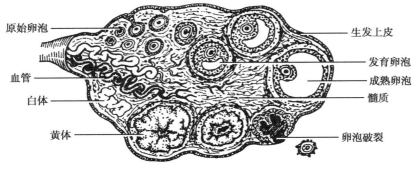

图 2-10　卵巢的结构示意图

（刘　青　王建六）

学习小结

女性内生殖器包括阴道、子宫、输卵管及卵巢。阴道为性交器官，也是经血排出及胎儿娩出的通道。子宫是孕育胚胎、胎儿和产生月经的器官。输卵管是精子与卵子结合受精的场所，也是向宫腔运送受精卵的通道，其解剖结构或功能异常可引发女性不孕和异位妊娠。卵巢是产生与排出卵子，并分泌甾体激素的性腺器官。

复习思考题

1. 女性内生殖器包括哪些器官？有哪些功能？

2. 切除子宫时需要切除哪些韧带？

3. 切除卵巢时需要切除哪些韧带？

第五节　血管、淋巴及神经

一、动脉

女性内外生殖器官的血液供应主要来自于卵巢动脉、子宫动脉、阴道动脉及阴部内动脉（图2-11）。

1. **卵巢动脉**　系腹主动脉的分支，沿腰大肌前下行至盆腔，越过输尿管与髂总动脉下段，经骨盆漏斗韧带向内横行，再经卵巢系膜进入卵巢门。进入卵巢门前分出若干支供应输卵管，其末梢在宫角旁与子宫动脉的卵巢支相吻合。

2. **子宫动脉**　为髂内动脉前干的主要分支，沿骨盆侧壁向下向前行，经阔韧带基底部的宫旁组织到达子宫外侧（相当于子宫峡部水平）约2cm处横跨输尿管至子宫侧缘，之后分为上、下两支：上支较粗，称宫体支，沿子宫侧缘迂曲上行，至宫角处又分为宫底支、卵巢支（与卵巢动脉末梢吻合）及输卵管支；下支较细，称宫颈-阴道支，分布于宫颈及阴道上段。

3. **阴道动脉**　为髂内动脉前干分支，有许多小分支分布于阴道中下段的前后壁及膀胱顶、膀胱颈。阴道动脉与子宫动脉阴道支和阴部内动脉分支相吻合。阴道上段由宫颈-阴道支供应，中段由阴道动脉供应，下段主要由阴部内动脉和痔中动脉供应。

4. **阴部内动脉**　为髂内动脉前干终支，经坐骨大孔的梨状肌下孔出骨盆腔，绕过坐骨棘，再经坐骨小孔到达坐骨肛门窝，分为4支：痔下动脉、会阴动脉、阴唇动脉、阴蒂动脉。

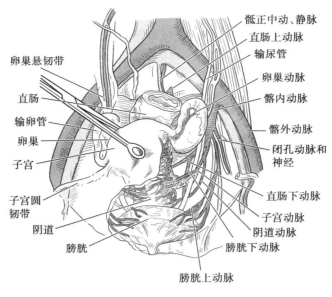

卵巢悬韧带
直肠
输卵管
卵巢
子宫
子宫圆韧带
阴道
膀胱

骶正中动、静脉
直肠上动脉
输尿管
卵巢动脉
髂内动脉
髂外动脉
闭孔动脉和神经
直肠下动脉
子宫动脉
阴道动脉
膀胱下动脉
膀胱上动脉

图 2-11　女性盆腔动脉

二、静脉

　　盆腔静脉均与同名动脉伴行，并在相应器官及其周围形成静脉丛，且互相吻合，故盆腔静脉感染易蔓延。子宫静脉汇入髂内静脉，输卵管静脉向外侧汇入卵巢静脉，向内侧汇入子宫静脉，右卵巢静脉血汇入下腔静脉，左卵巢静脉血汇入左肾静脉。

三、淋巴

　　女性生殖器官和盆腔组织具有丰富的淋巴系统。淋巴结一般沿相应的血管排列，其数目、大小和位置多不恒定，主要分为外生殖器淋巴结与盆腔淋巴结两组（图 2-12）。

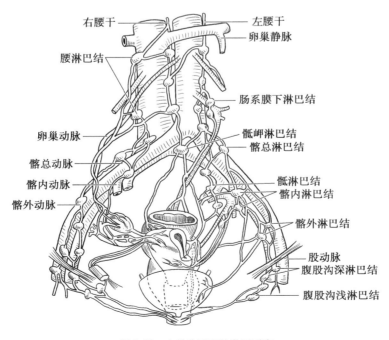

右腰干
腰淋巴结
卵巢动脉
髂总动脉
髂内动脉
髂外动脉

左腰干
卵巢静脉
肠系膜下淋巴结
骶岬淋巴结
髂总淋巴结
骶淋巴结
髂内淋巴结
髂外淋巴结
股动脉
腹股沟深淋巴结
腹股沟浅淋巴结

图 2-12　女性生殖器的淋巴引流

1. **外生殖器淋巴结**　分深、浅两部分。

（1）腹股沟浅淋巴结：分上、下两组。上组沿腹股沟韧带下方排列，收纳外生殖器、会阴、阴道下段及肛门部的淋巴液；下组沿大隐静脉末端纵行排列，收纳会阴及下肢的淋巴液。输出管大部分汇入腹股沟深淋巴结，少部分汇入髂外淋巴结。两侧通过外阴部的淋巴管吻合。

（2）腹股沟深淋巴结：位于股管内股静脉内侧，收纳阴蒂、股静脉区及腹股沟浅淋巴液，汇入闭孔、髂内、髂外等淋巴结。

2. **盆腔淋巴结**　分为3组：①髂淋巴组：由髂内、髂外及髂总淋巴结组成，沿相应动脉排列；②骶前淋巴组：位于骶骨前面；③腹主动脉旁淋巴组：位于腹主动脉和下腔静脉周围。

阴道下段淋巴主要汇入腹股沟浅淋巴结。阴道上段、宫颈和宫体下部的淋巴可沿子宫血管方向注入髂内、髂外淋巴结，也可经子宫主韧带注入闭孔淋巴结，或沿子宫骶韧带向后注入骶前淋巴结或髂总淋巴结。宫体上部和宫底的淋巴与输卵管、卵巢淋巴汇合后，经卵巢悬韧带汇入腹主动脉旁靠近肾血管的腰淋巴结。当内、外生殖器官发生感染或恶性肿瘤时，往往沿该部回流的淋巴管转移，导致相应淋巴结肿大。原发肿瘤区域淋巴引流发生转移必经的第一站淋巴结称为前哨淋巴结，其在内外生殖器恶性肿瘤手术治疗中具有重要临床意义。

四、神经

1. **外生殖器的神经支配**　外阴部主要由阴部神经支配。由第Ⅱ、Ⅲ及Ⅳ骶神经的分支组成，含感觉和运动神经纤维。沿阴部内动脉走行，在坐骨结节内侧下方分为3支：会阴神经、阴蒂背神经及肛门神经（又称痔下神经），分布于会阴、阴唇、阴蒂及肛门周围。

2. **内生殖器的神经支配**　主要由交感神经与副交感神经所支配。交感神经自腹主动脉前神经丛发出，向下延续下行入盆腔，分为卵巢神经丛和骶前神经丛。骨盆神经丛中有来自第Ⅱ、Ⅲ、Ⅳ骶神经的副交感神经纤维，并含有向心传导的感觉神经纤维（图2-13）。子宫平滑肌有自律活动，完全切除其神经后仍能有节律收缩，还能完成分娩活动，临床上可见下半身截瘫的孕妇仍能自然分娩。支配内生殖器的神经与支配膀胱直肠的神经互为合并或联系，故在进行宫颈癌手术时应注意保留子宫深静脉下的盆腔内脏神经以保护膀胱、直肠功能。

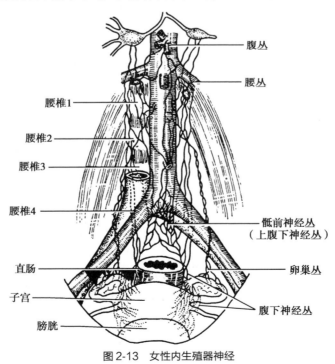

图2-13　女性内生殖器神经

（刘　青　王建六）

复习思考题

1. 简述女性生殖器淋巴结分布特征。
2. 外阴恶性肿瘤和子宫恶性肿瘤分别需要切除哪些区域淋巴结？

第六节　邻近器官

　　1. 尿道（urethra）　为一肌性管道，位于阴道前方，与阴道前壁相贴，长 3～4cm，直径约 0.6cm。起于膀胱三角尖端，穿过泌尿生殖膈，终于阴道前庭部的尿道外口。尿道开口于阴蒂的后方约 2.5cm 处。尿道内括约肌为不随意肌，外括约肌为随意肌，与会阴深横肌紧密相连。女性尿道短而直，接近阴道，易引发泌尿系统逆行性感染；盆底支撑组织受损可引发压力性尿失禁。

　　2. 膀胱（urinary bladder）　为一囊状肌性器官，排空时呈锥体形，位于耻骨联合和子宫之间，其大小、形状可因其盈虚及邻近器官的情况而变化。前腹壁下部腹膜覆盖膀胱顶，向后移行达子宫前壁，两者之间形成膀胱子宫陷凹。膀胱后壁以较疏松组织与宫颈、阴道前壁相邻，正常情况下易分离。由于膀胱充盈会影响到子宫及阴道，故妇科检查及手术前须排空膀胱。

　　3. 输尿管（ureter）　为一对肌性圆索状管道，起自肾盂，开口于膀胱，长约 30cm，粗细不一。在腹膜后沿腰大肌前面下行（腰段）在骶髂关节处跨越髂外动脉起点的前方进入盆腔（盆段）；继续下行，达阔韧带基底部转向前内方，距子宫峡部外侧约 2cm 处，在子宫动脉下方与之交叉，进入膀胱（壁内段）。在施行盆腔手术时，要注意避免损伤输尿管（图 2-14）。

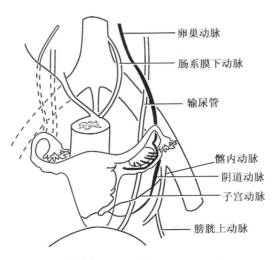

卵巢动脉
肠系膜下动脉
输尿管
髂内动脉
阴道动脉
子宫动脉
膀胱上动脉

图 2-14　输尿管与子宫动脉的关系

4. **直肠（rectum）**　位于盆腔后部，全长约 15～20cm，上接乙状结肠，下续肛管，前为子宫及阴道，后为骶骨。直肠上段腹膜覆盖其前面及两侧面；中段仅前面被腹膜覆盖；下段全部位于腹膜外。中段腹膜折向前上方延至宫颈及子宫后壁，形成直肠子宫陷凹。肛管长 2～3cm，周围有肛门内、外括约肌及肛提肌。分娩处理及妇科手术时应避免损伤肛管、直肠。

5. **阑尾（vermiform appendix）**　通常位于右髂窝内，其根部连于盲肠的后内侧壁，远端游离，长 7～9cm，其位置、长短、粗细变化较大，有的下端可到达右侧输卵管及卵巢处。妊娠期阑尾的位置可随妊娠月份增加而逐渐向外上方移位。妇女患阑尾炎时有可能累及子宫附件，应仔细鉴别诊断。

（刘　青　王建六）

学习小结

盆腔邻近器官包括尿道、膀胱、输尿管、直肠和阑尾。女性尿道短而直，接近阴道，易引起泌尿系统逆行性感染，盆底支撑组织受损可引起压力性尿失禁。膀胱大小、形状可因其盈虚及邻近器官的情况而变化，膀胱后壁以较疏松组织与宫颈、阴道前壁相邻，正常情况下易分离。输尿管在盆腔内的走行很重要，在施行盆腔手术时，要注意避免损伤输尿管。直肠与阴道后壁密切相邻，分娩处理及妇科手术时应注意避免损伤肛管、直肠。阑尾在妊娠期的位置可随妊娠月份增加而逐渐向外上方移位。妇女患阑尾炎时有可能累及子宫附件，需鉴别诊断。

复习思考题

女性盆腔器官邻近器官有哪些？有何临床意义？

第三章　女性生殖系统生理

3

03章

学习目标

掌握	卵巢功能及周期性变化，子宫内膜周期性变化，下丘脑 -垂体 -卵巢轴对月经周期的调节。
熟悉	女性一生各阶段的生理特点。
了解	月经周期中其他生殖器官的周期性变化和其他内分泌腺对生殖系统的影响。

妇女一生各阶段具有不同的生理特点，其中以生殖系统的变化最为显著。女性生殖系统生理变化与其他系统的功能息息相关、相互影响。

第一节　女性一生各阶段的生理特点

女性从胎儿形成到衰老是一个渐进的生理过程，体现了下丘脑-垂体-卵巢轴功能发育、成熟和衰退的生理过程。女性一生根据其生理特点可分为7个阶段，但并无截然界限，可因遗传、环境、营养等因素而有个体差异。

一、胎儿期（fetal period）

受精卵是由父系和母系来源的23对染色体组成的新个体，其中性染色体在性发育中起决定作用。胚胎4周时形成生殖嵴，卵黄囊内胚层衍生的原始生殖细胞迁徙至生殖嵴，5~6周形成原始生殖腺。因无Y染色体的睾丸决定因子作用，女性胚胎性腺分化为卵巢，中肾管退化，两条副中肾管发育成为女性生殖道。

二、新生儿期（neonatal period）

出生后4周内称新生儿期。女性胎儿由于受胎盘及母体性腺产生的女性激素影响，外阴较丰满，乳房略隆起或少许泌乳。出生后脱离母体环境，血中女性激素水平迅速下降，可出现少量阴道流血。这些生理现象短期内可自然消退。

三、儿童期（childhood）

从出生4周到12岁左右称儿童期。该期女孩体格快速增长、发育，但生殖器官发育缓慢。儿童早期（8岁之前）下丘脑-垂体-卵巢轴功能处于抑制状态。生殖器为幼稚型：外阴和阴道上皮很薄，阴道狭长，无皱襞，细胞内缺乏糖原，阴道酸度低，抵抗力弱；宫体小，宫颈较长，宫体与宫颈之比为1:2，子宫肌层较薄；输卵管弯曲细长；卵巢呈窄长形，卵泡可自主生长，但发育到一定阶段即萎缩、退化。儿童期后期（约8岁起）下丘脑促性腺激素释放激素（gonadotropin-releasing hormone，GnRH）抑制状态解除，垂体开始分泌促性腺激素，卵泡在促性腺激素的作用下发育并分泌性激素，但不能到成熟阶段；卵巢形态逐步变为扁卵圆形，皮下脂肪在胸、髋、肩部及外阴部堆积，乳房开始发育，初显女性特征。

四、青春期（adolescence or puberty）

由儿童期向性成熟期过渡的时期，是内分泌、生殖、体格、心理等逐渐发育成熟的过程。世界卫生组织（WHO）规定青春期为10~19岁。

青春期第一性征的变化包括生殖器从幼稚型变为成人型：阴阜隆起，大、小阴唇变肥厚并有皱褶形成，阴蒂增大；阴道长度及宽度增加，阴道黏膜变厚并出现皱襞；子宫增大，尤其宫体明显增大，宫体与宫颈的比例为2:1；输卵管变粗，弯曲度减小，黏膜出现许多皱襞和纤毛；卵巢增大，皮质内有不同发育阶段的卵泡，致使卵巢表面稍呈凹凸不平。此时虽已初步具有生育能力，但整个生殖系统的功能尚未完善。

除生殖器官以外，出现女性特有的性征即第二性征（secondary sexual characteristics），包括音调变高，乳房发育，出现阴毛及腋毛，骨盆横径发育大于前后径，胸、肩部皮下脂肪增多等，形成女性特有体态。

青春期按照时间顺序经历以下四个阶段，各阶段有重叠，需大约 4.5 年的时间。

1. **乳房萌发（thelarche）** 是女性第二性征的最初特征，一般女孩接近 10 岁时乳房开始发育，经过大约 3.5 年时间发育为成熟型。

2. **肾上腺功能初现（adrenarche）** 青春期肾上腺分泌雄激素增加，引起阴毛和腋毛的生长，称为肾上腺功能初现。该阶段肾上腺皮质功能开始增强，血循环中雄烯二酮、脱氢表雄酮（DHEA）及硫酸脱氢表雄酮（DHEAS）升高。

3. **生长加速（growth spurt）** 11 ～ 12 岁青春期少女体格生长呈直线加速，平均每年增高 9cm，月经初潮后生长减缓。除了身体生长加速，体型也发生变化，骨盆横径增宽，大于前后径。

4. **月经初潮（menarche）** 第一次月经来潮称月经初潮，为青春期的重要标志。月经初潮通常发生于乳房发育 2.5 年后。月经来潮提示卵巢产生的雌激素能刺激子宫内膜增殖，当雌激素达到一定水平且有明显波动时，引起子宫内膜脱落，出现月经。此时由于中枢神经系统对雌激素的正反馈机制尚未成熟，即使卵泡发育成熟却不能排卵，故月经周期常不规律。

此外，青春期女孩心理活动发生较大变化：产生性意识，结识异性伙伴兴趣增加，情绪和智力发生明显变化，容易激动，想象力和判断力明显增强。

五、性成熟期（sexual maturity）

又称为生育期，是妇女生育功能最为旺盛的时期。一般自 18 岁左右开始，历时约 30 年。此期卵巢功能成熟，有规律性的排卵；生殖器官及乳房在卵巢分泌的性激素作用下发生周期性变化。

六、绝经过渡期（menopausal transition period）

卵巢功能开始衰退至最后一次月经的时期。可始于 40 岁，历时短至 1 ～ 2 年，长达 10 余年。此期卵巢功能逐渐衰退，卵泡不能成熟及排卵，因而月经不规律，常为无排卵性月经。最终卵巢内卵泡自然耗竭，对垂体促性腺激素丧失反应，月经永久性停止，称绝经。世界卫生组织（WHO）推荐采用"围绝经期（perimenopausal period）"概念，是指从卵巢功能开始衰退直至绝经后 1 年。由于围绝经期雌激素水平降低，可出现血管舒缩障碍和精神神经症状，在机体自主神经系统的调节和代偿下，大多数妇女无明显症状，部分妇女可出现潮热、出汗、失眠、抑郁或烦躁等，称为绝经综合征。

七、绝经后期（postmenopausal period）

指绝经后的生命时期。在早期阶段，虽然卵泡耗竭，停止分泌雌激素，但卵巢间质仍能分泌少量雄激素。雄激素在外周组织转化为雌酮，成为循环中的主要雌激素。妇女 60 岁以后进入老年期（senility）。此期卵巢功能已完全衰竭，除整个机体发生衰老改变外，生殖器官亦进一步萎缩老化，表现为雌激素水平低落，易感染发生老年性阴道炎；骨代谢失常引起骨质疏松，易发生骨折。

第二节　卵巢功能及周期性变化

一、卵巢功能

卵巢有两大功能：①生殖功能：产生成熟卵子；②内分泌功能：产生女性激素和多肽激素等。

二、卵巢的周期性变化

从青春期开始到绝经前,卵巢在形态和功能上发生周期性变化,称为卵巢周期(ovarian cycle)(图 3-1)。按卵泡的发育及成熟、排卵、黄体形成及退化分述如下:

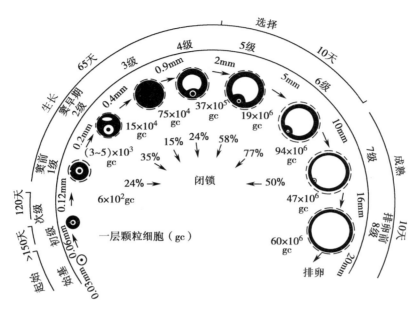

图 3-1　成人卵巢内卵泡生长发育和各级卵泡的比例

(一)卵泡的发育

卵泡发育包括卵巢周期前卵泡形成与发育和卵巢周期中卵泡发育与成熟。

1. 卵巢周期前卵泡形成与发育　胚胎 6～8 周时,原始生殖细胞快速地进行有丝分裂,数量增加至约 60 万个,称为卵原细胞(oogonia)。自胚胎 12 周起,卵原细胞进入第一次减数分裂,并静止于前期双线期,称为初级卵母细胞(primary oocyte)。胚胎 16～20 周时,生殖细胞数目达高峰,两侧卵巢共有约 600 万～700 万个(卵原细胞占 1/3,初级卵母细胞占 2/3)。胚胎 18～20 周后,停滞于减数分裂双线期的初级卵母细胞被单层前颗粒细胞围绕,形成始基卵泡(primordial follicle)。始基卵泡是女性的基本生殖单位。卵泡自形成后即进入自主发育和闭锁的轨道,出生时卵泡约剩 200 万个,儿童期多数卵泡退化,至青春期只剩下约 30 万个卵泡。

2. 卵巢周期中卵泡发育与成熟　进入青春期后,卵泡由自主发育推进至依赖于促性腺激素刺激的发育成熟。生育期的每月卵泡成批(每批 3～11 个)发育,经过募集、选择,一般只有一个优势卵泡成熟,并排出卵子。其余的卵泡通过细胞凋亡机制而自行退化,称卵泡闭锁。女性一生中一般有 400～500 个卵泡发育成熟并排卵。

卵泡的发育始于始基卵泡到初级卵泡的转化,始基卵泡可以在卵巢内处于休眠状态数十年。从始基卵泡发育至窦前卵泡需 9 个月以上的时间;从窦前卵泡发育到成熟卵泡经历了持续生长期(1～4 级卵泡)和指数生长期(5～8 级卵泡),需 85 天时间,实际上跨越了 3 个月经周期。其中卵泡生长的最后阶段约需 15 天左右,这是月经周期的卵泡期(图 3-2)。

根据卵泡的形态、大小、生长速度和组织学特征,可将其生长过程分为以下几个阶段(图 3-3):

(1)始基卵泡:直径 50μm。由初级卵母细胞和单层梭形前颗粒细胞组成。

(2)窦前卵泡(preantral follicle):直径 200μm。始基卵泡的梭形前颗粒细胞分化为单层立方形细胞后,称为初级卵泡(primary follicle)。此时,颗粒细胞合成和分泌黏多糖,在卵子周围形成一透明环形区,称透明带(zona pellucida)。颗粒细胞进一步增生,细胞的层数增至 6～8 层;外围的间质细胞包绕形成两层卵泡膜,即卵泡内膜和卵泡外膜；并在颗粒细胞与卵泡膜细胞间出现基膜层，此时称为次级卵泡（secondary follicle）。此阶段颗粒细胞上出现卵泡刺激素（follicle stimulating hormone，FSH）、雌激素（estrogen，E）和雄激素（androgen，A）3种受体，具备了对上述激素的反应性。卵泡内膜细胞上出现黄体生成激素（luteinizing hormone，LH）受体，具备了合成甾体激素的能力。

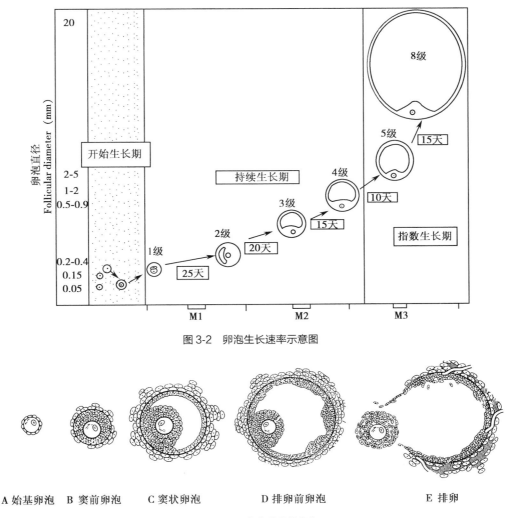

图3-2　卵泡生长速率示意图

A 始基卵泡　　B 窦前卵泡　　C 窦状卵泡　　D 排卵前卵泡　　　　E 排卵

图3-3　不同发育阶段的卵泡

（3）窦卵泡（antral follicle）：直径增至500μm。在雌激素和FSH的协同作用下，颗粒细胞间积聚的卵泡液增加，最后融合形成卵泡腔，称为窦卵泡。窦卵泡发育的后期即为前一卵巢周期的黄体晚期或本周期卵泡早期。随着血清FSH水平增高，卵巢内有一组窦卵泡群进入了"生长发育轨道"，这称为募集。约在月经周期第7天，被募集的卵泡群中有一个卵泡优先发育成为优势卵泡，其余的卵泡退化闭锁，这称为选择。月经周期第11～13天，优势卵泡增大至18mm左右，分泌雌激素量增多，使血清雌激素量达到300pg/ml左右。同时在FSH刺激下，颗粒细胞上又出现了LH受体，具备了对LH的反应性。此时便形成了排卵前卵泡。

（4）排卵前卵泡（preovulatory follicle）：为卵泡发育的最后阶段，亦称格拉夫卵泡（Graafian follicle）。卵泡液急骤增加，卵泡腔增大，卵泡体积显著增大，直径可达18～23mm，卵泡向卵巢表面突出，其结构从外到内依次为：

1）卵泡外膜：为致密的卵巢间质组织，与卵巢间质无明显界限。

2）卵泡内膜：从卵巢皮质层间质细胞衍化而来，细胞呈多边形，较颗粒细胞大。此层含丰富血管。

3）颗粒细胞：细胞呈立方形，细胞间无血管存在，营养来自外周的卵泡内膜。

4）卵泡腔：腔内充满大量清澈的卵泡液和雌激素。

5）卵丘：呈丘状突出于卵泡腔，卵细胞深藏其中。

6）放射冠：直接围绕卵细胞的一层颗粒细胞，呈放射状排列。

7）透明带：在放射冠与卵细胞之间还有一层很薄的透明膜，称透明带。

（二）排卵

卵母细胞及包绕它的卵丘颗粒细胞一起排出的过程称排卵（ovulation）（图 3-4）。排卵前，由于循环中成熟卵泡分泌的雌二醇（$E_2 \geqslant 200pg/ml$）达到刺激下丘脑正反馈的水平，并持续 48 小时以上，可促使下丘脑 GnRH 大量释放，继而引起垂体释放 LH 迅速增加，形成 LH 峰。LH 峰使初级卵母细胞完成第一次减数分裂，排出第一极体，成熟为次级卵母细胞。次级卵母细胞随即进行第二次减数分裂，并停滞于第二次减数分裂中期（metaphase Ⅱ，MⅡ），称为成熟卵子。在 LH 峰作用下，排卵前卵泡黄素化，产生少量孕酮。LH 峰与孕酮协同作用，激活卵泡液内蛋白溶酶活性，使卵泡壁隆起尖端部分的胶原消化形成小孔，称排卵孔。排卵前卵泡液中前列腺素显著增加，排卵时达高峰。前列腺素可促进卵泡壁释放蛋白溶酶，促使卵巢内平滑肌收缩，有助于排卵。LH 峰是即将排卵的标志，它出现 36 小时后卵泡破裂。排卵多发生在下次月经来潮前 14 日左右。卵子排出后，经输卵管伞部捡拾、输卵管壁蠕动以及输卵管黏膜纤毛活动等协同作用下，卵子到达输卵管壶腹部，等待精子受精。

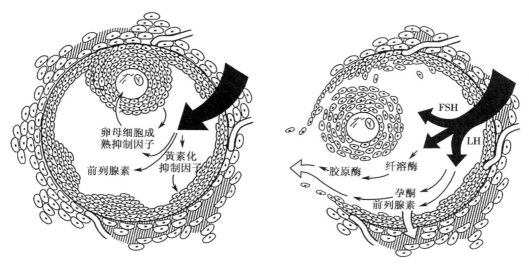

图 3-4 卵泡排卵活动

（三）黄体形成及退化

排卵后卵泡液流出，卵泡腔内压下降，卵泡壁塌陷，形成许多皱襞；卵泡壁的卵泡颗粒细胞和卵泡内膜细胞向内侵入，周围由结缔组织的卵泡外膜包围，共同形成黄体（corpus luteum）。卵泡颗粒细胞和卵泡内膜细胞在 LH 峰的作用下进一步黄素化，形成颗粒黄体细胞及卵泡膜黄体细胞。在血管内皮生长因子作用下，血管侵入颗粒细胞层。排卵后 7 ～ 8 日（相当于月经周期第 22 日左右）黄体体积和功能达到高峰，直径 1 ～ 2cm，外观色黄。

若卵子受精，在胚胎滋养细胞分泌的绒毛膜促性腺激素（human chorionic gonadotropin，hCG）作用下，黄体增大转变为妊娠黄体，至妊娠 3 个月末退化。此后胎盘形成并分泌甾体激素维持妊娠。

若卵子未受精，黄体在排卵后 9 ～ 10 日开始退化，黄体寿命为 14 日左右。黄体退化时黄体细胞逐渐萎缩变小，周围的结缔组织及成纤维细胞侵入黄体，逐渐由结缔组织所代替，组织纤维化，外观色白，称白体（corpus albicans）。黄体衰退后月经来潮，卵巢中又有新的卵泡发育，开始新的周期。

三、卵巢分泌的甾体激素

主要为雌激素（estrogen）、孕激素（progesterone）及少量雄激素（androgen），均为甾体激素。

1. 甾体激素的结构、合成及代谢　甾体激素属类固醇激素,基本化学结构为环戊烷多氢菲环。按碳原子数目分为 3 组:① 21- 碳类固醇,包括孕酮,基本结构是孕烷核;② 19- 碳类固醇,包括所有雄激素,基本结构是雄烷核;③ 18- 碳类固醇,包括雌二醇、雌酮、雌三醇,基本结构为雌烷核。

卵巢甾体激素合成需要多种羟化酶及芳香化酶的作用,它们都属于细胞色素 P450 超基因家族。在 LH 的刺激下,卵泡膜细胞内胆固醇经线粒体内细胞色素 P450 侧链裂解酶催化,形成孕烯醇酮,这是性激素合成的限速步骤。孕烯醇酮合成雄烯二酮有 Δ^4 和 Δ^5 两条途径。在排卵前以 Δ^5 途径合成雌激素,排卵后可通过 Δ^4 和 Δ^5 两条途径合成雌激素。孕酮的合成是通过 Δ^4 途径(图 3-5)。雌激素的合成是由卵泡膜细胞与颗粒细胞在 FSH 与 LH 的共同作用下完成的:LH 与卵泡膜细胞 LH 受体结合后可使胆固醇形成睾酮和雄烯二酮,后两者进入颗粒细胞内成为雌激素的前体;FSH 与颗粒细胞上 FSH 受体结合后激活芳香化酶,将睾酮和雄烯二酮分别转化为雌二醇和雌酮,进入血循环和卵泡液中,这就是 Falck(1959 年)提出的雌激素合成的两细胞 - 两促性腺激素学说(图 3-6)。

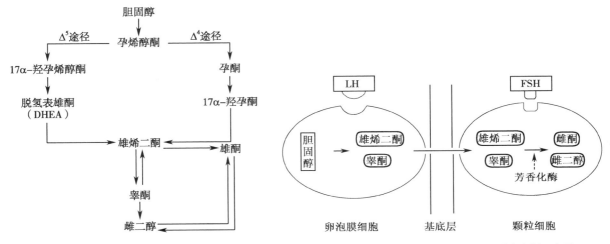

图 3-5　性激素的生物合成途径　　　　　图 3-6　雌激素合成的两细胞 - 两促性腺激素学说示意图

甾体激素主要在肝脏内代谢。雌二醇的代谢产物为雌酮及其硫酸盐、雌三醇、2- 羟雌酮等,主要经肾脏排出;有一部分经胆汁排入肠内,可再吸收入肝,即肝肠循环。孕激素主要代谢为孕二醇,经肾脏排出体外。睾酮代谢为雄酮、原胆烷醇酮,主要以葡萄糖醛酸盐的形式经肾脏排出体外。

2. 卵巢性激素分泌的周期性变化

(1)雌激素:卵泡开始发育时,仅分泌少量雌激素;至月经第 7 日,随着卵泡生长,分泌雌激素量迅速增加,于排卵前达高峰,排卵后雌激素稍降低。在排卵后 1～2 日,黄体开始分泌雌激素。约在排卵后 7～8 日即黄体成熟时,形成雌激素第二高峰,但是低于排卵前第一高峰。此后,黄体萎缩,雌激素水平急剧下降,于月经期前达最低水平。

(2)孕激素:卵泡期早期不合成孕酮,排卵前成熟卵泡的颗粒细胞在 LH 峰的作用下黄素化,开始分泌少量的孕酮;排卵后黄体分泌孕酮逐渐增加,至排卵后 7～8 日即黄体成熟时,分泌量达最高峰,以后逐渐下降,到月经来潮时降至卵泡期水平。

(3)雄激素:女性雄激素主要来自肾上腺;卵巢也能分泌部分雄激素,包括睾酮、雄烯二酮和脱氢表雄酮。排卵前循环中雄激素升高,一方面可促进非优势卵泡闭锁,另一方面可提高性欲。

3. 性激素的生理作用

(1)雌激素的生理作用

1)生殖系统:促进子宫平滑肌细胞增生、肥大,使肌层增厚;增加子宫的血供,促进和维持子宫发育;增加子宫平滑肌对缩宫素的敏感性。促进子宫内膜腺体和间质增生、修复。使宫颈口松弛、扩张;宫颈黏液分泌增多,性状变稀薄,富有弹性,易拉成丝状,有利于精子的通过。促进输卵管肌层发育及上皮的分泌活动,加强输卵管肌节律性收缩的振幅。促进阴道上皮细胞增生和角化,黏膜增厚,细胞内糖原增加,维持阴道的酸性环境。促进大、小阴唇色素沉着及脂肪沉积。另外,雌激素通过对下丘脑和垂体的正、负反馈双重调节,调节促性腺激素的分泌;并与促性腺激素协同作用,促进卵母细胞的发育、成熟。

2)乳腺:促进乳腺腺管增生,乳头、乳晕着色。

3)代谢:促进水钠潴留;促进肝脏高密度脂蛋白合成,抑制低密度脂蛋白合成,降低循环中胆固醇水平。维持和促进骨基质代谢;对肠道钙的吸收、肾脏钙的重吸收及钙盐和磷盐在骨质中的沉积具有促进作用,以维持正常骨质。

(2)孕激素的生理作用

1)生殖系统:使增生期子宫内膜转化为分泌期内膜,为受精卵着床及其后的胚胎发育做好准备。降低子宫平滑肌兴奋性及其对缩宫素的敏感性,抑制子宫收缩,有利于胚胎、胎儿生长发育。使宫颈口闭合,黏液变稠,形成黏液栓,阻止精子及微生物进入。抑制输卵管节律性收缩的振幅,抑制上皮纤毛生长,调节孕卵运行。加快阴道上皮脱落。此外,在月经中期低浓度的孕激素增强雌激素的正反馈作用;在黄体期对下丘脑有负反馈作用,抑制促性腺激素分泌。

2)乳腺:促进乳腺腺泡发育。

3)代谢:促进水钠排泄。

4)体温:对体温调节中枢具有兴奋作用,可使基础体温(basal body temperature, BBT)在排卵后升高 0.3~0.5℃。临床上可将其作为判断是否排卵、确定排卵日期及黄体功能的标志之一。

(3)孕激素与雌激素的协同和拮抗作用:雌激素促使女性生殖器官和乳房的发育,而孕激素则在雌激素作用的基础上,进一步促使它们发育,为妊娠作准备,二者有协同作用。另一方面表现拮抗作用,雌激素促进子宫内膜增生及修复,而孕激素限制子宫内膜增生,并使其转化为分泌期。其他拮抗作用表现在子宫收缩、输卵管蠕动、宫颈黏液变化、阴道上皮细胞角化和脱落,以及水钠潴留与排泄等方面。

(4)雄激素的生理作用

1)对生殖系统的影响:青春期肾上腺功能初现,肾上腺分泌雄激素增加,促使阴蒂、阴唇的发育,促进阴毛、腋毛的生长。雄激素过多会拮抗雌激素的作用,可减缓子宫及其内膜的生长和增生,抑制阴道上皮的增生和角化。雄激素还与性欲有关。

2)对机体代谢功能的影响:雄激素可促进蛋白合成,促进肌肉生长,并刺激骨髓中红细胞的增生。在性成熟期前,促进长骨骨基质生长和钙的保留;性成熟后可导致骨骺的关闭,使生长停止。

四、卵巢分泌的多肽激素

1. **抑制素(inhibin)、激活素(activin)、卵泡抑制素(follistatin)** 这些多肽激素对垂体 FSH 的合成和分泌具有反馈调节作用,并在卵巢局部调节卵泡膜细胞和颗粒细胞对促性腺激素的反应性,影响卵泡的生长发育。

2. **细胞因子和生长因子** 白细胞介素-Ⅰ、肿瘤坏死因子-α、胰岛素样生长因子、血管内皮生长因子、表皮生长因子、成纤维细胞生长因子、转化生长因子、血小板衍生生长因子等细胞因子和生长因子通过自分泌或旁分泌形式参与卵泡生长发育的调节。

第三节 子宫内膜的周期性变化及月经

卵巢周期导致整个生殖系统呈周期性变化,其中子宫内膜的周期性变化最为显著。

一、子宫内膜的周期性变化

1. 子宫内膜的组织学变化 子宫内膜从形态学上可分为功能层（致密层和海绵层）和基底层。功能层是胚胎植入的部位，受卵巢激素的调节，呈周期性增生、分泌和脱落的变化；基底层在月经后再生并修复子宫内膜创面，重新形成子宫内膜功能层。根据其组织学变化将月经周期分为 3 个阶段（以一个正常月经周期 28 日为例）：

（1）增生期（proliferative phase）：月经周期第 5～14 日。与卵巢周期中的卵泡发育、成熟阶段相对应。在雌激素作用下，内膜表面上皮、腺体、间质、血管均呈增生性变化，称增生期。该期子宫内膜厚度自 0.5mm 增生至 3～5mm。增生期可分 3 期：

1）增生早期：月经周期第 5～7 日。此期内膜薄，仅约 1～2mm。腺体短、直、细且稀疏，腺上皮细胞呈立方形或低柱状；间质致密，间质细胞呈星形，间质中的小动脉较直、壁薄。

2）增生中期：月经周期第 8～10 日。此期内膜腺体数增多、伸长并稍有弯曲；腺上皮细胞增生活跃，细胞呈柱状，开始有分裂象；间质水肿在此期最为明显。

3）增生晚期：月经周期第 11～14 日。此期内膜进一步增厚，达 3～5mm，表面高低不平，略呈波浪形；腺上皮变为高柱状，增殖为假复层上皮，核分裂象增多，腺体更长，形成弯曲状；间质细胞呈星状，并相互结合成网状；组织内水肿明显，小动脉增生，管腔增大，呈弯曲状。

（2）分泌期（secretory phase）：月经周期第 15～28 日，与卵巢周期中的黄体期相对应。黄体分泌的孕激素、雌激素使增生期内膜继续增厚，腺体更增长弯曲，出现分泌现象；血管迅速增加，更加弯曲；间质疏松并水肿。此时内膜厚且松软，含有丰富的营养物质，有利于受精卵着床发育。整个分泌期分为 3 期：

1）分泌早期：月经周期第 15～19 日。此期内膜腺体更长，弯曲更明显，腺上皮细胞开始出现含糖原的核下空泡，为该期的组织学特征；间质水肿，螺旋小动脉继续增生、弯曲。

2）分泌中期：月经周期第 20～23 日。子宫内膜较前更厚，呈锯齿状。腺体内的分泌上皮细胞顶端胞膜破裂，细胞内的糖原溢入腺体，称顶浆分泌。内膜的分泌还包括血浆渗出，血液中许多重要的免疫球蛋白与上皮细胞分泌的结合蛋白结合，进入子宫内膜腔。子宫内膜的分泌活动在 LH 峰后第 7 日达到高峰，恰与囊胚植入同步。此期间质更加疏松、水肿，螺旋小动脉进一步增生并卷曲。

3）分泌晚期：月经周期第 24～28 日。此期为月经来潮前期，相当于黄体退化阶段。该期子宫内膜呈海绵状，厚达 10mm。内膜腺体开口面向宫腔，有糖原等分泌物溢出，间质更疏松、水肿。表面上皮细胞下的间质分化为肥大的蜕膜样细胞和小圆形的有分叶核及玫瑰红颗粒的内膜颗粒细胞；螺旋小动脉迅速增长，超出内膜厚度，更加弯曲，血管管腔也扩张。

（3）月经期：月经周期第 1～4 日。为子宫内膜海绵状功能层从基底层崩解脱落期，这是黄体退化、孕酮和雌激素骤降的最后结果。经前 24 小时，内膜螺旋动脉节律性收缩及舒张，继而出现逐渐加强的血管痉挛性收缩，导致远端血管壁及组织缺血坏死、剥脱，脱落的内膜碎片及血液一起从阴道流出，即月经来潮。

2. 子宫内膜的生物化学研究

（1）甾体激素和蛋白激素受体

1）甾体激素受体：增生期子宫内膜腺细胞和间质细胞富含雌、孕激素受体。雌激素受体在增生期子宫内膜含量最高，排卵后明显减少。孕激素受体在排卵时达高峰，随后腺上皮孕激素受体逐渐减少，而间质细胞孕激素受体含量相对增加。子宫内膜螺旋小动脉的平滑肌细胞亦含有雌激素、孕激素受体，且呈周期性变化，以黄体期两种受体含量最高，提示子宫血流可能受甾体激素影响。

2）蛋白激素受体：子宫内膜上皮和腺上皮存在 hCG/LH 受体的表达，功能尚不清楚。子宫内膜中亦存在生长激素受体 / 生长激素结合蛋白的表达，可能对子宫内膜发育有一定影响。

（2）酸性黏多糖：在雌激素作用下，子宫内膜间质细胞能产生酸性黏多糖（acid mucopolysaccharide，AMPS）。雌激素能促使 AMPS 在间质中浓缩聚合，成为内膜间质的基础物质，对增生期子宫内膜的生长起支架作用。排卵后,孕激素抑制 AMPS 的生成和聚合,促使其降解,致使子宫内膜黏稠的基质减少,血管壁的通透性增加,有利于营养及代谢产物的交换,并为受精卵着床和发育做好准备。

(3)各种酶类:一些组织水解酶如酸性磷酸酶、β- 葡萄糖醛酸酶等能使蛋白质、核酸和黏多糖分解。这些酶类平时被限制在溶酶体内,不具有活性。排卵后若卵子未受精,黄体萎缩,雌、孕激素水平下降,溶酶体膜的通透性增加,多种水解酶释放入组织,影响子宫内膜的代谢,对组织有破坏作用,从而造成内膜的剥脱和出血。

基质金属蛋白酶(MMP)/ 组织基质金属蛋白酶抑制物(TIMP)系统、组织型纤溶酶原激活物(tPA)/ 纤溶酶原激活抑制物(PAI)系统等也参与子宫内膜的剥脱过程。

(4)血管收缩因子:月经来潮前 24 小时子宫内膜缺血、坏死,释放前列腺素 $F_{2\alpha}$ 和内皮素 -1 等,使月经期血管收缩因子达最高水平。另外,血小板凝集产生的血栓素(TXA$_2$)也具有血管收缩作用,从而引起子宫血管和肌层节律性收缩,并且整个经期血管的收缩呈进行性加强,导致内膜功能层迅速缺血坏死、崩解脱落。

二、月经

月经(menstruation)指随着卵巢周期性排卵及分泌雌、孕激素的变化而出现的子宫内膜周期性脱落及出血。规律月经的建立是生殖功能成熟的主要标志。月经初潮年龄多在 13 ~ 15 岁,受营养、遗传、体质状况等因素的影响。近年来,月经初潮年龄有提前的趋势。如 16 岁后月经尚未来潮应寻找原因。

1. **经血来源及月经血特征** 月经血呈暗红色,除了血液外,还有子宫内膜碎片、炎性细胞、宫颈黏液和脱落的阴道上皮细胞。75% 月经血来自动脉,25% 来自静脉。月经血含有前列腺素及大量纤溶酶,纤溶酶使纤维蛋白溶解,月经血不凝;前列腺素促进子宫收缩,有利于经血排出。只有在出血多的情况下,经血才出现凝血块。

2. **正常月经的临床表现** 正常月经具有周期性。出血的第 1 日为月经周期的开始,两次月经第 1 日的间隔时间称一个月经周期(menstrual cycle)。一般为 21 ~ 35 日,平均 28 日。每次月经持续时间称经期,一般为 2 ~ 8 日。经量为一次月经的总失血量。正常月经量为 20 ~ 60ml,经量超过 80ml 为月经过多。月经属生理现象,月经期一般无特殊症状。由于前列腺素的作用,有些妇女下腹及腰骶部下坠不适或子宫收缩痛,并可出现腹泻等胃肠功能紊乱症状。少数患者可有头痛及轻度神经系统不稳定症状。

第四节 其他生殖器官的周期性变化

在卵巢性激素的周期性作用下,阴道黏膜、宫颈黏液、输卵管以及乳房也发生相应的变化。

一、阴道黏膜的周期性变化

月经周期中阴道黏膜上皮呈周期性变化,以阴道上段最为明显。排卵前,阴道黏膜上皮在雌激素的作用下,底层细胞增生,逐渐演变成中层与表层细胞,使阴道黏膜增厚;表层细胞角化程度增高,排卵期达最高;细胞内糖原含量增多,经阴道内的乳杆菌分解成乳酸,使阴道内保持酸性环境,从而抑制了病原体的繁殖。排卵后在孕激素作用下,阴道表层细胞脱落。临床上可借助阴道脱落细胞的变化了解体内雌激素水平和有无排卵。

二、宫颈黏液的周期性变化

宫颈黏膜腺细胞的分泌功能受雌、孕激素的调节。月经来潮后,体内雌激素水平低,宫颈管分泌的黏液量很少。随着雌激素水平提高,黏液分泌量不断增加,至排卵期宫颈分泌的黏液变得非常稀薄、透明,拉丝度可达 10cm 以上。宫颈黏液涂片干燥后置于显微镜下检查,可见羊齿植物状结晶。这种结晶在月经周期第 6 ~ 7 日即可出现,到排卵期时结晶形状最清晰而典型。排卵后受孕激素影响,黏液分泌量逐渐减少,质地变黏稠而浑浊,拉丝度差,易断裂。涂片检查可发现结晶逐渐模糊,至月经周期第 22 日左右完全消失,而代之以排列成行的椭圆体。临床上可以根据宫颈黏液的变化来了解卵巢的功能状态。

宫颈黏液是含有糖蛋白、血浆蛋白、氯化钠和水分的水凝胶。其中氯化钠含量在月经周期中发生明显变化。在月经前后,氯化钠含量仅占黏液干重的 2% ~ 20%,而排卵期则为 40% ~ 70%。这是由于黏液是等渗的,排卵期宫颈黏液氯化钠比例的增加使其水分亦相应增加,故排卵期的宫颈黏液稀薄而量多。宫颈黏液中的糖蛋白排列成网状。近排卵时,在雌激素影响下网眼变大,以利于精子通过。雌、孕激素的作用使宫颈在月经周期中对精子穿透发挥生物阀的作用。

三、输卵管的周期性变化

输卵管形态及功能在雌、孕激素的作用下同样发生周期性变化。在雌激素的作用下,输卵管黏膜上皮纤毛细胞生长,体积增大;非纤毛细胞分泌增加,为卵子提供运输和种植前的营养物质。雌激素还促进输卵管的发育及输卵管肌层节律性收缩的振幅。孕激素则抑制输卵管收缩的振幅,减少输卵管的收缩频率,并可抑制输卵管黏膜上皮纤毛细胞的生长,减低分泌细胞分泌黏液的功能。在雌、孕激素的协同作用下,受精卵才能通过输卵管到达子宫腔。

四、乳房的周期性变化

雌激素促进乳腺管增生,而孕激素则促进乳腺小叶及腺泡生长。一些女性在经前期有乳房肿胀和疼痛感,可能是由于乳腺管的扩张、充血以及乳房间质水肿所致。由于雌、孕激素撤退,月经来潮后上述症状大多消退。

第五节　月经周期的调节

生殖系统周期性变化是女性重要的生理特点,月经是该变化的重要标志。月经周期的调节是一个复杂的过程,主要涉及下丘脑、垂体和卵巢。下丘脑分泌促性腺激素释放激素,通过调节垂体促性腺激素的分泌来调控卵巢功能。卵巢分泌的性激素对下丘脑 - 垂体又有反馈调节作用。下丘脑、垂体与卵巢之间相互调节、相互影响,形成一个完整而协调的神经 - 内分泌系统,称为下丘脑 - 垂体 - 卵巢轴(hypothalamus-pituitary-ovarian axis, HPOA)(图 3-7)。除此以外,HPOA 的神经 - 内分泌活动还受到大脑高级中枢的调控。

一、下丘脑促性腺激素释放激素

下丘脑 GnRH 是下丘脑弓状核神经细胞合成和分泌的一种十肽激素,通过垂体门脉循环输送到腺垂

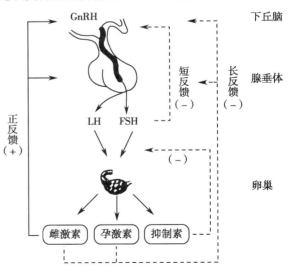

图 3-7　下丘脑 - 垂体 - 卵巢轴之间的相互关系

体,调节垂体促性腺激素的合成和分泌。其生理分泌特征是脉冲式释放,脉冲频率为 60～120 分钟,并与月经周期时相相关。正常月经周期的生理功能和病理变化均伴有 GnRH 脉冲式分泌模式变化。GnRH 脉冲式释放调节 LH/FSH 的比值。脉冲频率减慢时,血中 FSH 水平升高,LH 降低,从而导致 LH/FSH 比值降低。频率增加时,LH/FSH 比值升高。

下丘脑是 HPOA 的启动中心,GnRH 的分泌受垂体促性腺激素和卵巢性激素的反馈调节,包括起促进作用的正反馈和起抑制作用的负反馈调节。反馈调节包括长反馈、短反馈和超短反馈 3 种。长反馈指卵巢分泌到循环中的性激素对下丘脑的反馈作用;短反馈是指垂体激素对下丘脑 GnRH 分泌的负反馈调节;超短反馈是指 GnRH 对其本身合成的负反馈调节。这些激素反馈信号和来自神经系统高级中枢的神经信号一样,通过多种神经递质,包括去甲肾上腺素、多巴胺、内啡肽、5- 羟色胺和降黑素等调节 GnRH 的分泌。去甲肾上腺素促进 GnRH 的释放,内源性阿片肽抑制 GnRH 的释放,多巴胺对 GnRH 的释放则具有促进和抑制双重作用。

二、垂体生殖激素

腺垂体分泌的直接与生殖有关的激素有促性腺激素和催乳激素。

1. **促性腺激素**　腺垂体的促性腺激素细胞分泌卵泡刺激素(FSH)和黄体生成素(LH)。FSH 和 LH 均为糖蛋白激素,皆由 α 与 β 两个亚单位肽链以共价键结合而成。它们的 α 亚基结构相同,但 β 亚基结构不同。β 亚基是决定激素特异抗原性和特异功能的部分,但必须与 α 亚基结合成完整分子才具有生物活性。

FSH 是卵泡发育必需的激素,其主要生理作用是直接促进窦前卵泡及窦卵泡生长发育,在窦卵泡的募集、优势卵泡的选择与非优势卵泡的闭锁退化中起重要作用;促进颗粒细胞增殖与分化,激活颗粒细胞芳香化酶,合成与分泌雌二醇;在卵泡期晚期与雌激素协同,诱导颗粒细胞生成 LH 受体,为排卵及黄素化作准备。LH 的生理作用包括在卵泡期刺激卵泡膜细胞合成雄激素,主要是雄烯二酮,为雌二醇的合成提供底物;排卵前促使卵母细胞最终成熟及排卵;在黄体期维持黄体功能,促进孕激素、雌二醇和抑制素 A 的合成与分泌。促性腺激素在 GnRH 脉冲式刺激下呈脉冲式分泌,并受卵巢性激素的调节。

2. **催乳素(prolactin,PRL)**　PRL 是由腺垂体的催乳细胞分泌的由 198 个氨基酸组成的多肽激素,具有促进乳汁合成功能。其分泌主要受下丘脑释放入门脉循环的多巴胺(PRL 抑制因子)抑制性调节。促甲状腺激素释放激素(thyrotropin-releasing hormone,TRH)亦能刺激 PRL 的分泌,所以一些甲状腺功能减退妇女出现泌乳现象。

三、卵巢性激素的反馈调节

卵巢分泌的雌、孕激素对下丘脑 - 垂体具有反馈调节作用。

1. **雌激素**　对下丘脑产生负反馈和正反馈两种调节。在卵泡期早期,雌激素对下丘脑产生负反馈作用,抑制 GnRH 释放,并降低垂体对 GnRH 的反应性,从而实现对垂体促性腺激素分泌的抑制。在卵泡期晚期,当雌激素水平达到阈值(≥200pg/ml)并维持 48 小时以上,雌激素即发挥正反馈作用,刺激 LH 分泌,形成 LH 峰。在黄体期,协同孕激素对下丘脑有负反馈作用。

2. **孕激素**　在排卵前,低水平的孕激素增强雌激素对促性腺激素的正反馈作用。在黄体期,高水平的孕激素对促性腺激素的分泌产生负反馈抑制作用。

四、月经周期的调节机制

1. **卵泡期**　月经周期的长短主要取决于卵泡生长发育的速率,即卵泡期的长短。在上一月经周期的黄体萎缩后,雌、孕激素水平降至最低,解除对下丘脑和垂体的抑制。下丘脑又开始分泌 GnRH,使垂体 FSH 分泌增加,促进卵泡发育。卵泡分泌雌激素,一方面使子宫内膜发生增生期变化;另一方面发挥对下丘脑的负反馈作用,抑制下丘脑 GnRH 的分泌,使垂体 FSH 分泌减少,从而实现了优势卵泡的选择。随着优势卵泡逐渐发育成熟,雌激素分泌达到高峰,对下丘脑产生正反馈作用,促使垂体释放大量 LH,形成 LH 峰,FSH 同时亦形成一个较低峰,在大量 LH 和 FSH 协同作用下,使卵泡成熟、排卵。

2. **黄体期** 排卵后,循环中 LH 和 FSH 均急剧下降,在少量 LH 和 FSH 作用下,黄体形成并逐渐发育成熟。黄体分泌的孕激素使子宫内膜转变为分泌期。排卵后第 7～8 日循环中孕激素达到高峰,雌激素亦达到第二高峰。二者均发挥负反馈作用,使垂体分泌的 LH 和 FSH 减少。待黄体萎缩后,循环中雌、孕激素水平降至最低点,月经来潮。雌、孕激素的减少解除了对下丘脑、垂体的负反馈抑制,重新开始下一个月经周期,如此周而复始(图 3-8)。

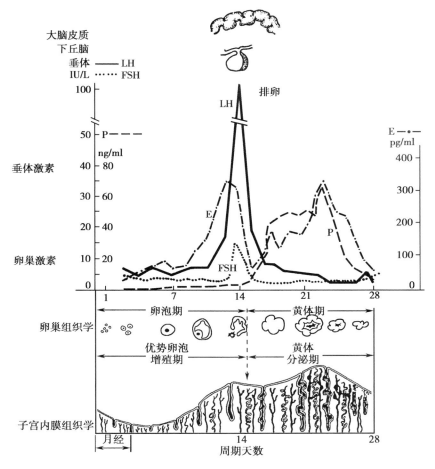

图 3-8 生殖激素及其靶器官的周期性变化

第六节 其他内分泌腺对生殖系统的影响

机体其他内分泌腺也对生殖系统产生影响,尤以甲状腺和肾上腺最为明显。

一、甲状腺

甲状腺分泌的甲状腺素(thyroxine,T₄)和三碘甲状腺原氨酸(triiodothyronine,T₃)不仅参与机体各种物质的新陈代谢，还对性腺的发育成熟、维持正常月经和生殖功能具有重要影响。如甲状腺功能减退发生在青春期之前，可出现性发育障碍，使青春期延迟；如发生在青春期之后，则表现为月经过少、稀发，甚至闭经，多合并不孕、自然流产和胎儿畸形发生率增加。甲状腺功能轻度亢进时，甾体类激素分泌与释放增加，子宫内膜过度增生，临床表现为月经过多、过频，甚至发生功能失调性子宫出血。当甲状腺功能亢进进一步加重时，甾类激素的分泌、释放及代谢等过程均受到抑制，临床表现为月经稀发、月经量少，甚至闭经。

二、肾上腺

除卵巢外，肾上腺是合成和分泌甾体类激素最重要的器官。它不仅合成和分泌盐皮质激素、糖皮质激素，还合成和分泌少量雄激素及极微量雌、孕激素。肾上腺皮质是女性雄激素的主要来源。少量雄激素是正常女性的阴毛、腋毛、肌肉和全身发育所必需。若雄激素分泌过多，可抑制下丘脑分泌 GnRH，并对抗雌激素，使卵巢功能受到抑制而出现闭经，甚至多毛、痤疮等男性化表现。多囊卵巢综合征的病因之一即是肾上腺源性的雄激素过多。先天性肾上腺皮质增生症（CAH）由于 21- 羟化酶缺陷，导致皮质激素合成不足，引起促肾上腺皮质激素（ACTH）代偿性增加，促使肾上腺皮质网状带雄激素分泌过多，临床上导致女性假两性畸形或女性男性化表现。

三、胰腺

胰岛素不仅参与糖代谢，而且对维持正常的卵巢功能有重要作用。胰岛素依赖型糖尿病患者常伴有卵巢功能低下。在胰岛素抵抗的高胰岛素血症情况下，过多胰岛素将促进卵巢产生过多雄激素，从而发生高雄激素血症，导致月经失调，甚至闭经。

（鹿　群）

学习小结

女性一生根据年龄和生理特点分为七个时期，这是一个渐进性的生理过程，其中生殖系统的变化较为显著。卵巢作为女性的性腺，具有生殖和内分泌双重功能。从青春期开始到绝经前，卵巢在形态和功能上发生周期性变化，每个卵巢周期有一批卵泡发育，但只有一个卵泡发育成熟并排卵。随着卵泡发育成熟、排卵，卵巢周期性合成和分泌雌、孕激素，子宫内膜也随之出现周期性变化。子宫内膜经历增生期、分泌期，出现周期性剥脱出血，形成月经。月经周期主要受 HPOA 的神经内分泌调控，其他内分泌腺体也对月经周期产生影响。

复习思考题

1. 在月经周期中，子宫内膜组织学有哪些周期性变化？

2. 下丘脑－垂体－卵巢轴通过哪些机制调节正常月经周期？

第四章　正 常 妊 娠

4

学习目标

掌握　妊娠期母体生理变化、胎儿生理及发育特点、胎儿附属物的功能；妊娠分期、早期妊娠和中晚期妊娠的诊断；围产期的概念、产前检查的时间与内容、胎儿宫内状况的监护、孕期用药的基本原则。

熟悉　胎产式、胎先露、胎方位；胎儿肺成熟度检查、药物的妊娠分类、孕期常见症状及其处理。

了解　受精及受精卵发育、输送与着床；孕期营养与体重管理、常见药物对胎儿的影响等。

第一节 妊娠生理

妊娠是非常复杂而且变化极为协调的生理过程,其中包括胎儿及其附属物的形成与母体各系统的适应性改变。

一、受精及受精卵发育、输送与着床

(一)受精

获能的精子与次级卵母细胞相遇于输卵管,结合形成受精卵的过程称为受精(fertilization)。

1. **精子获能**　精液射入阴道内,精子经宫颈管进入子宫腔及输卵管腔,生殖道分泌物中的 α、β 淀粉酶解除精子顶体酶上的"去获能因子",此时的精子具有受精能力,称精子获能(capacitation)。获能的主要部位是子宫和输卵管。

2. **受精过程**　卵子从卵巢排出经输卵管伞部进入输卵管内,停留在壶腹部与峡部连接处等待受精。当精子与卵子相遇,精子顶体外膜破裂释放出顶体酶,溶解卵子外围的放射冠和透明带,称顶体反应(acrosome reaction)。借助酶的作用,精子穿过放射冠和透明带。在精子头部与卵子表面接触之时开始受精过程,其他精子不能再进入。已获能的精子穿过次级卵母细胞透明带为受精的开始,卵原核与精原核融合形成二倍体的受精卵为受精的完成。受精发生在排卵后 12 小时内,整个受精过程约需 24 小时。受精卵形成标志新生命诞生。

(二)受精卵输送

受精后 30 小时,受精卵借助输卵管蠕动和输卵管上皮纤毛推动向宫腔方向移动,同时开始进行有丝分裂,形成多个子细胞,称为分裂球。受透明带限制,子细胞虽增多,并不增大,适应在狭窄的输卵管腔中移动。受精后 50 小时为 8 细胞段,至受精后 72 小时分裂为 16 个细胞的实心细胞团,称为桑椹胚(morula),随后早期囊胚(early blastocyst)形成。受精后第 4 日早期囊胚进入宫腔。受精后第 5～6 日早期囊胚的透明带消失,总体积迅速增大,继续分裂发育,晚期囊胚(late blastocyst)形成。

(三)受精卵着床

晚期囊胚种植于子宫内膜的过程称为受精卵着床(implantation)。受精卵着床需经过定位(apposition)、黏附(adhesion)和穿透(penetration)三个过程:①定位:透明带消失,晚期囊胚以其内细胞团端接触子宫内膜;②黏附:晚期囊胚黏附在子宫内膜,囊胚表面滋养细胞分化为两层,外层为合体滋养细胞,内层为细胞滋养细胞;③穿透:滋养细胞穿透侵入子宫内膜、内 1/3 肌层及血管,囊胚完全埋入子宫内膜中且被内膜覆盖。

受精卵着床必须具备的条件有:①透明带消失;②囊胚分化为合体滋养细胞和细胞滋养细胞;③囊胚和子宫内膜同步发育并功能协调;④孕妇体内有足够量的孕酮。子宫有一个极短的敏感期允许受精卵着床(图4-1)。

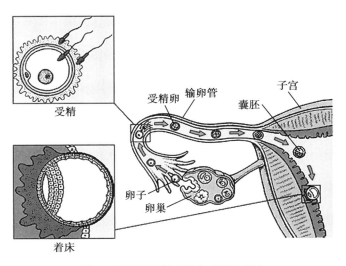

图4-1 受精及受精卵发育、输送与着床

二、胚胎、胎儿发育及胎儿生理特点

孕周从末次月经第1日开始计算，通常比排卵或受精时间提前2周，比着床提前3周；全过程约为280日。妊娠10周（受精后8周）内的人胚称胚胎，是器官完成分化的时期。自妊娠11周（受精第9周）起称胎儿，是各器官生长、成熟的时期。

（一）胚胎、胎儿发育的特征

以4周（一个妊娠月）为一个孕龄单位，描述胎儿发育的特征。

妊娠4周末：可以辨认胚盘与体蒂。

妊娠8周末：胚胎初具人形、头大占整个胎体一半。能分辨出眼、耳、鼻、口。四肢已具雏形。B型超声可见早期心脏形成并有搏动。

妊娠12周末：胎儿身长约9cm，体重约20g。外生殖器已发生，部分可辨出性别。胎儿四肢可活动，肠管已有蠕动，指（趾）已分辨清楚，指（趾）甲形成。采用多普勒胎心仪可听到胎心音。

妊娠16周末：胎儿身长约16cm，体重约100g。从外生殖器可确定胎儿性别。头皮已长出毛发，胎儿已开始出现呼吸运动。部分经产妇已能自觉胎动。

妊娠20周末：胎儿身长约25cm，体重约300g。皮肤暗红，全身覆有胎脂并有毳毛，开始具有吞咽、排尿功能。

妊娠24周末：胎儿身长约30cm，体重约700g。各脏器均已发育，皮下脂肪开始沉积，因量不多皮肤仍呈皱缩状，出现睫毛及眉毛。

妊娠28周末：胎儿身长约35cm，体重约1000g。皮下脂肪沉积不多。皮肤粉红，有时可有胎脂。可以有呼吸运动，但肺泡Ⅱ型细胞产生的表面活性物质含量较少。出生后易患呼吸窘迫综合征。若能加强护理，可能存活。

妊娠32周末：胎儿身长约40cm，体重约1700g。皮肤深红，面部毳毛已脱落。生活力尚可。

妊娠36周末：胎儿身长约45cm，体重约2500g。皮下脂肪较多，毳毛明显减少，面部皱褶消失。指（趾）甲已达指（趾）端。出生后能啼哭及吸吮，生活力良好。

妊娠40周末：胎儿身长约50cm，体重约3000g。发育成熟，外观体形丰满，足底皮肤有纹理，男性胎儿睾丸已降至阴囊内，女性胎儿大小阴唇发育良好。出生后哭声响亮，吸吮能力强。

（二）胎儿的生理特点

1. **循环系统** 胎儿循环不同于成人，营养供给和代谢产物排出均需由脐血管经过胎盘由母体来完成。

（1）胎儿血循环特点：①来自胎盘的血液沿胎儿腹前壁进入体内分为3支：一支直接入肝，一支与门静脉汇合入肝，此两支的血液经肝静脉入下腔静脉；另一支为静脉导管直接入下腔静脉。可见进入右心房的下腔静脉血是混合血，有来自脐静脉含氧量较高、营养较丰富的血液，也有来自胎儿身体下半部含氧量较低的血液。②卵圆孔位于左右心房之间，由于卵圆孔开口处正对着下腔静脉入口，从下腔静脉进入右心房的血液绝大部分经卵圆孔进入左心房。而上腔静脉进入右心房的血液流向右心室，随后进入肺动脉。③由于肺循环阻力较大，肺动脉血液大部分经动脉导管流入主动脉，首先供应心、头部及上肢，仅约1/3血液经肺静脉入左心房。左心房的血液进入左心室，继而进入升主动脉、降主动脉直至全身后，经腹下动脉再经脐动脉进入胎盘，与母血进行交换。

胎儿体内无纯动脉血，而是动静脉混合血，各部位血氧含量只有程度上的差异。进入肝、心、头部及上肢的血液含氧量较高且营养较丰富以适应需要。注入肺及身体下半部的血液含氧量及营养较少（图4-2）。

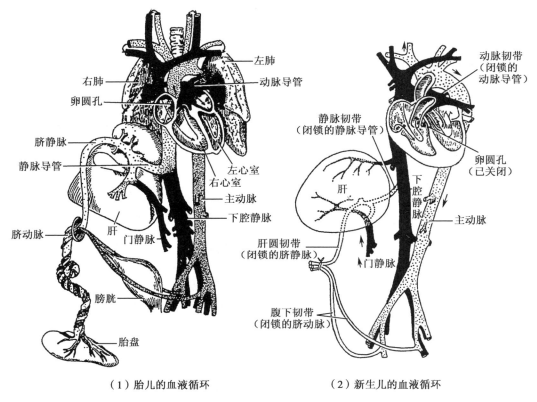

图4-2　胎盘、胎儿及新生儿的血液循环

（2）新生儿血循环特点：新生儿出生后，胎盘脐带循环停止，肺开始呼吸，肺循环阻力降低，新生儿血液循环逐渐发生改变。①脐静脉出生后闭锁成肝圆韧带，脐静脉的末支静脉导管闭锁成静脉韧带；②脐动脉出生后闭锁，与相连的闭锁的腹下动脉形成腹下韧带；③动脉导管位于肺动脉及主动脉弓之间，生后2~3月完全闭锁为动脉韧带；④卵圆孔出生后因左心房压力增高开始关闭，多在出生后6个月完全关闭。

2. 血液系统　①红细胞生成：妊娠3周末红细胞来自卵黄囊，妊娠10周肝脏是红细胞生成的主要器官。以后骨髓、脾逐渐具有造血功能，妊娠足月时，骨髓产生90%红细胞。妊娠32周红细胞生成素大量产生，故妊娠32周以后的早产儿及妊娠足月儿的红细胞数均增多。②血红蛋白生成：妊娠前半期均为胎儿血红蛋白，妊娠最后4~6周成人血红蛋白增多，至临产时胎儿血红蛋白仅占25%。含胎儿血红蛋白的红细胞，对氧有较高的亲和力，这与红细胞膜通透性增加有关。③白细胞生成：妊娠8周以后胎儿血循环出现粒细胞。于妊娠12周胸腺、脾产生淋巴细胞，成为体内抗体的主要来源。

3. 呼吸系统　胎儿呼吸功能是通过母儿血液在胎盘完成气体交换实现的。胎儿出生前需具备呼吸道（包括气管直至肺泡）、肺循环及呼吸肌的发育，在中枢神经系统支配下能协调活动方能生存。妊娠 11 周超声检查可见胎儿胸壁运动，妊娠 16 周时出现能使羊水进出呼吸道的呼吸运动。

4. 神经系统　胎儿大脑随妊娠进展逐渐发育长大；胚胎期脊髓已长满椎管，但随后生长缓慢。脑脊髓和脑干神经根的髓鞘形成于妊娠 6 个月开始，但主要发生在出生后 1 年内。妊娠中期胎儿内、外及中耳已形成，妊娠 24～26 周胎儿在宫内已能听见一些声音。妊娠 28 周胎儿眼对光开始出现反应，对形象及色彩的视觉出生后才逐渐形成。

5. 消化系统　妊娠 11 周时小肠已有蠕动，至妊娠 16 周胃肠功能基本建立，胎儿吞咽羊水，吸收水分，胎儿胃肠吸收脂肪功能较差。肝内缺乏许多酶，不能结合因红细胞破坏产生的大量游离胆红素，胆红素在小肠内被氧化为胆绿素，胆绿素的降解产物导致胎粪呈黑绿色。

6. 泌尿系统　妊娠 11～14 周时胎儿肾已有排尿功能，于妊娠 14 周胎儿膀胱内已有尿液，并通过排尿参与羊水循环。

7. 内分泌系统　胎儿甲状腺于妊娠第 6 周开始发育，约在妊娠 12 周已能合成甲状腺激素。肾上腺于妊娠 4 周时开始发育，妊娠 7 周时可合成肾上腺素，妊娠 20 周时肾上腺皮质增宽，主要由胎儿带组成，可产生大量甾体激素。

8. 生殖系统　①男性胎儿睾丸于妊娠第 9 周开始分化发育，多种激素和酶促使中肾管发育，副中肾管退化。外生殖器向男性分化发育。男性胎儿睾丸于临产前才降至阴囊内，右侧睾丸高于左侧且下降较迟。②女性胎儿卵巢于妊娠 11～12 周开始分化发育，副中肾管发育形成阴道、子宫、输卵管。外生殖器向女性分化发育。

三、胎儿附属物的形成及功能

胎儿附属物指胎儿以外的组织，包括胎盘、胎膜、脐带和羊水。

（一）胎盘

胎盘（placenta）是母体与胎儿间进行物质交换的器官，由羊膜（amnion）、叶状绒毛膜（chorion frondosum）和底蜕膜（basal decidua）构成。

1. 胎盘的形成与结构

（1）羊膜：构成胎盘的胎儿部分，是胎盘最内层。羊膜是附着在绒毛膜板表面的半透明薄膜。羊膜光滑，无血管、神经及淋巴，具有一定的弹性。正常羊膜厚 0.02～0.05mm，自内向外由单层无纤毛立方上皮细胞层、基膜、致密层、成纤维细胞层和海绵层 5 层组成。电镜见上皮细胞表面有微绒毛，随妊娠进展而增多，以增强细胞的活动能力。

（2）叶状绒毛膜：构成胎盘的胎儿部分，占胎盘主要部分。囊胚着床后，滋养层迅速分裂增生。内层为细胞滋养细胞，是分裂生长的细胞；外层为合体滋养细胞，是执行功能的细胞，由细胞滋养细胞分化而来。在滋养层内面有一层细胞称胚外中胚层，与滋养层共同组成绒毛膜。胚胎发育至 13～21 日时，为绒毛膜发育分化最旺盛的时期。此时胎盘的主要结构——绒毛逐渐形成。绒毛形成历经三个阶段：①一级绒毛：指绒毛膜周围长出不规则突起的合体滋养细胞小梁，逐渐呈放射状排列，绒毛膜深部增生活跃的细胞滋养细胞也伸入进去，形成合体滋养细胞小梁的细胞中心索，此时又称初级绒毛，初具绒毛形态；②二级绒毛：指初级绒毛继续增长，其细胞中心索伸展至合体滋养细胞的内层，且胚外中胚层也长入细胞中心索，形成间质中心索；③三级绒毛：指胚胎血管长入间质中心索。约在受精后第 3 周末，当绒毛内血管形成时，建立起胎儿胎盘循环与底蜕膜相接触的绒毛因营养丰富发育良好，称叶状绒毛膜。从绒毛膜板伸出的绒毛干逐渐分支形成初级绒毛干、次级绒毛干和三级绒毛干，向绒毛间隙伸展，形成终末绒毛网。悬浮于充满母血的绒毛间隙中的绒毛末端称游离绒毛（free villus），长入底蜕膜中的绒毛称为固定绒毛（anchoring villus）。一个初级绒毛干及其分支形成一个胎儿叶（fetal lobe），一个次级绒毛干及其分支形成一个胎儿小叶。一个胎儿叶包括几个胎儿小叶。绒毛干之间的间隙称绒毛间隙。在滋养层细胞的侵蚀过程中，子宫螺旋动脉和子宫静脉破裂，直接开口于绒毛间隙，绒毛间隙充满母体的血液，母体血液以每分钟500ml流速进入绒毛间隙，每个绒毛干中均有脐动脉和脐静脉细小分支，最终成为毛细血管进入绒毛末端，胎儿血也以每分钟500ml的流速流经胎盘，但胎儿血和母血不直接相通，母儿间物质交换在悬浮于母血的绒毛处进行（图4-3）。

绒毛组织结构：妊娠足月胎盘的绒毛表面积达 $12\sim14m^2$，相当于成人肠道总面积。绒毛直径随妊娠进展变小，绒毛内胎儿毛细血管所占空间增加，绒毛滋养层主要由合体滋养细胞组成。细胞滋养细胞仅散在可见，数目极少。滋养层的内层为基膜，有胎盘屏障（placental barrier）作用。

（3）底蜕膜：构成胎盘的母体部分，占胎盘很小部分。底蜕膜表面覆盖一层来自固定绒毛的滋养层细胞与底蜕膜共同形成绒毛间隙的底，称为蜕膜板。从此板向绒毛膜方向伸出一些蜕膜间隔，一般不超过胎盘全层厚度的2/3，将胎盘母体面分成肉眼可见的约20个左右母体叶。

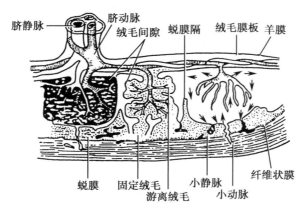

图 4-3 胎盘结构与胎儿-胎盘循环模式图

妊娠足月胎盘呈盘状，多为圆形或椭圆形，重 450～650g，厚 1～3cm，中央厚，边缘薄。胎盘分为胎儿面和母体面。胎儿面被覆羊膜，呈灰白色，光滑半透明，脐带动静脉从附着处分支向四周呈放射状分布直达胎盘边缘，其分支穿过绒毛膜板，进入绒毛干及其分支。母体面呈暗红色，蜕膜间隔形成若干浅沟分成母体叶。

2. 胎盘功能　胎盘是维持胎儿宫内营养发育的重要器官，功能极复杂，主要包括气体交换、营养物质供应、排出胎儿代谢产物、防御功能、合成功能以及免疫功能等。

（1）气体交换：维持胎儿生命最重要的物质是 O_2。在母体与胎儿之间，O_2 及 CO_2 以简单扩散方式进行交换，相当于出生后呼吸系统的功能。母体子宫动脉血氧分压（PO_2）为 95～100mmHg，绒毛间隙中的血 PO_2 为 40～50mmHg，而胎儿脐动脉血 PO_2 于交换前为 20mmHg，加之胎儿血红蛋白对 O_2 的亲和力强，故 O_2 由母体通过绒毛膜间隙向胎儿扩散。CO_2 的扩散速度是 O_2 的 20 倍，CO_2 容易自胎儿通过绒毛间隙直接向母体扩散。

（2）营养物质供应：葡萄糖是胎儿热能的主要来源，以易化扩散方式通过胎盘。胎儿体内的葡萄糖均来自母体。游离脂肪酸、水、钾、钠、镁和维生素 A、D、E、K 等脂溶性维生素以简单扩散方式通过胎盘。氨基酸、钙、磷、碘和铁、维生素 B、C，以主动运输方式通过胎盘。

（3）排出胎儿代谢产物：胎儿代谢产物如尿素、尿酸、肌酐、肌酸等，经胎盘送入母血，由母体排出体外，相当于出生后肾的功能。

（4）防御功能：胎儿血与母体血之间由胎盘屏障相隔，对胎儿具有保护功能，但胎盘的屏障作用有限。

各种病毒(如风疹病毒、巨细胞病毒等)、分子量小且对胎儿有害的药物,均可通过胎盘引起胎儿畸形甚至死亡。细菌、弓形虫、衣原体、支原体、螺旋体等可在胎盘部位形成病灶,破坏绒毛结构,进入胎体感染胎儿。母血中免疫抗体如IgG能通过胎盘,胎儿从母体得到抗体,使其在生后短时间内获得被动免疫力。

(5)合成功能:胎盘具有活跃的合成物质的能力,可合成多种激素、酶和细胞因子,对维持正常妊娠具有重要作用。

1)人绒毛膜促性腺激素(human chorionic gonadotropin, hCG):由合体滋养细胞合成的一种糖蛋白激素。由α、β亚基组成,α亚基结构与垂体分泌的FSH、LH、TSH基本相似,而β亚基不相似,临床可用β亚基的特性作特异性抗体用于诊断,hCG约在受精后第6日受精卵滋养层形成时,开始微量分泌。着床后用特异性β-hCG抗体能在母血中测出β-hCG。在妊娠早期分泌量增加很快,约2日即增长一倍,至妊娠8~10周血清浓度达最高峰,约为50~100kU/L,持续约10日后迅速下降,妊娠中晚期血清浓度仅为峰值的10%,持续至分娩。分娩后若无胎盘残留,约于产后2周内消失。

hCG的功能尚未完全明了,已知的主要功能有:① hCG作用于月经黄体,使月经黄体增大成为妊娠黄体,增加甾体激素的分泌以维持妊娠;② hCG的β亚基有促卵泡成熟活性、促甲状腺活性及促睾丸间质细胞活性;③ hCG有与LH相似的生物活性,与尿促性素(HMG)合用能诱发排卵;④ hCG能抑制淋巴细胞的免疫性,能以激素屏障保护滋养层不受母体的免疫攻击。

2)人胎盘生乳素(human placental lactogen, HPL):由合体滋养细胞合成。HPL是不含糖分子的单链多肽激素。于妊娠5~6周用放免法可在母血中测出,随妊娠进展和胎盘逐渐增大,其分泌量持续增加,至妊娠34~36周达高峰,并维持至分娩。HPL值于产后迅速下降,约在产后7小时即测不出。

hPL的主要功能有:①与胰岛素、肾上腺皮质激素协同作用于乳腺腺泡,促进腺泡发育,刺激乳腺上皮细胞合成乳清蛋白、乳酪蛋白、乳珠蛋白,为产后泌乳做好准备;②有促胰岛素生成作用,使母血胰岛素水平增高,增加蛋白质合成;③通过脂解作用提高游离脂肪酸、甘油浓度,以游离脂肪酸作为能源,抑制对葡萄糖的摄取,使多余葡萄糖运送给胎儿,成为胎儿的主要能源。

3)妊娠特异性β₁糖蛋白(pregnancy specific β₁-glycoprotein, PSβ₁G):是一种妊娠期特有的糖蛋白,由合体滋养细胞合成。受精卵着床后,PSβ₁G进入母血循环,其值逐渐上升,至妊娠足月达高峰,羊水值比母血值约低100倍,脐血值比母血值约低1000倍。可用于预测早孕,并可作为监测宫内胎儿情况的一项指标。

4)人绒毛膜促甲状腺激素(human chorionic thyrotropin, hCT):是一种糖蛋白激素,其活性与促甲状腺激素(TSH)类似,在妊娠期间的生理作用尚不明确。

5)雌激素:为甾体激素。妊娠期间明显增多,主要来自胎盘及卵巢。妊娠早期,主要由卵巢妊娠黄体产生。妊娠10周后,胎盘接替卵巢产生更多量雌激素,至妊娠末期,雌三醇值为非孕妇女的1000倍,雌二醇及雌酮值为非孕妇女的100倍。

雌激素生成过程:母体内的胆固醇在胎盘内转变为孕烯醇酮后,经胎儿肾上腺胎儿带转化为硫酸脱氢表雄酮(DHAS),再经胎儿肝内16α-羟化酶作用形成16α-羟基硫酸脱氢表雄酮(16α-OH-DHAS),接着经胎盘合体滋养细胞在硫酸酯酶作用下,去硫酸根成为16α-OH-DHA,随后经胎盘芳香化酶作用成为16α-羟基雄烯二酮,最后形成游离雌三醇。可见雌激素是由胎儿、胎盘共同产生,故称"胎儿-胎盘单位"。雌三醇前身物质虽来自母体和胎儿,但脐动脉血中16α-OH-DHAS值最高,表明胎儿肾上腺及肝脏产生雌三醇前身物质,是胎盘合成雌三醇的主要来源。

6)孕激素:为甾体激素。妊娠早期由卵巢妊娠黄体产生,自妊娠8~10周后胎盘合体滋养细胞是产生孕激素的主要来源。随妊娠进展,母血中孕酮值逐渐增高,其代谢产物为孕二醇。孕激素与雌激素共同参与妊娠期母体各系统的生理变化。

7)缩宫素酶:由合体滋养细胞产生的一种糖蛋白,随妊娠进展逐渐增多,其生物学意义尚不十分明了,主要作用是使缩宫素分子灭活,起到维持妊娠的作用。

8）耐热性碱性磷酸酶（heat stable alkaline phosphatase，HSAP）：由合体滋养细胞分泌。于妊娠 16～20 周母血中可测出此酶。随妊娠进展而增多，直至胎盘娩出后其值迅速下降，产后 3～6 日内消失。多次动态测其数值，可作为胎盘功能检查的一项指标。

（6）免疫功能：胎儿及胎盘是同种异体移植物，能在母体子宫内存活不被排斥，与胎盘的免疫功能有关。胎盘的构造使母胎血不直接相通，首先消除了第一次排斥的必要条件。妊娠末期胎盘与母体间有一层纤维蛋白样物沉着，滋养细胞外有一层透明质酸和唾液酸组成的纤维样物质包绕，可能形成一个屏障阻断细胞抗原。此外，胎盘所产生的类固醇激素和蛋白类激素也发挥免疫抑制作用。

（二）胎膜

胎膜（fetal membranes）由绒毛膜（chorion）和羊膜（amnion）组成。胎膜外层为绒毛膜，在发育过程中缺乏营养供应而逐渐退化萎缩成为平滑绒毛膜（chorion laeve），至妊娠晚期与羊膜紧密相贴，但能与羊膜分开。胎膜内层为羊膜，与覆盖胎盘、脐带的羊膜层相连。胎膜含有甾体激素代谢所需的多种酶，含大量花生四烯酸（前列腺素前身物质）的磷脂，且含有能催化磷脂生成游离花生四烯酸的溶酶体，在分娩发动上有一定作用。

（三）脐带

脐带（umbilical cord）是连接胎儿与胎盘的条索状结构。脐带一端连于胎儿腹壁脐轮，另一端附着于胎盘胎儿面。妊娠足月胎儿的脐带长约 30～100cm，平均约 55cm，直径 0.8～2.0cm，脐带断面中央有一条管腔较大、管壁较薄的脐静脉；两侧有两条管腔较小、管壁较厚的脐动脉。血管周围为含水量丰富来自胚外中胚层的胶样胚胎结缔组织，称华通胶（Wharton jelly），有保护脐血管的作用。脐带是母体与胎儿气体交换、营养物质供应和代谢产物排出的重要通道。若脐带受压致使血流受阻时，可致胎儿窘迫，甚至危及胎儿生命。

（四）羊水

充满在羊膜腔内的液体称羊水（amniotic fluid）。妊娠不同时期的羊水来源、容量及组成均有明显变化。

1. 羊水的来源　妊娠早期的羊水，主要是母体血清经胎膜进入羊膜腔的透析液。妊娠中期以后，胎儿尿液是羊水的主要来源，使羊水的渗透压逐渐降低。妊娠晚期胎儿肺也参与羊水的生成，每日 600～800ml 液体从肺泡分泌至羊膜腔；羊膜、脐带华通胶及胎儿皮肤渗出液体，但量少。

2. 羊水的吸收　羊水的吸收约 50% 由胎膜完成。胎儿吞咽羊水，妊娠足月胎儿每日吞咽羊水约 500～700ml。脐带每小时可吸收羊水 40～50ml。妊娠 20 周前，胎儿角化前皮肤也有吸收羊水功能，但量很少。

3. 母体、胎儿、羊水三者间的液体平衡　羊水在羊膜腔内不断进行液体交换，以保持羊水量的相对恒定。母儿间的液体交换主要通过胎盘，每小时约 3600ml。母体与羊水的交换主要通过胎膜，每小时约 400ml。羊水与胎儿的交换主要通过胎儿消化管、呼吸道、泌尿道以及角化前皮肤等，交换量较少。

4. 羊水量、性状及成分

（1）羊水量：妊娠 8 周 5～10ml，妊娠 10 周约 30ml，妊娠 20 周约 400ml，妊娠 38 周约 1000ml，此后羊水量逐渐减少。妊娠足月羊水量约 800ml。过期妊娠羊水量明显减少，可少至 300ml 以下。

（2）羊水性状及成分：妊娠早期羊水为无色澄清液体。妊娠足月时羊水略混浊，不透明，羊水内常悬有小片状物，包括胎脂、胎儿脱落上皮细胞、毳毛、毛发、少量白细胞、白蛋白、尿酸盐等。羊水比重为 1.007～1.025，呈中性或弱碱性，pH 值约为 7.20，内含水分 98%～99%，1%～2% 为无机盐及有机物质。羊水中含大量激素和酶，羊水中酶含量较母体血清中明显增加。

5. 羊水的功能

（1）保护胎儿：胎儿在羊水中自由活动，不致受到挤压，防止胎体畸形及胎肢粘连；保持羊膜腔内恒温；适量羊水避免子宫肌壁或胎儿对脐带直接压迫所致的胎儿窘迫；临产宫缩时，尤在第一产程初期，羊水受宫缩压力能使压力均匀分布，避免胎儿局部受压。

（2）保护母体：妊娠期减少因胎动所致的不适感；临产后前羊水囊扩张子宫颈口及阴道；破膜后羊水冲洗阴道，减少感染机会。

四、妊娠期母体的变化

由于胚胎、胎儿生长发育的需要,在胎盘产生的激素参与下,在神经-内分泌的影响下,孕妇体内各系统发生一系列适应性的解剖和生理变化。

(一)生殖系统的变化

1. 子宫

(1)子宫体:逐渐增大变软,至妊娠足月时35cm×25cm×22cm。妊娠晚期的子宫呈不同程度右旋,与乙状结肠占据在盆腔左侧有关。宫腔容量非孕时约5ml,至妊娠足月约5000ml,增加1000倍。子宫重量非孕时约50g,至妊娠足月约1000g,增加20倍,主要是子宫肌细胞肥大,细胞质内充满具有收缩活性的肌动蛋白和肌球蛋白,为临产后子宫阵缩提供物质基础。子宫肌壁厚度由非孕时约1cm,于孕中期逐渐增厚达2.0~2.5cm。至孕末期又渐薄,妊娠足月时厚度约为1.0~1.5cm。子宫增大最初受内分泌激素的影响,以后的子宫增大则因宫腔内压力的增加。子宫各部的增长速度不一:宫底部于妊娠后期增长最快,宫体部含肌纤维最多,子宫下段次之,宫颈最少。自妊娠12~14周起,子宫出现不规则无痛性收缩,可由腹部检查时触知,孕妇有时自己也能感觉到,特点为稀发和不对称,尽管其强度及频率随妊娠进展而逐渐增加,但宫缩时宫腔内压力不超过1.3~2.0kPa,故无疼痛感觉,不伴宫颈的扩张,这种生理性无痛宫缩称为Braxton Hicks收缩。子宫动脉由非孕时屈曲至妊娠足月时变直,以适应胎盘内绒毛间隙血流量增加的需要。妊娠足月时子宫血流量约为450~650ml/min,80%~85%供给胎盘。

(2)子宫内膜:受精卵着床后,子宫内膜迅速发生蜕膜变,致密层蜕膜样细胞增大变成蜕膜细胞。按蜕膜与囊胚的部位关系,将蜕膜(decidua)分为三部分:①底蜕膜(basal decidua):囊胚着床部位的子宫内膜,以后发育成为胎盘的母体v部分;②包蜕膜(capsular decidua):覆盖在囊胚表面的蜕膜;③真蜕膜(true decidua):底蜕膜及包蜕膜以外覆盖子宫腔的蜕膜(图4-4)。

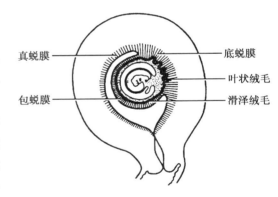

图4-4 早期妊娠子宫蜕膜与绒毛的关系

(3)子宫峡部:位于宫体与宫颈之间最狭窄部位。非孕时长约1cm,妊娠后变软,妊娠10周时子宫峡部明显变软。妊娠12周以后,子宫峡部逐渐伸展拉长变薄,扩展成为宫腔的一部分,临产后可伸展至7~10cm,成为产道的一部分,称为子宫下段。

(4)宫颈:妊娠早期,黏膜充血及组织水肿,外观肥大、呈紫蓝色及变软。宫颈管内腺体肥大,宫颈黏液增多,形成黏液栓,保护宫腔免受外来感染侵袭。接近临产时,宫颈管变短并出现轻度扩张,宫颈鳞柱交界部外移,宫颈柱状上皮覆盖于宫颈表面。

2. 卵巢 妊娠期略增大,停止排卵。一侧卵巢可见妊娠黄体。妊娠黄体于妊娠10周前产生雌激素及孕激素。黄体功能于妊娠10周后由胎盘取代。黄体在妊娠3~4个月时开始萎缩。

3. 输卵管 妊娠期输卵管伸长,但肌层并不增厚。有时黏膜呈蜕膜样改变。

4. 阴道 妊娠期黏膜变软,充血水肿呈紫蓝色。皱襞增多,伸展性增加。阴道脱落细胞增加,分泌物增多,常呈白色糊状。阴道上皮细胞含糖原增加,乳酸含量增多,使阴道分泌物pH值降低,有利于防止感染。

5. 外阴 妊娠期外阴部充血,皮肤增厚,大小阴唇色素沉着,大阴唇内血管增多及结缔组织变松软,故伸展性增加。小阴唇皮脂腺分泌增多。

(二)乳房的变化

乳房于妊娠早期开始增大,充血明显。孕妇自觉乳房发胀或偶有刺痛,浅静脉明显可见。腺泡增生使乳房较硬韧,乳头增大变黑,易勃起。乳晕变黑,乳晕外围的皮脂腺肥大,形成散在的结节状小隆起,称蒙氏结节。妊娠期间胎盘分泌大量雌激素刺激乳腺腺管发育,分泌大量孕激素刺激乳腺腺泡发育。乳腺发育完善还需垂体催乳激素、胎盘生乳素以及胰岛素、皮质醇、甲状腺激素等的参与。妊娠末期,尤其在接近分娩期挤压乳房时,可有数滴稀薄黄色液体溢出,称初乳。正式分泌乳汁需在分娩后。

（三）循环系统的变化

1. **心脏** 妊娠后期因膈肌升高,心脏向左、向上、向前移位,更贴近胸壁,心浊音界稍扩大。心脏移位使大血管轻度扭曲,加之血流量增加及血流速度加快,在多数孕妇的心尖区可闻及 1～2 级柔和吹风样收缩期杂音,产后逐渐消失。心脏容量从妊娠早期至妊娠末期约增加 10%,心率于妊娠晚期每分钟约增加 10～15 次。因心脏左移心电图出现轴左偏。心音图多有第一心音分裂或第三心音。

2. **心排出量** 心排出量增加对维持胎儿生长发育极重要。心排出量约自妊娠 10 周开始增加,至妊娠 32～34 周达高峰,左侧卧位测量心排出量较未孕时约增加 30%,每次心排出量平均约为 80ml,持续至分娩。临产后,特别在第二产程期间,心排出量显著增加。

3. **血压** 妊娠早期及中期血压偏低,妊娠晚期血压轻度升高。一般收缩压无变化。舒张压因外周血管扩张、血液稀释及胎盘形成动静脉短路而轻度降低,使脉压稍增大。孕妇体位影响血压,坐位高于仰卧位。

（四）血液的改变

1. **血容量** 循环血容量于妊娠 6～8 周开始增加,至妊娠 32～34 周达高峰,约增加 40%～45%,平均约增加 1450ml,维持此水平直至分娩。其中血浆约增加 1000ml,红细胞约增加 450ml,出现血液稀释。

2. **血液成分** ①红细胞:妊娠期骨髓不断产生红细胞,网织红细胞轻度增多。由于血液稀释,红细胞计数约为 $3.6×10^{12}/L$(非孕妇女约为 $4.2×10^{12}/L$),血红蛋白值约为 110g/L(非孕妇女约为 130g/L),血细胞比容降至 0.31～0.34(非孕妇女约为 0.38～0.47)。②白细胞:从妊娠 7～8 周开始轻度增加,至妊娠 30 周达高峰,约为 $(5～12)×10^9/L$,有时可达 $15×10^9/L$,主要为中性粒细胞增多。③凝血因子:妊娠期血液处于高凝状态。凝血因子 Ⅱ、Ⅴ、Ⅶ、Ⅷ、Ⅸ、Ⅹ 增加,仅凝血因子 Ⅺ、Ⅻ 降低。血小板数无明显改变。妊娠晚期凝血酶原时间及部分孕妇凝血活酶时间轻度缩短,凝血时间无明显改变。血浆纤维蛋白原含量比非孕妇女增加 40%～50%,于妊娠末期可达 4～5g/L,改变红细胞表面负电荷,出现红细胞线串样反应,故红细胞沉降率加快,可高达 100mm/h。妊娠期纤溶酶原显著增加,优球蛋白溶解时间延长,表明妊娠期间纤溶活性降低。④血浆蛋白:由于血液稀释,从妊娠早期开始降低,至妊娠中期血浆蛋白约为 60～65g/L,主要是白蛋白减少,约为 35g/L,以后持续此水平直至分娩。

（五）泌尿系统的变化

1. **肾脏** 由于孕妇及胎儿代谢产物增多,肾脏负担加重。妊娠期肾脏略增大,肾血流量比非孕时约增加 35%,肾小球滤过率约增加 50%。两者均受体位影响,孕妇仰卧位尿量增加,故夜尿量多于日尿量。代谢产物尿素、尿酸、肌酸、肌酐等排泄增多,其血中浓度则低于非孕妇女。当肾小球滤过超过肾小管吸收能力时,可有少量糖排出,称为妊娠生理性糖尿。

2. **输尿管** 受孕激素影响,输尿管增粗及蠕动减弱,尿流缓慢,且右侧输尿管受右旋妊娠子宫压迫,加之输尿管有尿液逆流现象,孕妇易患急性肾盂肾炎,以右侧多见。

（六）呼吸系统的变化

孕妇胸廓周径加大,妊娠中期有过度通气现象,妊娠晚期以胸式呼吸为主,呼吸较深。肺活量无明显改变,肺泡换气量和通气量增加,但呼吸道抵抗力降低,容易感染。

（七）消化系统的变化

受大量雌激素影响,齿龈肥厚,易患齿龈炎致齿龈出血。牙齿易松动及出现龋齿。妊娠期胃肠平滑肌张力降低，贲门括约肌松弛，胃内酸性内容物可反流至食管下部产生"烧心"感。胃酸及胃蛋白酶分泌量减少。胃排空时间延长，容易出现上腹部饱满感。肠蠕动减弱，粪便在大肠停留时间延长出现便秘，常引起痔疮或使原有痔疮加重。胆囊排空时间延长，胆道平滑肌松弛，胆汁黏稠使胆汁淤积，易诱发胆石病。

（八）皮肤的变化

妊娠期垂体分泌促黑素细胞激素增加，加之雌、孕激素大量增加，使黑色素增加，导致孕妇乳头、乳晕、腹白线、外阴等处出现色素沉着。面颊部呈蝶状褐色斑，称妊娠黄褐斑。随妊娠子宫的逐渐增大及肾上腺皮质激素分泌增多，孕妇腹部、大腿、臀部及乳房皮肤的皮内组织改变，皮肤过度扩张，皮肤的弹力纤维断裂，呈多量紫色或淡红色不规则平行的条纹状萎缩斑，称妊娠纹，见于初产妇。旧妊娠纹呈银白色，见于经产妇。

（九）内分泌系统的变化

1. **垂体** 妊娠期腺垂体增生肥大明显。嗜酸细胞肥大增多，称妊娠细胞。此细胞可分泌催乳激素（PRL），PRL 从妊娠 7 周开始增多，随妊娠进展逐渐增量，妊娠足月分娩前达高峰，约 150μg/L，PRL 有促进乳腺发育的作用，为产后泌乳作准备。分娩后若不哺乳，于产后 3 周内降至非孕时水平，哺乳者则多在产后 80～100 日或更长时间才降至非孕时水平。

2. **肾上腺皮质** 妊娠期因雌激素大量增加，使中层束状带分泌的皮质醇增多 3 倍，但其中 90% 与蛋白结合，血中游离皮质醇不多，故孕妇无肾上腺皮质功能亢进表现；外层球状带分泌的醛固酮于妊娠期增加 4 倍，但仅有 30%～40% 为起活性作用的游离醛固酮，故不致引起过多水钠潴留。内层网状带分泌的睾酮略有增加，表现为孕妇阴毛及腋毛增多增粗。

3. **甲状腺** 妊娠期甲状腺呈均匀增大，血循环中的甲状腺激素虽增多，但游离甲状腺激素并未增多，故孕妇通常无甲状腺功能亢进表现。

（十）新陈代谢的变化

1. **基础代谢率（basal metabolic rate，BMR）** 于妊娠早期稍下降，妊娠中期逐渐增高，至妊娠晚期可增高 15%～20%。

2. **体重** 妊娠 13 周前体重无明显变化，妊娠 13 周起体重平均每周增加 350g，直至妊娠足月时体重平均约增加 12.5kg。

3. **糖类代谢** 妊娠期胰岛功能旺盛，分泌胰岛素增多，使血循环中的胰岛素增加，故孕妇空腹血糖值稍低于非孕妇女，做糖耐量试验时血糖增高幅度大且恢复延迟。

4. **脂肪代谢** 妊娠期肠道吸收脂肪能力增强，血脂增高，脂肪能较多积存。妊娠期能量消耗多，糖原储备减少。若遇能量消耗过多时，脂肪分解加速可发生酮血症。孕妇尿中出现酮体多见于妊娠剧吐时，或产妇因产程过长、能量过度消耗使糖原储备量相对减少时。

5. **蛋白质代谢** 孕妇对蛋白质的需要量增加，呈正氮平衡状态。孕妇体内储备的氮除供给胎儿生长发育及子宫、乳房增大的需要外，还为分娩期消耗作准备。

6. **水代谢** 妊娠期机体水分平均约增加 7L，水钠潴留与排泄形成适当比例而不引起水肿。但至妊娠末期组织间液可增加 1～2L，可致水肿。

7. **矿物质代谢** 妊娠期母儿需要大量钙、磷、铁，故应补充钙、维生素 D 和铁以满足需要。

（十一）骨骼、关节及韧带的变化

妊娠期子宫圆韧带、主韧带及骨盆漏斗韧带增长，肥大变粗。骶髂关节及耻骨联合松弛，有轻度伸展性，严重时可发生耻骨联合分离。骶尾关节松弛有一定活动性，有利于分娩。

（孙丽洲）

受精过程需精子获能和发生顶体反应。囊胚表面滋养细胞和子宫内膜同步发育且功能协调是受精卵着床的重要条件。受精卵形成并着床是胚胎早期发育的两个重要过程，任何干扰该过程的因素均可导致不孕或早期流产。

妊娠 24 周后出生胎儿可能存活，但生存力极差；28 周后生存力逐渐增加；37～42 周为足月成熟儿。胎儿体内无纯动脉血，来自胎盘的血液进入右心房后绝大部分经卵圆孔进入左心房。胎儿肺循环阻力较大，肺动脉血液绝大部分经动脉导管流入主动脉。肺表面活性物质的形成决定肺成熟度，与出生后新生儿的生存能力密切相关。

胎儿－胎盘循环的建立为母胎之间物质交换的基础；胎盘还合成多种激素、酶和细胞因子等，以维持正常妊娠，但胎盘的屏障作用有限。胎膜保持羊膜腔的完整性，对胎儿起保护作用。脐带内的脐动脉、脐静脉是母儿之间物质交换通道。羊水对胎儿和母体有保护作用，通过羊膜腔内母儿间液体交换，保持量的相对恒定。

1. 受精卵着床的前提条件及过程。
2. 胎盘的构成和功能。
3. 胎盘合成雌三醇的途径。
4. 羊水的来源和功能。

第二节　妊娠诊断

掌握	妊娠分期、早期妊娠和中晚期妊娠的诊断。
熟悉	胎产式、胎先露、胎方位。

妊娠期全过程从末次月经的第 1 日开始计算，孕龄为 280 日，即 40 周。临床分为 3 个时期：妊娠 13 周末以前称早期妊娠（first trimester）；第 14～27 周末称中期妊娠（second trimester）；第 28 周及其后称晚期妊娠（third trimester）。

一、早期妊娠的诊断

（一）症状与体征

1. **停经**　生育年龄有性生活史，平时月经周期规则，一旦月经延后 10 日或以上，应疑为妊娠。若停经已达 8 周，妊娠的可能性更大。但需要与内分泌紊乱、哺乳期、口服避孕药引起的闭经相鉴别。

2. **早孕反应**（morning sickness）　约半数妇女于停经 6 周左右出现畏寒、头晕、乏力、嗜睡、流涎、食欲缺乏、喜食酸物或厌恶油腻、恶心、晨起呕吐等症状，称早孕反应。多于妊娠 12 周左右自行消失。

3. **尿频**　妊娠早期出现，系增大的前倾子宫在盆腔内压迫膀胱所致。约在妊娠 12 周以后，当增大的子宫进入腹腔不再压迫膀胱时，尿频症状自然消失。

4. 乳房的变化 自妊娠 8 周起,受增高的雌激素及孕激素影响,乳腺腺泡及乳腺小叶增生发育,使乳房逐渐增大。孕妇自觉乳房轻度胀痛及乳头疼痛。检查见乳头及其周围皮肤(乳晕)着色加深,乳晕周围有蒙氏结节显现。

5. 妇科检查 于妊娠 6~8 周行阴道窥器检查,可见阴道壁及宫颈充血,呈紫蓝色。双合诊检查发现宫颈变软,子宫峡部极软,感觉宫颈与宫体似不相连,称黑加征(Hegar sign)。随妊娠进展,宫体增大变软。至妊娠 8 周宫体约为非孕宫体的 2 倍,妊娠 12 周时约为非孕宫体的 3 倍。当宫底超出骨盆腔时,可在耻骨联合上方触及。

(二)辅助检查

超声检查和妊娠试验是诊断早期妊娠的主要方法。

1. 妊娠试验 孕妇尿液含有 hCG,用免疫学方法(临床多用试纸法)检测,若为阳性,在白色显示区上下呈现两条红色线,表明受检者尿中含 hCG,可协助诊断早期妊娠。

2. 超声检查 妊娠早期超声检查的主要目的是确定宫内妊娠,排除异位妊娠和滋养细胞疾病,估计孕龄,排除盆腔肿块或子宫异常;若为多胎,可根据胚囊的数目和形体判断绒毛膜性。停经 35 日时,宫腔内见到圆形或椭圆形妊娠囊(gestational sac,GS);妊娠 6 周时,可见到胚芽和原始心管搏动。停经 14 周,测量胎儿头臀长度(crown-rump length,CRL)能较准确的估计孕周,矫正预产期。停经 9~14 周 B 型超声检查可以排除严重的胎儿畸形,如无脑儿。B 型超声测量指标有胎儿颈项透明层(nuchal translucency,NT)和胎儿鼻骨等,可作为孕早期染色体疾病筛查的指标。彩色多普勒超声可见胎儿心脏区彩色血流,可以确诊为早期妊娠,活胎。

3. 宫颈黏液检查 宫颈黏液量少、质稠,涂片干燥后光镜下见到排列成行的珠豆状椭圆体,这种结晶见于黄体期,也可见于妊娠期。若黄体期宫颈黏液稀薄,涂片干燥后光镜下出现羊齿植物叶状结晶,基本能排除早期妊娠。

4. 基础体温(basal body temperature,BBT)测定 双相型体温的妇女,高温相持续 18 日不见下降,早期妊娠的可能性大。高温相持续 3 周以上,早孕的可能性更大。

二、中、晚期妊娠的诊断

中、晚期妊娠是胎儿生长和各器官发育成熟的重要时期,主要的妊娠诊断是判断胎儿生长发育情况、宫内状况和发现胎儿畸形。

(一)病史与体征

有早期妊娠的经过,并逐渐感到腹部增大和自觉胎动。

1. 子宫增大 子宫随妊娠进展逐渐增大。检查腹部时,根据手测宫底高度及尺测耻上子宫长度,可以判断妊娠周数(表 4-1)。

表 4-1 不同妊娠周数的子宫底高度及子宫长度

妊娠周数	手测宫底高度	尺测耻上子宫长度(cm)
12 周末	耻骨联合上 2~3 横指	
16 周末	脐耻之间	
20 周末	脐下 1 横指	18(15.3~21.4)
24 周末	脐上 1 横指	24(22.0~25.1)
28 周末	脐上 3 横指	26(22.4~29.0)
32 周末	脐与剑突之间	29(25.3~32.0)
36 周末	剑突下 2 横指	32(29.8~34.5)
40 周末	脐与剑突之间或略高	33(30.0~35.3)

2. **胎动** 胎儿在子宫内的活动称胎动（fetal movement，FM）。胎动是胎儿情况良好的表现。妊娠 12 周后可用听诊器经孕妇腹壁听及胎动，孕妇于妊娠 18～20 周开始自觉胎动，胎动每小时约 3～5 次。妊娠周数越多，胎动越活跃，但至妊娠末期胎动渐减少。

3. **胎儿心音** 于妊娠 12 周可用多普勒胎心仪经孕妇腹壁听及胎儿心音。胎儿心音呈双音。每分钟 110～160 次。胎心音应与脐带杂音、子宫杂音、腹主动脉音相鉴别。

4. **胎体** 于妊娠 20 周以后，经腹壁可触到子宫内的胎体。于妊娠 24 周以后，触诊时已能区分胎头、胎背、胎臀和胎儿肢体。

（二）辅助检查

超声检查 超声检查不仅能显示胎儿数目、胎产式、胎先露、胎方位、有无胎心搏动以及胎盘位置，且能测量胎头双顶径等多条径线，并可观察有无胎儿体表畸形。多普勒超声能探出胎心音、胎动音、脐带血流音及胎盘血流音。

彩色多普勒超声可以检测子宫动脉、脐动脉和胎儿动脉的血流速度波形。妊娠中期子宫动脉血流波动指数（pulsatile index，PI）和阻力指数（resistance index，RI）可以评估子痫前期的风险。妊娠晚期的脐动脉 PI 和 RI 可以评估胎盘血流，胎儿大脑中动脉（middle cerebral artery，MCA）的收缩期峰值可以判断胎儿贫血的程度。

三、胎产式、胎先露、胎方位

胎儿在子宫内的位置和姿势称胎姿势（fetal attitude）。于妊娠 28 周以前，由于羊水较多、胎体较小，胎儿在子宫内的活动范围大，胎姿势容易改变。于妊娠 32 周以后，由于胎儿生长迅速、羊水相对减少，胎儿与子宫壁贴近，胎姿势相对恒定。由于胎儿在子宫内的位置不同，有不同的胎产式、胎先露及胎方位。

1. **胎产式** 胎体纵轴与母体纵轴的关系称胎产式（fetal lie）。两纵轴平行者称纵产式，占妊娠足月分娩总数的 99.75%；两纵轴垂直者称横产式，仅占妊娠足月分娩总数的 0.25%；两纵轴交叉呈角度者称斜产式，为暂时性的，在分娩过程中多数转为纵产式，偶尔转成横产式（图 4-5）。

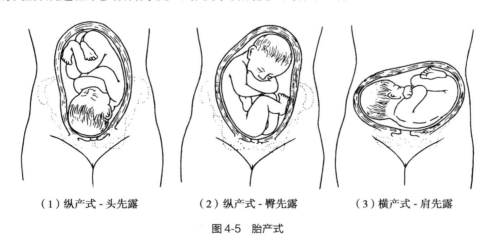

（1）纵产式 - 头先露　　　　（2）纵产式 - 臀先露　　　　（3）横产式 - 肩先露

图 4-5　胎产式

2. **胎先露** 最先进入骨盆入口的胎儿部分称胎先露（fetal presentation）。纵产式有头先露及臀先露，横产式为肩先露。头先露因胎头屈伸程度又分为枕先露、前囟先露、额先露、面先露（图 4-6）。臀先露因入盆的先露部分不同，又分为混合臀先露、单臀先露、单足先露和双足先露（图 4-7）。偶尔头先露或臀先露与胎手或胎足同时入盆，称复合先露（图 4-8）。

3. **胎方位** 胎儿先露部的指示点与母体骨盆的关系称胎方位（fetal position），简称胎位。枕先露以枕骨、面先露以颏骨、臀先露以骶骨、肩先露以肩胛骨为指示点。根据指示点与母体骨盆前、后、左、右、横的关系可有不同的胎方位（表 4-2）。

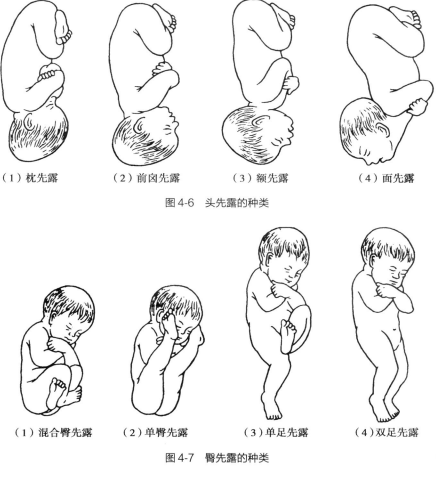

（1）枕先露　　　　（2）前囟先露　　　　（3）额先露　　　　（4）面先露

图 4-6　头先露的种类

（1）混合臀先露　　　（2）单臀先露　　　（3）单足先露　　　（4）双足先露

图 4-7　臀先露的种类

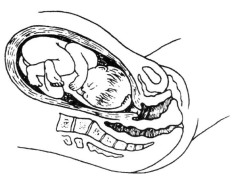

图 4-8　复合先露

表 4-2　胎产式、胎先露和胎方位的关系及种类

纵产式（99.75%）	头先露（95.75%～97.75%）	枕先露（95.55%～97.55%）	枕左前（LOA） 枕右前（ROA）	枕左横（LOT） 枕右横（ROT）	枕左后（LOP） 枕右后（ROP）
		面先露（0.2%）	颏左前（LMA） 颏右前（RMA）	颏左横（LMT） 颏右横（RMT）	颏左后（LMP） 颏右后（RMP）
	臀先露（2%～4%）		骶左前（LSA） 骶右前（RSA）	骶左横（LST） 骶右横（RST）	骶左后（LSP） 骶右后（RSP）
横产式（0.25%）	肩先露（0.25%）		肩左前（LSCA） 肩右前（RSCA）	肩左后（LSCP） 肩右后（RSCP）	

（孙丽洲）

早期妊娠主要临床表现为停经、早孕反应、乳房和生殖系统的变化。血、尿人绒毛膜促性腺激素升高是确定妊娠的主要指标。妊娠早期超声检查是确定宫内妊娠的金指标。中晚期妊娠主要的临床表现有子宫增大和胎动。听到胎心音能确诊妊娠且为活胎。超声可检测胎儿生长发育并在妊娠 18~24 周筛查胎儿结构畸形；彩色多普勒超声可了解子宫和胎儿动脉血流。

复习思考题

1. 早期妊娠的主要症状和体征。
2. 早孕的常用辅助检查方法。
3. 胎产式、胎先露、胎方位的定义。

第三节　产前检查与孕期保健

学习目标

掌握	围产期的概念、产前检查的时间与内容、胎儿宫内状况的监护、孕期用药的基本原则。
熟悉	胎儿肺成熟度检查、药物的妊娠分类、孕期常见症状及其处理。
了解	孕期营养与体重管理、常见药物对胎儿的影响等。

产前检查（antenatal care）与孕期保健是降低孕产妇和围产儿并发症发生率及死亡率、减少出生缺陷的重要措施。通过规范的围孕期监护和健康宣教，能够及早防治妊娠期并发症或合并症，及时发现胎儿异常，评估孕妇及胎儿的安危，确定分娩时机和分娩方式，保障母婴安全。

围产期是指产前、产时和产后的一段时期。围产期的定义有 4 种：①围产期 I：从妊娠满 28 周至产后 1 周；②围产期 II：从妊娠满 20 周至产后 4 周；③围产期 III：从妊娠满 28 周至产后 4 周；④围产期 IV：从胚胎形成至产后 1 周。国内采用围产期 I 计算围产期相关统计指标。

一、产前检查的方案及内容

1. **产前检查的时间、次数及孕周**　合理的产前检查时间及次数不仅能保证孕期保健的质量，也能节省医疗卫生资源。针对发展中国家无合并症的孕妇，世界卫生组织（2006 年）建议孕期至少需要 4 次产前检查，孕周分别为妊娠<16 周、24~28 周、30~32 周和 36~38 周。

根据目前我国孕期保健的现状和产前检查项目的需要，推荐产前检查孕周分别是：妊娠 6~13^{+6} 周、14~19^{+6} 周、20~23^{+6} 周、24~28^{+6} 周、29~32^{+6} 周、33~36^{+6} 周，37~41 周。有高危因素者，酌情增加次数。

2. **产前检查的内容**　包括详细询问病史、全面体格检查、产科检查及必要的辅助检查。

（1）病史：①年龄：<18 岁或≥35 岁为妊娠的高危因素，≥35 岁者为高龄孕妇。②职业：从事接触有

毒物质或放射线等工作的孕妇,增加了母儿不良结局的风险。建议计划妊娠前或妊娠后调换工作岗位。③推算及核对预产期:推算方法是按末次月经第一日算起,月份减3或加9,日数加7。若孕妇仅记住农历末次月经第一日,应由医师为其换算成公历,再推算预产期。必须指出,有条件者应根据早期超声的报告核对预产期,尤其对记不清末次月经日期或于哺乳期无月经来潮而受孕者,更加需要用超声报告来推算预产期。④月经史及既往孕产史:询问初潮年龄、月经周期。经产妇应了解有无难产史、死胎死产史、分娩方式、新生儿情况以及有无产后出血史,了解末次分娩或流产的时间及转归。⑤既往史及手术史:了解有无高血压、心脏病、结核病、糖尿病、血液病、肝肾疾病等,注意其发病时间及治疗情况,并了解做过何种手术。⑥本次妊娠过程:了解妊娠早期有无早孕反应、病毒感染及用药史;胎动开始时间;有无阴道流血、头痛、心悸、气短、下肢水肿等症状。⑦家族史:询问家族有无结核病、高血压、糖尿病、双胎妊娠及其他与遗传相关的疾病。⑧丈夫健康状况:着重询问有无遗传性疾病等。

（2）体格检查:观察发育、营养及精神状态;注意步态及身高,身材矮小(<140cm)者常伴有骨盆狭窄;注意检查心脏有无病变;检查脊柱及下肢有无畸形;检查乳房发育情况、乳头大小及有无凹陷;测量血压和体重,注意有无水肿。

（3）产科检查:孕妇排尿后仰卧,头部稍垫高,露出腹部,双腿略屈曲稍分开,使腹肌放松。检查者站在孕妇右侧进行检查。

1）视诊:注意腹形及大小。腹部有无妊娠纹、手术瘢痕及水肿等。

2）触诊:用四步触诊法检查子宫大小、胎产式、胎先露、胎方位以及胎先露部是否衔接(图4-9)。在做前3步手法时,检查者面向孕妇,做第4步手法时,检查者则应面向孕妇足端。软尺测量宫高(耻骨联合上缘至子宫底的距离)。绘制妊娠图,宫高异常者,需做进一步的检查如重新核对预产期、超声等。腹部向下悬垂(悬垂腹,多见于经产妇),要考虑可能伴有骨盆狭窄。

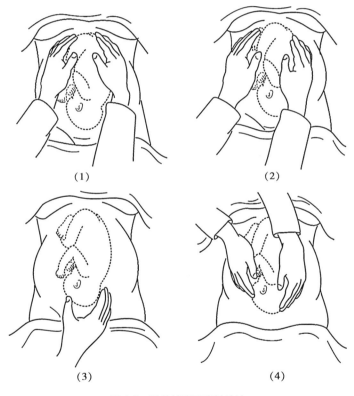

(1)　　　　　　(2)

(3)　　　　　　(4)

图4-9　胎位检查四步触诊法

第1步手法:检查者两手置子宫底部,了解子宫外形并测得宫底高度,估计胎儿大小与妊娠周数是否相符。然后以两手指腹相对轻推,判断宫底部的胎儿部分,胎头硬而圆且有浮球感,胎臀软而宽且形状不规则。

第2步手法:检查者左右手分别置于腹部左右侧,一手固定,另一手轻轻深按检查,触及平坦饱满者为胎背,可变形的高低不平部分是胎儿肢体,有时能感到胎儿肢体活动。

第3步手法:检查者右手拇指与其余4指分开,置于耻骨联合上方握住胎先露部,进一步查清是胎头或胎臀,左右推动以确定是否衔接。若胎先露部仍浮动,表示尚未入盆。若已衔接,则胎先露部不能推动。

第4步手法:检查者左右手分别置于胎先露部的两侧,向骨盆入口方向向下深按,再次核对胎先露部的诊断是否正确,并确定胎先露部入盆的程度。

3）听诊:胎心在靠近胎背上方的孕妇腹壁上听得最清楚。枕先露时,胎心在脐右(左)下方;臀先露时，胎心在脐右（左）上方；肩先露时，胎心在靠近脐部下方听得最清楚（图4-10）。

（4）骨盆测量

1）骨盆外测量：传统产科检查需测量骨盆的髂棘间径（interspinal diameter，IS）、髂嵴间径（intercrestal diameter，IC）、骶耻外径（external conjugate，EC）、坐骨结节间径或称出口横径（transverse outlet，TO）、出口后矢状径（posterior sagittal diameter of outlet）、耻骨弓角度（angle of pubic arch）等。但外测量各径线仅可间接判断骨盆的大小及形态，已有充分的证据表明骨盆外测量并不能预测产时头盆不称，故临床上不推荐常规行骨盆外测量。

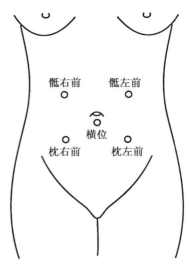

图4-10 不同胎方位胎心音听诊部位

2）骨盆内测量（internal pelvimetry）：①对角径（diagonal conjugate，DC）：耻骨联合下缘至骶岬前缘中点的距离。正常值为12.5～13cm，此值减去1.5～2.0cm为骨盆入口前后径长度，又称真结合径（conjugate vera）。检查者将一手的示、中指伸入阴道，用中指尖触到骶岬上缘中点，示指上缘紧贴耻骨联合下缘，另一手示指固定标记此接触点，抽出阴道内的手指，测量中指尖到此接触点距离即为对角径（图4-11）。②坐骨棘间径（interspinous diameter）：测量两坐骨棘间的距离，正常值约为10cm。测量方法是一手示、中指放入阴道内，分别触及两侧坐骨棘，估计其间的距离（图4-12）。③坐骨切迹宽度（incisura ischiadica）：代表中骨盆后矢状径，其宽度为坐骨棘与骶骨下部间的距离，即骶棘韧带宽度。将阴道内的示指置于韧带上移动，若能容纳3横指（约5.5～6cm）为正常，否则属中骨盆狭窄（图4-13）。

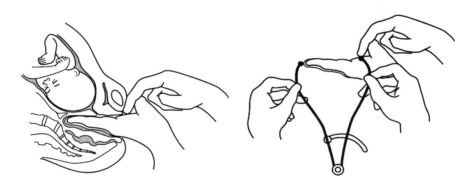

图4-11 测量对角径

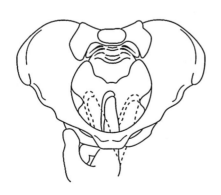

图4-12 测量坐骨棘间径

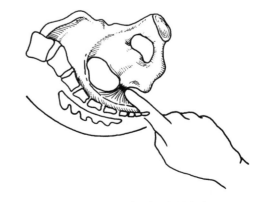

图4-13 测量坐骨切迹宽度

（5）辅助检查及健康教育　详见表4-3。

表4-3 产前检查的方案及内容

内容	孕前保健（孕前3个月）	第1次检查（6～13⁺⁶周）	第2次检查（14～19⁺⁶周）
常规保健内容	1. 评估孕前高危因素 2. 全身体格检查 3. 血压、体质量与体质量指数 4. 妇科检查	1. 建立孕期保健手册 2. 确定孕周，推算预产期 3. 评估孕期高危因素 4. 血压、体质量与体质量指数 5. 妇科检查 6. 胎心率（妊娠12周左右）	1. 分析首次产前检查的结果 2. 血压、体质量 3. 宫底高度 4. 胎心率
必查项目	1. 血常规 2. 尿常规 3. 血型（ABO 和 Rh） 4. 空腹血糖 5. 肝功 6. 肾功 7. 乙型肝炎表面抗原 8. 梅毒螺旋体 9. HIV 筛查 10. 宫颈细胞学检查	1. 血常规 2. 尿常规 3. 血型（ABO 和 Rh） 4. 空腹血糖 5. 肝功 6. 肾功 7. 乙型肝炎表面抗原 8. 梅毒螺旋体 9. HIV 筛查 10. 早孕期超声检查（确定宫内妊娠和孕周）	无
备查项目	1. TORCH 筛查 2. 宫颈阴道分泌物检测淋球菌和沙眼衣原体 3. 甲状腺功能筛查 4. 珠蛋白生成障碍性贫血筛查 5. 75g OGTT（高危妇女） 6. 血脂检查 7. 妇科超声 8. 心电图 9. 胸部 X 线	1. HCV 筛查 2. 抗 D 滴度（Rh 阴性者） 3. 75g OGTT 4. 珠蛋白生成障碍性贫血筛查 5. 甲状腺功能筛查 6. 血清铁蛋白（血红蛋白<110g/L 者） 7. 结核菌素（PPD）试验 8. 宫颈细胞学检查（孕前12月未检查者） 9. 宫颈分泌物检测淋球菌和沙眼衣原体 10. 细菌性阴道病的检测 11. 早孕期非整倍体母体血清学筛查（10～13⁺⁶周） 12. 妊娠11～13⁺⁶周超声检查（测量胎儿 NT 厚度） 13. 妊娠10～12周绒毛活检 14. 心电图	1. 无创产前检测（NIPT）（12⁺⁰～22⁺⁶周） 2. 中孕期非整倍体母体血清学筛查（15～20⁺⁰周） 3. 羊膜腔穿刺检查胎儿染色体（16～22周）

内容	孕前保健（孕前3个月）	第1次检查（6~13⁺⁶周）	第2次检查（14~19⁺⁶周）
健康教育及指导	1. 合理营养，控制体重 2. 有遗传病、慢性疾病和传染病而准备怀孕的妇女，应予以评估并指导 3. 合理用药 4. 避免接触有毒有害物质和宠物 5. 孕期疫苗的接种 6. 改变不良生活方式；避免高强度的工作，高噪音环境和家庭暴力 7. 保持心理健康 8. 合理选择运动方式 补充叶酸0.4~0.8mg/d或经循证医学验证的含叶酸的复合维生素	1. 流产的认识和预防 2. 营养和生活方式的指导 3. 避免接触有毒有害物质和宠物 4. 慎重用药 5. 孕期疫苗的接种 6. 改变不良生活方式；避免高强度的工作，高噪音环境和家庭暴力 7. 保持心理健康 8. 继续补充叶酸0.4~0.8mg/d至3个月，有条件者可继续服用含叶酸的复合维生素	1. 流产的认识和预防 2. 妊娠生理知识 3. 营养和生活方式的指导 4. 中孕期胎儿非整倍体筛查的意义 5. 开始常规补充元素铁30~60mg/d；如血红蛋白<110g/L，血清铁蛋白<12μg/L，补充元素铁120mg/d 6. 开始常规补钙剂1.5~2.0g/d

内容	第3次检查（20~23⁺⁶周）	第4次检查（24~28⁺⁶周）	第5次检查（29~32⁺⁶周）	第6次检查（33~36⁺⁶周）	第7~11次检查（37~41周）
常规保健内容	1. 血压、体质量 2. 宫底高度 3. 胎心率	1. 血压、体质量 2. 宫底高度 3. 胎心率	1. 血压、体质量 2. 宫底高度 3. 胎心率 4. 胎位	1. 血压、体质量 2. 宫底高度 3. 胎心率 4. 胎位	1. 血压、体质量 2. 宫底高度 3. 胎心率 4. 胎位
必查项目	1. 胎儿系统超声筛查（20~23⁺⁶周） 2. 血常规 3. 尿常规	1. 75g OGTT 2. 尿常规	1. 产科超声检查 2. 血常规 3. 尿常规	尿常规	1. 产科超声检查 2. NST检查（每周1次）
备查项目	阴道超声测量宫颈长度（早产高危者）	1. 抗D滴度复查（Rh阴性者） 2. 宫颈阴道分泌物fFN检测（早产高危者）		1. GBS筛查（35~37周） 2. 肝功、血清胆汁酸检测（32~34周，怀疑ICP孕妇） 3. NST检查（高危孕妇32~34孕周开始监护） 4. 心电图复查（高危者）	宫颈检查（Bishop评分）
健康教育及指导	1. 早产的认识和预防 2. 营养和生活方式的指导 3. 胎儿系统超声筛查的意义	1. 早产的认识和预防 2. 营养和生活方式的指导 3. 妊娠期糖尿病筛查的意义	1. 分娩方式指导 2. 开始注意胎动 3. 母乳喂养指导 4. 新生儿护理指导	1. 分娩前生活方式的指导 2. 分娩相关知识 3. 新生儿疾病筛查 4. 抑郁症的预防	1. 分娩相关知识 2. 新生儿免疫接种 3. 产褥期指导 4. 胎儿宫内情况的监护 5. 超过41周，住院并引产

二、评估胎儿健康的技术

1. 确定是否为高危儿 高危儿包括：①孕龄<37周或≥42周；②出生体重<2500g；③小于适龄儿或大于适龄儿；④生后1分钟内Apgar评分0～3分；⑤产时感染；⑥高危妊娠产妇的新生儿；⑦手术产儿；⑧新生儿的兄姐有严重的新生儿病史或新生儿期死亡等。

2. 胎儿状况的监测

（1）妊娠早期行妇科检查确定子宫大小及是否与妊娠周数相符；超声检查最早在妊娠第5周即可见妊娠囊及探测到胎心音。

（2）妊娠中期借助手测宫底高度或尺测宫底高度，协助判断胎儿大小及是否与妊娠周数相符；超声检查胎儿大小以及各器官有无发育异常；每次产前检查时都需听取胎心率。

（3）妊娠晚期

1）测量宫底高度，胎动计数，听取胎心率。超声检查不仅能测得胎儿生长指标，且能判定胎位及胎盘位置、胎盘成熟度。

2）电子胎心监护（electronic fetal monitoring，EFM）：近年来，电子胎心监护在产前和产时的应用越来越广泛，已经成为产科医生不可缺少的辅助检查手段。其优点是能连续观察并记录胎心率（fetal heart rate，FHR）的动态变化，同时描记子宫收缩和胎动情况，反映三者间的关系。EFM的评价指标见表4-4。

表4-4 电子胎心监护的评价指标

名称	定义
基线	在10分钟内胎心波动范围在5次/min内的平均胎心率，并除外胎心加速、减速和显著变异的部分。正常胎心基线范围是：110～160次/min。基线必须是在任何10分钟内持续2分钟以上的图形，该图形可以是不连续的 胎儿心动过速：胎心基线>160次/min，持续≥10分钟 胎儿心动过缓：胎心基线<110次/min，持续≥10分钟
基线变异	指每分钟胎心率自波峰到波谷的振幅改变，是可直观定量的 变异缺失：指振幅波动消失 微小变异：指振幅波动≤5次/min 正常变异：指振幅波动6～25次/min 显著变异：指振幅波动>25次/min 短变异：指每一次胎心搏动至下一次胎心搏动瞬时的胎心率改变，即每一搏胎心率数值与下一搏胎心率数值之差，这种变异估测的是2次心脏收缩时间的间隔 长变异：指1分钟内胎心率基线肉眼可见的上下摆动的波形，此波形由振幅和频率组成。振幅是波形上下摆动的高度，以"次/min"显示，频率指1分钟内肉眼可见的波动的频数，以"周期/min"表，正常波形的频率为3～5周期/min
加速	指基线胎心率突然显著增加，开始到波峰时间<30秒。从胎心率开始加速至恢复到基线胎心率水平的时间为加速时间 ≥32周胎心加速标准：胎心加速≥15次/min，持续时间>15秒，但不超过2分钟 <32周胎心加速标准：胎心加速≥10次/min，持续时间>10秒，但不超过2分钟 延长加速：胎心加速持续2～10分钟。胎心加速≥10分钟则考虑胎心率基线变化
早期减速	指伴随宫缩出现的减速，通常是对称性地、缓慢地下降到最低点再恢复到基线。开始到胎心率最低点的时间≥30秒，减速的最低点常与宫缩的峰值同时出现；一般来说，减速的开始、最低值及恢复与宫缩的起始、峰值及结束同步（图4-14）。
晚期减速	指伴随宫缩出现的减速，通常是对称性地、缓慢地下降到最低点再恢复到基线。开始到胎心率最低点的时间≥30秒，减速的最低点通常延迟于宫缩峰值；一般来说，减速的开始、最低值及恢复分别落后于宫缩的起始、峰值及结束（图4-15）
变异减速	指突发的显著的胎心率急速下降。开始到最低点的时间<30秒，胎心率下降≥15次/min，持续时间≥15秒，但<2分钟。当变异减速伴随宫缩，减速的起始、深度和持续时间与宫缩之间无规律。典型的变异减速是先有一初始加速的肩峰，紧接一快速的减速，之后快速恢复到正常基线伴有一继发性加速，常与部分或完全的脐带受压有关（图4-16）。非典型的变异减速往往有以下一个或几个特点：肩峰消失、肩峰过宽或过于突出、延迟恢复、减速期间没有变异、双减速波等
延长减速	指明显的低于基线的胎心率下降。减速≥15次/min，从开始至恢复到基线持续≥2分，但不超过10分钟，胎心减速≥10分钟则考虑胎心率基线变化

名称	定义
反复性减速	指 20 分钟观察时间内≥50% 的宫缩伴发减速
间歇性减速	指 20 分钟观察时间内<50% 的宫缩伴发减速
正弦波形	明显可见的、平滑的、类似正弦波的图形，长变异 3～5 次/min，持续≥20 分钟
宫缩	正常宫缩：观察 30 分钟，10 分钟内有 5 次或者 5 次以下宫缩
	宫缩过频：观察 30 分钟，10 分钟内有 5 次以上宫缩。当宫缩过频时应记录有无伴随胎心率变化

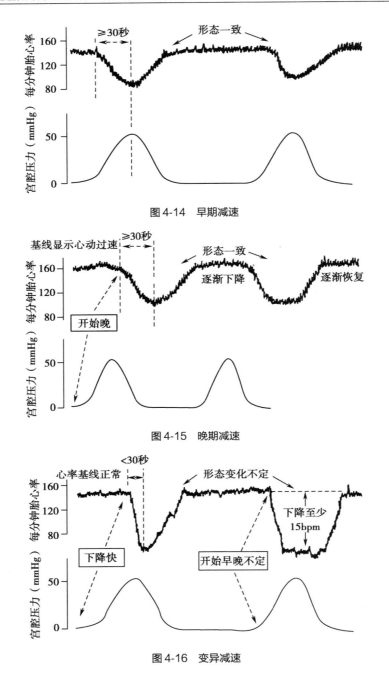

图 4-14　早期减速

图 4-15　晚期减速

图 4-16　变异减速

3）预测胎儿储备能力：①无应激试验（none-stress test，NST），用于产前监护；②宫缩应激试验（contraction stress test，CST）包括自然临产后所做的 CST（用于产时监护）和缩宫素激惹试验（oxytocin challenge test，OCT），OCT 的原理为用缩宫素诱导宫缩并用电子胎心监护仪记录胎心率的变化。OCT 可用于产前监护及引产时胎盘功能的评价。宫缩应激试验图形的判读主要基于是否出现晚期减速和变异减速：①阴性：没有晚期减速或明显的变异减速；②阳性：≥50% 的宫缩伴随晚期减速（即使宫缩频率<3 次/10min）；③可疑（有下述任

一种表现）：间断出现晚期减速或明显的变异减速、宫缩过频（＞5次/10min）或每次宫缩时间＞90s时伴胎心减速、宫缩＜3次/10min、出现无法解释的监护图形。

4）NST的判读：参照2007年加拿大妇产科医师学会（Society of Obstetricians and Gynecologists of Canada，SOGC）指南，见表4-5。

表4-5　NST的结果判读及处理

参数	正常NST（先前的"有反应型"）	不典型NST（先前的"可疑型"）	异常NST（先前的"无反应型"）
基线	110～160次/min	100～110次/min ＞160次/min，＜30分钟 基线上升	胎心过缓＜100次/min 胎心过速＞160次/min，超过30分钟 基线不确定
变异	6～25次/min（中度变异） ≤5次/min（变异缺失及微小变异）小于40分钟	40～80分钟内≤5次/min（变异缺失及微小变异）	≤5次/min≥80分钟 ≥25次/min＞10分钟 正弦波形
减速	无减速或偶发变异减速持续短于30秒	变异减速持续30～60秒	变异减速持续时间超过60秒 晚期减速
加速（足月胎儿）	40分钟内两次或者两次以上加速超过15次/min，持续15秒	40～80分钟内两次以下加速超过15次/min，持续15秒	大于80分钟两次以下加速超过15次/min，持续15秒
小于孕32周的胎儿	40分钟内两次或者两次以上加速超过10次/min，持续10秒	40～80分钟内两次以下加速超过10次/min，持续10秒	大于80分钟两次以下加速超过10次/min，持续10秒
处理	观察或者进一步评估	需要进一步评估	采取行动： 全面评估胎儿状况 BPP评分 及时终止妊娠

5）产时电子胎心监护的三级评价系统：参照2009年美国妇产科医师学会（American College of Obstetricians and Gynecologists，ACOG）指南及2015年中华医学会围产医学分会制定的《电子胎心监护应用专家共识》，见表4-6。

表4-6　产时电子胎心监护三级评价系统

结果判读	特征描述	临床意义
Ⅰ级胎心监护	同时满足以下条件： 基线：110～160bpm 变异：中度变异（6～25bpm） 加速：有或无 早期减速：有或无 晚期或变异减速：无	正常的胎心监护图形，提示在监护期内胎儿酸碱平衡状态良好。后续的观察可按照产科情况常规处理，不需要特殊干预
Ⅱ级胎心监护	除Ⅰ级或Ⅲ级以外的其他图形	可疑的胎心监护图形。既不能提示胎儿宫内有异常的酸碱平衡状况，也没有充分证据证明是Ⅰ类或Ⅲ类胎心监护图形。Ⅱ类胎心监护图形需要持续监测和再评估。评估时需充分考虑产程、孕周，必要时实施宫内复苏措施。如无胎心加速伴基线微小变异或变异缺失，应行宫内复苏；如宫内复苏后胎心监护图形仍无改善或发展为Ⅲ类监护图形，应立即分娩
Ⅲ级胎心监护	出现以下任何一项： ● 胎心基线变异缺失伴下列任何一种情况： 反复性晚期减速 反复性变异减速 胎儿心动过缓 ● 正弦波形	异常的胎心监护图形，提示在监护期内胎儿出现异常的酸碱平衡状态，必须立即宫内复苏，同时尽快终止妊娠

6）胎儿生物物理评分（biophysical profile，BPP）：是综合电子胎心监护及超声检查所示某些生理活动，以判断胎儿有无急、慢性缺氧的一种产前监护方法，可供临床参考。常用的是 Manning 评分法（表 4-7）。但由于 BPP 评分较费时，且受诸多主观因素的影响，故临床应用日趋减少。

表 4-7　Manning 评分法

指标	2分（正常）	0分（异常）
NST（20 分钟）	≥2 次胎动，FHR 加速，振幅≥15bpm，持续≥15 秒	<2 次胎动，FHR 加速，振幅<15bpm，持续<15 秒
FBM（30 分钟）	≥1 次，持续≥30 秒	无或持续<30 秒
FM（30 分钟）	≥3 次躯干和肢体活动（连续出现计一次）	≤2 次躯干和肢体活动
FT	≥1 次躯干伸展后恢复到屈曲，手指摊开合拢	无活动，肢体完全伸展，伸展缓慢，部分恢复到屈曲
AFV	最大羊水池垂直直径>2cm	无或最大羊水池垂直直径≤2cm

7）彩色多普勒超声血流监测：应用该技术监测胎儿血流动力学，可以对有高危因素的胎儿状况做出客观判断，为临床选择适宜的终止妊娠时机提供有力的证据。常用的指标包括脐动脉和胎儿大脑中动脉的 S/D 比值、RI 值（阻力指数）、PI 值（搏动指数）、脐静脉和静脉导管的血流波形等。其中 S/D 为收缩期峰值流速（S）/ 舒张末期流速（D），RI 为[S-D]/S，PI 为[S-D]/ 平均流速。不同孕周的 S/D、PI 与 RI 值不同。较公认的判断异常的标准如下：①脐动脉的舒张末期血流频谱消失或倒置，预示胎儿在宫内处于缺氧缺血的高危状态；②当胎儿大脑中动脉的 S/D 比值降低，提示血流在胎儿体内重新分布，预示胎儿宫内缺氧；③出现脐静脉、静脉导管搏动或 a 波返流时预示胎儿处于濒死状态；④脐动脉血流指数大于各孕周的第 95 百分位数或超过平均值 2 个标准差，预示胎儿宫内状况不佳。

3. 胎盘功能检查

（1）胎动：胎动<10 次 /12 小时，警惕胎盘功能减退。

（2）电子胎心监护、胎儿生物物理相与彩色多普勒超声血流监测：是目前最常用的方法。具体内容详见本章节。

4. 胎儿肺成熟度监测

（1）孕周：妊娠满 34 周（经早孕超声核对）胎儿肺发育基本成熟。

（2）卵磷脂 / 鞘磷脂比值（lecithin/sphingomyelin，L/S）：若羊水 L/S≥2，提示胎儿肺成熟。也可用羊水振荡试验（泡沫试验）（foam stability test）间接估计 L/S 值。

（3）磷脂酰甘油（phosphatidyl glycerol，PG）：PG 阳性，提示胎肺成熟。

三、孕期营养和体重管理

1. 孕期营养的重要性　妇女怀孕以后，每天所吃的食物除了维持自身机体代谢所需的营养物质外，还要供给体内胎儿生长发育所需。研究表明，营养作为最重要的环境因素，对母亲与子代的近期和远期健康都将产生至关重要的影响。孕期营养不良不仅与流产、早产、难产、死胎、畸胎、低出生体重、巨大胎儿、妊娠期贫血、子痫前期、妊娠期糖尿病、产后出血等相关，也会对子代出生后的成长和代谢产生不利的影响。因此指导孕妇合理摄入蛋白质、脂肪、碳水化合物、维生素和矿物质、摄入由多样化食物组成的营养均衡膳食，对改善母儿结局和优生优育十分重要。

2. 孕期的营养需要

（1）热能：孕期总热能的需要量增加，包括提供胎儿生长、胎盘、母体组织的增长、蛋白质、脂肪的贮存以及增加代谢所需要的热能。妊娠早期不需要额外增加能量，妊娠 4 个月后至分娩，在原基础上每日增加能量 200kcal。我国居民的主要热能来源是主食，孕妇每天应摄入主食约 200～450g。

（2）蛋白质：孕期对蛋白质的需要量增加，妊娠早期不需要额外增加蛋白质，孕中晚期胎儿生长加速，需要增加蛋白质的供给，中期增加 15g/d，晚期增加 20g/d。蛋白质的主要来源是动物性食品如鸡蛋、奶制品等，孕妇每天应摄入约 200～300g 动物性食品，250～500g 奶制品。

（3）碳水化合物：是提供能量的主要物质，宜占总热量的 50%～60%。孕中晚期，每天增加大约 35g 的主粮类即可。

（4）脂肪：脂肪占总能量的 25%～30%，过多摄入会导致超重，易引起妊娠并发症，但长链不饱和脂肪酸已经证实对胎儿的脑部和眼睛的发育有帮助，所以适当多吃鱼类水产品尤其是海鱼类、核桃等食物有一定的好处。

（5）维生素：维生素是调节身体代谢及维持多种生理功能所必需的，也是胎儿生长发育所必需的，尤其在胚胎发育的早期，供给不足或过量都可能导致胎儿畸形的风险，孕中晚期胎儿快速成长需要的维生素也增加，因此整个孕期都需要增加维生素的摄入。

（6）无机盐和微量元素：无机盐中的钙、镁，微量元素如铁、锌、碘等是胎儿生长发育所必需的营养物质，缺乏易导致胎儿发育不良，早期缺乏还易发生畸形。孕期血容量增大，较容易发生生理性贫血，因此微量元素也是整个孕期都必需增加摄入的。

（7）膳食纤维：膳食纤维虽然不被人体吸收，但其可降低糖、脂肪的吸收和减缓血糖的升高，预防和改善便秘和肠道功能，妊娠期应该多吃含膳食纤维丰富的食物如蔬菜、低糖水果、粗粮类。

3. 孕期的膳食指南及膳食宝塔

（1）孕早期

1）膳食清淡、适口：易于消化，并有利于降低怀孕早期的妊娠反应。包括各种新鲜蔬菜和水果、大豆制品、鱼、禽、蛋以及各种谷类制品。

2）少食多餐：进食的餐次、数量、种类及时间应根据孕妇的食欲和反应的轻重及时进行调整，少食多餐，保证进食量。

3）保证摄入足量富含碳水化合物的食物：怀孕早期应保证每天至少摄入 150g 碳水化合物（约合谷类 200g），因妊娠反应严重而不能正常进食足够碳水化合物的孕妇应及时就医，避免对胎儿早期脑发育造成不良影响。

4）多摄入富含叶酸的食物并补充叶酸：怀孕早期叶酸缺乏可增加胎儿发生神经管畸形及早产的危险。妇女应从计划妊娠开始多摄取富含叶酸的动物肝脏、深绿色蔬菜及豆类，并建议每日补充叶酸 400μg。

5）戒烟、禁酒：烟草中的尼古丁和烟雾中的氰化物、一氧化碳可导致胎儿缺氧和营养不良、发育迟缓。酒精亦可通过胎盘进入胎儿体内造成胎儿宫内发育不良、中枢神经系统发育异常等。

（2）孕中、晚期

1）适当增加鱼、禽、蛋、瘦肉等优质蛋白质的来源，建议孕中晚期每日增加 50～100g。海产品可满足孕期碘的需要。

2）适当增加奶类的摄入：奶类富含蛋白质，也是钙的良好来源。从孕中期开始，每日应至少摄入 250ml 的牛奶或相当量的奶制品以及补充 300mg 的钙，或喝 500ml 的低脂牛奶。

3）常吃含铁丰富的食物：孕妇是缺铁性贫血的高发人群，给予胎儿铁储备的需要，孕中期开始要增加铁的摄入量，如动物血、肝脏、瘦肉等，并可在医生指导下补充小剂量的铁剂。

4）适量身体活动，维持体重的适宜增长，每天进行不少于 30 分钟的中等强度的身体活动，如散步、体操等，有利于体重适宜增长和自然分娩。

5）禁烟戒酒，少吃刺激性食物如烟草、酒精，对胚胎发育的各个阶段有明显的毒性作用，因此禁烟戒酒是必需的。浓茶、咖啡也应尽量避免，同样，刺激性食物尽量少吃。

4. 体重管理

（1）孕期体重增长：孕期体重增长可以影响母儿的近远期健康。近年来超重与肥胖孕妇的数量逐渐增加，孕期体重增长过多增加了发生大于胎龄儿、难产、产伤、妊娠期糖尿病等不良妊娠结局的风险；孕期体重增长不合适与胎儿生长受限、早产儿、低出生体重等不良妊娠结局有关，因此要重视孕期体重管理。2009 年美国医学研究所（Institute of Medicine，IOM）发表了基于不同体重指数的孕期体重增长建议（表 4-8），尽管该建议并没有考虑年龄、孕产次、吸烟、种族等因素，对多胎妊娠孕期增重的证据也不够充分，但目前该建议仍是临床开展孕期体重管理的基础。应当在第一次产检时确定 BMI[体重（kg）/ 身高^2（m^2）]，提供个体化的孕期增重、饮食和运动指导，对于超重和肥胖的孕妇只要胎儿生长是合适的，允许低于相应的增重标准，同时要监测产科并发症和胎儿生长情况，为今后提供更多有循证证据的临床数据。

表 4-8　2009 年美国 IOM 的孕期体重增长建议

孕前体重分类	BMI（kg/m^2）	孕期总增重范围（kg）	孕中晚期体重增长速度（平均增重范围 kg/ 周）
低体重	<18.5	12.5～18	0.51（0.44～0.58）
正常体重	18.5～24.9	11.5～16	0.42（0.35～0.50）
超重	25.0～29.9	7～11.5	0.28（0.23～0.33）
肥胖	≥30	5～9	0.22（0.17～0.27）

（2）运动指导：孕期运动是体重管理的另一项措施。通过运动能增加肌肉力量和促进机体新陈代谢；促进血液循环和胃肠蠕动，减少便秘；增强腹肌、腰背肌、盆底肌的能力；锻炼心肺功能，释放压力，促进睡眠。根据个人喜好可选择一般的家务劳动、散步、慢步跳舞、步行上班、孕妇体操、游泳、骑车、瑜伽和 Kegel 运动等形式。但孕期不适宜开展跳跃、震动、球类、登高（海拔 2500 米以上）、长途旅行、长时间站立、潜水、滑雪、骑马等具有一定风险的运动。

四、产科合理用药

在 20 世纪中期之前，大多数医生认为胎盘是天然屏障并像盾牌一样抵挡外界不良环境对胎儿影响，孕期使用药物不会通过胎盘危及胎儿。但 20 世纪 50 年代，发生了新药反应停事件（肢体缺陷），该药在临床应用之前曾在很多种动物实验中进行安全性评估，被认为是安全的催眠镇静药物。尽管妊娠期服用反应停引发了一系列明显的胎儿结构畸形，但是在临床应用许多年后数千名明显畸形婴儿的出生才证实了这种因果关系，发现了该药早孕期应用的危害。这也反映出妊娠期确定药物的副反应十分困难。

从"反应停"药物事件后，大家对于妊娠期药物使用的担心越来越多，这也促进了美国 1962 年药物条例的颁布。根据这项条例，每种药物必须在说明书上标明其使用的安全性和有效性，使用指征的相关研究情况。

胎儿处于发育过程，各器官发育未完善，孕妇用药可直接或间接地影响胎儿，大多数药物可通过胎盘直接作用于胎儿，因此妊娠期用药要十分慎重。孕期如用药不当，对孕妇、胎儿、新生儿可能产生不良影响，孕期尽量减少药物应用。临床上应遵循"妊娠期没有特殊原因不要用药"的原则，尤其在妊娠早期。生育年龄准备怀孕的妇女用药应慎重；另外，孕妇健康有利于胎儿的正常生长发育，患有急、慢性疾病者应在孕前进行治疗。

如孕妇已用了某种可能致畸的药物，应根据用药量、用药时间等因素综合考虑处理方案。早孕期用过明显致畸药物应考虑终止妊娠。所以，在对暴露病人进行咨询或为妊娠期和哺乳期妇女选择合适的药物时需要同时考虑动物实验和人体试验的结果。妊娠期妇女的用药对医生来说是一个特别的问题，在为孕产妇开药时不仅仅要考虑药物在母体的代谢，一定要牢记胎儿、新生儿也是药物潜在的接受者，我们应牢记历史的教训,尽量避免重蹈"反应停"事件覆辙。

1. 孕妇用药的基本原则

(1)用药必须有明确的指征,避免不必要的用药。

(2)根据病情在医生指导下选用有效且对胎儿相对安全的药物。

(3)应选择单独用药而避免联合用药。

(4)选用孕期应用结论比较肯定的药物,避免使用比较新的、但尚未肯定对胎儿是否有不良影响的药物。

(5)严格掌握剂量和用药持续时间,注意及时停药。

2. 药物的妊娠分类 1979 年,美国食品和药物管理局(FDA)根据药物对动物和人类具有不同程度的致畸危险,将其分为 5 类:

A 类:临床对照研究中,未发现药物对妊娠早期、中期及晚期的胎儿有损害,其危险性极小。

B 类:临床对照研究中,药物对妊娠早期、中期及晚期胎儿的危害证据不足或不能证实。

C 类:动物实验发现药物造成胎仔畸形或死亡,但无妇女对照研究,使用时必须谨慎权衡药物对胎儿的影响。

D 类:药物对人类胎儿有危害,但临床非常需要,又无替代药物,应充分权衡利弊后使用。

X 类:对动物和人类均具有明显的致畸作用,这类药物在妊娠期禁用。

但是,该分类方法存在一定局限性:妊娠期用药大约只有 40% 药物进入 FDA 妊娠期用药分类,而且,其中 60% 以上均为 C 类,即不能排除有危害,需衡量潜在益处和潜在危害。此外,该分类未提供根据不同孕期时的用药对胎儿有否危害的资料,以及不同剂量药物对胎儿的不同影响。因此,FDA 于 2008 年又提出应该摒弃之前的药物妊娠分类法,而是改为更详细的知情告知:

第一部分,又称为"胎儿风险总结":详细描述药物对胎儿的影响,如果存在风险,需说明这些关于风险的信息是来自于动物实验还是人类;

第二部分,又称为"临床考虑":包括药物的作用,特别是在不知道自己怀孕的妇女当中使用此种药物的信息,还包括剂量、并发症等信息。

第三部分,又称为"数据":更详细的描述相关的动物实验或人类实验方面的数据,也就是第一部分的论据。

3. 用药时间 用药时胎龄与损害性质有密切关系。受精后 2 周内,孕卵着床前后,药物对胚胎影响是"全"或"无"。"全"表现为胚胎早期死亡导致流产;"无"则为胚胎继续发育,不出现异常。受精后 3~8 周内,胚胎器官分化发育阶段,胚胎开始定向发育,受到有害药物作用后,即可产生形态上的异常而形成畸形,称为致畸高度敏感期。具体地说,如神经组织于受精后 15~25 日,心脏于 20~40 日,肢体于 24~46 日易受药物影响。受精后 9 周~足月是胎儿生长、器官发育、功能完善阶段,仅有神经系统、生殖器官和牙齿仍在继续分化,特别是神经系统分化、发育和增生是在妊娠晚期和新生儿期达最高峰。在此期间受到药物作用后,由于肝酶结合功能差及血脑通透性高,易使胎儿受损,对中枢神经系统的损害还可表现为胎儿生长受限,低出生体重和功能行为异常,早产率亦有所增加。

五、孕期常见症状及其处理

1. 消化系统症状 于妊娠早期出现恶心、晨起呕吐者,可给予维生素 B_6 10~20mg,每日 3 次口服;消化不良者,可给予维生素 B_1 20mg,干酵母 3 片及胃蛋白酶 0.3g,饭时服用,每日 3 次。若已属妊娠剧吐,则按该病处理。

2. 贫血 孕妇于妊娠后半期对铁需求量增多,仅靠饮食补充明显不足,应适时补充铁剂,补充元素铁

60～100mg、维生素 C 300mg，每日 3 次口服。

3. 腰背痛 妊娠期间由于关节韧带松弛，增大的子宫向前突使躯体重心后移，腰椎向前突使背伸肌处于持续紧张状态，常出现轻微腰背痛。若腰背痛明显者，应及时查找原因，按病因治疗。必要时卧床休息、局部热敷及服止痛片。

4. 下肢及外阴静脉曲张 于妊娠末期应尽量避免长时间站立，可穿有压力梯度的弹力袜，晚间睡眠时应适当垫高下肢以利静脉回流。分娩时应防止外阴部曲张的静脉破裂。

5. 下肢肌肉痉挛 是孕妇缺钙表现。补充钙剂，600mg/d；每日 1～2 次口服。

6. 下肢水肿 孕妇于妊娠后期常有踝部及小腿下半部轻度水肿，经休息后消退，属正常现象。若下肢水肿明显，经休息后不消退，应想到妊娠期高血压疾病、合并肾脏疾病或其他合并症，查明病因后及时给予治疗。

7. 痔疮 于妊娠晚期多见或明显加重，因增大的妊娠子宫压迫和腹压增高，使痔静脉回流受阻和压力增高导致痔静脉曲张。应多吃蔬菜，少吃辛辣食物，必要时服缓泻剂软化大便，纠正便秘。

8. 便秘 妊娠期间肠蠕动及肠张力减弱，加之孕妇运动量减少，容易发生便秘。应养成每日按时排便的良好习惯，并多吃纤维素含量高的新鲜蔬菜和水果，必要时口服缓泻剂，睡前口服果导片 1～2 片，或用开塞露、甘油栓，使大便滑润容易排出，但禁用硫酸镁，也不应灌肠，以免引起流产或早产。

9. 仰卧位低血压 于妊娠末期，孕妇若较长时间取仰卧姿势，由于增大的妊娠子宫压迫下腔静脉，使回心血量及心排出量减少，出现低血压。此时若改为侧卧姿势，使下腔静脉血流通畅，血压迅即恢复正常。

（王子莲）

学习小结

我国采用的围产期定义是指妊娠满 28 周至产后一周。产前检查推荐的检查孕周分别是：妊娠 6～13^{+6} 周、14～19^{+6} 周、20～23^{+6} 周、24～28^{+6} 周、29～32^{+6} 周、33～36^{+6} 周，37～41 周。有高危因素者，酌情增加产检次数。产前检查的内容包括详细询问病史、全面体格检查、产科检查及必要的辅助检查。评估胎儿健康的技术有多种，其中电子胎心监护和超声多普勒血流监测是判断胎儿宫内状况的重要监测手段。孕期合理营养对胎儿正常生长发育和改善母儿结局非常重要。可参考美国 IOM 的标准推荐孕期体重增长的范围。孕期用药要遵循孕妇用药的基本原则。

复习思考题

1. 产前检查的内容？

2. NST 和 OCT 的概念及如何判读？

第五章 病理妊娠

学习目标

掌握   不同类型流产、异位妊娠、妊娠剧吐、妊娠期高血压疾病等病理妊娠的定义、临床表现、病因病理表现、诊断及防治措施。

熟悉   异位妊娠的常见发生部位;妊娠剧吐的临床表现;子痫前期、前置胎盘、胎盘早剥的病因及高危因素;子痫前期的基本病理生理变化及对母儿的影响;早产的分类和处理。

了解   流产病因和不同类型流产的预后;早产的高危因素、预测和预防;羊水过多,羊水过少对母儿的影响及处理原则。

第一节 自然流产

妊娠不足 28 周、胎儿体重不足 1000g 而终止妊娠者称为流产（abortion）。妊娠 12 周前终止者称早期流产（early abortion），妊娠 12 周至不足 28 周终止者称晚期流产（late abortion）。流产又分为自然流产（spontaneous abortion）和人工流产（artificial abortion）两大类。自然流产的发病率占全部妊娠的 10%～15%，其中 80% 以上为早期流产，在早期流产中，约 2/3 为隐性流产（clinically silent miscarriages），即发生在月经期前的流产，也称为生化妊娠（chemical pregnancy）。

一、病因

1. **胚胎因素** 胚胎或胎儿染色体异常是流产的主要原因。夫妇任何一方有染色体异常可传至子代。早期流产胚胎检查发现 50%～60% 有染色体异常。染色体异常包括：①数目异常：多见三体（trisomy）、X 单体（monosomy X, 45X）、三倍体及四倍体等；②结构异常：多为易位、倒置、缺失、重叠和嵌合体等。染色体异常的胚胎即使少数妊娠至足月，出生后可能会发生畸形或功能缺陷。

2. **母体因素**

（1）内分泌异常：黄体功能不全、高催乳素血症、多囊卵巢综合征、甲状腺功能减退、严重糖尿病血糖未能控制等均可导致流产。

（2）生殖器官异常：子宫畸形、子宫肌瘤均可影响胚胎、胎盘发育引起流产。宫颈重度裂伤、宫颈内口松弛、宫颈部分或全部切除术后可导致胎膜早破而引起晚期流产。

（3）全身性疾病：严重的全身性感染、高热、TORCH 感染，孕妇患心力衰竭、高血压、慢性肾炎、严重贫血及严重营养不良等缺血缺氧性疾病亦可导致流产，妊娠期维生素缺乏将影响受精卵发育也可导致流产。

（4）免疫功能异常：免疫功能异常引起的流产可分为自身免疫和同种免疫两种类型。自身免疫型如抗心磷脂抗体、抗 β_2 糖蛋白抗体、抗核抗体、抗甲状腺抗体阳性等。同种免疫型如父系的人白细胞抗原（human leukocyte antigen, HLA）、胎儿抗原、血型抗原（Rh）等。

（5）其他因素：孕妇不良嗜好如过量吸烟、酗酒、吸毒等，外伤、过劳、手术、性交过度、精神创伤等均可引起流产。

3. **环境因素** 砷、铅、苯、甲醛等化学物质过多接触，放射线等辐射，噪音及高温等可直接或间接损害胚胎或胎儿引起流产。

二、病理

妊娠 8 周以前的流产多为胚胎先死亡，随后底蜕膜出血并与胚胎绒毛分离，分离后的胚胎组织如同异物，刺激子宫收缩，此时绒毛发育不成熟，与子宫蜕膜联系不牢固，胚胎绒毛易与底蜕膜分离，所以常先有阴道出血后有腹痛，出血不多。

妊娠 8～12 周时，胎盘绒毛发育茂盛，与底蜕膜联系较坚固，流产的妊娠物常不易完整排出，部分妊娠物滞留在宫腔内，影响子宫收缩，导致阴道出血较多。

妊娠 12 周以后的流产,因胎盘已形成,流产前先有腹痛,然后排出胎儿、胎盘。

三、临床表现

1. **停经** 大部分自然流产病人均有明显的停经史。一部分流产是妇女未知已孕就发生受精卵死亡和流产。对这些病人,要根据病史、血、尿 hCG 以及超声检查结果综合判断。

2. **阴道出血和腹痛** 早期流产的临床过程表现为先出现阴道出血,后出现腹痛。晚期流产的临床过程表现为先出现腹痛,后出现阴道流血。

四、临床类型

1. **先兆流产**(threatened abortion) 停经后出现少量阴道流血,常为暗红色或血性分泌物,可出现阵发性下腹痛或腰骶部痛,无妊娠物排出。妇科检查:宫颈口未开,子宫大小与停经时间相符。

2. **难免流产**(inevitable abortion) 一般由先兆流产发展而来,此时流产已不可避免。阴道流血量增多,阵发性下腹痛加剧,胎膜破裂后可见阴道流液。妇科检查:宫颈口已扩张,有时可见胎囊膨出或胚胎组织堵塞于宫颈口内,子宫大小与停经时间相符或略小。超声检查可仅见胚囊而无胚胎(或胎儿),或有胚胎但无心管搏动亦属于此类型。

3. **不全流产**(incomplete abortion) 难免流产继续发展,部分妊娠物排出宫腔,部分仍残留在子宫腔内或嵌顿于宫颈口处,或胎儿排出后胎盘滞留宫腔或嵌顿于宫颈口,影响子宫收缩,表现为反复间歇性阴道流血或者大量阴道流血,甚至发生失血性休克。妇科检查:宫颈口扩张,宫颈口有妊娠物堵塞及持续性血液流出,子宫小于停经时间。

4. **完全流产**(complete abortion) 有流产的症状,妊娠物已全部排出,阴道流血很少或已停止,腹痛逐渐消失。妇科检查:宫颈口已关闭,子宫接近正常大小。

流产的临床过程简示如下:

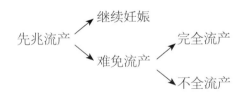

此外,流产有 3 种特殊情况:

1. **稽留流产**(missed abortion) 又称过期流产,指宫内胚胎或胎儿死亡后未及时排出者。表现为早孕反应消失,有先兆流产的症状或无任何症状,子宫不再增大或反而缩小。妇科检查:宫颈口未开,子宫小于停经月份,质地不软。

2. **复发性流产**(recurrent spontaneous abortion,RSA) 指同一性伴侣连续自然流产 3 次或 3 次以上者。复发性流产大多数为早期流产,少数为晚期流产。早期复发性流产常见原因为胚胎染色体异常、免疫功能异常、黄体功能不全、甲状腺功能减退等,晚期复发性流产常见原因为子宫解剖异常、自身免疫异常、血栓前状态等。

3. **流产合并感染**(septic abortion) 多见于阴道流血时间较长的流产病人,也常发生在不全流产和不洁流产时,常为需氧菌及厌氧菌混合感染,严重时引起盆腔炎、腹膜炎、败血症及感染性休克等。

五、诊断

1. **病史** 询问有无停经史、反复流产史、早孕反应,询问阴道流血量、持续时间、有无阴道流液及妊娠物排出，询问有无腹痛，腹痛的部位、性质、程度。了解有无发热、阴道分泌物性状及有无臭味可协助诊断流产合并感染。

2. **体格检查** 测量体温、脉搏、呼吸、血压，有无贫血及感染征象，外阴消毒后妇科检查，了解宫颈口是否扩张、有无羊膜囊膨出或妊娠物堵塞，子宫大小与停经时间是否相符，有无压痛，双附件有无压痛、增厚或肿块。疑为先兆流产者，动作应轻柔。

3. **辅助检查**

（1）超声检查：测定妊娠囊的大小、形态、有无胎儿心管搏动，若妊娠囊形态异常或位置下移，提示妊娠预后不良。稽留流产、不全流产及异位妊娠均可借助超声检查协助诊断。

（2）妊娠试验：连续测定血 β-hCG 变化，有助于妊娠的诊断及预后判断。妊娠 6～8 周时，血 β-hCG 是以每日 66% 的速度增加，若 48 小时增加不到 66%，则提示妊娠预后不良。

（3）其他检查：血常规检查判断出血程度，白细胞、C 反应蛋白及降钙素原（procalcitonin，PCT）可判断有无感染存在。复发性流产病人可行染色体、免疫因素、宫颈功能、甲状腺功能等检查。

六、鉴别诊断

首先鉴别流产类型，见表 5-1。同时需与异位妊娠、葡萄胎、功能失调性子宫出血、盆腔炎及急性阑尾炎等疾病进行鉴别。

表 5-1　各型流产的鉴别诊断

类型	临床表现			妇科检查	
	出血量	下腹痛	组织排出	宫颈口	子宫大小
先兆流产	少	无或轻	无	关闭	与孕周相符
难免流产	增多	加重	无	松弛或扩张	相符或略小
不全流产	多	减轻	部分排出	扩张或有组织物堵塞	略小
完全流产	少或无	无	全部排出	关闭	基本正常

七、处理

1. **先兆流产** 注意休息，禁止性生活，加强营养。保持情绪稳定，精神紧张者可选用对胎儿影响小的镇静药物。黄体功能不全者可给予补充黄体酮，甲状腺功能低下者可给予小剂量甲状腺素片。除症状外，应复查超声以及连续测定血 β-hCG 的动态变化。如阴道流血停止、腹痛消失、超声检查证实胚胎存活，可继续妊娠。若临床症状加重，超声检查发现胚胎发育不良，β-hCG 持续不升或下降，表明流产不可避免，应终止妊娠。

2. **难免流产** 一旦确诊，应尽快排出胚胎及胎盘组织，对刮出物应仔细检查，并送病理检查。早期流产应及时行清宫术，如有可能争取做绒毛染色体核型分析，对明确流产原因有帮助。晚期流产时，子宫较大，出血较多，可用宫缩剂，促进子宫收缩，必要时行刮宫术以清除宫内组织。术后可行超声检查，了解有无妊娠物残留，并给予抗生素预防感染。

3. **不全流产** 一旦确诊，应尽快行刮宫术或钳刮术，清除宫腔内残留组织。阴道大量出血伴休克者，应同时输血输液，并给予抗生素预防感染。

4. **完全流产** 流产症状消失，超声检查宫腔内无残留物，如无感染，不需特殊处理。

5. **稽留流产** 处理前应先行凝血功能检查，如凝血功能障碍，应尽早使用肝素、纤维蛋白原及输新鲜血、新鲜冰冻血浆等纠正凝血功能后,再行刮宫。可使用米非司酮加米索前列醇或静脉滴注缩宫素,促进胎儿、胎盘排出。

6. 复发性流产 建议对有复发性流产史的夫妇孕前进行外周血的染色体核型分析并同时进行遗传咨询,确定是否可以妊娠。检查病人的血栓前状态、相关的内分泌指标和免疫指标。明确女方有无生殖道畸形、肿瘤、宫腔粘连等。子宫颈功能不全者应于孕14~16周行宫颈环扎术。抗磷脂抗体阳性病人,可在孕期使用低分子肝素和(或)小剂量阿司匹林。甲状腺功能低下者应在孕前及整个孕期补充甲状腺素。黄体功能不全者,孕期给予黄体酮补充。

7. 流产合并感染 治疗原则为积极控制感染,尽快清除宫腔内残留物。阴道出血不多者,可用广谱抗生素控制感染后再行清宫术。若阴道出血量多,应在静脉应用抗生素和输血的同时进行清宫,清宫时可用卵圆钳夹出宫腔内残留组织,忌用刮匙全面搔刮宫腔以免感染扩散,待感染控制后再全面刮宫。感染严重或盆腔脓肿形成时应手术引流,必要时切除子宫。

(古　航)

学习小结

妊娠不足 28 周、胎儿体重不足 1000g 而终止者称为流产,自然终止者为自然流产。自然流产分为早期流产和晚期流产。流产病因分为胚胎、母体及环境因素三大类,早期流产多数为胎儿染色体异常。流产依据其不同发展阶段分先兆流产、难免流产、不全流产和完全流产四种不同临床类型。复发性流产、稽留流产和流产伴感染是流产的特殊类型。流产的主要临床表现是停经后不同程度的腹痛及阴道流血。流产确诊后,应根据其不同类型进行相应的处理。

复习思考题

1. 各型流产的鉴别诊断。

2. 先兆流产保胎治疗的前提和治疗原则。

3. 流产合并感染的处理原则。

第二节　异位妊娠

学习目标

掌握	异位妊娠的概念、临床表现、诊断、鉴别诊断和治疗方法。
熟悉	异位妊娠的常见发生部位。
了解	异位妊娠病因和病理。

病人，30岁，末次月经45天前，量如平时，3小时前突发右下腹疼痛，肛门坠胀，晕厥一次，伴恶心、呕吐，遂收入院。生育史：孕1产0，2年前因妊娠8周行人工流产术，术后发热、腹痛，诊断为盆腔炎性疾病，抗感染治疗后好转。平时月经规则，工具避孕。查体：神志尚清，面色苍白，心率120次/min，血压60/30mmHg，腹部移动性浊音阳性。妇科检查：阴道少量血液，后穹窿饱满、触痛，宫颈举痛，宫体稍大、软、活动好，有漂浮感，右侧附件区可扣及界限不清肿块。此病人的初步诊断是什么？为进一步诊断应做哪些辅助检查？

受精卵在子宫体腔以外着床称异位妊娠（ectopic pregnancy），习惯称宫外孕（extrauterine pregnancy）。异位妊娠根据受精卵在子宫体腔外种植部位不同而分为：输卵管妊娠（tubal pregnancy）、卵巢妊娠（ovarian pregnancy）、腹腔妊娠（abdominal pregnancy）、阔韧带妊娠（broad ligament pregnancy）、宫颈妊娠（cervical pregnancy）、剖宫产瘢痕部位妊娠（cesarean scar pregnancy）（图5-1）。

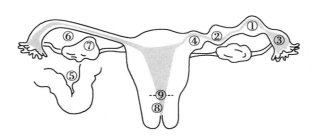

图 5-1　异位妊娠的发生部位

①输卵管壶腹部妊娠70%；②输卵管峡部妊娠12%；③输卵管伞部妊娠11%；
④输卵管间质部妊娠2%～3%；⑤腹腔妊娠1.3%；⑥阔韧带妊娠较少见；
⑦卵巢妊娠3%；⑧宫颈妊娠<1%；⑨剖宫产瘢痕妊娠<1%

异位妊娠是妇产科常见的急腹症之一，发生率约为1%，并有逐年升高的趋势，是早期妊娠相关疾病死亡的最主要原因。其中以输卵管妊娠最为常见，约占异位妊娠的95%。

一、输卵管妊娠

输卵管妊娠指受精卵在输卵管的某一部位着床并发育。受精卵可以着床在输卵管的任何部位，其中壶腹部最多见，约占70%；其次为峡部、伞部，间质部妊娠较少见。

（一）病因

任何因素促使受精卵运行延迟，干扰受精卵的发育、阻碍受精卵及时进入宫腔均可导致输卵管妊娠。

1. 输卵管异常　包括结构和功能上的异常。

（1）输卵管炎：是引起异位妊娠的主要原因。可分为输卵管黏膜炎和输卵管周围炎。输卵管炎轻者可引起输卵管管腔狭窄，呈通而不畅的状态，纤毛功能受损，蠕动减弱，影响受精卵的正常运行，使受精卵在输卵管内着床，重者输卵管完全堵塞导致不孕。反复的衣原体感染及淋病奈瑟菌感染常引起输卵管黏膜炎，增加输卵管妊娠的发生率。

（2）输卵管妊娠史或手术史：既往发生过输卵管妊娠的病人，经药物或保守性手术治疗，再次妊娠时异位妊娠的可能性高达10%。输卵管绝育术、输卵管整形术、输卵管吻合术等造成输卵管管腔狭窄、阻塞或输卵管周围粘连，均可引起输卵管妊娠。此外，腹腔镜下电凝输卵管，可因形成输卵管瘘导致输卵管妊娠。

（3）输卵管发育异常：输卵管过长、过细、肌层发育不良、黏膜纤毛缺乏、双输卵管、输卵管憩室、副伞等均可影响受精卵运送过程及着床,造成输卵管妊娠。

（4）其他因素:输卵管周围病变如子宫肌瘤、卵巢肿瘤压迫输卵管,影响输卵管蠕动,造成输卵管妊娠。

2. 避孕失败

（1）宫内节育器:目前大多数学者的观点认为,使用宫内节育器大大降低了妊娠率,但避孕失败后发生异位妊娠机会较大,约为17.8%。

（2）口服避孕药:孕激素避孕药影响输卵管的蠕动,可能引起输卵管妊娠。应用大剂量孕激素的事后避孕,如果避孕失败,输卵管妊娠的可能性增加。

3. 辅助生育技术 辅助生育技术如人工授精、促排卵药物的应用、体外受精-胚胎移植、配子输卵管移植等应用后,输卵管妊娠的发生率增加。IVF中新鲜周期胚胎比冷冻周期胚胎发生输卵管妊娠的概率更大。

4. 其他 内分泌异常、精神紧张、吸烟等也可导致输卵管蠕动异常或痉挛而发生输卵管妊娠。

（二）病理

1. 输卵管妊娠的特点 输卵管管腔狭小,管壁薄且缺乏黏膜下组织,黏膜的蜕膜样变不全,胚胎绒毛常直接侵蚀输卵管肌层,不利于胚胎组织的生长发育,常产生以下结局:

（1）输卵管妊娠流产:多见于妊娠8~12周输卵管壶腹部妊娠。受精卵逐渐长大向管腔膨出,以发育不良的蜕膜组织为主形成的包膜难以承受胚胎的膨胀张力,胚胎及绒毛自管壁附着处分离,落入管腔。由于比较接近伞端,通过逆蠕动挤入腹腔,则为输卵管妊娠完全流产,出血往往不多。如受精卵仅有部分剥离排出,部分绒毛仍残留管腔内,形成输卵管妊娠不全流产,残留的绒毛组织继续侵蚀输卵管管壁,而管壁的肌肉收缩力差,不易止血,持续或反复出血量较多时,积聚在输卵管内形成输卵管积血,也可经伞端流出,沉积于子宫直肠陷凹处形成盆腔积血,甚至流向腹腔。

（2）输卵管妊娠破裂:多见于输卵管峡部妊娠,少数发生于输卵管间质部妊娠。输卵管峡部管腔狭窄,故发病时间较早,多在妊娠6周左右。绒毛侵蚀输卵管后穿破管壁,胚胎由裂口流出,输卵管肌层血管丰富,因此输卵管妊娠破裂的内出血较输卵管妊娠流产者严重。若管壁裂伤处有较大血管出血活跃,短时间内大量血液流入腹腔,可致休克,亦可反复出血,在阔韧带、盆腔和腹腔内形成较大的血肿。输卵管间质部局部肌肉组织较厚,妊娠达12~16周才发生输卵管破裂。间质部妊娠虽不多见,但此处血管丰富,一旦破裂出血极为严重,短时间即可出现低血容量休克,危及生命。

（3）陈旧性异位妊娠:输卵管妊娠流产或破裂病人中,部分病人未能及时治疗,由于反复腹腔内出血,形成血肿,以后胚胎死亡,内出血停止,血肿机化变硬,与周围组织粘连,临床上称"陈旧性宫外孕"。

（4）继发性腹腔妊娠:无论输卵管妊娠流产或破裂,胚胎从输卵管排入腹腔内或阔韧带内,多数死亡,偶尔也有存活者。若存活胚胎的绒毛组织附着于原位或排至腹腔后重新种植而获取营养,可继续生长发育,形成继发性腹腔妊娠。

2. 子宫的变化

（1）子宫体:增大,变软,但小于正常宫内妊娠月份的子宫。

（2）子宫内膜:其改变与正常妊娠相似,滋养细胞产生的hCG使得子宫内膜发生蜕膜反应,可呈增生期改变或Arias-Stella(A-S)反应,即镜下可见:腺上皮细胞增大,核深染,突入腺腔,细胞质富含空泡。随着输卵管妊娠流产或破裂的发生,胚胎死亡,hCG水平下降,蜕膜发生退行性变或坏死,部分病人蜕膜完整地自宫腔剥离,随阴道流血排出,呈三角形外观,称为蜕膜管型;部分病人内膜小片状脱落而出现不规则阴道流血。子宫内膜可分别呈A-S反应、月经期或增生期改变、分泌期反应。

（三）临床表现

输卵管妊娠的临床表现与病变部位、有无流产或破裂、发病缓急以及病程长短有关。

1. **症状**　典型临床表现包括停经、腹痛及阴道流血。

（1）停经：除输卵管间质部妊娠停经时间较长外，多数停经 6～8 周，少数仅月经延迟数日，约 20%～30% 的病人无明显停经史，而将异位妊娠时出现的不规则阴道流血误认为月经，或由于月经过期仅数日而不认为是停经。

（2）腹痛：为本病就诊主要症状，占 95%。输卵管妊娠未发生流产或破裂前由于胚胎生长使输卵管膨胀而产生一侧下腹部隐痛或胀痛。当发生输卵管妊娠流产或破裂时，突感一侧下腹部撕裂样疼痛，常伴有恶心、呕吐。若内出血积聚在子宫直肠陷凹，刺激直肠产生肛门坠胀感，进行性加重。随着病情的发展，疼痛可扩展至整个下腹部，甚至引起胃部疼痛或肩部放射性疼痛。

（3）阴道流血：约占 60%～70%。多为不规则点滴状流血，量较月经少，色暗红，少数病人阴道流血量较多。流血可发生在腹痛出现前，也可发生在其后。一般常在异位妊娠病灶去除后出血才能停止。

（4）妊娠相关症状：少数病人出现畏寒、头晕、乏力、嗜睡、缺乏食欲、恶心、晨起呕吐等早孕症状。

（5）晕厥与休克：由于骤然内出血及剧烈腹痛，病人常感头晕眼花，恶心呕吐，心慌，并出现面色苍白，四肢发冷乃至晕厥，诊治不及时将发生失血性休克而死亡。其发生与内出血的速度和量有关，但程度与外出血不成正比。内出血越多越快，症状出现越迅速越严重。

2. **体征**

（1）一般情况：内出血较多者呈贫血貌。大量出血时脉搏细速，血压下降。体温一般正常，休克病人体温略低。病程长、腹腔内血液吸收时可有低热。如合并感染，则体温可升高。

（2）腹部检查：一旦发生内出血，腹部多有明显压痛及反跳痛，尤以下腹患侧最为显著，但腹肌紧张较轻。内出血多时，腹部叩诊移动性浊音阳性。

（3）盆腔检查：阴道内可有来自宫腔的少许血液，病人子宫变软，但增大不明显，部分病人可触及膨胀的输卵管，伴有轻压痛。一旦输卵管妊娠流产或破裂发生内出血，有明显的宫颈举痛或摇摆痛，此为输卵管妊娠的主要体征之一，是因加重对腹膜的刺激所致。内出血多时后穹窿饱满、触痛，子宫有漂浮感。血肿多位于子宫后侧方或子宫直肠陷凹处，边界不清。病程较长时血肿与周围组织粘连形成包块，机化变硬。输卵管间质部妊娠时，子宫大小与停经月份基本符合，但子宫不对称，一侧角部突出，破裂所致的征象与子宫破裂极相似。

（四）诊断

根据上述临床表现，有典型破裂症状和体征的病人诊断并不困难，无内出血或症状不典型者则容易被忽略或误诊。

1. **妊娠试验**　血 β-hCG 测定是早期诊断异位妊娠的重要方法。异位妊娠时，病人体内的 β-hCG 水平较宫内妊娠低，连续监测血 β-HCG，若倍增时间大于正常妊娠的倍增时间，则有异位妊娠的可能。

2. **超声检查**　已成为诊断输卵管妊娠的重要方法之一。输卵管妊娠的声像特点：①子宫内不见妊娠囊，内膜增厚；②宫旁一侧见边界不清、回声不均匀的混合性包块，有时可见宫旁包块内有妊娠囊、胚芽及原始心管搏动，为输卵管妊娠的直接证据；③子宫直肠陷凹处有积液。由于子宫内有时可见假妊娠囊，易误诊为宫内妊娠。

诊断异位妊娠时，若能将 β-HCG 测定与超声相结合，对确诊帮助很大。当 β-hCG≥2000U/L 时，阴道超声可看到宫腔内妊娠囊，若未见宫内妊娠囊，则应高度怀疑异位妊娠。

3. **腹腔镜检查**　腹腔镜检查是异位妊娠诊断的重要方法，不仅可用于诊断，而且可用于治疗。腹腔镜下可见患侧输卵管肿大，表面紫蓝色或有破口，腹腔内可有出血。但约有 3%～4% 的病人因妊娠囊过小被漏诊，也有极少部分病人因输卵管扩张、充血等改变误诊为异位妊娠。腹腔镜检查联合妊娠试验或超声检查可协助诊断，大大降低误诊率。

4. **阴道后穹窿穿刺**　适用于疑有腹腔内出血的病人。由于子宫直肠陷凹是盆腔的最低点，少量出血即可积聚于此,当疑有内出血时,可用穿刺针经阴道后穹窿抽吸子宫直肠陷凹,若抽出物为陈旧性血液或暗红色血液,放置 10 分钟左右仍不凝固,则内出血诊断较肯定。内出血量少,血肿位置较高,子宫直肠陷凹有粘连时,可能抽不出血,故穿刺阴性不能否定输卵管妊娠的存在。

5. 诊断性刮宫 目前很少依靠诊断性刮宫协助诊断异位妊娠,仅用于阴道流血较多需排除宫内妊娠者。病理切片中见到绒毛,可诊断为宫内妊娠,仅见蜕膜未见绒毛有助于诊断异位妊娠。

(五)鉴别诊断

输卵管妊娠应与流产、急性输卵管炎、急性阑尾炎、黄体破裂、卵巢囊肿蒂扭转鉴别等引发急性下腹痛的疾病相鉴别(表 5-2)。

表 5-2 异位妊娠的鉴别诊断

	停经	血 hCG	阴道流血	休克	体温	阴道后穹窿穿刺	妇科 B 超
输卵管妊娠	多有	多为阳性	少量暗红色,可伴蜕膜管型	程度与外出血不成正比	正常或低热	抽出不凝血	患侧附件低回声区,含妊娠囊
流产	有	多为阳性	由少到多可伴绒毛	程度与外出血成正比	正常	阴性	宫内可见妊娠囊
急性输卵管炎	无	阴性	无	无	升高	可抽出渗出液或脓液	附件低回声区
急性阑尾炎	无	阴性	无	无	升高	阴性	无明显异常
卵巢黄体破裂	多无	阴性	无或有如月经量	多无或轻度	正常	可抽出血液	患侧附件低回声区
卵巢肿物扭转	无	阴性	无	无	正常或低热	阴性	患侧附件低回声区,边缘清晰

(六)处理

输卵管妊娠的治疗方法有非手术治疗和手术治疗。

1. 手术治疗 分为保守手术和输卵管切除手术。

(1)保守性手术:手术仅清除妊娠物而保留患侧输卵管。适用于血流动力学稳定、年轻有生育要求,特别是对侧输卵管缺如或有明显病变的病人。一般根据病变累及部位及其损伤程度选择术式:伞部妊娠可挤压妊娠物自伞端排出;壶腹部妊娠可切开输卵管取出胚胎后缝合管壁;峡部妊娠则可切除病灶后再行断端吻合输卵管。

输卵管妊娠行保守手术后,残余滋养细胞有可能继续生长,再次发生出血,引起腹痛等,称为持续性异位妊娠(persistent ectopic pregnancy,PEP)。术后应密切监测血清 β-hCG 水平,如术后 β-hCG 升高、术后 1 日血 β-hCG 下降<50%,或术后 12 日血 β-hCG 未下降至术前值的 10% 以下,即可诊断为 PEP,应及时给予甲氨蝶呤治疗,必要时再次手术。

(2)输卵管切除术:适用于无生育要求、内出血并发休克的急症病人。应尽量缩短手术时间,开腹后迅速用无齿卵圆钳钳夹患侧输卵管找到出血点,钳夹止血,再进行患侧输卵管切除术,保留卵巢。输卵管间质部妊娠手术应争取在破裂之前手术,做子宫角部楔形切除及患侧输卵管切除,必要时切除子宫。

手术可开腹或腹腔镜进行,目前,腹腔镜手术是治疗异位妊娠的主要方法。

2. 非手术治疗 包括药物治疗和期待疗法。

(1)药物治疗:目前用于治疗异位妊娠的药物以甲氨蝶呤(methotrexate,MTX)为首选。主要适用于早期输卵管妊娠,要求保留生育能力的年轻病人。

适应证:①无药物治疗禁忌证;②输卵管妊娠未发生破裂;③输卵管妊娠包块直径≤4cm;④血 β-hCG <2000U/L;⑤无明显内出血。

治疗方案:①单次给药:剂量为 50mg/m²,肌肉注射 1 次;②分次给药:MTX 0.4mg/(kg·d),肌肉注射,5

日为一疗程。局部用药是将药物在腹腔镜或超声引导下注入输卵管的妊娠囊内。

在 MTX 治疗期间应用超声和 β-hCG 进行严密监护,注意病情变化和药物毒副反应,如口腔炎,骨髓抑制或肝、肾损害。若 β-hCG 持续不下降,伴盆腔包块明显增大,或出现输卵管破裂征象,有内出血情况,应立即手术治疗。

(2)期待疗法:少数输卵管妊娠可能发生自然流产或溶解吸收自然消退,症状较轻无需手术或药物治疗。适应证:①无临床症状或症状轻微;②随诊可靠;③输卵管妊娠包块直径<3cm;④血 β-hCG<1000U/L,且持续下降;⑤无腹腔内出血。期待治疗期间也应严密监护,若血 β-hCG 下降不明显或出现腹腔内出血征象,应及早药物或手术治疗。

二、其他部位异位妊娠

(一)剖宫产瘢痕部位妊娠(cesarean scar pregnancy,CSP)

是指胚胎着床于子宫下段剖宫产瘢痕部位的肌层,是剖宫产的远期并发症之一。近年来由于剖宫产率居高不下及全面放开二孩政策的实施,该病的发生率明显上升。

经阴道超声是诊断 CSP 的主要手段,其图像为:①宫腔及颈管内无妊娠囊;②子宫峡部前壁瘢痕处可见妊娠囊;③超声下可见原始血管搏动或仅见混合性回声包块;④膀胱壁和妊娠囊之间缺少正常的肌层。彩色多普勒超声可显示妊娠物内部及周边血流丰富。三维超声及 MRI 检查可显著提高诊断的准确性,但一般不作为常规检查方法,仅在特殊疑难病例,诊断困难时应用。

剖宫产瘢痕部位妊娠目前缺乏标准的治疗方式,应根据病人年龄、病情、超声显像、血 β-hCG 水平以及对生育的要求等,可采用不同的治疗方法。常用的治疗方法包括:①清宫术:如 B 超监视下清宫术、甲氨蝶呤治疗后清宫术、子宫动脉栓塞后清宫术;②腹腔镜或开腹妊娠物切除:直接切除病灶,缝合伤口,子宫动脉栓塞术可做辅助治疗;③子宫切除术:短时间大出血,情况危急时为挽救病人生命可切除子宫。

(二)腹腔妊娠

腹腔妊娠指位于输卵管、卵巢、阔韧带以外的腹腔内妊娠,发病率 1:15 000,母体死亡率约为 5%,胎儿存活率仅为 1‰。

腹腔妊娠分为原发性和继发性两类。继发性腹腔妊娠可继发于输卵管妊娠破裂或流产、宫内妊娠子宫破裂和卵巢妊娠破裂。原发性腹腔妊娠更为少见,诊断原发性腹腔妊娠的条件为:①两侧输卵管和卵巢无近期妊娠的证据;②无子宫腹膜瘘形成;③妊娠只存在于腹腔。超声检查子宫内无胎儿,或胎儿位于子宫以外。

腹腔妊娠确诊后,应立即经腹取出胎儿,术前需做好输血准备,术后应用抗生素预防感染。胎盘去留的时机和方式视其附着部位、胎儿死亡时间决定。

(三)卵巢妊娠

卵巢妊娠极为少见,系受精卵在卵巢内着床和发育形成。原发性卵巢妊娠的诊断标准必须包括以下 4 点:①双侧输卵管完整;②囊胚位于卵巢组织内;③卵巢与囊胚是以卵巢固有韧带与子宫相连;④囊胚壁上有卵巢组织。卵巢妊娠的临床表现与输卵管妊娠相似,术前很难明确诊断卵巢妊娠,腹腔镜检查诊断意义极大,但仍需病理检查才能确诊。多数卵巢妊娠有内出血和休克,手术时应根据病灶范围行卵巢部分切除术,原则上尽量保留正常的卵巢组织和输卵管。

(四)宫颈妊娠

宫颈妊娠指受精卵在宫颈管内着床和发育的妊娠,罕见而危险。临床上易误诊为难免流产。病人停经后流血时间较早,阴道流血量逐渐增多或间歇性阴道大量流血,不伴腹痛是其特点。超声显示宫腔空虚,宫颈内口紧闭,颈管内见妊娠囊可确诊。处理原则是在有效的止血措施的保障下终止妊娠。出血不多时首选 MTX 全身用药或者经宫颈局部注射入囊胚内,药物使用方法及剂量同输卵管妊娠保守治疗,条件允许可先行双侧子宫动脉栓塞,同时注入 MTX。出血量多或大时行刮宫术。术前准备包括:做好输血准备;预备填塞宫颈管止血纱布条;刮除妊娠产物后常需使用纱布条压迫宫颈管填塞止血,手术医生应具有全子宫切除术的经验;若出血不止则及时切除子宫。近年来随着微创技术的发展,有条件者可选用在宫腔镜下吸取胚胎组织和子宫动脉栓塞。对已有子女无生育要求的病人,为避免失血性休克和感染可行全子宫切除术。

（胡元晶）

学习小结

受精卵在子宫体腔以外着床称异位妊娠,习惯称宫外孕。异位妊娠根据受精卵在子宫体腔外种植部位不同而分为:输卵管妊娠、卵巢妊娠、腹腔妊娠、阔韧带妊娠、宫颈妊娠、剖宫产瘢痕部位妊娠等,其中输卵管妊娠最常见。病理类型:输卵管妊娠流产、输卵管妊娠破裂、陈旧性宫外孕、继发性腹腔妊娠。表现为:停经、腹痛、阴道出血、妊娠相关症状、晕厥与休克。可通过超声、β-hCG 检测、后穹窿穿刺、腹腔镜等辅助检查诊断、明确病情。治疗可采取期待观察、药物治疗、手术治疗。异位妊娠常需与一些引起急性下腹痛疾病相鉴别。

复习思考题

1. 输卵管妊娠的临床表现有哪些?
2. 输卵管妊娠的辅助诊断有哪些?
3. 输卵管妊娠有哪些治疗方法?

第三节 妊娠剧吐

学习目标

掌握	妊娠剧吐的鉴别诊断及治疗原则。
熟悉	妊娠剧吐的临床表现。

妊娠剧吐(hyperemesis gravidarum)是发生于妊娠早期,以严重的恶心、呕吐为主要症状的一组症候群,可以导致孕妇脱水、电解质紊乱和酸中毒。如诊治不当,患者可因营养失调、代谢性酸中毒、电解质紊乱、肝、肾衰竭危及生命,发病率为 0.5% ~ 2%。

一、病因

尚不明确。妊娠剧吐好发于精神紧张、情绪不稳定及经济状况较差的孕妇。妊娠剧吐与血 hCG 水平升高、妊娠期一过性甲状腺功能亢进及感染幽门螺旋杆菌有关。

二、临床表现

多见于年轻初孕妇，孕 5～10 周出现恶心、呕吐，开始以晨间、餐后为重，逐渐发展为频繁呕吐，呕吐物除食物、胆汁外，严重者可含血液，呈咖啡渣样。不能进食和严重呕吐导致孕妇脱水、电解质紊乱、尿比重增加、尿酮体阳性，甚至酸中毒。机体动用脂肪供能，体重减轻超过 5%，脂肪代谢的中间产物丙酮增多引起代谢性酸中毒。孕妇肝、肾功能受损时可出现黄疸，血转氨酶、肌酐和尿素氮升高，尿中出现蛋白和管型。严重者可因维生素 B_1 缺乏引发 Wernicke 脑病，维生素 K 缺乏导致凝血功能障碍。

三、诊断与鉴别诊断

首先应通过超声确定是否为正常妊娠，行血常规、尿常规、动脉血气、电解质及肝肾功能等检查了解尿酮体、电解质及酸碱平衡情况，评估病情严重程度。妊娠剧吐者常有尿酮体阳性。心电图检查可发现血钾异常。眼底检查可了解有无视网膜出血。根据病史及临床表现，妊娠剧吐主要与葡萄胎及可能引起呕吐的疾病如肝炎、胃肠炎等疾病鉴别。

四、治疗

对精神情绪不稳定的孕妇给予心理治疗。持续性恶心、呕吐和酮症的患者需治疗，治疗原则包括静脉补液，补充多种维生素，纠正水、电解质紊乱及酮症酸中毒，酌情使用止吐剂，防治并发症。每日静脉滴注葡萄糖液及林格氏液不少于 3000ml，并补充维生素 B_6、维生素 C 及维生素 B_1 等，维持每日尿量 ≥1000ml。根据血电解质浓度、血气分析结果调整碳酸氢钠用量及补钾与否。恶性呕吐者可考虑肠外营养。多数患者经上述治疗 2～3 日后病情好转，可鼓励患者进少量流食，少食多餐，逐渐增加进食量，同时调整补液量。

少数患者经积极治疗后，出现持续黄疸或蛋白尿；体温持续高于 38℃；休息时心率超过 120 次/min；出现多发性神经炎及神经性体征；有颅内或眼底出血经治疗不好转；伴发 Wernicke 脑病，应考虑终止妊娠。

（孙丽洲）

学习小结

以频繁恶心呕吐、体重较妊娠前减轻 ≥5%、尿酮体阳性为特点。发生维生素 B_1 缺乏时可致 Wernicke 脑病；发生维生素 K 缺乏时可致凝血功能障碍。治疗原则是维持体液及新陈代谢平衡，必要时终止妊娠。

复习思考题

妊娠剧吐的处理原则。

第四节 妊娠期高血压疾病

学习目标

掌握　妊娠期高血压疾病的分类、诊断、鉴别诊断和治疗；HELLP综合征的临床表现及治疗。

熟悉　子痫前期的高危因素、病因学说、基本病理生理变化及对母儿的影响。

了解　妊娠期高血压疾病的概念。

【临床病例5-2】

　　患者，女，28岁，已婚，孕1产0。因"停经29周，发现血压升高伴头痛1周"入院。体格检查：血压160/110mmHg。产科检查：宫高24cm，腹围95cm，先露头，胎方位LOA，先露浮，胎心136次/min，无宫缩。尿常规：尿蛋白（+++）。该患者应诊断何种疾病？如何处理？

　　妊娠期高血压疾病（hypertensive disorders complicating pregnancy）是妊娠与血压升高并存的一组疾病，发病率5%~10%。该组疾病严重影响母婴健康，是孕产妇和围产儿高死率升高的主要原因，包括妊娠期高血压（gestational hypertension）、子痫前期（preeclampsia）、子痫（eclampsia），以及慢性高血压合并妊娠（chronic hypertension complicating pregnancy）和慢性高血压并发子痫前期（chronic hypertension with superimposed preeclampsia）。前三种疾病与后两种在发病机制及临床处理上略有不同。本节重点阐述前三种疾病，特别是子痫前期。

一、高危因素与病因

　　1. **高危因素**　流行病学调查发现初产妇、孕妇年龄过小或大于35岁、多胎妊娠、妊娠期高血压疾病史及家族史、慢性高血压、慢性肾炎、抗磷脂抗体综合征、糖尿病、肥胖、营养不良、低社会经济状况，均与妊娠期高血压疾病发病风险增加密切相关。

　　2. **病因**　尚不明确。国际上比较公认的是子痫前期发病机制的"两阶段学说"，其核心内容包括：第一阶段，在孕早期，由于免疫、遗传、内皮细胞功能紊乱等因素可造成子宫螺旋小动脉生理性"血管重铸"障碍，滋养细胞因缺血导致侵袭力减弱，造成"胎盘浅着床"，子宫动脉血流阻力增加，致使胎盘灌注不足，功能下降。第二阶段，孕中晚期缺血缺氧的胎盘局部氧化应激反应，诱发内皮细胞损伤，从而释放大量炎症因子，形成炎症级联效应和过度炎症的发生，引起子痫前期、子痫，各种临床症状见图5-2。近期，也有学者提出子痫前期发病机制"三阶段学说"，有待进一步研究。

　　（1）子宫螺旋动脉重铸不足：正常妊娠时，有浸润能力的绒

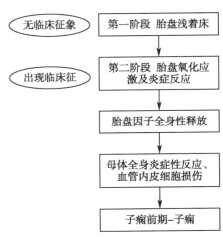

图5-2　子痫前期发病机制"两阶段学说"示意图

毛外滋养细胞沿血管逆行迁移进入蜕膜螺旋动脉，取代子宫螺旋动脉血管内皮细胞，并且使中层平滑肌细胞丧失，发生血管重铸。血管重铸后子宫螺旋动脉管腔扩大，丧失对外源性儿茶酚胺等缩血管物质的反应性，胎盘绒毛间隙子宫胎盘循环血量增加，从而满足胎儿发育增长的需要。妊娠期高血压疾病患者绒毛外滋养细胞浸润能力受损，导致螺旋动脉重铸障碍，管腔变窄，阻力增大，引发妊娠期高血压疾病的一系列症状。

（2）炎症免疫过度激活：妊娠是一种成功的自然同种异体移植，其成功有赖于母体对妊娠的免疫耐受。母胎免疫耐受的实质是母胎界面上的母体免疫细胞对胎盘滋养细胞呈低反应性。

研究认为子痫前期是一个免疫介导的疾病。例如，初次妊娠患子痫前期风险较高，多次妊娠的孕妇，与新配偶再次妊娠时，子痫前期患病风险增加。免疫耐受失调也可以解释为父亲源性抗原负荷增加，如两倍父亲源性染色体——"两倍剂量"时，子痫前期患病风险增高。例如，患葡萄胎的孕妇发生子痫前期的概率增高。辅助性 T 细胞（helper T cell，Th）亚型 Th_1/Th_2 比例失衡，免疫介导炎症反应增强，导致子痫前期。

（3）血管内皮细胞受损：炎症介质如肿瘤坏死因子、白细胞介素 6、极低密度脂蛋白等可能引起氧化应激，导致类脂过氧化物持续生成，产生大量毒性因子，引起血管内皮损伤，血管舒张因子分泌减少，提高了对血管紧张素的敏感性，使血压升高，导致一系列病理变化。研究认为，这些炎症介质、毒性因子可能来源于胎盘及蜕膜。

（4）遗传因素：流行病学调查和家系分析均证实子痫前期存在遗传易感性。目前报道的子痫前期易感基因已逾 50 个，主要涉及内皮细胞损伤、血压调控、凝血系统、脂类代谢、免疫、线粒体能量代谢等。鉴于子痫前期发病机制的复杂性，现在普遍认为子痫前期不存在唯一的致病基因。多基因与子痫前期发病的相关性是今后子痫前期遗传学研究的一个方向。

（5）代谢异常：近年来研究发现，妊娠期高血压疾病患者存在胰岛素抵抗，高胰岛素血症可导致一氧化氮合成下降及脂代谢紊乱，影响前列腺素 E_2 的合成，增加外周血管的阻力，升高血压，因此认为胰岛素抵抗与妊娠期高血压疾病密切相关，但尚需进一步研究。

二、病理生理变化及对母儿的影响

本病的基本病理生理变化是全身小血管痉挛。由于小动脉痉挛，造成管腔狭窄，周围阻力增大，内皮细胞损伤，通透性增加，体液和蛋白质渗漏。全身各器官组织因缺血和缺氧而受到损害。

1. **脑**　脑血管痉挛，通透性增加，脑水肿、充血、局部缺血、血栓形成及出血等。患者可出现昏迷、视力下降、视物模糊、头痛等症状。

2. **肾脏**　肾小球扩张，内皮细胞肿胀，纤维素沉积于内皮细胞。血浆蛋白自肾小球漏出形成蛋白尿，蛋白尿的多少标志着疾病的严重程度。由于血管痉挛，肾血流量及肾小球滤过率下降，血尿酸浓度升高，血肌酐上升。肾功能严重损害可致少尿、肾衰竭。

3. **肝脏**　肝细胞受损，各种转氨酶水平升高。肝脏的特征性损伤是门静脉周围出血，严重时门静脉周围坏死。肝包膜下血肿形成，亦可发生肝破裂危及母儿生命。临床表现为上腹不适，重症者右上腹疼痛。

4. **心血管**　血管痉挛，血压升高，外周阻力增加，心排出量减少，心血管系统处于低排高阻状态，加之内皮细胞活化使血管通透性增加，血管内液进入细胞间质，导致心肌缺血、间质水肿、心肌点状出血或坏死、肺水肿，严重者心力衰竭。

5. **血液**　①血容量：血液浓缩，血细胞比容上升。当血细胞比容下降时，多合并贫血或红细胞受损或溶血。②凝血异常：子痫前期常伴有凝血因子激活或变异所致的高凝血状态，特别是重症患者可发生微血管病性溶血。

6. **内分泌及代谢**　水钠潴留，加之低蛋白血症，出现水肿。子痫者可有酸中毒。

7. 子宫胎盘血流灌注 血管痉挛致胎盘灌注下降，滋养细胞侵入子宫螺旋动脉重铸不足，加之胎盘血管急性动脉粥样硬化，使胎盘功能下降，胎儿生长受限，胎儿窘迫。若胎盘床血管破裂可致胎盘早剥。

三、分类和临床表现

妊娠期高血压疾病分类和临床表现见表 5-3。

表 5-3 妊娠期高血压疾病分类和临床表现

分类	临床表现
妊娠期高血压（gestational hypertension）	妊娠 20 周以后出现收缩压≥140mmHg，或舒张压≥90mmHg（两次间隔至少 4h），并于产后 12 周恢复正常；尿蛋白（−）。产后方可确诊
子痫前期（preeclampsia）	
无严重表现子痫前期	妊娠 20 周以后出现 BP≥140/90mmHg；24h 尿蛋白≥0.3g 或随机尿蛋白 / 肌酐≥0.3 或随机尿蛋白（+）。无子痫前期的严重表现
伴严重表现子痫前期	子痫前期出现以下任何一个表现：①收缩压≥160mmHg 或舒张压≥110mmHg（卧床休息，两次间隔至少 4h）；②血小板减少（血小板<100×10⁹/L）；③右上腹或上腹部疼痛；肝功能损害（血清转氨酶水平为正常值 2 倍以上）；④肾功能损害（血肌酐升高大于 97.2mol/L 或为正常值 2 倍以上）；⑤肺水肿；⑥新发生的脑功能或视觉障碍如：头痛、视力模糊、盲点、复视等；⑦胎儿生长受限（FGR）
子痫（eclampsia）	子痫前期孕妇抽搐不能用其他原因解释 子痫发生前可有不断加重的子痫前期，但子痫也可发生于血压升高不显著、无蛋白尿病例。通常产前子痫较多，子痫发生于产后 48 小时者约 25% 子痫抽搐进展迅速，前驱症状短暂，表现为抽搐、面部充血、口吐白沫、深昏迷；随之深部肌肉僵硬，很快发展成典型的全身高张阵挛惊厥、有节律的肌肉收缩和紧张，持续约 1~1.5 分钟，其间患者无呼吸动作；此后抽搐停止，呼吸恢复，但患者仍昏迷，最后意识恢复，但困惑、易激惹、烦躁
慢性高血压并发子痫前期（preeclampsia superimposed upon chronic hypertension）	高血压孕妇妊娠 20 周以前无尿蛋白，若出现 24h 尿蛋白≥0.3g；高血压孕妇妊娠 20 周后突然尿蛋白增加或血压进一步升高或血小板<100×10⁹/L
妊娠合并慢性高血压（chronic hypertension complicating pregnancy）	妊娠前或妊娠 20 周前舒张压≥90mmHg（除外滋养细胞疾病），妊娠期无明显加重；或妊娠 20 周后首次诊断高血压并持续到产后 12 周后

注：

1. 血压较基础血压升高 30/15mmHg，但低于 140/90mmHg 时，不作为诊断依据，须严密观察

2. 普遍认为<34 周发病者为早发型子痫前期（early onset preeclampsia）

3. 尿蛋白多少与妊娠结局之间的关系不大，大量蛋白尿（24h 蛋白尿≥5g）不作为伴严重表现子痫前期的指标

四、诊断

1. 病史 注意询问妊娠前有无高血压、肾病、糖尿病、免疫性疾病等病史，了解患者此次妊娠后高血压、蛋白尿等症状出现的时间和严重程度，有无妊娠期高血压疾病家族史。

2. 高血压的诊断 血压的测量：测量血压前被测者至少安静休息 5 分钟。测量取坐位或卧位，注意肢体放松，袖带大小合适。通常测量右上肢血压，袖带应与心脏处于同一水平。

妊娠期高血压定义为同一手臂至少 2 次测量的收缩压≥140mmHg 和（或）舒张压≥90mmHg。对首次发现血压升高者，应间隔 4 小时或以上复测血压，如 2 次测量均为收缩压≥140mmHg 和（或）舒张压≥90mmHg，诊断为高血压。严重高血压孕妇收缩压≥160mmHg 和（或）舒张压≥110mmHg 时，间隔数分钟重复测定后即可以诊断。

3. 尿蛋白检测和蛋白尿的诊断　所有孕妇每次产前检查均应检测尿蛋白或尿常规。尿常规检查应选用中段尿。可疑子痫前期孕妇应检测 24h 尿蛋白定量。尿蛋白≥0.3g/24h 或尿蛋白/肌酐比值≥0.3，或随机尿蛋白≥(+)定义为蛋白尿。应注意蛋白尿的进展性变化以及排查蛋白尿与孕妇肾脏疾病和自身免疫性疾病的关系。

4. 辅助检查

（1）妊娠期高血压患者应定期进行以下常规检查：①血常规；②尿常规；③肝功能；④肾功能；⑤心电图；⑥超声检查。

（2）子痫前期和子痫患者视病情发展和诊治需要，应酌情增加以下有关的检查项目：①眼底检查；②凝血功能；③血电解质；④超声等影像学检查肝、胆、胰、脾、肾等脏器；⑤动脉血气分析；⑥心脏彩超及心功能测定；⑦超声检查胎儿发育、脐动脉、子宫动脉等血流指数；⑧必要时行头颅 CT 或 MRI 检查。

五、鉴别诊断

1. 妊娠期高血压、子痫前期主要与慢性肾炎鉴别，妊娠期发生急性肾炎者较少见。妊娠前已存在慢性肾炎病变者，妊娠期常可发现蛋白尿，重者可发现管型及肾功能损害，伴有持续性血压升高，眼底可有肾炎性视网膜病变。隐匿型肾炎较难鉴别，需仔细询问有关病史，如果年轻孕妇在中期妊娠时即发现有持续性蛋白尿，应进一步做肾小球及肾小管功能检查。

2. 子痫应与癫痫、癔症、尿毒症、蛛网膜下腔出血和脑卒中鉴别，通过询问病史及检查，一般不难鉴别。

六、治疗

妊娠期高血压疾病的治疗目的是预防伴严重表现子痫前期和子痫的发生，降低母胎围产期病率和死亡率，改善母婴预后。应根据病情的轻重缓急和分类进行个体化治疗。①妊娠期高血压：休息、镇静、监测母胎情况，酌情降压治疗；②子痫前期：预防抽搐，有指征地降压、利尿、镇静，密切监测母胎情况，预防和治疗严重并发症，适时终止妊娠；③子痫：控制抽搐，病情稳定后终止妊娠，预防并发症；④妊娠合并慢性高血压：以降压治疗为主，注意预防子痫前期的发生；⑤慢性高血压并发子痫前期：兼顾慢性高血压和子痫前期的治疗。

1. 评估和监测　妊娠期高血压疾病的病情复杂、变化快，分娩和产后的生理变化以及各种不良刺激等均可导致病情加重。对产前、产时和产后的病情进行密切监测和评估十分重要，目的在于了解病情轻重和进展情况，及时合理干预，早防早治，避免不良妊娠结局的发生。

（1）基本监测：注意头痛、眼花、胸闷、上腹部不适或疼痛及其他消化系统症状，检查血压、体重、尿量变化、血常规和尿常规，注意胎动、胎心等的监测。

（2）孕妇的特殊检查：包括眼底、凝血功能、重要器官功能、血脂、血尿酸、尿蛋白定量和电解质等检查，有条件的单位建议检查自身免疫性疾病相关指标。

（3）胎儿的特殊检查：包括胎儿电子胎心监护、超声监测胎儿生长发育、羊水量，如可疑胎儿生长受限，应进行胎儿多普勒血流评估。

2. 一般治疗

（1）治疗地点：妊娠期高血压孕妇可居家或住院治疗；无严重表现子痫前期孕妇应评估后决定是否住院治疗；重度妊娠期高血压、伴严重表现子痫前期及子痫孕妇均应住院监测和治疗。

（2）休息和饮食：应注意休息，以侧卧位为宜；保证摄入足量的蛋白质和热量；适度限制食盐摄入。

（3）镇静：保证充足睡眠，必要时可睡前口服地西泮。

3. 解痉 首选药物为硫酸镁（magnesium sulphate）。硫酸镁是子痫治疗的一线药物，也是伴严重表现子痫前期预防子痫发作的预防用药。硫酸镁控制子痫再次发作的效果优于地西泮、苯巴比妥和冬眠合剂等镇静药物。除非存在硫酸镁应用禁忌证或者硫酸镁治疗效果不佳，否则不推荐使用苯巴比妥和苯二氮草类药物（如地西泮）用于子痫的预防或治疗。对于无严重表现子痫前期的患者也可酌情考虑应用硫酸镁。

（1）作用机制：镁离子抑制运动神经末梢释放乙酰胆碱，阻断神经肌肉接头间的信息传导，使骨骼肌松弛；镁离子刺激血管内皮细胞合成前列环素，抑制内皮素合成，降低机体对血管紧张素Ⅱ的反应，从而缓解血管痉挛状态；镁离子通过阻断谷氨酸通道阻止钙离子内流，解除血管痉挛、减少血管内皮损伤；镁离子可提高孕妇和胎儿血红蛋白的亲和力，改善氧代谢。

（2）用药指征：控制子痫抽搐及防止再抽搐；预防子痫前期发展成为子痫；子痫前期临产时用药预防抽搐。

（3）用药方案：①控制子痫抽搐：静脉用药负荷剂量为 4～6g，溶于 10% 葡萄糖溶液 20ml 静脉推注（15～20min），或 5% 葡萄糖溶液 100ml 快速静脉滴注，继而 1～2g/h 静脉滴注维持。或者夜间睡眠前停用静脉给药，改用肌内注射，用法为 25% 硫酸镁 20ml+2% 利多卡因 2ml 臀部肌内注射。24h 硫酸镁总量 25～30g。②预防子痫发作：适用于伴严重表现子痫前期和子痫发作后，负荷剂量 2.5～5g，维持剂量与控制子痫抽搐相同。用药时间长短根据病情需要调整，一般每天静脉滴注 6～12h，24h 总量不超过 25g；用药期间每天评估病情变化，决定是否继续用药；引产和产时可以持续使用硫酸镁，若剖宫产术中应用要注意产妇心脏功能；产后继续使用 24～48h。③若为产后新发现高血压合并头痛或视力模糊，建议启用硫酸镁治疗。④硫酸镁用于伴严重表现子痫前期预防子痫发作以及伴严重表现子痫前期的期待治疗时，为避免长期应用对胎（婴）儿钙水平和骨质的影响，建议及时评估病情，病情稳定者在使用 5～7d 后停用硫酸镁；在伴有严重表现子痫前期期待治疗中，必要时间歇性应用。

（4）毒性反应：正常孕妇血清镁离子浓度为 0.75～1mmol/L，治疗有效浓度为 1.8～3mmol/L，若血清镁离子浓度超过 3.5mmol/L 即可发生镁中毒。首先表现为膝反射减弱或消失，继之出现全身肌张力减退、呼吸困难、复视、语言不清，严重者可出现呼吸肌麻痹，甚至呼吸停止、心脏停搏，危及生命。

（5）注意事项：用药前及用药过程中应注意以下事项：定时检查膝反射是否减弱或消失；呼吸每分钟不少于 16 次；尿量每 24 小时不少于 400ml，每小时不少于 17ml；治疗时须备钙剂作为解毒剂。镁离子中毒时停用硫酸镁并缓慢（5～10min）静脉推注 10% 葡萄糖酸钙 10ml。如孕妇同时合并肾功能不全、心肌病、重症肌无力等，或体重较轻者，则硫酸镁应慎用或减量使用。条件许可，用药期间可监测血清镁离子浓度。

4. 降压药物 降压药物选择的原则：对胎儿无毒副作用，不影响心搏出量、肾血流量及子宫胎盘灌注量，不致血压急剧下降或下降过低。

降压治疗的目的是：预防心脑血管意外等严重母胎并发症。收缩压≥160mmHg 和（或）舒张压≥110mmHg 的患者应降压治疗。妊娠前已用降压药治疗的孕妇应继续降压治疗。降压过程力求下降平稳。

常用的口服降压药物有：拉贝洛尔、硝苯地平短效或缓释片。如口服药物血压控制不理想，可使用静脉用药，常用有拉贝洛尔、尼卡地平。孕期一般不使用利尿剂降压，以防血液浓缩、有效循环血量减少和高凝倾向。硫酸镁不可作为降压药使用。妊娠中晚期禁止使用血管紧张素转换酶抑制剂（ACEI）和血管紧张素Ⅱ受体拮抗剂（ARB）。

（1）拉贝洛尔（labetolol）：为 α、β肾上腺素受体阻断剂，显效快，降低血压但不影响肾及胎盘血流量，不引起血压过低或反射性心动过速。用法：50～150mg 口服，3～4 次/d，最大剂量 240mg/d，或盐酸拉贝洛尔 20mg 静脉注射，10 分钟后剂量加倍，最大单次剂量 80mg，直到血压被控制，最大剂量 220mg/d。副反应为头皮刺痛及呕吐。

（2）硝苯地平（nifedipine）：二氢吡啶类钙通道阻滞剂，可解除外周血管痉挛，使全身血管扩张，血压下降，由于其降压作用迅速，目前不主张舌下含化。用法：10mg 口服，每日 3～4 次，24 小时总量不超过 60mg，缓释片 30mg 口服，1～2 次/d。其副反应为心悸、头痛，与硫酸镁有协同作用。

（3）尼莫地平（nimoldipine）：亦为钙通道阻滞剂，其优点在于可选择性的扩张脑血管。用法：20～40mg 口服，每日 2～3 次；静脉滴注：20～40mg 加入 5% 葡萄糖 250ml，每日 1 次，每日总量不超过 360mg，该药副反应为头痛、恶心、心悸及颜面潮红。

（4）尼卡地平（nicardipine）：二氢吡啶类钙通道阻滞剂。用法：口服初始剂量 20～40mg，3 次/d。静脉滴注：1mg/h 起，根据血压变化每 10 分钟调整剂量。

（5）甲基多巴（methyldopa）：可兴奋血管运动中枢的 α 受体，抑制外周交感神经而降低血压，妊娠期使用效果好。用法：250mg 口服，每日 3 次。其副作用为嗜睡、便秘、口干、心动过速。

（6）酚妥拉明（phentolamine）：为 α 肾上腺素能受体阻滞剂。用法：10～20mg 溶于 5% 葡萄糖溶液 100～200ml，以 10μg/min 的速度开始静脉滴注，应根据降压效果调整滴注剂量。

（7）硝酸甘油（nitroglycerin）：作用于氧化亚氮合酶，可同时扩张静脉和动脉，降低心脏前、后负荷，主要用于合并急性心功能衰竭和急性冠状动脉综合征时的高血压急症的降压治疗。起始剂量 5～10μg/min 静脉滴注，每 5～10 分钟增加滴速至维持剂量 20～50μg/min。

（8）硝普钠（sodium nitroprusside）：强效血管扩张剂，扩张周围血管使血压下降。由于药物能迅速通过胎盘进入胎儿体内，并保持较高浓度，其代谢产物（氰化物）对胎儿有毒性作用。妊娠期仅适用于其他降压药物应用无效的高血压危象孕妇。用法为 50mg 加入 5% 葡萄糖注射液 1000ml 内，缓慢静脉滴注。产前应用时间不宜超过 4 小时。用药期间应严密监测血压及心率。

5. 谨慎扩容 子痫前期孕妇需要限制补液量以避免肺水肿。除非有严重的液体丢失（如呕吐、腹泻、分娩失血）使血液明显浓缩，血容量相对不足或高凝状态者，通常不推荐扩容治疗。扩容疗法可增加血管外液体量，导致一些严重并发症的发生，如心功能衰竭、肺水肿等。子痫前期孕妇出现少尿如无肌酐水平升高，不建议常规补液，持续性少尿不推荐应用多巴胺或呋塞米。

6. 利尿治疗 子痫前期患者血液浓缩、有效循环血量减少和高凝状态，不能常规应用利尿剂。仅当患者出现全身性水肿、肺水肿、脑水肿、肾功能不全、急性心力衰竭时，可酌情使用呋塞米等快速利尿剂。甘露醇主要用于脑水肿，该药属高渗性利尿剂，患者心衰或潜在心衰时禁用。严重低蛋白血症有腹腔积液者应补充白蛋白后，再应用利尿剂。

7. 镇静药物的应用 应用镇静药物的目的是缓解孕产妇的精神紧张、焦虑症状，改善睡眠，预防并控制子痫。

（1）地西泮（diazepam）：2.5～5.0mg/次，口服，2～3 次/d，或者睡前服用；必要时地西泮 10mg 肌内注射或静脉注射（>2min）。

（2）苯巴比妥：镇静时口服剂量为 30mg/次，3 次/d。控制子痫时肌内注射 0.1g。

（3）冬眠合剂：冬眠合剂由氯丙嗪（50mg）、哌替啶（100mg）和异丙嗪（50mg）3 种药物组成，通常以 1/3～1/2 量肌内注射，或以半量加入 5% 葡萄糖溶液 250ml 静脉滴注。由于氯丙嗪可使血压急剧下降，导致肾及胎盘血流量降低，不仅对孕妇及胎儿肝脏有一定损害，也可抑制胎儿呼吸，故仅应用于硫酸镁控制抽搐效果不佳者。

8. 纠正低蛋白血症 严重低蛋白血症伴腹水、胸水或心包积液者，应补充白蛋白或血浆，同时注意配合应用利尿剂及严密监测病情变化。

9. 促胎肺成熟 孕周<34 周并预计在 1 周内分娩的子痫前期孕妇，均应接受糖皮质激素促胎肺成熟治疗。用法：地塞米松 6mg，肌内注射，每 12 小时 1 次，连续 4 次；或倍他米松 12mg，肌内注射，每天 1 次，连续 2 天。

10. 适时终止妊娠 终止妊娠是子痫前期唯一有效的治疗措施。

（1）终止妊娠的时机：①妊娠期高血压、无严重表现子痫前期患者可期待治疗至 37 周终止妊娠。②子痫前期伴严重表现患者：妊娠<24 周经治疗病情不稳定者建议终止妊娠；妊娠 24～28 周根据母胎情况及当地母儿诊治能力决定是否期待治疗；妊娠 28～34 周，如病情不稳定，经积极治疗 24～48 小时病情仍加重，促胎肺成熟后终止妊娠；如病情稳定，可以考虑继续期待治疗，并建议提前转至早产儿救治能力较强的医疗机构；妊娠≥34 周患者应考虑终止妊娠。③子痫：子痫控制且病情稳定，应尽快终止妊娠。④妊娠合并慢性高血压：可期待治疗至 38 周终止妊娠。⑤慢性高血压并发子痫前期：伴严重表现子痫前期，≥34 周则终止妊娠；无严重表现子痫前期，37 周终止妊娠。

（2）蛋白尿及其程度虽不能单一作为终止妊娠的指征，却是综合性评估的重要因素之一，需注意母儿整体状况的评估：如评估母体低蛋白血症、伴发腹水和（或）胸水的严重程度及心肺功能，评估伴发存在的母体基础疾病如系统性红斑狼疮、肾脏疾病等病况，与存在的肾功能受损和其他器官受累情况综合分析，确定终止妊娠时机。

（3）终止妊娠的方式：妊娠期高血压疾病患者，如无产科剖宫产指征，原则上考虑阴道试产。但如果不能短时间内阴道分娩、病情有可能加重，可考虑放宽剖宫产的指征。

（4）分娩期间的注意事项：①注意观察自觉症状变化；②监测血压并应继续降压治疗，应将血压控制在<160/110mmHg；③监测胎心变化；④积极预防产后出血；⑤产时不可使用麦角新碱类药物。

11. 产后处理 产后子痫多发生于产后 24 小时直至 10 日内，故产后不应放松子痫的预防。伴严重表现子痫前期患者产后应继续使用硫酸镁 24～48 小时，预防产后子痫的发生。

子痫前期患者产后 3～6 天是产褥期血压高峰期，高血压、蛋白尿等症状仍可能反复出现甚至加重，因此，此期间仍应每天监测血压及尿蛋白。如血压≥160/110mmHg 应继续给予降压治疗。产后新发高血压伴头痛或视力模糊，建议给予硫酸镁治疗，降压药物控制血压。哺乳期可继续应用产前使用的降压药物，禁用 ACEI 和 ARB（卡托普利、依那普利除外）。患者在重要脏器功能恢复正常后方可出院。

12. 子痫处理 子痫是妊娠期高血压疾病最严重的阶段，是妊娠期高血压疾病导致母儿死亡的最主要原因，应积极处理。处理原则：控制抽搐，纠正缺氧和酸中毒，控制血压，抽搐控制后终止妊娠。

（1）紧急处理：防止误吸，开放呼吸道，建立静脉通道，维持呼吸和循环稳定。

（2）控制抽搐：25% 硫酸镁 20ml 加入 10% 葡萄糖 20ml 静脉推注（15～20 分钟），继之以 2～3g/h 静脉滴注，维持血镁浓度，同时应用有效镇静药物，控制抽搐；20% 甘露醇 250ml 快速静脉滴注降低颅压。

（3）血压过高时给予降压药。

（4）纠正缺氧和酸中毒：吸氧，适时给予 4% 碳酸氢钠纠正酸中毒。

（5）终止妊娠：抽搐控制后即可考虑终止妊娠。

（6）护理：保持环境安静，避免声、光、触动等刺激诱发抽搐；吸氧；用缠以纱布的压舌板，置于上下磨牙之间，以防咬伤舌头；防止跌落；严密监测血压、脉搏、呼吸、体温、神志及尿量（记出入量）等。

（7）密切观察病情变化：定时定期作尿常规、血生化、眼底、心电图、凝血系统等，及时发现胎盘早剥、心力衰竭、肺水肿、HELLP 综合征、DIC、脑出血及急性肾衰竭，并采取积极的相应处理。

七、预测和预防

子痫前期的预测对早防早治，降低母胎死亡率有重要意义，但孕妇血清生化指标和子宫动脉多普勒血流检测的预测价值均不确定，因此目前尚无有效、可靠和经济的预测方法。

对低危人群目前尚无有效的预防方法。对高危人群可能有效的预防措施有：①适度锻炼：妊娠期应适度锻炼合理安排休息，以保持妊娠期身体健康；②合理饮食：妊娠期不推荐严格限制盐的摄入，也不推荐肥胖孕妇限制热量摄入；③补充钙剂：低钙饮食（摄入量<600mg/d）的孕妇建议补钙，正常钙摄入的高危孕妇推荐预防性补充钙剂，每日口服 1.5～2g；④阿司匹林抗凝预防：12 周开始每日小剂量（60～80mg/d）阿司匹林治疗，直至分娩。

［附］HELLP 综合征

HELLP 综合征（hemolysis，elevated liver enzymes and low platelets syndrome，HELLP syndrome）是以溶血、肝酶升高及血小板减少为特点，可以是妊娠期高血压疾病的严重并发症，也可以发生在无血压升高或血压升高不明显、或者没有蛋白尿的情况下，可以发生在子痫前期临床症状出现之前。多数发生在产前。典型症状为全身不适、右上腹疼痛、体重骤增、脉压增大。少数孕妇可有恶心、呕吐等消化系统表现，但高血压、蛋白尿表现不典型。确诊主要依靠实验室检查。

一、病因与发病机制

本病的主要病理改变与妊娠期高血压疾病相同，如血管痉挛、血管内皮损伤、血小板聚集与消耗、纤维蛋白沉积和终末器官缺血等，但发展为 HELLP 综合征的启动机制尚不清楚。

HELLP 综合征的发生可能与自身免疫机制有关，研究表明该病患者血中补体被激活，过敏毒素、C3a、C5a 及终末 C5b～9 补体复合物水平升高，可刺激巨噬细胞、白细胞及血小板合成血管活性物质，使血管痉挛性收缩，内皮细胞损伤引起血小板聚集、消耗，导致血小板减少、溶血及肝酶升高。

二、临床表现

常见主诉是右上腹疼痛、恶心、呕吐、全身不适等非特异性症状，少数可有轻度黄疸，查体可发现右上腹或上腹肌紧张，体重显著增加、水肿。如凝血功能障碍严重可出现血尿、消化道出血。多数患者有重度妊娠期高血压疾病的基本特征，约 20% 患者血压正常或轻度升高，15% 孕妇可既无高血压也无明显的蛋白尿。

本病可发生于妊娠中期至产后数日的任何时间，70% 以上发生于产前，产后发生 HELLP 综合征伴肾衰竭和肺水肿危险性更大。

三、诊断

1. **血管内溶血**　外周血涂片见破碎红细胞、球形红细胞，胆红素≥20.5μmmol/L（即 1.2mg/dl），血清结合珠蛋白<250mg/L。

2. **肝酶升高**　ALT≥40U/L 或 AST≥70U/L，LDH 水平升高。

3. **血小板减少**　血小板计数<100×10⁹/L。

LDH 升高和血清结合珠蛋白降低是诊断 HELLP 综合征的敏感指标，常在血清未结合胆红素升高和血红蛋白降低前出现。

HELLP 综合征应注意与血栓性疾病、血栓性血小板减少性紫癜、溶血性尿毒症性综合征、妊娠期急性脂肪肝等鉴别。

四、治疗

HELLP 综合征必须住院治疗。在按子痫前期治疗的基础上，其他治疗措施包括：

1. **有指征地输注血小板和使用肾上腺皮质激素**　①血小板计数$>50×10^9$/L 且不存在过度失血或血小板功能异常时，不建议预防性输注血小板或剖宫产术前输注血小板；②血小板计数$<50×10^9$/L 可考虑肾上腺皮质激素治疗；③血小板计数$<50×10^9$/L 且迅速下降或者存在凝血功能障碍时应考虑备血，包括血小板；④血小板计数$<20×10^9$/L 时阴道分娩前强烈建议输注血小板，剖宫产前建议输注血小板。

2. **适时终止妊娠**　①时机：孕龄≥32 周或胎肺已成熟、胎儿窘迫、先兆肝破裂及病情恶化者，应立即终止妊娠；病情稳定、妊娠<32 周、胎肺不成熟及胎儿情况良好者，应考虑对症处理、延长孕周，实时终止妊娠。②分娩方式：HELLP 综合征患者可酌情放宽剖宫产指征。③麻醉：血小板计数$>75×10^9$/L，如无凝血功能障碍和进行性血小板计数下降，首选区域麻醉。

（孙丽洲）

学习小结

　　妊娠期高血压疾病病因尚未明确，目前认为与胎盘血管重铸障碍、血管内皮细胞受损、免疫失衡、遗传因素等有关。妊娠期高血压疾病分为五类：妊娠期高血压、子痫前期、子痫、慢性高血压合并妊娠，慢性高血压并发子痫前期。其中子痫前期分为无严重表现子痫前期和伴严重表现子痫前期。临床上根据病史、血压、蛋白尿及辅助检查等可作出诊断。子痫前期的治疗包括降压、硫酸镁预防子痫、镇静等，密切监测母胎情况，适时终止妊娠。重视降压和硫酸镁治疗的指征。注意把握妊娠期高血压疾病终止妊娠时机。期待治疗期间出现需要终止妊娠的指征，应及时终止妊娠。子痫处理原则为控制抽搐并尽快终止妊娠。HELLP 综合征是以溶血、肝酶升高及低血小板计数为特点，应尽快终止妊娠。

复习思考题

1. 妊娠期高血压疾病的临床表现及分类。
2. 子痫前期的治疗原则。
3. 妊娠期高血压疾病应用降压药物的指征及选择药物的原则。
4. 子痫前期治疗时应用硫酸镁的注意事项。

第五节　前置胎盘

学习目标

掌握	前置胎盘临床分型、临床表现和诊断。前置胎盘的治疗。
熟悉	前置胎盘的病因和高危因素。

孕妇，27 岁，已婚，孕 3 产 0。停经 32 周，无痛性反复阴道流血 5 天。产科检查：骨盆外测量正常范围，宫高 30cm，腹围 97cm，先露臀，胎方位 LSA，先露浮，胎心 132 次 /min，无宫缩，耻骨联合上方听到胎盘杂音。该病人应考虑何种疾病，下一步如何处理？

妊娠 28 周以后，胎盘附着于子宫下段，胎盘下缘甚至达到或覆盖宫颈内口，其位置低于胎先露部，称为前置胎盘（placenta previa）。前置胎盘是妊娠晚期出血最常见的原因，且易并发产后出血，严重威胁母儿生命安全，其发生率国内约为 0.24%～1.57%，国外报道为 0.3%～0.5%。

一、前置胎盘的病因

前置胎盘发病原因尚不清楚，可能与下列因素有关：

1. 子宫内膜病变或损伤　刮宫、剖宫产史、子宫肌瘤剥除史、高龄、辅助生殖技术等是前置胎盘的高危因素。子宫内膜炎和子宫内膜损伤，使子宫蜕膜发育不良，孕卵植入后血液供应不足，刺激胎盘不断扩大面积，形成前置胎盘。

2. 受精卵发育迟缓　当受精卵到达子宫腔时，因其滋养层发育延迟尚未具有着床能力，继续向下游走而着床于子宫下段。

3. 胎盘异常　双胎妊娠和红细胞增多症引起胎盘面积扩大、副胎盘等均可延伸至子宫下段，形成前置胎盘。

二、前置胎盘的分类

根据胎盘下缘与宫颈内口的不同关系，将前置胎盘分为 4 种类型：完全性前置胎盘、部分性前置胎盘、边缘性前置胎盘和低置胎盘（图 5-3）。

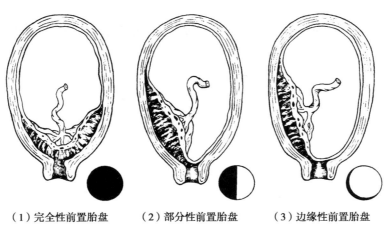

（1）完全性前置胎盘　　（2）部分性前置胎盘　　（3）边缘性前置胎盘

图 5-3　前置胎盘的类型

1. **完全性前置胎盘**（total placenta praevia）　又称中央性前置胎盘（central placenta praevia），胎盘组织完全覆盖宫颈内口。

2. **部分性前置胎盘**（partial placenta praevia）　胎盘组织覆盖部分宫颈内口。

3. **边缘性前置胎盘**（marginal placenta praevia）　胎盘附着于子宫下段、边缘达到宫颈内口但未超越。

4. **低置胎盘**（low-lying placenta）　胎盘附着于子宫下段，胎盘边缘距宫颈内口小于 2cm。

上述分类反映了病情的轻重,对制订治疗方案至关重要。由于宫颈管消失、宫口扩张等原因,胎盘边缘与宫颈内口的关系可随孕周和产程的不同时期而改变。目前临床上以处理前最后一次检查结果来确定其分类。

相关链接

凶险性前置胎盘(pernicious placenta previa):既往有剖宫产史或子宫肌瘤剥除史,此次妊娠为前置胎盘,且胎盘附着于原子宫瘢痕部位者,常伴有胎盘植入,可引起致命性大出血。随着剖宫产率的上升,凶险性前置胎盘发生率也相应上升,对母儿的危害越来越受到重视。

三、前置胎盘的临床表现

(一)症状

妊娠晚期或临产后发生的无诱因、无痛性、反复发作的阴道流血是前置胎盘的典型症状。阴道流血是由于妊娠晚期或临产后,随着宫颈管展平、扩张,子宫下段逐渐伸展,附着在子宫下段及宫颈内口上的胎盘不能相应地随之扩展,胎盘前置部分与其附着处之间发生错位、分离,血窦破裂出血。前置胎盘出血前无明显诱因,初次出血量一般不多,剥离处血液凝固可暂时止血。随着子宫下段继续伸展,剥离部分逐渐扩大,故可多次反复出血,出血量多少不一,间隔时间愈来愈短。前置胎盘发生出血的时间早晚、长短,出血量的多少、间隔时间、发作的次数与其类型有关。完全性前置胎盘初次出血时间早且出血量多,妊娠28周左右即可有出血,有时一次大出血便可导致病人休克,危及母儿生命;低置胎盘出血较迟,多在妊娠晚期或临产后,出血量也较少。

(二)体征

1. 全身情况 病人一般情况与出血量、出血速度和持续时间有关,短时间内大量出血者面色苍白、血压下降甚至休克;反复出血者可出现贫血,贫血程度与失血量成正比。

2. 腹部检查 子宫软,无压痛,胎位、胎心音清楚,大小与妊娠周数相符。反复出血或者一次性出血量过多,可引起胎儿窘迫,甚至胎死宫内。由于胎盘附着在子宫下段,影响先露入盆,易并发胎位异常。当前置胎盘附着于子宫前壁时,可在耻骨联合上方听到胎盘杂音。临产时检查见宫缩为阵发性,间歇期子宫完全松弛。

四、前置胎盘的诊断

(一)症状与体征

典型症状是妊娠晚期或临产时,发生无诱因、无痛性反复阴道流血。病人一般情况与出血量有关,大量出血呈现面色苍白、脉搏增快微弱、血压下降等休克表现。腹部检查:子宫软,无压痛,大小与妊娠周数相符。

(二)辅助检查

1. 阴道检查 前置胎盘病人禁肛门检查,肛门检查既不能明确诊断,又可能刺激宫缩、扩大胎盘剥离面。检查目的为明确前置胎盘、决定分娩方式。阴道检查虽可获得正确诊断,但有引起致命性大出血的危险,故应严格掌握指征,仅限于决定终止妊娠前进行。检查前必须作好输液、输血及剖腹手术的一切准备。阴道检查方法为:严格消毒外阴后,小心窥视阴道及宫颈,可用示指、中指轻扪宫颈周围阴道穹窿部,感觉子宫下段与胎头间有无较厚的胎盘样组织。一般不作颈管内指诊。若检查时发生大出血,应立即改行剖宫产,低置胎盘病人阴道触及羊膜囊者可考虑立即行人工破膜,以诱发宫缩并促进胎头下降压迫胎盘止血。自采用超声检查后,已很少行阴道检查。

2. **超声检查** 超声检查能较清楚地看到子宫壁、胎头、宫颈和胎盘的位置,并根据胎盘边缘与子宫颈内口的关系可以进一步明确前置胎盘的类型。对于胎盘定位的超声检查有经腹部超声和经阴道超声,经腹部超声诊断前置胎盘的假阳性率达到 25%;而经阴道超声诊断前置胎盘准确性更高,假阳性率低于 2.5%,所以对于怀疑胎盘位置异常的孕妇均建议进行阴道超声明确诊断。

超声诊断前置胎盘需注意妊娠周数,由于胎盘覆盖宫腔的面积在妊娠中期约为 1/2,至妊娠晚期为 1/3 或 1/4,可能是由于子宫下段形成增加了宫颈内口与胎盘边缘之间的距离,原附着在子宫下段的胎盘可随宫体上移而改变为正常位置胎盘。目前许多学者认为,对于妊娠中期超声检查发现胎盘前置者,可称其为胎盘前置状态。

3. **磁共振(MRI)** 怀疑合并胎盘植入者,可采用 MRI,有助于了解胎盘植入子宫肌层的深度及是否侵及膀胱等,对凶险性前置胎盘的诊断更有帮助。

五、前置胎盘的鉴别诊断

前置胎盘主要应与轻型胎盘早剥、帆状胎盘附着、前置血管破裂、胎盘边缘血窦破裂及宫颈病变相鉴别。

六、对母儿的影响

(一)对母体的影响

1. **产后出血** 由于前置胎盘附着的子宫下段平滑肌含量低、收缩力差,既不能使附着于此处的胎盘完全剥离,又不能有效收缩压迫血窦而止血,并且对于宫缩剂的反应比较差,故常发生产后出血,且量多、难以控制。

2. **产褥感染** 反复多次阴道流血常致产妇贫血、抵抗力下降,且胎盘剥离面距离阴道较近,细菌易经阴道上行侵入胎盘剥离面,发生产褥感染。

3. **胎盘植入** 部分前置胎盘子宫下段蜕膜发育不良,胎盘绒毛穿透底蜕膜侵入子宫肌层形成植入性胎盘,致胎盘剥离不全而发生产后出血。

(二)对胎儿及新生儿的影响

1. **早产** 早产也是前置胎盘对围产儿最常见的影响,早产儿存活率低,并发症多。

2. **胎位异常** 前置胎盘孕妇臀位等胎位异常明显增加。

3. **胎儿急性窘迫和围产儿死亡** 短时间内急剧、大量失血会导致胎儿窘迫甚至胎死宫内;另外,前置胎盘合并帆状胎盘或血管前置发生率增加,也增加围产儿死亡的风险。

七、前置胎盘的处理

应根据前置胎盘的类型、出血量多少、有无休克、孕周、产次、胎位、胎儿存活情况、是否临产、宫口开大程度等全面考虑,综合做出决定。

(一)期待治疗

适用于阴道流血量不多、全身情况好、妊娠<34 周、胎儿存活而估计胎儿体重<2000g 的病人。在确保母亲安全的前提下,尽可能延长孕周,以提高围生儿存活率。

1. 阴道出血期间注意休息、预防感染、减少活动量;适当给予地西泮等镇静剂,保持心态平静;禁止肛门检查和不必要的阴道检查。

2. 加强母儿监测，严密观察阴道流血量，监护胎儿宫内情况。

3. 纠正孕妇贫血状况，维持正常的血容量，适当输血，使血红蛋白含量在 110g/L 以上，红细胞比容 ≥0.30。

4. 抑制子宫收缩药物 使用宫缩抑制剂以阻止因宫缩导致的胎盘与子宫肌壁分离错位，常用利托君、硫酸镁等。

5. 促胎肺成熟 估计孕妇近日需终止妊娠者，若胎龄<34 周，应促胎肺成熟，常用地塞米松，6mg 肌肉注射，每 12 小时 1 次，连用 2 天，有利于减少新生儿呼吸窘迫综合征的发生。

（二）终止妊娠

1. 终止妊娠时机

（1）紧急终止妊娠：出现大出血甚至休克，为挽救孕妇生命，应果断终止妊娠。无需考虑胎儿情况。在期待治疗过程中，若出现胎儿宫内窘迫等产科指征，胎儿已可存活，可行急诊手术。临产后诊断前置胎盘，出血量较多，估计短时间内不能分娩者，也选择急诊剖宫产终止妊娠。

（2）择期终止妊娠：对于无症状的前置胎盘合并胎盘植入者可于 34～35^{+6} 周终止妊娠。无症状的完全性前置胎盘，妊娠达 36～37^{+6} 周可考虑终止妊娠。边缘性前置胎盘满 38 周可考虑终止妊娠。部分性前置胎盘应根据胎盘遮盖宫颈内口情况适时终止妊娠。

2. 终止妊娠的方式

（1）剖宫产术：是处理前置胎盘相对安全有效的手段，可短时间内娩出胎儿，减少胎儿创伤，直视下处理产后出血，达到迅速止血的目的，对母儿均相对安全。

前置胎盘剖宫产应重视以下问题：①准备：术前积极纠正贫血，充分备血，做好处理产后出血和抢救新生儿的准备。②切口：应尽量避开胎盘附着部位。不能避免者，快速胎盘打洞取出胎儿。③止血：胎儿娩出后立即子宫肌壁注射宫缩剂，如缩宫素(10～20U)；如出血仍然较多时，可选用麦角新碱、前列腺素如卡前列素氨丁三醇注射液等；如果药物治疗效果不佳，可应用保守性手术治疗方法如子宫动脉结扎、子宫压迫缝合术、宫腔填塞等。经过上述处理，活动性出血无法纠正，应充分向病人及家属沟通并果断行子宫切除术，挽救生命。④前置胎盘剖宫产时，常常会在手术后发生大量阴道流血，故宜密切关注。

（2）经阴道分娩：适用于边缘性前置胎盘及低置胎盘的病人，出血不多、枕先露、估计短时间内能结束分娩者。其具体方法为先行人工破膜，使先露部下降压迫胎盘前置部位而止血，并可促进子宫收缩加快产程。如破膜后胎先露下降不理想，仍有出血或产程进展不顺利，应立即改行剖宫产术。

3. 预防产后出血及感染 胎儿娩出后及早使用宫缩剂；产时产后给予抗生素预防感染。并注意纠正贫血。

4. 紧急情况转运的处理 在反复出血或阴道流血多，而当地医院无处理条件的情况下，应充分评估母儿情况，建立静脉通道，在输血输液、止血、抑制宫缩的条件下，立即送附近具备治疗条件的医院。

［附］胎盘植入

正常胎盘绒毛侵蚀并植入子宫内膜，但不植入子宫肌层。如果各种原因如刮宫、剖宫产等造成子宫内膜受损时，绒毛可附着到子宫肌层，严重的可植入到子宫肌层里甚至穿透肌层，称为胎盘植入。

一、分类

1. **粘连性胎盘**（placenta accreta） 子宫底蜕膜缺损，绒毛直接和子宫肌层接触；常常需要进行人工剥离胎盘。

2. **植入性胎盘**（placenta increta） 绒毛侵入部分子宫肌层，植入部分不能自行剥离。

3. **穿透性胎盘**（placenta percreta） 绒毛侵入子宫肌层并穿透子宫肌壁直达浆膜，常可造成子宫破裂。

二、诊断

1. **高危因素**　如瘢痕子宫、前置胎盘、多次刮宫等，容易发生胎盘粘连或植入。

2. **血清生化学指标**　目前尚无明确生物化学手段来诊断凶险性前置胎盘。

3. **超声检查**　超声检查是产前诊断胎盘粘连或植入的主要手段，如：胎盘后低回声区消失、胎盘内出现"干酪"样无回声区、广泛性或者局灶性胎盘实质内腔隙血流等。

4. **磁共振（MRI）检查**　MRI并不优于超声检查，但对于位于子宫后壁的前置胎盘伴胎盘植入，MRI检查具有一定优势，且可用于胎盘植入的辅助诊断。

三、胎盘植入的处理

胎盘植入病情比较凶险，对于出血汹涌并且无法控制的产妇，子宫切除是治疗胎盘植入的主要方法；但对于出血不多的产妇，保守性治疗也是一项有效的方法。

1. **药物治疗**　常用药物有 MTX，5-FU，米非司酮（RU-486），天花粉及中药等。MTX在临床应用最多，用药方案有 1mg/kg 单次给药或 20mg/d，连续 5～7 天为一个疗程，根据血 β-hCG、彩色多普勒超声下胎盘血流和大小变化，决定是否再次给药。同时应给予加强宫缩及抗感染治疗。

2. **介入治疗**　选择性髂内动脉栓塞，可以降低保守治疗过程中出血风险。

（刘兴会）

学习小结

前置胎盘是产科常见并发症，是产前和产后出血的主要原因之一。子宫内膜受损或缺陷是前置胎盘主要病因。无痛性、无诱因、反复阴道流血是其主要临床表现，超声是诊断的主要手段。对孕周小、母儿情况稳定的前置胎盘，可进行期待治疗。剖宫产是终止妊娠的主要手段，分娩时重点是预防和治疗产后出血。

复习思考题

1. 前置胎盘的分型。
2. 前置胎盘对母儿的影响。
3. 前置胎盘期待治疗的原则。

第六节　胎盘早剥

学习目标

掌握	胎盘早剥病理和临床分型、临床表现和诊断。胎盘早剥的治疗。
熟悉	胎盘早剥的病因。

　　孕妇，30 岁，已婚，孕 1 产 0。妊娠 38 周，孕期定期产检未见明显异常。自诉当天外出不慎摔倒，腹部着地，继之出现持续性下腹部坠胀伴阴道流血，量多于月经量，休息后无好转。心率 92 次 /min，血压 110/63mmHg。产科检查：骨盆外测量正常范围，宫高 32cm，腹围 107cm，先露臀，胎方位 LSP，先露浮，胎心 122 次 /min，子宫张力较大，压痛明显。该病人应考虑何种疾病，下一步如何处理？

　　妊娠 20 周后或分娩期，正常位置的胎盘在胎儿娩出前部分或全部从子宫壁剥离，称为胎盘早剥（placental abruption）。国内发生率约为 0.46% ~ 2.1%，国外平均为 1% ~ 2%，是妊娠晚期严重并发症。由于起病急，进展快，诊治不及时将危及母儿生命，围生儿死亡率达 200‰ ~ 350‰。

一、胎盘早剥的病因

　　确切原因和发病机制尚不清楚，可能与以下情况有关：

（一）血管病变

　　孕妇患子痫前期、慢性肾脏疾病、慢性高血压或继发的全身血管病变（如妊娠合并严重糖尿病、自身免疫性疾病等）时，胎盘早剥发生率增高。可能是由于底蜕膜螺旋小动脉痉挛或硬化，引起远端毛细血管变性坏死，甚至破裂出血，血液流至底蜕膜层与胎盘之间形成血肿，致使胎盘与子宫壁分离。

（二）机械性因素

　　外伤尤其是腹部受到直接撞击或挤压；脐带过短或因脐带缠绕导致脐带相对过短时，临产后胎儿下降牵拉脐带造成胎盘早剥；羊膜腔穿刺时刺破前壁胎盘附着处，血管破裂出血引起胎盘剥离。

（三）宫腔内压力骤减

　　羊水过多突然破膜或双胎第一胎儿娩出过快，宫腔内压力突然降低，宫腔体积缩小，胎盘与子宫壁发生剥离错位。

（四）子宫静脉压突然升高

　　妊娠晚期或临产后，孕妇长时间仰卧位，增大的子宫压迫下腔静脉，回心血量减少，使得子宫静脉淤血，蜕膜静脉床淤血或破裂，形成胎盘后血肿，导致部分或全部胎盘剥离。

（五）其他

　　近年发现吸烟、滥用可卡因、孕妇代谢异常、血栓前状态以及子宫肌瘤（尤其是胎盘附着部位的肌瘤），与胎盘早剥发生有关。另外，胎盘早剥病史的孕妇再发胎盘早剥的危险性比无胎盘早剥病史者高 10 倍。

二、胎盘早剥的病理生理

　　胎盘早剥的主要病理变化是底蜕膜出血，在子宫壁与胎盘母体面之间形成血肿，使胎盘从附着处分离。按照病理类型，胎盘早剥可以分为显性、隐性和混合性 3 种。若出血少、剥离面小，血液随即凝固，临床上可无明显征象，只是在胎盘娩出后进行检查时，发现在母体面有血凝块和压迹。当蜕膜内出血增加，血肿逐渐增大时，胎盘剥离面亦不断扩大，血液冲开胎盘边缘，沿胎膜与子宫壁之间经宫颈向外流出，称为显性剥离（revealed abruption）或外出血。如血肿未将胎盘边缘冲开，或先露固定于骨盆入口，使血液积聚在胎盘与子宫壁之间，形成胎盘后血肿，称为隐性剥离（concealed abruption）或内出血。如出血未止，胎盘后积血越积越多，宫底随着升高，血液最终冲开胎盘边缘向外流出或偶有出血穿破胎膜溢入羊水中成为血性羊水，这种兼有内外出血者又称为混合性出血（mixed bleeding）（图 5-4）。

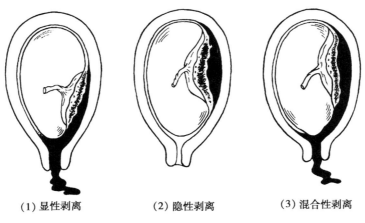

| (1) 显性剥离 | (2) 隐性剥离 | (3) 混合性剥离 |

图 5-4 胎盘早剥的类型

胎盘早剥发生内出血，血液积聚于胎盘与子宫壁之间，随着胎盘后血肿压力的增加，血液渗入子宫肌层，造成肌纤维分离、变性及坏死，当血液浸及浆膜层时子宫表面出现紫蓝色瘀斑，在胎盘附着处特别显著，甚或累及全子宫，称为子宫胎盘卒中（uteroplacental apoplexy）。子宫肌层由于血液浸润，收缩不良或完全丧失收缩功能，引起严重产后出血。有时渗血还可延及阔韧带以及输卵管系膜，严重时渗血甚至可经输卵管流入腹腔。

有些严重的胎盘早剥病例，由于剥离处的胎盘绒毛和蜕膜组织损伤释放大量凝血活酶，进入母体血循环，激活凝血系统导致弥散性血管内凝血（DIC），造成难以控制的产后出血及全身脏器损伤，危及产妇生命。

此外，对胎儿影响与胎盘剥离面大小有关，胎盘剥离面愈大对胎儿危害愈大，若胎盘剥离面超过 1/2，胎儿往往缺氧死亡。

三、胎盘早剥的临床表现

胎盘早剥的典型症状是妊娠晚期突发腹部持续性疼痛，伴或不伴有阴道出血。

我国《胎盘早剥的临床诊断与处理规范》将胎盘早剥分为 4 级，见表 5-4。

表 5-4 胎盘早剥的分级

分级	临床特征
0 级	胎盘后有小血凝块，但无临床症状
I 级	阴道出血；可有子宫压痛和子宫强直性收缩；产妇无休克发生，无胎儿宫内窘迫发生
II 级	可能有阴道出血；产妇无休克；有胎儿宫内窘迫发生
III 级	可能有外出血；子宫强直性收缩明显，触诊呈板状； 持续性腹痛，产妇发生失血性休克，胎儿死亡； 30% 产妇有凝血功能指标异常

然而在临床工作中，常根据症状体征对胎盘早剥进行分型处理。轻型胎盘早剥仅表现为少量阴道出血而没有其他不适主诉，通常剥离面积不超过 1/3，无明显腹部体征，有宫缩间隙，胎心率正常，症状与临产后见红相似，一般在分娩后检查胎盘时才作出诊断，相当于胎盘早剥分级中的 0~I 级。重型胎盘早剥可有典型的表现，大量阴道出血伴有持续性腹痛，胎盘剥离面积超过 1/3，若为后壁胎盘早剥可表现为胎盘后隐性出血、持续性背痛，阴道出血量不多，但病人有明显的贫血貌及失血性休克表现，常有胎心异常，此时相当于胎盘早剥分级中的 II~III 级。因此，不能把阴道出血量作为病情严重程度的指标。腹部检查可有子宫压痛，张力增高，没有宫缩间隙，宫底随胎盘后血肿增大而上升。但若为后壁胎盘，则腹部体征不

明显。胎盘剥离面积大于 1/2 时，多存在胎儿宫内窘迫，甚至胎儿死亡。

四、辅助检查

（一）超声检查

超声检查胎盘早剥的图像受病程影响而多样化，可见胎盘异常增厚；胎盘与子宫壁之间出现液性暗区，即胎盘后血肿，超声检查阴性不能完全排除胎盘早剥，产前超声诊断胎盘早剥率大约只有 25%。胎盘绒毛膜板向羊膜腔突出，提示胎盘后血肿较大，血块机化时暗区内可见光点反射。

（二）实验室检查

主要了解贫血程度及凝血功能障碍情况，包括血常规、血小板、出凝血时间及血纤维蛋白原等有关 DIC 化验检查。纤维蛋白原下降是胎盘早剥发生凝血功能最敏感指标。重型胎盘早剥病人可并发急性肾衰竭，应进行尿常规、肾功能等检查。还有要重视原发疾病的实验室检查。

五、诊断与鉴别诊断

根据病史、症状、体征、超声，结合实验室检查结果多可作出临床诊断。胎盘早剥应与可能引起妊娠晚期出血的疾病相鉴别：轻型胎盘早剥表现不典型，应特别注意与前置胎盘鉴别；重型胎盘早剥者常需与先兆子宫破裂相鉴别：

1. **前置胎盘** 轻型胎盘早剥也可呈无痛性阴道流血，体征不明显，尤其是子宫后壁的胎盘早剥。超声确定胎盘下缘即可鉴别。

2. **先兆子宫破裂** 临床表现与重型胎盘早剥较相似。病人宫缩强烈，下腹疼痛拒按，烦躁不安，失血症状与阴道流血不成比例，出现胎儿窘迫征象。但先兆子宫破裂多有头盆不称、分娩梗阻或剖宫产史，检查可发现子宫病理缩复环、血尿。而胎盘早剥子宫呈板状，超声可见胎盘后血肿。

六、并发症

1. **凝血机制障碍** 临床表现为皮肤、黏膜及注射部位出血，子宫出血，血不凝或凝血块较软，甚至发生血尿、咯血和呕血。一旦发生 DIC，病死率较高，应积极预防。

2. **产后出血** 特别是发生子宫卒中的孕妇容易发生产后出血；若并发 DIC，产后出血的可能性更大且难以纠正。

3. **急性肾衰竭** 由于存在大量失血引起的失血性休克，从而导致肾脏灌注下降；凝血系统激活引起血栓堵塞肾脏血管，都会引起急性肾脏功能衰竭。

4. **羊水栓塞** 胎盘早剥时羊水可经剥离面开放的血管进入母血循环，导致羊水栓塞。

七、胎盘早剥的处理

（一）纠正休克

对于危重病人，积极开放静脉通道，迅速补充血容量，改善血液循环。同时输入血液制品，既补充血容量又补充凝血因子，应使血细胞比容 >30%，尿量 >30ml/h。

（二）监测胎儿宫内情况

持续监测胎心以判断胎儿的宫内情况。对于可疑有胎盘早剥的病人，应至少行 4 小时的胎心监护，以早期发现胎盘早剥。

（三）及时终止妊娠

根据病情轻重、胎儿宫内状况、产程进展、胎产式等决定终止妊娠的方式。

1. **剖宫产**　孕32周以上，胎儿存活，胎盘早剥Ⅱ级以上，建议尽快手术，以降低围产儿死亡。阴道分娩过程中，若出现胎儿宫内窘迫征象或破膜后产程无进展者应尽早行剖宫产术。近足月的轻型胎盘早剥者，病情可能随时加重，建议剖宫产术终止妊娠为宜。剖宫产取出胎儿后，立即给予子宫收缩剂如缩宫素、麦角新碱或前列腺素制剂如卡前列素氨丁三醇注射液。在剖宫产术中发现子宫胎盘卒中，子宫是否保留应当以子宫壁受损的程度为标准，经按摩、热盐水纱垫湿热敷子宫及注射子宫收缩剂后，多数子宫收缩转佳；经以上处理后子宫仍然收缩不好，可以考虑进行保守性手术方法（如子宫动脉结扎、宫腔纱布或球囊填塞、子宫压迫缝合术等）；若大量出血不能控制行次全子宫切除术。同时输红细胞悬液、新鲜冰冻血浆及血小板。

2. **经阴道分娩**　轻型胎盘早剥病人，胎儿存活且以外出血为主，一般情况良好，宫口已开，估计短时间内可经阴道分娩者。人工破膜可加快产程进展；羊水缓慢流出后子宫腔容积缩小，用腹带裹紧腹部，压迫胎盘使其不再剥离，必要时静脉滴注缩宫素。产程中密切观察病人的血压、脉搏、宫底高度、阴道流血情况及胎儿宫内状况，必要时检查红细胞、血红蛋白及凝血功能，一旦发现病情加重或出现胎儿窘迫征象，应行剖宫产结束分娩。若胎儿已经死亡，在评估病人生命体征情况下，首选阴道分娩，尽快实施人工破膜减压并促进产程进展。如伴有其他异常等，可行剖宫产术。强调应根据不同情况，个体化处理。

3. **保守治疗**　孕32～34周轻型胎盘早剥病人，可予以保守治疗。保守治疗过程中，密切监测病人生命体征及胎儿情况，出现情况时需及时处理。

（四）积极防治并发症

1. **凝血功能障碍**　在迅速终止妊娠、阻断促凝物质继续进入母血循环基础上纠正凝血机制障碍，包括及时输入新鲜冰冻血浆或冷沉淀、纤维蛋白原、血小板。

2. **肾衰竭**　及时补充血容量是必要的。若血容量已经补足，尿量仍<17ml/h，可给予呋塞米20～40mg静脉推注，必要时重复加倍给药。监测尿量、血钾、肌酐等，出现尿毒症时，应进行透析治疗以挽救孕妇生命。

3. **产后出血**　胎儿娩出后立即给予子宫收缩剂，如缩宫素、麦角新碱或前列腺素制剂，并辅以按摩子宫、热盐水纱垫湿热敷等。经以上处理后子宫仍然收缩不好，可以考虑保守性手术方法（如子宫动脉结扎、纱布或球囊填塞、子宫压迫缝合术等）；若大量出血不能控制行次全子宫切除术。

（刘兴会）

学习小结

胎盘早剥是产科常见并发症，是产前、产后出血主要原因。根据病理类型可以分为显性、隐形和混合型胎盘早剥；根据严重程度可以分为轻型和重型。妊娠晚期和分娩期突发持续性腹痛伴有或无阴道流血是其主要临床表现，并不能完全依靠超声诊断胎盘早剥。纠正休克、及时终止妊娠和预防并发症是其主要治疗原则。

复习思考题

1. 胎盘早剥的分型。

2. 胎盘早剥对母儿的影响。

3. 胎盘早剥的处理原则。

第七节 早产

早产(preterm labor)定义的上限全球统一,即妊娠不满37周分娩。下限设置各国不同,与其新生儿治疗水平有关,不少发达国家采用妊娠满20周或24周,大多数发展中国家包括中国沿用20世纪60年代WHO的定义,即妊娠满28周或出生体重≥1000g,此间娩出的新生儿称早产儿。早产的发病率为5%~15%,由于出生体重低,器官功能发育不够成熟,早产儿的死亡率和患病率较高,围产儿死亡中75%与早产有关。近年来随着早产儿监护和治疗方法的进步,其生存率明显提高。

一、分类

早产分为自发性早产和治疗性早产两种,自发性早产包括早产临产和胎膜早破后早产;治疗性早产是指因医源性或复杂的病理产科因素需提前终止妊娠而导致的早产。

二、病因

自发性早产的具体原因与机制尚未完全明确,但与以下高危因素有关:①晚期流产及(或)早产史;②孕中期阴道超声检查发现子宫颈长度(cervical length,CL)<25mm;③子宫颈手术史:如宫颈锥切术、环形电极切除术(LEEP)治疗后发生早产的风险增加,子宫发育异常者早产风险也会增加;④孕妇年龄过小(≤17岁)或过大(>35岁);⑤妊娠间隔过短的孕妇:两次妊娠间隔如控制在18~23个月,早产风险相对较低;⑥过度消瘦:体质指数<19kg/m²,或孕前体质量<50kg;⑦多胎妊娠者:双胎的早产率近50%,三胎的早产率高达90%;⑧辅助生殖技术助孕者;⑨胎儿及羊水量异常者:胎儿结构畸形和(或)染色体异常、羊水过多或过少;⑩有妊娠并发症或合并症者:如并发重度子痫前期、子痫、产前出血、妊娠期肝内胆汁淤积症、妊娠期糖尿病、并发甲状腺疾患、严重心肺疾患、急性传染病等;⑪异常嗜好者:有烟酒嗜好或吸毒的孕妇。

三、临床表现和诊断

1. **临床表现** 早产与足月妊娠的临产过程相似。最初出现不规则子宫收缩,宫缩间歇逐渐缩短,持续时间逐渐延长,宫颈管缩短,或伴有少量阴道血性分泌物或阴道流液,随着规则宫缩不断加强,宫颈口逐渐开大,或胎膜早破,早产不可避免。

2. **诊断**

(1)早产临产:妊娠满28周~不满37周,规律宫缩(每20分钟≥4次或60分钟≥8次)同时有进行性宫颈缩短(≥80%),伴有宫口扩张。

(2)先兆早产:凡妊娠满28周~不满37周,有上述规律宫缩,但宫颈尚未扩张,而经阴道超声测量宫颈长度≤20mm则诊断为先兆早产。

四、早产的预测

目前,有两个早产预测指标被推荐用于确定患者是否需要预防性应用特殊类型的孕酮或者宫颈环扎术。

1. 前次晚期自然流产或早产史,但不包括治疗性晚期流产或早产。

2. 妊娠 24 周前阴道超声测量宫颈长度<25mm。

此外,当宫颈长度处于 20~30mm 时,可使用胎儿纤维连接蛋白(FFN)试验来预测早产风险(妊娠 25~35 周,宫颈或阴道后穹隆分泌物 FFN>50mg/L)。如结果为阴性,则其一周内分娩的可能性较低。但因其阳性预测值较低,故国内外指南不推荐使用该方法预测早产或作为预防早产用药的依据。

五、治疗

当先兆早产或早产临产诊断成立时,应开始采取相应的治疗措施,应用宫缩抑制剂,目的是防止即刻早产,争取完成促胎肺成熟治疗和宫内转运至有早产儿抢救条件的单位分娩。

1. **宫缩抑制剂** 宫缩抑制剂只应用于延长孕周对母儿有益者,一般推荐在妊娠 24~34 周使用,死胎、严重胎儿畸形、绒毛膜羊膜炎、严重妊娠合并症及并发症时不使用。所有宫缩抑制剂均有不同程度的副作用而不宜长期应用。

(1)钙通道阻滞剂:能选择性减少钙离子内流而抑制宫缩。常用硝苯地平,首剂 20mg 口服,然后 10~20mg 每 4~6 小时一次。用药期间应密切监测孕妇心率及血压变化。用硫酸镁者慎用,心功能不全者禁用。

(2)前列腺素合成酶抑制剂:常用药物为吲哚美辛片。首剂 50~100mg 经阴道/直肠给药或口服,然后 25mg 每 6 小时 1 次。母体副作用主要为消化道反应。妊娠 32 周前使用,对胎儿副作用较小,32 周后使用,有胎儿动脉导管早闭、羊水过少等副作用,因此,需检测羊水量和胎儿动脉导管宽度。

(3)β₂肾上腺素能受体兴奋剂:常用药物利托君(Ritodrine)。可与子宫平滑肌细胞膜上 $β_2$ 肾上腺素能受体结合,抑制宫缩。主要副作用有恶心、头痛、低钾、心动过速、高血糖、肺水肿等。有明显的心脏病、心律不齐、糖尿病血糖控制不满意、甲状腺功能亢进、绒毛膜羊膜炎者禁止使用。用法:将利托君 100mg 溶于 5% 葡萄糖液 500ml 中,起始剂量 50~100μg/min 静脉点滴,每 10 分钟可增加剂量 50μg/min,最大量不超过 350μg/min,至宫缩停止,宫缩抑制后至少持续滴注 12 小时,再改为口服 10mg,4~6 次/d。注意记录出入量。

(4)硫酸镁:镁离子拮抗钙离子内流而抑制宫缩,同时可保护胎儿神经系统。妊娠 32 周前早产者常规应用硫酸镁作为胎儿中枢神经系统保护剂治疗。硫酸镁不但能降低早产儿的脑瘫风险,而且能减轻妊娠 32 周早产儿的脑瘫严重程度。但长期应用硫酸镁可引起胎儿骨骼脱钙,造成新生儿骨折。首剂 25% 硫酸镁 20ml 加入 5% 葡萄糖液 100ml,快速静脉滴注。然后用 25% 硫酸镁 60ml 加入 5% 葡萄糖液 1000ml 中,视宫缩情况调节滴速,一般以每小时 1~2g 的速度静脉滴注,其副作用有恶心、潮热、头痛,严重者有呼吸抑制、心搏骤停。

(5)缩宫素受体拮抗剂:为缩宫素衍生物,与缩宫素竞争受体而抑制宫缩。代表性药物阿托西班。用法:首先负荷剂量 6.75mg,静脉点滴 1min;继之将 75mg 阿托西班加入 0.9% 生理盐水 90ml 静脉滴注,先用 18mg/h 的速度维持 3 小时;接着以 6mg/h 的速度维持 45 小时。该药副作用轻微,无明确禁忌证。

2. **糖皮质激素** 可促胎肺成熟,降低新生儿呼吸窘迫综合征、脑室内出血、坏死性小肠结肠炎等风险。其应用指征包括:①孕周<34⁺⁶周的先兆早产;②孕周≥34⁺⁶周但有临床证据证实胎肺未成熟者。其用法为:地塞米松 6mg/次,肌肉注射,每 12 小时 1 次,连用 2 日,或倍他米松 12mg/次,肌肉注射,每日 1 次,连用 2 日。不推荐产前反复、多疗程应用。如在 34 周前,存在 7 天内早产的风险,且已使用糖皮质激素一个疗程且相隔 2 周以上,可考虑再用 1 个疗程。临床已有宫内感染证据者禁用糖皮质激素。

3. **抗生素** 对于胎膜完整的早产,预防性应用抗生素不能预防早产,对分娩前检测下生殖道 B 族溶血性链球菌(Group B streptococcus,GBS)阳性者,应使用敏感抗生素。如有感染迹象可考虑使用抗生素。对未足月胎膜早破者可根据感染监测指标选择敏感抗生素。

4. 分娩时机、方式和产时处理 当延长孕周的风险大于胎儿不成熟的风险时，应及时终止妊娠，分娩方式遵循产科指征。早产儿尤其是<32 孕周的极早产儿需要良好的新生儿救治条件，尽可能转到有早产儿救治能力的医院分娩；产程中需加强胎心监护以识别胎儿窘迫，及时处理；分娩镇痛以硬脊膜外阻滞麻醉镇痛相对安全；不提倡常规会阴侧切，也不支持没有指征的产钳应用；对臀位特别是足先露者应根据当地早产儿治疗护理条件权衡剖宫产利弊，因地制宜选择分娩方式。早产分娩胎儿出生后适当延长 60 秒再断脐，对减少新生儿输血和脑出血有益。

（王子莲）

学习小结

  我国采用的早产定义是指在妊娠满 28 孕周而不满 37 孕周期间分娩者。早产分为自发性早产和治疗性早产两种。根据临床表现可诊断为先兆早产、早产临产等。早产病史和阴道超声测量宫颈长度是预测早产的方法。早产的治疗主要包括宫缩抑制剂、糖皮质激素、抗生素的应用等。根据孕周和具体情况选择分娩方式和分娩时机。

复习思考题

1. 早产的定义及预测方法。 2. 早产的治疗原则。

第八节 过期妊娠

学习目标

掌握 过期妊娠的概念、病因、病理表现及诊断要点，过期妊娠对母儿的影响及过期妊娠的治疗与预防措施。

  月经周期正常的女性，妊娠达到或超过 42 周（≥294 日）尚未分娩者，称为过期妊娠（postterm pregnancy）。过期妊娠是胎儿窘迫、胎粪吸入综合征、成熟障碍综合征、新生儿窒息、围产儿死亡、巨大儿和难产的重要原因。由于胎盘功能的减退，围产儿病率和死亡率均明显增高。

一、病因

  可能与下列因素有关：

  1. 雌、孕激素比例失调 正常妊娠足月分娩时，雌激素升高，孕激素降低。如果雌激素不能明显增高，导致孕激素占优势，抑制前列腺素及缩宫素的作用，可引起过期妊娠。

  2. 子宫收缩刺激反射减弱 部分过期妊娠胎儿较大，可导致头盆不称或胎位异常，胎儿先露部不能与子宫下段及宫颈密切接触，反射性子宫收缩减少，导致过期妊娠。

3. **胎儿畸形** 如无脑儿垂体缺如，不能产生足够的促肾上腺皮质激素，胎儿肾上腺皮质萎缩，雌激素前身物质 16α- 羟基硫酸脱氢表雄酮分泌不足，使雌激素生成减少，致过期妊娠。

4. **遗传因素** 同一家族、个体反复发生过期妊娠，提示过期妊娠可能与遗传因素有关。胎盘硫酸脂酶缺乏症（ placental sulfatase deficiency ）是一种罕见的伴性隐性遗传病，因雌激素产生明显减少而导致过期妊娠。

二、病理

1. **胎盘** 过期妊娠的胎盘有两种病理类型。一种是胎盘功能正常，其形态学检查和镜检结果与足月妊娠胎盘相似。另一种类型是胎盘功能减退，病理表现为：①形态学检查可见胎盘母体面有片状或多灶性梗死及钙化，胎儿面及胎膜被胎粪污染，呈黄绿色。②光镜下可见合体细胞结节增多，其中部分断裂、脱落，绒毛间隙变窄，绒毛内血管床减少，绒毛间质纤维蛋白沉积。滋养层基底膜增厚，纤维素样坏死绒毛增加。还可见绒毛间血栓、胎盘梗死、胎盘后血肿增加等胎盘老化现象。③电镜检查下见合体细胞表面微绒毛明显减少，细胞内吞饮小泡减少，内质网空泡变。

2. **羊水** 正常妊娠 38 周后，羊水量随妊娠继续而逐渐减少，妊娠 42 周后羊水减少迅速，约 30% 降至 300ml 以下，羊水粪染率明显增高，是足月妊娠的 2 ~ 3 倍。

3. **胎儿** 过期妊娠胎儿的生长模式为：①大部分胎儿正常生长或超常生长，巨大儿发生率增加两倍。过期胎儿颅骨坚硬、适应变形差，易致难产；②少数胎儿因胎盘功能减退，胎儿血流灌注不足，胎儿缺氧及营养缺乏，不再继续生长，严重时胎儿体内脂肪及糖原耗竭，表现为胎儿过熟综合征（ postmaturity syndrome ），典型表现为：身体瘦长、皮下脂肪少；皮肤干燥松弛、起皱脱皮，脱皮尤以手心和脚心明显；头发和指（趾）甲过长，干瘦似"小老人"。有时胎儿可因宫内缺氧，肛门括约肌松弛，排出胎粪，使羊水、脐带、胎膜和皮肤粪染呈黄绿色，此时，围产儿病率和围产儿死亡率增高。

三、对母儿影响

1. **对母体影响** 头盆不称、产程延长、颅骨钙化不易变形、巨大儿等均使手术产率及母体产伤率明显增加。

2. **对围产儿影响** 胎儿窘迫、新生儿窒息等围产儿疾病发病率及死亡率均明显增高。

四、诊断

1. **核实孕周**

（1）以末次月经计算：对于平时月经规则、周期为 28 ~ 30 日的孕妇，以末次月经第一日计算，停经≥42 周（≥294 日）尚未分娩者，应诊断为过期妊娠（即使对月经规则的女性，因排卵周期的个体差异，以末次月经计算孕周也具有不确定性）。

（2）根据排卵日计算：对于月经周期不规则（月经周期长、月经周期过短）、哺乳期受孕或末次月经记不清的孕妇可根据基础体温提示的排卵期推算预产期；辅助生殖者可根据超声检测排卵日推算预产期。若排卵后≥280 日以上仍未分娩者，应诊断为过期妊娠。

（3）超声检查确定孕周：妊娠 20 周内超声检查对确定孕周有参考价值，尤其是孕 11 ~ 13^{+6} 周测量胎儿头臀径意义较大。

（4）其他：妊娠最初血、尿 hCG 增高时间、早孕反应出现时间、胎动开始时间等可供参考。

2. **监测胎盘功能**

（1）注意胎动：自我监测胎动变化，如胎动明显减少提示胎儿缺氧可能。

（2）电子胎心监护：应密切监护胎儿状况，以下情况提示胎儿缺氧、酸中毒：NST 呈反复性变异减速、正弦波形；CST（OCT）50% 以上的宫缩后出现晚期减速；产时电子胎心监护胎心率基线变异缺失伴以下三种情况的任何一项：反复性晚期减速、反复性变异减速或胎儿心动过缓，或呈正弦波形（参见第四章第三节）。

（3）超声检查：检测脐血流 S/D 比值，观察羊水量、胎动、胎儿呼吸运动、胎儿肌张力，加上 NST 共 5 项进行生物物理评分（参见第四章第三节）。

（4）实验室检查：血清胎盘生长因子（placental growth factor，PLGF）的测定可帮助判断胎盘功能。

五、处理

原则上应尽快终止妊娠。妊娠 40 周以后胎盘功能逐渐下降，42 周以后明显下降，因此，在妊娠 41 周以后，即应考虑终止妊娠，尽量避免过期妊娠。过期妊娠的处理方法主要根据胎盘功能、胎儿大小及宫颈成熟度采用 Bishop 评分而定（Bishop 评分参见第九章）。

1. **终止妊娠**　如宫颈成熟且无胎儿窘迫表现可阴道分娩；如胎盘功能不良、头盆不称、胎儿窘迫、或合并其他高危因素以及合并症和并发症等应剖宫产终止妊娠。

2. **引产**　胎盘功能好，Bishop 评分<6 分提示宫颈不成熟，需要促宫颈成熟，方法包括：①前列腺素制剂促宫颈成熟，如可控释地诺前列酮栓、米索前列醇；②机械性促宫颈成熟，如低位水囊、Foley 导管、海藻棒等。当 Bishop 评分≥6 分提示宫颈成熟，可给予人工破膜术和（或）缩宫素引产。

3. **产程中的处理**　产程中密切监测胎儿状况，注意羊水量及羊水性状，做好新生儿复苏的准备。过期妊娠常伴有胎儿窘迫、羊水粪染。羊水粪染时首先评价新生儿有无活力，视情况气管插管及使用胎粪吸引管吸引胎粪，需要复苏的新生儿断脐后立即行脐动脉血气分析，及时处理和发现新生儿并发症，如酸中毒、低血糖等。

4. **剖宫产**　胎盘功能不良、头盆不称、胎儿窘迫、胎位异常、孕妇严重合并症和并发症（如心功能衰竭、重型肝肾疾病、重度子痫前期并发器官功能损害者等）以及引产失败者等应考虑剖宫产。

六、预防

加强孕期宣教，使孕妇及家属认识过期妊娠的危害性，准确判断孕龄，定期产检，适时产科干预，尽量避免过期妊娠。

（辛　虹）

学习小结

过期妊娠是指月经规律、妊娠达到或超过 42 周尚未分娩者，其发生可能与雌孕激素比例失调、头盆不称致子宫收缩刺激减弱、胎儿畸形及遗传因素等有关。过期妊娠可以导致巨大儿、胎儿窘迫、胎粪吸入综合征、新生儿窒息、甚至围产儿死亡，同时增加母体难产、手术产和产伤的概率。诊断过期妊娠时应注意核实孕周，依据过期妊娠孕妇的胎盘功能、宫颈成熟度、胎儿大小等综合评估，选择合适的分娩方式终止妊娠。

复习思考题

1. 过期妊娠的概念。

2. 过期妊娠对母儿的影响。

第九节 羊水过多

妊娠期间羊水量超过 2000ml 称为羊水过多（polyhydramnios）。发病率为 0.5%～1%，多发生于妊娠晚期。羊水量在数日内急剧增多，称为急性羊水过多。羊水量在数周内缓慢增多，称为慢性羊水过多。

一、病因

羊水过多病因复杂，可能与胎儿畸形、妊娠合并症和并发症有关，还有一部分是特发性羊水过多，原因不明。

1. **胎儿方面** ①胎儿疾病：包括胎儿畸形、胎儿肿瘤、代谢性疾病、染色体或基因异常等。18%～40% 的羊水过多伴胎儿畸形。胎儿神经管缺陷，如无脑儿、脊椎裂、脑膜膨出等最多见，约占胎儿畸形的 50% 左右。其次是胎儿消化道畸形，以食管和十二指肠闭锁最常见。其他还有腹壁缺陷、膈疝、胎儿纵隔肿瘤、胎儿脊柱畸胎瘤、先天性醛固酮增多症等。18-三体、21-三体、13-三体胎儿出现吞咽羊水障碍时也可引起羊水过多；②多胎妊娠：双胎妊娠并发羊水过多是单胎妊娠的 10 倍，以单绒毛膜双胎居多，易并发双胎输血综合征，常见于受血儿，其循环血量大，尿量多，羊水生成过多；③胎盘脐带病变：巨大胎盘、胎盘绒毛血管瘤、脐带帆状附着也可以导致羊水过多。

2. **孕妇方面** ①糖尿病：妊娠期糖尿病或糖尿病合并妊娠者，母体高血糖导致胎儿血糖增高，产生渗透性利尿及胎盘胎膜渗出增加，导致羊水过多；②重度贫血、妊娠期高血压疾病易发生羊水过多；③母儿血型不合：胎儿免疫性水肿、胎盘绒毛水肿影响液体交换导致羊水过多。

二、对母儿影响

羊水过多患者往往因宫腔内压力过高，诱发早产、胎膜早破、妊娠期高血压疾病，或因羊水量多，并发胎位异常。破膜时羊水骤然流出引起脐带脱垂，宫腔内压力骤降可致胎盘早剥。分娩期因子宫肌纤维伸展过度，易发生宫缩乏力、产后出血。

三、临床表现

1. **急性羊水过多** 临床较为少见。常发生于妊娠 20～24 周，孕妇自觉数日内腹部迅速增大，腹壁紧张、皮肤发亮，出现明显的压迫症状，如因膈肌上升引起气促、心悸、发绀、平卧困难；因静脉回流受阻出现下肢、外阴或腹壁水肿；因胃肠道受压迫而出现消化不良、呕吐、便秘等。

2. **慢性羊水过多** 临床较为多见。常发生于妊娠 28～32 周，羊水在数周内缓慢增加，压迫症状较轻，孕妇能逐渐适应。腹部检查：子宫大于正常妊娠月份，腹部呈球形隆起，腹壁紧张有明显液体波动感，胎体常扪及不清或胎儿有浮动感，胎心遥远、微弱或听不清。

四、诊断

1. **根据病史及体征** 急性羊水过多诊断常不困难,慢性羊水过多有时诊断不易明确。

2. **辅助检查**

(1)超声检查:是产前诊断羊水过多的重要方法。临床上发现羊水过多时要注意筛查有无合并胎儿畸形。超声可见胎儿图像占据宫腔部分减少,胎儿漂浮于羊水中,临床常用羊水指数(amniotic fluid index,AFI)和最大羊水暗区垂直深度(amniotic fluid volume,AFV)进行诊断。AFI≥25cm 或 AFV≥8cm 可诊断羊水过多。通过超声可进一步了解胎儿情况,如胎儿畸形、双胎、巨大儿、胎儿水肿等,以及鉴别诊断于其他疾病,如胎盘血管瘤、腹水、卵巢囊肿、葡萄胎等(AFI 的测定方法参见第二十七章第十节)。

(2)胎儿疾病检查:羊膜腔穿刺采集羊水细胞培养或采集脐血细胞培养作染色体核型分析和染色体微阵列分析,排除胎儿染色体异常;羊水还可检测是否感染细小病毒、巨细胞病毒、弓形体、梅毒等。羊水生化检查甲胎蛋白(alpha fetoprotein,AFP)超过同期正常妊娠平均值 3 个标准差以上提示胎儿有开放性神经管缺陷及上消化道闭锁的可能。

(3)其他:孕妇血型检查、血糖检查等。

五、鉴别诊断

胎盘绒毛血管瘤、葡萄胎、双胎妊娠、巨大胎儿等。

六、处理

主要取决于胎儿有无畸形、孕周大小及孕妇自觉症状的严重程度。

1. **胎儿畸形者** 一旦确定胎儿致死性畸形,建议及时终止妊娠。对于多数非致死性畸形应根据其严重程度、对围产儿生命和生活质量的影响程度以及治疗效果,充分告知胎儿父母后选择是否放弃胎儿或进行治疗。若放弃胎儿可引产终止妊娠。分娩过程中要严密监测胎儿状况,由经验丰富的产科医师及助产士接产,根据情况请儿科及相关学科医师在场协助新生儿复苏。

2. **胎儿无明显异常者**

(1)临床症状较轻者:可继续妊娠,注意休息。前列腺素合成酶抑制剂如吲哚美辛可治疗羊水过多,但有促进胎儿动脉导管提前闭合的作用,其最佳给药剂量及给药时间尚未明确,有报道给予吲哚美辛25mg,每 6 小时口服一次或 2～3mg/(kg·d),分 2～3 次口服,32 周后停药。建议用药期间动态检查胎儿超声心动图。孕中期不明原因羊水过多者,建议其行产前诊断。

(2)压迫症状显著,有严重自觉症状,胎肺不成熟者:可经腹羊膜腔穿刺行羊水减量术,以缓解症状、延长孕周。行羊水减量术时要注意:①超声指导下避开胎盘部位穿刺;②羊水减量速度不宜过快,以 500ml/h 为宜,一次减量不宜超过 1500ml,以孕妇症状缓解为度;③密切监测孕妇血压、心率、呼吸变化,监测胎心,警惕羊水减量过快引起胎盘早剥,预防早产;④操作应在严格消毒下进行,以防感染;⑤必要时 3～4 周重复羊水减量术以降低宫腔压力;⑥注意不要损伤子宫大血管,警惕羊水栓塞、胎盘早剥、脐带脱垂。

(3)针对病因治疗:积极治疗糖尿病、妊娠期高血压疾病等合并症,母儿血型不合可酌情行宫内输血治疗。

3. **分娩期处理** 羊水量反复增长,压迫症状严重,妊娠≥34 周,胎肺已成熟者,可终止妊娠。胎肺未成熟者,可在羊膜腔内注入地塞米松 10mg 促胎肺成熟,24～48 小时后考虑引产。羊水过多患者一旦胎膜破裂,应立即行窥器和(或)阴道指检确诊有无脐带脱垂。引产及分娩过程中应注意防止胎盘早剥,警惕羊水栓塞;胎儿娩出后,及时应用宫缩促进剂,以防产后出血。若破膜后宫缩乏力,可静脉滴注缩宫素加强宫缩,严密观察产程进展。若破膜12~18小时后仍未分娩,应给予抗生素。

(辛 虹)

学习小结

羊水过多可能与胎儿畸形、妊娠合并症和并发症有关,一部分原因不明。羊水过多者应注意排除胎儿畸形,尤其是胎儿神经管缺陷和消化道畸形。急性羊水过多临床少见,常发生于妊娠20~24周。慢性羊水过多临床多见,常发生于妊娠28~32周。超声检查是诊断羊水过多的重要方法。对胎儿致死性畸形,建议及时终止妊娠;对压迫症状严重的孕妇可经腹羊膜腔穿刺行羊水减量术。分娩期要积极防治脐带脱垂、胎盘早剥,警惕羊水栓塞。

复习思考题

1. 羊水过多的病因。

2. 羊水过多的超声诊断标准。

第十节 羊水过少

学习目标

掌握	羊水过少的概念、病因、临床表现和诊断要点。
了解	羊水过少对母儿的影响及处理原则。

妊娠晚期羊水量少于300ml称为羊水过少(oligohydramnios)。发生率为0.4%~4%。羊水过少是胎儿危险的重要信号,羊水过少者易发生胎儿窘迫、新生儿窒息。

一、病因

可能与羊水生成减少、羊水外漏、羊水吸收增加有关。虽然羊水生成及循环机制至今尚未完全阐明,但临床可观察到羊水过少与下列因素有关:

1. 胎盘功能不全 妊娠晚期羊水过少多为胎盘功能不良及慢性胎儿宫内缺氧所致。过期妊娠、妊娠期高血压疾病、胎儿生长受限、胎盘退行性变、胎盘血流灌注不足以及宫内慢性缺氧均可引起羊水过少。过期妊娠时胎儿成熟过度,肾小管对抗利尿激素的敏感性增强,使尿量减少也是引起羊水过少的因素之一。

2. 胎儿疾病 最常见的为胎儿泌尿系畸形,如先天性肾缺如、肾发育不全、输尿管或尿道梗阻,以致无尿或尿液不能排入羊膜腔引起羊水过少。胎肺发育不全也可引起羊水过少。染色体异常、脐膨出、法洛氏四联症、小头畸形、甲状腺功能减低等也可引起羊水过少。

3. 胎膜病变 电镜检查发现羊膜退行性病变与羊水过少关系密切。胎膜早破时,羊水外漏速度超过生成速度,导致羊水过少。

4. **药物影响** 前列腺素合成酶抑制剂如吲哚美辛、布洛芬,血管紧张素转换酶抑制剂如卡托普利均有引起羊水过少的报道。

5. **母体因素** 孕妇脱水,血容量不足时,母体血浆渗透压增高能使胎儿血浆渗透压相应增高,尿液形成减少。

二、对母儿影响

1. **对母体影响** 手术产率和引产率均增加。

2. **对围产儿影响** 羊水过少可导致围产儿发病率和死亡率明显增高。羊水过少发生在妊娠早期时,胎膜与胎体粘连可造成胎儿畸形,甚至肢体短缺;发生在妊娠中、晚期时,子宫外压力直接作用于胎儿,引起胎儿斜颈、曲背、手足畸形等,胎儿畸形率明显增加;脐带受压、胎儿缺氧率增加。

三、临床表现与诊断

1. **临床表现** 孕妇自觉腹部隆起程度小于孕龄,胎儿活动受限,胎动减少。胎动时可感到腹痛或不适,子宫较敏感,容易触发宫缩。腹部检查发现宫高及腹围值较小,尤以胎儿生长受限者明显。临产后宫缩多不协调。人工破膜时羊水极少。

2. **辅助检查**

（1）超声检查:是产前诊断羊水过少的主要辅助诊断方法。妊娠晚期 AFV≤2cm 为羊水过少,AFV≤1cm 为严重羊水过少;或 AFI≤5cm 诊断为羊水过少,AFI 5~8cm 应警惕有羊水过少的可能,注意监测羊水量。超声发现羊水过少时,应排除胎儿畸形。超声检查对胎儿先天性肾缺如、尿路梗阻、胎儿生长受限等有较高的诊断价值。

（2）羊水量直接测量:破膜时以容器置于外阴收集羊水,或剖宫产时收集羊水直接测量,少于 300ml 则诊断确定(剖宫产时容易测量,而阴道分娩时,后羊膜囊羊水量难以估计,破膜时前羊水量少时,应警惕羊水过少的存在)。羊水过少时,羊水外观混浊、黏稠,可有胎粪染色。本方法缺点是不能早期诊断。

（3）胎儿染色体检查:需排除胎儿染色体异常时可做羊水细胞培养,或采集脐血细胞培养,行染色体核型分析、荧光定量 PCR 快速诊断等。

（4）其他检查:妊娠晚期发现羊水过少应结合胎儿生物物理评分、电子胎心监护等,评价胎儿宫内状况,及早发现胎儿宫内缺氧。

四、处理

根据胎儿有无畸形和孕周大小选择治疗方案。

1. **胎儿畸形者** 对于羊水过少合并胎儿致死性畸形,一经确诊,尽早终止妊娠,多行乳酸依沙吖啶引产。对于多数非致死性畸形应根据其严重程度、对围产儿生命和生活质量的影响程度以及治疗效果,充分告知胎儿父母后选择是否放弃胎儿或进行治疗。对于要求抢救出生缺陷儿的孕妇,分娩过程中要严密监测胎儿状况,做好新生儿复苏及进一步救治的准备。

2. **胎儿无明显异常者**

（1）妊娠期羊水过少:积极寻找病因,对因治疗。注意胎动。期待治疗过程中对胎儿宫内状况的评估和监护是关键,应定期复查超声,动态监测羊水量及脐动脉 S/D 值、评估胎儿生长发育情况。

（2）对胎膜早破而致羊水过少的患者,特别是孕周小于 34 周者,应根据母胎状况、当地医疗水平及孕妇和家属意愿综合进行决策。期待治疗期间应预防感染并动态监测羊水量和有无绒毛膜羊膜炎、评估胎儿宫内状况，不推荐羊膜腔灌注治疗。

（3）分娩期羊水过少：羊水过少可使得胎儿窘迫发生率增加。对胎儿储备力尚好，宫颈成熟者，可在密切监测下行缩宫素滴注引产，临产后密切监护心监护，可尽早人工破膜观察羊水的性状和量。一旦出现胎儿窘迫征象，应及时行剖宫产结束分娩。

羊水过少是导致新生儿窒息的高危因素，出生后应立即行脐动脉血气分析，结合 Apgar 评分判断是否存在新生儿窒息。分娩时尽可能儿科医生在场以便共同完成新生儿窒息复苏。当羊水胎粪污染时，应首先清理呼吸道，评估新生儿有无活力，酌情进行气管插管或正压通气。

（辛　虹）

学习小结

羊水过少是胎儿危险的重要信号，易发生胎儿窘迫、新生儿窒息。羊水过少的常见原因有：胎盘功能减退（过期妊娠、胎儿生长受限、子痫前期等）、胎儿畸形（胎儿肾缺如、肾发育不全、输尿管或尿道梗阻等）、胎膜早破等。超声检查是诊断羊水过少的主要方法。对胎儿致死性畸形者，尽早终止妊娠；对未发现胎儿异常的羊水过少者应对因治疗、根据孕周决定处理方案。分娩时做好新生儿复苏的准备。

复习思考题

1. 羊水过少的病因。

2. 羊水过少的超声诊断标准。

第十一节　胎膜早破

学习目标

掌握　　胎膜早破的概念、病因、诊断、对母儿的影响及处理原则。

临产前胎膜自然破裂称为胎膜早破（premature rupture of membranes，PROM）。妊娠满 37 周后发生者称足月胎膜早破；不满 37 周发生者称未足月胎膜早破（preterm premature rupture of membranes，PPROM）。足月单胎 PROM 发生率为 8%；单胎妊娠 PPROM 发生率为 2% ~ 4%，双胎妊娠 PPROM 发生率为 7% ~ 20%。未足月胎膜早破是早产的主要原因之一。胎膜早破孕周越小，围产儿预后越差，早产、宫内感染、产褥感染发病率越高。

一、病因

常是多种因素影响的结果，常见的因素有：

1. 生殖道感染　生殖道感染是胎膜早破的主要原因。常见阴道炎及宫颈炎的病原体如厌氧菌、衣原体、

B族链球菌、弓形虫、淋病奈瑟菌、病毒上行侵袭宫颈内口局部胎膜，使胎膜局部张力下降而导致胎膜早破。

2. 羊膜腔压力升高　覆盖于宫颈口处的胎膜在妊娠晚期存在形态、生化及组织学的改变，为胎膜薄弱区。当宫腔压力过高如双胎妊娠、羊水过多等，增加的压力作用于薄弱的胎膜处，可引起胎膜早破。

3. 胎膜受力不均　胎位异常、头盆不称等可使胎儿先露部不能与骨盆入口衔接，前羊膜囊所受压力不均，导致胎膜破裂。因先天性或手术创伤（如宫颈锥切术）宫颈组织结构薄弱，宫颈内口松弛，前羊膜囊楔入，受压不均；或缺乏宫颈黏液的保护，易受生殖道病原体感染，进而导致胎膜早破。

4. 营养因素　孕妇铜、锌及维生素等缺乏，影响胎膜的胶原纤维、弹力纤维合成，胎膜抗张能力下降，易引起胎膜早破。

5. 细胞因子 IL-1、IL-6、IL-8、TNF-α 等升高，可激活溶酶体酶，破坏羊膜组织，也可刺激子宫内膜产生前列腺素，诱发宫缩，导致胎膜早破。

6. 创伤　羊膜腔穿刺不当、人工破膜引产、妊娠晚期阴道检查、性生活刺激、撞击腹部等。

二、对母儿的影响

1. 对母体的影响　①感染：胎膜破裂后，阴道内病原体迅速繁殖上行扩散，感染程度与破膜时间有关。破膜超过 24 小时，感染率增加 5～10 倍。未足月胎膜早破者有 15%～25% 合并有临床症状的绒毛膜羊膜炎。感染严重者自胎膜蔓延至胎盘、脐带，波及子宫各部，继发盆腔腹膜炎、脓毒血症以及分娩后产褥感染。②胎盘早剥：因胎膜早破后宫腔压力发生改变，2%～5% 的 PPROM 者发生胎盘早剥，应注意腹部张力、阴道出血情况、评估胎儿宫内状况。

2. 对围产儿的影响　①早产：PPROM 是早产的主要原因之一，早产儿的预后与胎膜早破的发生及分娩的孕周密切相关，孕周越小，早产儿呼吸窘迫综合征等疾病的发病率越高、预后越差；②感染：并发绒毛膜羊膜炎时，易引起新生儿吸入性肺炎，严重者发生败血症、颅内感染，甚至危及新生儿生命；③脐带脱垂和受压：羊水过多及胎先露未衔接者发生胎膜破裂时，脐带脱垂的风险增高，因胎膜早破继发羊水减少，脐带受压，可致胎儿窘迫；④胎肺发育不良及胎儿受压：破膜时孕周越小，胎肺发育不良风险越高。羊水过少程度重、时间长，可出现胎儿宫内受压表现，胎儿骨骼发育异常如铲形手、弓形腿及胎体粘连等。

三、临床表现与诊断

1. 胎膜早破　典型症状是孕妇突感较多液体自阴道流出，增加腹压阴道流液增多。足月胎膜早破时肛查触不到前羊膜囊，上推先露时流液量增多，可见胎脂和胎粪。为减少感染机会，应避免不必要的肛查和阴道检查。少量间断不能自控的流液需与尿失禁、阴道炎溢液进行鉴别。

辅助检查：①窥阴器检查：可见液体自宫颈口内流出或后穹窿有液池形成；②超声检查：可发现羊水量较破膜前减少；③阴道液 pH 值测定：正常妊娠阴道 pH 值为 4.5～6.0，羊水 pH 值为 7.0～7.5，阴道液 pH 值≥6.5 时支持胎膜早破的诊断，但血液、尿液、宫颈黏液、精液及细菌污染可出现假阳性；④阴道液涂片检查：阴道后穹窿积液涂片见到羊齿植物状结晶；⑤胰岛素样生长因子结合蛋白 -1（insulin-like growth factor binding protein-1，IGFBP-1）检测，可辅助诊断 PROM；⑥胎盘 α 微球蛋白 -1（placental alpha microglobulin-1，PAMG-1）测定，辅助诊断 PROM 较 IGFBP-1 具有更高的敏感性及特异性，且不受精液、尿素、血液或阴道感染的影响。

2. 胎膜早破合并绒毛膜羊膜炎　急性绒毛膜羊膜炎的产前诊断主要依据临床表现，包括：母体体温≥38℃、母体心率增快（心率≥100 次 /min）、胎心率增快（胎心率基线≥160 次 /min）、子宫呈激惹状态、宫体有压痛、阴道分泌物异味、母外周血白细胞计数升高（≥15×10⁹/L 或核左移）。孕妇体温升高的同时伴有上述 2 个或以上的症状或体征可以诊断为临床绒毛膜羊膜炎，任何单项的临床表现或指标异常都不能诊断。

建议每4～8小时监测孕妇的体温、脉搏,按常规和个体情况行血常规的检测和胎心率监测及电子胎心监护,同时观察羊水性状,子宫有无压痛等,及早发现和处理绒毛膜羊膜炎。

四、处理

1. 未足月胎膜早破 应根据孕周、母胎状况、当地医疗水平及孕妇和家属的意愿进行决策;如果终止妊娠的益处大于期待延长孕周,则积极引产或有指征时剖宫产术分娩。

(1)立即终止妊娠,放弃胎儿:①妊娠<24周,早产儿不良结局发生率较高、母胎感染风险大,以引产为宜;②妊娠24～27⁺⁶周要求引产放弃胎儿者,可以依据孕妇本人及家属意愿终止妊娠。

（2）期待保胎治疗:①妊娠24～27⁺⁶周,要求保胎者,要充分告知保胎过程中的风险,但如果羊水已经过少,羊水最大深度<2cm宜考虑终止妊娠;②妊娠28～33⁺⁶周无继续妊娠禁忌,可保胎、延长孕周至34周,保胎过程中给予抗感染和糖皮质激素促胎肺成熟治疗。

（3）不宜继续保胎采用引产或剖宫产终止妊娠:①妊娠34～36⁺⁶周已接近足月者,90%以上胎肺已成熟,早产儿存活率接近足月儿,不宜保胎。积极引产可减少绒毛膜羊膜炎、羊水过少、胎儿窘迫等导致的新生儿不良结局。②无论任何孕周,明确诊断的宫内感染、胎儿窘迫、胎盘早剥等不宜继续妊娠者。

（4）期待保胎过程中的处理

1）促胎肺成熟:产前使用糖皮质激素能减少新生儿呼吸窘迫综合征、颅内出血等早产儿并发症的发生。建议妊娠达26周且不足34周者无保胎禁忌证者,应给予促胎肺成熟治疗。妊娠34周者依据个体情况和当地医疗水平决定,如果孕妇合并妊娠期糖尿病,建议进行促胎肺成熟处理。具体用法为地塞米松6mg肌肉注射,每12小时一次,共4次或倍他米松12mg肌肉注射,每日1次,共2次。

2）抗生素使用:应及时预防性应用抗生素(如青霉素、大环内酯类)可减少绒毛膜羊膜炎的发生率,同时应重视B族溶血性链球菌(group B streptococcus,GBS)的防治。

3）宫缩抑制剂:对规律宫缩者,建议应用宫缩抑制剂48小时,完成糖皮质激素的促胎肺成熟处理及转诊至有新生儿救治能力的医院。常用药有钙通道阻滞剂(硝苯地平)、前列腺素抑制剂(吲哚美辛)、β2肾上腺素能受体兴奋剂(利托君)、硫酸镁和缩宫素受体拮抗剂(阿托西班)。使用过程中,密切监护母胎情况(参见第五章第七节)。

4）护理及监测:避免不必要的肛查和阴道检查,动态监测羊水量、胎儿状况、有无胎盘早剥及定期检测绒毛膜羊膜炎和临产的征象。

（5）分娩方式:综合考虑孕周、早产儿存活率、是否存在羊水过少和绒毛膜羊膜炎、胎儿能否耐受宫缩、胎方位等因素。无明确的剖宫产指征时应阴道试产。阴道分娩时不必常规会阴切开,不主张预防性产钳助产。有剖宫产指征或臀位分娩时,首选剖宫产。胎儿娩出后建议胎盘胎膜病理检查,可疑或明确宫内感染者行羊膜腔和新生儿耳拭子培养。

2. 足月胎膜早破 应评估母胎状况,排除胎儿窘迫、绒毛膜羊膜炎、胎盘早剥、胎位异常、母体合并症等。随着破膜时间延长,宫内感染风险增加,于破膜后12～18小时预防性应用抗生素。如无明确剖宫产指征,宜在破膜后2～12小时内积极引产。对宫颈成熟的孕妇,首选缩宫素引产。宫颈不成熟且无促宫颈成熟及阴道分娩禁忌证者,可应用前列腺素制剂促宫颈成熟。试产过程中应严密监测母胎情况,有明确剖宫产指征时宜行剖宫产结束妊娠,做好新生儿复苏的准备。

五、预防

加强围产期卫生宣教与指导,妊娠后期减少或避免性生活,积极预防和治疗生殖道感染。避免突然腹压增加。补充足量的维生素、钙、铜及锌等营养素。宫颈机能不全，可于妊娠 14～16 周行宫颈环扎术。

（辛 虹）

学习小结

　　胎膜早破是多因素所致，生殖道感染为最主要因素。胎膜早破可增加感染、脐带脱垂、胎儿窘迫、早产、新生儿肺炎、败血症等风险，甚至危及母儿生命。胎膜早破时孕周越小，围产儿预后越差。破膜后 12～18 小时应预防性应用抗生素。妊娠 34 周前给予促胎肺成熟。妊娠 34 周后，无禁忌证可引产。当出现宫内感染、胎儿窘迫、胎盘早剥等情况时尽快终止妊娠。

复习思考题

1. 胎膜早破的常见病因。
2. 未足月胎膜早破期待保胎过程中的处理。

第十二节　胎儿窘迫

学习目标

掌握　　　　胎儿窘迫的病因、临床表现、诊断及处理原则。

　　胎儿在子宫内因急性或慢性缺氧危及其健康和生命的综合状况称为胎儿窘迫（fetal distress）。急性胎儿窘迫主要发生在分娩期。慢性胎儿窘迫常发生在妊娠晚期，可延续至分娩期，临产后可表现为急性胎儿窘迫。胎儿窘迫是新生儿病率和死亡率上升的主要原因。

一、病因

　　1. 胎儿急性缺氧　系母胎间血氧运输及交换障碍、胎儿自身因素异常所致。常见因素有：①前置胎盘、胎盘早剥、帆状胎盘等；②脐带异常，如脐带脱垂、过短、真结、缠绕、扭转，脐带血肿，脐静脉栓塞等；③母体严重血液循环障碍致胎盘灌注急剧减少，如各种原因导致的休克等；④宫缩过强或不协调；⑤孕妇麻醉药及镇静剂过量，抑制呼吸。

　　2. 胎儿慢性缺氧　①母体因素：如合并先天性心脏病、肺部感染、重度贫血等；②胎儿因素：严重的心血管疾病、胎儿畸形，母儿血型不合，胎儿宫内感染等致胎儿运输及利用氧的能力下降；③胎盘因素：因妊娠期高血压疾病、慢性肾炎、糖尿病、过期妊娠等导致胎盘血管硬化、狭窄、梗死，胎盘绒毛间隙血液灌注不足。

二、临床表现及诊断

　　分急性和慢性两种。

1. **急性胎儿窘迫** 常发生于分娩过程中,可因母体因素、脐带因素、胎盘因素、宫缩异常、产程异常等因素引起,如:脐带脱垂、胎盘早剥、宫缩过强等,主要表现为:

(1)胎心率异常:产时胎心率变化是胎儿窘迫的重要征象,产时电子胎心监护评估为Ⅲ类图形(①胎心率基线变异缺失伴以下三种情况的任何一项:反复性晚期减速、反复性变异减速或胎儿心动过缓;②正弦波形),提示胎儿缺氧、酸中毒。产时胎心监护出现Ⅱ类图形时应持续监护和再评估,必要时可实施宫内复苏措施,若宫内复苏后胎心监护图形仍无改善或发展为Ⅲ类图形时提示胎儿缺氧,应紧急终止妊娠。

(2)羊水胎粪污染:可分为3度:浅绿色为Ⅰ度、黄绿色为Ⅱ度、棕黄色稠厚为Ⅲ度。孕周越大,羊水胎粪污染的概率越高,单纯羊水粪染不是胎儿窘迫的证据,需要结合电子胎心监护进行评估。缺氧可使胎儿深呼吸增加,引起胎粪吸入综合征,造成不良胎儿结局。

(3)胎动减少或消失:胎动次数减少是胎儿宫内状况不良的表现之一,应予以警惕。严重缺氧可致胎动消失,继而胎死宫内。

2. **慢性胎儿窘迫** 主要发生于妊娠晚期,多因妊娠合并症及并发症所致,如妊娠期高血压疾病、慢性肾炎、糖尿病、重度贫血等,可伴有胎儿生长受限,临产后更易出现上述急性胎儿窘迫临床表现。主要表现为:

(1)胎动减少或消失:胎动明显减少应警惕胎儿缺氧的可能。临床常见胎动消失一段时间后胎心音消失。

(2)电子胎心监护异常:NST异常应警惕胎儿宫内状况不良的可能(参见第四章第三节)。

(3)胎儿生物物理评分降低:胎儿生物物理评分≤4分提示胎儿窘迫,≤6分为胎儿可疑缺氧(参见第四章第三节)。

(4)胎儿彩色多普勒超声血流监测异常(参见第四章第三节)。

三、处理

1. **急性胎儿窘迫** 应果断采取措施改善胎儿缺氧状态。

(1)一般处理:改变体位。吸氧(10L/min)增加母体血氧浓度。纠正脱水、酸中毒及电解质紊乱。

(2)病因治疗:如因缩宫素或米索前列醇使用不当引起的强直性子宫收缩,应停止用药,并使用宫缩抑制剂抑制子宫收缩。

(3)终止妊娠:①宫口未开全时,出现以下情况应立即剖宫产终止妊娠:产时电子胎心监护出现Ⅲ类图形,出现Ⅱ类图形经宫内复苏后无改善或发展为Ⅲ类图形;②宫口开全时,胎头双顶径在坐骨棘平面以下,应尽快阴道助产,娩出胎儿;③做好新生儿复苏准备。

2. **慢性胎儿窘迫** 应针对病因,结合孕周、胎儿成熟度及胎儿窘迫程度决定处理。

(1)一般处理:改变体位,注意胎动变化,加强胎儿监护。

(2)积极治疗妊娠合并症和妊娠并发症。

(3)期待疗法:促进胎儿成熟、加强监测,同时告知孕妇及家属期待过程中胎死宫内的风险,适时终止妊娠。

(4)适时终止妊娠:妊娠近足月或胎儿已成熟伴胎动减少,若宫颈成熟、胎儿可耐受宫缩、无剖宫产指征,可在严密监护下阴道分娩。当NST出现正弦波形;产时电子胎心监护出现Ⅲ类图形,出现Ⅱ类图形经宫内复苏后无改善或发展为Ⅲ类图形;胎儿生物物理评分≤4分时应剖宫产终止妊娠。

(辛 虹)

胎儿窘迫危及胎儿生命及影响新生儿生存质量。其主要表现为胎心率异常或电子胎心监护异常、胎动减少或消失、胎儿生物物理评分下降、羊水粪染等。急性胎儿窘迫常发生于分娩过程中，处理原则为尽早消除病因、给氧，并尽快终止妊娠。慢性胎儿窘迫主要发生于妊娠晚期，多因妊娠合并症及并发症所致，除一般处理外，应积极处理妊娠合并症及并发症，加强胎儿宫内状况的监护，缺氧严重时需剖宫产终止妊娠。分娩时做好新生儿复苏准备，视羊水胎粪污染程度和新生儿有无活力，酌情进行气管插管或正压通气。

复习思考题

1. 胎儿窘迫的常见病因。

2. 急性胎儿窘迫的处理。

第六章　胎儿异常及多胎妊娠

第一节 胎儿畸形

胎儿畸形是指胎儿在子宫内发生的结构异常和染色体异常等，也属于出生缺陷，是造成围产儿死亡的主要原因。超声必须诊断出的六种严重胎儿畸形包括：胸、腹壁内脏外翻，单心室，致命性软骨发育不全，无脑儿，脑膨出和开放性脊柱裂。在妊娠 18～24 周之间进行超声结构筛查能检查出一些常见的胎儿畸形。及时检查出严重胎儿畸形并进行引产是提高出生人口素质的重要手段之一。据 2012 年原卫生部统计，我国出生缺陷总发生率约为 5.6%。常见的胎儿畸形包括神经管缺陷、21 三体综合征、脑积水、腹裂、先天性心脏病等。发生的主要原因包括遗传、环境、食品、病毒、药物、毒品等。一旦发现胎儿畸形，应当尽量积极寻找病因，最好进行产前诊断咨询。

常见胎儿畸形

1. **先天性心脏病（简称先心病）** 先心病目前排在我国胎儿畸形发生率的首位。主要包括：法洛四联症、大血管错位、室间隔缺损、房间隔缺损、单心房单心室等。超声检查是孕期筛查先心病的重要手段。严重复杂的先心病如单心房单心室，如有生存能力者，可行产前诊断及遗传咨询，以决定手术或引产。在具备存活能力之前诊断者建议终止妊娠，如为有生机儿也可选择宫内或出生后进行治疗。

2. **脑积水（hydrocephalus）** 脑积水是指大脑导水管不通，致脑脊液回流受阻，大量蓄积于脑室内外，脑室系统扩张和压力升高，进一步导致颅腔体积增大、颅缝变宽、囟门增大，并常压迫正常脑组织。脑积水常伴有脊柱裂、足内翻等畸形。严重的脑积水可致梗阻性难产、子宫破裂、生殖道瘘等，对母亲有严重危害。腹部检查可见胎头宽大并高浮，跨耻征阳性。阴道检查盆腔空虚、先露高、颅缝宽、囟门大且张力高、骨质软而有弹性，触之如乒乓球的感觉。妊娠 17～22 周超声检查有助于诊断严重的脑积水，颅内大部分被液性暗区占据，中线漂动，脑组织受压变薄，胎头周径明显大于腹周径。此外，必要时应当行胎儿磁共振检查以补充和明确诊断胎儿畸形，尤其在明确中枢神经系统畸形和鉴别脑出血和积水时尤为必要。若有生机儿前诊断为严重脑积水，应建议引产；头先露，宫口扩张 3cm 时行颅内穿刺放液；或临产前在超声监视下经腹行脑室穿刺放液，缩小胎头娩出胎儿。处理过程应避免产妇受伤害。也可考虑行产时胎儿或新生儿脑积水引流术。

3. **无脑儿（anencephalus）** 是前神经孔闭合失败所致，是常见的先天性胎儿畸形，几乎一半的神经管缺陷胎儿为无脑儿。无脑儿分两类：一类是脑组织变性坏死突出颅外；另一类是脑组织未发育。外观表现为颅骨缺失、双眼暴突、颈短。两种类型均不能存活，常伴肾上腺发育不良及羊水过多。腹部检查：胎头小，阴道检查可触及凸凹不平的颅底部。超声检查：颅骨不显像，眼球突出呈"蛙样"面容。孕妇血甲胎蛋白升高，尿 E/C 及 E_3 偏低。无脑儿一经确诊，应尽早引产。阴道分娩困难时可行毁胎术结束妊娠。

4. **脊柱裂（spina bifida）** 为部分脊椎管未完全闭合，其损伤多在后侧，多发生在胸腰段，也是神经管缺陷中常见的一种，发生率有明显的地域和种族差别。脊柱裂有 3 种：①隐性脊柱裂：为腰骶部脊椎管缺损，表面有皮肤覆盖,脊髓和神经多正常,无神经症状;②脊髓脊膜膨出:两个脊椎骨缺损,脊膜可从椎间孔突出,表面皮肤覆盖成囊状,常有神经症状;③脊髓裂:形成脊髓部分的神经管没有形成,停留在神经褶和神经沟阶段。隐形脊柱裂在产前超声检查中常难发现。较大的脊柱裂产前超声较易发现,妊娠18~20周是发现的最佳时机。孕中期测定孕妇血清中甲胎蛋白(AFP)升高、严重的脊柱裂在有生机儿之前诊断应终止妊娠。也可在妊娠中期24周左右行开放性或胎儿镜下的胎儿脊柱裂修补手术,能够部分改善新生儿的预后。

5. 胎儿腹壁缺损 胎儿腹壁缺损包括腹裂、脐膨出、膀胱外翻、泄殖腔外翻和体蒂综合征,其中脐膨出和腹裂是最常见的类型。脐膨出是由于胚胎体腔关闭过程停顿致腹腔脏器未回纳入腹,进而被内层腹膜和外层羊膜形成的半透明囊膜所覆盖形成。腹裂是腹部皮肤、肌肉、筋膜缺损,导致肠管及其他腹腔脏器突出腹壁,表面无膜性组织覆盖。常规的超声检查最早可在停经第11~14周发现胎儿腹壁缺损,97%的腹壁缺损胎儿可以在产前通过超声得到确诊。腹壁缺损患儿一旦确诊,首先应排除合并其他畸形或染色体异常。目前,先天性腹壁缺损的治疗以手术为主,尤其在单纯性腹壁缺损患儿中效果显著。

6. 联体双胎(conjoined twins) 为单卵双胎所特有的畸形,其发生是由于受精卵分裂过晚所致。有两种形式:①相等联体儿:头、胸、腹等部位联体;②不等联体儿:如寄生胎。超声检查有助于诊断。确诊后应尽早终止妊娠,24周之前可考虑经阴道分娩,孕晚期可剖宫产。

(刘彩霞)

学习小结

胎儿先天畸形是围产儿死亡的主要原因。产前超声检查是诊断胎儿畸形的关键,应在妊娠18~24周进行超声结构筛查。早期检测出严重胎儿畸形并进行引产是提高出生人口素质的重要手段之一。

复习思考题

1. 常见的胎儿严重畸形的种类和诊断方法。

2. 脊柱裂的分类。

第二节 胎儿生长受限

学习目标

掌握	胎儿生长受限的临床表现分类和诊断方法。
熟悉	胎儿生长受限的治疗方法。
了解	胎儿生长受限的发病原因。

胎儿生长受限(fetal growth restriction,FGR)是指经超声估测的胎儿体重低于对应孕周胎儿体重的第10百分位数以下,严重FGR是指胎儿体重低于第3百分位数以下,同时伴有多普勒血流的异常。国内发生率为4%~7%,

死亡率高,占围产儿死亡总数的42.3%,新生儿近期或远期并发症明显升高。

低出生体重儿被定义为胎儿分娩时的体重小于2500g。

小于孕龄儿(small for gestation age,SGA)是指出生体重低于同胎龄应有体重第10百分位数以下或低于其平均体重2个标准差的新生儿。新生儿死亡率为1%,较同孕龄出生的正常体重儿病死率高0.2%。SGA包括以下三种:(1)正常的SGA:即胎儿结构及多普勒血流评估均未发现异常。(2)异常的SGA:存在结构异常或者遗传性疾病的胎儿。(3)胎儿生长受限(FGR)。大约有25%~60%的SGA是因为种族、产次或父母身高体重等因素而造成的。除胎儿体重及体格发育较小外,各器官无功能障碍和宫内缺氧表现,称为"健康小样儿"。FGR与SGA是被包含关系,SGA中仅有一部分是FGR。

一、病因

胎儿生长受限的病因复杂,一部分原因不完全清楚。影响胎儿生长的高危因素有:

1. **孕妇因素** 约占50%~60%。

(1)营养因素:孕妇营养不良、偏食、妊娠剧吐、过度控制饮食以及摄入蛋白质、维生素及微量元素不足。

(2)遗传因素:胎儿体重差异40%来自双亲的遗传因素,母亲身材矮小,FGR发生率增高。

(3)各种妊娠合并症和并发症:如贫血、心脏病、肾脏病,特别是蛋白和能量供应不足。妊娠期高血压疾病、妊娠期肝内胆汁淤积症、抗磷脂抗体综合征、多胎妊娠、前置胎盘等,均可使胎盘血流量减少。

(4)其他:孕妇年龄、地区、经济条件、子宫发育畸形、吸烟、吸毒、酗酒、滥用药物、母体接触放射线或有毒物质、宫内感染病毒、细菌、原虫及螺旋体感染等。

2. **胎儿因素**

(1)胎儿患有遗传病或染色体疾病,一般病情越严重,越易出现胎儿生长受限,尤其在染色体异常或严重循环系统畸形的胎儿中更为明显,如Turner综合征,21、18或13三体综合征以及基因病等。

(2)生长激素、胰岛素样生长因子、瘦素等调节胎儿生长的物质在脐血中降低,可能会影响胎儿内分泌和代谢。

3. **子宫、胎盘、脐带因素** 导致子宫胎盘血流量减少,胎儿供血不足。如先天子宫发育异常,胎盘梗死,脐带过细(尤其近脐带根部过细)、脐带过长、脐带扭转、脐带打结等。

二、临床表现及分类

1. **内因性均称型FGR** 属于原发性FGR,少见。因胎儿在体重、头围和身长三方面生长均受限故称均称型。病因包括基因或染色体异常、病毒感染、接触放射性物质及其他有毒物质。这些高危因素作用于妊娠17周之前的胎儿,使胎儿此时期细胞增殖受损而致细胞数目较少,脑重量减轻。新生儿特点是头围与腹围均小于该孕龄正常值,常伴有脑神经发育障碍和小儿智力障碍。胎儿畸形发生率和围产儿死亡率高,预后不良。

2. **外因性不均称型FGR** 属于继发性FGR,常见,约占70%~80%。妊娠早期胚胎发育正常,高危因素主要作用于妊娠中晚期。多由妊娠期高血压疾病、糖尿病等所致的慢性胎盘功能不全。胎儿各器官细胞数目正常,但体积小。新生儿特点为发育不均称、头大、低体重、营养不良,胎儿常有宫内慢性缺氧及代谢障碍,胎盘功能下降,使胎儿在分娩期对缺氧的耐受力下降,易导致新生儿脑神经受损和低血糖。

3. **外因性均称型FGR** 为上述两型之混合型。高危因素作用于整个妊娠期,常见为缺乏重要生长因素,如叶酸、氨基酸、微量元素,或有害药物影响所致。病因有母儿双方因素。新生儿特点是体重、身长、头围均较小,有营养不良表现。各器官体积均小,尤以肝脾为著,常有生长及智力障碍。

三、诊断

对于可疑 FGR 者,首先行超声检查,排除畸形,必要时行胎儿磁共振检查。此外,还应排除胎儿染色体异常的可能。密切监护胎儿生长发育情况是提高 FGR 诊断率及准确率的关键。因此,孕妇应在妊娠早期通过超声检查准确地判断胎龄。

1. **病史** 有 FGR 的高危因素,孕妇体重、宫高、腹围增长缓慢。

2. **体征** 通过测量孕妇体重、宫高、腹围的变化,推测胎儿大小,初步筛查 FGR。

(1)宫底高度、腹围值连续 3 周测量均在第 10 百分位数以下者,做为筛选 FGR 指标,预测准确率达85% 以上。

(2)计算胎儿发育指数,胎儿发育指数 = 子宫长度(cm)−3×(月份 +1),指数在 −3 和 +3 之间为正常,小于 −3 提示可能为 FGR。

(3)妊娠晚期孕妇每周增加体重 0.5kg。若体重增长停滞或增长缓慢时可能为 FGR。

3. **辅助检查**

(1)超声检查:对有高危因素的孕妇要从妊娠早期开始定期行超声检查,监测胎儿生长发育指标。①胎儿头围与腹围比值(HC/AC):比值小于正常同孕周平均值的第 10 百分位数,即应考虑可能为 FGR(不均称型)。其中腹围的测定在诊断 FGR 中具有重要价值。②测量胎儿双顶径(BPD):每周动态测量观察其变化,每周增长<2.0mm,或每 3 周增长<4.0mm,或每 4 周增长<6.0mm,或妊娠晚期双顶径每周增长<1.7mm,均应考虑有 FGR 的可能。③胎盘成熟度与羊水量:多数 FGR 出现胎盘功能低下和羊水过少。

(2)彩色多普勒超声检查:脐动脉多普勒血流是 FGR 最重要的监测方法,监测指标包括最大峰值血流速度 / 舒张末期血流速度(S/D)、阻力指数(RI)和搏动指数(PI)。随着胎盘功能障碍的恶化,脐动脉多普勒血流表现为 S/D 升高、舒张末期血流消失、舒张末期血流反向。胎儿大脑中动脉(middle cerebral artery,MCA)多普勒血流反映继发于胎儿缺氧的"大脑保护效应"。静脉循环的改变晚于动脉循环的变化,能够更好预测不良结局和决定分娩时机。

(3)实验室检查:评估胎盘功能;检测 TORCH 感染;严重 FGR 要行胎儿染色体检查及遗传代谢性疾病的筛查;检测抗心磷脂抗体(ACA),研究表明 ACA 与 FGR 的发生有关。

四、治疗

FGR 的治疗原则是:积极寻找病因,评估胎儿状况(畸形、死胎和早产的风险),补充营养、改善胎盘循环,加强胎儿监测、适时终止妊娠。目前尚无证据表明,孕期治疗可以改善 FGR 的生长状况。

1. **寻找病因** 尽可能寻找致病原因,如早期发现妊娠期高血压疾病、TORCH 感染、代谢综合征等,超声检查排除胎儿先天畸形,必要时采用介入性产前诊断技术进行胎儿染色体核型分析排查非整倍体胎儿。

2. **妊娠期治疗** 低分子肝素、阿司匹林用于抗磷脂抗体综合征所致的 FGR 有效。既往有 FGR 和子痫前期病史的孕妇,孕期应用低剂量阿司匹林,可以降低再次发生 FGR、子痫前期的风险。丹参能促进细胞代谢、改善微循环、降低毛细血管通透性,有利于维持胎盘功能。硫酸镁能恢复胎盘正常的血流灌注,β-肾上腺素激动剂能舒张血管、松弛子宫,改善子宫胎盘血流。目前,FGR 的妊娠期治疗方案仍有争议。

胎儿宫内状况的监测:胎动计数、听胎心、检测胎盘功能、电子胎儿监护、胎儿生物物理(BPP)评分、彩色多普勒超声监测胎儿血流(如脐动脉血流、大脑中动脉血流、静脉导管血流)等。多普勒血流监测可以为终止妊娠时机的选择提供帮助。

3. **产科处理** 关键在于决定分娩时间和选择分娩方式。根据胎心监护、生化检查结果综合评估的胎儿宫内状况及宫颈成熟度来决定。

（1）继续妊娠：妊娠未足月，胎儿状况良好，胎盘功能正常，孕妇无妊娠并发症及合并症者，可以在密切监护下妊娠至足月。

（2）终止妊娠：终止妊娠的指征包括胎儿因素：胎动减少、羊水过少、胎儿停止发育或经治疗无好转，电子胎心监护结果异常者应行胎儿生物物理评分及胎儿血流测定等，如提示胎儿缺氧，可考虑终止妊娠；小于 32 周分娩者，分娩前给予硫酸镁保护胎儿神经系统；小于 32 周的 FGR 脐动脉血流出现 AEDV 或 REDV，同时合并静脉导管 a 波缺失或反向，当胎儿可能存活并完成糖皮质激素治疗后，应建议终止妊娠，但必须慎重选择分娩方式。小于 34 周分娩者，给予糖皮质激素促胎儿肺成熟，如新生儿救治能力不足，应当转至上级医院分娩。

单纯 FGR，可选择期待治疗至 38 周左右终止妊娠。孕晚期监测胎儿血流时，如果脐动脉血流 S/D 值升高而孕周≥37 周应终止妊娠；脐动脉血流出现 AEDV 而孕周≥34 周应终止妊娠；脐动脉血流出现 REDV 而孕周≥32 周应终止妊娠。FGR 出现停滞生长>2 周或产前监测出现明显异常（生物物理评分<6 分，NST 频繁异常），可考虑终止妊娠。

母体因素：母体有严重妊娠合并症或并发症，危及母体生命经治疗后病情无好转者，或合并其他终止妊娠指征者，应终止妊娠。

终止妊娠的方法：如胎儿宫内情况良好、胎儿成熟、Bishop 宫颈成熟度评分≥7 分，无产科禁忌证者可经阴道分娩；畸形或难以存活胎儿应考虑阴道分娩；FGR 伴有脐动脉血流 AEDV 或 REDV，应选择剖宫产尽快终止妊娠。

（3）产时处理：①产时监测：疑诊 FGR 的孕妇应按"高危孕妇"进行产时监测，产时密切电子胎心监护。②新生儿复苏：最好由新生儿科医生完成。此类新生儿分娩时缺氧和胎粪吸入的风险增加，应尽快熟练地清理呼吸道并进行通气。严重生长受限的新生儿对低体温特别敏感，也可能发展为其他代谢异常，如低血糖、红细胞增多症和血液黏稠，要及时处理。此外，低出生体重儿发生多动症及其他神经障碍的风险增加，并且出生体重越低风险越高。

五、预防

应从孕前开始，使母体的身体状况、用药和营养最佳化。必须戒烟。纠正营养缺乏。如合并有高血压或有胎儿生长受限分娩史，可在孕早期预防性应用低剂量的阿司匹林。孕妇戒除烟酒、毒品等，使 FGR 风险降到最低。

（刘彩霞）

学习小结

　　FGR 为生长潜力低下或生长速率缓慢的小于胎龄儿。分为内因性均称型、外因性不均称型以及外因性均称型。主要依靠临床表现、超声和多普勒血流检测诊断。目前对于远离足月的 FGR 并无有效的治疗方法，因此早期预防尤为重要。孕期重点在于严密监测胎儿宫内状况，遵循个性化原则选择终止妊娠的时机。

复习思考题

1. 简述监测 FGR 胎儿宫内状况的方法。

2. 简述 FGR 终止妊娠指征和方式。

第三节 巨大儿

学习目标	
掌握	巨大儿的诊断。
熟悉	巨大儿的处理方法。
了解	肩难产的诊断和处理。

巨大儿(macrosomia)指胎儿体重≥4000g。目前欧美国家定义为胎儿体重≥4500g。近年来发病率有增加的趋势,国外为15.1%,国内为7%左右,男婴多于女婴。巨大儿的发生率增加与孕妇营养过剩、肥胖和妊娠合并糖尿病,尤其是2型糖尿病有关,也与遗传因素,如父母高大、过期妊娠、高龄产妇、种族、民族因素相关;有巨大儿分娩史者也应警惕此次发生巨大儿的可能。

一、诊断

目前尚无准确估计胎儿大小的方法,因此,巨大儿只有在出生后才能确诊。有研究表明,临床估计胎儿体重与超声测量一样可靠,甚至优于超声,因此要综合判断。

1. **病史及临床表现** 孕妇有糖尿病、过期妊娠或巨大儿分娩史,妊娠晚期体重迅速增加,呼吸困难,腹部胀满。

2. **腹部检查** 宫高>35cm、腹围大,触诊胎体大、先露高浮,多有跨耻征阳性,胎心位置偏高。

3. **超声检查** 测量胎儿双顶径、股骨长、腹围及头围等各项生物指标。双顶径>10cm时,需进一步测量胎儿肩径及胸径,若肩径及胸径大于头径者,发生肩难产的概率增加。

二、对母儿的影响

1. **对母体的影响** 易发生相对头盆不称、产程延长及肩难产,从而导致软产道损伤、产后出血、产后感染及子宫脱垂,胎先露长时间压迫产道,容易发生尿瘘或粪瘘。

2. **对胎儿的影响** 新生儿肩难产可引起颅内出血、锁骨骨折、臂丛神经损伤及麻痹。

合并糖尿病的孕妇分娩的新生儿容易发生低血糖、脑损伤、呼吸窘迫综合征等,增加了围产儿死亡率。

三、处理

1. **妊娠期** 加强孕期体重监测及营养指导,合理控制孕妇体重,对于具有高危因素的患者及时干预,是减少妊娠期糖尿病和巨大儿的有效措施。孕妇平均体重增长12.5kg为宜,但也要因人而异,尤其是妊娠前肥胖的孕妇,平均每周增重0.3kg为宜。有糖尿病史者应积极控制血糖,于足月后根据胎盘功能及糖尿病控制情况等综合评估,决定终止妊娠时机。

2. **分娩期** 分娩前根据影像学和查体结果综合评估胎儿体重以及产道情况,尽可能准确估计胎儿体重,选择合适的分娩方式。对于正常女性骨盆来说,非糖尿病孕妇胎儿体重≥4500g,糖尿病孕妇胎儿体重

≥4000g,应考虑头盆不称,必要时应行剖宫产。无相对头盆不称者可经阴道分娩,当胎头达坐骨棘下3cm、宫口已开全时,可在较大的会阴侧切下产钳助产。发生肩难产时按照肩难产的处理方法协助胎肩娩出,产后常规软产道检查,预防产后出血及感染。

3. 做好新生儿复苏工作,预防新生儿低血糖症。

[附]肩难产

胎头娩出后,胎儿前肩被嵌顿于耻骨联合上方,用常规助产法不能娩出胎儿双肩称为肩难产(shoulder dystocia)。发生率为0.15%~0.6%。

一、高危因素

巨大儿,特别是胎儿体重≥4500g者,骨盆狭窄,尤其是扁平骨盆、骨盆倾斜度过大、耻骨弓过低者及联体双胎、胎儿颈部肿瘤、胎儿水肿时易发生肩难产。

二、诊断及预测

1. 超声测量发现胸径>双顶径1.5cm者或肩围>头围4.8cm者均有肩难产可能。
2. 活跃期及第二产程延长者有肩难产可能。
3. 分娩过程中,凡胎头娩出后胎儿颈部回缩,双肩径位于骨盆入口上方,胎儿颏部紧压会阴,胎肩娩出受阻,若除外胎儿畸形即可诊断肩难产。

三、处理

缩短胎头胎肩娩出的时间间隔,是新生儿能否存活的关键。应做好新生儿复苏抢救准备,预防产后出血及感染。

1. **寻求帮助** 启动院内急救团队,呼叫援助人员到场,包括上级产科医生、新生儿科医生、麻醉师、助产士、护士等。

2. **导尿、会阴切开** 预计有可能娩肩困难时应先导尿、行双侧阴部神经阻滞麻醉后会阴切开术或加大切口,有利于胎儿娩出。快速清除新生儿口鼻腔分泌物,不能强行外牵胎头。

3. **屈大腿法(Mc Roberts)** 助手协助产妇极度屈曲双腿紧贴腹部,双手抱膝或抱腿,使腰骶段、脊柱弯曲度缩小,减小骨盆倾斜度,使嵌顿与耻骨联合后的前肩自然松动,向下牵拉胎头前肩娩出。该法为肩难产的基础助产法。

4. **压前肩法** 由助手将手掌放在母体耻骨上方,适度向胎儿前肩加压使双肩径缩小,助产者向下牵拉胎头,两者相互配合持续加压与牵引,前肩即可娩出。同时配合屈大腿法,需注意不能用暴力。

经过以上操作方法,50%以上的肩难产得以成功解决。

5. **旋肩法(Wood法)** 助产者将食、中指放入阴道,紧贴胎儿后肩的背面,将后肩向侧上旋转180°,助手协助将胎头同方向旋转,当后肩逐渐旋转至前肩位置时娩出。操作时胎背在母体右侧用左手,胎背在母体左侧用右手。

6. **牵后臂娩后肩法** 助产者将手沿骶骨伸入阴道,握住胎儿后上肢及手臂,保持胎儿肘部屈曲的同时,上抬肘关节,沿胎儿胸部面部划过,娩出后肩及后上肢,双肩径转至骨盆斜径上,前肩松动牵拉胎头娩出前肩。切忌抓胎儿的上臂,以免肱骨骨折。

7. **四肢着地法(Gaskin法)** 产妇翻转至双手和双膝着地,重力作用或这种方法产生的骨盆径线的改变可能会解除胎肩嵌塞状态。在产妇俯卧位时，骨盆入口前后径可增加 1cm，出口径增加 2cm。先娩后肩再娩前肩，娩出胎儿。

8. 断锁骨法 胎儿已死亡或上述方法均失败时，可剪断胎儿锁骨，缩小双肩径，娩出前肩。活婴产后缝合软组织，锁骨可自愈。

（刘彩霞）

学习小结

加强妊娠期的体重监测和营养指导是预防巨大儿的关键。诊断根据临床和超声测量综合估计胎儿体重进行。不建议预防性引产。终止妊娠时机根据胎儿成熟度、胎盘功能、糖尿病控制情况及孕周等综合评估。分娩方式的选择依据是否合并糖尿病以及预测的胎儿体重决定。分娩过程一旦出现肩难产，应当积极处理，预防新生儿并发症发生。

复习思考题

1. 巨大儿的诊断和处理。　　　　　　2. 肩难产的处理原则。

第四节　死胎

学习目标

掌握	死胎的概念和诊断方法。
熟悉	死胎的治疗。
了解	死胎的病因。

妊娠 20 周后胎儿在子宫内的死亡，称为死胎（stillbirth or fetal death）。死胎也包括胎儿在分娩过程中的死亡。

一、病因

造成死胎的病因主要有胎儿因素、胎盘及脐带因素和母体因素。

1. 胎儿因素 占 25%～40%。染色体异常、多基因及单基因遗传病、胎儿严重畸形；非免疫性水肿；胎儿感染（病毒、细菌、原虫）；胎儿生长受限，母儿血型不合等。

2. 胎盘及脐带因素 占 25%～35%。包括：前置胎盘、胎盘早剥、胎母输血综合征、血管前置、脐带异常（脐带帆状附着、脐带打结、脐带脱垂、脐带绕颈缠体）、胎盘功能不全、双胎输血综合征、绒毛膜羊膜炎等导致胎儿缺氧。

3. 母体因素 占 5%～10%。严重的妊娠合并症、并发症，如妊娠期高血压疾病、糖尿病、心血管疾病、甲状腺疾病、肾病、抗磷脂抗体综合征、血栓形成、吸烟、吸毒和酗酒、传染性疾病和败血症、子宫破裂、过期妊娠等致局部缺血而影响胎盘、胎儿。

4. 原因不清   占 15% ~ 35%。

二、临床表现及诊断

胎儿死亡后约80%在2~3周内自然娩出,死胎在宫腔内停留过久能引起母体凝血功能障碍。

1. 孕妇自觉胎动消失,子宫不再继续增大。腹部检查:子宫小于相应孕周,未闻及胎心。但不能仅凭胎动消失和听诊确诊死胎,必须行超声检查确诊。

2. 超声检查   胎心搏动消失。若胎儿死亡已久,有时可见颅骨重叠、颅板塌陷。

三、治疗

原则是尽量经阴道分娩,仅限于特殊情况下方行剖宫产。死胎一经确诊应尽早引产并尽力寻找病因。建议尸体解剖,胎盘、脐带、胎膜病理检查、染色体检查以及基因病的检查,做好产后咨询。

1. **发现死胎者应当及时引产**   常用的引产方式包括:羊膜腔内注射依沙吖啶引产;米非司酮加米索前列醇引产;缩宫素静脉滴注引产;水囊引产等。

2. **发生凝血功能障碍者**   退行性变的胎盘组织释放凝血活酶进入母血循环,容易引起弥散性血管内凝血(DIC),应当按照DIC处理原则积极处理的同时,选择适当时机引产,并积极预防产后出血和感染。

（刘彩霞）

学习小结

确诊死胎的方法为超声检查。一旦确诊应尽快引产并注意是否合并弥散性血管内凝血,引产的方法应综合判定,原则是尽量经阴道分娩,仅在特殊情况下使用剖宫产。在引产的同时要积极寻找死胎原因。

复习思考题

1. 引起死胎的原因。

2. 死胎的处理原则。

第五节　多胎妊娠

学习目标

掌握	多胎妊娠的诊断和处理。
熟悉	多胎妊娠的并发症。
了解	多胎妊娠的概念和分类。

一次妊娠同时有两个或两个以上胎儿称为多胎妊娠（multiple pregnancy），以双胎妊娠（twin pregnancy）多见。发生率为 $1:89^{n-1}$（n 代表一次妊娠的胎儿数），多有家族史。近年随着辅助生殖技术的应用，多胎妊娠发生率明显上升。多胎妊娠孕妇并发症增多，围产儿死亡率高。本节主要讨论双胎妊娠。

一、分类及特点

1. **双卵双胎（dizygotic twins）** 较多见，由两个卵子分别受精形成两个受精卵，约占双胎妊娠的 70%。两个胎儿各有其自己的遗传基因，性别、血型可以相同或不同，而容貌与同胞兄弟姐妹相似，但指纹、精神类型等多种表现型不一致。两个受精卵往往着床在子宫蜕膜不同部位，形成自己独立的胎盘，胎儿面见两个羊膜腔，中隔为两层羊膜和绒毛膜，有时两层绒毛膜可融合为一层（图 6-1）；与遗传、应用促排卵药物及多胚胎宫腔内移植有关。如果两个卵子在短期内不同时间受精而形成的双卵双胎称为同期复孕（superfecundation）。

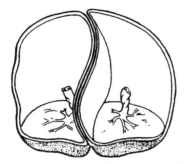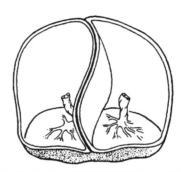

（1）两个胎盘分开，两层绒毛膜，两层羊膜　　　　（2）两个胎盘融合，两层绒毛膜已融合，两层羊膜

图 6-1　双卵双胎的胎盘及胎膜示意图

2. **单卵双胎（monozygotic twins）** 由一个受精卵分裂而成的两个胎儿，叫做单卵双胎，约占双胎妊娠的 30%。单卵双胎的发生不受年龄、遗传、种族、胎次及医源的影响，由于其基因相同，其胎儿性别、血型、容貌等相同。单卵双胎由于受精卵分裂的时间不同有如下 4 种单卵双胎（图 6-2）。

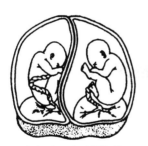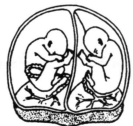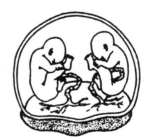

（1）发生在桑椹期前　　　（2）发生在胚泡期　　　（3）发生在羊膜囊已形成

图 6-2　受精卵在不同阶段形成单卵双胎的胎膜类型

（1）双羊膜囊双绒毛膜单卵双胎：若分裂发生在受精后 72 小时内（桑椹期），此时内细胞团形成而囊胚层绒毛膜未形成，有两层绒毛膜及两层羊膜，胎盘为两个或一个。约占单卵双胎的 18%～36%。

（2）双羊膜囊单绒毛膜单卵双胎：在受精后第 4～8 日内（囊胚期）发生分裂为双胎，内细胞团及绒毛膜已分化形成，而羊膜囊尚未出现时形成单绒毛膜双羊膜囊，在单卵双胎中约占 68%。它们共同拥有一个胎盘及绒毛膜，其中隔有两层羊膜。

（3）单绒毛膜单羊膜囊单卵双胎：分裂发生在受精后第 9～13 日，羊膜腔形成后。两个胎儿共用一个胎盘，且共存于同一个羊膜腔内。约占单卵双胎的 1%～2%，围生儿死亡率很高。

（4）联体双胎：由于受精卵分裂过晚所致，一般分裂发生在受精后的第13日以后，可导致不同程度、不同形式的联体双胎。联体双胎发生率为单卵双胎的1/1500。

二、临床表现及诊断

1. **病史及临床表现** 双胎妊娠多有家族史、孕前应用促排卵药物或体外受精多个胚胎移植史。早孕反应往往较重，持续时间较长；子宫体积明显大于单胎妊娠；妊娠晚期，因过度增大的子宫，使横膈升高，呼吸困难，行走不便，出现下肢静脉曲张和水肿等压迫症状。

2. **产科检查** 子宫大于孕周，在妊娠中晚期腹部触及多个肢体及两个或多个胎头；子宫较大，胎头较小，不成比例；在不同部位听到两个不同频率的胎心。双胎妊娠时胎位多为纵产式，以两个头位或一头一臀常见（图6-3）。

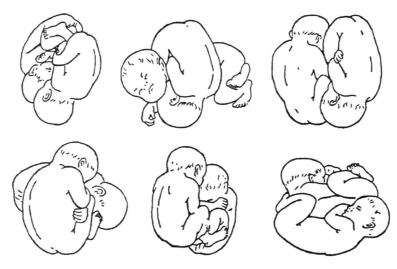

图6-3 双胎胎位

3. **辅助检查**

（1）超声检查：妊娠35天后，宫腔内可见两个妊娠囊；妊娠6周后，可见两个原始心管搏动。18～24周可筛查胎儿结构畸形，还可帮助确定两个胎儿的胎位。超声检查在妊娠早期和中期有助于监测单绒毛膜双胎是否发生双胎输血综合征（twin-twin transfusion syndrome，TTTS）及选择性生长受限（selective intrauterine growth restriction，sIUGR）等复杂性双胎并发症。

（2）超声早期判断：超声检查在妊娠6周至10周之间，可通过宫腔内孕囊数目进行绒毛膜性判断，如宫腔内有两个孕囊，为双绒毛膜双胎，如仅见一个孕囊，则单绒毛膜性双胎可能性较大。妊娠11周至13^{+6}周之间，可以通过判断胎膜与胎盘插入点呈"双胎峰"或者"T"字征来判断双胎的绒毛膜性。前者为双绒毛膜性双胎，后者为单绒毛膜性双胎，同时在此阶段还可以检测双胎的颈项透明层厚度（NT）来预测胎儿非整倍体发生的概率。

（3）磁共振检查：对评价双胎中枢神经系统发育以及双胎其他畸形具有较高临床价值。

三、并发症

1. **孕妇并发症** 双胎妊娠易并发妊娠期高血压疾病、妊娠期肝内胆汁淤积症、贫血、羊水过多、胎膜早破、胎盘早剥、前置胎盘。双胎妊娠增加孕妇心血管系统负担易发生心功能不全。双胎妊娠由于子宫过于膨大，子宫肌纤维过度延伸，产程中易致子宫收缩乏力而导致产程延长，易发生产后出血。当第一个胎儿为臀位，第二个胎儿为头位分娩时，第一个胎头尚未娩出，第二个胎头已降至骨盆腔内时，易发生两个胎头的颈部交锁而造成难产。

2. 围生儿并发症 双胎妊娠并发症发生率及死亡率均较高，可发生双胎输血综合征、选择性胎儿生长受限、胎儿异常、脐带脱垂等。约有50%双胎发生早产，胎儿窘迫、畸形、联体双胎、脐带异常的发生率也增加。单绒毛膜双胎特有的并发症有：

（1）双胎输血综合征（TTTS）：是双羊膜囊单绒毛膜单卵双胎的严重并发症。胎盘中血管吻合包括动脉间、静脉间及动静脉吻合三种。大约有15%的单绒毛膜多胎妊娠发生TTTS。受血者胎儿表现为循环血量增加，羊水过多，心脏扩大或心衰伴有水肿；而供血者胎儿循环血量减少，羊水过少，生长受限。有时供血儿出现羊水严重过少，被挤压到子宫的一侧，成为"贴附儿"（stuck-twin）。如果不进行干预，严重TTTS的病死率高达80%～100%。目前常根据Quintero分期标准评估病情的轻重：I期：受血胎儿最大羊水池>8cm（20周以上，>10cm），供血胎儿最大羊水池<2cm；II期：供血胎儿膀胱超声影像消失；III期：超声多普勒改变（收缩末期脐动脉血流缺失或反流；静脉导管反流；脐静脉血流搏动）；IV期：一胎或双胎水肿；V期：至少一胎死宫内。

（2）选择性宫内生长受限：即双胎中其中一个胎儿估计体重（estimated fetal weight，EFW）低于同孕龄胎儿体重的第10百分位数，而另一胎儿EFW正常，并且两胎儿EFW相差≥25%，是单绒毛膜双胎的严重并发症之一。双胎妊娠中约12%并发sIUGR，其中约15%生长受限胎儿突发胎死宫内，而另一胎儿即使幸存，其神经系统和心血管系统并发症也明显增高，约20%并发神经系统后遗症。单绒毛膜双胎sIUGR可发生在妊娠的任何时期，早期出现多存在先天异常。

（3）双胎反向动脉灌注序列征（twin reversed arterial perfusion sequence，TRAPS）：又称无心畸形，比较少见的畸形。双胎之一心脏缺如，残留或无功能，发生率为单绒毛膜妊娠的1%，妊娠胎儿的1:35 000。最显著的特征是结构正常的泵血胎通过一根胎盘表面动脉-动脉吻合向寄生的无心胎供血。如不治疗，正常胎儿可发生心力衰竭而死亡。

（4）单绒毛膜单羊膜囊双胎：由于两胎儿共用一个羊膜腔，两胎儿之间无胎膜分隔，因脐带缠绕和打结而发生宫内意外可能性较大，为极高危的双胎妊娠。

四、鉴别诊断

双胎妊娠应与巨大胎儿、单胎合并羊水过多、子宫肌瘤、卵巢肿瘤相鉴别，主要通过超声检查鉴别。

五、处理

1. 妊娠期处理

（1）定期产前检查，及时防治妊娠期并发症：双胎妊娠系高危妊娠，母儿结局与孕期保健关系密切，一旦确诊，应做好保健和管理。应及早发现和治疗妊娠期高血压疾病、妊娠期肝内胆汁淤积症等。

（2）加强营养：注意补充足够的蛋白质、铁剂、维生素、叶酸、钙剂等。

（3）超声绒毛膜性的判断和监护：妊娠11周至13^{+6}周，通过超声检查判断绒毛膜性。

（4）超声监测：对双绒毛膜性双胎，每3～4周一次超声监测胎儿生长情况。对单绒毛膜性双胎，应每2周超声监测胎儿生长发育以期早期排除是否出现并发症等。对于复杂性双胎应每周进行超声监测。监测胎儿血流、生长发育情况、胎位变化以及复杂性双胎并发症的发生；如发现胎儿畸形，特别是联体双胎，及早终止妊娠。此外，超声检查发现胎位异常，一般不予纠正。

（5）防治早产：是双胎产前监护的重点，双胎孕妇应减少活动量，增加每日卧床休息时间，在34周以前发生先兆早产时，应给予宫缩抑制剂，地塞米松或倍他米松促胎肺成熟治疗，一旦出现宫缩或阴道流液，应住院治疗。

（6）单绒毛膜双胎及其特有并发症的处理：如确诊为双胎输血综合征，在 16～26 周Ⅱ～Ⅳ期可采取胎儿镜下胎盘血管交通支凝固术、脐带血管凝固或结扎、射频消融选择性减胎术等，其中在胎儿镜下用激光凝固胎盘表面可见的血管吻合支，使胎儿存活率提高。对于严重的 sIUGR 或者单绒毛膜双胎一胎合并畸形或 TRAPS，必要时可行选择性减胎术(射频消融术、脐带电凝术、脐带结扎术等)，减去 FGR 胎儿或畸形胎儿。若无并发症，单绒毛膜单羊膜囊双胎的分娩孕周为 32～34 周。单绒毛膜双羊膜囊双胎的分娩孕周一般不超过 37 周。双绒毛膜双胎 37～38 周后终止妊娠。严重 sIUGR 和 TTTS 在严密监护下可期待至 32～34 周分娩。

2. 终止妊娠的指征 ①急性羊水过多，引起压迫症状，如呼吸困难，严重不适等；②母体严重并发症，如子痫前期或子痫，不允许继续妊娠时；③胎儿畸形；④已达预产期尚未临产，胎盘功能逐渐减退或羊水减少者。

3. 分娩期处理 双胎妊娠多能经阴道分娩，分娩方式的选择要结合孕妇年龄、胎次、孕龄、胎先露、不孕史及产科合并症、并发症等综合考虑，做好输血、输液及抢救孕妇的应急准备，并熟练掌握新生儿抢救和复苏的技术。

（1）阴道试产：适宜于双胎均为头先露或第一胎儿为头位，第二胎儿为臀位，两个胎儿的总体重为 5000～5500g 之间，第 2 个胎儿体重估计不超过第 1 个胎儿 200～300g。产程中注意宫缩、产程进展和胎心变化，若出现宫缩乏力，可以给予低浓度的缩宫素缓慢静滴。当第一个胎儿娩出后，尤其是单绒双胎，在胎盘侧脐带端立即夹紧，以防第二个胎儿急性失血。同时助手在腹部将第 2 个胎儿固定成纵产式并听胎心。若无阴道出血，胎心正常，等待自然分娩，一般在 20 分钟左右第二个胎儿可以娩出。若等待 10 分钟仍无宫缩，可以给予人工破膜或给予低浓度缩宫素静滴促进子宫收缩。若发现脐带脱垂或可疑胎盘早剥或胎心异常，立即用产钳或臀牵引，尽快娩出胎儿。

（2）剖宫产分娩指征：①胎儿窘迫短时间不能经阴道分娩者；②宫缩乏力导致产程延长，经处理无好转；③异常胎先露，如第一胎儿为肩先露、臀先露；④严重并发症需要立即终止妊娠者，如子痫前期、胎盘早剥或脐带脱垂者；⑤联体畸形无法经阴道分娩者。

4. 防治产后出血 产程中开放静脉通道，做好输液及输血准备；第二个胎儿娩出后立即给予缩宫素促进子宫收缩；产后严密观察子宫收缩及阴道出血量，尤其注意产后 2～4 小时内的迟缓性出血；必要时抗生素预防感染。

（刘彩霞）

学习小结

双胎分为双卵双胎和单卵双胎，其中单卵双胎又分双羊膜囊双绒毛膜单卵双胎、双羊膜囊单绒毛膜单卵双胎、单羊膜囊单绒毛膜单卵双胎和连体双胎。双胎妊娠系高危妊娠，母儿结局与孕期保健关系密切，一旦确诊，应做好保健和管理。应及早发现和治疗妊娠期高血压疾病、妊娠期肝内胆汁淤积症等。在妊娠早期应对双胎妊娠的绒毛膜性进行判断。双胎输血综合征和选择性生长受限是单绒毛膜性双胎特有的严重并发症。根据病情常需要介入性治疗。双胎产后需要积极预防产后出血的发生。

复习思考题

1. 双胎妊娠的分类和并发症。

2. 绒毛膜性的确定方法。

第七章　妊娠合并内外科疾病

7

学习目标

掌握 　常见妊娠合并内外科疾病的诊断、治疗及对母儿的影响；妊娠合并心脏病患者发生心衰的危险时期及不宜妊娠的心脏病种类；妊娠合并病毒性肝炎的分型和母婴垂直传播特点；妊娠合并 TORCH 感染综合征的母婴传播途径。

熟悉 　常见妊娠合并内外科疾病的临床表现；妊娠合并心脏病的诊断与处理；妊娠与病毒性肝炎的相互影响；贫血的病因及处理；HIV 的传播途径及对母儿影响。

了解 　常见合并症的风险评估、母儿预后等。

第一节　妊娠合并心脏病

一、概述

妊娠合并心脏病是导致孕产妇死亡的重要原因之一,可分为既往心脏病病史者合并妊娠和妊娠期间新发生的心脏病两大类。前者以先天性心脏病、瓣膜性心脏病和心肌病等结构异常性心脏病,以及心律失常等非结构异常性心脏病常见;后者则以妊娠期高血压疾病性心脏病和围产期心肌病常见。

妊娠期、分娩期和产褥期的血流动力学改变增加了心脏负荷,对潜在心脏病的妇女有巨大影响。贫血、低蛋白血症等多种因素致使心功能下降,增加心脏病加重的风险,严重者危及母儿生命。

(一)发病特点

妊娠期血容量增大,心排量增加,心率加快,加重了心脏负荷。孕期血容量增加始于妊娠第 6 周,并于妊娠 32 周～34 周达到高峰,较妊娠前增加约 30%～45%。此外,增大的子宫使得膈肌上抬,心脏向左上方移位,使出入心脏的各条大血管扭曲,进一步增加了心脏负荷。

分娩期则是心脏负荷最重的阶段。第一产程,子宫收缩使母体动脉压与子宫内压之间压力差减小,且每次宫缩时约有 250～500ml 的液体被挤入母体循环,因此全身血容量增加。每次宫缩时心排血量约增加 24% 左右,同时血压增高、脉压增宽及中心静脉压升高。第二产程,除了更为频繁收缩的子宫外,产妇屏气用力使得周围循环阻力及肺循环阻力进一步增大。第三产程,胎儿胎盘娩出后子宫突然缩小,胎盘循环停止,回心血量增加,外周阻力增大。另外,腹腔内压骤减,大量血液向内脏灌注,造成血流动力学急剧变化。此时,患心脏病的孕妇极易发生心力衰竭。

产褥期的产后 3 日内心脏仍有较重负担,除复旧的子宫使得部分血液进入体循环外,妊娠期组织间隙中的液体也开始进入体循环,血容量出现暂时增加,此时仍有发生心衰的风险。

因此,妊娠 32～34 周及以后、分娩期及产后 3 日内均是心脏病孕产妇发生心力衰竭的高危时期,应给予严密监护。

(二)发病类型

临床上将妊娠合并心脏病分为结构异常性心脏病和功能异常性心脏病,此外,妊娠期高血压疾病性心脏病和围产期心肌病属于妊娠期特有的心脏病。

1. **结构异常性心脏病**　包括先天性心脏病、瓣膜性心脏病、心肌病、心包病和心脏肿瘤等。

(1)先天性心脏病:指出生时即存在的心脏和大血管结构异常的心脏病。根据左右两侧心腔及大血管间有无特殊通道及血液分流,分为左向右分流型、右向左分流型和无分流型三大类。左向右分流型系因正常时体循环压力高于肺循环,右心压力高于左心,故血液从左向右分流而不发生发绀,常见房间隔缺损、室间隔缺损和动脉导管未闭等;右向左分流型系因某种原因致右心压力超过左心,使血液经常自右向左分流,而出现持续性发绀,常见有法洛四联症、完全性大动脉转位和艾森曼格综合征等;无分流型系左右心腔压力相等,无血液分流,常见肺动脉狭窄、主动脉狭窄和右位心等。

（2）瓣膜性心脏病:是由各种原因导致的心脏瓣膜形态异常和功能障碍,最常见的原因是风湿性心脏病,部分是先天性瓣膜异常。风湿性心脏病是由于反复的风湿性心肌炎发作,发生心瓣膜及其附属结构（腱索、乳头肌）病变,导致瓣膜狭窄和关闭不全的瓣膜功能异常,导致血流动力学障碍。

（3）心肌病:是由心室结构改变和整个心肌壁功能受损所致的心脏功能进行性障碍的一组病变。根据病变特征分为扩张型心肌病、肥厚型心肌病、限制型心肌病和致心律失常型心肌病。

2. 功能异常性心脏病 主要包括各种无心血管结构异常的心律失常。

（1）快速型心律失常:包括室上性心律失常,如室上性心动过速、房扑和房颤等;室性心律失常,如室性早搏、阵发性室性心动过速、心室扑动、室颤等。

（2）缓慢型心律失常:包括窦性缓慢型心律失常、房室交界性心率、心室自主心律、窦房传导阻滞、房内传导阻滞和房室传导阻滞等。

3. 妊娠期特有心脏病 指孕前无心脏病史,在妊娠基础上新发生的心脏病,主要包括妊娠期高血压疾病性心脏病和围产期心肌病。

（1）妊娠期高血压疾病性心脏病:孕妇既往无心脏病史,在妊娠期高血压疾病的基础上突然出现以心肌损害为特点的心力衰竭综合征,属于妊娠期高血压疾病发展至严重阶段的并发症。临床常表现为乏力、心悸、胸闷,严重者出现气促、呼吸困难,咳粉红色泡沫痰,双肺听诊大量湿啰音。心电图提示心动过速或其他心律失常,心脏彩超检查可见部分患者心脏扩大和射血分数下降,心肌酶和B型利钠肽（BNP）异常升高。

（2）围产期心肌病:指既往无心脏病史,发生在妊娠晚期或产后6个月之内首次发生的、以累及心肌为主的一种原因不明的心肌疾病。其特征表现为心肌收缩功能障碍及充血性心力衰竭,常伴有心律失常和附壁血栓形成。

二、妊娠合并心脏病的诊断

（一）病史

如孕前已诊断心脏病,则孕期仍保持原有诊断,并注意补充心功能分级和心脏并发症等次要诊断。但因部分患者孕前无自觉症状未就医,给孕期诊断增加了难度。同时,妊娠可引起心悸、气促、水肿等症状,亦可伴有心脏轻度增大、心脏杂音等体征及心电图、超声心动图等改变,给孕期的诊断增加了难度。

（二）症状

1. 疲劳 是心脏病常见临床症状,但缺乏特异性。

2. 心悸 患者常自觉心悸,特别是在活动之后,但同样缺乏特异性。

3. 呼吸困难 劳力性呼吸困难是最早出现的症状,引起呼吸困难的运动量随心力衰竭程度加重而减少。可发生夜间阵发性呼吸困难,夜间入睡后因憋气而惊醒,被迫端坐呼吸,呼吸深快,部分患者可出现哮鸣音,端坐休息后可自行缓解。严重者不能平卧,取高枕位、半卧位或端坐位可使憋气好转。

4. 咳嗽 多在睡眠时或活动后加重,主要原因可能是肺淤血加重引起咳嗽反射,或因此并发呼吸道感染。

5. 咯血 见于严重二尖瓣狭窄较早期,多发生于体力活动后,系由于支气管黏膜下曲张的静脉破裂所致,咯血后由于肺静脉压降低而自行停止。血栓性静脉炎、房颤或血栓脱落所致肺梗死亦可有咯血表现。此外,肺动脉高压、肺淤血或支气管内膜血管破裂者可反复出现痰中带血。

6. 疼痛 心肌炎、心包炎、心肌梗死等患者均可感到胸部疼痛。最常见者为心绞痛,往往以劳累、激动、饱餐为诱因出现急性发作,疼痛部位多在胸部正中,有压迫、灼热或压榨感,可放射至左肩、背部及左上臂内侧。

（三）体征

不同类型的妊娠合并心脏病可有不同的体征。如紫绀型先天性心脏病患者可有口唇发绀、杵状指（趾）等表现；血液异常分流的先天性心脏病患者有明显的收缩期杂音；风湿性心脏病者可有心脏扩大，伴有瓣膜狭窄或关闭不全者有舒张期或收缩期杂音；心律失常者根据类型可有各种异常心律；肺动脉压明显升高时右心扩大，肺动脉瓣区搏动增强和心音亢进；妊娠期高血压疾病性心脏病者血压升高；围产期心肌病者可出现心脏扩大和异常心律；心衰时心率增快，可闻及第三心音、奔马律，双肺呼吸音减弱，伴有湿性啰音，可见肝-颈静脉回流征阳性，肝脏肿大，下肢甚至全身水肿，并可有胸、腹腔积液。

（四）辅助检查

根据疾病的具体情况和检测条件酌情选择下列检查。

1. 心电图和24小时动态心电图

（1）心电图：常规12导联心电图是诊断心率（律）异常、心肌缺血、心肌梗死及梗死的部位、心脏扩大和心肌肥厚的有力依据，有助于判断心脏起搏状况和药物或电解质对心脏的影响。

（2）24小时动态心电图：连续监测24小时，包括静息和活动状态下的心电活动，协助诊断阵发性或间歇性心律失常和隐匿性心肌缺血，并能提供心律失常的持续时间和频次，可为临床分析病情、确立诊断和判断疗效提供依据。

2. 超声心动图　是获得心脏和大血管结构改变、血流速度和类型等信息的无创性、可重复的检查方法，能较为准确地显示心脏瓣膜、心房和心室的病变，定量评价心脏和大血管结构改变的程度、心脏收缩和舒张功能。

3. 心导管检查和心血管造影

（1）心导管检查：可计算二尖瓣口面积、肺血管阻力及肺毛细血管楔压。

（2）心血管造影：心血管造影检查曾是先天性心脏病，特别是复杂心脏畸形诊断的"金标准"。因超声心动图、MRI等无创检查技术的发展，其目前仅适用于无创检查不能明确诊断的先天性心脏病。

4. 影像学检查　根据病情可以选择性进行心、肺影像学检查，包括X线、CT和MRI检查。胸部X线可显示心脏的扩大、心胸比例变化，尤其是个别心房或心室的明显扩大，亦可显示大血管口径的变化和位置改变，此外还可显示肺部病变。

5. 血生化检测

（1）心肌酶学和肌钙蛋白：包括肌酸激酶（CK）、肌酸激酶同工酶（CK-MB）和肌钙蛋白（CTn），其水平升高均是心肌损伤的标志。

（2）脑钠肽：包括脑钠肽（BNP）、BNP前体（pro-BNP）、氨基酸末端-BNP前体（NT-pro-BNP）。心衰患者无论有无症状，血浆BNP、pro-BNP、NT-pro-BNP水平均明显升高，并且随心衰的严重程度而呈一定比例的增高，可以检测其中任意1项。临床上以治疗后BNP、pro-BNP、NT-pro-BNP比治疗前基线水平的下降幅度≥30%作为判断治疗效果的标准。

（3）其他：血常规、血气分析、电解质、肝肾功能、凝血功能、D-二聚体等，根据病情酌情选择。

三、妊娠风险评估

（一）心功能评估

目前临床上仍然以纽约心脏病协会（NYHA）的分级为标准，根据心脏病患者对一般体力活动的耐受情况，将心功能分为4级。Ⅰ级：一般体力活动不受限制；Ⅱ级：一般体力活动略受限制；Ⅲ级：一般体力活动显著受限；Ⅳ级：作任何轻微活动时均感不适，休息时仍有心慌、气急等心衰表现。

NYHA心功能分级方法的优点是简便易学，不依赖任何设备，但孕妇妊娠期可有生理性心率加快、胸闷、气促等症状，可能会干扰心功能的准确分级。故临床医师要多方面综合分析，既要避免遗漏诊断，也要避免过度诊断。

2002 年美国心脏病学会（ACC）及美国心脏学会（AHA）将心力衰竭分为四个等级，A 级：患者为心力衰竭高危患者，但未发展到心脏结构改变也无症状；B 级：指已发展到心脏结构改变，但尚未引起症状；C 级：指过去或现在有心力衰竭症状并伴有心脏结构损害；D 级：终末期心力衰竭，需要特殊的治疗措施。

（二）心脏病妇女孕前和孕期综合评估

1. 孕前的综合评估 提倡心脏病患者孕前经产科医师和心血管内科、心胸外科医师联合咨询和评估，最好在孕前进行心脏病手术或药物治疗，根据治疗后的结果重新评估是否可以妊娠。对严重心脏病患者要明确告知避免妊娠，对可以妊娠的心脏病患者也要充分告知妊娠可能发生的风险。

2. 孕早期的综合评估 应告知妊娠风险和可能会发生的严重并发症，指导患者到有相应诊疗资质的医院进行规范的孕期保健，定期监测评估心功能。心脏病变较重、心功能Ⅲ级及以上、既往有心力衰竭史、合并肺动脉高压、右向左分流型心脏病、严重心律失常、风湿热活动期、心脏病并发细菌性心内膜炎、急性心肌炎等，妊娠期极易发生心力衰竭，应建议其终止妊娠。

3. 孕中晚期的综合评估 妊娠中晚期新发生或者新诊断的心脏病患者，均应行心脏相关的辅助检查以明确妊娠风险分级，按心脏病严重程度进行分层管理。少数患者妊娠意愿强烈而隐瞒病史涉险妊娠，就诊时已是妊娠中晚期，对于这类患者是否继续妊娠，应根据妊娠风险分级、心功能状态、医院的医疗技术水平和条件、患者及家属的意愿和对疾病风险的了解及承受程度等综合判断和分层管理。

（三）心力衰竭

左心衰竭常表现为呼吸困难、端坐呼吸、咳嗽、咯血、肺部啰音、肺动脉瓣区第二心音亢进等，为肺充血与肺毛细血管静脉血压升高所致，急性心衰表现为阵发性呼吸困难和急性肺水肿。右心衰竭常继发于左心衰竭，主要表现为体循环静脉充血与静脉压升高等。出现以下症状及体征，应考虑为早期心力衰竭：①轻微活动后即出现胸闷、心悸、气促；②休息时心率>110 次/min，呼吸>20 次/min；③夜间常因胸闷而坐起呼吸，或到窗边呼吸新鲜空气；肺底部出现少量持续性湿啰音，咳嗽后不消失。

治疗原则同非妊娠期心力衰竭，应给予吸氧、扩血管、利尿、强心、镇静、减少回心血量等处理。应用强心药物时应注意，妊娠期孕妇血液稀释，血容量升高，肾小球滤过率增加，同等剂量药物在孕妇血中浓度偏低，但同时孕妇对洋地黄类药物耐受性差，使用时应注意其毒性反应。妊娠晚期发生心力衰竭，应待心力衰竭控制后再行产科处理，并放宽剖宫产指征。如严重心力衰竭内科处理无效，也可边控制心力衰竭边行紧急剖宫产终止妊娠，减轻心脏负荷，挽救母胎生命。

四、处理

（一）终止妊娠的指征

妊娠合并心脏病患者能否耐受妊娠取决于多方面因素，包括心脏病的种类、病变程度、心功能状况及是否存在其他合并症。如已进入妊娠中期，一般不考虑终止妊娠，因为此时终止妊娠对患者的危险性不亚于继续妊娠。但发生心力衰竭者仍需适时终止妊娠。

早孕期终止妊娠指征如下：①心脏病变程度较重，心功能Ⅲ级以上，或曾有心力衰竭病史者；②风湿性心脏病伴有肺动脉高压、慢性心房颤动、高度房室传导阻滞，或近期内并发细菌性心内膜炎者；③先天性心脏病有明显发绀或肺动脉高压者；④合并其他严重的疾病，如肾病、重度高血压、脑梗死等。

（二）继续妊娠的管理

由于心力衰竭的发生将随时危及母胎生命，妊娠合并心脏病继续妊娠者需要加强孕期管理，目的在于预防心力衰竭，主要措施包括减轻心脏负荷和提升心脏代偿功能两方面。如限制体力活动，增加休息时间，保证充足睡眠，避免情绪激动；进食高蛋白、少脂肪、多维生素食物，限制钠盐摄入，避免体重增长过快；尽可能纠正贫血、低蛋白血症，预防感染等。

心功能Ⅰ～Ⅱ级的孕妇应相应增加产检次数，妊娠20周前每2周由心内科、产科医师共同检查评估一次，之后每周检查评估一次。除了基本的产检内容外，还应注重心功能的评估，询问自觉症状，是否有胸闷、气促、乏力、咳嗽等，有无水肿，加强心率（律）和心肺的听诊。酌情定期复查血红蛋白、心肌酶学、CTn、BNP（或pro-BNP）、心电图（或动态心电图）、超声心动图、血气分析、电解质等，复查频率根据疾病性质而定。一旦发现异常、出现心力衰竭先兆，应立即住院治疗，心功能Ⅲ级或心力衰竭者要在充分告知母儿风险的前提下严密监测心功能，必要时促胎肺成熟，为可能发生的医源性早产做准备。孕期顺利者可期待至36周～38周入院待产。

（三）分娩期的处理

终止妊娠方式的选择主要取决于心功能状态及产科情况。

心功能Ⅰ～Ⅱ级者，如胎位正常、胎儿不大、宫颈条件良好，原则上可阴道试产，但需要在严密母胎监护下进行。临产后即应予抗生素预防感染，孕妇取半卧位，持续吸氧及心电监护，尽量避免产程过长。第一产程中可适当使用地西泮、哌替啶等镇静剂，有条件者可行分娩镇痛。一旦发现心力衰竭征象，应提高给氧浓度，并予去乙酰毛花苷0.4mg加入25%葡萄糖注射液20ml缓慢静脉推注，必要时可4～6小时重复给药1次。第二产程中要避免用力屏气加腹压，应行会阴侧切、胎头吸引及产钳助产以尽可能缩短第二产程。胎儿娩出后，应于产妇腹部沙袋加压，以防腹压骤减诱发心力衰竭。积极预防产后出血，避免心肌缺血诱发心衰。

对心功能Ⅲ～Ⅳ级或合并其他产科手术指征者应行剖宫产术。目前主张对妊娠合并心脏病者放宽手术指征，因剖宫产可在较短时间内结束分娩，避免长时间宫缩引起的血流动力学变化，减轻心脏负荷。持续硬膜外麻醉下进行手术对孕妇的血压、心率的影响均较阴道分娩小，但手术所造成的出血可能会加重心脏负荷。术中、术后应严格限制补液，不宜再次妊娠者可同时结扎双侧输卵管。

（四）产褥期的管理

产后3日内仍是发生心力衰竭的危险期，特别是产后24小时。因此产后3日内重症心脏病患者应当取半坐卧位以减少回心血量，并保障氧供。产后出血、感染和血栓栓塞性疾病是诱发心力衰竭的高危因素，需重点预防。如无心力衰竭表现，则鼓励早期下床活动。心功能Ⅲ级及以上者产后不宜哺乳。

（陈敦金）

学习小结

妊娠合并心脏病是一种高危妊娠，是导致孕产妇死亡的主要原因之一。最常见的妊娠合并心脏病依次为先天性心脏病、风湿性心脏病、妊娠期高血压性心脏病、围产期心肌病以及贫血性心脏病，不同类型心脏病妊娠结局不同。当心脏病变较重、心功能Ⅲ级以上、既往有心力衰竭史、有肺动脉高压、右向左分流型心脏病、严重心律失常、心脏病合并活动性风湿热、心脏病并发细菌性心内膜炎、急性心肌炎等，妊娠期极易发生心力衰竭，不适合妊娠。妊娠32～34周及以后、分娩期及产后3日是妊娠合并心脏病患者血容量增加最多、血流动力学变化最大的时期，容易发生心衰。

复习思考题

1. 一位有心脏病病史的妇女咨询是否可以妊娠，如何评估与沟通？

2. 妊娠合并心脏病患者发生心衰的危险时期。

3. 妊娠合并心脏病常见种类。

第二节 病毒性肝炎

学习目标

掌握	妊娠合并病毒性肝炎的分型和母婴垂直传播特点。
熟悉	妊娠与病毒性肝炎的相互影响。
了解	妊娠合并肝炎的诊断、鉴别诊断及处理；病毒性肝炎的预防。

病毒性肝炎是由多种病毒引起的以肝脏病变为主的传染性疾病，致病病毒包括甲型肝炎病毒（HAV）、乙型肝炎病毒（HBV）、丙型肝炎病毒（HCV）、丁型肝炎病毒（HDV）及戊型肝炎病毒（HEV）5 种。除乙型肝炎病毒为 DNA 病毒外，其余均为 RNA 病毒。近年来，又发现庚型肝炎病毒和输血传播病毒，但这两种病毒的致病性尚未明确。妊娠合并病毒性肝炎的发病率约为 0.8% ~ 17.8%，我国是乙型肝炎的高发国家，妊娠合并重型肝炎仍然是我国孕产妇死亡的主要原因之一。

一、妊娠期及分娩期肝脏的生理变化

为适应妊娠生理的需要，妊娠期肝脏的结构、功能均发生变化。如：①妊娠期基础代谢率高，营养物质消耗增多，肝内糖原储备降低；②妊娠期大量雌激素在肝内灭活，妨碍肝脏对脂肪的转运和胆汁的排泄；③胎儿代谢产物需经母体肝脏代谢解毒；④妊娠早期食欲降低，体内营养物质相对不足，如蛋白质相对缺乏，使肝脏抗病能力下降；⑤分娩时体力消耗、缺氧、酸性代谢产物增多及产后出血等因素，加重肝脏负担。妊娠本身并不增加对肝炎病毒的易感性，但由于上述因素的影响，可使得妊娠合并病毒性肝炎病情加重，而妊娠并发症引起的肝损害，亦易与病毒性肝炎相混淆，增加诊治的复杂性和难度。

二、病毒性肝炎对母儿的影响

1. **对母体的影响**　妊娠早期合并急性病毒性肝炎，可加重早孕反应；妊娠晚期合并病毒性肝炎，可能因肝脏灭活醛固酮的能力下降，使得妊娠期高血压疾病发病率增加；分娩时因凝血因子合成功能下降，容易发生产后出血；妊娠晚期合并肝炎易发展为急性重型肝炎或重症肝炎，重症肝炎发生率及其死亡率均较非妊娠妇女高。

2. **对围生儿的影响**　妊娠期感染肝炎病毒，流产、早产、死胎、死产和新生儿死亡的发生率明显增高。肝功能异常的围生儿死亡率高达 4.6%。妊娠期患病毒性肝炎，病毒可通过胎盘屏障垂直传播感染胎儿。围生期感染的婴儿，免疫功能尚未完全发育，有相当一部分将转为慢性病毒携带状态，以后容易发展为肝硬化或原发性肝癌。

三、肝炎病毒的垂直传播

1. **甲型肝炎病毒**　甲型肝炎病毒经消化道传播，一般不能通过胎盘屏障感染胎儿，垂直传播的可能性极小。但分娩过程中接触母体血液、吸入羊水或受胎粪污染也可使新生儿感染。

2. **乙型肝炎病毒** 主要有 3 种途径，宫内传播、产时传播及产后传播。母婴传播是我国慢性乙型肝炎病毒感染的主要原因，新生儿或婴幼儿感染 HBV 后，超过 80% 将成为慢性 HBV 感染者。即使乙肝疫苗、乙肝高效价免疫球蛋白联合免疫方案可以显著降低乙肝的母婴传播，但仍有 10%～15% 的婴儿发生免疫失败，我国每年约有 12 万～17 万儿童因免疫失败成为慢性 HBV 感染者。故阻断 HBV 母婴垂直传播、实现新生儿零感染仍然是个严重的挑战。

3. **丙型肝炎病毒** 国外报道 HCV 在母婴间垂直传播的发生率为 4%～7%。当母体血清中检测到较高滴度的 HCV-RNA 时，才会发生母婴传播。妊娠晚期患丙型肝炎，母婴传播发生率增加，但许多发生宫内感染的新生儿在生后 1 年内会自然转阴。

4. **丁型肝炎病毒** HDV 为缺陷病毒，需依赖 HBV 的存在，其感染大多见于 HBV 感染者，传播途径与 HBV 相同，经体液、血行或注射途径传播。

5. **戊型肝炎病毒** 报道有母婴传播的病例，传播途径与 HAV 相似。

6. **庚型肝炎病毒和输血传播（己型）肝炎病毒** 己型肝炎病毒主要经血传播；庚型肝炎病毒可发生母婴传播。慢性乙型、丙型肝炎病人容易发生庚型肝炎病毒感染。

四、诊断

妊娠期病毒性肝炎的诊断与非妊娠期相同，但比非妊娠期困难。如发生在妊娠早期，可能因早孕反应而忽视病毒性肝炎的早期检查和诊断；如发生在妊娠晚期，可能因妊娠合并症等其他因素导致的肝功能异常而影响诊断，故不能单纯凭转氨酶的升高作出肝炎的诊断。应根据流行病学详细询问病史，结合临床症状、体征及辅助检查进行综合判断。

（一）病史

有与病毒性肝炎患者密切接触史，或有输注血制品史。

（二）临床表现

孕妇出现不能用早孕反应或其他原因解释的消化系统症状，如恶心、呕吐、食欲减退、腹胀、肝区疼痛、乏力、畏寒、发热等。部分患者有皮肤黄染、尿色深黄。孕早、中期查体可触及肝脏肿大，并有肝区叩击痛，但孕晚期受增大的子宫影响，肝脏较难被触及，如能触及应考虑有异常。

（三）实验室检查

1. **血常规** 急性期白细胞常常稍低或正常，淋巴细胞相对增多；慢性肝炎白细胞可减少；重型肝炎白细胞和中性粒细胞百分比可显著升高。

2. **肝功能检查** 血清 ALT、AST 升高水平可反映肝细胞损伤程度。如能排除其他原因，在转氨酶显著升高（>正常 10 倍以上）、持续时间长时，对肝炎尤其有诊断价值。血清胆红素>17μmol/L、尿胆红素阳性、凝血酶原时间延长、血清白蛋白下降等，均有助于肝炎的诊断。

3. **血清学及病原学检测**

（1）甲型肝炎：检测血清中抗 HAV 抗体。在疾病的早期出现 HAV-IgM 抗体，并在几周内消失，HAV-IgG 抗体接着出现并可持续数年甚至终身。IgM 抗体是急性感染的标志，特异性高。而 IgG 抗体仅表示曾感染过甲肝病毒，以及对再次感染有免疫力，属保护性抗体。急性感染后病毒会消失，与乙型肝炎和丙型肝炎不同的是，甲型肝炎没有慢性携带状态，也不会引起慢性活动性肝炎或肝硬化。

（2）乙型肝炎：

1）HBsAg：血清 HBsAg 阳性是 HBV 感染的特异性标志，其滴度随病情恢复而下降。血清中抗 -HBs 抗体（HBsAb）为保护性抗体，阳性见于既往 HBV 感染或接种疫苗者，表明机体已有免疫力。

2）HBeAg：血清 HBeAg 阳性及滴度反映 HBV 的复制及传染性强弱。仅在 HBsAg 阳性血清可以检测到，它与病毒 DNA 多聚酶的形成相平行。相反，相应抗体（抗 -HBe 抗体）阳性伴 HBsAg 转阴，常提示 HBV 复制停止，传染性减低。

3）HBcAg：为 HBV 病毒的核心抗原，一般在血清中不能检出，但可在病毒颗粒中检测到。阳性表示 HBV 在体内复制。患者体内抗核抗体（抗 -HBc 抗体）主要属 IgG 类，只要感染过 HBV，无论病毒是否被清除，此抗体多为阳性；但在急性感染时，抗核抗体则主要是 IgM 型，呈高滴度阳性，对 HBsAg 已转阴的患者，抗 -HBc-IgM 阳性可确诊为急性乙肝。

4）HBV-DNA 定量检测：主要用于判断慢性 HBV 感染的病毒复制水平。可用于抗病毒治疗适应证的选择及疗效的判断。

病毒性肝炎除了按病原学分型外，按发病时间可分为 5 种，包括：急性肝炎、慢性肝炎、重型肝炎、淤胆型肝炎及肝炎后肝硬化。病毒感染（如 HBsAg 阳性）或急性肝炎病程超过 6 个月，而目前仍有肝炎症状、体征或肝功能异常者，并排除其他原因，可以诊断为慢性病毒性肝炎。如果肝功能正常，称为肝炎病毒携带。重型肝炎是以大量肝细胞坏死为主要病理特点为表现的一种严重肝脏疾病，可引起肝衰竭甚至危及生命，是导致患者死亡的主要原因之一。

五、鉴别诊断

1. **妊娠期肝内胆汁淤积症**　鉴别要点见本章第三节。

2. **妊娠期急性脂肪肝**　鉴别要点见本章第四节。

3. HELLP 综合征　在妊娠期高血压疾病的基础上发生，除了肝酶升高外，尚有血管内溶血性、血小板减少等特征。终止妊娠后病情可迅速好转。

4. **妊娠剧吐导致的肝损害**　妊娠早期出现食欲减退、恶心呕吐，严重者可有肝功能轻度异常。经纠正水电解质及酸碱平衡紊乱后，病情好转，肝功能可恢复，无黄疸出现。血清学检测阴性有助于鉴别诊断。

5. **药物性肝损害**　有服用对肝脏有损害的药物史，如氯丙嗪、异丙嗪、苯巴比妥类镇静药、甲巯咪唑、异烟肼、利福平等，停药后多可恢复。

六、处理

（一）处理原则

与非妊娠期相同。注意休息，加强营养，补充维生素，高蛋白、足量碳水化合物、低脂肪饮食。积极进行护肝治疗，避免应用可能有肝损害的药物。发生黄疸者应警惕重症肝炎，尽早抗病毒，立即住院，按重症肝炎处理。注意预防感染，产时严格消毒，并应用广谱抗生素，以防感染诱发肝性脑病。

（二）产科处理

1. **孕前处理**　有生育要求的慢性乙型肝炎患者，如有抗病毒治疗适应证，应尽量在孕前应用干扰素（IFN）或核苷类药物（NAs）治疗，以期在孕前 6 个月完成治疗；治疗期间应采取可靠避孕措施。应用 IFN-α 治疗的男患者，应在停药后 6 个月方可考虑生育；应用 NAs 抗病毒治疗的男方患者，目前尚无证据表明其对精子的不良影响，可在与患者充分沟通的情况下考虑生育。

2. **妊娠早期**　轻症急性肝炎，经积极治疗后好转者可继续妊娠。慢性活动性肝炎者妊娠后加重，对母儿危害较大，应适当治疗后终止妊娠。于抗病毒治疗期间意外妊娠的患者，如应用 IFN-α 治疗，建议终止妊娠；如应用替诺福韦（TDF）、替比夫定（LdT）或拉米夫定（LAM），在充分沟通、权衡利弊下，可继续治疗和妊娠；但若应用的是恩替卡韦（ETV）或阿德福韦（ADV），在充分沟通、权衡利弊下，需换用替诺福韦

（TDF）或替比夫定（LdT）继续治疗，可以继续妊娠。

3. 妊娠中晚期 加强胎儿监护，防治妊娠期高血压疾病。近年有研究提出，妊娠中晚期如果 HBV-DNA 载量>2×10^6 拷贝/ml，在与患者充分沟通、知情同意的基础上，可于妊娠第 24 周～28 周开始给予替诺福韦（TDF）、替比夫定（LdT）或拉米夫定（LAM），可有效减少 HBV 母婴传播。建议于产后 1～3 个月停药，停药后可以母乳喂养。

4. 分娩期 肝功能正常、无并发症的，根据产科情况决定分娩方式。肝功能中度异常、无并发症，保肝治疗后肝功能恢复正常者可经阴道试产；若肝功能持续异常，应充分评估肝功及 Child-Pugh 分级，适时剖宫产结束分娩；代偿期及失代偿期肝硬化，评估肝功及 Child-Pugh 分级，建议孕 33～35 周剖宫产。过期妊娠可增加 HBV 母婴传播风险，建议避免延期或过期妊娠。分娩前 3 日每日肌注维生素 K$_1$ 20～40mg，围分娩期做好产后出血的防治。

5. 产褥期 注意休息和护肝治疗。应用对肝损害较小的广谱抗生素预防或控制感染，是防止肝炎病情恶化的关键。不宜哺乳者应尽早回奶。回奶禁用雌激素等对肝脏有损害的药物，可选择口服生麦芽或乳房外敷芒硝。

（三）重症肝炎或肝衰竭的处理

目前肝衰竭的内科治疗尚缺乏特效药物和手段。原则上强调早期诊断、早期治疗，积极控制 24 小时后迅速终止妊娠。进行病情评估和重症监护治疗。有条件者早期进行人工肝治疗，视病情进展情况进行肝移植前准备。

1. 一般支持治疗

（1）卧床休息：减少体力消耗，减轻肝脏负担。

（2）加强病情监测：凝血功能，血氨及血液生化的监测，动脉血气监测，血乳酸，内毒素，病毒标志物，铜蓝蛋白，自身免疫性肝病相关抗体检测，以及腹部 B 超、胸片、心电图等相关检查。

（3）推荐肠道内营养：高碳水化合物、低脂、适量蛋白饮食，提供 35～40kcal/kg 的总热量。肝性脑病患者需限制经肠道蛋白摄入。进食不足者，可给予静脉营养补充。

（4）积极纠正低蛋白血症：补充白蛋白或新鲜血浆，并酌情补充凝血因子。

（5）注意消毒隔离：加强口腔护理及肠道管理，预防院内感染发生。

2. 病因治疗 我国肝衰竭患者的病因主要是 HBV 感染，故对病毒性肝炎肝衰竭的病因学治疗，目前主要针对 HBV 感染。

（1）乙型肝炎：不论其检测出的 HBV-DNA 滴度高低，建议立即使用核苷类药物抗病毒治疗，可有效降低 HBV-DNA 水平，降低肝衰竭病死率。

（2）甲型、戊型肝炎：目前尚无证明病毒特异性治疗有效。

3. 其他治疗

（1）肾上腺皮质激素：目前对于病毒性肝炎导致的肝衰竭治疗中的应用尚有争议。

（2）促肝细胞生长治疗：促肝细胞生长素和前列腺素 E1（PEG1）脂质体等药物，可减少肝细胞坏死，促进肝细胞再生，可酌情使用，但疗效尚需进一步确定。

（3）微生态治疗：应用肠道微生态调节剂、乳果糖等可减少肠道细菌易位或降低内毒素血症及肝性脑病的发生，改善肝衰竭患者的预后。

4. 防治并发症 常见的并发症依次是脑水肿、肝性脑病、出血、自发性细菌性腹膜炎、肝肾综合征、电解质紊乱和其他部位的各种感染、肝肺综合征等。

5. 人工肝支持治疗 是治疗肝衰竭的有效方法之一，治疗机制基于肝细胞的强大再生能力，通过一个体外的机械、理化和生物装置，清除各种有害物质，补充必需物质，改善内环境，暂时替代肝脏的部分功能，为肝细胞再生及肝功能恢复创造条件或等待机会进行肝移植。

6. 肝移植　肝移植是治疗中晚期肝衰竭最有效的挽救性治疗手段。但决定肝移植的最佳时机难判断，需考虑多种因素，如存活率、疾病状况、资源应用和生活质量等，较重要的因素是为患者进行肝移植和未进行肝移植的预期存活率。随疾病进展，患者的预期存活率也进行性的降低，而移植过程中的病死率也随着疾病的进展而增加。

七、预防

预防的方法因病毒类型而异，但总的原则是以切断传播途径为主的综合预防措施。

1. 加强围生期保健　重视孕期监护，加强营养，摄取高蛋白、高碳水化合物和高维生素的食物。常规检测血常规、肝功能、肝炎病毒血清学检测及肝胆脾超声，并定期复查。

2. 甲型肝炎的预防　有甲型肝炎密切接触史的孕妇，接触后 7 日内肌注丙种球蛋白 2～3ml。

3. 乙型肝炎的预防　若性伴侣为 HBsAg 阳性，应接种乙型肝炎疫苗或采用安全套预防；HBsAg 阳性的妊娠晚期孕妇使用乙肝免疫球蛋白（hepatitis B immunoglobulin，HBIG）后不能降低 HBV 病毒载量，且新生儿体内并无 HBsAb，并不能减少母婴传播。HBsAg 和 HBeAg 阳性孕妇分娩时，应严格施行消毒隔离制度，防止产伤及新生儿损伤、羊水吸入等，以减少垂直传播。但剖宫产分娩并不能降低 HBV 的母婴传播率。新生儿接种乙型肝炎疫苗是预防 HBV 感染的最有效方法。乙型肝炎疫苗全程需接种 3 针，按照 0、1 和 6 个月程序。新生儿接种第一针要求在出生后 24 小时内，越早越好。

HBIG 和乙肝疫苗联合免疫效果优于单独疫苗。对 HBsAg 阳性母亲所生新生儿，应在出生后 24 小时内尽早（最好 12 小时内）注射 HBIG，剂量应≥100IU～200IU。同时在不同部位接种 10μg 重组酵母乙型肝炎疫苗，然后在 1 个月和 6 个月分别接种第 2 和第 3 针疫苗，可显著提高阻断母婴传播的效果。新生儿在出生后 12 小时内注射 HBIG 和乙型肝炎疫苗后，可接受 HBsAg 阳性母亲的哺乳。对新生儿时期未接种乙型肝炎疫苗的儿童应进行补种。

4. HBV-DNA 水平是影响 HBV 母婴传播的主要危险因素。对这部分病毒载量高（>10^6 拷贝 /ml）的孕妇，在妊娠中晚期应用抗病毒药物，可使孕妇产前血清 HBV DNA 水平下降，提高新生儿的母婴阻断成功率。

5. 丙型肝炎的预防　尚无特殊的免疫方法。减少医源性感染是预防丙型肝炎的重要环节。保护易感人群可用丙种球蛋白对人群进行被动免疫。对抗 HCV 抗体阳性母亲的婴儿，在 1 岁前注射免疫球蛋白仍可对婴儿起保护作用。

（陈敦金）

学习小结

妊娠合并肝炎在中国较为常见，以乙型病毒性肝炎为多。母婴传播是乙型病毒性肝炎的重要传播途径。妊娠合并重型肝炎是我国孕产妇死亡的主要原因之一，尽早识别、合理产科处理是救治成功的一个重要因素。新生儿注射乙型肝炎免疫球蛋白和接种乙型肝炎疫苗可有效阻断其母婴传播。

复习思考题

1. 妊娠期肝功能异常的鉴别诊断。
2. 预防母婴乙型肝炎垂直传播的主要措施。
3. 妊娠合并病毒性肝炎的产科处理有哪些。

第三节 妊娠期肝内胆汁淤积症

妊娠期肝内胆汁淤积症(intrahepatic cholestasis of pregnancy, ICP)是一种特发于妊娠中、晚期的疾病,病因及发病机制至今不明。该病临床表现以皮肤瘙痒、生化检测以肝内胆汁淤积的血液学指标异常、病程上以临床表现及生化异常在产后迅速消失或恢复正常为特征。ICP 是一种良性疾病,但对围产儿有严重的不良影响,可导致早产、羊水粪染、难以预测的胎死宫内、新生儿窒息等,增加围产儿病率及死亡率,并导致剖宫产率上升。

一、病因

目前病因尚不清楚,可能与雌激素、遗传、环境等因素有关。

1. **雌激素** 临床研究发现,ICP 多发生在妊娠晚期、多胎妊娠、既往口服避孕药者,这些均为高雌激素水平状态,由于体内高雌激素可使肝细胞膜中胆固醇与磷脂比例上升,流动性降低,影响对胆汁酸的通透性,使胆汁流出受阻,雌激素作用于肝细胞表面的雌激素受体,改变肝细胞蛋白质合成,导致胆汁回流增加。

2. **遗传和环境** 流行病学研究发现,ICP 发病与季节有关,冬季高于夏季。世界各地 ICP 发病率显著不同,北欧的瑞典、芬兰、南美的智利、玻利维亚是高发地区,我国在长江流域的发生率亦高。此外,在母亲或姐妹中有 ICP 病史的妇女中 ICP 发生率明显增高,这些现象表明遗传和环境在 ICP 发生中可能起一定作用。

二、对母儿的影响

1. **对孕妇的影响** ICP 病人脂溶性维生素 K 的吸收减少,易致凝血功能异常,导致产后出血。

2. **对胎儿、新生儿的影响** 由于胆汁酸的毒性使围产儿发病率和死亡率明显升高。可致胎膜早破、胎儿窘迫、早产、羊水胎粪污染等,甚至可出现不可预测的胎死宫内、新生儿颅内出血等。

三、临床表现

1. **皮肤瘙痒** 首先出现的症状,常起于妊娠晚期。手掌、脚掌、脐周是瘙痒的常见部位,可逐渐加剧延及四肢、躯干、颜面部,瘙痒持续至分娩,大多数在分娩后数小时或数天消失。

2. **黄疸** 瘙痒发生后 2~4 周部分病人可出现黄疸,发生率为 15% 左右,多数为轻度黄疸,于分娩后 1~2 周消退。

3. **其他表现** 四肢皮肤见抓痕,少数孕妇可有恶心、呕吐、食欲缺乏、腹痛、腹泻、轻微脂肪痢等非特异性症状。

四、诊断

根据临床表现及实验室检查诊断不困难,但需排除其他疾病导致的肝功能异常或瘙痒。根据疾病严重程度分为轻度和重度。

（一）临床表现

孕晚期出现皮肤瘙痒、少数人有黄疸等不适。

（二）辅助检查

1. 血清胆汁酸测定 是 ICP 最重要的特异性实验室证据，在瘙痒症状出现或转氨酶升高前几周，血清胆汁酸就已升高，其水平越高，病情越重。

2. 肝功能测定 大多数 ICP 病人的门冬氨酸转氨酶（AST）和丙氨酸转氨酶（ALT）均有轻到中度升高，升高波动在正常值的 2～10 倍，分娩后 10 天左右转为正常，不遗留肝脏损害。部分病人血清胆红素也可轻到中度升高，以直接胆红素升高为主。

3. 肝脏超声检查 ICP 病人肝脏无特征性改变，肝脏超声检查仅对排除孕妇有无肝胆系统基础疾病有意义。

相关链接

ICP 疾病严重程度的分度

（1）轻度：①生化指标：血清总胆汁酸 10～39μmol/L；②临床症状：瘙痒为主，无其他合并症。

（2）重度：①生化指标：血清总胆汁酸≥40μmol/L；②临床症状：瘙痒严重，伴有其他症状，如发病孕周 <34 周或合并多胎妊娠、妊娠期高血压疾病、复发性 ICP、曾因 ICP 致围产儿死亡者。

五、治疗

ICP 治疗目标是缓解症状，改善肝功能，降低血胆汁酸水平，最终达到延长孕周，改善妊娠结局的目的。

（一）一般处理

适当卧床休息，取左侧卧位，以增加胎盘血流量。监测胎心、胎动，34 周后每周一次电子胎儿监护。每 1～2 周复查肝功能、血胆汁酸，以监测病情。

（二）药物治疗

1. 熊去氧胆酸（ursodeoxycholic，UDCA） 是治疗 ICP 的首选药物，可缓解瘙痒、降低血清学指标，延长孕周，改善母儿预后。目前尚未发现 UDCA 造成人类胎儿毒副作用和围产儿远期不良影响的报道。UDCA 用量为 15mg/（kg•d），分 3～4 次口服。

2. S- 腺苷蛋氨酸（S-adenosylmethionine，SAMe） SAMe 通过甲基化对雌激素代谢产物起灭活作用，刺激膜磷脂生存，调节 Na$^+$-K$^+$-ATP 酶的活性，增加膜通透性，防止雌激素升高引起的胆汁淤积，可保护雌激素敏感者的肝脏。安全性方面尚未发现 SAMe 有对胎儿有毒副作用和对新生儿的远期不良影响。建议作为 ICP 治疗的二线用药。用量为静脉滴注每天 1g，疗程 12～14 天；口服 500mg/ 次，每天 2 次。

3. 地塞米松 在改善症状和生化治疗、改善母儿结局方面疗效不确切。同时由于激素对母胎的副作用，不主张长期使用，仅用于妊娠 34 周之前，估计 7 天内可能早产的 ICP 病人。用量为 6mg 肌肉注射，每 12 小时 1 次，共 4 次。

（三）产科处理

ICP 孕妇会发生临床上无任何先兆的胎心消失，因此选择最佳的分娩方式和时机，获得良好的围产结局是对 ICP 孕期管理的最终目的。关于 ICP 终止妊娠时机，至今没有良好的循证医学证据，终止妊娠的时机及方法需要综合考虑孕周、病情严重程度及治疗后的变化来评估。

1. 终止妊娠的时机 足月后尽早终止妊娠可避免继续待产可能出现的死胎风险，目前多数学者建议

37～38周终止妊娠,产时加强胎儿监护。

2. 终止妊娠的方式 轻度ICP,无产科其他剖宫产指征,孕周<40周,可考虑阴道试产。对下列情况可考虑剖宫产:①重度ICP;②既往死胎、死产、新生儿窒息或死亡史;③胎盘功能严重下降或高度怀疑胎儿窘迫;④合并双胎或多胎、重度子痫前期等;⑤存在其他阴道分娩禁忌证者。

(刘兴会)

学习小结

妊娠期肝内胆汁淤积症是以妊娠晚期出现瘙痒、血中胆汁酸增高为主的病变,病因不清,可能与雌激素、遗传、环境等因素有关。本病主要影响胎儿,早产率和围产儿死亡率均升高。临床表现为妊娠晚期出现瘙痒,实验室检查血清胆汁酸明显升高,转氨酶和血清胆红素轻中度升高。妊娠期肝内胆汁淤积症治疗目标是缓解症状,改善肝功能,降低血胆汁酸水平,最终达到延长孕周,改善妊娠结局的目的。

复习思考题

1. 妊娠期肝内胆汁淤积症对母儿的影响。　　2. 妊娠期肝内胆汁淤积症的诊断标准。

第四节 妊娠期急性脂肪肝

学习目标

掌握	妊娠期急性脂肪肝治疗原则。
熟悉	妊娠期急性脂肪肝的临床表现及诊断。
了解	妊娠期急性脂肪肝母儿预后。

妊娠期急性脂肪肝(acute fatty liver of pregnancy,AFLP),是发生于妊娠晚期的一种罕见的并发症,发病率为1/7000～1/16 000,以黄疸、凝血功能障碍和肝功能急剧衰竭为主要临床特征,同时伴有大脑、肾脏、胰腺等多种脏器功能不全。妊娠期急性脂肪肝进展快,曾称为妊娠特发性脂肪肝,其病理改变主要表现为肝细胞脂肪变性,导致出现肝功能衰竭和肝性脑病。曾报道该病的孕妇病死率高达85%。随着对该疾病的认识,及时终止妊娠,病死率降至18%。目前,该病的发病机理尚不明确,至今仍无特效的治疗手段。

一、病因

AFLP病因至今尚不明确,可能与孕妇体内酶代谢,内分泌改变,营养障碍,病毒、药物或化学毒物损伤,遗传因素,胎儿因素等有关。研究发现AFLP有家族发病和个体复发倾向,这可能和遗传学及脂肪酸代谢关键酶相关编码基因突变、胎儿线粒体功能蛋白缺乏或低表达等相关。

二、临床表现

可在孕晚期任何时间发病,多发生于孕 35 周左右,多见于初产妇、男胎及多胎妊娠。AFLP 发病前多有恶心、呕吐、纳差等消化道不适症状,继而出现黄疸、凝血功能障碍、肝肾功能急剧衰竭、常伴有多脏器损害。

三、诊断

AFLP 的诊断依据:①妊娠晚期突发恶心呕吐、厌食、乏力、上腹不适、黄疸;②特异性的实验室检查结果:尿酸增高,尿胆红素阴性,血糖降低,肝肾功能异常,凝血功能异常;③肝脏 B 超可见典型"亮肝"表现,CT 检查示肝实质密度均匀一致地减低,诊断价值较高;④实验室检查排除病毒性肝炎、药物性肝炎、中毒性肝炎和妊娠合并其他肝病等;⑤肝组织活检符合肝细胞脂肪变性的病理改变。

四、鉴别诊断

1. 妊娠合并重型肝炎 妊娠晚期合并急性暴发型病毒性肝炎,起病急且黄疸出现早,重症肝炎主要病理变化就是肝细胞大量坏死,使肝功能迅速恶化,无肝脏急性脂肪变性依据。消化道症状明显,表现为顽固性恶心、呕吐、腹胀,早期出现腹水,呈进行性加重,体检可发现肝脏相对、绝对浊音界迅速缩小,严重出血倾向,甚至 DIC,与严重肝损害导致凝血因子缺乏有关。检查血清病毒标志物阳性,早期血清转氨酶明显升高(ALT、AST≥1000U/L),随着病情发展很快出现胆酶分离;血尿酸正常,白细胞正常;必要时可行肝脏活检明确诊断。

2. HELLP 综合征 鉴别要点见第五章第四节。

3. 妊娠期肝内胆汁淤积症 鉴别要点见本章第三节。

五、处理

1. 产科处理 目前仍未见到产前 ALFP 治愈报道,尽快终止妊娠是改善母儿预后的重要保证。故一旦确诊或被高度怀疑时,无论病情轻重、病程早晚,均应在纠正凝血功能紊乱的同时,尽快终止妊娠。至于选择何种方式终止妊娠,目前国内外尚无统一结论。如果短期内不能经阴道分娩,首选剖宫产终止妊娠,阴道分娩应最大限度地缩短产程,有利于及时终止病情的发展。

2. 多学科协作 采用血液制品、人工肝、静脉滤过等方法防治肝性脑病、肾衰竭、感染等并发症。具体方法参看本章第二节。

3. 肝移植 目前已有妊娠急性脂肪肝行肝移植成功的报道,但患者肝脏具有潜在逆转能力,因此,不应过早考虑肝移植,只有经各种方法治疗,病情仍进展恶化,造成不可逆性肝损害者才考虑肝移植。

六、预后

妊娠急性脂肪肝患者由于病情进展迅速,异常凶险且早期症状不特异,母儿病死率均很高。20 世纪 80 年代妊娠急性脂肪肝母儿病死率分别为 75% 和 85%,目前孕产妇病死率约为 10%,胎儿预后也有明显改善,病死率为 20% 左右。

(陈敦金)

第五节　糖尿病

糖尿病是产科最常见的妊娠合并症,包括孕前糖尿病(pregestational diabetes mellitus,PGDM)和妊娠期糖尿病(gestational diabetes mellitus,GDM)。PGDM可能在孕前已确诊或在妊娠期首次被诊断,临床上主要分为1型和2型糖尿病合并妊娠,而GDM是指妊娠期发生的糖代谢异常。随着糖尿病发病率日益升高,PGDM的患者也在不断增多。我国GDM的发生率已达17.5%,占所有妊娠期糖代谢异常的80%以上,其筛查诊断受到广泛重视。大多数GDM患者产后糖代谢能恢复正常,但将来患糖尿病的机会增加。糖尿病孕妇的临床经过复杂,对母儿均有较大危害,必须引起重视。

一、发病机制

在妊娠早中期,孕妇血浆葡萄糖随妊娠进展而下降,空腹血糖约下降10%。原因:①胎儿从母体摄取葡萄糖增加;②孕期肾血流量及肾小球滤过率均增加,但肾小管对糖的再吸收率不能相应增加,导致部分孕妇排糖量增加;③雌激素和孕激素增加了母体对葡萄糖的利用。到妊娠中晚期,孕妇体内抗胰岛素样物质增加,如胎盘催乳素、雌激素、孕酮、皮质醇和胎盘胰岛素酶等,对胰岛素的敏感性随孕周增加而下降。为了维持正常糖代谢水平,胰岛素需求量就必须相应增加,对于胰岛素分泌受限的孕妇,妊娠期不能维持这一生理代偿变化而导致血糖升高,使原有糖尿病加重或出现GDM。

二、妊娠与糖尿病的相互影响

1. 妊娠对糖尿病的影响

(1)妊娠期:妊娠可使隐性糖尿病显性化,使无糖尿病者发生GDM,使原有糖尿病患者病情加重。孕早期空腹血糖较低,胰岛素用量与非孕期相比会有所减少,但也有例外。随妊娠进展,抗胰岛素样物质增加,胰岛素需要量逐渐增加。由于妊娠期糖代谢的复杂变化,应用胰岛素治疗的孕妇,如果未及时调整胰岛素用量,部分患者可能会出现血糖过低或过高,严重者甚至导致低血糖昏迷或酮症酸中毒。

（2）分娩期:子宫收缩大量消耗糖原,分娩过程中体力消耗较大,同时进食量少,若不及时调整胰岛素用量容易发生低血糖。

（3）产褥期:产后全身内分泌激素逐渐恢复到非妊娠期水平,胎盘所分泌的抗胰岛素物质迅速消失,胰岛素用量应相应减少,需及时调整胰岛素用量,否则易出现低血糖。

2. 糖尿病对妊娠的影响

（1）对孕妇的影响

1）早期高血糖可使胚胎发育异常,自然流产率可高达 15%～30%。

2）糖尿病患者妊娠期高血压疾病发生率为正常妇女的 3～5 倍。糖尿病可导致广泛的血管病变,使小血管内皮细胞增厚及管腔变窄,组织供血不足。糖尿病一旦并发妊娠期高血压疾病,病情较难控制,对母儿极为不利。

3）糖尿病患者抵抗力下降,易合并感染,其中以泌尿系感染最常见。

4）羊水过多的发生率较非糖尿病孕妇多 10 倍,可能与胎儿高血糖、高渗性利尿致胎尿排出增多有关。

5）巨大儿发生率明显增高,难产、产道损伤、手术产的概率高。产程长,易发生产后出血。

6）易发生糖尿病酮症酸中毒:由于妊娠期复杂的糖代谢变化,高血糖状态下胰岛素相对或绝对的不足,使代谢紊乱进一步发展,脂肪分解加速,血清酮体急剧升高。孕早期酮症酸中毒有致畸作用,妊娠中晚期易导致胎儿窘迫及胎死宫内,严重者会导致孕产妇死亡。

7）增加了产后发生糖尿病的概率:GDM 孕妇再次妊娠时复发率高达 33%～69%,远期患糖尿病的概率增加,17%～63% 将发展为 2 型糖尿病,心血管系统疾病的发病率也增高。

（2）对胎儿及新生儿的影响

1）巨大儿发生率高达 25%～40%。由于胰岛素不能通过胎盘,而母亲的高血糖通过胎盘,使胎儿长期处于高血糖状态,刺激胎儿胰岛 β 细胞增生,产生大量胰岛素,活化氨基酸转移系统,促进蛋白、脂肪合成和抑制脂解作用所致。

2）胎儿宫内生长受限少见,主要见于严重糖尿病伴有血管病变时。

3）早产发生率为 10%～25%。多与羊水过多、妊娠期高血压疾病、胎儿窘迫及其他严重并发症有关。

4）胎儿畸形率为 6%～8%,高于非糖尿病孕妇。血糖过高、糖化血红蛋白>8.5% 及有血管病变的糖尿病均使胎儿畸形率增加,可能与代谢紊乱、缺氧或糖尿病治疗药物有关。

5）新生儿呼吸窘迫综合征发生率增多。高血糖刺激胎儿胰岛素分泌增加,形成高胰岛素血症。后者具有拮抗糖皮质激素促进肺泡Ⅱ型细胞表面活性物质合成及释放的作用,使胎儿肺表面活性物质产生及分泌减少,胎儿肺成熟延迟。

6）新生儿低血糖:新生儿脱离母体高血糖环境后,高胰岛素血症仍存在,易发生低血糖,严重时危及新生儿生命。

7）子代患糖尿病、肥胖、高血压等慢性代谢性疾病的概率增高。

三、高危因素

1. 糖尿病高危因素

（1）肥胖（尤其是重度肥胖）。

（2）一级亲属患 2 型糖尿病。

（3）GDM 史或大于胎龄儿分娩史。

（4）多囊卵巢综合征（PCOS）。

（5）反复尿糖阳性。

2. GDM 的高危因素

（1）孕妇因素：年龄≥35 岁、孕前超重或肥胖、糖耐量异常史、多囊卵巢综合征。

（2）家族史：糖尿病家族史。

（3）妊娠分娩史：不明原因的死胎、死产、流产史、巨大儿分娩史、胎儿畸形和羊水过多史、GDM 史。

（4）本次妊娠因素：妊娠期发现胎儿大于孕周、羊水过多、反复外阴阴道假丝酵母菌病。

四、诊断

1. 孕前糖尿病（PGDM） 除了妊娠前已确诊的糖尿病外，符合下列条件之一者可诊断为 PGDM：

（1）糖化血红蛋白（HbA1c）≥6.5%。

（2）空腹血糖（FPG）≥7.0mmol/L（126mg/dl）。

（3）伴有典型高血糖或高血糖危象症状，随机血糖≥11.1mmol/L（200mg/dl）。

（4）口服葡萄糖耐量试验（oral glucose tolerance test，OGTT）的 2 小时血糖≥11.1mmol/L。

2. 妊娠期糖尿病（GDM）

（1）所有孕妇在第一次产检时应查空腹血糖，若空腹血糖<5.1mmol/L，于妊娠 24～28 周行 75g 口服葡萄糖耐量试验（oral glucose tolerance test，OGTT）。

（2）OGTT 的方法：试验前连续 3 日正常体力活动、正常饮食，每日进食碳水化合物不少于 150g，检查期间禁食、静坐、禁烟。进行 OGTT 前一天晚餐后禁食 8～14 小时至次日晨（最迟不超过上午 9 时）。先抽取空腹静脉血，然后口服 75g 无水葡萄糖（溶于 300ml 水中，5 分钟内服完）。再分别测定服糖后 1 小时、2 小时的静脉血糖（从饮糖水第一口开始计算时间）。采用葡萄糖氧化酶法测血浆葡萄糖值。

（3）75g OGTT 的正常值：空腹、服葡萄糖后 1 小时、2 小时血糖界值分别小于 5.1mmol/L、10.0mmol/L、8.5mmol/L（92、180、153mg/dL）。任意一点血糖值≥界值者诊断为 GDM。

（4）孕妇具有 GDM 高危因素或者医疗资源缺乏地区，建议妊娠 24～28 周首先检查 FPG。FPG≥5.1mmol/L，可以直接诊断 GDM，不必行 OGTT；如 FPG<4.4mmol/L（80mg/dl），发生 GDM 可能性极小，可以暂时不行 OGTT。FPG≥4.4mmol/L 且<5.1mmol/L 时，应尽早行 OGTT。

（5）孕妇具有 GDM 高危因素，首次 OGTT 结果正常，必要时可在妊娠晚期重复 OGTT。

（6）妊娠早、中期随孕周增加 FPG 水平逐渐下降，尤以妊娠早期下降明显，因而，妊娠早期 FPG 水平不能作为 GDM 的诊断依据。

（7）未定期检查者，如果首次就诊时间在妊娠 28 周以后，建议首次就诊时或就诊后尽早行 OGTT 或FPG 检查。

五、治疗

治疗原则：维持血糖水平正常、降低围产期并发症是妊娠期糖尿病治疗的主要原则。具体措施包括妊娠前的咨询与评估、孕期治疗如饮食和运动治疗、母儿监测、药物治疗、适时终止妊娠和产后的随访。

1. 糖尿病患者的孕前咨询 孕前糖尿病妇女妊娠前应到内分泌科及产科进行全面检查，评估是否可以妊娠，计划妊娠前将血糖控制在基本正常的范围内。糖尿病患者已并发严重心血管疾病、肾功能减退或眼底有增殖性视网膜病变者应避孕，若已妊娠，应尽早终止。糖尿病肾病者 24h 尿蛋白定量<1g 且肾功能正常者以及增生性视网膜病变已接受治疗者，可以妊娠。

2. 饮食疗法及运动 饮食疗法及运动是妊娠期糖尿病的重要治疗措施之一,其目标是在保证母亲和胎儿必需营养素供给的基础上维持正常血糖水平,预防酮症酸中毒,保持正常的体重增加。根据每 kg 理想体重 30～35kcal 计算每天的总热卡,碳水化合物摄入量占总能量的 50%～60%,每日碳水化合物不低于 150g。尽量避免食用蔗糖等精制糖,等量碳水化合物食物选择时可优先选择低血糖指数食物。蛋白质摄入量占总能量的 15%～20%,脂肪摄入量占总能量的 25%～30%,应适当限制饱和脂肪酸含量高的食物。少量多餐、定时定量进餐。早、中、晚三餐的能量应控制在每日摄入总能量的 10%～15%、30%、30%。饮食疗法需和孕期运动相结合,每天 30～40 分钟的中等强度的运动对母儿无不良影响。

3. 药物治疗 糖尿病合并妊娠的患者应在合理饮食和运动的基础上,通过规律监测末梢微量血糖水平调整降糖药物的剂量。胰岛素是孕期最佳控糖药物,也可选用口服降糖药中的二甲双胍或格列苯脲,但目前尚未在我国获得妊娠期治疗糖尿病的注册适应证。GDM 血糖的控制标准为:空腹血糖 3.3～5.3mmol/L、餐后 2 小时血糖 4.4～6.7mmol/L;HbAlc 宜<5.5%。PGDM 血糖的控制标准为:妊娠期餐前、夜间血糖及 FPG 宜控制在 3.3～5.6mmol/L(60～99mg/d1),餐后 2 小时血糖 5.6～7.1mmol/L(100～129mg/dl),HbAlc<6.0%。孕妇若饮食运动治疗后不达标,或调整饮食后出现饥饿性酮症,增加热量摄入血糖又超标者,应及时加用降糖药物治疗,从小剂量开始,直至达到血糖控制目标。产后胰岛素等降糖药物用量应减少,产后胰岛素用量应减少至产前的 1/3～1/2,并根据产后血糖水平调整用药剂量。

4. 孕期母儿监测

(1)产检频率:PGDM 根据血糖监测及并发症情况适当增加产检频次,妊娠 32 周后每周一次直至住院待产。GDM 孕妇也根据病情适当增加产检次数。

(2)超声检查:除孕期常规超声外,应根据病情适当增加超声次数。每次超声要了解胎儿的发育、胎儿的大小与孕周是否相符、羊水量、彩色多普勒血流频谱情况。

(3)血糖的监测:测末梢微量血糖水平,可行小轮廓(空腹和三餐后 2 小时)或大轮廓(三餐前和三餐后 2 小时、夜间睡前),血糖极不稳定者可行 24 小时动态血糖监测仪进行监测。

(4)糖化血红蛋白:每 1～2 月测一次。

(5)肾功能的监测:妊娠早、中、晚期分别检测尿素氮、肌酐、尿酸等水平。

(6)尿酮体测定:尿酮体对酮症的监测有帮助。

(7)电子胎心监护:糖尿病合并妊娠者 32 周起开始监护,GDM 34 周起开始监护。

(8)胎儿肺成熟度的评价:对于孕周不确定、孕期血糖水平控制不好的孕妇可行羊膜腔穿刺抽取羊水,测定胎儿肺成熟度。

5. 终止妊娠

(1)终止妊娠时机:

1)无需胰岛素治疗而血糖控制达标的 GDM 孕妇,如无母儿并发症,在严密监测下可期待至预产期,若仍未临产,可于 40～41 周期间引产终止妊娠。GDM 孕妇血糖控制欠理想,或者伴有母儿并发症,宜根据病情将终止妊娠时机提前。

2)PGDM 及需要胰岛素治疗的 GDM 孕妇,如血糖控制良好且无母儿并发症,在严密监测下,妊娠 38～39 周后可择期终止妊娠;血糖控制不满意或出现母儿并发症,应及时收入院观察,根据病情适时终止妊娠。

3)糖尿病伴发微血管病变或既往有不良产史者,需严密监护,根据病情、孕妇意愿、胎儿状况等综合决定终止妊娠时机。

(2)分娩方式

1)糖尿病本身不是剖宫产指征。无产科指征者可阴道试产。应制定分娩计划,密切监护宫缩、胎心变化,避免产程过长。产程中停用所有皮下注射的胰岛素,每 1～2 小时监测一次血糖,根据血糖监测情况加用胰岛素静脉点滴，具体用法见表7-1。

2）择期剖宫产：有糖尿病伴严重微血管病变、FGR、合并重度子痫前期、胎儿窘迫、胎位异常、既往死胎、死产史或其他产科指征时可选择剖宫产。妊娠期血糖控制不好、胎儿偏大（尤其估计胎儿体重≥4000g）者，适当放宽剖宫产指征。需剖宫产终止妊娠者，手术日停止皮下注射胰岛素，改为小剂量胰岛素持续静脉滴注，围术期每1~2h监测一次血糖，根据血糖监测情况加用胰岛素静脉点滴，具体用法见表7-1。

表7-1 胰岛素具体用法

血糖（mmol/L）	胰岛素 U/h	液体（125ml/h）	配伍
<5.6	0	5%葡萄糖/乳酸林格液	不加胰岛素
5.6~7.8	1.0	5%葡萄糖/乳酸林格液	500ml+4U
7.8~10.0	1.5	0.9%氯化钠注射液	500ml+6U
10.0~12.2	2.0	0.9%氯化钠注射液	500ml+8U
>12.2	2.5	0.9%氯化钠注射液	500ml+10U

6. 新生儿处理

（1）新生儿出生时无论体重大小均按高危儿护理。注意保温、吸氧。

（2）分娩后第一天要监测血糖，早期发现低血糖并及时处理。出生后半小时内喂糖水5~10ml/（kg·h）和开奶，必要时静脉点滴10%葡萄糖液3~5ml/（kg·h）。

（3）密切观察新生儿生命体征、肤色、脐部情况。防止低血糖、低血钙、高胆红素血症及呼吸窘迫综合征的发生。

7. 产后处理

（1）鼓励糖尿病产妇母乳喂养，不宜哺乳者则指导人工喂养。

（2）严密观察产后出血情况，观察会阴切口或腹部手术切口愈合情况。产后仍要监测血糖，发现异常应及时处理。

（3）分娩后24h内胰岛素用量应减至原用量的1/2~1/3，或根据监测血糖的情况调整胰岛素用量。

（4）所有GDM孕妇产后应查空腹血糖，正常者产后6~12周行75g OGTT。

（5）肥胖妇女产后应在营养科医师指导下合理控制体重，适量运动，将会有效地预防和延缓糖尿病的发生。

（王子莲）

学习小结

妊娠合并糖尿病包括孕前糖尿病和妊娠期糖尿病。PGDM可能在孕前已确诊或在妊娠期首次被诊断，临床上主要分为1型和2型糖尿病合并妊娠，而GDM是指妊娠期发生的糖代谢异常。妊娠合并糖尿病对母儿有许多不良影响，包括羊水过多、巨大儿、酮症酸中毒、新生儿低血糖、新生儿呼吸窘迫综合征、甚至远期影响。GDM可根据75g OGTT诊断，空腹、服葡萄糖后1小时、2小时血糖界值分别为5.1mmol/L、10.0mmol/L、8.5mmol/L，任意一点血糖值大于或等于界值者应诊断为GDM。GDM的治疗原则为维持血糖水平正常、降低围产期并发症，具体措施包括孕前咨询与评估、孕期治疗及产后随访等。

复习思考题

1. PGDM和GDM的诊断标准。

2. 妊娠期糖尿病的处理原则。

第六节 甲状腺疾病

妊娠合并甲状腺疾病在妊娠期较为常见，其发病率仅次于妊娠合并糖尿病，常可导致不良妊娠结局。

一、妊娠合并甲状腺功能亢进

学习目标	
掌握	妊娠合并甲状腺功能亢进的治疗方法。
熟悉	妊娠合并甲状腺功能亢进的概念。
了解	妊娠合并甲状腺功能亢进的临床表现、诊断以及对母儿的影响。

甲状腺功能亢进（hyperthyroidism），简称甲亢，是指甲状腺腺体本身产生甲状腺激素过多，导致体内甲状腺激素过高，引起机体的神经、循环、消化等系统兴奋性增高和代谢亢进的内分泌疾病。由于妊娠期涉及母体与胎儿的特殊情况，妊娠合并甲亢在诊断、治疗上与非孕期不尽相同。

妊娠合并甲亢的患病率为1%，其中临床甲亢为0.4%，亚临床甲亢为0.6%。妊娠期甲亢的病因85%为毒性弥漫性甲状腺肿，也称Graves病。10%为妊娠一过性甲状腺毒症（gestational transient thyrotoxicosis，GTT），临床上也称妊娠甲亢综合征（syndrome of gestational hyperthyroidism，SGH），5%为其他原因。

（一）妊娠对甲亢的影响

妊娠期，由于受体内胎盘激素的影响，妊娠期甲状腺处于相对活跃状态，母体肝脏合成甲状腺结合球蛋白（TBG）增加，导致血清总甲状腺激素（TT_4）、总三碘甲状腺原氨酸（TT_3）增加，在妊娠早期游离T_3（FT_3）、T_4（FT_4）达到高峰值；而妊娠中、晚期由于TBG的增加，使结合型T_3、T_4增多。与妊娠早期相比FT_3、FT_4处于低水平，故临床上妊娠早期可以出现类甲亢症状，称为妊娠甲亢综合征，给甲亢的诊断带来一定难度，或加重甲亢病情，尤其当甲亢控制不当的孕妇分娩或手术应激、疼痛刺激、精神心理压力、劳累、饥饿、感染及停药不当，可诱发甲亢危象。

（二）甲亢对妊娠的影响

甲亢对妊娠影响主要取决于病情控制的程度，轻症或经治疗能控制的甲亢病例，通常对妊娠影响不大。重症或经治疗不能控制的甲亢病例，由于甲状腺激素分泌过多，抑制腺垂体分泌促性腺激素，容易引起流产和早产。甲亢患者代谢亢进，不能为胎儿提供足够营养，容易导致胎儿生长受限，低体重儿出生率增高。某些治疗甲亢的药物可通过胎盘进入胎儿体内，引起胎儿甲状腺功能减退和甲状腺肿。有些药物对胎儿尚有致畸的风险。

（三）临床表现

妊娠期甲亢症状与非孕期相同，当孕妇反复出现心悸、休息时心率超过100次/min、食欲旺盛、但体重不能按孕周增加、脉压>50mmHg、怕热多汗、皮肤潮红、腹泻等，体格检查发现皮温升高、突眼、手震颤、心律不齐、心界扩大、血清T_3、T_4增高、甲状腺自身抗体TRAb和TPOAb阳性，应警惕本病的可能。对既往有甲亢病史者较易诊断。但轻症甲亢及妊娠期首次发生的甲亢有时与正常妊娠时代谢亢进、易激动、脉搏快等症状容易混淆，妊娠早期恶心呕吐、体重下降也有类似甲亢之处，需与SGH鉴别。SGH常见于妊娠早期,尤以妊娠剧吐者多见,与 hCG 升高而出现的一过性的过度刺激甲状腺素的产生有关,多在妊娠 8～10 周发病,临床上也表现为心悸、焦虑、多汗等高代谢症状,血清 FT_4 和 TT_4 升高,TSH 降低,但甲状腺自身抗体阴性,妊娠中期症状逐渐缓解,血清学指标恢复正常。

甲状腺危象(thyroid crisis)是本病恶化时的严重症状,多发生在较严重甲亢且未予治疗或治疗不充分的患者。常见诱因为手术、分娩、感染以及各种应激,孕产妇死亡率较高,必须紧急处理。表现为焦虑、烦躁、大汗淋漓、恶心、厌食、呕吐、腹泻、大量失水引起虚脱、休克甚至昏迷、体温>39℃、脉率>140 次/min、甚至>160 次/min、脉压增大,常因房颤或房扑而病情危重,有时伴有心衰或肺水肿,偶有黄疸,血白细胞及 FT_3、FT_4 增高。

(四)诊断

根据神经系统症状、高代谢率、甲状腺对称性弥漫性肿大以及突眼等体征,结合实验室检查多可确诊。诊断妊娠期甲状腺功能异常,本单位或者本地区需要建立妊娠期(早孕期、中孕期、晚孕期)特异的血清甲状腺功能指标参考值。早孕期血清 TSH<0.1mIU/L,提示存在甲状腺功能亢进可能。应当进一步测定 FT_4、TT_3 和 TRAb、TPOAb,以确定诊断及病因,禁忌 ^{131}I 碘摄取率和放射性核素扫描检查。血清 TSH<0.1mIU/L,FT_4>妊娠特异参考值上限,排除妊娠甲亢综合征后,甲亢诊断可以成立。

(五)处理

1. 甲亢患者孕前管理　甲亢患者在备孕前应该达到甲状腺功能正常的稳定状态。每一种治疗手段都有各自的风险和益处,包括 ^{131}I 治疗,甲状腺切除术或抗甲状腺药物治疗。考虑 ^{131}I 对胎儿影响,治疗后至少 6 个月开始怀孕。

2. 妊娠合并甲亢处理　一般应与内科医师共同处置,原则是既要控制甲亢发展,又要确保胎儿的正常发育,安全度过妊娠及分娩期。甲亢不是终止妊娠的指征,应全面评估包括心脏、血压等指标,如伴甲亢性心脏病以及高血压等严重情况,才能考虑终止妊娠。

(1)妊娠期严禁用 ^{131}I 进行诊断或治疗:因为胎儿甲状腺在妊娠 9～10 周就有聚集碘的作用,应用 ^{131}I 后影响胎儿甲状腺发育,有可能造成先天性甲低;^{131}I 有放射性,有致畸的可能。

(2)妊娠期甲亢治疗:原则上不首选手术治疗,只有药物治疗不能控制甲亢症状、抗甲状腺药物过敏者等到妊娠中期可以考虑行甲状腺部分切除术。丙硫氧嘧啶(PTU)与甲巯咪唑(MMI)是孕期甲亢的首选药物。PTU 通过胎盘量少、速度慢,能阻止甲状腺激素合成并阻断 T_4 转变为 T_3(T_3 的生物学效应比 T_4 强数倍)。为降低药物对胎儿影响,PTU 是妊娠期前 16 周的首选药物,但可增加孕妇肝脏负担。由于抗甲状腺药物均可通过胎盘,服用抗甲状腺药物时应该为其最低有效剂量,临床上甲亢疗效是使 FT_4 值接近或轻度高于参考值上限,每 4 周监测一次 FT_4 和 TSH。β肾上腺素受体阻断剂普莱洛尔 20～30mmg/天,每 6～8 小时服用,可以控制甲亢患者高代谢症群,但长期使用可导致胎儿生长受限、胎儿心动过缓、新生儿低血糖。所以,使用此药应权衡利弊,避免长期使用。

3. 产科处理

(1)妊娠期:甲亢孕妇易发生胎儿生长受限,新生儿出生体重偏低。对伴高滴度 TRAb 的孕妇,除孕期应加强监护,注意宫高、腹围增长、每 1～2 个月进行胎儿超声检查、评估胎儿体重。妊娠足月后加强母儿监护,决定分娩方式,适时终止妊娠。

(2)分娩期:除有产科因素外原则上可选择阴道试产。临产后给予精神安慰或实施分娩镇痛,吸氧,注意补充能量,病情严重者行手术助产以缩短第二产程。无论经阴道分娩还是剖宫产均应预防感染,预防并发症的发生,注意产后出血及甲状腺危象。

4. 新生儿的处理　注意甲状腺大小,有无杂音,有无甲亢或甲状腺功能低下的症状和体征。

5. 产后哺乳问题　部分甲亢患者产后有病情加重倾向,需要继续使用抗甲状腺药物,MMI 是哺乳期首选药物。20～30mg/d 的剂量是安全的。PTU 作为二线药物。服用方法是哺乳后分次服药,且应定期检查婴儿甲状腺功能。

二、妊娠合并甲状腺功能减退症

甲状腺功能减退（hypothyroidism），简称甲减，是由于甲状腺激素合成和分泌减少或组织作用减弱导致的全身代谢减低综合征。主要分为临床甲减（overt hypothyroidism）和亚临床甲减（subclinical hypothyroidism）。西方国家妊娠妇女临床甲减的发病率为 0.3%~0.5%，亚临床甲减发病率为 2%~3%。我国总的甲减发病率为 1%。

（一）病因

妊娠期甲减病因多与成年非孕期相同，以原发性甲减最多见，此类甲减占全部甲减的 99%，其中自身免疫（慢性淋巴细胞性甲状腺炎，又称桥本甲状腺炎，最常见）、甲状腺手术和甲状腺功能亢进 ^{131}I 治疗三大原因占 90% 以上。继发性甲减或中枢性甲减，是由于下丘脑和垂体病变引起的促甲状腺激素释放激素（TRH）或者促甲状腺激素（TSH）产生和分泌减少所致的甲减，垂体肿瘤、垂体外照射及垂体缺血性坏死是其较常见的原因。

（二）病理与病理生理

慢性淋巴细胞性甲状腺炎是一种甲状腺自身免疫性疾病，患者体内存在抗甲状腺抗体，包括甲状腺球蛋白抗体（TGAb）和甲状腺过氧化物酶抗体（TPOAb）。疾病发展至晚期表现出甲状腺肿大、淋巴细胞浸润、纤维组织增生，甲状腺组织呈现韧性以及甲状腺激素合成减少，临床上表现为甲减，是甲减最常见的原因。

（三）对母儿的影响

1. 对孕产妇的影响　甲减患者孕早、晚期产科并发症均明显增加。流产增加 60%，子痫前期风险增加 20%，除此之外，胎盘早剥、胎儿窘迫、心力衰竭、低出生体重儿、死胎发生率也会增加。多次流产者体内抗甲状腺抗体水平增加明显。

2. 对围产儿的影响　严重甲减的孕妇经过合理治疗，围产儿预后良好。但未经治疗的甲减孕妇，其胎儿死亡、流产、循环系统畸形、低出生体重新生儿发生率明显增加，先天性缺陷与智力发育迟缓的发生率也增加。

（四）临床表现

妊娠期甲减的症状及体征主要有全身疲乏、困倦、记忆力减退、食欲减退、声音嘶哑、便秘、言语徐缓和精神活动迟钝等，但常与妊娠早期表现相混淆。水肿主要在面部，特别是眼眶肿胀并下垂，面部表情呆滞，头发稀疏，皮肤干燥，出汗少，低体温，下肢黏液性水肿，非凹陷性。严重者出现心脏扩大、心包积液、心动过缓、腱反射迟钝等。先天性甲减治疗较晚的患者，身材矮小。慢性淋巴细胞性甲状腺炎患者甲状腺肿大，质地偏韧，表面光滑或呈结节状。

（五）诊断

妊娠期甲减包括甲减患者妊娠及妊娠期新诊断甲减两类。根据妊娠特异性 TSH 和 FT4 参考范围诊断临床甲减和亚临床甲减。依据病史、体格检查以及实验室检查，详细病史询问对早期诊断妊娠期甲减有较大帮助。对有下列高危因素者建议早期筛查：①妊娠前已服用甲状腺激素制剂者；②有甲亢、甲减、产后甲状腺炎、甲状腺部分切除及 ^{131}I 治疗者；③有甲状腺疾病家族史者；④已知存在甲状腺自身抗体者；⑤甲状腺肿大者；⑥存在甲减症状或体征者；⑦1 型糖尿病患者；⑧患有其他自身免疫疾病者；⑨有头颈部放射治疗史者；⑩不孕；⑪30 岁以上；⑫有流产、早产史；⑬肥胖等应行 TSH 检查以除外甲状腺功能减退。

血清 TSH 和 FT_4 是诊断甲减两个重要指标。临床甲减：TSH 大于妊娠期参考值上限，FT_4 小于妊娠期参考值下限，结合症状可诊断。亚临床甲减：TSH 大于妊娠期参考值的上限，FT_4 正常；单纯低 T_4 血症（isolated hypothyroxinemia）：TSH 正常，仅 FT_4 降低。

需要注意的是，诊断妊娠期甲状腺功能异常，本单位或者本地区需要建立妊娠早、中和晚期特异的血清甲状腺功能指标参考值，不能根据非孕人群参考值诊断妊娠期甲状腺功能异常。

（六）处理

治疗目的是将血清 TSH 和甲状腺激素水平恢复到正常范围，降低围产期不良结局的发生率，常需与内科医师共同管理。主要治疗药物为左甲状腺素（L-T_4）。

1. 孕前处理 既往患有甲减或亚临床甲减的育龄妇女计划妊娠，调整 L-T_4 剂量，使 TSH 在正常范围、最好 TSH<2.5mIU/L。

2. 临床甲减妊娠期处理 妊娠期母体与胎儿对甲状腺激素的需求量从妊娠第 6 周开始增加，直到孕 20 周达到平衡状态。所以，妊娠期间 L-T_4 用量较非孕期增加 30%～50%，于妊娠 1～20 周，应每 4 周监测 1 次甲功，妊娠 26～32 周至少监测 1 次，根据甲功调整用药量，使 TSH 值于妊娠早期、中期、晚期分别控制在 0.1～2.5mIU/L、0.2～3.0mIU/L、0.3～3.0mIU/L。

3. 亚临床甲减妊娠期处理 对单纯亚临床甲减孕妇是否需要治疗，目前尚无统一意见。2017 年美国甲状腺协会推荐如下：①对以下人群推荐使用左甲状腺素：亚临床甲减合并 TPOAb 阳性；TPOAb 阴性，TSH >10mIU/L。②对以下人群或许可以考虑使用左甲状腺素：TPOAb 阳性，TSH 小于妊娠期特异参考范围上限，但大于 2.5mIU/L；TPOAb 阴性，TSH 大于妊娠期特异参考范围上限，但<10mIU/L。③对以下人群不推荐使用左甲状腺素：TPOAb 阴性，TSH 正常（TSH 在妊娠期特异参考范围内，或者无参考范围时，<4mIU/L）。治疗方法及检测频度与甲减相同。

4. 对单纯低 T_4 血症患者目前不推荐 L-T_4 治疗。

5. 分娩后，L-T_4 应减至孕前的剂量，产后 6 周需要再进行甲状腺功能检测。

6. 除上述治疗外，孕期应加强营养指导，监测胎儿生长发育情况；加强孕期和分娩期胎儿的监护，及时发现胎儿窘迫；除外其他产科因素应鼓励阴道试产，注意预防产后出血及产褥感染。

7. 新生儿监护 新生儿出生后应查甲状腺功能，孕妇血中 TRAb 和 TPOAb 均可通过胎盘，导致胎儿甲减，影响胎儿发育。大多数甲减患儿症状轻微，T_4 及 TSH 的测定是目前筛选检查甲减的主要方法。当出现 T_4 降低、TSH 升高时，则可确诊为新生儿甲减。一过性新生儿甲减治疗一般需维持 2～3 年。

（王子莲）

甲状腺功能减退症的诊断主要依靠血清甲状腺功能检查,血清 TSH 和 FT_4 是诊断甲减两个重要指标。TSH 升高和 FT_4 降低,为临床甲减;TSH 升高而 FT_4 正常,为亚临床甲减;TSH 正常,仅 FT_4 降低,为单纯低 T_4 血症。临床治疗目的是将血清 TSH 和甲状腺激素水平恢复到正常范围。临床甲减;TSH>10mIU/L(不管 FT_4 的高低或 TPOAb 是否阳性)、亚临床甲减合并 TPOAb 阳性都应进行治疗,治疗药物为左甲状腺素。

1. 妊娠合并甲减的诊断。

2. 妊娠合并甲减的治疗原则。

第七节　血液系统疾病

掌握	妊娠期贫血的诊断及对母儿影响。
熟悉	贫血的病因及处理。
了解	特发性血小板减少性紫癜与妊娠的相互影响及处理。

一、妊娠合并贫血

贫血是妊娠期最常见的合并症。由于妊娠期血容量增加,且血浆增加多于红细胞增加,血液呈稀释状态,又称"生理性贫血"。世界卫生组织推荐,妊娠期血红蛋白(hemoglobin,Hb)浓度<110g/L、血细胞比容<0.33 时,可诊断为妊娠合并贫血,以缺铁性贫血最常见。根据贫血的不同程度分为四度(表7-2)。

表7-2　妊娠期贫血分度

	RBC($\times 10^{12}$/L)	Hb(g/L)
轻度贫血	3.0～3.5	100～109
中度贫血	2.0～3.0	70～99
重度贫血	1.0～2.0	40～69
极重度贫血	<1.0	<39

(一)妊娠期贫血对母儿的影响

妊娠合并贫血对母体、胎儿和新生儿均会造成近期和远期影响,对母体可增加妊娠期高血压疾病、胎膜早破、产褥期感染和产后抑郁的发病风险;对胎儿和新生儿可增加胎儿生长受限、胎儿缺氧、羊水减少、死胎、死产、早产、新生儿窒息、新生儿缺氧缺血性脑病的发病风险。

（二）妊娠合并缺铁性贫血

缺铁性贫血（iron deficiency anemia，IDA）是体内储备铁缺乏导致血红蛋白合成减少而引起的贫血，是铁缺乏的晚期表现。由于妊娠期胎儿生长发育及妊娠期血容量增加对铁的需要量增加，尤其在妊娠后半期，孕妇对铁摄取不足或吸收不良产生缺铁性贫血。

1. 发病情况 缺铁性贫血是妊娠期最常见的贫血，约占95%。本病遍及全世界，但各地差异较大，与该地区的社会经济状况、人民生活水平、饮食卫生习惯、文化教育程度以及健康保健意识等因素密切相关。世界卫生组织（WHO）公布的资料表明，妊娠妇女贫血发生率为52%，地域分布以东南亚、非洲国家发病率最高。我国孕妇IDA患病率为19.1%，妊娠早、中、晚期IDA患病率分别为9.6%、19.8%和33.8%。

2. 病因 妊娠期贫血多由于造血原料的缺乏而引起。

（1）妊娠期铁的需求量增加：这是孕妇缺铁的最主要原因。妊娠期血容量增加1500ml，以每毫升血液含铁0.5mg计算，妊娠期血容量增加需铁750mg，胎儿生长发育需铁250~350mg，故孕妇需铁约1000mg。孕妇每日需铁至少3~4mg，妊娠晚期每日需铁甚至达6~7mg。若为双胎妊娠时，铁的需求量更为显著。

（2）食物中铁的摄入和吸收不足：每日饮食中含铁10~15mg，吸收率仅为10%，即吸收1~1.5mg。妊娠后半期的最大吸收率虽达40%，但仍不能满足需求。此外，妊娠早期的恶心、呕吐、胃肠道功能紊乱、胃酸缺乏等都有可能影响肠道铁的吸收。

（3）妊娠前和妊娠后的疾病：如慢性感染、营养不良、月经过多、偏食、妊娠期高血压疾病、肝肾功能不良、产前出血、产后出血等，都有可能使铁的储备、利用和代谢发生障碍，进而影响红细胞的生成，造成缺铁性贫血的发生。

3. 诊断

（1）病史：既往有月经过多等慢性失血性疾病史；有长期偏食、早孕反应的程度重及持续时间长、胃肠功能紊乱等营养不良病史；在本次妊娠过程中，有产前出血史等。

（2）临床表现：轻者可无症状，随着病情的加重，当铁储备明显不足时，血清铁开始下降，红细胞数量和血红蛋白减少，临床上可有皮肤、口唇黏膜和睑结膜苍白。当母体铁储备耗尽，红细胞生成严重障碍而发生重度缺铁性贫血时，出现全身乏力、面色苍白、头昏眼花，甚至有贫血性心脏病和充血性心力衰竭的表现。

（3）实验室检查

1）血象：外周血涂片为小细胞低色素性贫血，血红蛋白<110g/L，红细胞<3.5×10^{12}/L，血细胞比容<0.30，红细胞平均体积（MCV）<80fl，红细胞平均血红蛋白浓度（MCHC）<30%，网织红细胞正常或减少，白细胞和血小板一般无变化。注意与南方地区高发的珠蛋白生成障碍性贫血相鉴别诊断。

2）血清铁蛋白：是一种稳定的糖蛋白，不受近期铁摄入影响，能较准确地反映铁储存量，是评估铁缺乏最有效和最容易获得的指标。贫血患者血清铁蛋白<20μg/L时应考虑IDA；血清铁蛋白<30μg/L时提示铁耗尽的早期，需及时治疗。

3）血清锌原卟啉（zinc protoporphyrin，ZnPP）：当组织铁储存减少时，血清ZnPP水平升高。血清ZnPP不受血液稀释影响，受炎症和感染的影响也较小。

4）骨髓象：红系造血呈轻度或中度活跃，以中幼红细胞和晚幼红细胞增生为主，骨髓铁染色可见细胞内外铁均减少，尤以细胞外铁减少明显。

4. 鉴别诊断 临床上主要应与巨幼红细胞性贫血、再生障碍性贫血和地中海性贫血进行鉴别，根据病史及临床表现以及血象、骨髓象的特点，一般鉴别诊断并不困难。但是，有时会发生几种贫血同时存在，须进行综合分析判断，以便制定出合理的治疗方案。

5. 处理 补充铁剂和去除导致缺铁性贫血的原因。一般治疗包括增加营养和食用含铁丰富的饮食，对胃肠道功能紊乱和消化不良给予对症治疗。

（1）补充铁剂：铁缺乏和轻、中度贫血者以口服铁剂治疗为主，并改善饮食，进食富含铁的食物。诊断明确的 IDA 孕妇应补充元素铁 100～200mg/d，治疗 2 周后复查 Hb 评估疗效，通常 2 周后 Hb 水平增加 10g/L，3～4 周后增加 20g/L。如经治疗后，血红蛋白无明显提高，应考虑以下因素：药量不足、吸收不良、继续有铁的丢失等。

（2）输血：输注浓缩红细胞是治疗重度贫血的重要方法之一。Hb<70g/L 者建议输血，应少量多次输红细胞悬液或全血，应警惕急性左心衰的发生。

（3）产时及产后的处理：重度贫血产妇于临产后应配血备用。严密监护产程，防止产程过长，可阴道助产缩短第二产程，但应避免发生产伤。积极预防产后出血，当胎儿前肩娩出后，肌内注射或静脉注射缩宫素 10～20U。如无禁忌证，胎盘娩出后可肌内注射或静脉注射麦角新碱 0.2mg，同时，应用缩宫素 20U 加于 5% 葡萄糖注射液中静脉滴注，持续至少 2 小时。出血多时应及时输血。产程中严格无菌操作，产时及产后应用广谱抗生素预防感染。

6. **预防**　妊娠前积极治疗失血性疾病如月经过多等，增加铁的储备。孕期加强营养，鼓励进食含铁丰富的食物，如猪肝、鸡血、豆类等。妊娠 4 个月起常规补充铁剂，每日口服硫酸亚铁 0.3g。加强产前检查，适时检查血常规。

二、妊娠合并特发性血小板减少性紫癜

特发性血小板减少性紫癜（idiopathic thrombocytopenic purpura，ITP）是一种常见的自身免疫性血小板减少性疾病，主要由于自身抗体与血小板结合，引起血小板生存期缩短。临床主要表现为皮肤黏膜出血、月经过多，严重者可致内脏出血，甚至颅内出血而死亡。ITP 的性别发病女性约为男性的 2～3 倍，所以妊娠合并 ITP 较为常见。

（一）病因

ITP 分为急性型与慢性型，急性型好发于儿童，慢性型多见于成年女性。慢性型与自身免疫有关，80%～90% 的患者血液中可测到血小板相关免疫球蛋白（platelet associated immunoglobulin，PAIg）包括 PA-IgG、PA-IgM、PA-C3 等。当结合了这些抗体的血小板经过脾、肝时，可被单核巨噬细胞系统破坏，使血小板减少。

（二）ITP 与妊娠的相互影响

1. **妊娠对 ITP 的影响**　妊娠本身通常不影响本病病程及预后。但妊娠有可能使原已稳定的 ITP 患者复发或使活动型的 ITP 患者病情加重，使 ITP 患者出血机会增多。

2. **ITP 对孕产妇的影响**　主要是出血，尤其是血小板<50×10⁹/L 的孕妇。在分娩过程中，孕妇用力屏气可诱发颅内出血，产道裂伤出血及血肿形成。若产后子宫收缩良好，产后大出血并不多见。ITP 患者妊娠时，自然流产和母婴死亡率均高于正常孕妇。

3. **ITP 对胎儿及新生儿的影响**　ITP 母亲体内的部分抗血小板抗体 IgG 可通过胎盘进入胎儿血循环，造成胎儿血小板破坏，胎儿、新生儿血小板减少，导致分娩时新生儿出血，尤其是颅内出血的危险增加。血小板<50×10⁹/L，孕妇的胎儿（新生儿）血小板减少的发生率为 9%～45%。严重者有发生颅内出血的危险。血小板减少为一过性，脱离母体的新生儿体内抗体逐渐消失，血小板将逐渐恢复正常。胎儿及新生儿血小板减少概率与母体血小板不一定成正比。胎儿出生前，母体抗血小板抗体含量可间接帮助了解胎儿血小板状况。诊断胎儿血小板减少往往依赖胎儿头皮采血和经母体腹壁胎儿脐静脉穿刺抽血证实。

（三）诊断

主要表现是皮肤黏膜出血和贫血。轻者仅有四肢及躯干皮肤的出血点、紫癜及瘀斑、鼻出血、牙龈出血，严重者可出现消化道、生殖道、视网膜及颅内出血。脾脏不大或轻度增大。实验室检查血小板计数<100×10⁹/L。一般当血小板<50×10⁹/L，临床才有出血倾向。骨髓检查为巨核细胞正常或增多，而成熟型血小板减少。血小板抗体测定大部分为阳性。

通过以上临床表现和实验室检查，本病的诊断一般不难。但是需要与其他引起血小板减少的疾病相

鉴别，如再生障碍性贫血、药物性血小板减少、妊娠合并HELLP综合征、遗传性血小板减少等。

（四）处理

1. 妊娠期处理 病情缓解稳定，血小板计数>50×10⁹/L，可以考虑妊娠。与血液科共同监测血小板计数变化及出血倾向。妊娠早期终止妊娠指征：①妊娠早期发现ITP，并需用肾上腺皮质激素治疗，有可能致胎儿畸形者；②妊娠前ITP严重，妊娠早期病情仍未缓解，并有恶化趋势。妊娠中晚期以保守支持疗法为主，超声监测胎儿发育，注意有无颅内出血。妊娠期间治疗原则与单纯ITP患者相同，用药时尽可能减少对胎儿的不利影响。除支持疗法、纠正贫血外，可根据病情进行下述治疗：

（1）肾上腺皮质激素：治疗ITP的首选药物。妊娠期血小板计数<50×10⁹/L，有临床出血症状，可用泼尼松40~100mg/d，待病情缓解后逐渐减量至10~20mg/d维持。该药能减轻血管壁通透性，减少出血，抑制血小板抗体的合成及阻断巨噬细胞破坏已被抗体结合的血小板。

（2）输入丙种球蛋白：可竞争性抑制单核巨噬细胞系统的Fc受体与血小板结合，减少血小板破坏。用法为大剂量丙种球蛋白400mg/（kg·d），5~7日为一疗程。

（3）脾切除：激素治疗血小板无上升趋势，并有严重的出血倾向，血小板<10×10⁹/L，可考虑脾切除，一般主张于妊娠3~6个月间进行手术，有效率达70%~90%。

（4）输血小板：输入血小板会刺激体内产生抗血小板抗体，加快血小板破坏。因此，只有血小板<10×10⁹/L、有出血倾向、为防止重要器官出血（脑出血）时，或手术、分娩时应用。可输新鲜血或血小板。

（5）其他：免疫抑制剂及雄激素在妊娠期不主张使用。

2. 分娩期处理 分娩方式原则上以阴道分娩为主。ITP孕妇的最大危险是分娩时出血。若行剖宫产，手术创口大、增加出血危险。另一方面，ITP孕妇有一部分胎儿血小板减少，经阴道分娩时有发生新生儿颅内出血的危险，故ITP孕妇剖宫产的适应证可适当放宽。剖宫产手术指征为：血小板<50×10⁹/L；有出血倾向；胎儿头皮血或胎儿脐血证实胎儿血小板<50×10⁹/L。产前或手术前应用大剂量肾上腺皮质激素，氢化可的松500mg或地塞米松20~40mg静脉注射，并准备好新鲜血或血小板，防止产道裂伤，仔细缝合伤口，必要时进行伤口压迫。

3. 产后处理 妊娠期应用肾上腺皮质激素治疗者，产后继续应用。孕妇常伴有贫血及抗力低下，产后应预防感染。产后即抽新生儿脐血检测血小板，并动态观察新生儿血小板是否减少。必要时给予新生儿泼尼松或免疫球蛋白。ITP不是母乳喂养的禁忌证，但母乳中含有抗血小板抗体，是否母乳喂养视母亲病情及胎儿血小板情况而定。

（陈敦金）

学习小结

贫血是妊娠期最常见的合并症，其中以缺铁性贫血最常见。补充铁剂和去除导致缺铁性贫血的原因是治疗缺铁性贫血的原则。妊娠合并特发性血小板减少性紫癜其主要诊断依据为出血症状，实验室检查提示外周血血小板<100×10⁹/L，骨髓检查为巨核细胞正常或增多，而成熟型血小板减少。血小板抗体测定大部分为阳性。肾上腺皮质激素和丙种球蛋白治疗为首选治疗方案，有指征时可考虑输注血小板或脾切除。

复习思考题

1. 妊娠合并ITP治疗原则。

2. 妊娠合并ITP分娩期的处理。

第八节 感染性疾病

妊娠感染性疾病是指妊娠期感染各种病原微生物引起的疾病,病原微生物包括病毒、细菌、真菌、衣原体、支原体、螺旋体、原虫等。病毒可直接通过胎盘屏障,而细菌、原虫、螺旋体则先在胎盘部位形成病灶后再感染胚胎或胎儿;也可在分娩时胎儿通过已有病原微生物感染的软产道,引起新生儿感染;或通过母乳、母唾液及母血感染新生儿,引起胚胎、胎儿或新生儿的出生缺陷等不良后果。

一、TORCH 感染

TORCH 是一组具有胎儿致畸作用的病原微生物英文名字第一个字母组合而成,其中 T 指弓形虫(toxoplasma, Toxo),O 指其他微生物(Others, O),R 指风疹病毒(rubella virus, RV),C 指巨细胞病毒(cytomegalovirus, CMV),H 是指疱疹病毒(herpes virus, HSV),此组病原体引起的感染称之为 TORCH 感染。

(一)传播途径

1. 孕妇感染 弓形虫感染与吞食未煮熟的肉类或使用受卵囊污染的水及过分接触猫、狗等"宠物"等有关,最近报道也可通过输血感染。风疹病毒感染主要是直接传播或经呼吸道飞沫传播。巨细胞病毒感染是通过密切接触如接吻、性交、哺乳等方式而感染,还可以通过输血、人工透析和器官移植等途径感染。

2. 母儿传播

(1)宫内感染:病原体血行经胎盘感染胚胎或胎儿;经生殖道上行进入羊膜腔感染胎儿或上行沿胎膜外再经胎盘感染胎儿。

(2)产道感染:胎儿在分娩过程中通过被病原体感染的软产道而感染。

(3)出生后感染:通过母乳、母亲唾液和母血等感染新生儿。

(二)对母儿的影响

1. 对孕妇的影响 孕妇感染后多数自身症状轻微甚至无明显的症状,部分孕妇可表现为不典型的感冒症状,如低热、乏力、关节肌肉酸痛、局部淋巴结肿大、阴道分泌物增多等。RV 的临床表现类似麻疹,但较麻疹感染症状轻,合并症少,受 RV 感染的成年人,症状如一般的感冒,先有上感一般症状及耳后和枕下淋巴结肿大,随后面部出现潜红色斑丘疹并迅速遍及全身,多在 1~3 天内消退。

2. 对胎儿和新生儿的影响

(1)弓形虫病:患弓形虫病的孕妇,有 30%~46% 能将弓形虫传给胎儿。胎儿的受感染率与母体初次感染时的孕期有关。在妊娠早、中、晚期胎儿受感染率分别为 17%、25% 和 65%。胎儿损伤程度与胎龄有很大关系,即感染发生越早,胎儿受损越严重。当感染发生在妊娠早期,多引起流产,也可发生死胎或生下无生活能力儿和发育缺陷儿,幸存者智力发育也受严重影响。若在妊娠中期感染弓形虫,多出现死胎、早产和严重的脑、眼疾患。妊娠晚期因胎儿逐渐成熟，若此时母体受感染，则胎儿可发育正常，有些也可出现早产或出生后才发生症状，如智力发育不全、听力障碍、白内障及视网膜脉络炎。

（2）风疹病毒感染：孕妇在孕期6个月内感染风疹病毒，可通过胎盘侵犯胎儿（垂直传播），除引起流产、死产外，活产者大约29%表现为"先天性风疹综合征"（congenital rubella syndrome，CRS），即出生时体重低于2.5公斤，发育迟缓；出生后全身性器官受损，先天性心脏病，畸形，耳聋，失明等。CRS患儿发生白内障等眼疾患最常见，其次是耳聋，60%有心血管系统缺损。

（3）巨细胞病毒感染：见本节第四部分内容。

（4）单纯疱疹病毒（HSV）感染：见本节第五部分内容。

（三）临床表现与诊断

1. 病史和临床表现　有反复流产和不明原因的出生缺陷或死胎史等；有哺乳类动物喂养史或接触史，有摄食生肉或未熟肉类等的生活习惯；有上述感染症状，也可无任何临床症状。

2. 实验室诊断

（1）病原学检查：采集母血、尿、乳汁、羊水、脐血、胎盘和胎儿的血、尿等进行病原学检查，方法有循环抗原检测（弓形虫）、细胞学检查（CMV包涵体）、病毒分离（RV、CMV、B19）以及核酸扩增试验，如PCR、RT-PCR检测 Toxo DNA，RV RNA和CMV DNA或晚期mRNA。

（2）血清学检查：建议使用血清IgM、IgG抗体定量检测进行TORCH感染筛查，因其方法简便、操作标准化、成本较低而适合用于筛查。同时测定经尿素处理与未经尿素处理的血清样本中IgG抗体水平之比再乘以100，称为IgG抗体亲和力指数（avidity index，AI）。一般<30%为低亲和力，30%~50%为中度亲和力，>50%为高度亲和力。当使用IgM和IgG抗体定量测定仍难以判别原发性感染或复发感染时，可检测IgG抗体AI。高度亲和力提示为有过既往感染，再加上IgM阳性则可诊断复发感染；低度亲和力则提示为发生在近期（CMV为近3个月内）的原发性感染。

（四）处理

1. 弓形虫感染　对确诊的Toxo急性感染者，应避孕，接受治疗后再计划妊娠。建议给予孕妇Toxo急性感染者可采用乙酰螺旋霉素0.5g，每日4次，连用2周，间歇2周可再重复1疗程。乙酰螺旋霉素属于大环内酯类抗生素，很少透过胎盘，可以降低Toxo的垂直传播率，但不能治疗已感染的胎儿。

2. 风疹病毒感染　对妊娠期间发现的RV宫内感染病例，缺少治疗改善胎儿结局的观察证据，不推荐对RV宫内感染的胎儿使用抗病毒药物，但需要综合评估胎儿预后。

3. 巨细胞病毒感染　见本节第四部分内容

4. 单纯疱疹病毒感染　见本节第五部分内容。

二、获得性免疫缺陷综合征

获得性免疫缺陷综合征（acquired immunodeficiency syndrome，AIDS）又称艾滋病，是由人免疫缺陷病毒（human immunodeficiency virus，HIV）感染引起的性传播疾病。HIV属反转录RNA病毒，分HIV-1型和HIV-2型。世界上流行的大多是HIV-1型，HIV-2感染主要分布在西非。

（一）传播途径

HIV感染者是传染源，感染者的血液、精液、阴道分泌液、乳汁、泪液、尿液、脑脊液中均存在HIV。主要经过性接触传播，其次为血液传播，如吸毒、接受HIV感染者的血液或血制品、接触HIV感染者的血液及黏液等。

（二）HIV对母儿影响

宫内感染是HIV垂直传播的主要方式。感染的孕妇在妊娠期可通过胎盘屏障传染给胎儿，或分娩时经软产道及出生后经母乳喂养感染新生儿。

（三）妊娠对 HIV 感染的影响

由于妊娠期的免疫抑制，加速从感染 HIV 到发展为 AIDS 的病程，也加重 AIDS 和相关综合征的病情。免疫力下降、崩溃，导致机会性感染、全身严重感染及恶性肿瘤等各种疾病的发生，增加母儿死亡率。

（四）临床表现与分期

妊娠期 HIV 感染症候与非孕期相似，约 80% 感染者无临床症状。

1. 急性期 通常发生在初次感染 HIV 后 2~4 周左右。部分感染者出现 HIV 病毒血症和免疫系统急性损伤所产生的临床症状。大多数患者临床症状轻微，持续 1~3 周后缓解。临床表现以发热最为常见，可伴有咽痛、盗汗、恶心、呕吐、腹泻、皮疹、关节痛、淋巴结肿大及神经系统症状等相关症状。

2. 无症状期 可从急性期进入此期，或无明显的急性期症状而直接进入此期。此期持续时间一般为 6~8 年，其时间长短与感染病毒的数量、型别、感染途径、机体免疫状况有关。在无症状期，由于 HIV 在感染者体内不断复制，免疫系统受损，CD4$^+$T 淋巴细胞计数逐渐下降，同时具有传染性。

3. 艾滋病期 为感染 HIV 后的最终阶段。患者 CD4$^+$T 淋巴细胞计数明显下降，多数患者 <200/mm^3，HIV 血浆病毒载量明显升高。此期主要临床表现为 HIV 相关症状，各种机会性感染及肿瘤，如肺孢子菌肺炎（PCP）、结核病、非结核分枝杆菌感染、卡波西肉瘤、淋巴瘤等。

（五）辅助检查

1. 血常规 白细胞降至 4×10^9/L 以下，淋巴细胞多低于 1.0×10^9/L，有浆细胞样淋巴细胞出现。

2. CD4$^+$T 淋巴细胞检测 CD4$^+$T 淋巴细胞是 HIV 最主要的靶细胞，HIV 感染人体后，CD4$^+$T 淋巴细胞进行性减少，CD4$^+$/CD8$^+$T 细胞比值倒置，细胞免疫功能受损。CD4$^+$T 淋巴细胞计数的临床意义：了解机体的免疫状态和病程进展、确定疾病分期和治疗时机、判断治疗效果，也可根据 CD4$^+$T 细胞的数值来决定是否进行机会感染的预防。

3. HIV 相关检测 主要包括 p24 抗原、HIV 抗体、HIV 核酸、HIV 基因型耐药检测等。HIV1/2 抗体检测是 HIV 感染诊断的金标准；HIV 核酸定量及 CD4$^+$T 淋巴细胞计数均有助于疾病进展的判断、药物的选择、疗效和预后的判断；HIV 基因型耐药检测可为高效抗反转录病毒治疗方案的选择和更换提供科学指导。

4. 影像学检查 可供检查机会性感染和机会肿瘤，如 PCP、结核病、巨细胞病毒感染、淋巴瘤、卡波西肉瘤等。

（六）诊断与鉴别诊断

HIV 的诊断需结合病史、临床表现、辅助检查等进行综合分析。对高危人群进行 HIV 抗体检测。HIV 抗体阳性（经确诊试验证实）即可诊断。本病临床表现复杂多样，易与许多疾病相混淆，但本病鉴别诊断并不困难，血清学检查是主要鉴别手段。

（七）处理

1. 抗反转录病毒药物干预 所有感染 HIV 的孕妇不论其 CD4$^+$T 淋巴细胞计数多少或临床分期如何，均应终身维持治疗。推荐方案：齐多夫定 + 拉米夫定 + 洛匹那韦 / 利托纳韦，如果孕妇出现 Hb≤90g/L，或者基线时中性粒细胞 0.75×10^9/L，可使用替诺福韦替换齐多夫定。

艾滋病感染母亲所生儿童应在出生后尽早（6~12 小时内）开始服用抗病毒药物，常规给予齐多夫定或奈韦拉平，至生后 4~6 周，对于孕期抗病毒治疗不满 4 周或产时发现感染的孕产妇所生儿童服用抗病毒药物延长至生后 6~12 周。

2. 分娩期处理 由于 HIV 感染孕妇的血液、羊水及体液中均含有病毒，产时母婴传播率最高。尽量避免可能增加 HIV 母婴传播危险的会阴侧切、人工破膜、胎头吸引器助产、产钳助产、胎儿头皮监测等损伤性操作，减少在分娩过程中 HIV 传播的概率。推荐对病毒负荷超过 1000 拷贝 /ml 的孕妇或 HIV RNA 水平不明的孕妇，核实孕周达 38 周者建议择期剖宫产。

3. 产后干预 将 HIV 感染产妇转给有艾滋病治疗经验的医生，继续监测免疫状态，治疗条件致病性感染，必要时可应用抗病毒药物。每半年检查宫颈刮片一次。同时，应为 HIV 感染孕产妇所生儿童提供常规保健、生长发育监测、感染状况监测、预防营养不良指导、免疫接种、艾滋病检测服务（包括抗体检测和早期核酸检测）等服务。

三、梅毒

梅毒（syphilis）是由苍白密螺旋体引起的一种慢性、系统性的性传播疾病。梅毒感染可分为后天获得性梅毒和先天梅毒。获得性梅毒又分为早期和晚期梅毒。早期梅毒指病程在 2 年内，包括：①一期（硬下疳）；②二期（全身皮疹）；③早期隐性梅毒（感染 1 年内），一、二期梅毒也可重叠出现。晚期梅毒的病程在 2 年以上，包括①皮肤、黏膜、骨、眼等梅毒；②心血管梅毒；③神经梅毒；④内脏梅毒；⑤晚期潜伏梅毒。分期有助于指导治疗和追踪。

（一）传播途径

性接触为最主要传播途径，占 95%。未经治疗者在感染 1 年内最具传染性，随病期延长，传染性逐渐减弱，病期超过 4 年者基本无传染性，偶可经接触污染衣物等间接感染。少数患者通过输入传染性梅毒患者的血液而感染。

孕妇可通过胎盘将梅毒螺旋体传给胎儿引起先天梅毒。梅毒孕妇即使病期超过 4 年，螺旋体仍可通过胎盘感染胎儿。胎儿也可在分娩时通过软产道被传染。

（二）对胎儿和新生儿影响

梅毒对胎儿和新生儿均危害严重，自妊娠 2 周起梅毒螺旋体即可感染胎儿，引起流产。妊娠 16~20 周后梅毒螺旋体可通过感染胎盘播散到胎儿所有器官，引起死胎、死产或早产。先天梅毒儿占死胎 30%，即使幸存，病情也较重。早期表现为皮肤大疱、皮疹、鼻炎及鼻塞、肝脾肿大、淋巴结肿大；晚期先天梅毒多出现 2 岁以后，表现为楔状齿、鞍鼻、间质性角膜炎、骨膜炎、神经性耳聋等。

（三）临床表现与诊断

1. 临床表现 早期主要表现为硬下疳、硬化性淋巴结炎、全身皮肤黏膜损害（如梅毒疹、扁平湿疣、脱发及口、舌、咽喉或生殖器黏膜红斑、水肿和糜烂等），晚期表现为永久性皮肤黏膜损害，并可侵犯心血管、神经系统等多种组织器官而危及生命。

2. 诊断 除病史和临床表现外，主要根据以下实验室检查方法：

（1）病原体检查：取早期病损处分泌物涂片，用暗视野显微镜检查或直接荧光抗体检查梅毒螺旋体确诊。

（2）血清学检查：梅毒螺旋体试验包括螺旋体明胶凝集试验（TPPA）和荧光螺旋体抗体吸附试验（FTA-ABS），非螺旋体试验包括快速血浆反应素环状卡片试验（RPR）和性病研究实验室试验（VDRL），非螺旋体试验或螺旋体试验可相互确诊。螺旋体试验检测抗梅毒螺旋体 IgG 抗体，感染梅毒后该抗体将终身阳性，故不能用于疗效、复发或再感染的判定。

（3）脑脊液检查：包括脑脊液非螺旋体试验、细胞计数及蛋白测定等。

（4）先天梅毒：产前诊断先天梅毒很困难。超声检查发现胎儿水肿、腹腔积液、胎盘增厚和羊水过多等均支持感染，但感染胎儿的超声检查也可正常。PCR 检测羊水中梅毒螺旋体 DNA 可确立诊断。

（四）处理

1. 对所有孕妇均应在首次产前检查时进行梅毒血清学筛查 首先用上述两种血清学方法中的一种进行筛查。若阳性，需立即用另一种方法进行验证。在梅毒高发区或对高危孕妇，在妊娠 28~32 周及临产前再次筛查。妊娠 20 周后出现死胎者均需做梅毒血清学筛查。

2. **治疗原则** 妊娠合并梅毒的治疗原则为及早和规范治疗,首选青霉素治疗。如孕妇梅毒血清学检查阳性,又不能排除梅毒时,尽管曾接受过抗梅毒治疗,为保护胎儿,应再次接受抗梅毒治疗。梅毒患者妊娠时,如果已经接受正规治疗和随访,则无需再治疗。如果对上次治疗和随诊有疑问,或此次检查发现有梅毒活动征象,应再接受一个疗程的治疗。对妊娠早期以后发现的梅毒,争取完成 2 个疗程治疗,中间间隔 2 周。

3. **根据梅毒分期采用相应的青霉素治疗方案,必要时增加疗程。**

(1)一期梅毒、二期梅毒、病程不到 1 年的潜伏梅毒:苄星青霉素 240 万 U,肌内注射,每周 1 次,连续 2 周。

(2)病程超过 1 年或病程不清楚的潜伏梅毒、梅毒瘤树胶肿及心血管梅毒:苄星青霉素 240 万 U,肌内注射,每周 1 次,连续 3 周(共 720 万 U)。

(3)神经梅毒:水剂青霉素 300 万~400 万 U,静脉滴注,每 4 小时 1 次,连续 10~14 天。之后继续应用苄星青霉素 240 万 U,肌内注射,每周 1 次,连续 3 周(共 720 万 U)。

(4)对青霉素过敏者:首选口服或静脉滴注青霉素脱敏后再用青霉素治疗。脱敏无效时,可选用红霉素治疗。需要告知应用红霉素治疗不能预防先天性梅毒。四环素和多西环素孕妇禁用。

(5)吉 - 海反应(Jarisch-Herxheimer reaction):为驱梅治疗后,梅毒螺旋体被杀死后释放出大量异种蛋白和内毒素,导致机体产生强烈变态反应。表现为发热、子宫收缩、胎动减少、胎心监护暂时性晚期减速等。孕妇与胎儿梅毒感染严重者治疗后吉 - 海反应、早产、死胎或死产发生率高。

4. **产科处理** 妊娠期行排畸超声检查时应注意胎儿先天性梅毒征象,包括胎儿肝脾肿大、胃肠道梗阻、腹水、胎儿水肿、胎儿生长受限及胎盘增大变厚等,超声检查发现胎儿明显受累常常提示预后不良。分娩方式根据产科指征确定。在分娩前已接受规范抗梅毒治疗并对治疗反应良好者,排除胎儿感染后,可以进行母乳喂养。

(五)随访

妊娠合并梅毒治疗后,在分娩前应每个月行非螺旋体试验,抗体高滴度患者治疗后 3 个月如非螺旋体抗体滴度上升或未下降 2 个稀释度,应予重复治疗。低抗体滴度(如 VDRL≤1:2,RPR≤1:4)患者治疗后非螺旋体试验抗体滴度下降常不明显,只要治疗后非螺旋体试验抗体滴度无上升,通常无需再次治疗。分娩后按非孕妇梅毒随访。

四、巨细胞病毒

巨细胞病毒(cytomegalovirus,CMV)是导致胎儿畸形主要感染性原因,妊娠期 CMV 感染可导致胎儿及新生儿发生严重不良临床后果,如神经发育迟滞、胎儿或新生儿死亡以及感音神经性听力丧失。

(一)传播途径

通过接触感染的血液、尿液、阴道分泌物、唾液等传播。分娩时婴儿经产道可被感染。

(二)临床症状

大多数成人原发性 CMV 感染是无症状的,部分患者可出现畏寒、发热、乏力、肌肉酸痛等类似感冒症状。

(三)诊断

镜检体液,见巨大细胞及核内和浆内嗜酸性包涵体,可作初步诊断。用 ELISA 检测 IgM 抗体和 IgG 抗体,适用于早期感染和流行病学调查。IgG 抗体可终身持续存在,IgM 抗体与急性感染有关。可将培养 24 小时的感染细胞固定,用 DNA 探针进行原位杂交,检测 CMV-DNA。

(四)处理

1. **妊娠期母儿 CMV 感染的处理** 目前尚没有用于治疗孕妇或胎儿 CMV 感染的方法。一些抗病毒药物,如更昔洛韦、缬更昔洛韦和膦甲酸钠,仅被美国食品和药品监督管理局批准用于治疗获得性免疫缺陷综合征或器官移植的患者,尚不推荐常规在临床上应用。对一些确诊的母体 CMV 感染的病例,推荐转诊到具有产前诊断资质的母胎医学专家处进行妊娠期的咨询和随访,定期进行超声监测,评估胎儿脑室和胎儿生长情况。

2. 新生儿先天性 CMV 感染的处理　表现有轻度至重度症状的先天性巨细胞病毒病新生儿需要接受治疗。在出生后最初一个月进行抗病毒治疗,旨在改善听力或发育结局,时长不超过 6 个月。治疗期间监测内容:每周检测一次中性粒细胞绝对计数,连续 6 周,然后在第 8 周时检测一次,随后治疗期间每月检测一次,整个治疗期间应每月检测一次转氨酶水平。

(五)孕妇 CMV 感染的预防

孕妇应注意个人卫生和使用手套或手消毒。哺乳期避免与幼儿共用餐具或亲吻孩子,但这个是难以实现的。目前还没有疫苗,但已开始研究。

五、单纯疱疹病毒

单纯疱疹病毒(herpes simplex virus,HSV)感染是一种全身感染性疾病,HSV-1 型(HSV-1)主要引起生殖道以外的皮肤、黏膜或器官感染,其中仅 10% 的感染者出现临床症状,HSV-2 型(HSV-2)主要引起生殖器官 HSV 携带或生殖器疱疹(genital herpes,GH)。胎儿和新生儿 HSV 感染主要由 HSV-2 引起,但 HSV-1 有时也可引起胎儿感染和新生儿感染。

(一)传播途径

人是 HSV 的自然宿主,主要传染源是 GH 患者和无症状 HSV 携带者。传播途径包括:

1. 接触传播　病毒可经生殖器、呼吸道、口腔等黏膜及破损皮肤侵入人体。HSV-1 常由飞沫和唾液传播,而 HSV-2 几乎都是性接触传播。

2. 母婴传播　包括产前、产时和产后感染。

(二)HSV 感染对母儿影响

1. 胎儿感染　早孕期感染 HSV 可经胎盘感染胎儿,引起流产、死胎、胎儿畸形如小头畸形、小眼球畸形、视网膜发育不全及脑钙化等。妊娠晚期感染,40%～60% 可经产道感染新生儿,使新生儿出现高热、呼吸困难和中枢神经系统症状,幸存者常有智力障碍后遗症。

2. 新生儿感染　新生儿 HSV 感染的表现为疱疹性结膜炎、角膜炎、高热、黄疸、发绀、呼吸窘迫及循环衰竭。中枢神经系统感染引起嗜睡、癫痫和昏迷,幸存者常有智力障碍后遗症,也可表现为无症状感染。

(三)临床表现

1. 原发感染　即首次感染 HSV-1 或 HSV-2,患者既往无 HSV 感染史,血清 HSV 抗体检测阴性,是临床表现最为严重的一种类型。常伴有全身症状如发热、头痛、乏力和肌痛,以及腹股沟淋巴结炎等。可出现阴道、尿道分泌物和排尿困难。超过 80% 的原发感染女性患者的子宫颈和尿道受累。最初的表现为红斑、丘疹或丘疱疹,很快发展为集簇或散在的小水疱,2～4 天后破溃形成糜烂和溃疡。局部可出现瘙痒、疼痛或烧灼感。病程持续约 15～20 天。

2. 非原发感染　既往有 HSV 感染史,血清 HSV IgG 阳性,与原发感染者相比,GH 的自觉症状较轻,皮损较局限,病程较短,全身症状较少见,腹股沟淋巴结多不肿大。

原发性感染的女性生殖器病毒的浓度较复发性病毒更高,存活期更长,在妊娠期间原发性生殖器疱疹感染的围产期传播风险比复发性感染更高。分娩期垂直传播给新生儿的风险近乎 30%～60%。

(四)辅助检查

1. 培养法　细胞培养 HSV 阳性。

2. 抗原检测　酶联免疫吸附试验或免疫荧光试验检测 HSV 抗原阳性。

3. 核酸检测　聚合酶链反应(polymerase chain reaction,PCR)等检测 HSV 核酸阳性。核酸检测应在通过相关机构认证的实验室开展。

4. 抗体检测 HSV-2 型特异性血清抗体检测阳性。在血清中检出不同型别的 IgM 抗体，表明有该型 HSV 的首次感染，且只出现在近期感染时。而 IgG 抗体持续存在的时间更长，其阳性则更能提示 HSV 感染。

（五）诊断与鉴别诊断

HSV 感染的诊断主要依据病史、临床表现和实验室检查结果而定。有不洁性交史，并在生殖器部位出现疱疹时，临床即可做出诊断。

鉴别诊断：主要与硬下疳、软下疳、接触性皮炎及带状疱疹（如第三骶神经受累，可在臀部发生）等鉴别。

（六）处理

1. 保持患处皮肤的清洁、干燥及水疱壁的完整。可每天用生理盐水清洗患处。

2. 对于并发细菌感染的孕妇，可使用抗生素药膏（如金霉素软膏等）涂抹患处；对于局部疼痛明显的孕妇，可涂抹 5% 盐酸利多卡因软膏以缓解疼痛。

3. 抗病毒治疗 通常有三种抗病毒的药物用于治疗 HSV 感染：阿昔洛韦、泛昔洛韦、伐昔洛韦（阿昔洛韦左旋缬氨酸酯），三者均为美国食品药物管理局（Food and Drug Administration，FDA）批准的孕期 B 类药物。目前认为，孕妇初发生殖器疱疹患者可口服抗病毒药物；有并发症者，应静脉滴注抗病毒药物。美国疾病预防控制中心（Centers for Disease Control，CDC）建议孕期生殖器疱疹复发的孕妇，应在孕 36 周开始接受病毒抑制治疗。对于频繁复发或新近感染的孕妇生殖器疱疹患者，在妊娠最后 4 周时，可通过持续的抗病毒药物治疗以减少活动性损害的出现，从而降低剖宫产率。对于既往有复发性生殖器疱疹病史，近足月时无复发迹象的孕妇，可不进行抗病毒治疗。

4. 分娩方式选择 剖宫产分娩的女性很少将 HSV 感染给其婴儿，但剖宫产并不完全阻止新生儿的垂直传播。对于具有活跃的生殖器 HSV 感染并且胎膜破裂的孕妇，建议剖宫产。分娩期无活跃的生殖器 HSV 感染、复发性 HSV 感染且无外阴部病损的孕妇，不推荐行剖宫产分娩。

5. 产后处理 母乳喂养不是禁忌，除非乳房有病毒感染病变。为了预防产后传播，应建议在身体的任何部分有疱疹病灶的母亲要特别注意洗手。

（陈敦金）

学习小结

TORCH 感染后孕妇常无明显感染症状或有轻微不典型的症状，但可垂直传播给胎儿，引起宫内感染，导致流产、死胎，早产和出生缺陷等。感染围产期弓形虫感染常采用乙酰螺旋霉素治疗，而对风疹病毒、巨细胞病毒的围产期感染缺乏特效治疗。孕前检测 TORCH 是预防的关键。HIV 感染后多无临床症状，建议对高危人群进行 HIV 抗体检测，为 HIV 感染孕产妇提供正确的处理。梅毒为苍白密螺旋体感染引起的慢性全身性传染病，可通过胎盘感染引起先天性梅毒，首选青霉素治疗。HSV 感染是一种全身感染性疾病，HSV-2 型主要引起生殖器官的损害，胎儿和新生儿 HSV 感染主要由 HSV-2 引起，其分娩方式需根据治疗情况决定。

复习思考题

1. TORCH 感染的母儿影响。

2. 梅毒的诊断方法及治疗药物和疗程。

3. 单纯疱疹病毒感染后能否经阴道分娩。

第九节 妊娠合并急性阑尾炎

学习目标	
掌握	妊娠合并急性阑尾炎的临床特点及诊断。
熟悉	妊娠合并急性阑尾炎对母儿的影响。
了解	妊娠合并急性阑尾炎的处理。

妊娠合并急性阑尾炎（acute appendicitis）是妊娠期最常见的外科急腹症，发病率占妊娠总数的 1/1000～1/2000。妊娠各期均可发生，但常见于妊娠期前 6 个月。妊娠期增大的子宫能使阑尾的位置发生改变，诊断难度增加。妊娠期阑尾炎穿孔及腹膜炎的发生率明显增加，对母儿均极为不利。因此，早期诊断和及时处理对预后有重要的影响。

一、妊娠期阑尾位置的特点

妊娠初期阑尾的位置与非妊娠期相似，在右髂前上棘至脐线连线中外 1/3 处（麦氏点）。随妊娠子宫的不断增大，阑尾会逐渐向后上、向外移位。产后 14 日回到非妊娠位置。

二、妊娠期急性阑尾炎对母儿的影响

1. **对母体的影响** 妊娠期阑尾炎穿孔继发弥漫性腹膜炎较非孕期多 1.5～3.5 倍。其原因是：①妊娠期间盆腔血液及淋巴循环丰富，毛细血管通透性增强，组织蛋白溶解能力增强；②增大子宫将腹壁与发炎的阑尾分开，使腹壁防卫能力减退；③子宫妨碍大网膜对炎症的包裹，使炎症不易局限；④炎症波及子宫可诱发宫缩，宫缩又促使炎症扩散，易导致弥漫性腹膜炎；⑤阑尾位置上移及增大子宫的掩盖，急性阑尾炎并发局限性腹膜炎时腹肌紧张及腹膜刺激征不明显，体征与实际病变程度不符，容易漏诊而延误治疗时机。

2. **对围产儿的影响** 全身炎症反应及弥漫性腹膜炎可导致胎儿缺氧；诱发子宫收缩导致流产、早产；妊娠期间手术、药物可对胎儿产生不良影响。

三、临床表现及诊断

在不同妊娠时期，急性阑尾炎的临床表现差别较大，妊娠早期急性阑尾炎的症状和体征与非孕期基本相同，有发热、恶心、呕吐、食欲缺乏等，约 80% 的患者有转移性右下腹痛及右下腹压痛、反跳痛和腹肌紧张。妊娠中、晚期因增大的子宫使阑尾的解剖位置发生改变，常无明显的转移痛，腹痛和压痛的位置较高。当阑尾位于子宫背面时，疼痛可能位于右侧腰部。增大的子宫撑起腹壁腹膜，腹部压痛、反跳痛和腹肌紧张常不明显。由于妊娠期有生理性白细胞增加，当白细胞超过 $15×10^9/L$、中性粒细胞增高时有诊断意义，而超声检查可发现阑尾病变。

四、鉴别诊断

在妊娠早期，若症状典型诊断多无困难。但要与右侧卵巢囊肿蒂扭转、右侧输卵管妊娠破裂相鉴别。

妊娠中期要注意与右侧卵巢囊肿蒂扭转、右侧肾盂积水、急性肾盂肾炎、右输尿管结石、急性胆囊炎相鉴别。妊娠晚期需与急性阑尾炎鉴别的疾病有先兆临产、胎盘早剥、妊娠急性脂肪肝、子宫肌瘤红色变性等。产褥期急性阑尾炎有时与产褥感染不易区别。

五、处理

妊娠期急性阑尾炎一般不主张保守治疗。一旦诊断确立,应在积极抗感染治疗的同时立即手术治疗。妊娠中、晚期高度怀疑急性阑尾炎,而难以确诊时,应积极考虑剖腹探查。术后需继续妊娠者,应选择对胎儿影响小、对病原菌敏感的广谱抗生素,术后 3～4 日内应给予宫缩抑制剂药物。若胎儿已成熟且有剖宫产指征者,可同时行剖宫产术,术后积极抗感染治疗。

（陈敦金）

学习小结

妊娠合并急性阑尾炎是妊娠期最常见的外科急腹症。妊娠期生理变化易导致其诊断困难,继而因处置不当致炎症容易扩散、阑尾炎穿孔继发弥漫性腹膜炎发生率增加,中毒性休克发生率升高。由于炎症可引起子宫收缩、早产、围产儿死亡率增加,故妊娠期急性阑尾炎一经诊断首选手术治疗。

复习思考题

妊娠合并急性阑尾炎为什么不主张保守治疗?

第十节 妊娠合并急性胰腺炎

学习目标

熟悉	妊娠合并急性胰腺炎的临床特点。
了解	妊娠合并急性胰腺炎的发病原因及处理。

妊娠合并急性胰腺炎(acute pancreatitis)是妊娠期严重急腹症之一,多发生在妊娠晚期及产褥期,发生率为 1/1000～1/10 000,有逐年上升的趋势。其发病机制可能与胆道疾病、脂代谢异常等相关。急性胰腺炎根据病理特点,可分为急性水肿性胰腺炎、急性出血性胰腺炎和急性坏死性胰腺炎 3 种,根据病情严重程度又可分为轻症胰腺炎和重症胰腺炎。具有发病急、并发症多、治疗困难、病死率高等特点,严重威胁母儿健康。

一、临床表现与诊断

1. **症状**　持续性上腹部疼痛常为本病的主要表现和首发症状。发病多有高脂饮食、饱餐等诱因,疼痛可呈阵发性加剧，可放射至腰背肩部，进食后加重，弯腰时减轻。由于妊娠期宫底升高，胰腺位置相对较深，腹痛症状可不典型。可伴有恶心、呕吐、腹胀、黄疸、发热等症状。重症胰腺炎者可出现脉搏细速、四肢厥冷等休克症状，亦可出现水电解质紊乱、呼吸急促、发绀、少尿、胃肠道出血等多脏器功能衰竭表现。可导致胎儿严重缺氧、死胎、胎儿生长受限、流产或者早产等。

2. 体征 轻者常表现为上腹部压痛，无明显肌紧张。重症者可表现为反跳痛、肌紧张、肠鸣音减弱或消失，移动性浊音阳性等腹膜炎、腹水体征。少数重症患者左腰部及脐周皮肤有青紫色斑（Grey-Turner 征和 Cullen 征）。

3. 辅助检查

（1）胰酶测定：淀粉酶或脂肪酶≥正常值上限的 3 倍时具有诊断价值。90% 的妊娠合并急性胰腺炎患者的血清淀粉酶升高，一般于腹痛 8 小时开始升高，24 小时达高峰，3～5 日降至正常。但血清淀粉酶正常时不能排除急性胰腺炎，因为胰腺广泛坏死时，淀粉酶也可不增高。必要时可行腹腔穿刺检测腹水淀粉酶。血清脂肪酶一般在起病后 4～8 小时升高，24 小时达峰值，持续 10～15 天，其持续时间较长，特异性和敏感性优于淀粉酶。

（2）影像学检查：超声检查可见胰腺弥漫性增大，出血坏死时可见强大粗回声，胰腺周围渗液成无回声区。产后可行 CT 增强扫描，可判断有无胰腺渗出、坏死或脓肿。

二、鉴别诊断

妊娠期因胰腺位置相对较深，诊断较困难。妊娠早期因消化道症状容易被误诊为妊娠剧吐；妊娠晚期因炎症刺激导致宫缩易被误诊为临产；因腹膜炎导致的压痛、板状腹等体征易被误诊为胎盘早剥。此外，还应与急性胃肠炎、消化性溃疡穿孔、胆囊炎、阑尾炎、肠梗阻等疾病相鉴别。

三、处理

原则上与非孕期急性胰腺炎的处理基本相同，在治疗中应充分考虑病因、孕妇及胎儿的生长状况。无局部并发症及器官功能障碍，保守治疗往往可获得较好的疗效。但对于重症胰腺炎，应争取在 48～72 小时内尽快手术治疗。

1. 保守治疗 禁食禁饮，持续胃肠减压直至腹痛症状消失。静脉补液，完全肠外营养，抗休克治疗，维持水电解质平衡。及时使用抑制胰酶药物，如生长抑素、H_2 受体拮抗剂或质子泵抑制剂等。虽药物能通过胎盘，但病情危重时仍须权衡利弊使用。适当缓解患者疼痛，首选哌替啶 50～100mg，可加用阿托品，禁用吗啡以免造成 Oddi 括约肌痉挛。未明确病原体前建议使用大剂量广谱抗生素控制感染。

2. 手术治疗 对于病情较重，保守治疗无效的患者需行外科手术治疗。重症胆源性胰腺炎伴壶腹部嵌顿结石，合并胆道梗阻感染者，应尽早手术解除梗阻；胰腺坏死，腹腔内大量渗出液体，迅速出现多脏器功能损伤者应手术消除坏死组织并充分引流。

3. 产科处理 治疗期间应密切监测胎儿宫内情况，可适当使用宫缩抑制剂预防早产。病情较轻保守治疗有效的，待病情控制后再终止妊娠，如已临产可自然分娩。病情危重时，如评估胎儿已可存活时，应立即剖宫产，以抢救母儿生命。

（陈敦金）

妊娠合并急性胰腺炎虽然临床少见,但具有发病急、并发症多、治疗困难、病死率高等特点,严重威胁母儿健康。

临床诊断主要依靠病史、血尿淀粉酶检测、超声、MRI 等影像学检查,处理主要依据患者病情而定。

复习思考题

妊娠合并急性胰腺炎的临床表现及诊断方法。

第八章　遗传咨询、产前筛查、产前诊断与胎儿干预

8

学习目标

掌握	遗传咨询的目的、对象、程序；产前筛查常用方法；产前诊断适应证、方法。
熟悉	遗传咨询的含义、种类；产前筛查的含义和筛查常见疾病；产前诊断的含义和产前诊断的常见疾病。
了解	遗传咨询的注意事项；胎儿干预的措施及宫内治疗的分类。

第一节　遗传咨询

遗传咨询（genetic counseling）是由从事医学遗传学的专业人员或咨询医生对咨询者所提出的某种遗传性疾病的发病原因、遗传方式、诊断、预后、复发风险率、防治等问题进行解答，并对婚育问题提供指导。遗传咨询是预防遗传性疾病的一个重要环节。

一、遗传咨询的目的

遗传性疾病是人类的常见病、多发病。有些遗传病病情严重，甚至导致终身残废，给家庭、社会带来沉重负担。遗传咨询的目的就是及时确定遗传性疾病患者和携带者，并对其生育患病后代的再发风险进行预测，采取适当的预防措施，从而减少遗传病儿出生，降低遗传性疾病的发生率。

二、遗传咨询的对象

遗传咨询的对象包括：①遗传病或先天畸形的家族史、生育史；②子女有不明原因智力低下；③不明原因的反复流产、死胎、死产或新生儿死亡；④孕期接触不良环境因素及患有某些慢性病；⑤常规检查或常见遗传病筛查发现异常；⑥其他需要咨询的情况，如婚后多年不育，或孕妇年龄≥35岁。

三、遗传咨询的种类

遗传咨询分为婚前咨询、孕前咨询、产前咨询和一般遗传咨询。

1. 婚前咨询　通过询问病史、家系调查、家谱分析、再结合全面的医学检查，对遗传缺陷大多数能确诊，并根据其遗传规律推算出下一代发病的风险度，提出对结婚生育的具体指导意见，从而减少其至避免遗传病儿的出生。发生影响婚育的先天性畸形、遗传性疾病或感染性疾病时，按暂缓结婚、可结婚但不宜生育、限制生育和不宜结婚4种情况处理。

（1）暂缓结婚：可以矫正的生殖器畸形暂缓结婚，待畸形矫正后再结婚。

（2）可结婚但不宜生育：①男女一方患严重的常染色体显性遗传病，目前尚无有效的治疗方法且不能作产前诊断的疾病；②男女双方均患严重的相同的常染色体隐性遗传病，其子女的发病概率极大，如白化病、遗传性耳聋等；③男女一方患严重的多基因遗传病，又属于该病的高发家系，后代再现风险率增高，如精神分裂症、躁狂抑郁型精神病。对于以上情况，随着产前诊断技术的发展，有一些既往难以进行产前诊断的疾病已经可以进行准确的诊断，并依赖于辅助生育技术得到健康的子代。

（3）可结婚，限制生育：致病基因位于性染色体上的性连锁遗传病，携带在X染色体的基因称X连锁。

X 连锁隐性遗传病的传递特点是女方为携带者，1/2 可能将致病基因传给男孩成为患者，但男方为患者则不直接传给男孩。若已知女方为 X 连锁隐性遗传病(如血友病)基因携带者与正常男性婚配，应作产前诊断判断胎儿性别，选择生育女孩而限制生育男孩。基因诊断不仅能在妊娠期间确诊 X 连锁隐性遗传病，而且能判断胎儿性别而作出是否继续妊娠的意见。对于产前能作出准确诊断或植入前诊断的遗传病，可在确诊后，选择健康胎儿继续妊娠，否则终止妊娠。

（4）不宜结婚：①双方为直系血亲和三代以内旁系血亲；②男女双方均患有相同的遗传性疾病，以及男女双方家系中患相同的遗传性疾病；③一方或双方患有重度、极重度智力低下者，常有各种畸形，生活不能自理，男女双方均患病无法承担婚姻家庭义务，其子女智力低下概率增大，故不宜结婚。

2. 孕前咨询 我国新的《婚姻法》取消了强制性婚前检查，孕前咨询为此提供了新的选择，对于婚前检查的项目均可在孕前得到检查，同时，可以检查各种结婚后新发生的疾病，如性传播疾病等。对于神经管缺陷高发的地区，如果在孕前开始补充叶酸，可降低 70% 先天性神经管畸形的发生。因此，计划妊娠和孕前咨询是预防神经管畸形的关键。

3. 产前咨询 主要问题有：①夫妻一方或家族曾有遗传患儿或先天畸形儿，下一代患病概率有多大？能否预测？②已生育过患儿再生育是否仍为患儿？③妊娠期间，尤其是妊娠前 3 个月接触过可疑环境致畸物，会不会导致胎儿畸形？

4. 一般遗传咨询 主要问题有：①夫妻一方有遗传病家族史，该病能否累及本人及其子女？②生育过畸形儿是否为遗传性疾病，是否影响下一代？③夫妻多年不孕或习惯性流产，希望获得生育指导；④夫妻一方已确诊为遗传病，询问治疗方法及效果；⑤夫妻一方接触过可疑环境致畸物，会不会影响下一代等。

四、遗传咨询的步骤

1. 明确诊断 首先要通过对咨询者家系调查、系谱分析、临床表现、皮纹检查、染色体检查、生化检查、基因诊断等方法明确是否是遗传性疾病。要正确认识遗传性疾病与先天性疾病、家族性疾病的关系。遗传性疾病是指个体生殖细胞或受精卵的遗传物质发生突变或畸变所引起的疾病，具有垂直传递和终身性特征。先天性疾病指个体出生后即表现出来的疾病。先天性疾病若同时伴有形态结构异常则称为先天畸形。例如孕妇在妊娠早期因风疹病毒感染而影响胎儿发育，致使新生儿出生时患先天性白内障，出生时所患的疾病不等于是遗传性疾病。家族性疾病是指表现出家族聚集现象的疾病。遗传性疾病往往有家族史，但家族性疾病不一定是遗传性疾病，即在一个家庭中有两个以上成员患相同疾病，也可能是相同的环境因素所引起，如饮食中缺少维生素 A，一家多个成员均患夜盲症。

2. 预测对子代的影响 预测遗传性疾病患者子代再发风险率，可以根据遗传性疾病类型和遗传方式作出估计。至于接触致畸因素对宫内胚胎或胎儿的影响，则应根据致畸源的毒性、接触方式、剂量、持续时间以及胎龄等因素进行综合分析而作出判断。

（1）常染色体显性遗传病：父母一方有病，其子女有 1/2 的再发风险率。未发病的子女，其后代一般不发病。

（2）常染色体隐性遗传病：夫妻均为携带者，其子女有 1/4 的再发风险率。非近亲婚配，所生子女一般不发病。若为近亲婚配，再发风险率明显增加。

（3）X 连锁显性遗传病：男性患者与正常女性婚配后，所生女儿均发病，儿子均正常。女性患者与正常男性婚配后，所生子女各有 1/2 发病。

（4）X 连锁隐性遗传病：男性患者与正常女性婚配后，所生女儿均为携带者，儿子均正常。女性携带者与正常男性婚配后，所生儿子有 1/2 发病，女儿有 1/2 为携带者。

（5）染色体病：大多数由亲代的生殖细胞畸变所致，少数由夫妻一方染色体平衡易位携带者引起，再发风险率应根据核型分析来判断。例如：唐氏综合征患儿的核型为"47，XX，+21"，若双亲核型正常，则为新发生的畸变,与母亲年龄关系密切。

3. 提出医学建议 根据咨询者提出的问题,提出相关的咨询选择。在进行遗传咨询时,必须确保咨询者充分理解提出的各种选择。选择包括:不宜结婚、暂缓结婚、可以结婚但不宜生育、限制生育、人工授精和捐卵者卵子体外受精等。

五、遗传咨询的注意事项

①遗传咨询医师应具有丰富的医学遗传学知识,能系统、全面地对遗传学的问题进行咨询解释。②在接受患者和家属的咨询中应有同情心、责任心,使患者或家属能主动提供详细的家系资料和病史,以便能更准确地对疾病做出诊断,正确估计再发风险。③在与患者和家属的交谈中应尽量避免使用刺激性的语言来形容患者的缺陷或畸形特征。切勿损伤咨询者的自尊,应鼓励其树立信心,积极预防遗传性疾病。④在估计下一代的再发风险时,只能按照该遗传病的类型和遗传方式做出科学的评估,咨询医生不能作肯定或否定的结论。对结婚和生育的指导应科学地进行分析,提出医学建议,让患者或家属自行作出决定。⑤为保证咨询质量,应对咨询者进行登记,以便查找。为更好地开展工作,应与相关的医学遗传中心建立联系,以便查询资料和开展某些检查。

(赵扬玉)

学习小结

遗传咨询是预防遗传性疾病的一个重要环节。遗传咨询的目的是确定遗传性疾病患者和携带者,并对其生育患病后代的发生危险率进行预测,采取适当的预防措施,减少遗传病儿出生,降低遗传性疾病的发生率。

遗传咨询的对象包括:①遗传病或先天畸形的家族史或生育史;②子女有不明原因智力低下;③不明原因的反复流产、死胎、死产或新生儿死亡;④孕期接触不良环境因素及患有某些慢性病;⑤常规检查或常见遗传病筛查发现异常;⑥其他需要咨询情况,如婚后多年不育,或孕妇年龄≥35岁。

遗传咨询分为婚前咨询、孕前咨询、产前咨询和一般遗传咨询。遗传咨询的步骤包括明确诊断、预测对子代的影响及提出医学建议。

复习思考题

1. 遗传咨询的分类,遗传咨询的对象。
2. 遗传咨询的含义、目的及遗传咨询的步骤。

第二节 产前筛查

学习目标

掌握	产前筛查常用方法。
熟悉	产前筛查的含义和筛查常见疾病。

患者，29 岁，已婚，孕 3 产 1，3 年前足月分娩一男孩，健存。本次妊娠孕 13 周行超声检查，提示颈部淋巴水囊瘤，咨询可能的诊断、远期预后以及处理意见。

遗传筛查（genetic screen）包括成年人、胎儿及新生儿遗传性疾病的筛查，对胎儿的遗传筛查又称产前筛查（prenatal screen），为本节主要内容。产前筛查是检出子代患遗传性疾病风险性增加的孕妇，或对发病率高的严重遗传性疾病和先天畸形采用简便、经济、无创的检查方法筛查出子代具有高风险的孕妇，以便进一步确诊，是预防出生缺陷的重要步骤。

产前筛查是减少缺陷儿出生，提高出生人口素质的一个重要手段。理论上讲，要防止缺陷胎儿出生，需对每一位妊娠期妇女所孕育的胎儿作遗传病或先天性畸形的产前诊断，但这样需要投入大量人力、物力和财力，往往事倍功半，所以要在总体上减少缺陷儿出生比例，通常采用经济、简便、无创伤及安全的生化检测进行产前筛查，可达到事半功倍的效果。

遗传筛查方案应符合以下标准：①被筛查疾病在被筛查人群中应有较高的发病率并严重影响健康，筛查出后有进一步确诊的方法；②筛查方法应是非创伤性、容易实施、且价格便宜；③筛查方法应统一，易推广，易为被筛查者接受，被筛查者应自愿参与，做到知情选择，并为被筛查者提供全部有关的医学信息和咨询服务。

产前筛查的方法

产前筛查试验不是确诊试验，筛查阳性结果意味着患病的风险升高，并非诊断疾病；同样，阴性结果只是提示风险较低，并非绝对正常。因此，筛查结果阳性的患者需要进一步的确诊试验，染色体疾病高风险患者需要进行胎儿核型分析。

目前常用的筛查方法有胎儿常见染色体非整倍体异常的早、中孕期母血清学筛查、胎儿结构畸形的超声影像学筛查及无创性产前检测。

（一）胎儿常见染色体非整倍体异常产前筛查

1. **母血清学筛查**　是最常用的方法，通过对妊娠早、中期母血清中某些生化指标水平的检测，筛选出胎儿非整倍体如 21 三体、18 三体综合征高风险的孕妇。中孕期筛查，还可以筛查胎儿开放性神经管缺陷的高风险孕妇。早孕期常用生化指标为游离绒毛膜促性腺激素 β 亚单位（free β-hCG）、妊娠相关血浆蛋白 -A（PAPP-A）；中孕期为甲胎蛋白（AFP）、hCG、游离雌三醇（uE_3）、抑制素 A（inhibin A）等，根据孕妇血清中这些标志物的升高或降低，再结合孕妇年龄、孕周、体重等综合计算出胎儿发病风险。

为便于不同实验室检测数据相互比较，通常将孕妇的实际检测值与正常孕妇同一孕周检测值的平均值（multiple of the laboratory test median，MoM）对比，得出实际检测值相当于平均值的倍数，计算各指标的发病似然比，最后综合得出生育某种非整倍体胎儿如 21 三体儿的风险。由于上述标志物在血液中的含量随孕龄而改变，故产前筛查计算风险值一定要参照准确的孕龄，目前推荐用妊娠早期超声测量的胎儿头臀长（crown-rump length，CRL）作为准确计算孕龄的依据。

2. **胎儿颈项后透明层厚度（nuchal translucency，NT）测量**　早孕期染色体非整倍体胎儿颈部常有液体积聚，利用超声观察胎儿颈后的皮下积液，即 NT，是早孕期筛查胎儿非整倍体异常的重要指标。NT 测量常在妊娠 11 ~ 13^{+6} 周（胎儿 CRL 为 45 ~ 84mm）时进行。必须利用高分辨率的超声仪器，在胎儿自然姿势时取其正中矢切面图（测量图像只包括胎儿头部和上胸部）放大，正确放置测量键。测量时应能清楚分辨胎儿的皮肤和羊膜，取皮肤和颈椎软组织之间的皮下透明层最宽值。染色体非整倍体胎儿可出现 NT 明显增厚，常处于相同孕周胎儿的第 95 百分位数以上。通过严格质控的早孕期 NT 筛查，21 三体胎儿的检出率可超过 80%，其他染色体异常检出率超过 70%。如果结合母血清 PAPP-A、free β-hCG 检测，可进一步提高检出率、降低假阳性率。

目前全球胎儿非整倍体产前筛查有几种方案，大致包括：①妊娠 11~13^{+6} 周的早孕期筛查（NT、PAPP-A、free β-hCG）；②妊娠 15-20^{+6} 周中孕期筛查（AFP、hCG、uE$_3$ 及 inhibin A）；③早、中孕期联合筛查。根据不同地区的发病率、卫生资源及经济条件等综合考虑，选择成本 - 效益分析最合理且可行的筛查方案。

（二）胎儿结构畸形筛查

胎儿结构畸形可涉及全身几乎所有系统器官，占出生缺陷的 60%~70%，可分为严重致死或致残的结构畸形（如开放性神经管缺陷）、轻微结构畸形（如单纯唇裂）。产前超声影像学筛查是最常用的方法，超声下多数胎儿畸形表现为：①正常解剖结构消失；②梗阻后导致的腔室容积扩张；③结构缺陷形成的疝；④正常结构的位置或轮廓异常；⑤胎儿结构测量值异常等。

1. 妊娠早期超声影像学筛查　除 11~13^{+6} 周胎儿 NT 筛查外，部分无脑儿、全前脑、脊柱裂等畸形可能在早中期妊娠时被发现。除少数研究工作外，临床上目前不提倡在妊娠早期进行胎儿结构筛查。

2. 妊娠中期超声影像学筛查　最佳检测孕周为 18~24 周。此时胎动活跃，羊水相对多，胎儿骨骼骨化的超声影像对检查结果影响小，便于从各个角度观察胎儿结构。胎儿结构筛查包括胎儿各系统，如颅骨、颅内结构（大脑、小脑、脑室）、脊柱、颜面（眼、鼻、唇）、颈部、胸廓、肺脏、心脏、膈肌、腹壁、腹腔器官（肝脏、肠、双肾、膀胱）及四肢等，还包括胎儿生长发育参数、胎儿附属物的检查。

胎儿结构畸形筛查注意事项：①超声检查是从形态学观察，因此胎儿必须存在解剖上的畸形，且畸形必须明显到足以让超声影像所分辨和显现。②超声检查与孕龄有关。有些畸形可在妊娠早期获得诊断（如脊柱裂、全前脑、右位心、连体双胎等）；有些迟发性异常在妊娠晚期才能诊断（如脑积水、肾盂积水、多囊肾等）；还有些异常的影像学改变在妊娠早期出现，以后随访时消失。③胎儿非整倍体畸形往往伴有结构畸形，如果超声发现与染色体疾病有关的结构畸形，应建议行胎儿核型分析。

（三）无创产前检测（non-invasive prenatal test，NIPT）

无创产前检测技术的原理是依据在孕妇的外周血中存在胎儿游离 DNA，通过对胎儿和母亲 DNA 的测序，结合生物信息学分析，检测胎儿患遗传性疾病的风险。目前临床上主要用于筛查 21、18、13 三体等染色体数目异常。如孕妇有染色体结构异常及近期有异体输血等情况下则不适用。双胎之一胎死宫内后行 NIPT 应在一胎死亡大于 8 周进行。对检测结果为低风险的孕妇，应当建议其定期进行常规产前检查；如果同时存在胎儿影像学检查异常，应当对其进行后续咨询及相应产前诊断。对检测结果为高风险的孕妇，应当及时咨询并进行产前诊断。

（赵扬玉）

学习小结

产前筛查是通过孕妇血清学、影像学等无创检查方法，对发病率高、病情严重的遗传性疾病或先天畸形进行筛查，检出子代具有出生缺陷高风险的人群，提高产前诊断的阳性率，减少不必要的有创产前诊断，降低经济成本，是预防出生缺陷的重要步骤。

目前常用的筛查方法有胎儿常见染色体非整倍体异常的早 / 中孕期母血清学筛查、胎儿结构畸形的超声影像学筛查及无创性产前检测。

复习思考题

产前筛查的定义及方法。

第三节 产前诊断

【临床病例 8-2】

> 患者，28 岁，既往生育 21 三体儿，本次妊娠孕 23 周，超声检查发现心脏室间隔缺损，此前行早孕期超声检查以及唐氏筛查均未发现异常，咨询后续的处理和可能的诊断。

产前诊断（prenatal diagnosis）又称宫内诊断（intrauterine diagnosis）或出生前诊断（antenatal diagnosis），指在胎儿出生之前应用影像学、生物化学、细胞遗传学及分子生物学等技术，了解胎儿在宫内的发育状况，例如检查胎儿有无畸形，分析胎儿染色体核型有无异常，检测胎儿细胞的生化指标和基因等，对先天性和遗传性疾病作出诊断，以便进行出生前干预。

一、产前诊断的对象

1. 孕妇预产期年龄 ≥35 岁。35 岁以上的高龄孕妇由于染色体不分离机会增加，胎儿染色体畸变率增高，例如 21 三体综合征发生率达 1%。过去推荐此类孕妇常规行介入性产前诊断（绒毛穿刺或羊水穿刺）。随着产前筛查检出率的大幅度提高，一些欧美国家的产前诊断指南中已不再建议 ≥35 岁的高龄孕妇直接行介入性产前诊断，而推荐先行产前筛查，只对筛查结果为高风险的孕妇进行介入性产前诊断，这样可减少因介入性产前诊断造成的妊娠丢失，同时节省医疗资源。

2. 孕妇曾生育过染色体异常患儿。

3. 夫妇一方有染色体结构异常者。

4. 孕妇曾生育过单基因病患儿或先天性代谢病患儿。

5. 21 三体综合征、18 三体综合征产前筛查高风险者。

6. 其他需要抽取羊水标本检查的情况。

二、产前诊断的常用方法

主要从以下四个方面进行检测：

1. **观察胎儿的结构** 利用超声、磁共振成像、胎儿镜、X 线检查等观察胎儿结构畸形；

2. **染色体核型分析** 利用羊水、绒毛或胎儿脐血进行细胞培养，检测染色体病；

3. **基因检测** 应用聚合酶链反应（PCR）、限制性片段长度多态性分析（RFLP）、高通量全基因组测序技术检测 DNA、基因定量分析（QF-PCR / MLPA）、突变筛查技术（DHPLC / HRM）、微阵列比较基因组杂交（array-CGH）等分子遗传学技术，在 DNA 或 RNA 水平对某一基因进行突变分析，从而对特定的疾病进行诊断；

4. **检测基因产物** 利用羊水、羊水细胞、绒毛细胞或胎儿血液，进行蛋白质、酶和代谢产物检测，诊断胎儿神经管缺陷、先天性代谢疾病等。

三、产前诊断的疾病种类

1. **染色体病** 包括数目异常和结构异常。染色体数目异常较常见,常表现为某对染色体多一条额外的染色体,称三体。报道较多的有21三体综合征(唐氏综合征)、18三体综合征、13三体综合征及X染色体三体综合征(47,XXX)。染色体结构异常包括染色体部分缺失、重复、倒位、易位等。性染色体数目异常,常见有先天性卵巢发育不全综合征(45,XO),这种胎儿出生后表现为智力低下、发育障碍、多发性畸形等。染色体病胎儿常发生宫内死亡或孕妇发生反复流产,资料表明早期自然流产中染色体异常约占60%,而新生儿中染色体异常仅占0.5%。

染色体病的产前诊断主要依靠细胞遗传学方法。近年分子细胞遗传学不断发展,如荧光原位杂交(fluorescence in situ hybridization,FISH)、引物原位DNA合成技术、比较基因组杂交技术、高通量全基因组测序技术检测DNA、单核苷酸多态性(single nucleotide polymorphisms,SNP)芯片等,均具有诊断准确、快速等优点,已逐渐在临床推广应用。

染色体病的产前诊断需要获取胎儿细胞,常用的方法有:①胚胎植入前遗传学诊断(preimplantation genetics diagnosis,PGD);②绒毛取样(chorionic villus sampling,CVS),最佳时间为妊娠11~14周;③羊水穿刺(amniocentesis),最佳时间为妊娠17~24周;④经皮脐血穿刺取样(percutaneous umbilical blood sampling,PUBS);⑤胎儿组织活检(fetal tissue biopsy)。

2. **性连锁遗传病** 以X连锁隐性遗传病居多,如红绿色盲、血友病、无丙种球蛋白血症等。致病基因在X染色体上,携带致病基因的男性必定发病,携带致病基因的女性为携带者。携带致病基因女性生育的男孩一半是病人,一半为健康者,生育的女孩外表虽均正常,但有一半为携带者,故可建议限制生育。反之,性连锁隐性遗传病的男性患者与正常女性婚配,生育的男孩不会患病,生育的女孩均为杂合体。

如不能对性连锁遗传病本身进行产前基因诊断,需确定胎儿的性别,以便决定取舍。利用胎儿染色体核型分析技术及Y染色体特异性探针进行原位杂交,或Y染色体特异性DNA序列的聚合酶链反应(PCR)扩增,综合判断胎儿性别,结果准确。

3. **遗传性代谢缺陷病** 遗传性代谢缺陷病多是常染色体隐性遗传病,是由于基因突变导致某种酶或结构蛋白的缺失,引起代谢过程受阻,代谢中间产物积累出现症状,除极少数疾病在早期用饮食控制法(如苯丙酮尿症)、药物治疗(如肝豆状核变性)外,至今尚无有效治疗方法。测定羊水细胞或绒毛细胞特异酶活性是产前生化诊断的经典方法。但有些遗传性代谢缺陷病的酶缺陷并不在羊水细胞和绒毛细胞中表达,需采用基因诊断,利用前述的基因检测技术在DNA分子水平上对待测的基因进行分析,能对有关的遗传性代谢缺陷病作出诊断。

4. **非染色体性先天畸形** 特点是有明显的结构改变。如无脑儿、脊柱裂、唇腭裂、胸腹壁缺损内脏外翻、先天性心脏病、致死性软骨发育不良等。非染色体性先天畸形,主要以神经管缺陷为代表。主要通过超声明确诊断。

5. **珠蛋白生成障碍性贫血** 一种有明显地域性的单基因常染色体隐性遗传性溶血性疾病。是由于珠蛋白基因缺陷或突变引起的一种或几种珠蛋白肽链合成障碍,造成α和β珠蛋白链合成速度失去平衡引发的贫血。在产前筛查时尤其应当关注高危人群,双重杂合子及纯合子的孕妇,生育高风险儿可能性大,应当终止妊娠。高危胎儿的产前基因诊断,包括影像学诊断、羊膜腔穿刺诊断、胎儿取材、胚胎种植前基因诊断和实验室诊断。通过产前诊断和选择性终止妊娠,可以降低珠蛋白生成障碍性贫血患儿的出生率。目前可通过胚胎植入前产前诊断获取健康胎儿。

(赵扬玉)

学习小结

产前诊断是指在胎儿出生之前应用影像学、生物化学、细胞遗传学及分子生物学等技术，对先天性和遗传性疾病作出诊断。

产前诊断的对象包括预产期年龄≥35 岁的孕妇、曾生育过染色体异常患儿者、夫妇一方有染色体结构异常者、曾生育过单基因病患儿或先天性代谢病患儿者、21 三体综合征和 18 三体综合征产前筛查高风险者、其他需要抽取羊水标本检查的情况。可通过超声检查胎儿结构或获取胎儿细胞或组织进行染色体核型分析、基因检测、基因产物检测等手段排查异常胎儿。

复习思考题

1. 产前诊断的定义及对象。

2. 产前诊断的常用方法。

第四节 胎儿干预

学习目标

了解 胎儿干预的措施及宫内治疗的分类。

在过去的几十年，对于产前明确诊断的缺陷胎儿，多通过终止妊娠的方法来防止其出生，从而降低了出生缺陷的发生率。随着"胎儿是病人（fetus as a patient）"观念的提出，当胎儿作为病人时，对某些患病胎儿而言，宫内治疗已经成为一种选择。由于胎儿医学诊断和治疗技术的发展，对许多胎儿疾病能够准确地做出产前诊断和出生前评估，将人类疾病的治疗提前到出生前阶段已经成为现实。

一、胎儿干预的常见措施

一旦产前发现胎儿异常，父母和医生有以下几种选择：

1. **终止妊娠** 由于只有少数疾病能在出生前或出生后进行治疗，对大多数患病胎儿处理的选择仍然是终止妊娠。当致死性的严重畸形或其他无法治疗的严重疾病得到产前确诊，终止妊娠通常是唯一的选择。例如：无脑儿、染色体异常、双侧肾发育不良、严重的代谢性疾病、致死性的骨发育不良等。

2. **提早分娩** 如继续妊娠将使胎儿病情加重，可通过提早分娩的方式来终止妊娠。有些疾病在病变得到纠正以前，继续妊娠可导致胎儿器官功能持续受损害，如肾积水能导致胎儿肾功能渐进性受损，提前分娩对新生儿施行早期手术，可以减轻对肾功能的影响。

3. **选择性剖宫产** 安排孕妇在具备新生儿重症监护病房（NICU）治疗条件的三级医疗机构分娩，使先天性畸形的新生儿有条件在出生时即得到治疗。对于出生后治疗的先天性疾病可行选择性剖宫产：①畸形将造成难产，如联体双胎，严重的脑积水，大的骶尾部畸胎瘤或颈部淋巴囊肿；②畸形需要进行紧急外科纠正，而这类手术最好是在新生儿无菌的条件下进行，例如：脐膨出和无包裹的脊膜脊髓膨出。此外，患病胎儿需要提早分娩，但电子胎儿监护等出生前评估技术提示其不能耐受阴道分娩时，应选择剖宫产分娩。

4. **宫内干预** 宫内干预（intrauterine intervention）是指通过进入子宫腔内的操作来达到治疗胎儿疾病的

目的,例如复杂性双胎妊娠相关并发症(胎儿镜下宫内治疗详见后),各种免疫性溶血性贫血、细小病毒 B_{19} 感染引起的胎儿水肿,通过宫内输血进行治疗;严重的骶尾畸胎瘤,当胎儿出现贫血、水肿,通过开放性宫内手术切除肿瘤可以治疗;患先天性肺囊腺瘤的胎儿若出现水肿时,常常发生死胎,如果进行肺叶切除术可能挽救胎儿生命。随着对产前发现的胎儿疾病病程发展的进一步理解,胎儿干预也成为一种选择。强调孕期开放性子宫手术需要严格掌握适应证,不仅要考虑胎儿远期预后,更需要评估孕妇相关风险。

5. 出生后治疗 宫内干预指征不充分或效果不理想,而出生后治疗能够取得较好疗效,往往等待生后治疗。大多数可通过外科手术纠正的胎儿畸形都可以足月分娩后手术治疗,足月分娩的婴儿较早产儿有更强的耐受麻醉和手术危险的能力,能够足月出生后治疗的疾病有:消化道闭锁,胎粪性肠梗阻,包膜完整的小的脐膨出和脊膜膨出,面部、肢体和胸壁变形,小的骶尾部畸胎瘤,来自中胚层的肾脏肿瘤及各种良性的囊肿。此外,一般在妊娠 32 周后诊断的胎儿疾病,往往等待出生后治疗。

二、胎儿宫内治疗分类

宫内治疗方法包括内科治疗、外科治疗(宫内干预)以及一些新的治疗技术。但是不管选择何种胎儿手术治疗,都必须权衡利弊,慎重选择。

1. 内科治疗 即药物治疗,包括经母体给药、羊膜腔用药、脐静脉用药。如对于心动过速的胎儿可以考虑母体使用地高辛治疗;孕妇自身免疫性抗体(如 SSA 抗体、SSB 抗体等)穿过胎盘后,易导致胎儿发生完全性心脏传导阻滞,进一步导致心衰、水肿和死亡。类固醇可以降低孕妇抗体效价,减少对胎儿传导系统的进行性损伤;β 受体激动剂可以增加胎儿心率。

2. 外科治疗 指各种宫内干预治疗方法。

(1)宫内分流手术:可以行胎儿分流术的疾病有尿路梗阻、胸腔积液、先天性肺气道畸形等。重度尿路梗阻的胎儿足月娩出时常合并严重肾盂积水、膀胱发育不良和肺发育不全而无法存活。对于尿路梗阻患儿采用宫内膀胱羊膜腔引流术,可以使婴儿存活率升高、羊水量恢复正常,肺发育不良的比例降低。对胸腔积液的胎儿行胸腔羊膜腔引流术,使胎儿胸腔持续减压利于肺部扩张,有利于肺部代偿性生长,避免因肺发育不全导致的新生儿死亡。

(2)胎儿心脏疾病的治疗:胎儿室间隔完整的肺动脉闭锁或严重的主动脉狭窄,可导致血流受阻,进而影响胎儿肺循环或体循环的发育,继发性心脏发育不良是死亡的主要原因。理论上讲,宫内解除结构梗阻利于心脏正常发育。目前常用的方法为胎儿球囊瓣膜成形术,其疗效有待于进一步评估。对于母体用药治疗无效的胎儿房室传导阻滞,可安装胎儿心脏起搏器。

(3)胎儿镜(fetoscope)手术:胎儿镜手术分为诊断性胎儿镜和治疗性胎儿镜。如怀疑胎儿患进行性肌营养不良或白化病时,可在胎儿镜下活检。

近年来,治疗性胎儿镜发展迅速,对于胎儿下尿路梗阻,可行胎儿镜下胎儿手术、膀胱羊膜腔引流术将尿液从膀胱引流到羊膜腔,或者胎儿膀胱镜下采用激光消融后尿道瓣膜,同时放置尿路支架;对于先天性膈疝病例,可在胎儿镜下行腔内球囊气管阻塞术,但其手术效果有待于进一步评估。对于羊膜束带综合征(amniotic band syndrome,ABS),在胎儿损伤不可逆前,采用胎儿镜羊膜束带松解术可以挽救被缠绕的肢体和胎儿生命。单绒毛膜双胎容易出现的特殊合并症和并发症包括双胎输血综合征、单绒毛膜双胎妊娠中一胎畸形、双胎反向动脉灌注序列征、选择性生长受限等,可选择的治疗方法有胎儿镜下胎盘血管交通支/吻合支激光凝固手术、胎儿镜下脐带结扎、脐带电凝或超声引导下射频消融减胎等。

(4)宫内输血:对于胎儿溶血导致的严重贫血患者,可行经脐静脉宫内输血或经腹宫内输血治疗。

(5)开放性胎儿手术:子宫开放性手术对于孕妇和胎儿均有很大的风险,临床上必须谨慎选择。目前报道的已实施了开放性胎儿手术的疾病包括后尿道瓣膜、先天性肺囊性腺瘤样畸形、先天性膈疝、无心畸胎、骶尾部畸胎瘤、胎儿颈部肿块等，但疗效有待进一步评估。

（6）产时子宫外处理：产时子宫外处理（ex-utero intrapartum treatment，EXIT）技术的核心原则是在进行胎儿治疗的同时保持子宫低张状态和子宫胎盘循环，在维持子宫胎盘循环的情况下暴露胎儿颈部，解除气管梗阻，直至气管插管使气道畅通。目前 EXIT 技术的适应证包括胎儿颈部巨大肿块、胎儿纵隔或肺部肿块、先天性高位气道阻塞综合征以及需立即行体外膜肺氧合技术的先天性心脏病。

3. 其他治疗方法 主要包括近年发展起来的造血干细胞宫内移植及宫内基因治疗。

（赵扬玉）

学习小结

胎儿干预的常见措施有：终止妊娠、提早分娩、宫内干预、选择性剖宫产及出生后治疗。宫内治疗分为：内科治疗、外科治疗（宫内干预）及其他治疗方法。

复习思考题

常见胎儿干预的措施及宫内治疗的分类。

第九章　正 常 分 娩

9

学习目标

掌握　决定分娩的四大因素及其特点；胎先露在产力作用下为适应骨盆各平面的不同形态而进行的一系列转动及其意义；先兆临产的症状；分娩过程中各产程的定义以及主要指标和处理措施。

了解　分娩可能存在的发动原因。

分娩（delivery）是指妊娠满 28 周及以后，胎儿及其附属物从临产开始到从母体内全部娩出的过程。满 28 周至不满 37 足周期间的分娩称早产（premature delivery）；妊娠满 37 周至不满 42 足周期间的分娩称足月产（term delivery）；而满 42 周及其以后的分娩称过期产（postterm delivery）。

第一节　分娩动因

分娩发动的原因至今没有统一的定论，也不能用一个机制来解释，现认为分娩发动是多因素综合作用的结果。

一、炎症反应学说

大量研究表明，炎症在分娩启动中扮演了重要角色。母 - 胎界面免疫微环境由蜕膜中的免疫活性细胞及其分泌的细胞因子组成，母体的免疫调节系统参与调节该免疫微环境，使母体对胎儿产生特异性免疫耐受以维持妊娠。在分娩发动过程中免疫系统存在变化，不仅表现在全身，在母胎界面也有明显变化，免疫平衡的改变可能在分娩发动中起着重要作用。同时，分娩前子宫蜕膜、宫颈均出现明显的中性粒细胞和巨噬细胞的趋化和浸润，炎症因子表达增高，提示非感染性炎症的存在。

二、内分泌控制理论

分娩发动时子宫平滑肌由非活跃状态向活跃状态转化，这种转化受多种内分泌激素的调控，最终触发宫缩及宫颈扩张，启动分娩。

1. **前列腺素**　前列腺素（prostaglandin，PG）是一种旁 - 自分泌激素，主要是在分泌的局部起作用，子宫前列腺素合成增加是发动分娩的重要因素。目前认为 PG 的主要作用为：①诱发子宫有力的、协调的收缩；②促宫颈成熟；③通过增加子宫肌细胞间连接的形成，加强子宫有效宫缩不可缺少的电协调性；④上调缩宫素受体的表达，增加子宫对缩宫素的敏感性。

2. **甾体类激素**　人类雌激素在妊娠期是由胎盘 - 胎儿单位共同合成的，雌激素水平增高可通过：①促使子宫功能性改变；②影响前列腺素的产生，子宫肌层、子宫内膜及宫颈黏膜均能产生前列腺素，前列腺素不仅能诱发宫缩，还能促宫颈成熟，对分娩发动起主导作用；③促进肌动蛋白蓄积，使子宫体部肌动蛋白分布增多，收缩力增强，有利于胎儿娩出；④使肌细胞膜电位活性增高，对缩宫素的敏感性增加，并促宫颈成熟等作用而参与分娩发动。相反，孕激素促进 NO 的合成，抑制细胞间连接的形成，下调 PG 的合成，钙通道及催产素受体的表达。雌 / 孕激素比例上升不是人类分娩的动因，但两者都对妊娠的维持、分娩的发动起重要的作用。

3. **缩宫素**　研究表明缩宫素对分娩的发动起重要的但非绝对的作用。妊娠期间母体循环中缩宫素的水平不发生变化，仅在分娩发动后，随产程进展逐渐增加，在第二产程胎儿娩出前达峰值。但子宫缩宫素受体的表达随妊娠的进展而增高，因而随妊娠进展子宫对缩宫素的敏感性增高。缩宫素可间接通过刺激胎膜 PGE2 和 PGF2α 的释放或直接通过缩宫素受体或电压调控的钙通道介导的途径诱发宫缩。

三、机械性刺激

又称子宫张力理论。随着妊娠的进展,宫内容积增大,宫壁的伸展张力增加,子宫壁能动收缩的敏感性增加;妊娠末期羊水量逐渐减少而胎儿却不断在生长,胎儿与子宫壁,特别是子宫下段、宫颈部密切接触;此外,在子宫颈部有 Frankenhauser 神经丛,胎儿先露部下降压迫此神经丛,均可刺激引发子宫收缩。

四、子宫功能性改变

在内分泌激素的作用下,子宫通过肌细胞间隙连接以及细胞内钙离子水平增高发生子宫功能性改变。特别是缩宫素的作用,与子宫肌细胞上的缩宫素受体结合后,启动细胞膜上的离子通道,使细胞内游离的钙离子增加,促发子宫收缩。另一方面,胎盘分泌的缩宫素酶可降解缩宫素,两者的平衡被认为是分娩发动的关键。

(张 华)

学习小结

分娩是指妊娠满 28 周及以后,胎儿及其附属物从临产开始到从母体内全部娩出的过程。满 28 周至不满 37 足周期间的分娩称早产;妊娠满 37 周至不满 42 足周期间的分娩称足月产;而满 42 周及其以后的分娩称过期产。分娩发动的原因至今没有统一的定论,也不能用一个机制来解释,现认为分娩发动是由多因素,包括炎症反应、机械性刺激、子宫功能性改变等综合因素导致的。

复习思考题

分娩的定义。

第二节　决定分娩的因素

学习目标

掌握	决定分娩的四大因素及其特点。

产力、产道、胎儿及心理因素是决定分娩的四大因素。若各因素正常且相互适应,胎儿经阴道自然娩出,称正常分娩。

一、产力

产力是产妇自身将胎儿及其附属物从子宫内逼出的力量,包括子宫收缩力、腹肌及膈肌收缩力和肛提肌收缩力,以子宫收缩力为主。

（一）子宫收缩力

子宫收缩力简称宫缩，是临产后的主要产力，为子宫不随意的、规律的阵发性收缩，贯穿于整个分娩过程。临产后宫缩的作用是使宫颈管消失和宫口扩张、先露部下降及胎儿胎盘娩出。临产后正常宫缩具有节律性、对称性、极性及缩复作用等特点。

1. 节律性 宫缩的节律性是临产的重要标志。每次宫缩都是从弱到强（进行期），维持一段时间（极期），再由强到弱（退行期），直到消失进入间歇期（图9-1）。宫缩时宫内压力增高，子宫肌壁血管及胎盘受压，子宫血流量减少，宫缩间歇时恢复。临产开始时宫缩持续约30秒，间歇约5~6分钟，随着产程的进展，宫缩持续时间逐渐延长，宫内压力逐渐升高，间歇时间逐渐缩短（表9-1）。

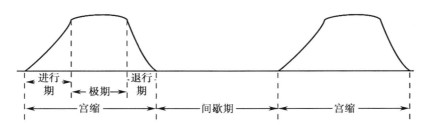

图 9-1 临产后正常宫缩节律性示意图

表 9-1 宫缩强度的表现

宫口开大程度（cm）	4~6	7~8	9~宫口开全
平均宫内压（mmHg）	30	45	50
平均宫缩周期（分钟）	3	2.5	2
平均宫缩持续时间（秒）	40	70	60

2. 对称性和极性 正常宫缩起自两侧子宫角部，左右对称地迅速向子宫底中线集中，再以2cm/s速度向子宫下段扩散，约15秒均匀协调地遍及整个子宫，称为宫缩的对称性。宫缩以子宫底部最强最持久，向下逐渐减弱，子宫底部收缩力的强度是子宫下段的2倍，称为子宫收缩的极性。

3. 缩复作用 宫缩时子宫体部肌纤维缩短变宽，间歇期肌纤维松弛，但不能完全恢复到原来的长度，反复收缩使肌纤维越来越短，宫腔容积逐渐缩小，这种现象称缩复作用，其目的是迫使先露部持续下降和宫颈管逐渐消失。

（二）腹肌及膈肌的收缩力

腹肌及膈肌的收缩力是第二产程的主要辅助力量，又称腹压。进入第二产程后，胎先露部已降至阴道，每当宫缩时，前羊膜囊或胎先露部压迫盆底组织及直肠，反射性地引起不随意的屏气，腹肌及膈肌强有力的收缩使腹压增高，与宫缩同步，直至胎儿娩出并促使胎盘娩出。必须注意，如腹压运用不当或过早使用腹压，则易造成产妇疲劳和宫颈水肿，使产程延长造成难产。

（三）肛提肌收缩力

在分娩机制中，肛提肌收缩可协助胎先露部进行内旋转；当胎头枕部位于耻骨弓下时，肛提肌收缩还能协助胎头仰伸和娩出。此外，肛提肌收缩有助于胎盘娩出。

二、产道

产道是胎儿从母体娩出的通道，分骨产道和软产道两部分。

（一）骨产道

骨产道指真骨盆，是产道的重要组成部分，其大小及形状与分娩关系密切。在产科学上将骨盆腔分为3个假想平面，即通常所称的骨盆平面（图9-2）。

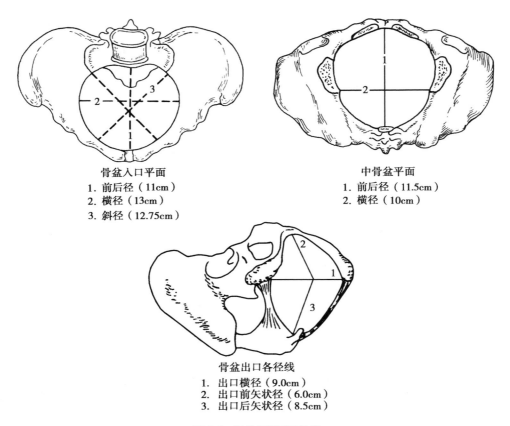

骨盆入口平面
1. 前后径（11cm）
2. 横径（13cm）
3. 斜径（12.75cm）

中骨盆平面
1. 前后径（11.5cm）
2. 横径（10cm）

骨盆出口各径线
1. 出口横径（9.0cm）
2. 出口前矢状径（6.0cm）
3. 出口后矢状径（8.5cm）

图 9-2　骨盆各平面及径线

1. **骨盆入口平面**（pelvic inlet plane）　即真假骨盆的交界面，呈横椭圆形，共有 4 条径线，即入口前后径、入口横径、入口左斜径及入口右斜径。

（1）入口前后径：又称真结合径，指从耻骨联合上缘中点至骶岬前缘正中的距离，平均约为 11cm，是一条非常重要的骨盆径线，与分娩关系密切。

（2）入口横径：左右髂耻缘间的最大距离，平均约为 13cm。

（3）入口斜径：左斜径为左骶髂关节至右髂耻隆突间的距离，右斜径为右骶髂关节至左髂耻隆突间的距离，平均约为 12.75cm。

2. **中骨盆平面**（mid plane of pelvis）　为骨盆最小平面，具有重要的产科临床意义。其前方为耻骨联合下缘，两侧为坐骨棘，后为骶骨下端。中骨盆平面有两条径线，即中骨盆横径和中骨盆前后径。

（1）中骨盆横径：又称坐骨棘间径。指两坐骨棘间的距离，正常值平均 10cm，其长短与胎先露内旋转关系密切。

（2）中骨盆前后径：是指耻骨联合下缘中点通过两坐骨棘间连线中点到骶骨下端间的距离，平均约为 11.5cm。

3. **骨盆出口平面**（pelvic outlet plane）　由两个不同平面的三角形组成。前三角顶端为耻骨联合下缘，两侧为耻骨降支。后三角顶端为骶尾关节，两侧为骶结节韧带。骨盆出口平面共有 4 条径线，即出口前后径、出口横径、前矢状径及后矢状径。

（1）出口前后径：指耻骨联合下缘到骶尾关节间的距离，平均约为 11.5cm。

（2）出口横径：指两坐骨结节内侧缘的距离，也称坐骨结节间径，平均约为 9cm。出口横径是胎先露部通过骨盆出口的径线，与分娩关系密切。

（3）出口前矢状径：耻骨联合下缘至坐骨结节连线中点的距离，平均约为 6cm。

（4）出口后矢状径：骶尾关节至坐骨结节连线中点的距离，平均约为 8.5cm。若出口横径稍短，则应测量出口后矢状径,如两径线之和大于15cm时,中等大小的足月胎头可通过后三角区经阴道分娩。

4. 骨盆轴与骨盆倾斜度 骨盆轴为连接骨盆各假想平面中点的曲线。分娩及助产时,胎儿沿此轴娩出。骨盆轴上段向下向后,中段向下,下段向下向前。骨盆倾斜度是指妇女直立时,骨盆入口平面与地平面所成的角度,一般为60°。若倾斜度过大,则常影响胎头的衔接。改变体位可改变骨盆倾斜度(图9-3)。

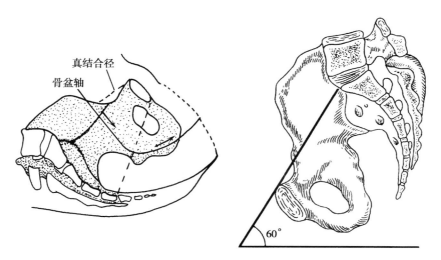

图9-3 骨盆轴及骨盆倾斜度

(二)软产道

由子宫下段、宫颈、阴道及盆底软组织共同组成的弯曲管道。

1. 子宫下段的形成 子宫下段由子宫峡部形成。非孕时子宫峡部约1cm,妊娠12周后逐渐伸展成为宫腔的一部分,随着妊娠的进展被逐渐拉长,至妊娠末期形成子宫下段。临产后,规律的宫缩使子宫下段进一步拉长达7~10cm。由于子宫体部肌纤维的缩复作用,使上段肌壁越来越厚,下段肌壁被动牵拉而越来越薄,在子宫内面的上、下段交界处形成环状隆起,称生理性缩复环(physiological retraction ring)。生理情况时,此环不能从腹部见到(图9-4)。

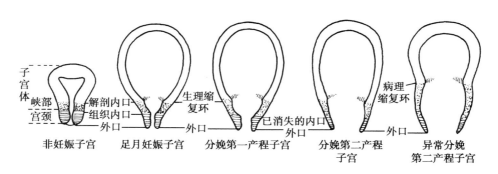

图9-4 子宫下段形成及宫口扩张图

2. 宫颈管消失及宫口扩张 行阴道检查了解宫颈口的扩张情况、长度、软硬度、位置及先露部的高低。临床上常用Bishop评分法来表示宫颈的成熟度,并以此来预估引产的成功率(表9-2)。临产后宫颈出现两个变化:①宫颈管消失;②宫口扩张。初产妇通常是先宫颈管消失,而后宫口扩张。临产后宫口扩张主要是子宫收缩及缩复向上牵拉的结果。临产前宫颈管长约2~3cm,临产后由于宫缩的牵拉及胎先露、前羊膜囊的直接压迫,使宫颈内口向上向外扩张,宫颈管形成漏斗状,随后宫颈管逐渐变短、消失。宫缩使胎先露部衔接,在宫缩时前羊水不能回流,加之子宫下段的胎膜容易与该处蜕膜分离而向宫颈管突出,形成前羊膜囊,协助宫口扩张;宫口近开全时胎膜多自然破裂,破膜后胎先露部直接压迫宫颈,使宫口扩张明显加快。当宫口开全时，妊娠足月胎头方能通过。经产妇一般是宫颈管消失与宫口扩张同时进行（图9-5）。

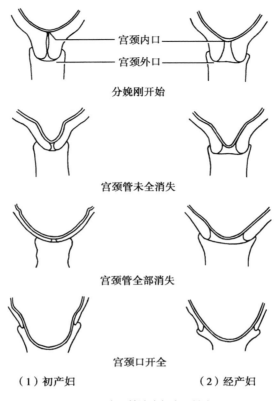

图9-5　宫颈管消失与宫口扩张

表9-2　宫颈Bishop评分

指标	分数			
	0	1	2	3
宫口开大（cm）	0	1～2	3～4	≥5
宫颈管消退（%）（未消退为3cm）	0～30	40～50	60～70	≥80
先露位置（坐骨棘水平=0）	−3	−2	−1～0	+1～+2
宫颈硬度	硬	中	软	
宫口位置	后	中	前	

3. 阴道、骨盆底及会阴的变化　正常阴道伸展性良好，一般不影响分娩。临产后前羊膜囊及胎先露部将阴道上部撑开，破膜以后胎先露部直接压迫盆底，软产道下段形成一个向前向上弯曲的筒状通道，阴道黏膜皱襞展平、阴道扩张加宽。肛提肌向下及两侧扩展，肌纤维逐步拉长，使会阴体由5cm厚变成2～4mm，以利胎儿通过。由于分娩时会阴体承受压力大，若会阴保护不当可造成裂伤。

三、胎儿

胎儿的大小、胎位及有无畸形是影响分娩及决定分娩难易程度的重要因素之一。胎头是胎儿最大部分，也是胎儿通过产道最困难的部分。当胎儿过大致胎头径线增大时，尽管骨盆大小正常，亦可引起相对性头盆不称而造成难产，另外，也可因胎头颅骨较硬、不易变形，造成相对性头盆不称，所以胎头各径线的长度与分娩关系密切。

（一）胎头各径线及囟门

1. **胎头各径线**　胎头径线主要有4条：双顶径、枕额径、枕下前囟径及枕额径。双顶径可用于判断胎儿大小，胎儿以枕额径衔接，以枕下前囟径通过产道。胎头各径线的测量及长度见表9-3。

表9-3　胎头各径线的测量及长度

名称	测量方法	长度（cm）
双顶径（BPD）	两顶骨隆突间的距离，是胎头最大横径	9.3
枕额径	鼻根上方至枕骨隆突间的距离	11.3
枕下前囟径	前囟中央至枕骨隆突下方的距离	9.5
枕额径	额骨下方中央至后囟顶部的距离	13.3

2. **囟门**　胎头两颅缝交界空隙较大处称囟门。大囟门又称前囟，是由两额骨、两顶骨及额缝、冠状缝、矢状缝形成的菱形骨质缺损部。小囟门又称后囟，由两顶骨、枕骨及颅缝形成的三角形骨质缺损部。囟门是确定胎位的重要标志（图9-6）。在分娩过程中，颅缝与囟门使骨板有一定的活动余地，通过颅缝的轻度重叠，使胎头变形、变小，有利于胎儿娩出。

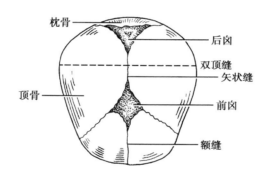

图9-6　胎儿颅骨、颅缝、囟门及双顶径

（二）胎位及胎儿畸形

胎产式、胎先露及胎方位的异常可造成难产。如横位，其足月活胎不能通过产道；臀先露可造成后出头困难；持续性枕横位、枕后位、前不均倾位、额后位、高直位等能造成分娩梗阻。此外，胎儿发育异常，如脑积水、联体儿等造成通过产道困难致难产。

四、社会心理因素

产妇的社会心理因素可引起机体产生一系列变化从而影响产力，亦是决定分娩的因素之一。分娩虽属生理现象，但对产妇确实可产生社会心理上的应激。对疼痛的恐惧和分娩的紧张可导致宫缩乏力、宫口扩张缓慢、胎头下降受阻、产程延长，甚至可导致胎儿窘迫、产后大出血等。所以在分娩过程中，应该耐心安慰产妇；讲解分娩的生理过程，尽可能消除产妇不应有的焦虑和恐惧心理；使产妇掌握分娩时必要的呼吸和躯体放松技术；同时开展温馨病房、陪伴分娩。

社会心理因素对分娩的影响正日益受到医务工作者的关注。影响分娩的社会因素极其复杂，包括产妇本身人口学因素、民族、国家地区、政策、法规、产科医生等因素，以上诸多因素互为因果，综合作用。研究表明，产妇年龄、文化程度、产次及心理因素等与分娩方式选择有关。30~35岁的产妇选择剖宫产比例最高,是由于这一年龄段的产妇自认为年龄较大,顾虑重重,故而更倾向于选择剖宫产。高学历孕妇心理不良反应的比例较高,选择剖宫产的比例相对较高。究其原因是文化层次高者,对分娩知识一知半解,恐惧分娩疼痛所致。由于分娩的高风险性及结局的不确定性,多数产妇会产生不同程度的焦虑、紧张、恐惧等情绪。情绪是产妇选择剖宫产的主要原因,而复杂的社会因素,又是影响产妇情绪的重要因素。

（张　华）

学习小结

　　产力、产道、胎儿及心理因素是决定分娩的四大因素。若各因素正常且相互适应,胎儿经阴道自然娩出,称正常分娩。产力包括子宫收缩力、腹肌及膈肌收缩力和肛提肌收缩力,以子宫收缩力为主。产道是胎儿从母体娩出的通道,分骨产道和软产道两部分。而骨产道又由三个骨盆平面组成,分别是入口平面、中骨盆平面及出口平面,各平面重要径线的长度与分娩关系紧密。胎儿的大小、胎位及有无畸形是影响分娩及决定分娩难易程度的重要因素之一。胎头是胎儿最大部分,所以胎头各径线的长度也与分娩关系密切。产妇的社会心理因素可引起机体产生一系列变化从而影响产力,亦是决定分娩的因素之一。

复习思考题

1. 影响分娩的产力因素以及相互协调作用。

2. 骨盆的三个假想平面,以及各个平面最重要的1~2条径线及其正常值。

第三节　枕先露的分娩机制

学习目标

掌握　　胎先露在产力作用下为适应骨盆各平面的不同形态而进行的一系列转动及其意义。

　　分娩机制(mechanism of labor)指在分娩过程中,胎先露部通过产道时,在产力作用下为适应骨盆各平面的不同形态而进行的一系列、被动地转动,使其能以最小径线通过产道的全过程,包括衔接、下降、俯屈、内旋转、仰伸、复位及外旋转等动作。现就以临床上最常见的枕左前位为例详加说明。

　　1. **衔接**　胎头双顶径进入骨盆入口平面,胎头颅骨的最低点达到或接近坐骨棘水平,称衔接(engagement)(图9-7)。胎头呈半俯屈状,以枕额径衔接。矢状缝坐落在骨盆入口的右斜径上,胎头枕骨在骨盆的左前方。胎头衔接后,产前检查时触诊胎头固定。初产妇可在预产期前的1~2周内衔接,经产妇在分娩开始后衔接。如初产妇临产后胎头仍未衔接,应警惕头盆不称。

　　2. **下降**　胎头沿骨盆轴前进的动作称下降(descent)。下降始终贯穿

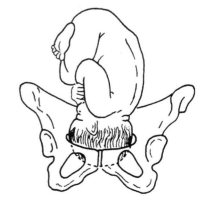

图9-7　胎头衔接

于整个分娩过程。宫缩是下降的主要动力,因而胎头下降呈间歇性,即宫缩时胎头下降,间歇时胎头又退缩,这样可减少胎头与骨盆之间的相互挤压,对母婴有利。此外,第二产程时腹压能加强产力,亦是使胎头下降的主要辅助力量。临床上观察胎头下降程度,是判断产程进展的主要标志之一。促使胎头下降的因素有:①宫缩压力通过羊水传导,经胎轴传至胎头;②宫缩时宫底直接压迫胎臀;③胎体伸直伸长;④腹肌收缩腹压增加。

3. 俯屈 胎头下降至骨盆底时枕部遇肛提肌阻力,使原处于半俯屈状态的胎头进一步俯屈(flexion)(图9-8)。以最小径线的枕下前囟径适应产道变化,有利于胎头继续下降。

4. 内旋转 中骨盆及骨盆出口为纵椭圆形。为便于胎儿继续下降,当胎头到达中骨盆时,在产力的作用下,胎头枕部向右前旋转45°,达耻骨联合后面。使矢状缝与骨盆前后径一致的旋转动作称内旋转(internal rotation)。完成内旋转后,阴道检查发现小囟门在耻骨弓下。一般胎头于第一产程末完成内旋转动作。

5. 仰伸 内旋转后,宫缩和腹压继续使胎头下降,当胎头到达阴道外口处时,肛提肌的作用使胎头向前,其枕骨下部达到耻骨联合下缘时,即以耻骨弓为支点,使胎头逐渐仰伸(extention),依次娩出胎头的顶、额、鼻、口和颏。此时胎儿双肩径沿骨盆入口左斜径进入骨盆(图9-9)。

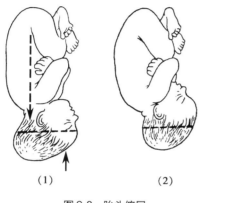

图9-8 胎头俯屈

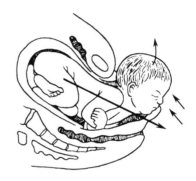

图9-9 胎头仰伸

6. 复位及外旋转 胎头娩出后,为使胎头与位于左斜径上的胎肩恢复正常关系,胎头枕部向左旋转45°,称复位(restitution)。胎肩在骨盆内继续下降,前肩向前向中线旋转45°,与骨盆出口前后径方向一致,而胎头枕部在外继续向左旋转45°,以保持与胎肩的垂直关系,称外旋转(external rotation)。

7. 胎儿娩出 胎儿前肩在耻骨弓下先娩出,随即后肩娩出(图9-10)。这时胎体及胎儿下肢亦随之顺利娩出。

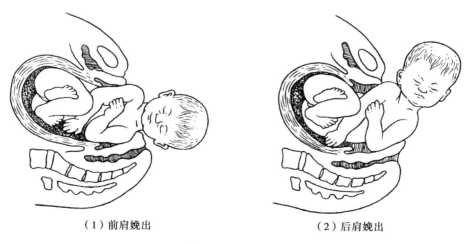

(1)前肩娩出　　　　　(2)后肩娩出

图9-10 胎肩娩出

（张　华）

分娩机制包括衔接、下降、俯屈、内旋转、仰伸、复位及外旋转等动作。衔接是胎头双顶径进入骨盆入口平面,胎头颅骨的最低点达到或接近坐骨棘水平,胎头呈半俯屈状,以枕额径衔接。下降始终贯穿于整个分娩过程。临床上观察胎头下降程度,是判断产程进展的主要标志之一。俯屈是胎头以最小径线的枕下前囟径适应产道变化。胎儿经过内旋转,矢状缝与骨盆前后径一致,以适应纵椭圆形的中骨盆及骨盆出口平面。当胎头到达阴道外口处时,胎头逐渐仰伸依次娩出,此时胎儿双肩径沿骨盆入口斜径进入骨盆。最后通过复位、外旋转,胎肩及胎体娩出。

枕先露的分娩机制。

第四节　分娩及其临床经过

掌握　先兆临产的症状,分娩过程中各产程的定义,以及主要观察的指标和相应的处理措施。

一、先兆临产

分娩前出现的预示孕妇不久将临产的症状称先兆临产。

1. **胎儿下降感**　由于胎儿先露部进入骨盆入口,宫底下降,上腹部较以前舒适,下腹及腰部有胀满及压迫感,膀胱因受压常有尿频症状。

2. **假临产**　分娩前出现的宫缩,其特点为持续时间短,强度不增加,间歇时间长且不规则,以夜间多见,清晨消失。不规律宫缩引起下腹部轻微胀痛,但宫颈管不短缩,亦无宫口扩张。

3. **见红**　由于胎儿下降,部分胎膜从宫壁分离,使毛细血管破裂出血,可见少许阴道流血,称见红。一般在分娩前 24～48 小时出现(少数迟至约 1 周),是即将临产的较可靠征象。若阴道流血超过平时月经量,则应考虑妊娠晚期出血如前置胎盘等。

二、临产及其诊断

临产的标志为有规律且逐渐增强的宫缩,持续 30 秒或以上,间歇 5～6 分钟。伴随着宫缩,有进行性的宫颈管消失、宫口扩张及胎先露部下降。

三、总产程及产程分期

分娩全过程即总产程,是指从规律宫缩开始至胎儿胎盘娩出的过程,临床分为三个产程(表9-4)。

表 9-4　初产妇与经产妇第一产程宫口扩张及第二产程中位时间和第 95 百分位时间（h）

类别	初产妇		经产妇	
	中位时间	第 95 百分位时间	中位时间	第 95 百分位时间
第一产程宫口扩张程度（cm）				
4～5	1.3	6.4	1.4	7.3
5～6	0.8	3.2	0.8	3.4
6～7	0.6	2.2	0.5	1.9
7～8	0.5	1.6	0.4	1.3
8～9	0.5	1.4	0.3	1.0
9～10	0.5	1.8	0.3	0.9
第二产程				
分娩镇痛（应用硬脊膜外阻滞）	1.1	3.6	0.4	2.0
未行分娩镇痛	0.6	2.8	0.2	1.3

第一产程：又称宫口扩张期，是指从规律宫缩开始到宫颈口开全（10cm）。第一产程又分为潜伏期和活跃期。宫颈口开大至 6cm 以前的时段，称为潜伏期。宫口从 6cm 至开全的时段，称为活跃期。初产妇的宫颈较紧，宫口扩张缓慢；经产妇的宫颈较松，宫口扩张较快。Zhang 等发现，宫口从 4cm 扩张至 10cm 的中位时间及第 95 百分位时间分别为初产妇 5.3 小时、16.4 小时，经产妇 3.8 小时、15.7 小时。

第二产程：又称胎儿娩出期，从宫口开全到胎儿娩出。初产妇未实施硬膜外麻醉，第二产程应小于 3 小时，而实施硬膜外麻醉镇痛者，第二产程可延长至 4 小时。经产妇未实施硬膜外麻醉，第二产程应小于 2 小时，而实施硬膜外麻醉镇痛者，可延长至 3 小时。

第三产程：又称胎盘娩出期，从胎儿娩出到胎盘娩出。一般约 5～15 分钟，不超过 30 分钟。

四、各产程的临床经过及监护与处理

（一）第一产程

1. 临床表现

（1）规律宫缩：临产初期，宫缩持续约 30～40 秒，间歇 5～6 分钟。随后宫缩强度逐渐增加，持续时间逐渐延长，间歇时间逐渐缩短。当宫口近开全时，宫缩持续时间可达 1 分钟或以上，间歇时间仅 1～2 分钟。

（2）宫口扩张：随着规律宫缩的逐渐加强，宫颈管逐渐缩短、消失，宫口逐渐扩张。潜伏期宫口扩张速度较慢，进入活跃期后宫口扩张速度加快。当宫口开全时子宫下段及阴道形成宽阔的软产道。临床上是通过阴道检查或肛门检查确定宫口的扩张程度。若宫口不能如期扩张则应高度重视。

（3）胎头下降：胎头下降在宫口扩张潜伏期不明显，活跃期下降加快，平均每小时下降约 1cm。胎头下降程度通过肛门检查及阴道检查判断，并以坐骨棘平面为其判断标准，即胎头颅骨最低点达坐骨棘水平以"0"表示；在坐骨棘水平上 1cm 以"−1"表示；在坐骨棘水平下 1cm 以"+1"表示，依此类推（图 9-11）。当胎先露达"+3"以下时，一般可经阴道分娩。

（4）胎膜破裂：宫缩使宫腔内压力增高，羊水向阻力较小的宫颈管方向流动，使此处胎膜膨隆渐形成前羊膜囊，其内有羊水约 20～50ml，称前羊水。正常产程时胎膜应在宫口近开全时破裂。破膜后孕妇自觉阴道有水流

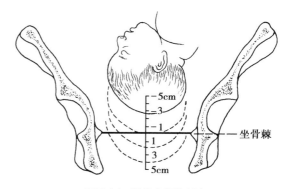

图 9-11　胎头高低的判定

出。若胎膜过早破裂,应注意头盆不称。

2. 产程监护及处理

(1)一般监护:包括精神安慰、血压测量、饮食、活动与休息、排尿与排便等。①精神安慰:产科医生必须认识到影响分娩的因素除了产力、产道、胎儿之外,还有产妇社会心理因素。在分娩过程中产科医生和助产士应尽可能安慰产妇,消除产妇的焦虑和恐惧心情;指导分娩时的呼吸技术和躯体放松技术;开展导乐式分娩及无痛分娩;建立家庭式产房让亲人陪伴等。②血压测量:血压测量应在宫缩间歇时进行,因宫缩时血压常升高 5~10mmHg,而间歇期可恢复。在第一产程中,应每隔 4~6 小时测量一次。若发现血压高,应增加测量次数,给予相应处理。③鼓励进食:鼓励产妇少量多次进食,进高热量易消化的食物,并注意摄入足够水分,以保证充沛的体力。④注意活动与休息:临产后,若宫缩不强、胎膜未破,产妇可适当在病室内活动,以加速产程进展。若初产妇宫口近开全、经产妇宫口已扩张 4cm 时,应取侧卧位。⑤排尿:临产后,应鼓励产妇经常排尿,以免膀胱充盈影响宫缩及胎头下降。如遇胎头压迫而排尿困难者,应警惕头盆不称,必要时导尿。

(2)宫缩的监护:有条件的地方尽可能用胎儿监护仪客观地描记宫缩曲线。监护仪有内监护和外监护两种,以外监护较常用。其方法是将测量宫缩强度的压力探头放置在宫体接近宫底部,以腹带固定于产妇腹壁上,连续描记曲线 40 分钟,必要时延长或重复数次,宫口开大近全后有条件者行持续胎心监护,重点观察宫缩持续时间、强度及间歇时间,并认真及时记录,发现异常及时处理。此外,临床上也采用触诊法观察宫缩,即助产人员将一手手掌放在产妇腹壁上,根据宫缩时宫体部隆起变硬,间歇时松弛变软的规律进行观察。

(3)胎心监护:产程开始后应每隔 1~2 小时于宫缩间歇时听胎心,每次应听 1 分钟,进入活跃期后或宫缩强、密时应 15~30 分钟听一次。正常胎心率为 110~160 次/min。胎心听取的方法有两种,即听诊器法及胎心监护仪描记。胎心监护仪是将探头置于胎心音最响亮的部位,用窄腹带固定于腹壁上,观察胎心率的变化及其与宫缩、胎动的关系。

(4)宫口扩张及胎头下降:阴道检查:检查者手指向后触及尾骨尖端,了解其活动度,再查两侧坐骨棘是否突出并确定胎头位置,然后了解宫口扩张大小。未破膜者可在胎头前方触到有弹性的羊膜囊,已破膜者可直接触到胎头。若无胎头水肿且位置较低,宫口开大,同时了解矢状缝及囟门,确定胎方位。若触及有血管搏动的条索状物,应高度警惕脐带先露或脐带脱垂,需及时处理。由于阴道检查能了解骨盆大小,并直接触清宫口四周边缘,准确估计宫口扩张、宫颈管消退、胎膜是否已破、胎先露部及位置,并可减少肛查时手指进出肛门次数以降低感染概率,因此阴道检查有取代肛门检查之趋势,但阴道检查应注意消毒。如宫口扩张及胎头下降程度不明、疑有脐带先露或脐带脱垂、轻度头盆不称经试产 4 小时,产程进展缓慢等,此检查尤为重要。

(5)破膜时的监护:一旦破膜应立即听胎心,同时观察羊水流出量、颜色及性状。胎头仍浮动者需卧床以防脐带脱垂;破膜超过 12 小时仍未分娩者应给予抗生素预防感染。

(二)第二产程

1. 临床表现

(1)屏气:宫口开全后,胎膜大多已自然破裂。胎头下降加速,当胎头降至骨盆出口而压迫骨盆底组织时,产妇有排便感,不自主地向下屏气。

(2)胎头拨露与着冠:随着胎头的下降,会阴逐渐膨隆和变薄,肛门括约肌松弛。宫缩时胎头进一步下降露出阴道口外,并不断增大,宫缩间歇时,胎头又回缩到阴道内,反复数次,称胎头拨露。当胎头双顶径越过骨盆出口时,宫缩间歇胎头也不回缩,称胎头着冠(图 9-12)。

(3)胎儿娩出:胎头着冠后,会阴体极度扩张,当胎头枕骨到达耻骨联合下时,出现仰伸等一系列动作,娩出胎头。随后胎肩及胎体相应娩出,后

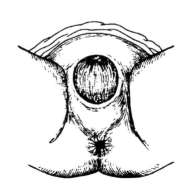

图 9-12 胎头着冠

羊水随之流出,完成胎儿娩出全过程。

2. 监护及处理

(1)重点监护:在严密监护下,如果胎儿情况良好,可适度延长第二产程的观察时间。①密切监测胎心:胎头拨露前,每15分钟1次,有胎儿电子监护仪全程监护更佳;②指导产妇正确屏气,即与宫缩一致,起到加强宫缩的作用,以利于胎儿娩出;③准备接产。

(2)接产准备:初产妇宫口开全、经产妇宫口扩张4cm以上且宫缩规律有力时,应作好接产准备。①消毒外阴:让产妇取膀胱截石位,在臀下放一便盆,先用肥皂液擦洗外阴部,顺序是大阴唇→小阴唇→阴阜→大腿内上1/3→会阴及肛门周围。然后用温开水冲净肥皂水。消毒前用消毒干纱布球盖住阴道口,防止冲洗液流入阴道。随后取下阴道口的纱布球和臀下的便盆,臀下铺消毒巾。②准备接产:接产者严格按无菌操作规程洗手、戴手套及穿手术衣,打开产包,铺好消毒巾准备接产。

(3)接产:其目的是帮助胎儿按分娩机制娩出及保护会阴防止损伤。接产要领:协助胎头俯屈的同时,注意保护会阴,尽量使胎头以最小径线(枕下前囟径)在宫缩间歇时缓缓地通过阴道口。此步骤是防止会阴撕裂的关键,需产妇与接产者充分合作方能做到。接产者还必须正确娩出肩,娩出时也要注意保护好会阴。

(4)保护会阴:接产者站在产妇右侧,当宫缩时胎头拨露,会阴体变薄,应开始保护会阴。即将右手张开,以大鱼际肌顶住会阴部,宫缩间歇时手放松,以免过久压迫造成会阴水肿。为避免会阴撕裂,初产妇常在胎头即将着冠时行会阴切开术。

(5)会阴切开术:会阴切开指征:会阴过紧或胎儿过大,估计分娩时会阴撕裂难以避免者或母儿有病理情况急需结束分娩者。目前,多采用限制性会阴切开术,即当有会阴切开指征时才予以切开,不行常规切开。

会阴切开术包括会阴正中切开术及会阴后-侧切开术(图9-13)。①会阴正中切开术:于宫缩时沿会阴后联合中线垂直切开,长约2cm,切勿损伤肛门括约肌。此法有剪开组织少、出血量少、术后局部组织肿胀及疼痛均较轻微等优点,但切口容易自然延长撕裂肛门括约肌。胎儿大、接产技术不熟练者不宜采用。②会阴左侧后-侧切开术:阴部局部浸润麻醉及神经阻滞麻醉生效后,术者右手用钝头直剪定位于会阴后联合中线向左侧45°方向,于宫缩时以左手中、示两指伸入阴道内,撑起左侧阴道壁并切开会阴,一般切开长度为4~5cm。左手引导的目的在于保护胎头不受损伤。注意事项:当会阴高度膨隆时切开角度应为60°~70°;切开阴道黏膜长度应与皮肤切口长度一致;会阴切开后出血较多,不应过早切开并注意止血;缝合应在胎盘娩出后进行。

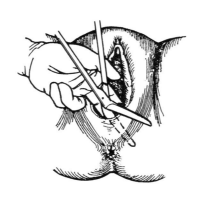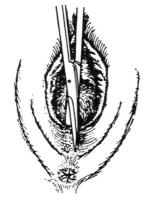

图9-13 会阴正中切开术及会阴后-侧切开术

(6)协助胎儿娩出:宫缩时在保护会阴的同时,左手轻轻下压拨露出的胎头枕部,协助胎头俯屈及下降。胎头着冠后,应控制娩出力,左手协助胎头仰伸,宫缩时让产妇张口呼吸,不用屏气,宫缩间歇时稍向下屏气,使胎儿于宫缩间歇时娩出。胎儿娩出后应立即清洁口鼻,使呼吸道通畅,然后再按分娩机制顺序娩出胎儿(图9-14)。

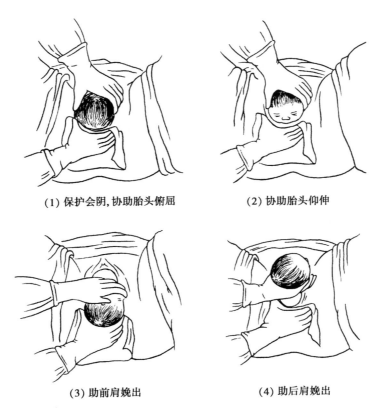

(1) 保护会阴,协助胎头俯屈　　　　　(2) 协助胎头仰伸

(3) 助前肩娩出　　　　　(4) 助后肩娩出

图9-14　接产步骤

（7）脐带绕颈的处理：脐带绕颈占妊娠的 13.7% ~ 20%。当胎头娩出发现脐带绕颈一周且较松时,应将脐带顺胎肩推下或从胎头滑下；若绕颈过紧或在 2 周以上时,则用两把血管钳夹住脐带从中剪断,可松解脐带(图 9-15)。

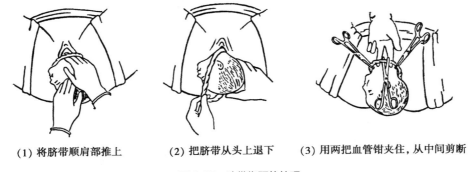

(1) 将脐带顺肩部推上　　(2) 把脐带从头上退下　　(3) 用两把血管钳夹住,从中间剪断

图9-15　脐带绕颈的处理

（8）新生儿处理：断脐后应首先清理呼吸道,再使新生儿啼哭,以免发生吸入性肺炎。为了判断新生儿有无窒息及其严重程度,通常用阿普加评分(Apgar score)。阿普加评分的体征依据为：新生儿出生后 1 分钟内的心率、呼吸、肌张力、喉反射和皮肤颜色。每项正常为 2 分,10 分为满分,表示新生儿情况良好,详见表9-5。

表9-5　新生儿Apgar评分法

体征	0分	1分	2分
每分钟心率	0	<100 次	≥100 次
呼吸	0	浅慢,不规则	佳,哭声响亮
肌张力	松弛	四肢稍屈曲	四肢屈曲,活动好
喉反射	无反射	有些动作	咳嗽,恶心
皮肤颜色	全身苍白	身体红,四肢青紫	全身粉红

1分钟评分反映在宫内的情况,而5分钟及以后的评分则反映复苏效果,与预后密切相关。临床恶化以皮肤颜色最敏感,以呼吸为基础,依次为皮肤颜色→呼吸→肌张力→反射→心率。Apgar评分在7分以下表示有新生儿缺氧。

(三)第三产程

1. 临床表现

(1)胎盘剥离征象:胎儿娩出后,宫腔容积明显缩小,胎盘不能相应缩小,而与子宫壁错位剥离。剥离面有出血形成胎盘后血肿,在宫缩的作用下,剥离面不断扩大,直到完全剥离娩出。在此过程中,所能观察到的胎盘剥离征象有:①宫底升达脐上,宫体变硬呈球形;②剥离的胎盘降至子宫下段,使阴道口外露的一段脐带自行延长;③阴道少量流血;④耻骨联合上方轻压子宫下段,外露的脐带不再回缩(图9-16)。

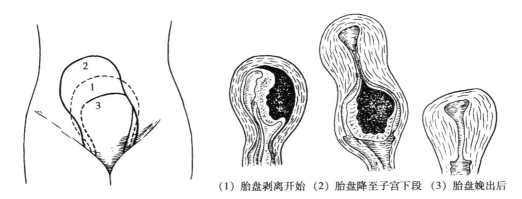

(1)胎盘剥离开始 (2)胎盘降至子宫下段 (3)胎盘娩出后

图9-16 胎盘剥离时子宫的形状

(2)胎盘剥离及排出的方式:有胎儿面娩出式及母体面娩出式两种。胎儿面娩出式即胎盘从中央开始剥离而后向周围剥离,胎儿面先排出,随后少量阴道流血,常见;母体面娩出式为胎盘从边缘开始剥离,血液沿剥离面流出,先有较多阴道流血,再有胎盘母体面排出,不常见。

2. 监护及处理

(1)协助胎盘娩出:确认胎盘已完全剥离后,应在宫缩时以左手握住宫底并按压,右手牵引脐带,当胎盘娩出至阴道口时,接产者用双手握住胎盘朝一个方向旋转并缓慢向外牵拉,协助胎盘胎膜完全排出(图9-17)。

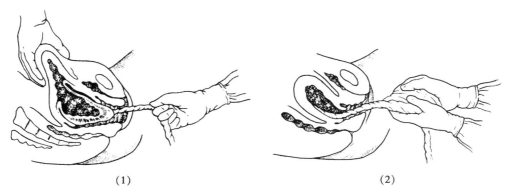

(1)　　　　　　　　　　(2)

图9-17 协助胎盘娩出

(2)检查胎盘、胎膜:将胎盘铺平,检查胎盘的母体面有无胎盘小叶缺损,再将胎盘提起,检查胎膜是否完整,胎盘边缘有无血管断裂等,及时发现副胎盘。副胎盘为一较小的胎盘,与正常胎盘相邻,两者间有血管相连(图9-18)。若有副胎盘、部分胎盘残留或较多胎膜残留时,应在无菌操作下伸手入宫腔取出残留组织并进行清宫术。

（3）检查软产道：胎盘娩出后，应仔细检查外阴、阴道及宫颈有无裂伤及其程度，进行相应的处理。

（4）预防产后出血：胎儿娩出后，立即在孕妇臀下放一弯盘收集阴道流血，正确估计出血量。正常分娩一般不超过 300ml。若胎盘未剥离而出血量多，应行手取胎盘，并配合宫缩剂的使用加速胎盘剥离而减少出血。如遇既往有产后出血史或易出现宫缩乏力的产妇（如分娩次数≥5 次的多产妇、多胎妊娠、羊水过多、滞产等），可在胎儿前肩娩出时静注缩宫素 10～20U，也可在胎儿前肩娩出后立即肌注缩宫素 10U 或缩宫素 10U 加于 0.9% 氯化钠注射液 20ml 内静脉快速注入，均能促使胎盘迅速剥离减少出血。若胎儿已娩出 30 分钟，胎盘仍未排出，应排空膀胱，按压子宫及静脉注射缩宫素促使胎盘排出，必要时行手取胎盘术。若胎盘娩出后出血多，可经下腹部直接以前列腺素制剂（如卡前列氨丁三醇注射液）子宫体注射或肌内注射，并将缩宫素 20U 加于 5% 葡萄糖液 500ml 内静滴。

［附］手取胎盘术：术者更换手术衣及手套，再次消毒外阴，将右手合拢呈圆锥状直接伸进宫腔，手掌面朝向胎盘母体面，手指并拢以掌尺侧缘轻慢地将胎盘从边缘开始逐渐与子宫壁分离，左手则在腹部按压宫底，亦可让助手帮助按压宫底（图 9-19）。等确认胎盘已全部剥离方可取出胎盘。

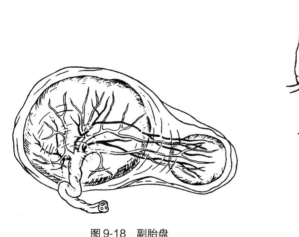

图 9-18　副胎盘

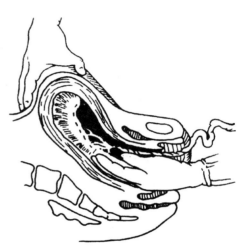

图 9-19　手取胎盘术

（四）分娩镇痛

分娩镇痛是指用药物或精神疗法减少产妇在分娩过程中的疼痛。在医学疼痛指数中，分娩疼痛仅次于烧灼伤痛而位居第二，焦虑和疼痛引起的各种应激反应对母婴均不利。分娩镇痛，可以缩短产程，减少剖宫产率，减少产后出血量，降低胎儿缺氧和新生儿窒息。分娩镇痛包括药物和非药物两种。药物性分娩镇痛的方法有：①分娩时镇痛所用的药物有地西泮、哌替啶、一氧化二氮等；②椎管内阻滞镇痛，包括硬膜外镇痛、腰 - 硬联合阻滞、连续蛛网膜下隙阻滞等；③静脉分娩镇痛，主要用于不适合实施椎管内阻滞镇痛的产妇，如拒绝接受穿刺、腰椎有病变、发热和对局部麻醉药过敏的产妇等。瑞芬太尼因其特殊的药理特性使之成为静脉分娩镇痛研究的热点。

相对于药物镇痛，非药物性镇痛由于其创伤小、无药物副反应而受到青睐。非药物性镇痛的方法有：①精神镇痛法（拉玛泽疗法），该方法是运用呼吸分散注意力，以减轻产痛；导乐（Doula）陪伴分娩是国际上推荐的一种回归自然的精神分娩镇痛方式；其他还有音乐疗法、变换体位、水中分娩等。②针刺镇痛法是通过穴位刺激而使痛阈值增高的一种分娩镇痛方法，有较为确切的效果。但因选穴不一，手法不同而使镇痛效果出现差异，镇痛效果评定标准各异，故尚待进一步系统研究。

（张　华）

先兆临产的症状包括：胎儿下降感、假临产及见红。一旦出现有规律且逐渐增强的宫缩，持续 30 秒或以上，间歇 5~6 分钟，且伴随着宫缩，有进行性的宫颈管消失、宫口扩张及胎先露部下降，即为临产。分娩全过程即总产程，是指从规律宫缩开始至胎儿胎盘娩出的过程，临床分为三个产程。分别为：第一产程是指从规律宫缩开始到宫口开全。第二产程是指从宫口开全到胎儿娩出。经产妇通常较快。第三产程，是指从胎儿娩出到胎盘娩出。各产程均有相应的监护指标和处理措施。

复习思考题

1. 临产开始的诊断标准。

2. 产程的定义及分类。

3. 第一产程潜伏期及活跃期的定义及其所需时间。

4. 阴道自然分娩接产的要领及保护会阴的时机。

5. 胎盘剥离的征象。

第十章　异 常 分 娩

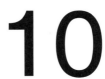

学习目标

掌握　异常分娩的病因、临床表现及处理流程；产力异常、骨产道异常、持续性枕横（后）位的分类、临床表现、诊断及处理。

熟悉　产程异常的诊断标准；子宫收缩乏力的预防与处理；臀先露的分类、诊断和处理。

了解　子宫收缩乏力的病因及对母儿的影响；子宫收缩过强的分类、诊断、处理；骨产道异常对母儿的影响；软产道异常、胎位异常的分类；胎头高直位、前不均倾位、面先露、复合先露的定义；肩先露的诊断、预防和处理。

异常分娩(abnormal labor)又称难产(dystocia),其影响因素包括产力、产道、胎儿及精神心理因素,这些因素既相互影响又互为因果关系。任何一个或一个以上的因素发生异常及四个因素间相互不能适应,而使分娩进程受到阻碍,称异常分娩。

第一节　概论

学习目标

掌握	异常分娩的病因和临床表现;异常分娩的处理流程。
熟悉	产程异常的诊断标准。

异常分娩时,必须早期识别,同时综合分析产力、产道、胎儿及精神心理因素,如骨盆狭窄可导致胎位异常及宫缩乏力,宫缩乏力亦可引起胎位异常,其中宫缩乏力和胎位异常可以纠正,从而转化为正常。寻找异常分娩的病因,及时作出正确判断,恰当处理,保证分娩顺利和母胎安全。

一、病因

最常见为产力、产道及胎儿异常。

1. 产力异常　包括各种收缩力异常(子宫、腹肌及膈肌、肛提肌),其中主要是子宫收缩力异常。子宫收缩力异常又分为收缩乏力(协调性子宫收缩乏力及不协调性子宫收缩乏力)及过强(协调性子宫收缩过强及不协调性子宫收缩过强)。子宫收缩乏力可致产程延长或停滞;子宫收缩过强可引起急产或严重的并发症。

2. 产道异常　包括骨产道异常及软产道异常,以骨产道狭窄多见。骨产道狭窄(入口、中骨盆、出口),可导致产力异常或胎位异常。骨产道过度狭窄,即使正常大小的胎儿也难以通过(头盆不称)。

3. 胎儿异常　包括胎位异常(头先露异常、臀先露及肩先露等)及胎儿相对过大和胎儿发育异常。

二、临床表现

胎先露异常、胎儿发育异常、骨产道严重狭窄或软产道异常,在产前容易诊断。而多数的异常分娩是在分娩过程中表现出来。

1. 母体表现

(1)产妇全身衰竭症状:产程延长,产妇烦躁不安、体力衰竭、进食减少。严重者出现脱水、代谢性酸中毒及电解质紊乱,肠胀气或尿潴留。

(2)产科情况:表现为子宫收缩乏力或过强、过频;宫颈水肿或宫颈扩张缓慢、停滞;胎先露下降延缓或停滞。严重时,子宫下段极度拉长、出现病理缩复环、子宫下段压痛、血尿、先兆子宫破裂甚至子宫破裂。头盆不称或胎位异常时,先露部与骨盆之间有空隙,前后羊水交通,前羊膜囊受力不均,宫缩时胎膜承受压力过大而发生胎膜早破。因此,胎膜早破往往是异常分娩的征兆,必须查明有无头盆不称或胎位异常。

2. 胎儿表现

(1)胎头未衔接或延迟衔接:临产后胎头高浮,宫口扩张5cm以上胎头仍未衔接或才衔接为衔接异常,提示入口平面有严重的头盆不称或胎头位置异常。

(2)胎位异常:胎头位置异常是导致头位难产的首要原因,有胎方位衔接异常如高直位、不均倾位,有内旋转受阻如持续性枕后位及枕横位,胎头姿势异常如胎头仰伸呈前顶先露、额先露及面先露,胎头侧屈呈前不均倾。胎头位置异常使胎头下降受阻,宫颈扩张延缓、停滞,继发宫缩乏力。

（3）胎头水肿或血肿：产程进展缓慢或停滞时,胎头先露部位软组织长时间受产道挤压或牵拉使骨膜下血管破裂,形成胎头水肿（又称产瘤）或头皮血肿。

（4）胎儿颅骨缝过度重叠：分娩过程中,通过颅骨缝轻度重叠,可以缩小胎头体积,有利于胎儿娩出。但骨产道狭窄致产程延长时,胎儿颅骨缝过度重叠,表明存在明显头盆不称。

（5）胎儿窘迫：产程延长,尤其第二产程延长,导致胎儿缺氧,胎儿代偿能力下降或失代偿可出现胎儿窘迫征象。

3. 产程异常　常见以下 4 种类型,可单独存在,也可合并存在。

（1）潜伏期延长（prolonged latent phase）：从临产规律宫缩开始至宫颈口扩张 6cm 称为潜伏期。初产妇>20 小时；经产妇>14 小时称为潜伏期延长。

（2）活跃期延长（protracted active phase）：从宫颈口扩张 6cm 开始至宫颈口开全称为活跃期。活跃期宫颈口扩张速度<0.5cm/h 称为活跃期延长。

（3）活跃期停滞（arrested active phase）：当破膜且宫颈口扩张≥6cm 后,如宫缩正常,宫颈口停止扩张≥4 小时；如宫缩欠佳,宫颈口停止扩张≥6 小时称为活跃期停滞。

（4）第二产程延长（protracted second stage）：初产妇>3 小时,经产妇>2 小时（硬膜外麻醉镇痛分娩时,初产妇>4 小时,经产妇>3 小时）,产程无进展（胎头下降和旋转）,称为第二产程延长。

三、处理

原则应以预防为主,尽可能做到产前预测,产时及时识别,针对原因适时处理。无论出现哪种产程异常,均需仔细评估子宫收缩力、胎儿大小与胎位、骨盆狭窄程度以及头盆关系是否相称等,综合分析决定分娩方式。

1. 阴道试产　若无明显的头盆不称,原则上应尽量阴道试产。试产过程中,若出现产程异常,再进行及时处理。

（1）潜伏期延长：由于难以确定准确的临产时间而使潜伏期延长的诊断很困难。潜伏期延长不是剖宫产的指征。宫颈口位于 0～3cm 而潜伏期超过 8 小时,首先除外假临产,可予哌替啶 100mg 肌肉注射,宫缩消失者为假临产,同时纠正不协调性子宫收缩,当宫缩协调后常可进入活跃期。如用镇静剂后宫缩无改善,可给予缩宫素静滴。宫颈口开大≥3cm 而 2～4 小时无进展,应给予人工破膜和缩宫素静脉滴注,以促进产程进展。

（2）活跃期延长或停滞：活跃期延长时,首先应做阴道检查详细了解骨盆情况及胎方位,如无明显头盆不称及严重的胎头位置异常,可行人工破膜,配合缩宫素静脉滴注加强产力,促进产程进展。发现胎方位异常如枕横位或枕后位,可手转胎头矫正胎位。活跃期停滞提示头盆不称,应行剖宫产术。

（3）第二产程延长：第二产程胎头下降延缓时,要高度警惕头盆不称,应立即行阴道检查,了解中骨盆平面或出口平面的情况、胎方位、胎头位置高低、胎头水肿或颅骨重叠情况；如无头盆不称或严重胎头位置异常,可用缩宫素加强产力；如胎头为枕横位或枕后位,可徒手旋转胎头为枕前位,避免第二产程延长。第二产程延长,而胎头下降至 S+3 水平,可行产钳或胎头吸引器助产术；胎头位置在≤S+2 水平以上,应及时行剖宫产术。

2. 剖宫产　产程过程中一旦发现严重的胎位异常如胎头呈高直后位、前不均倾位、额先露及颏后位,应停止阴道试产,立即行剖宫产术结束分娩。骨盆绝对性狭窄或胎儿过大、明显头盆不称、肩先露或臀先露尤其是足先露时,应行择期剖宫产术。产力异常发生病理性缩复环或先兆子宫破裂时,不论胎儿是否存活,应抑制宫缩同时行剖宫产术。产程中出现胎儿窘迫而宫口未开全,胎头位置在≤+2 水平以上,也应考虑行剖宫产术。

（漆洪波）

第二节 产力异常

产力是分娩的动力，产力中以子宫收缩力为主，子宫收缩力贯穿于分娩全过程。在分娩过程中，子宫收缩的节律性、对称性及极性不正常或强度、频率有改变，称子宫收缩力异常，简称产力异常（abnormal uterine action）。临床上子宫收缩力异常分为子宫收缩乏力（简称宫缩乏力）和子宫收缩过强（简称宫缩过强）两类，每类又分为协调性子宫收缩和不协调性子宫收缩（图10-1）。

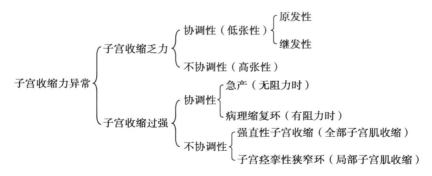

图10-1 子宫收缩力异常的分类

一、子宫收缩乏力

（一）病因

1. 头盆不称或胎位异常 由于胎儿先露部下降受阻，不能紧贴子宫下段及宫颈内口，不能引起反射性子宫收缩,导致继发性宫缩乏力。

2. 子宫局部因素 子宫肌纤维过度伸展(如多胎妊娠、巨大胎儿、羊水过多等)使子宫肌纤维失去正常收缩能力。高龄产妇、经产妇或宫内感染者、子宫肌纤维变性、结缔组织增生而影响子宫收缩。子宫发育不良、子宫畸形、子宫肌瘤等,均可引起原发性宫缩乏力。

3. 精神因素 产妇恐惧及精神过度紧张使大脑皮质功能紊乱,待产时间长、睡眠减少、疲乏、膀胱充盈、临产后进食不足以及过多地消耗体力、水及电解质紊乱,均可导致宫缩乏力。

4. 内分泌失调 临产后产妇体内缩宫素、乙酰胆碱和前列腺素合成与释放不足,或子宫对这些促进子宫收缩的物质敏感性降低,以及雌激素不足致缩宫素受体量少,均可导致宫缩乏力。

5. 药物影响 产程早期使用大剂量解痉、镇静、镇痛剂及宫缩抑制剂如硫酸镁、哌替啶、吗啡、盐酸利托君等,可以使宫缩受到抑制。

（二）临床表现及诊断

临床表现与其临床分类有关。

1. 按发生时期分为:

（1）原发性宫缩乏力:产程开始就出现子宫收缩乏力。

（2）继发性宫缩乏力:即产程早期宫缩正常,于活跃期或第二产程时宫缩减弱,常见于中骨盆与骨盆出口平面狭窄,胎先露部下降受阻,持续性枕横位或枕后位等。

2. 按宫缩乏力的特点分为:

（1）协调性宫缩乏力:其特点为子宫收缩具有正常的节律性、对称性和极性,但收缩力弱,低于180Montevideo单位,持续时间短,间歇期长且不规律,宫缩<2次/10分钟。当宫缩高峰时,宫体隆起不明显,用手指压宫底部肌壁仍可出现凹陷。协调性宫缩乏力多属继发性宫缩乏力,此种宫缩乏力对胎儿影响不大。

（2）不协调性宫缩乏力:其特点为子宫收缩的极性倒置,宫缩的兴奋点不是起自两侧宫角部,而是来自子宫下段的一处或多处冲动,子宫收缩波由下向上扩散,收缩波小而不规律,频率高,节律不协调,宫缩时宫底部不强,而是子宫下段强,宫缩间歇期子宫壁也不完全松弛,这种宫缩不能使宫口如期扩张,不能使胎先露部如期下降,属于无效宫缩。此种宫缩乏力多属于原发性宫缩乏力,故需与假临产鉴别。鉴别方法是给予镇静剂哌替啶100mg肌内注射,能使宫缩停止者为假临产,不能使宫缩停止者为原发性宫缩乏力。这些产妇往往有头盆不称和胎位异常,使胎先露部不能紧贴子宫下段及宫颈内口,不能引起反射性子宫收缩。产妇自觉下腹部持续疼痛、拒按,烦躁不安,严重者出现脱水、电解质紊乱、肠胀气、尿潴留、胎盘-胎儿循环障碍,出现胎儿窘迫。产科检查:下腹部有压痛,胎位触不清,胎心不规律,宫口扩张早期缓慢或停滞,潜伏期延长,胎先露部下降延缓或停滞。

（三）对母儿影响

1. 对产妇的影响 由于产程延长,产妇休息不好,进食少,精神与体力消耗,可出现疲乏无力、肠胀气、排尿困难等,严重时可引起脱水、酸中毒、低钾血症,影响子宫收缩,手术产率升高。第二产程延长,膀胱被压迫于胎先露部(特别是胎头)与耻骨联合之间,可导致组织缺血、水肿、坏死。胎膜早破以及频繁阴道检查增加感染机会。产后宫缩乏力容易引起产后出血,并使产褥感染率增加。

2. 对胎儿的影响 宫缩乏力导致产程延长,胎头和脐带受压时间过久,易发生胎儿窘迫和手术助产率升高。不协调性宫缩乏力不能使子宫壁完全放松,对胎盘-胎儿循环影响大,容易发生胎儿窘迫。

（四）处理

1. 协调性宫缩乏力 不论是原发性还是继发性宫缩乏力,首先应寻找原因,检查有无头盆不称与胎位异常,阴道检查了解宫颈扩张和胎先露部下降情况。若发现有头盆不称或胎位异常,估计不能经阴道分娩者,应及时行剖宫产术;若判断无头盆不称和胎位异常,估计能经阴道分娩者,应采取加强宫缩的措施。

（1）第一产程

1）一般处理:消除产妇对分娩的顾虑和紧张情绪,指导其休息、饮食及大小便,注意补充营养与水分。

不能进食者静脉补充营养,排尿困难时应及时导尿。破膜6小时以上应给予抗生素预防感染。

2)加强子宫收缩:经上述一般处理,子宫收缩力仍弱,诊断为协调性宫缩乏力,产程无明显进展,可选用下列方法加强宫缩:

①人工破膜:宫口扩张≥3cm、无头盆不称、胎头已衔接而产程延缓者,可行人工破膜。破膜后,胎头直接紧贴子宫下段及宫颈内口,引起反射性子宫收缩,加速产程进展。破膜前必须检查有无脐带先露,破膜应在宫缩间歇期进行。破膜后术者手指应停留在阴道内,经过1~2次宫缩待胎头入盆后,术者再将手指取出,以免脐带脱垂,同时观察羊水量、性状和胎心变化。破膜后宫缩仍不理想,可用缩宫素静脉滴注加强宫缩。②缩宫素静脉滴注:适用于协调性宫缩乏力、胎心良好、胎位正常、头盆相称者。原则是以最小浓度获得最佳宫缩,一般将缩宫素配制于0.9%生理盐水中,从1~2mU/min开始,根据宫缩强弱进行调整,调整间隔为15~30分钟,每次增加1~2mU/min为宜,最大给药剂量通常不超过20mU/min,维持宫缩时宫腔内压力达50~60mmHg,宫缩间隔2~3分钟,持续40~60秒。对于不敏感者,可酌情增加缩宫素给药剂量。

应用缩宫素时,应有医生或助产士在床旁守护,监测宫缩、胎心、血压及产程进展等状况。评估宫缩强度的方法有3种:①触诊子宫;②电子胎心监护;③宫腔内导管测量子宫收缩力,计算Montevideo单位(MU),MU的计算是将10分钟内每次宫缩产生的压力(mmHg)相加而得。一般临产时宫缩强度为80~120MU,活跃期宫缩强度为200~250MU,应用缩宫素促进宫缩时必须达到200~300MU时,才能引起有效宫缩。若10分钟内宫缩≥5次、宫缩持续1分钟以上或胎心率异常,应立即停止滴注缩宫素。外源性缩宫素在母体血中的半衰期为1~6分钟,故停药后能迅速好转,必要时加用镇静剂。若发现血压升高,应减慢缩宫素滴注速度。由于缩宫素有抗利尿作用,水的重吸收增加,可出现尿少,需警惕水中毒的发生。有明显产道梗阻或伴瘢痕子宫者不宜应用。

经上述处理,如出现活跃期停滞或胎儿窘迫征象时,应及时行剖宫产术。

(2)第二产程:若无头盆不称,于第二产程期间出现宫缩乏力时,也应加强宫缩,给予缩宫素静脉滴注促进产程进展。若胎头双顶径已通过坐骨棘平面,等待自然分娩,或行产钳助产术或胎头吸引术结束分娩;若胎头仍未衔接或出现胎儿窘迫征象时,应行剖宫产术。

(3)第三产程:为预防产后出血,当胎儿前肩娩出时,可静脉推注缩宫素10U,并同时给予缩宫素10~20U静脉滴注,加强子宫收缩,促使胎盘剥离与娩出及子宫血窦关闭。产程长、破膜时间长,给予抗生素预防感染。

2. 不协调性宫缩乏力 处理原则是调节子宫收缩,恢复正常节律性和极性。给予镇静剂哌替啶100mg或吗啡10mg肌内注射,使产妇充分休息,休息后不协调性宫缩多能恢复为协调性宫缩。在宫缩恢复协调性之前,严禁应用缩宫素。若经上述处理,不协调性宫缩未能得到纠正,或出现胎儿窘迫征象,或伴有头盆不称和胎位异常,应行剖宫产术。若不协调性宫缩已被纠正,但宫缩仍较弱时,按协调性宫缩乏力处理。

二、子宫收缩过强

(一)协调性子宫收缩过强

1. 临床表现及诊断 子宫收缩的节律性、对称性和极性均正常,仅子宫收缩力过强、过频(10分钟内宫缩≥5次),宫腔压力≥60mmHg。宫口扩张速度≥5cm/h(初产妇)或≥10cm/h(经产妇),产道无阻力,分娩在短时间内结束,总产程<3h结束分娩,称为急产(precipitous labor),以经产妇多见。若存在产道梗阻或瘢痕子宫,宫缩过强时可能出现病理缩复环(pathologic retraction ring),甚至发生子宫破裂。

2. 对母儿影响

(1)对产妇的影响:宫缩过强、过频,产程过快,可致产妇宫颈、阴道以及会阴撕裂伤。胎先露部下降受阻时,可发生子宫破裂。宫缩过强使宫腔内压力增高,增加羊水栓塞的风险。接产时来不及消毒可致产褥感染。胎儿娩出后子宫肌纤维缩复不良,易发生胎盘滞留或产后出血。

(2)对胎儿及新生儿的影响:宫缩过强、过频影响子宫胎盘血液循环,易发生胎儿窘迫、新生儿窒息甚至死亡。无准备的分娩,来不及接产,新生儿易发生感染。若新生儿坠地可致骨折、外伤。

3. 处理 应以预防为主,有急产史的孕妇,应提前住院待产。临产后慎用缩宫药物及其他促进宫缩的处理方法,如灌肠、人工破膜等。提前做好接产及新生儿复苏的准备。胎儿娩出时,嘱产妇勿向下屏气。若急产来不及消毒及新生儿坠地者,新生儿应给予维生素 K_1 1mg/kg 肌内注射,预防颅内出血,并尽早肌内注射精制破伤风抗毒素 1500U。产后仔细检查宫颈、阴道、外阴,若有撕裂应及时缝合。若属未消毒的接产,应给予抗生素预防感染。

(二)不协调性子宫收缩过强

1. 强直性子宫收缩(tetanic contraction of uterus) 其特点是子宫强烈收缩,失去节律性,宫缩无间歇。常见于缩宫药物使用不当时,如缩宫素静滴剂量过大、肌肉注射缩宫素或米索前列醇引产等。

(1)临床表现及诊断:产妇烦躁不安,持续性腹痛,拒按。胎位触不清,胎心听不清。有时可出现病理缩复环、血尿等先兆子宫破裂征象。

(2)处理:一旦确诊为强直性子宫收缩,应及时给予宫缩抑制剂,如 25% 硫酸镁 20ml 加于 5% 葡萄糖液 20ml 内缓慢静脉推注(不少于 5 分钟),或肾上腺素 1mg 加于 5% 葡萄糖液 250ml 内静脉滴注。若合并产道梗阻,应立即行剖宫产术。若胎死宫内可用乙醚吸入麻醉,若仍不能缓解强直性宫缩,应行剖宫产术。

2. 子宫痉挛性狭窄环(constriction ring of uterus) 其特点是子宫局部平滑肌呈痉挛性不协调性收缩形成的环状狭窄,持续不放松,称为子宫痉挛性狭窄环。狭窄环可发生在宫颈、宫体的任何部分,多在子宫上下段交界处,也可在胎体某一狭窄部,以胎颈、胎腰处常见,多因精神紧张、过度疲劳以及不适当地应用缩宫药物或粗暴地进行阴道内操作所致(图 10-2)。

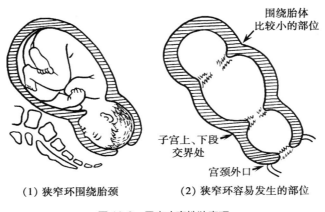

(1)狭窄环围绕胎颈　　(2)狭窄环容易发生的部位

图 10-2　子宫痉挛性狭窄环

(1)临床表现及诊断:产妇出现持续性腹痛,烦躁不安,宫颈扩张缓慢,胎先露部下降停滞,胎心时快时慢。阴道检查时在宫腔内触及较硬而无弹性的狭窄环,此环与病理缩复环不同,特点是不随宫缩上升。

(2)处理:应认真寻找并及时纠正导致子宫痉挛性狭窄环的原因。停止阴道内操作及停用缩宫药物等。若无胎儿窘迫征象,给予镇静剂如哌替啶 100mg 或吗啡 10mg 肌内注射,25% 硫酸镁 20ml 加于 5% 葡萄糖注射液 20ml 内缓慢静注,等待异常宫缩自然消失。当宫缩恢复正常时,可行阴道助产术或等待自然分娩。若经上述处理子宫痉挛性狭窄环不能缓解,宫口未开全,胎先露部较高,或出现胎儿窘迫征象,应立即行剖宫产术。若胎死宫内,宫口已开全,可行乙醚麻醉,经阴道分娩。

(漆洪波)

产力异常包括子宫收缩乏力和子宫收缩过强两类，每类又分为协调性子宫收缩和不协调性子宫收缩。子宫收缩乏力可由头盆不称、胎位异常、子宫局部因素、精神因素、内分泌失调及药物等引起，可导致产程延长、产后出血、胎儿窘迫、产妇水电解质紊乱、手术产率增加、产褥感染率增加、新生儿窒息等母儿并发症。协调性宫缩乏力的处理原则是加强子宫收缩，包括人工破膜和缩宫素静脉滴注等。不协调性宫缩乏力的处理原则是调节子宫收缩。协调性宫缩过强可导致急产和病理性缩复环。不协调性宫缩过强可导致强直性子宫收缩和子宫痉挛性狭窄环。

1. 协调性和不协调性宫缩乏力的区别。
2. 协调性宫缩乏力时加强子宫收缩的方法。
3. 缩宫素静脉滴注的适应证、原则和方法。

第三节　产道异常

产道异常包括骨产道异常及软产道异常，临床上以骨产道异常多见，产道异常可使胎儿娩出受阻。

一、骨产道异常

骨盆径线过短或形态异常，致使骨盆腔小于胎先露部可通过的限度，阻碍胎先露部下降，影响产程顺利进展，称为狭窄骨盆（contracted pelvis）。狭窄骨盆可以为一个径线过短或多个径线同时过短，也可以为一个平面狭窄或多个平面同时狭窄。当一个径线狭窄时，要观察同一个平面其他径线的大小，再结合整个骨盆腔大小与形态进行综合分析，作出正确判断。

（一）分类

1. **骨盆入口平面狭窄**（contracted pelvic inlet）　以扁平型骨盆为代表，主要为骨盆入口平面前后径狭窄，分3级（表10-1）。扁平型骨盆常见以下两种类型：

（1）单纯扁平骨盆：骨盆入口呈横扁圆形，骶岬向前下突出，使骨盆入口前后径缩短而横径正常。

（2）佝偻病性扁平骨盆：骨盆入口呈横的肾形，骶岬向前突，骨盆入口前后径短，骶骨变直向后翘，尾骨呈钩状突向骨盆出口平面。由于坐骨结节外翻，耻骨弓角度增大，骨盆出口横径变宽。

2. **中骨盆平面狭窄**（contracted midpelvis）　中骨盆平面狭窄较入口平面狭窄更常见，主要见于男型骨盆及类人猿型骨盆，以坐骨棘间径及中骨盆后矢状径狭窄为主，分3级（表10-1）。

3. 骨盆出口平面狭窄（contracted pelvic outlet） 常与中骨盆平面狭窄相伴行，主要见于男型骨盆，以坐骨结节间径及骨盆出口后矢状径狭窄为主，分为3级（表10-1）。中骨盆平面和出口平面的狭窄常见以下两种类型：

（1）漏斗型骨盆（funnel shaped pelvis）：骨盆入口各径线值正常，两侧骨盆壁内收，状似漏斗得名。其特点是中骨盆及骨盆出口平面均明显狭窄，使坐骨棘间径和坐骨结节间径缩短，坐骨切迹宽度（骶棘韧带宽度）<2横指，耻骨弓角度<90°，坐骨结节间径加出口后矢状径<15cm，常见于男型骨盆（图10-3）。

（2）横径狭窄骨盆（transversely contracted pelvis）：与类人猿型骨盆类似。骨盆各平面横径均缩短，入口平面呈纵椭圆形（图10-4）。常因中骨盆及骨盆出口平面横径狭窄导致难产。

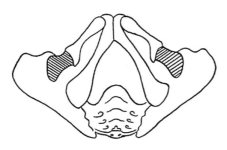
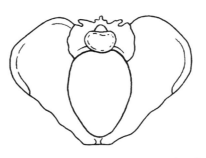
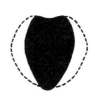

图 10-3　漏斗型骨盆　　　　　　　　　　　　图 10-4　横径狭窄骨盆

表 10-1　骨盆三个平面狭窄的分级

分级	入口平面狭窄		中骨盆平面狭窄		出口平面的狭窄	
	对角径	入口前后径	坐骨棘间径	坐骨棘间径＋中骨盆后矢状径	坐骨结节间径	坐骨结节间径＋出口后矢状径
Ⅰ级（临界性）	11.5cm	10cm	10cm	13.5cm	7.5cm	15.0cm
Ⅱ级（相对性）	10.0～11.0cm	8.5～9.5cm	8.5～9.5cm	12.0～13.0cm	6.0～7.0cm	12.0～14.0cm
Ⅲ级（绝对性）	≤9.5cm	≤8.0cm	≤8.0cm	≤11.5cm	≤5.5cm	≤11.0cm

4. 骨盆三个平面狭窄 骨盆外形属正常女型骨盆，但骨盆三个平面各径线均比正常值小 2cm 或更多，称为均小骨盆（generally contracted pelvis），多见于身材矮小、体形匀称的妇女。

5. 畸形骨盆 指骨盆失去正常形态及对称性，包括跛行及脊柱侧凸所致的偏斜骨盆和骨盆骨折所致的畸形骨盆。偏斜骨盆的特征是骨盆两侧的侧斜径（一侧髂后上棘与对侧髂前上棘间径）或侧直径（同侧髂后上棘与髂前上棘间径）之差>1cm（图 10-5）。骨盆骨折常见于尾骨骨折使尾骨尖前翘或骶尾关节融合使骨盆出口前后径缩短，导致骨盆出口狭窄而影响分娩。

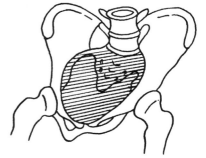

图 10-5　偏斜骨盆

（二）临床表现

1. 骨盆入口平面狭窄的临床表现

（1）胎头衔接受阻：一般情况下初产妇在预产期前 1～2 周或临产前胎头已衔接，即胎头双顶径进入骨盆入口平面，颅骨最低点达坐骨棘水平。若骨盆入口狭窄时，即使已经临产胎头仍未入盆，初产妇腹部多呈尖腹，经产妇呈悬垂腹，经检查胎头跨耻征阳性。胎位异常如臀先露、面先露或肩先露的发生率是正常骨盆的 3 倍。偶有胎头尚未衔接，阴道口见到胎头产瘤的假象，误认为胎头位置较低，此时在耻骨联合上方仍可触及胎头双顶径，多见于扁平骨盆且盆腔较浅时。

（2）若已临产，根据骨盆狭窄程度、产力强弱、胎儿大小及胎位情况不同，临床表现也不尽相同：①骨盆临界性狭窄：若胎位、胎儿大小及产力正常，胎头常以矢状缝在骨盆入口横径衔接，多取后不均倾势，即后顶骨先入盆，后顶骨逐渐进入骶凹处，再使前顶骨入盆，则矢状缝位于骨盆入口横径上成头盆均倾势，可经阴道分娩。临床表现为潜伏期及活跃期早期延长，活跃期晚期产程进展顺利。若胎头迟迟不入盆，此时常出现胎膜早破及脐带脱垂，其发生率为正常骨盆的 4～6 倍。胎头不能紧贴宫颈内口诱发反射性宫缩，常出现继发性宫缩乏力，潜伏期延长，宫颈扩张缓慢。②骨盆绝对性狭窄：即使产力、胎儿大小及胎位均正常，胎头仍不能入盆，常发生梗阻性难产。产妇出现腹痛拒按、排尿困难，甚至尿潴留等症状。检查可见产妇下腹压痛、耻骨联合分离、宫颈水肿，甚至出现病理缩复环、肉眼血尿等先兆子宫破裂征象，若未及时处理则可发生子宫破裂。如胎先露部嵌入骨盆入口时间较长，血液循环障碍，组织坏死，可形成泌尿生殖道瘘。在强大的宫缩压力下，胎头颅骨重叠，严重时可出现颅骨骨折及颅内出血。

2. 中骨盆平面狭窄的临床表现

（1）胎头能正常衔接：潜伏期及活跃期早期进展顺利。当胎头下降达中骨盆时，由于内旋转受阻，胎头双顶径被阻于中骨盆狭窄部位之上，常出现持续性枕横位或枕后位。同时出现继发性宫缩乏力，活跃期晚期及第二产程延长甚至第二产程停滞。

（2）胎头受阻于中骨盆：胎头降至中骨盆时，有一定可塑性的胎头开始变形，颅骨重叠，胎头受压，使软组织水肿，产瘤较大，严重时可发生颅内出血及胎儿窘迫。若中骨盆狭窄程度严重，且宫缩较强，可发生先兆子宫破裂及子宫破裂。强行阴道助产，可导致严重软产道裂伤及新生儿产伤。

3. 骨盆出口平面狭窄的临床表现　骨盆出口平面狭窄与中骨盆平面狭窄常同时存在。若单纯骨盆出口平面狭窄者，第一产程进展顺利，胎头达盆底受阻，第二产程停滞，继发性宫缩乏力，胎头双顶径不能通过出口横径。强行阴道助产，可导致严重软产道裂伤及新生儿产伤。

（三）诊断

在分娩过程中，骨盆是个不变因素。在估计分娩难易时，骨盆是首先考虑的一个重要因素。在妊娠期间应评估骨盆有无异常，有无头盆不称，及早做出诊断，以决定适当的分娩方式。

1. 病史　询问产妇有无佝偻病、脊髓灰质炎、脊柱和髋关节结核以及外伤史。若为经产妇，应了解既往有无难产史及新生儿有无产伤等。

2. 全身检查　测量身高，孕妇身高<145cm 应警惕均小骨盆。观察孕妇体形，步态有无跛足，有无脊柱及髋关节畸形，米氏菱形窝是否对称等。

3. 腹部检查

（1）一般检查：观察腹部形态，尖腹及悬垂腹者提示可能有骨盆入口平面狭窄。腹尺测量子宫底高度，四步触诊法了解胎先露、胎方位及先露是否衔接。超声检查胎先露部与骨盆关系，测量胎儿腹围和双顶径等，预测胎儿体重，判断能否通过骨产道。

（2）评估头盆关系：正常情况下，部分初孕妇在预产期前 1～2 周，经产妇于临产后，胎头应入盆。若已临产，胎头仍未入盆，则应充分估计头盆关系。检查头盆是否相称的具体方法：孕妇排空膀胱后仰卧，两腿伸直，检查者一手放在耻骨联合上方，另一手将胎头向骨盆腔方向推压。若胎头低于耻骨联合平面，称胎头跨耻征阴性，提示头盆相称；若胎头与耻骨联合在同一平面，称胎头跨耻征可疑阳性，提示可疑头盆不称；若胎头高于耻骨联合平面，称胎头跨耻征阳性，提示头盆不称（cephalopelvic disproportion, CPD）。对出现跨耻征阳性的孕妇，应让其取两腿屈曲半卧位，再次检查胎头跨耻征，若转为阴性，提示为骨盆倾斜度异常，而不是头盆不称。头盆不称提示可能有骨盆相对性或绝对性狭窄，但是不能单凭胎头跨耻征阳性轻易做出临床诊断，需要观察产程进展或试产后方可做出最终诊断。

4. 评估骨盆大小　主要通过产科检查评估骨盆大小。检查内容包括：测量对角径、中骨盆前后径、出口前后径、出口后矢状径、坐骨结节间径及耻骨弓角度等；检查骶岬是否突出、坐骨切迹宽度、坐骨棘内突程度、骶凹弧度及骶尾关节活动度等。骨盆各平面径线<正常值 2cm 或以上为均小骨盆。对角径<11.5cm，

骶岬突出为骨盆入口平面狭窄，属扁平骨盆。坐骨切迹宽度间接反映中骨盆后矢状径大小，中骨盆平面狭窄及骨盆出口平面狭窄往往同时存在，因此通过测定坐骨结节间径、出口后矢状径、耻骨弓角度、坐骨棘内凸程度及坐骨切迹宽度，间接判断中骨盆狭窄程度；坐骨结节间径<8cm，坐骨结节间径与出口后矢状径之和<15cm，耻骨弓角度<90°，坐骨切迹宽度<2横指时，为中骨盆平面和出口平面狭窄，属漏斗型骨盆。

（四）对母儿的影响

1. 对产妇的影响 若为骨盆入口平面狭窄，影响胎先露部衔接，容易发生胎位异常，若为中骨盆平面狭窄，影响胎头内旋转，容易发生持续性枕横位或枕后位。由于胎头下降受阻，常引起继发性宫缩乏力，导致产程延长或停滞，使手术助产、产后出血以及软产道裂伤增多。产道受压过久，可形成生殖道瘘；严重梗阻性难产若不及时处理，可导致先兆子宫破裂，甚至子宫破裂。因胎膜早破、手术助产增加以及产程异常行阴道检查次数过多，产褥感染机会亦增加。

2. 对胎儿及新生儿的影响 骨盆入口狭窄使胎头高浮，容易发生胎膜早破及脐带脱垂；产程延长，胎头受压，缺氧缺血容易发生颅内出血；手术助产机会增多，易发生新生儿产伤及感染。

（五）分娩时处理

骨盆绝对性狭窄已很少见，临床多见的是骨盆临界性或相对性狭窄。分娩时应明确狭窄骨盆的类型和程度，了解产力、胎方位、胎儿大小、胎心率、宫口扩张程度、胎先露下降程度、破膜与否，同时结合年龄、产次、既往分娩史进行综合分析、判断，决定分娩方式。

1. 骨盆入口平面狭窄的处理

（1）绝对性骨盆入口狭窄：骨盆入口前后径≤8.0cm，对角径≤9.5cm，胎头跨耻征阳性者，足月活胎不能入盆，不能经阴道分娩，应行剖宫产术结束分娩。

（2）相对性骨盆入口狭窄：骨盆入口前后径8.5~9.5cm，对角径10.0~11.0cm，胎头跨耻征可疑阳性。足月胎儿体重<3000g，产力、胎位及胎心均正常时，可在严密监护下进行阴道试产。试产充分与否的判断，除参考宫缩强度外，应以宫口扩张程度为衡量标准。骨盆入口狭窄的试产应使宫口扩张至3~4cm以上。胎膜未破者可在宫口扩张≥3cm时行人工破膜。若破膜后宫缩较强，产程进展顺利，多数能经阴道分娩。试产过程中若出现宫缩乏力，可用缩宫素静脉滴注加强宫缩。试产后胎头仍迟迟不能入盆，宫口扩张停滞或出现胎儿窘迫征象，应及时行剖宫产术结束分娩。

2. 中骨盆平面狭窄的处理 中骨盆平面狭窄主要导致胎头俯屈及内旋转受阻，易发生持续性枕横位或枕后位。产妇多表现活跃期或第二产程延长及停滞、继发性宫缩乏力等。若宫口开全，胎头双顶径达坐骨棘水平或更低，可经阴道徒手旋转胎头为枕前位，待其自然分娩，或行产钳助产或胎头吸引术助产。若胎头双顶径未达坐骨棘水平，或出现胎儿窘迫征象，应行剖宫产术结束分娩。

3. 骨盆出口平面狭窄的处理 骨盆出口平面狭窄阴道试产应慎重。临床上常用坐骨结节间径与出口后矢状径之和估计出口大小。若两者之和>15cm时，多数可经阴道分娩，有时需行产钳助产或胎头吸引术助产。若两者之和≤15cm，足月胎儿不易经阴道分娩，应行剖宫产术结束分娩。

4. 均小骨盆的处理 若估计胎儿不大，产力、胎位及胎心均正常，头盆相称，可以阴道试产，通常可通过胎头变形和极度俯屈，以胎头最小径线通过骨盆腔，可能经阴道分娩。若胎儿较大，头盆不称，胎儿不能通过产道，应及时行剖宫产术。

5. 畸形骨盆的处理 根据畸形骨盆种类、狭窄程度、胎儿大小、产力等情况具体分析。若畸形严重，明显头盆不称者，应及时行剖宫产术。

二、软产道异常

软产道包括阴道、宫颈、子宫及盆底软组织。软产道异常也可导致异常分娩，但相对少见。软产道异常可由先天发育异常及后天疾病引起。

（一）阴道异常

1. **阴道横隔**　多位于阴道上、中段,在横隔中央或稍偏一侧常有一小孔,易被误认为宫颈外口。在分娩时应仔细检查。阴道横隔影响胎先露部下降,当横隔被撑薄,此时可在直视下自小孔处将横隔作 X 形切开。待分娩结束再切除剩余的隔,用可吸收线间断或连续锁边缝合残端。若横隔高且坚厚,阻碍胎先露部下降,则需行剖宫产术结束分娩。

2. **阴道纵隔**　阴道纵隔若伴有双子宫、双宫颈,位于一侧子宫内的胎儿下降,通过该侧阴道分娩时,纵隔被推向对侧,分娩多无阻碍。当阴道纵隔发生于单宫颈时,有时纵隔位于胎先露部的前方,胎先露部继续下降,若纵隔薄可自行断裂,分娩无阻碍。若纵隔厚阻碍胎先露部下降时,须在纵隔中间剪断,待分娩结束后,再剪除剩余的隔,用可吸收线间断或连续锁边缝合残端。

3. **阴道包块**　包括阴道囊肿、阴道肿瘤和阴道尖锐湿疣。阴道壁囊肿较大时,阻碍胎先露部下降,此时可行囊肿穿刺抽出其内容物,待产后再选择时机进行处理。阴道内肿瘤阻碍胎先露部下降而又不能经阴道切除者,应行剖宫产术,原有病变待产后再行处理。阴道尖锐湿疣并不少见,较大或范围广的尖锐湿疣可阻塞产道,阴道分娩可能造成严重的阴道裂伤,以行剖宫产术为宜。

（二）宫颈异常

1. **宫颈粘连和瘢痕**　宫颈粘连和瘢痕可为损伤性刮宫、感染、手术和物理治疗所致。宫颈粘连和瘢痕易致宫颈性难产。轻度的宫颈膜状粘连可试行粘连分离、机械性扩展或宫颈放射状切开,严重的宫颈粘连和瘢痕应行剖宫产术。

2. **宫颈坚韧**　常见于高龄初产妇,宫颈成熟不良,缺乏弹性或精神过度紧张使宫颈挛缩,宫颈不易扩张。分娩时可静脉推注地西泮 10mg。也可于宫颈两侧各注入 0.5% 利多卡因 5～10ml,若不见缓解,应行剖宫产术。

3. **宫颈水肿**　多见于扁平骨盆、持续性枕后位或潜伏期延长,宫口未开全时过早使用腹压,致使宫颈前唇长时间被压于胎头与耻骨联合之间,血液回流受阻引起水肿,影响宫颈扩张。轻者可抬高产妇臀部,减轻胎头对宫颈压力,也可于宫颈两侧各注入 0.5% 利多卡因 5～10ml 或地西泮 10mg 静脉推注,待宫口近开全时,用手将水肿的宫颈前唇上推,使其逐渐越过胎头,即可经阴道分娩。若经上述处理无明显效果,可行剖宫产术。

4. **宫颈癌**　癌肿质硬而脆,经阴道分娩易致宫颈裂伤、出血及癌肿扩散,应行剖宫产术。

（三）子宫异常

1. **子宫畸形**　包括中隔子宫、双子宫、双角子宫等,子宫畸形时难产发生概率明显增加;胎位和胎盘位置异常的发生率增加;易出现子宫收缩乏力、产程异常、宫颈扩张慢和子宫破裂。子宫畸形合并妊娠者,临产后应严密观察,适当放宽剖宫产手术指征。

2. **瘢痕子宫**　包括曾经行剖宫产术、穿过子宫内膜的肌瘤挖除术、输卵管间质部及宫角切除术、子宫成形术的孕妇,瘢痕子宫再孕分娩时子宫破裂的风险增加。近年来由于初产妇剖宫产率升高,剖宫产后再孕分娩者增加,但并非所有曾行剖宫产的妇女再孕后均须剖宫产。剖宫产后阴道分娩(vaginal birth after previous caesarean delivery, VBAC)应根据前次剖宫产术式、指征、术后有无感染、术后再孕间隔时间、既往剖宫产次数、有无紧急剖宫产的条件以及本次妊娠胎儿大小、胎位、产力及产道情况等综合分析决定。若只有一次剖宫产史、切口为子宫下段横切口、术后无感染、术后再孕间隔时间超过两年且胎儿体重适中时,剖宫产后阴道试产(trial of labor after previous cesarean delivery, TOLAC)成功率较高。阴道试产过程中发现子宫破裂征象,应紧急剖宫产同时修补子宫破口,必要时需切除子宫。

（四）盆腔肿瘤

1. **子宫肌瘤**　较小的肌瘤没有阻塞产道可经阴道分娩,肌瘤待分娩后再行处理。子宫下段及宫颈部位的较大肌瘤可占据盆腔或阻塞骨盆入口,阻碍胎先露部下降,宜行剖宫产术。

2. 卵巢肿瘤　妊娠合并卵巢肿瘤时，由于卵巢随子宫提升，子宫收缩的激惹和胎儿先露部下降的挤压，卵巢肿瘤容易发生蒂扭转、破裂和感染。卵巢肿瘤位于骨盆入口阻碍胎先露衔接者，应行剖宫产术，并同时切除卵巢肿瘤。

（漆洪波）

学习小结

产道异常包括骨产道异常（骨盆狭窄）及软产道异常，以骨产道异常多见。骨盆狭窄可分为骨盆入口平面狭窄、中骨盆平面狭窄、骨盆出口平面狭窄、均小骨盆及畸形骨盆。中骨盆平面狭窄常合并骨盆出口平面狭窄，常见于漏斗型骨盆（男型骨盆）和横径狭窄骨盆（类人猿型骨盆）。产科检查评估骨盆大小是诊断骨盆狭窄的主要方法。分娩时应明确骨盆狭窄的类型和程度，结合产力、胎方位、胎儿大小、胎心率等进行综合分析判断，决定分娩方式。软产道异常包括阴道、宫颈和子宫异常及盆腔肿瘤，均可导致异常分娩。

复习思考题

1. 骨盆三个平面狭窄的分级。

2. 评估骨盆大小的方法。

第四节　胎位异常

学习目标

掌握	持续性枕横（后）位的诊断和处理。
熟悉	臀先露的分类、诊断和处理。
了解	胎位异常的临床分类；胎头高直位、前不均倾位、面先露、复合先露的定义；肩先露的诊断、预防和处理。

【临床病例 10-1】

产妇，28 岁，孕 2 产 0，妊娠 39^{+5} 周，规律宫缩 8 小时，14 时 30 分阴道检查：头先露，宫口开大 6cm，胎方位 LOT，先露"0 位"，胎膜已破，羊水清，胎心率 147 次 /min，宫缩 20 秒 /7min，估计胎儿体重为 3400g。18 时 15 分再次阴道检查：宫口开大 6cm，先露"0 位"，骨盆测量：坐骨结节间径 7.5cm，坐骨结节间径加出口后矢状径为 15cm。

思考

1. 该产妇目前的诊断及诊断依据？

2. 如何处理？

胎位异常是造成难产的常见原因之一。分娩时,正常胎位(枕前位)约占90%。胎位异常约占10%,胎头位置异常居多,占6%～7%,臀先露占3%～4%,肩先露少见。胎头在骨盆腔内旋转受阻时可发生持续性枕横(后)位,胎头俯屈不良时可出现面先露、胎头高直位,另外还有前不均倾位等。

一、持续性枕横位、枕后位

在分娩过程中,胎头多以枕后位或枕横位衔接。在胎头的下降过程中,强有力的宫缩使绝大多数胎头发生内旋转,转成枕前位自然分娩。而只有5%～10%产妇的胎头枕骨不能转向前方,持续直至分娩后期仍位于母体骨盆后方或侧方,致使分娩发生困难者,称持续性枕横位(persistent occipito transverse position)或持续性枕后位(persistent occipito posterior position)。国外报道发病率均为5%左右。

（一）病因

1. 骨盆异常   常发生在男型骨盆或类人猿型骨盆。这两类骨盆入口平面前半部较狭窄,后半部较宽,胎头容易以枕后位或枕横位衔接。同时常伴有中骨盆狭窄,影响胎头在中骨盆平面向前旋转,为适应骨盆形态,而成为持续性枕后位或持续性枕横位。此外,扁平骨盆前后径短小,均小骨盆各径线均小,容易使胎头以枕横位衔接,胎头俯屈不良,旋转困难,使胎头枕横位嵌顿在中骨盆形成持续性枕横位。

2. 胎头俯屈不良   持续性枕横(后)位胎头俯屈不良,以枕额径(11.3cm)通过产道,较枕下前囟径(9.5cm)增加1.8cm,影响胎头在骨盆腔内旋转。若以枕后位衔接,胎儿脊柱与母体脊柱接近,不利于胎头俯屈,前囟成为胎头下降的最低部位,而最低点又常转向骨盆前方,当前囟转至前(侧)方,胎头枕部转至后(侧)方,形成持续性枕横(后)位。

3. 子宫收缩乏力   影响胎头下降、俯屈及内旋转,容易造成持续性枕横(后)位。反过来,持续性枕横(后)位使胎头下降受阻,也容易导致宫缩乏力,两者互为因果关系。

4. 其他   前置胎盘、膀胱充盈、宫颈肌瘤、头盆不称、胎儿发育异常等均可影响胎头内旋转,形成持续性枕横(后)位。

（二）诊断

1. 临床表现   临产后胎头衔接较晚及俯屈不良,胎先露部不易紧贴子宫下段及宫颈内口,常导致子宫收缩乏力及宫口扩张缓慢。枕骨持续性位于骨盆后方压迫直肠,枕后位的产妇自觉肛门坠胀及排便感,致使宫口尚未开全时过早使用腹压,发生宫颈前唇水肿和产妇疲劳,影响产程进展。持续性枕横(后)位常致活跃晚期及第二产程延长。若在阴道口已见到胎发,多次宫缩时屏气却不见胎头继续下降,应想到是持续性枕后位。

2. 腹部检查   胎背偏向母体后方或侧方,前腹壁容易触及胎儿肢体,且在胎儿肢体侧容易听及胎心。若胎头已衔接,可在胎儿肢体侧耻骨联合上方扪及胎儿下颏部。

3. 肛门或阴道检查   肛门检查感盆腔后部空虚考虑为枕后位。阴道检查若胎头矢状缝位于骨盆左斜径上,前囟在骨盆右前方,后囟(枕部)在骨盆左后方则为枕左后位,反之为枕右后位。若胎头矢状缝位于骨盆横径上,后囟在骨盆左侧方,则为枕左横位,反之为枕右横位(图10-6)。当出现胎头水肿、颅骨重叠、囟门触不清时,需行阴道检查借助胎儿耳廓及耳屏位置及方向判定胎位,若耳廓朝向骨盆后方,诊断为枕后位;若耳廓朝向骨盆侧方,诊断为枕横位。

4. 超声检查   根据胎头颜面及枕部位置,能准确探清胎方位。

（三）分娩机制

1. 枕后位   枕后位内旋转时向后旋转45°,使矢状缝与骨盆前后径一致。胎儿枕部朝向骶骨呈正枕后位,其分娩方式有:

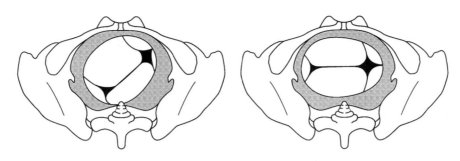

图 10-6　枕右后位、枕右横位

（1）胎头俯屈较好：胎头继续下降至前囟先露抵达耻骨联合下时，以前囟为支点，胎头继续俯屈使顶部及枕部自会阴前缘娩出。继之胎头仰伸，相继由耻骨联合下娩出额、鼻、口、颏。此为枕后位经阴道分娩最常见的方式。

（2）胎头俯屈不良：当鼻根出现在耻骨联合下时，以鼻根为支点，胎头先俯屈，从会阴前缘娩出前囟、顶部及枕部，然后胎头仰伸，使鼻、口、颏部相继由耻骨联合下娩出。因胎头以较大的枕额周径旋转，胎儿娩出更加困难，多需手术助产。

2. 枕横位　枕横位时虽能经阴道分娩，多数需旋转胎头成枕前位娩出。

（四）对母儿的影响

引起继发性宫缩乏力，产程延长，常需手术助产。容易发生软产道损伤，产后出血及感染机会增多。胎头长时间压迫产道，易发生组织缺血坏死脱落，形成生殖道瘘。产程延长可出现胎儿窘迫和新生儿窒息，增加围生儿的死亡率。

（五）处理

持续性枕后位及枕横位若骨盆无异常、胎儿不大时，可以试产。试产时应严密观察产程，注意胎头下降、宫口扩张程度、宫缩强弱及胎心有无改变。

1. 第一产程

（1）潜伏期：保证产妇充分休息与营养，可注射哌替啶。让产妇向胎儿肢体方向侧卧，以利胎头枕部转向前方。若宫缩乏力，可使用缩宫素。

（2）活跃期：宫口开全之前不宜过早用力屏气。除外头盆不称后，在宫口开大 3cm 后可行人工破膜同时阴道检查，了解骨盆大小，静脉滴注缩宫素加强宫缩，可能经阴道分娩。如果在试产过程中出现胎儿窘迫征象或经人工破膜、静脉滴注缩宫素等处理效果不佳，每小时宫口开大<0.5cm 或无进展时，应行剖宫产术结束分娩。

2. 第二产程　进展缓慢，应行阴道检查。当胎头双顶径已达坐骨棘平面或更低时，可行徒手转动胎儿头部，使矢状缝与骨盆出口前后径一致，呈正枕前位，这样可自然分娩或阴道助产（低位产钳助产术或胎头吸引术）。当转动胎位有困难时，也可向后转成正枕后位，再行产钳助产术，分娩时应注意会阴的保护。胎头位置较高时需行剖宫产术结束分娩。

3. 第三产程　因产程延长，容易发生产后宫缩乏力，胎盘娩出后应立即静注或肌注子宫收缩剂，以防发生产后出血。应做好新生儿复苏准备。有软产道裂伤者，应及时修补。

二、胎头高直位

胎头以不屈不仰姿势衔接，其矢状缝与骨盆入口前后径相一致，称为胎头高直位（sincipital presentation）。包括：①胎头枕骨向前靠近耻骨联合者称胎头高直前位，也称枕耻位（occipito pubic position）；②胎头枕骨向后靠近骶岬者称胎头高直后位，又称枕骶位（occipito sacral position）。胎头高直位并不多见，发病率 0.6% ～ 1.6%。

（一）原因

头盆不称是胎头高直位发生最常见的原因。常见于骨盆入口平面狭窄、扁平骨盆、均小骨盆及横径狭小骨盆，特别当胎头过大时易发生胎头高直位。腹壁松弛及腹直肌分离易致胎背朝向母体前方，胎头高浮，当宫缩时易形成胎头高直位。胎膜早破时，可能使胎头矢状缝被固定在骨盆前后径上，形成胎头高直位。

（二）诊断

在临产后胎头俯屈不良，下降缓慢或不下降，宫口扩张缓慢，产程延长。产妇感耻骨联合部位疼痛。腹部检查胎头跨耻征阳性，高直后位时，胎儿肢体靠近腹前壁，在耻骨联合上方可清楚触及胎儿下颏，高直前位时不易触及胎儿肢体，胎心在近腹中线位置稍高听得最清楚。高直前位时，胎头入盆困难，活跃早期宫口扩张延缓或停滞，一旦胎头入盆产程进展顺利，若胎头不能衔接，表现为活跃期停滞。高直后位时，胎头不能通过骨盆入口，胎头高浮，易发生潜伏期延长、先兆子宫破裂或子宫破裂。阴道检查见胎头的矢状缝与骨盆入口的前后径一致，后囟在耻骨联合后，前囟在骶骨前，为胎头高直前位，反之为胎头高直后位。超声检查可探清胎头双顶径与骨盆入口横径一致，胎头矢状缝与骨盆入口前后径一致。

（三）分娩机制

1. **高直后位**　胎头枕部及胎背与母体腰骶部贴近，较长的胎头矢状缝位于较短的骨盆入口前后径上，使胎头处于高浮状态迟迟不能入盆，临产后，妨碍胎头俯屈及下降，需行剖宫产术结束分娩。

2. **高直前位**　胎儿脊柱朝向母体腹壁，有屈曲的余地，在宫缩的作用下，由于杠杆的作用，使胎头极度俯屈，以胎头枕骨在耻骨联合后方为支点，使前囟和额部先后沿骶岬下滑入盆衔接、下降，双顶径达坐骨棘平面以下时，待胎头极度俯屈的姿势纠正后，以正枕前位或枕前位经阴道分娩。如胎头无法入盆，需行剖宫产术结束分娩。

（四）处理原则

胎头高直前位时，估计胎儿不大，骨盆正常，产力强，应给予充分的试产机会，仅在试产失败时再行剖宫产术结束分娩。胎头高直后位时，一经确诊应行剖宫产术。

三、前不均倾位

枕横位入盆的胎头前顶骨先入盆，称为前不均倾位（anterior asynelitism）。发生率为 0.50% ~ 0.81%。常易发生在头盆不称、骨盆倾斜度过大、腹壁松弛时。

（一）诊断

由于胎头后顶骨不能入盆，即使衔接也难以顺利下降，多出现胎头下降停滞，产程延长。因前顶骨紧嵌于耻骨联合后方，压迫尿道，导致尿潴留，压迫宫颈前唇，导致宫颈前唇水肿及胎膜早破，甚至可出现胎儿头皮水肿及胎儿窘迫。前不均倾位的胎头不易入盆，在临产早期，腹部检查于耻骨联合上方可扪及胎头的前顶部。在产程进展中，胎头继续侧屈使胎头与胎肩折叠于骨盆入口处，因胎头折叠于胎肩之后使胎肩高于耻骨联合平面，于耻骨联合上方只能触到一侧胎肩而触不到胎头，易误认为胎头已入盆。肛门及阴道检查发现胎头矢状缝在骨盆入口横径上向后移靠近骶岬侧，同时前后囟一起后移。盆腔后半部空虚。若有产瘤多数位于前顶骨（图 10-7）。

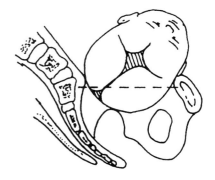

图 10-7　前不均倾位

（二）分娩机制

胎头前顶骨先入盆，由于耻骨联合的后方平直而无凹陷，前顶骨紧紧嵌顿于耻骨联合后，使后顶骨无法越过骶岬入盆,需剖宫产结束分娩。

(三)处理

进入产程早期,应指导产妇为减小骨盆的倾斜度,取半卧位或坐位,可以避免胎头以不均倾位衔接,一旦确诊为前不均倾位,除极个别胎儿小、宫缩强、骨盆宽大可予短时间试产外,均应尽快以剖宫产结束分娩。

四、面先露

面先露(face presentation)是指胎头以极度仰伸的姿势通过产道,使胎儿枕部与胎背接触,以颜面为先露,多于临产后发现。发病率为 0.8‰ ~ 2.7‰,经产妇多于初产妇。面先露以颏骨为指示点,有颏左前位、颏左后位、颏右前位、颏右后位、颏左横位、颏右横位 6 种胎位。

(一)病因

骨盆狭窄,阻碍胎头衔接和俯屈有可能导致面先露;头盆不称、脐带过短或脐带绕颈造成胎头极度仰伸,可导致面先露;无脑儿因没有顶骨,自然形成面先露;经产妇悬垂腹时,胎背向前反曲导致面先露;先天性甲状腺肿也可导致面先露。

(二)诊断

因胎头极度仰伸,衔接径线较大,常使入盆受阻,胎体伸直,宫底位置较高。颏前位(mentoanterior position)时胎儿胸部紧贴母体的腹前壁,在孕妇腹前壁容易扪及胎儿肢体,在胎儿肢体侧的母亲的下腹部胎心听得清楚。颏后位(mentoposterior position)时在胎背侧可以触及极度仰伸的枕骨隆突,此为面先露的特征。在耻骨联合上方可触及胎儿枕骨隆突与胎背之间有明显凹沟,胎心听诊较遥远。肛门及阴道检查可扪及高低不平、软硬不均的胎儿颜面部,若宫口开大时可触及胎儿口、鼻、颧骨及眼眶,并根据颏部所在位置确定胎位。超声检查可明确诊断。

(三)分娩机制

在骨盆入口平面很少发生面先露,通常是额先露在胎儿下降过程中胎头进一步仰伸而形成面先露。

1. 颏前位 颏右前位时,胎头以前囟颏径,衔接于骨盆入口左斜径上,下降至中骨盆平面。胎头极度仰伸,颏部为最低点,向左前方转 45°,使颏部达耻骨弓下,形成颏前位。当先露部达盆底,颏部抵住耻骨弓,胎头逐渐俯屈,使口、鼻、眼、额、顶、枕相继自会阴前缘娩出,经复位及外旋转,使胎肩及胎体相继娩出(图 10-8)。

2. 颏后位 胎儿面部到达骨盆底后,若能够内旋转 135°,可以颏前位娩出[图 10-9(1)]。部分产妇因内旋转受阻,胎颈极度伸展,成为持续性颏后位,不能适应产道大弯,故不能经阴道自然娩出[图 10-9(2)],需行剖宫产结束分娩。

3. 颏横位 颏横位时,多数可向前转 90°以颏前位娩出,而持续性颏横位不能自然娩出。

(四)对母儿的影响

胎儿颜面部不规则,不能紧贴子宫下段及宫颈内口,常导致宫缩乏力,产程延长,胎膜早破。颜面部骨质较硬,变形能力差,容易造成会阴裂伤。颏后位时导致梗阻性难产,造成子宫破裂,危及母儿生命。由于胎头受压过久,可引起颅内出血、胎儿窘迫、新生儿窒息。新生儿出生后保持仰伸姿势数日,由于产道挤压,胎儿颜面皮肤青紫、肿胀,尤以口唇为著,常影响吸吮,会厌水肿影响吞咽,需加强护理。

(五)处理原则

面先露均在临产后发生。如出现产程延长及停滞时,应及时行阴道检查。颏前位时,若无头盆不称,产力良好,有可能经阴道自然分娩。若出现继发性宫缩乏力,第二产程延长,可用产钳助娩,但会阴后-侧切开要足够大。若有头盆不称或出现胎儿窘迫征象,应行剖宫产术。持续性颏后位时,难以经阴道分娩,应行剖宫产术结束分娩。颏横位若能转成颏前位,可以经阴道分娩,持续性颏横位常出现产程延长和停滞,应行剖宫产术。

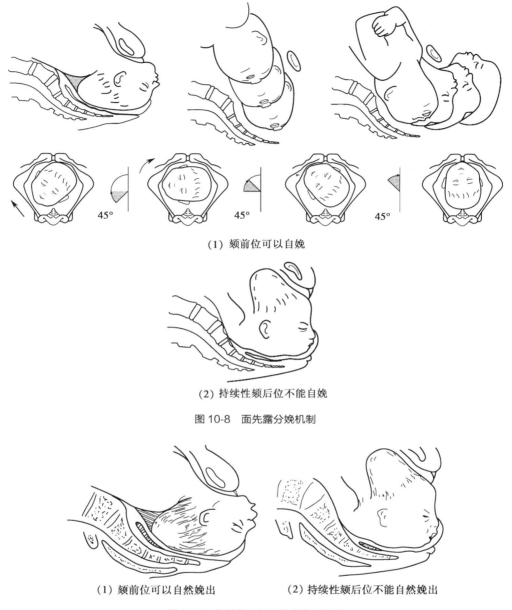

(1) 颏前位可以自娩

(2) 持续性颏后位不能自娩

图 10-8　面先露分娩机制

(1) 颏前位可以自然娩出　　　　(2) 持续性颏后位不能自然娩出

图 10-9　颏前位及颏后位分娩示意图

五、臀先露

臀先露(breech presentation)是最常见的异常胎位,易在产前检查时就做出临床诊断,占妊娠足月分娩总数的3%～4%。臀先露以骶骨为指示点,有骶左(右)前、骶左(右)横、骶左(右)后6种胎位。

(一)病因

1. **胎儿在宫腔内活动范围过大**　腹壁松弛、羊水过多、经产妇以及早产儿羊水相对偏多,胎儿易在宫内自由活动形成臀先露。

2. **胎儿在宫腔内活动范围受限**　子宫畸形如单角子宫、双角子宫等;胎儿异常如无脑儿、脑积水,双胎妊娠等;胎盘附着异常如胎盘附着在宫底宫角部;羊水过少或脐带异常如脐带过短、脐带缠绕,影响胎儿在宫内的活动。

3. 胎头衔接受阻　如骨盆狭窄,肿瘤阻塞产道,前置胎盘或巨大胎儿等。

（二）临床分类

根据胎儿两下肢所取的不同姿势可分为以下 3 类:

1. 单臀（腿直臀）先露（frank breech presentation）　胎儿双髋关节屈曲,双膝关节伸直,以臀部为先露,在臀先露中最多见[图 10-10（1）]。

2. 完全臀（混合臀）先露（complete breech presentation）　在臀位中也较多见,胎儿双髋关节及双膝关节均屈曲,有如盘膝坐,以臀部和双足为先露[图 10-10（2）]。

3. 不完全臀先露（incomplete breech presentation）　较少见。以一足或双足、一膝或双膝,或一足一膝为先露。膝先露多是暂时的,产程开始后常可转为足先露[图 10-10（3）]。

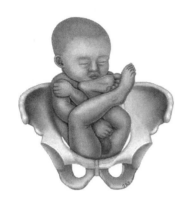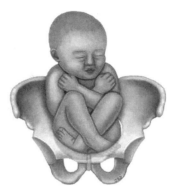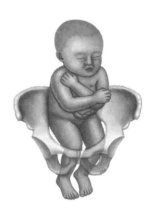

（1）单臀先露　　　　　　　（2）完全臀先露　　　　　　　（3）不完全臀先露

图 10-10　臀位的临床分类

（三）诊断

1. 临床表现　妊娠晚期孕妇常感肋下有圆而硬的胎头,胎动时季肋部因受顶压感疼痛。胎臀不能紧贴子宫下段及宫颈内口,导致胎膜早破、宫缩乏力、产程延长等。

2. 腹部检查　腹部检查于子宫底部可扪及圆而硬且按压时有浮球感的胎头。如胎先露未衔接,在耻骨联合上方可扪及宽而软的胎臀,胎心在脐左（或右）上方听得最清楚。衔接后,胎心位置下移。

3．阴道检查　宫口扩张 3 cm 以上且胎膜已破时,可直接扪及胎臀、胎儿的外生殖器及肛门,应与颜面相鉴别。如果为颜面,口与两颧骨突出点呈三角形,手指放入口内可扪及齿龈和弓状的下颌骨。如果为胎臀,可触及肛门与两坐骨结节连在一条直线上,当手指放入肛门内有括约肌的收缩感,取出手指可见指套上有胎粪。如果扪及胎足,应与胎手相鉴别。

4. 超声检查　经检查可以准确探清臀先露的类型,并估计胎儿大小。

（四）分娩机制

较小且软的臀部先娩出后,较大的胎头常娩出困难,常导致难产。以骶左前位为例加以阐述臀先露分娩机制。

1. 胎臀娩出　临产后,胎臀以粗隆间径衔接于骨盆入口左斜径上,骶骨位于前方。前髋下降稍快位置较低,抵达骨盆底遇到阻力后,前髋向母体左侧内旋转 45°,粗隆间径与母体骨盆出口前后径一致。胎体稍侧屈以适应产道的弯曲度,后髋先从会阴前缘娩出,随即胎体稍伸直,使前髋从耻骨弓下方娩出。继之双腿双足娩出。当胎臀及两下肢娩出后,胎体行外旋转,使胎背转向前方或左前方。

2. 胎肩娩出　胎儿双肩径衔接于骨盆入口左斜径或横径,并沿着此径线逐渐下降,当双肩达骨盆底时,前肩向左旋转 45°至耻骨弓下,使双肩径与骨盆出口前后径一致,后肩及后上肢从会阴前缘娩出,继之前肩及前上肢从耻骨弓下娩出。

3. 胎头娩出 胎头矢状缝衔接于骨盆入口左斜径或横径,逐渐下降,胎头俯屈。当枕骨达骨盆底时,胎头向母体左前方旋转45°,当枕骨下凹到达耻骨弓下时,以此处为支点,使颏、面及额部相继自会阴前缘娩出,然后枕部自耻骨弓下娩出。

(五)对母儿的影响

臀先露临产前易发生胎膜早破,临产后因先露部不能紧贴宫颈内口及子宫下段,易发生继发性宫缩乏力和产程延长。如果在宫口没有开全时强行牵拉,容易造成宫颈撕裂,甚至可以延及子宫下段,产后出血与产褥感染的机会增多。臀先露导致围生儿的发病率与死亡率均增高。臀先露脐带脱垂发生率是头先露的10倍,致胎儿窘迫甚至死亡,胎膜早破、新生儿窒息、颅内出血的发病率均明显高于头先露者。后出头牵出困难,常发生脊柱损伤、脑幕撕裂、臂丛神经损伤、胸锁乳突肌损伤导致的斜颈及颅内出血等。

(六)处理

1. 妊娠期 妊娠30周以前,臀先露较常见,妊娠30周以后由于重力作用大多能自然转成头先露,若仍为臀先露,妊娠36~38周可施行外转胎位术(external cephalic version)纠正。外转胎位术有诱发胎膜早破、胎盘早剥及早产等风险。外转胎位术的禁忌证有:前置胎盘,羊水过少、胎膜早破、胎儿窘迫、胎头过度仰伸、子宫畸形、多胎妊娠、母亲肥胖、瘢痕子宫等。施术前必须做好紧急剖宫产的准备,在超声及电子胎心监护下进行,孕妇平卧,超声确定胎位,操作包括松动胎先露和转胎位两个步骤(图10-11)。

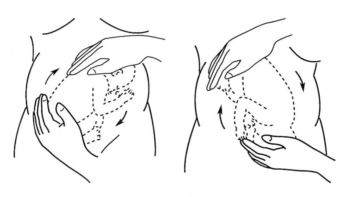

图10-11 臀位外转胎位术

2. 分娩期 临产时应正确判断胎位,并根据产妇年龄、胎产次、骨盆类型、胎儿大小、胎儿是否存活、臀先露类型及有无合并症,于临产初期作出正确判断,决定分娩方式。

(1)择期剖宫产:手术指征:骨盆狭窄、瘢痕子宫、胎儿体重大于3500g、胎儿生长受限、胎儿窘迫、有难产史、妊娠合并症、脐带先露、完全和不完全臀先露等。

(2)阴道分娩:条件是:孕龄≥36周、单臀先露、胎儿体重为2500~3500g、骨盆大小正常、无胎头仰伸、无其他剖宫产指征。

1)第一产程:产妇应取侧卧位,少走动。不宜灌肠,尽量少做肛查及阴道检查,以避免胎膜破裂。一旦破膜,应立即听胎心。如胎心不规律,应检查有无脐带脱垂,如果有脐带脱垂,宫口未开全,胎心尚好,应立即行剖宫产术,同时做好新生儿复苏的准备。如果没有脐带脱垂,则继续严密观察胎心及产程进展。当宫口开大4~5cm时,胎足可经宫口脱出至阴道,此时应消毒外阴,当宫缩时用无菌巾以手掌堵住阴道口,阻止胎臀娩出,以利于宫颈和阴道充分扩张,待宫口开全、阴道充分扩张后,才能让胎臀娩出,此法有利于后出胎头的顺利娩出(图10-12)。在"堵"的过程中,应每间隔10~15分钟听胎心一次,宫口近开全时,要做好接产和新生儿复苏的准备。若宫口已开全,继续"堵"容易引起胎儿窘迫或子宫破裂。

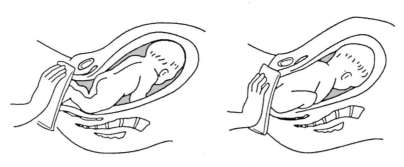

图 10-12　堵臀助宫颈扩张

2）第二产程：接产前，应导尿排空膀胱，初产妇应作会阴后 - 侧切开术。有 3 种娩出方式：①臀位自然分娩：极少见，不作任何牵拉。仅见于经产妇、宫缩强、胎儿小、产道条件好者。②臀助产术：当胎臀自然娩出至脐部后，上肢、胎肩及后出胎头由接产者协助娩出。脐部娩出后 2～3 分钟娩出胎头，最长不能超过 8 分钟。若后出胎头娩出困难，可用单叶产钳助产。③臀牵引术：胎儿全部由接产者牵拉娩出，因对胎儿损害大，现临床上已很少使用。

3）第三产程：因易并发子宫收缩乏力性产后出血，胎盘娩出后，应肌注缩宫素或前列腺素类的制剂。

3. 臀助产术的要领

（1）上肢助产：有滑脱法及旋转胎体法两种。

1）滑脱法：术者用右手握住胎儿双足，向前上方提，使后肩显露于会阴，再用左手食、中指伸入阴道，由胎儿后肩沿上臂至肘关节处，协助将后肩及一侧上肢滑出阴道，然后将胎体放低，前肩及另一侧肢体由耻骨弓下娩出 [图 10-13（1）]。

2）旋转胎体法：术者双手紧握胎儿髋部，两手拇指在背侧，两手另外 4 指在腹侧（避免压迫胎儿腹部），将胎体按逆时针方向旋转，同时稍向下牵拉，右肩及右臂自然从耻骨弓下娩出，再将胎体顺时针方向旋转，娩出左肩及左臂 [图 10-13（2）]。

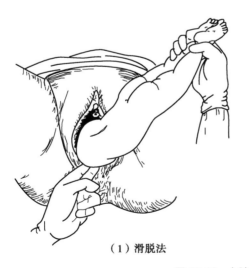

（1）滑脱法　　　　　　　　（2）旋转体位法

图 10-13　上肢助产

（2）胎头助产：先将胎背转至前方，使胎头矢状缝与骨盆出口前后径一致，将胎体骑跨在术者左前臂上，同时术者左手示指及中指扶于胎儿左右上颌骨，术者右手中指压低胎头枕部使其俯屈，示指及无名指置于胎儿左右肩膀上，先向下牵拉，同时助手在产妇耻骨联合上方向下适当加压，使胎儿娩出（图 10-14，图 10-15）。

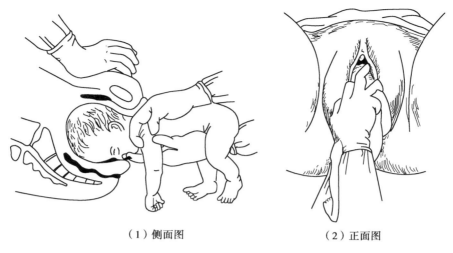

（1）侧面图 （2）正面图

图 10-14 头牵出法

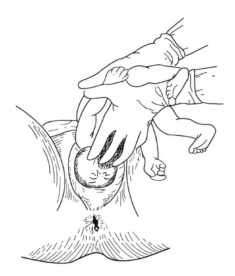

图 10-15 胎头即将娩出

六、肩先露

胎体纵轴与母体纵轴相垂直，胎体横卧于骨盆入口上，称肩先露（shoulder presentation）。肩先露占妊娠足月分娩总数的 0.10%～0.25%，以肩胛骨为指示点，有 4 种胎位，分别是肩左前、肩右前、肩左后、肩右后。

（一）病因及对母儿的影响

肩先露是对母亲和胎儿最不利的一种胎位。其发生的常见原因有：早产儿、前置胎盘、羊水过多、骨盆狭窄、子宫异常或肿瘤、多产妇所致腹壁松弛等。除死胎及早产儿胎体较软，可以折叠娩出外，足月活胎不可能经阴道娩出。容易造成子宫破裂，威胁母儿生命。

（二）诊断

1. 临床表现 胎先露不能紧贴子宫颈或子宫下段，易发生宫缩乏力。胎先露对宫颈压力不均，容易发生胎膜早破，破膜后羊水迅速外流，胎儿上肢或脐部容易脱出，导致胎儿窘迫甚至死亡。

忽略性肩先露：随着宫缩的不断加强，胎肩及胸廓的一部分可以被挤入盆腔内，胎体折叠弯曲，胎儿颈部被拉长，宫口扩张后，上肢可以脱出于阴道口外，胎头和胎臀仍被阻于骨盆入口上方，形成忽略性（嵌顿性）肩先露（neglected shoulder presentation）（图 10-16 ）。

病理缩复环：忽略性肩先露时发生产道梗阻，子宫收缩不断增强，子宫体部由于缩复作用越来越厚，子宫下段被动扩张越来越薄，由于子宫上下段肌壁厚薄相差悬殊，形成环状凹陷，并随宫缩逐渐升高，甚至可以高达脐平面甚至脐上，形成病理缩复环，这是子宫破裂的先兆，若不及时处理，将发生子宫破裂。

2. 腹部检查　根据腹部检查多能确定胎位。

（1）子宫呈横椭圆形，宫底高度低于妊娠周数。

（2）在母体腹部一侧触到胎头，另一侧触到胎臀，子宫底部和耻骨联合上方较空虚。

（3）肩前位时，胎儿的背朝向母体腹壁，扪诊时在母体的腹部触及宽大平坦的胎儿背部；在肩后位时，胎儿肢体朝向母体腹壁，扪诊时在母体的腹部触及不规则的小肢体。胎心在母亲的脐周两侧最清楚。肩先露肛查则不易触及胎先露部。

3. 阴道检查　当胎膜已破，宫口已扩张时，阴道检查可通过肩胛骨和腋窝的指向判断胎位，肩胛骨朝向母体前或后方，可确定肩前位或肩后位。腋窝尖端指向胎儿头端，可确定胎头在母体左或右侧。如胎头在母体右侧，肩胛骨朝向后方，则为肩右后位（图 10-17）。

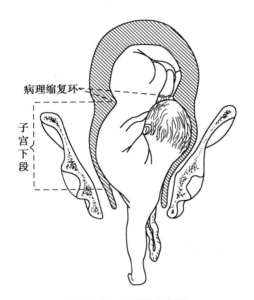

图 10-16　忽略性肩先露

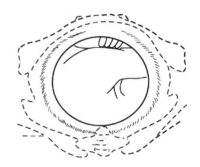

图 10-17　根据腋窝方向及肩胛骨位置确定胎位

当胎手已脱出于阴道口外，可用握手法来鉴别是胎儿左手或右手（检查者只能与胎儿同侧的手相握），肩前位时，检查者可与胎儿的胎方位相反方向的手相握，肩后位时，检查者可与胎儿的胎方位相同方向的手相握。

4. 超声检查　能准确判断胎方位。

（三）处理

1. 妊娠期　做好产前检查，妊娠后期发现肩先露应及时纠正胎位。可采用胸膝卧位。必要时可试行外转胎位术转成头先露，外转胎位术失败，应提前住院待产，并决定分娩方式。

2. 分娩期

（1）初产妇，足月活胎，不论临产与否或是否伴有产科指征，均应当行剖宫产术。

（2）经产妇，足月活胎，应当首选剖宫产。如果破膜时间不久，羊水未流尽，宫口开大 5cm 以上，或系双胎妊娠第二胎儿变为肩先露，可在全身麻醉下行内转胎位术（internal cephalic version），转为臀先露娩出。

（3）一旦出现有先兆子宫破裂或子宫破裂征象，不管胎儿是否存活，都应立即行剖宫产术。术中如果发现子宫破口不大，不伴感染，可行子宫破口修补术，若宫腔感染严重，应行子宫切除术。

（4）如果胎儿已经死亡，又无先兆子宫破裂征象，且宫口已近开全，可以在全麻下行断头术或毁胎术。

术后应仔细检查有无软产道裂伤，防止产后出血，预防产褥感染。

七、复合先露

胎儿先露部(胎头或胎臀)伴有肢体(上肢或下肢)同时进入骨盆入口，称复合先露(compound presentation)。复合先露发生率为 0.08%~0.17%，多发生于早产时。临床上以胎头与胎手的复合先露最常见。

（一）病因

由于胎先露部与骨盆腔之间有空隙，易使小肢体进入骨盆而发生复合先露。腹壁松弛、临产后胎头高浮、骨盆狭窄、胎位异常、胎膜早破、早产、双胎妊娠及羊水过多等为常见原因。

（二）临床经过及对母儿的影响

只有胎手露于胎头旁，或胎足露于胎臀旁者，一般可以顺利经阴道分娩。若破膜后，上臂完全脱出，或上肢和胎头同时入盆，均应行剖宫产。产程中可发生脐带脱垂、胎儿窘迫甚至胎死宫内、梗阻性难产，可导致子宫破裂，危及母儿的生命。

（三）诊断

产妇多因产程进展缓慢，行阴道检查时发现胎先露旁有肢体。诊断时应注意与臀先露及肩先露相鉴别。

（四）处理

当发现复合先露时，若没有头盆不称，嘱产妇取脱出肢体的对侧侧卧位，肢体多可自然缩回。如果脱出肢体与胎头已入盆，可等宫口开全以后上推肢体，将其还纳，然后再经腹部加压宫底，使胎头下降，可经阴道分娩或产钳助产。如果明显头盆不称伴有胎儿窘迫征象，应尽早行剖宫产术。

（漆洪波）

学习小结

持续性枕横（后）位原因为骨盆异常、胎头俯屈不良和子宫收缩乏力等；阴道检查和超声检查可明确诊断；若骨盆无异常、胎儿不大时，可以试产。胎头高直位是指胎头以不屈不仰姿势衔接，其矢状缝与骨盆入口前后径相一致，包括胎头高直前位和高直后位。前不均倾位是指枕横位入盆的胎头，以前顶骨先入盆。面先露是指胎头以极度仰伸的姿势通过产道，以颜面为先露。胎儿先露部（胎头或胎臀）伴有肢体（上肢或下肢）同时进入骨盆入口，为复合先露。其中，胎头高直后位、前不均倾位和面先露颏后位需行剖宫产术。臀先露分为单臀（腿直臀）先露、完全臀（混合臀）先露和不完全臀先露三种，腹部检查、肛门及阴道检查和超声检查可协助诊断，完全和不完全臀先露应择期行剖宫产术，单臀先露且胎儿体重适中可阴道试产，堵臀助宫颈扩张是关键。肩先露重点在于分娩前诊断并择期行剖宫产术。

复习思考题

1. 持续性枕横位、枕后位、胎头高直位、前不均倾位、面先露和复合先露的定义。

2. 臀先露的阴道分娩和剖宫产的指征。

第十一章　分娩期并发症

11

学习目标	
掌握	产后出血的病因、临床表现、诊断和处理原则；羊水栓塞、子宫破裂、脐带异常的诊断和处理原则。
熟悉	子宫破裂的病因；脐带异常对母儿的影响。
了解	产后出血的预防；羊水栓塞的病因及病理生理；子宫破裂的处理原则和预防措施。

第一节　产后出血

【临床病例 11-1】

孕妇,28 岁,孕 2 产 1,因"孕 40 周,下腹阵痛 2⁺ 小时"于 5:00 入院待产。入院查体:生命体征平稳,宫缩 30″~40″/3′~4′,宫颈管已消退,宫口未开,先露 −1,胎位 LOA。于当天 8:30 自然娩出一活男婴,体重 3800g,胎盘胎膜自然完整娩出。胎盘娩出后阴道大量血液流出,检查发现子宫底脐上一横指,质软,会阴Ⅱ度裂伤,宫颈 3、9 点处和阴道左侧壁裂伤。产后 2 小时累计出血达 1600ml。

思考:

1. 该病人产后出血的原因?

2. 需要进行哪些辅助检查?

3. 治疗原则?

产后出血(postpartum hemorrhage,PPH)是指阴道分娩胎儿娩出后 24 小时内出血量超过 500ml,剖宫产时超过 1000ml。产后出血是目前我国孕产妇死亡的首要原因,国内外文献报道发病率约为 5%~10%,由于临床估计的产后出血量比实际量低,故产后出血的实际发病率更高。根据产后失血量、失血速度及产妇体质不同,产后出血的预后也不同,若短时间内大量失血可迅速发生失血性休克,甚至危及产妇生命,当产后急性失血过多、休克时间过长可引起腺垂体缺血坏死,继发严重的腺垂体功能减退,即希恩综合征(Sheehan syndrome)。

一、产后出血的原因

产后出血的原因主要包括子宫收缩乏力、胎盘因素、软产道损伤和凝血功能障碍等,四大原因可合并存在,互为因果,其中以子宫收缩乏力(uterine atony)最常见。

(一)子宫收缩乏力

占产后出血的 70%,所有影响子宫肌收缩的因素均可引起子宫收缩乏力性出血。常见原因:

1. **全身因素**　产妇精神过度紧张,产程延长,产妇体力衰竭,合并急慢性全身性疾病等。

2. **产科因素**　妊娠期高血压疾病、胎盘早剥、严重贫血、子宫胎盘卒中、宫腔感染等导致子宫肌层水肿或渗血,影响肌纤维收缩力;前置胎盘附着于子宫下段的血窦不易关闭等。此外,急产、产程延长或滞产、试产失败等也可引起子宫收缩乏力。

3. **子宫因素**　子宫过度膨胀,肌纤维过度伸展,如双胎妊娠、巨大儿、羊水过多;子宫畸形或合并子宫肌瘤时子宫平滑肌纤维发育不良。

4. **药物因素**　临产后过多使用麻醉剂、镇静剂或宫缩抑制剂等。

(二)胎盘因素

1. **胎盘剥离不全**　由于部分胎盘尚未剥离,影响宫缩,剥离面血窦开放引起出血不止。

2. **胎盘嵌顿**　宫颈内口附近子宫肌痉挛性收缩形成狭窄环,使已全部剥离的胎盘嵌顿于宫腔内,影响宫缩导致出血。

3. 胎盘粘连或胎盘植入 胎盘粘连是指胎盘全部或部分粘连于宫壁不能自行剥离者，胎盘绒毛粘连达肌层；胎盘植入是指胎盘绒毛侵入到子宫肌层。常见原因包括多次人工流产、宫腔感染、原发性蜕膜发育不良等。部分性胎盘粘连或胎盘植入表现为胎盘部分剥离，导致子宫收缩不良；完全性胎盘粘连或胎盘植入可因胎盘未剥离而无出血。

4. 胎盘、胎膜部分残留 胎盘、胎膜残留于宫腔内影响子宫收缩而出血。

（三）软产道损伤

产力过强，产程进展过快，胎儿过大，接产时未保护好会阴或阴道助产操作不当等，均可引起会阴、阴道、宫颈裂伤，严重者裂伤可达阴道穹窿、子宫下段，甚至盆壁，形成腹膜后血肿或阔韧带内血肿。过早行会阴后-侧切开术也可引起失血过多。

（四）凝血功能障碍

任何原发或继发的凝血功能障碍均可引起产后出血。包括：①血液系统疾病（遗传性凝血功能疾病、再生障碍性贫血、血小板减少症等）；②肝脏疾病（重症肝炎、妊娠急性脂肪肝等）；③其他如羊水栓塞、胎盘早剥、死胎滞留时间长、重度子痫前期等引起弥散性血管内凝血（DIC）而导致产后大出血。

二、临床表现

产后出血主要表现为胎儿娩出后阴道大量出血，继发失血性休克、贫血及感染等相应症状。

（一）阴道出血

大量出血易于诊断。胎儿娩出后立即发生阴道出血、色鲜红，考虑为软产道损伤；胎儿娩出后数分钟胎盘未娩出，出现阴道出血、色暗红，考虑为胎盘因素；胎盘娩出后阴道大量出血，考虑为子宫收缩乏力或合并胎盘胎膜残留；胎儿胎盘娩出后阴道持续出血且为不凝血，考虑为凝血功能障碍；阴道出血不多但伴阴道疼痛及失血相关症状，考虑产道血肿。

（二）失血性休克

表现为烦躁、皮肤苍白湿冷、脉搏细数、血压下降等。

三、产后出血的诊断

对于阴道大量出血者易于诊断和重视，少部分表现为反复少量出血，较长时间累积出血量超过 500ml 容易被忽略。

（一）失血量的测量

诊断产后出血的关键在于对失血量有正确的测量和估计，错误低估将丧失抢救时机。临床常用的估计失血量的方法有：

1. 称重法、容积法或面积法。

2. 休克指数法 休克指数 = 心率 / 收缩压（mmHg），见表 11-1。

表 11-1 休克指数与估计失血量

休克指数	估计失血量（ml）	估计失血量占血容量的比例（%）
<0.9	<500	<20
1.0	1000	20
1.5	1500	30
≥2.0	≥2500	≥50

3. **血红蛋白含量测定** 血红蛋白每下降 10g/L,失血 400~500ml。但是在产后出血早期,由于血液浓缩,血红蛋白值常不能准确反映实际出血量。

4. **通过临床表现估计失血量** 见表 11-2。

表 11-2 临床表现与估计失血量

失血量占血容量 比例(%)	脉搏 (次/min)	呼吸 (次/min)	收缩压	脉压	毛细血管再充 盈速度	尿量 (ml/h)	中枢神经系统症 状
<20	正常	14~20	正常	正常	正常	>30	正常
20~30	>100	>20~≤30	稍下降	偏低	延迟	20~30	不安
31~40	>120	>30~≤40	下降	低	延迟	<20	烦躁
>40	>140	>40	显著下降	低	缺少	0	嗜睡或昏迷

临床工作中,常需要根据病人的临床表现及实验室检查,结合上述几种测量方法进行综合判断和评估。

（二）产后出血原因的诊断

根据阴道出血发生时间、量、颜色,以及与胎儿、胎盘娩出时间的关系来判断。

1. **子宫收缩乏力** 正常产后子宫收缩成球状,质硬,轮廓清楚,宫底平脐或脐下一指;若子宫收缩乏力,子宫质软,轮廓不清,阴道出血多,经按摩子宫及强有力宫缩剂使用后可使子宫变硬,阴道出血减少或停止即可诊断。

2. **胎盘因素** 胎儿娩出后 10 分钟内胎盘未娩出,并伴有大量阴道出血,应考虑胎盘滞留、胎盘部分粘连或植入。胎盘娩出后必须常规检查胎盘、胎膜是否完整,确定有无残留。胎盘胎儿面如有断裂血管,应考虑副胎盘可能。

3. **软产道损伤** 胎盘娩出后应常规检查软产道,包括宫颈、阴道、会阴及阴道壁。阴道、会阴裂伤按损伤程度分为 3 度:Ⅰ度裂伤是指会阴部皮肤及阴道入口黏膜撕裂,出血不多;Ⅱ度裂伤是指裂伤达到会阴体筋膜及肌层,累及阴道后壁黏膜,严重者阴道后壁两侧沟向上撕裂,出血较多;Ⅲ度裂伤是指裂伤向会阴深部扩展,肛门外括约肌断裂,严重者累及直肠。

4. **凝血功能障碍** 产妇持续阴道出血、血液不凝、全身多部位出血,结合血小板计数、凝血功能等检测可作出诊断。

四、产后出血的处理

处理原则:针对病因,迅速止血;补充血容量,纠正休克;预防感染。

（一）子宫收缩乏力

首先建立静脉通道,加强宫缩,排空膀胱,同时采用以下方法:

1. **按摩或按压子宫** 简单有效。可一手置于宫底部,拇指在前壁,其余 4 指在后壁,均匀有节律地按摩宫底。也可采用双合诊按压子宫,即一手于阴道前穹窿,顶住子宫前壁,另一手在腹部按压子宫后壁,见图 11-1。

2. **宫缩剂使用** ①缩宫素:是预防和治疗产后出血的一线用药。缩宫素预防产后出血的推荐用法为胎肩娩出后 10U 肌内注射或 5~10U 稀释后静脉滴注。治疗产后出血的常规用法为 10U 肌内注射、子宫肌层或宫颈注射,继以 10~20U 加入 500ml 晶体液中稀释后 250ml/h 静脉滴注,24 小时总量控制在 60U 内,以免发生水钠潴留及心血管不良反应。此外,现国内外也使用长效缩宫素,其优点在于半衰期长,使用方便,主要用于剖宫产术后预防产后出血。②麦角新碱及前列腺素类药物:治疗产后出血的一线药物。常见麦角新碱 0.2mg 或卡前列素氨丁三醇 250μg 深部肌内注射或子宫肌层注射,必要时重复,或米索前列醇

200～600μg 顿服，或卡前列甲酯栓 1mg 置于阴道后穹窿。

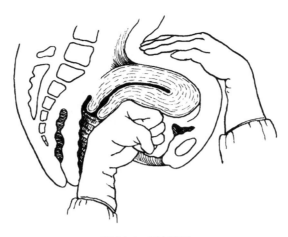

图 11-1 子宫按压

3. 手术治疗

（1）宫腔填塞：以上治疗无效时，可行宫腔纱条或水囊填塞压迫止血。纱条填塞注意自宫底及两侧角向宫腔填塞，不留空隙，以达到压迫止血的目的。24～48 小时自阴道取出纱布条，取出前应先建立静脉通道使用宫缩剂。宫腔填塞纱布条后应密切观察生命体征及宫底高度和大小，防止因填塞不紧，宫腔内继续出血而阴道不出血的止血假象，同时应注意有无感染征象，如明显的宫体压痛、发热、血象居高不下等。水囊填塞常用于阴道分娩。

（2）子宫压迫式缝合：适用于宫缩乏力、胎盘因素和凝血功能异常，经手法按摩和宫缩剂治疗无效并有可能切除子宫的病人。目前最常用的是 B-Lynch 缝合（图 11-2），B-Lynch 术后并发症的报道较为罕见，但有感染和组织坏死的可能。

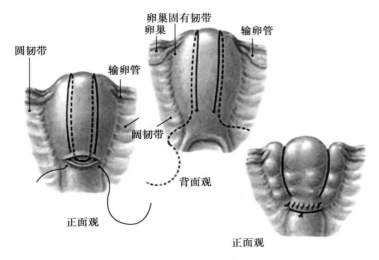

图 11-2 B-Lynch 缝合

（3）血管结扎：以上治疗无效时，可行子宫动脉上、下行支结扎，必要时行髂内动脉结扎及卵巢动脉结扎术。

（4）经导管动脉栓塞术（transcatheter arterial embolization，TAE）：在放射科医师协助下，行股动脉穿刺插入导管，注射吸收性明胶海绵颗粒，使髂内动脉栓塞从而达到止血目的。适用于产妇生命体征稳定者。

经导管动脉栓塞术（TAE）是介入放射学最重要的基本技术之一，TAE 在介入放射学中的作用就像结扎术和切除术在外科的作用一样重要。TAE 是指在数字减影血管造影（DSA）下，将某种物质通过导管注入血管内，而使之阻塞以达预期治疗目的。该技术具有微创性、可重复性强、定位准确、疗效高、见效快、并发症发生率低等优点，使得栓塞的准确性和可控性大大增强，成为革命性的临床治疗方法。

（5）子宫切除术：在各种止血措施无明显效果时，为挽救生命应果断行子宫次全切除术或子宫全切术。

（二）胎盘因素

胎盘、胎膜残留者用手或器械清理。若系胎盘滞留，应用手按摩使子宫收缩，另一手轻轻牵拉脐带协助胎盘娩出。胎盘剥离不全或粘连伴阴道出血，应人工徒手剥离胎盘。徒手剥离胎盘时发现胎盘与宫壁关系紧密，难以剥离，牵拉脐带时如果出现子宫壁与胎盘一起内陷，可能为胎盘植入，应立即停止剥离；若出血不多，可保守治疗，若出血多，应考虑行子宫切除术。胎盘嵌顿者，可在静脉全身麻醉下，待子宫狭窄环松解后，用手取出胎盘。

（三）软产道损伤

1. **宫颈裂伤** 疑为宫颈裂伤时应在消毒下暴露宫颈，用两把卵圆钳并排钳夹宫颈前唇并向阴道口方向牵拉，沿宫颈一周逐步移动卵圆钳，直视下观察宫颈情况，若裂伤浅且无明显出血，可不予缝合，若裂伤深且出血多，应用可吸收缝线缝合。缝合时第一针应从裂口顶端稍上方开始，最后一针应距宫颈外侧端 0.5cm 处止，以减少日后发生宫颈口狭窄的可能性。若裂伤累及子宫下段经阴道难以修补时，可开腹行裂伤修补术。

2. **阴道裂伤** 缝合时应注意缝至裂伤顶部，避免遗留无效腔，也要避免缝线穿过直肠，缝合要达到组织对合好及止血的效果。

3. **会阴裂伤** 按解剖层次缝合肌层及黏膜下层，最后缝合阴道黏膜及会阴皮肤。

（四）凝血功能障碍

在积极治疗原发病的基础上，尽快输血并补充血小板、纤维蛋白原或凝血酶原复合物等凝血因子，如出现 DIC 按 DIC 处理。

（五）出血性休克

根据出血量判断休克程度；在积极止血同时行抗休克治疗，包括建立多条静脉通道，快速补充血容量及血液制品；监测生命体征，吸氧，纠正酸中毒，必要时使用升压药物以保障重要脏器的功能；并注意预防感染，使用抗生素。

五、产后出血的预防

（一）重视孕期保健

包括纠正贫血、营养指导、体重管理，对高危妊娠者应于分娩前转诊到有输血和抢救条件的医院。

（二）识别高危孕妇，积极处理第三产程

第三产程积极干预能有效减少产后出血量。主要的干预措施包括：①胎头娩出随即前肩娩出后，预防性应用缩宫素。非头位胎儿可于胎儿全身娩出后、多胎妊娠最后一个胎儿娩出后，预防性应用缩宫素。②胎儿娩出后有经验的医护人员可控制的牵拉脐带协助胎盘娩出。③胎盘娩出后对子宫收缩差的应按摩子宫。此外，胎盘娩出后应仔细检查胎盘、胎膜是否完整，有无副胎盘、有无产道损伤，发现问题及时

处理。

（三）加强产后管理

产后 2 小时是发生产后出血的高危时段，密切观察子宫收缩情况和出血量及生命体征，有异常情况及时处理，尽早排空膀胱。早期哺乳可刺激子宫收缩，减少阴道出血量。

（刘兴会）

学习小结

产后出血是我国目前孕产妇死亡的首要原因，病因包括子宫收缩乏力、胎盘因素、软产道损伤和凝血功能障碍等，四大原因可合并存在，互为因果。诊断产后出血的关键在于对失血量有正确的测量和估计，错误低估将丧失抢救时机。处理原则包括针对病因，迅速止血；补充血容量，纠正休克；预防感染。预防产后出血的关键是第三产程积极干预，加强产后管理。

复习思考题

1. 产后出血的原因。
2. 产后出血的处理原则。
3. 第三产程预防产后出血的方法。

第二节 羊水栓塞

学习目标

掌握	羊水栓塞的诊断和处理原则。
了解	羊水栓塞的病因及病理生理。

【临床病例 11-2】

孕妇因宫口开大 3cm 进入产房待产，产程进展顺利，4 小时后宫口开全，先露 +2，羊水清，宫缩 30 秒 /1～2 分钟，宫缩强，病人出现烦躁不安、呼吸困难、面色青紫，胎儿心率即刻骤减，测产妇血压低至 72/44mmHg，立即产钳助产缩短第二产程，13 分钟后新生儿娩出，1 分钟后胎盘娩出，产妇出现大量阴道出血，血不凝，该产妇考虑何种疾病，下一步该如何处理？

羊水栓塞（amniotic fluid embolism，AFE）是由于羊膜腔内容物进入母体血液循环，引起肺动脉高压、低氧血症、循环衰竭、弥散性血管内凝血（DIC）以及多器官功能衰竭等一系列病理生理变化的过程。以起病急骤，病情凶险，难以预料，病死率高为临床特点，是极其严重的分娩期并发症。目前对其诊断标准还缺乏确切的共识，因此在全球范围内羊水栓塞的发病率和死亡率有很大的差异，根据现有的报道，羊水栓塞发病率约（1.9～7.7）/10 万，死亡率 19%～86%。

一、病因

病因不明，可能与下列因素有关：已报道的羊水栓塞的危险因素包括以下情况，当母胎连接之间有羊水成分的交换情况时，发病的可能性更大，如手术产（剖宫产或阴道器械助产）、前置胎盘、胎盘植入以及胎盘早剥。引产和羊水栓塞之间的关联还尚有争议。子宫张力（低或高）的异常在羊水栓塞病例中常有报道，通常可能是由于产妇休克及缺氧伴大量儿茶酚胺释放导致子宫灌注不足的结果，但不是羊水栓塞的病因。

其他可能的危险因素包括宫颈裂伤、子宫破裂、子痫、羊水过多以及多胎妊娠。社会人口危险因素，如母亲年龄和种族（族裔）因素等也有报道。但是，由于羊水栓塞罕见且不可预测性，没有任何一个危险因素能充分判断羊水栓塞。

二、病理

越来越多的临床研究和动物实验证据显示，在母体血循环中发现羊水有形成分与羊水栓塞的发病并没有直接的联系，胎儿的异体抗原激活敏感的母体致炎介质，发生炎症、免疫等瀑布样级联反应从而产生类似全身炎症反应综合征（SIRS）的一系列表现，引起肺动脉高压、低氧血症、循环衰竭、心搏骤停等一系列近期反应以及 DIC、多器官功能衰竭等继发表现，补体系统的活化可能发挥着重要的致病作用。

三、临床表现

羊水栓塞的临床表现通常都来势迅猛。有 70% 发生在分娩时，11% 发生在阴道分娩后，19% 发生在剖宫产时。通常在分娩过程中或产后立即发生，大多发生在分娩前 2 小时以及产后 30 分钟之内。有极少部分发生在中孕引产、羊膜腔穿刺术中和外伤时。

羊水栓塞的典型表现是产时、产后突然出现低氧血症和低血压，随之凝血功能异常，但症状不一定同时出现。具体羊水栓塞的临床表现还取决于主要被累及的脏器和系统，因此临床表现具有多样性。

（一）前驱症状

30% ~ 40% 的羊水栓塞患者会出现非特异性的前驱症状，主要表现为呼吸急促、胸痛、憋气、寒战、呛咳、头晕、心慌、恶心、呕吐、乏力、麻木、针刺样感觉、焦虑、烦躁、精神状态的改变以及濒死感，临床上需重视这些前驱症状。

羊水栓塞如在分娩前发生，胎心电子监护将提示胎心减速，胎心基线变异消失，胎心过缓，严重的胎儿心动过缓可为非典型羊水栓塞的首发表现。

（二）心肺功能衰竭

出现突发呼吸困难和（或）发绀、心动过速、低血压、抽搐、意识丧失或昏迷、突发手指血氧饱和度下降、插管病人潮气末二氧化碳分压测不出、心电图 ST 段改变及右心劳损、肺底部较早出现湿啰音等。病情严重者，产妇心脏骤停、室颤或无脉性室性心动过速，于数分钟内猝死。

（三）凝血功能障碍

大部分羊水栓塞的患者都存在弥散性血管内凝血，发生率高达 83% 以上。表现为子宫出血为主的全身出血，如全身皮肤黏膜出血、血尿、消化道出血、手术切口以及静脉穿刺点出血等。

（四）急性肾功能衰竭等器官功能受损

本病全身脏器均可受损，除心肺功能衰竭及凝血功能障碍外，中枢神经系统和肾脏是最常受损器官，存活的患者可出现中枢神经系统功能受损和肾功能衰竭的表现。

有相当一部分临床表现并不是如此"典型"，当其他原因不能解释的急性孕产妇衰竭伴以下一种或几种情况者：低血压、心律失常、呼吸短促、抽搐、急性胎儿窘迫、心搏骤停、凝血功能障碍、孕产妇出血、前驱症状（乏力、麻木、烦躁、针刺感等），可以诊断羊水栓塞。

四、诊断

目前尚无国际统一的羊水栓塞诊断标准和有效的实验室诊断依据，常用标准为：

1. 急性发生的低血压或心搏骤停。

2. 急性的低氧血症　呼吸困难、发绀或呼吸停止。

3. 凝血障碍　有血管内凝血因子消耗或纤溶增加的实验室证据，或临床上表现为严重的出血，但是无其他的原因可以解释。

4. 上述症状发生在分娩、剖宫产、刮宫术或是产后短时间内（多数发生在产后30分钟内）。

5. 对于出现的症状和体征不能用其他疾病来解释。

目前羊水栓塞的诊断是临床诊断，母血中找到胎儿或羊水成分不是诊断的必须依据。不具备羊水栓塞临床特点的病例，仅仅依据实验室检查不能做出羊水栓塞的诊断。对于疑似病例，可以先急救治疗，随后确认诊断。

血常规、凝血功能、血气分析、心肌酶谱、心电图、X线胸片、经食管超声心动图（TEE）、血栓弹力图、血流动力学监测等有助于羊水栓塞病情的监测及优化治疗。

五、鉴别诊断

羊水栓塞的诊断主要强调细致、全面的排他性诊断。排除那些引起心衰、呼衰、循环衰竭的疾病，其中包括肺栓塞、空气栓塞、心肌梗死、心律失常、围产期心肌病、主动脉夹层、脑血管意外、药物引发的过敏性反应、输血反应、麻醉并发症（全身麻醉或高位硬膜外麻醉）、子宫破裂、胎盘早剥、子痫、败血症等。

羊水栓塞需特别注意与产后出血量未准确评估引起的凝血功能异常相鉴别：原因不明的严重宫缩乏力对缩宫素无反应、产后出血不凝或先凝后不凝、出血不多很早出现血压下降或很早出现DIC或深度昏迷不醒、抽搐后深度昏迷、血尿不能用其他原因解释、抽血化验血液很快凝固、有纤维蛋白原和血小板消耗的证据时，高度怀疑羊水栓塞的诊断。而子宫收缩乏力性出血引起的低血容量休克以及消耗或稀释性凝血功能异常、持续出血和低血容量的情况下突发心血管衰竭引起的轻微凝血功能异常不能归咎于羊水栓塞。

六、处理

一旦怀疑羊水栓塞，立即按羊水栓塞急救，分秒必争。推荐多学科协作参与羊水栓塞患者的抢救处理：包括麻醉科、呼吸科、心血管、重症监护、母胎医学及新生儿科等。及时、有效的多学科合作对改善患者预后至关重要。

羊水栓塞的治疗主要采取支持性、对症性方法，包括增加氧合、保证心输出量和血压稳定、纠正凝血功能障碍、器官功能受损的对症支持治疗等。

（一）增加氧合

适当的给氧和通气非常关键，保持气道通畅、面罩吸氧、气管插管、人工辅助呼吸，尽早实施是成功的关键,尽力维持氧供避免呼吸、心搏骤停。

（二）迅速全面地监测

监测应包括血压、呼吸、心率、血氧饱和度、心电图、中心静脉压、心输出量、动脉血气等。经食管超声心动图和肺动脉导管可以作为血流动力学监测的有效手段。

（三）血流动力学支持治疗

根据血流动力学状态,在羊水栓塞的初始治疗中使用血管活性药物和心脏正性肌力药物,应避免过度输液。

1. 应用去甲肾上腺素和正性肌力药物维持血流动力学稳定　羊水栓塞初始阶段由于肺动脉高压,表现为右心功能不全。多巴酚丁胺、米力农兼具强心、扩张肺动脉的作用,是治疗的首选药物。针对低血压使用去甲肾上腺素或血管加压素等增强外周血管张力。

2. 解除肺动脉高压　使用磷酸二酯酶-5抑制剂（如米力农）、前列环素、一氧化氮（NO）及内皮素受体拮抗剂等特异性舒张肺血管平滑肌的药物。也可考虑给予盐酸罂粟碱、阿托品、氨茶碱、酚妥拉明等药物。

3. 液体管理　在循环支持治疗时一定要注意限制液体入量,否则很容易引发左心衰、肺水肿,而且肺水肿也是治疗后期发生严重感染、脓毒症的诱因之一。

4. 糖皮质激素应用　大剂量糖皮质激素用于羊水栓塞治疗存在争议。基于临床实践的经验,尽早使用大剂量糖皮质激素或有裨益。氢化可的松100~200mg加于5%~10%葡萄糖注射液50~100ml快速静脉滴注,再用300~800mg加于5%葡萄糖注射液250~500ml静脉滴注,每日剂量可达500~1000mg;或地塞米松20mg加于25%葡萄糖注射液静脉推注后,再加20mg于5%~10%葡萄糖注射液中静脉滴注。

5. 推荐当患者出现羊水栓塞相关的心脏骤停时,应即刻进行标准的基础心脏生命支持（BCLS）和高级心脏生命支持（ACLS）等高质量心肺复苏。

6. 建议当产妇出现羊水栓塞引起的心脏骤停时,孕龄超过23周者立即终止妊娠,羊水栓塞心脏骤停时准备紧急剖宫产与心肺复苏同时启动,如果心肺复苏4分钟后仍无自主心跳需紧急剖宫产。必须根据抢救现场的具体情况作出最佳决策。

（四）处理凝血功能障碍

羊水栓塞循环衰竭会引起凝血功能异常,推荐早期评估患者凝血功能。羊水栓塞引发的产后出血、DIC往往比较严重,应积极处理产后出血,早期就按大量输血方案（MTP）进行输血治疗可使抢救更有效。

患者出现宫缩乏力表现时,需要积极治疗,必要时应用促宫缩制剂。阴道分娩者要注意检查是否存在宫颈和阴道裂伤。

临床上肝素治疗羊水栓塞DIC的争议很大。鉴于DIC早期高凝状态难以把握,使用肝素治疗弊大于利,因此不推荐常规肝素治疗,除非有早期高凝状态的依据。

（五）产科处理

考虑立即可行的分娩方式,阴道助产或剖宫产终止妊娠。羊水栓塞子宫切除的比例增高,当发生出血不止且保守治疗无效,已威胁到生命安全时,果断、快速地全子宫切除术是有益的。

（六）器官功能受损的对症支持治疗

抢救成功后往往发生肺损伤或急性呼吸窘迫综合征（ARDS）、缺氧性脑损伤在内的多器官功能衰竭及重症脓毒症引发院内感染和非心源性肺水肿。应根据患者临床表现给予相应的对症支持治疗,包括神经系统保护、稳定血流动力学、血氧饱和度和血糖维持、肝脏功能的支持、血液透析的适时应用、积极防治感染、亚低温治疗、胃肠功能维护等。

七、预防

正确使用缩宫素，防止宫缩过强。人工破膜在宫缩间歇期进行。产程中避免产伤、子宫破裂、子宫颈裂伤等。

（古　航）

学习小结

羊水栓塞是由于羊膜腔内容物进入母体血液循环，引起肺动脉高压、低氧血症、循环衰竭、心搏骤停、弥散性血管内凝血（DIC）以及多器官功能衰竭等一系列病理生理变化过程。羊水栓塞的典型表现是产时、产后突然出现低氧血症和低血压，随之凝血功能异常。目前羊水栓塞的诊断是临床诊断及细致全面的排他性诊断，母血中找到胎儿或羊水成分不是诊断的必需依据。一旦考虑羊水栓塞，应积极抢救，包括增加氧合、保证心输出量和血压稳定、纠正凝血功能障碍、器官功能受损的对症支持治疗等。

复习思考题

1. 羊水栓塞的临床表现。

2. 羊水栓塞的处理原则。

第三节　子宫破裂

学习目标

掌握	子宫破裂的诊断和鉴别诊断。
熟悉	子宫破裂的病因。
了解	子宫破裂的处理原则和预防措施。

子宫破裂（rupture of uterus）是指在分娩期或妊娠晚期子宫体部或子宫下段发生破裂。未及时诊治可导致母儿死亡，是产科严重的并发症之一。文献报道其发病率为 0.005%～0.08%。

一、病因

（一）子宫手术史

剖宫产或子宫肌瘤剔除术后，当宫内压力增高，可使瘢痕发生断裂，造成子宫破裂。多产、多次刮宫、宫腔严重感染病史者，更容易发生子宫破裂。

（二）梗阻性难产

包括骨盆狭窄、头盆不称、软产道阻塞、胎位异常、巨大儿、胎儿畸形等，因胎先露下降受阻、子宫强烈收缩使子宫下段过分伸展变薄发生子宫破裂。

（三）缩宫素使用不当

缩宫素使用不当或子宫对缩宫素过于敏感，均可引起子宫收缩过强，加之胎先露下降受阻时，易导致子宫破裂。

（四）产科手术损伤

多发生于不适当或粗暴的阴道助产手术（如宫口未开全行产钳或臀牵引术），常可发生宫颈撕裂，严重时可波及子宫下段。忽略性肩先露强行内倒转术操作不慎，或植入胎盘强行剥离，也可引起子宫破裂。

二、临床表现

子宫破裂可发生在分娩期和妊娠晚期，根据其破裂程度分为完全性破裂和不完全性破裂。子宫破裂通常有先兆子宫破裂和子宫破裂两个渐进的阶段。

（一）先兆子宫破裂

多见于产程过长者，当胎儿先露部下降受阻时，强有力的阵缩使子宫下段逐渐变薄而宫体更加增厚变短，两者间形成明显的环状凹陷，此凹陷随产程进展而逐渐上升达脐或脐部以上，称为病理缩复环（pathologic retraction ring）（图 11-3）。临床表现为：①子宫下段膨隆，压痛明显，常见病理性缩复环；②产妇下腹剧痛难忍，烦躁不安，心率呼吸加快；③膀胱受压充血，出现血尿，排尿困难；④子宫过频收缩，胎儿供血受阻，胎心改变或听不清。若不立即处理，子宫将很快在病理缩复环处及其下方发生破裂。

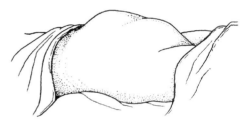

图 11-3　先兆子宫破裂时腹部外观

（二）子宫破裂

1. 完全性子宫破裂　子宫肌壁全层破裂，宫腔与腹腔相通。子宫完全破裂一瞬间，产妇常感撕裂状剧烈腹痛，随之子宫阵缩消失，疼痛缓解，但随着血液、羊水及胎儿进入腹腔，腹痛又呈持续性加重；同时孕妇出现脉搏细速，呼吸急促，血压下降，面色苍白等休克征象。检查：全腹压痛及反跳痛，在腹壁下可清楚扪及胎体，胎心胎动消失，子宫缩小位于胎儿侧方。阴道检查：可有鲜血流出，胎先露部上升（胎儿进入腹腔内），扩张的宫口可回缩。

2. 不完全性子宫破裂　指子宫肌层全部或部分破裂，浆膜层完整，宫腔与腹腔不相通，胎儿及其附属物仍在宫腔内，多见于瘢痕子宫，常缺乏先兆破裂症状。腹部检查：在子宫不完全破裂处有压痛，若破裂发生在子宫侧壁阔韧带两叶之间，可形成阔韧带内血肿，此时在宫体一侧可触及逐渐增大且有压痛的包块。胎心多不规则。

三、诊断

典型的先兆子宫破裂临床表现为病理性缩复环、子宫压痛和血尿。但子宫瘢痕破裂其症状不明显，诊断有一定困难。由于瘢痕裂口逐渐扩大，腹痛症状多逐渐加重，不一定出现典型的撕裂样剧痛。根据前次手术史、子宫下段压痛、胎心改变、阴道出血、先露部上升、宫口缩小等均可诊断。超声检查可协助确定破口部位、胎儿与子宫的关系。

四、鉴别诊断

胎盘早剥起病急、剧烈腹痛、胎心变化、出血性休克等可与先兆子宫破裂混淆。但胎盘早剥有妊娠期高血压病史或外伤史，腹部检查子宫呈板状、硬，宫缩间歇期子宫不变软，超声检查见胎盘后血肿声像有助于明确诊断。

五、处理

（一）先兆子宫破裂

有条件者立即行剖宫产术,如果无条件者先用宫缩抑制剂抑制宫缩,如硫酸镁、利托君、哌替啶等,再尽快行剖宫产术。

（二）子宫破裂

在纠正休克、防治感染的同时行剖腹探查手术,力求简单、迅速,达到止血目的。根据子宫破裂的程度与部位,手术距离发生破裂的时间长短,以及有无严重感染而确定不同的手术方式。

六、预防

子宫破裂严重危及母儿生命,但绝大多数子宫破裂是可以避免的。

（一）加强计划生育

避免多次人工流产,减少多产。

（二）加强产前检查

有剖宫产手术史及子宫肌瘤挖除病史的瘢痕子宫病人或病人有产道异常等高危因素者,根据产科情况及前次手术经过决定分娩方式。

（三）提高产科诊治质量

①严密观察产程,严格掌握应用缩宫素的指征、用法及用量,专人守护;②瘢痕子宫、产道异常的产妇试产,或古典式剖宫产,放宽剖宫产指征;③掌握阴道助产的指征,尽量避免损伤性大的阴道助产及操作如中高位产钳、宫口未开全时助产,避免胎盘植入时强行手取胎盘等。

（刘兴会）

学习小结

子宫破裂的临床表现为产妇下腹痛、烦躁不安、面色苍白等休克症状,检查发现病理性缩复环、血尿、胎心改变或消失等,超声可以确诊。子宫瘢痕破裂其症状不明显,诊断有一定困难。一旦确诊,需立即在抗休克治疗并进行剖腹探查术,手术方式视术中情况决定。

复习思考题

1. 子宫破裂的原因。

2. 先兆子宫破裂的临床表现。

第四节　脐带异常

学习目标

掌握	脐带异常的诊断和处理原则。
熟悉	脐带异常对母儿的影响。

一、脐带长度异常

脐带正常长度在 30～100cm 之间,平均长度为 55cm。

(一)脐带过短

脐带的安全长度须超过从胎盘附着处达母体外阴的距离。若胎盘附着于宫底,脐带长度至少 32cm 方能正常分娩,故认为脐带短于 30cm 为脐带过短。分娩前常无临床征象,临产后可因胎先露下降,脐带被牵拉过紧致使胎儿血循环受阻,胎儿缺氧而出现胎心率异常、胎盘早剥、产程延长等,以第二产程延长多见。

(二)脐带过长

脐带长度超过 100cm 称脐带过长,过长的脐带易造成绕颈、绕体、打结、脱垂或脐带受压。

二、脐带先露与脐带脱垂

脐带先露(presentation of umbilical cord)又称隐性脐带脱垂,指胎膜未破时脐带位于胎先露部前方或一侧。当胎膜破裂,脐带脱出宫颈口外,降至阴道内,甚至显露于外阴部,称脐带脱垂(prolapse of umbilical cord)(图 11-4)。脐带脱垂是危及胎儿生命最严重的急症。

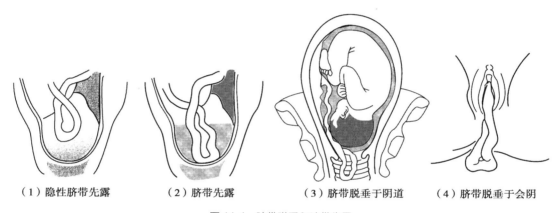

（1）隐性脐带先露　　（2）脐带先露　　（3）脐带脱垂于阴道　　（4）脐带脱垂于会阴

图 11-4　脐带脱垂和脐带先露

(一)脐带脱垂的病因

易发生在胎先露部尚未衔接时,包括:①头盆不称;②胎位异常;③脐带过长或附着异常;④羊水过多;⑤低置胎盘等。

(二)对母儿的影响

1. **对产妇的影响**　增加手术产率。

2. **对胎儿的影响**　发生在胎先露部尚未衔接、胎膜未破时,脐带先露可在宫缩时因胎先露部下降,脐带一过性受压导致胎心率异常;若胎先露部已衔接、胎膜已破者,脐带持续受压于胎儿先露部与骨盆之间,引起胎儿缺氧,胎心率异常。严重者胎死宫内。

(三)诊断

有脐带脱垂高危因素时需提高警惕。若胎膜未破,在胎动、宫缩后胎心突然变慢,改变体位、上推胎先露部或抬高臀部后迅速恢复正常,考虑有脐带先露可能,临产后应严密监测胎心。胎膜已破一旦出现胎心率异常,立即行阴道检查,了解有无脐带脱垂和脐血管搏动。在胎先露部旁或阴道内触及脐带者,或脐带脱出阴道外,即可确诊。超声检查或彩色多普勒超声有助于诊断。

(四)治疗

1. **脐带先露**　经产妇、胎膜未破、宫缩良好者,取臀高头低位,密切观察胎心率,待胎头衔接,宫口逐渐扩张,胎心保持良好者,可经阴道分娩。足先露或肩先露者应行剖宫产。

2. 脐带脱垂 一旦发现脐带脱垂,胎心尚好,胎儿存活者,应尽快娩出胎儿。

(1)宫口开全、胎头已入盆者:应立即行产钳助产术或胎头牵引术;臀先露者应行臀牵引术;肩先露时,可行内转胎位术及臀牵引术协助分娩。后两者对经产妇较易实施。有困难者或初产妇,应行剖宫产术。

(2)宫口未开全:产妇立即取臀高头低位,置右手于阴道,上推胎儿,尽可能还纳脐带,减轻对脐带的压迫,并立即行剖宫产术,在手术开始前不要将置于阴道的操作手取出。

(五)预防

对胎膜早破、先露部尚未固定的孕妇应嘱卧床休息,严禁自由走动,并严密观察孕妇,监测胎心、胎动。对临产后胎先露部未入盆者,尽量不作或少作肛查及阴道检查。必须行人工破膜者,尽量采取高位小孔破膜,以避免脐带随羊水流出时脱出。人工破膜后应立即听胎心,若胎心突然变慢,不规则,立即行阴道检查,查明何种脐带因素,以期早期诊断,早期处理。

(刘兴会)

学习小结

脐带先露与脐带脱垂可引起胎儿缺氧,胎心率异常,严重者胎死宫内。脐带短于30cm为脐带过短,长于100cm为脐带过长。待产过程中需严密监测胎心,如有异常,积极处理。

复习思考题

1. 脐带先露与脐带脱垂对母儿的影响。 2. 破膜后出现胎心异常需做的检查内容。

第十二章　产褥期及产褥期疾病

12

第一节　产褥期的母体变化

一、生殖系统的变化

1. **宫体**　产褥期变化最大的是生殖系统，其中以子宫的变化为最大。子宫在胎盘娩出后由于雌激素水平急剧下降，逐渐恢复至未孕状态的过程称为子宫复旧（involution of uterus），主要表现为子宫体肌纤维缩复和子宫内膜再生。分娩结束时，子宫大约重 1000g，宫底平脐水平，相当于妊娠 20 周子宫。产后 1 周子宫重约 500g，降至耻骨联合上缘，相当于约妊娠 12 周子宫。产后 10 日子宫降至骨盆腔内，腹部检查时不能扪及。产后 2 周时子宫降至 300g。产后 6 周子宫恢复至妊娠前大小，重约 50g。子宫复旧主要因产后各种性激素撤退，局部胶原酶和蛋白分解酶激活，分解肌细胞肌浆蛋白质，使子宫肌纤维细胞缩小，从而导致子宫逐渐缩小，而子宫体肌细胞数目无明显变化。此外，分娩结束后，子宫收缩并未结束，也加速了子宫复旧的过程。产后子宫收缩可引起产后痛，常在产后 2～3 日最为明显，以经产妇为多见。

随着胎盘娩出，子宫胎盘附着面立即缩小到原来的一半。胎盘附着面的缩小导致开放的子宫螺旋动脉和静脉窦狭窄、闭合及血栓形成，出血逐渐减少直至停止，同时也引起子宫蜕膜坏死和脱落，逐渐自阴道排出，形成恶露的一部分。

胎盘、胎膜从蜕膜海绵层分离娩出后，遗留的蜕膜分为 2 层，表层发生变性、坏死、脱落，形成恶露的一部分自阴道排出；接近肌层的子宫内膜基底层逐渐再生新的功能层，内膜缓慢修复，约于产后第 3 周，除胎盘附着部位外，宫腔表面均由新生内膜覆盖，胎盘附着部位全部修复需至产后 6 周。在此期间若胎盘附着面复旧不全出现血栓脱落或感染，可引起晚期产后出血。

2. **子宫下段及宫颈**　产后子宫下段肌纤维缩复，逐渐恢复为非孕时的子宫峡部。胎盘娩出后，宫颈松软，外口呈环状如袖口。产后 2～3 日，宫口仍能容纳 2 指，产后 1 周宫口关闭，宫颈管复原，逐渐重新形成宫颈外形和宫颈管。至产后 4 周宫颈恢复至妊娠前形态，但宫颈外口因分娩时发生轻度裂伤，使其由产前圆形（未产型）变为"一"字型横裂（已产型）。宫颈上皮完全修复和上皮化要到产后 6～12 周。

3. **阴道、外阴及盆底组织**　阴道因分娩时受胎先露部压迫，产后几日内可出现水肿，阴道壁松软、平坦、弹性较差。此后阴道壁水肿逐渐消失，阴道腔逐渐缩小，于产后 3 周阴道黏膜皱襞重新出现，但直至产褥期结束阴道尚不能完全恢复至妊娠前的紧张度，阴道黏膜上皮恢复到正常孕前状态需等到恢复排卵。分娩后会阴部的轻度水肿，于产后 2～3 日自行消退。会阴裂伤和会阴切口缝合后于 3～5 日愈合。在阴道分娩时造成处女膜撕裂，产后仅留处女膜痕。分娩形成的盆底肌肉及筋膜过度扩张和部分肌纤维断裂，在产褥期也将逐渐恢复，但分娩次数过多、间隔时间过短，加之产褥期过早参加重体力劳动，盆底组织松弛较难完全恢复到妊娠前状态，是导致子宫脱垂、阴道壁膨出的重要原因。

二、乳房的变化

产后乳房的主要变化是泌乳。妊娠后雌激素和孕激素促进乳腺增大发育，使其具备泌乳能力，但又对抗垂体催乳激素,有抑制泌乳作用。分娩后雌激素和孕激素水平迅速下降,在催乳激素的作用下,乳腺开始泌乳。尽管垂体催乳激素是泌乳的基础,但乳汁分泌在很大程度上依赖于哺乳时的吸吮刺激。婴儿吸吮时对乳头的刺激传到下丘脑,可能通过抑制下丘脑多巴胺及其他催乳激素抑制因子,使垂体催乳激素呈脉冲式释放,促进乳汁分泌。吸吮动作还能反射性引起神经垂体释放缩宫素,致使乳腺腺泡周围的肌细胞收缩,产生射乳。缩宫素还能引起子宫平滑肌收缩,促进子宫复旧。影响泌乳的其他因素还包括母亲营养、睡眠、情绪及健康状况等。

产后5日内分泌的乳汁称为初乳,含有较多β-胡萝卜素和蛋白质,呈淡黄色、质稠。由于初乳中含大量抗体,尤其是分泌型IgA,有助于新生儿抵抗疾病的侵袭。其后4周内逐步转变为成熟乳,蛋白质含量逐渐减少,乳糖和脂肪含量逐渐增多。初乳和成熟乳中均含有丰富的营养物质和免疫抗体,是婴儿最理想的天然食品。近年来我国大力提倡母乳喂养,对母儿均有益处。

三、全身变化

1. **血液及循环系统的变化** 产褥早期仍然处于高凝状态,对子宫创面恢复、预防产后出血有利。纤维蛋白原、凝血酶和凝血酶原于产后2~3周降至正常。红细胞计数和血红蛋白量一般在产后1周左右回升。白细胞总数在产褥早期仍然较高,一般于产后1~2周恢复正常。血小板数也逐渐增多。

产后最初3日内,由于胎儿和胎盘排出,胎盘循环终止,子宫复旧造成大量血液从子宫进入母体血循环以及妊娠期潴留在组织中的液体也进入母体等原因,血容量反而较妊娠期增加15%~25%,使产妇的心脏负担加重,应注意预防心衰的发生。此后,血容量逐渐下降,至产后2~3周恢复到妊娠前的水平。

2. **内分泌系统的变化** 产后血雌激素和孕激素水平急剧下降,于产后1周恢复到妊娠前水平。胎盘生乳素一般在产后6小时内消失,血中不再能测到,血清hCG在产后2周内不能测到,其他胎盘激素也大多在产后几日内消失。垂体催乳激素的变化受哺乳影响,哺乳产妇水平较高,并可抑制垂体促性腺激素的升高。月经复潮及排卵时间与是否哺乳及哺乳时间长短有关。不哺乳产妇常在产后6~10周月经复潮,产后10周恢复排卵。哺乳产妇一般没有月经来潮,但可恢复排卵。

3. **泌尿系统的变化** 妊娠期潴留在体内的大量液体,在产褥早期通过肾脏排泄,所以在产后2~5日内表现为多尿。分娩时膀胱受压造成的黏膜水肿、充血及肌纤维过度伸展,可引起产后尿潴留和残余尿,尤其在产后最初24小时。产褥期泌尿道感染也容易发生。

4. **消化系统及腹壁的变化** 产褥早期胃肠功能较差,食欲欠佳,容易发生消化不良和便秘,胃肠功能于产后1~2周恢复正常。初产妇腹壁紫红色妊娠纹在产后逐渐变成银白色妊娠纹。产后腹壁明显松弛,其紧张度的恢复约需6~8周。

(应 豪)

学习小结

产褥期机体各个系统均发生变化,恢复或接近孕前状态。子宫复旧是生殖系统在产褥期最主要的变化;产后1周,最主要是产后3天,血容量增加使心脏负担增加,这也是预防相关并发症发生的主要时期。

复习思考题

1. 子宫复旧的定义。

2. 产褥期循环系统的变化。

第二节 产褥期的临床表现

一、生命体征

正常产妇在产后的生命体征平稳。产后体温大多在正常范围内，但因产程延长所致过度疲劳可在产后 24 小时内体温略有升高，一般不超过 38℃。产后 3～4 日也可因乳房充血、淋巴管极度充盈导致乳汁不能排出而发热，体温可达 38.5℃，称为泌乳热，一般持续 4～16 小时体温即可下降，不属于病态。产后脉搏略缓慢，每分钟约 60～70 次，于产后 1 周恢复正常。产后血压平稳，变化不大，若血压下降需警惕产后出血，对于有妊娠期高血压疾病的患者，产后仍应监测血压，以预防产后子痫的发生。产后呼吸深慢，以胸腹式呼吸为主。

二、子宫复旧与宫缩痛

胎盘娩出后子宫收缩，质地较硬，宫底在脐下一指。产后第 1 日宫底略有上升至平脐，以后每日下降 1～2cm，至产后 10 日降至骨盆腔内，以致在腹壁不能扪及宫底。产褥早期可因子宫收缩引起腹痛，称为产后宫缩痛，表现为下腹部阵发性剧烈疼痛，疼痛时伴子宫强直性收缩，常于产后 1～2 日出现，持续 2～3 日自然消失，一般不需特殊用药。宫缩痛多见于经产妇。哺乳时吸吮乳头引起反射性缩宫素分泌增多可使疼痛加重。

三、褥汗

妊娠期潴留的水分在产褥早期通过皮肤大量排泄，以睡眠时明显，产妇醒来满头大汗，习称"褥汗"，不属病态，于产后 1 周自行好转。

四、恶露

产后随子宫蜕膜的脱落，含有血液、坏死蜕膜等组织经阴道排出，称为恶露（lochia）。根据颜色及内容物恶露可分为：①血性恶露（lochia rubra），色鲜红，量多，含有大量血液和少量胎膜及坏死蜕膜组织；②浆液恶露（lochia serosa），色淡红，含有少量血液和较多的坏死蜕膜组织、宫颈黏液及微生物；③白色恶露（lochia alba），白色较黏稠，含有大量白细胞、坏死蜕膜组织、表皮细胞及微生物。

正常恶露有血腥味，但无臭味，一般持续 4～8 周，总量可达 500ml，但有个体差异。血性恶露持续约 3～4 日，浆液恶露持续约 10 日左右，白色恶露持续约 3 周。若有胎盘、胎膜残留或合并感染，恶露量可增多，持续时间可延长并伴有臭味。

（应　豪）

第三节 产褥期的处理

学习目标

| 熟悉 | 产褥期常见症状的临床处理。 |

产褥期母体各系统变化较大,虽然属于生理范畴,但若处理不当,就可能转化为病理状况。

一、产后2小时内的处理

产后 2 小时内极易发生各种并发症,如产后出血、心力衰竭、产后子痫、羊水栓塞等,因此必须在产房内密切观察。要按规定在产妇臀下放置弯盘或其他器皿收集阴道流血,并注意子宫收缩、宫底高度、膀胱充盈情况等。如发现子宫收缩乏力,应及时按摩子宫或应用子宫收缩剂。定时测量心率、血压、呼吸,注意生命体征的变化。若产妇自述肛门坠胀感,多提示阴道后壁血肿,应及时作肛查确诊并予以处理。若产后 2 小时无异常发现,可将产妇送回病室。

二、观察子宫复旧及恶露

产后 1 周内应每日测量宫底高度和观察恶露情况,测量宫底前应排空膀胱,并在按摩子宫后再测量宫底至耻骨联合上缘的距离。观察恶露应注意量、颜色及气味。若发现子宫复旧不良,恶露量增多或持续时间延长,应及早应用子宫收缩剂。若恶露有臭味合并子宫压痛,提示感染可能,应查血常规和 C- 反应蛋白、宫腔分泌物培养,并应给予抗生素控制感染。

三、饮食与营养

产后 1 小时可开始进流食或半流食,以后改为普通饮食。食物以流食和半流食为主,少量多餐。清淡可口,富有营养。以高蛋白、高热量的饮食为宜,并注意补充维生素和铁剂,推荐补充铁剂 3 个月。

四、排尿与排便

产后 4 小时内应鼓励产妇尽早自解小便。若排尿困难,除鼓励产妇坐起排尿,解除怕排尿引起疼痛的顾虑外,可选用以下方法:①用热水熏洗外阴,用温开水冲洗尿道外口周围诱导排尿。热敷下腹部,按摩膀胱,刺激膀胱肌收缩。②针刺关元、气海、三阴交、阴陵泉等穴位。③肌注甲硫酸新斯的明 lmg 兴奋膀胱逼尿肌促其排尿。如以上几种方法均无效，应予导尿，必要时可留置导尿管 1~2 日。由于产后容易发生便秘，所以应多吃蔬菜和水果，并及早下床活动。若发生便秘，可用缓泻剂、开塞露，必要时可用肥皂水灌肠。

五、会阴处理

每日应检查外阴，观察伤口愈合情况，并用 0.5% 碘伏冲洗外阴，每日 2~3 次。会阴伤口于产后 3~5 日拆线。若有伤口感染，应提前拆线，充分引流或清创处理，并定时换药。

六、乳房护理

世界卫生组织提倡母乳喂养，母婴同室，早接触，早吸吮。第一次哺乳可在产后半小时内开始。此时乳房内乳汁虽少，但可通过吸吮乳头刺激泌乳。推荐按需哺乳。开始哺乳时间只需 3~5 分钟，以后延长到 15~20 分钟。每次哺乳前母亲应洗双手，并用温水清洗乳头和乳房。哺乳时，母亲和婴儿均应选择最舒适的位置，用一手臂环抱婴儿后，将乳头和大部分乳晕含入婴儿口中，用另一手扶托并挤压乳房，应注意乳房是否堵住婴儿鼻孔。每次哺乳以吸空一侧乳房后再吸另一侧为宜。哺乳后，应将婴儿竖抱轻拍背部 1~2 分钟。哺乳期一般为 10 个月至 1 年为宜。

哺乳期若发生乳胀，应采取措施促进乳汁畅通。必要时可用吸乳器吸乳，也可口服维生素 B_6 或用散结通乳中药。若发生乳汁不足时，要及时调整饮食，哺乳时尽量吸尽乳汁，也可服用中药催乳。乳汁确实不足时，应及时补充稀释的牛奶。初产妇如出现乳头皲裂，轻者可继续哺乳，每次哺乳后在皲裂部位涂抹蓖麻油铋糊剂，在下次哺乳前洗干净。皲裂严重者要暂停哺乳，并局部使用上述药物。乳汁应用吸奶器吸出后喂给婴儿。对因病不能哺乳者，应尽早退奶。退奶最简单的方法是停止哺乳，不排空乳房，少进汤汁。其他的退奶方法有：①生麦芽 60~90g，煎服，每日 1 剂，连服 3~5 日；②针刺穴位；③芒硝 250g，分装于两只布袋内，外敷于两侧乳房并包扎，湿硬时更换；④维生素 B_6 200mg 口服，每日 3 次，共 5~7 日。

七、产褥期保健

产褥期保健的目的是防止产后出血、感染等并发症产生，促进产后生理功能恢复。

1. **饮食起居合理饮食，保持身体清洁，居室清洁通风，注意休息。**

2. **适当活动及做产后健身操** 产后尽早适当活动，经阴道自然分娩的产妇，产后 6~12 小时内即可起床活动，按时做产后健身操。做产后健身操有利于体力恢复、排尿及排便，避免或减少静脉栓塞的发生，且能使骨盆底及腹肌张力恢复。产后健身操的运动量应循序渐进。

3. **计划生育指导** 若已恢复性生活，应采取避孕措施，原则是哺乳者以工具避孕为宜，不哺乳者可选用药物避孕。

4. **产后检查** 包括产后访视和产后健康检查两部分。产妇出院后，由社区医疗保健人员在产妇出院后 3 日内、产后 14 日和产后 28 日分别做 3 次产后访视，了解产妇及新生儿健康状况，内容包括：①了解产妇饮食、睡眠及心理状况；②检查两乳房，了解哺乳情况；③观察子宫复旧及恶露；④观察会阴切口、剖宫产腹部切口等，若发现异常应给予及时指导。产妇应于产后 6 周去医院常规随诊，包括全身检查及妇科检查。前者主要测血压、脉搏，查血、尿常规，了解哺乳情况，若有内科合并症或产科合并症应作相应检查；后者主要观察盆腔内生殖器是否已恢复至非孕状态；同时应带婴儿来医院做一次全面检查。

（应　豪）

第四节　产褥感染

产褥感染(puerperal infection)指分娩期及产褥期生殖道受病原体侵袭而引起的局部或全身的炎症变化。产褥病率(puerperal morbidity)指分娩 24 小时后的 10 日内,每日测 4 次体温,每次间隔 4 小时,有 2 次体温 ≥38℃。产褥病率多由产褥感染所引起,也可由泌尿系统、乳腺、呼吸系统、血栓性静脉炎等感染引起。产褥感染是常见的产褥期并发症。

一、病因

1. **一般诱因**　如产妇贫血、体质虚弱、营养不良等,都会造成产妇抵抗力下降,有利于病原体的侵入和繁殖。

2. **与分娩有关的诱因**　胎膜早破、产程延长、产道损伤、产后出血、手术产等。

二、病原体

引起产褥感染的病原体,多数来自机体本身,如阴道、宫颈、肠道及其他感染源。

1. **需氧性链球菌**　是外源性产褥感染的主要致病菌。B 族溶血性链球菌致病性最强,能产生致热外毒素与溶组织酶,使病变迅速扩散导致严重感染。其临床特点为发热早、寒战、体温>38℃、心率快、腹胀、子宫复旧不良、子宫旁或附件区触痛,甚至并发败血症。

2. **厌氧革兰阳性球菌**　消化链球菌和消化球菌存在于正常阴道中。当产道损伤、胎盘残留、局部组织坏死缺氧时,细菌迅速繁殖,若与大肠杆菌混合感染,会伴有恶臭。

3. **大肠杆菌属**　大肠埃希菌与其相关的革兰阴性杆菌、变形杆菌常寄生于阴道、会阴、尿道口周围,能产生内毒素,是菌血症和感染性休克最常见的病原菌,在不同环境对抗生素敏感性有很大差异。

4. **葡萄球菌**　主要致病菌是金黄色葡萄球菌和表皮葡萄球菌。前者多为外源性感染,容易引起伤口严重感染,因能产生青霉素酶,易对青霉素耐药。后者存在于阴道菌群中,引起的感染较轻。

5. **类杆菌属**　为一组厌氧的革兰阴性杆菌,有加速血液凝固特点,可引起感染邻近部位的血栓性静脉炎。

6. 厌氧芽孢梭菌　主要是产气荚膜梭菌，产生外毒素，毒素可溶解蛋白质而能产气及溶血。产气荚膜梭菌引起感染，轻者为子宫内膜炎、腹膜炎、败血症，重者引起溶血、黄疸、血红蛋白尿、急性肾衰竭、循环衰竭、气性坏疽而死亡。

7. 支原体　解脲脲原体及人型支原体均可在女性生殖道内寄生，引起生殖道感染，其感染多无明显症状，临床表现轻微。

此外，沙眼衣原体、淋病奈瑟菌均可导致产褥感染。

三、感染途径

分娩后产道创面被病原体感染。内源性感染：寄生于阴道内的病原体，在一定的条件下，病原体繁殖能力增加或机体抵抗力下降，使原本不致病的病原体转化为致病病原体引起感染。外源性感染：外界的病原体进入产道所引起的感染，其病原体可以通过被污染的医疗器械、物品及产妇临产前性生活等途径侵入机体。

四、病理及临床表现

发热、腹痛、恶露改变是产褥感染的三大主要症状。而产褥发热多为产褥感染引起。由于炎症的反应程度、范围以及感染的部位不同，其临床表现也不一样。

1. 会阴、阴道、宫颈的局部感染　①会阴裂伤或会阴切开缝合创口感染时，外阴部疼痛明显，创口局部红肿，触之有硬结，体温多不超过38℃。②阴道裂伤处的感染，可见多量脓性分泌物自阴道流出，感染严重时可波及阴道旁结缔组织。若阴道前壁黏膜感染严重，可形成膀胱阴道瘘或尿道阴道瘘。③深度宫颈裂伤一旦感染，可经淋巴播散或直接蔓延，引起急性盆腔结缔组织炎。

2. 剖宫产腹部切口、子宫切口的局部感染　①剖宫产腹部创口感染常发生于剖宫产术后的3~7日，创口局部红肿，触痛明显，组织浸润形成硬结，常常伴有体温升高。严重病例可见组织坏死、分泌物异味、创口局部甚至全层裂开，体温明显升高。②剖宫产后子宫切口感染，临床表现为持续发热（多为低热）、阴道流血伴肠线脱落，甚至大出血。检查子宫较正常产褥期大，子宫下段可有压痛，超声可见子宫下段切口处隆起混合型包块，边界模糊，部分可有宫腔积血。产程中急诊剖宫产、胎膜早破、不良卫生习惯、忽视消毒隔离措施等是高危因素。

3. 急性子宫内膜炎、子宫肌炎　是产褥感染最常见的类型，病原体通常由胎盘剥离面侵入，炎症波及周围子宫内膜，甚至子宫肌层。临床特点：一般发生于产后3~4日，常寒战、高热、全身不适，下腹轻微疼痛，检查子宫稍大、复旧不良，宫体有局限性压痛，恶露量多、混浊、有臭味，宫腔分泌物培养有助于明确诊断、病原菌和选择合适的抗生素。

4. 急性盆腔结缔组织炎　多发生于急性子宫内膜炎或宫颈深度裂伤之后，炎症经淋巴管向周围疏松结缔组织扩散。临床特点为寒战、高热、伴一侧或双侧下腹痛，肛查宫旁组织增厚或触及包块，压痛明显，严重时侵及整个盆腔可形成"冰冻骨盆"。病灶化脓后积聚在子宫直肠窝形成盆腔脓肿，若脓肿溃破可形成弥漫性腹膜炎。

5. 腹膜炎　产妇出现寒战、高热、全腹剧痛、呕吐、腹胀等症状，检查有腹肌紧张、全腹压痛及反跳痛明显，白细胞数明显升高伴中性粒细胞数增多。

6. 血栓性静脉炎　一般分为两大类，即盆腔内血栓性静脉炎（包括卵巢静脉、子宫静脉、髂内静脉和髂总静脉等）和下肢血栓性静脉炎（包括股静脉、腘静脉及大隐静脉）。下肢血栓性静脉炎更为常见，多发生于产后 1~2 周,与产妇血液高凝状态及卧床时间过久有关。临床表现有寒战、高热、呈弛张热型。若为盆腔内血栓性静脉炎,局部体征不明显,仅有局部深压痛。若为下肢血栓性静脉炎表现为患肢疼痛、肿胀、皮肤发白,习惯称"股白肿"。检查患肢足、趾的皮温比健侧高,两侧腿围大小不一致;栓塞部位有局限性压痛,有时可触及硬索状、压痛明显的静脉。D-二聚体增高,彩色多普勒超声检查显示患侧肢体静脉血流缓慢或狭窄。

7. **脓毒血症和败血症** 是产褥感染最严重的阶段,脓毒血症及败血症感染血栓脱落进入血循环可引起脓毒血症,随后可并发感染性休克和迁徙性脓肿(肺脓肿、左肾脓肿)。若病原体大量进入血循环并繁殖形成败血症,表现为持续高热、寒战、全身明显中毒症状,可危及生命。

五、诊断与鉴别诊断

1. 详细询问病史及分娩经过,对产后发热者,应首先考虑产褥感染。

2. 全身及局部体检 仔细检查腹部、盆腔及会阴伤口,可以基本确定感染的部位和严重程度。辅助检查如超声、彩色多普勒超声、CT、磁共振成像等检测手段,能够对感染形成的炎性包块、脓肿作出定位及定性诊断。

3. 实验室检查 除查血常规以外,还应查血 C 反应蛋白和或降钙素原,必要时监测 D-二聚体。①确定病原体,对宫腔分泌物、脓肿穿刺物、后穹窿穿刺物作涂片镜检,并做相应体液进行病原体培养;②病原体抗原和特异性抗体检测。

4. 鉴别诊断 主要与上呼吸道感染、急性乳腺炎、泌尿系统感染、血栓性静脉炎等相鉴别。

六、治疗

1. **一般治疗** 加强营养,给予足够的维生素,若有贫血或病人虚弱可输血或人血白蛋白,以增加抵抗力。产妇宜取半卧位,有利于恶露引流和使炎症局限于盆腔内。

2. **抗生素治疗** 开始必须根据临床表现及临床经验选用广谱抗生素,待病原体培养和药敏试验结果再作调整。所选用的广谱抗生素应同时能作用于革兰阳性菌和阴性菌、需氧菌和厌氧菌,给药时间和途径要恰当,给药剂量充足,以保持药物的有效血浓度。

3. **局部治疗** 会阴部感染应及时拆除伤口缝线,有利引流。每日至少坐浴 2 次。若经抗生素治疗 48~72 小时体温仍持续不退,腹部症状、体征无改善,应考虑感染扩散或脓肿形成。如诊断为盆腔脓肿,可经腹或后穹窿切开引流。若为会阴伤口或腹部切口感染,应行创口引流术。

4. **血栓性静脉炎的治疗** 除抗生素治疗之外,还应使用低分子肝素,其他辅助治疗包括穿戴弹力袜等。

七、预防

产褥感染的预防措施有:①加强孕期保健及卫生宣教工作,临产前 2 个月内避免盆浴和性生活,积极治疗贫血等内科合并症。②严格无菌操作,减少不必要的阴道检查及手术操作,避免产程过长及产后出血。及时发现和处理产道损伤。产褥期应保持会阴清洁,避免交叉感染。③对于阴道助产、剖宫产、产程长、胎膜早破及有贫血者,产后预防性使用抗生素。

（应 豪）

产褥感染指分娩期及产褥期生殖道受病原体侵袭而引起的局部或全身的炎症变化;而产褥病率指分娩24小时后的10日内,每次间隔4小时,有2次≥38℃。产褥感染和产褥病率既有联系又有区别;产褥病率多由产褥感染所引起,也可由泌尿系统、乳腺、呼吸系统、血栓性静脉炎等感染引起。发热、腹痛、恶露改变是产褥感染的三大主要症状,由于炎症的反应程度、范围以及感染的部位不同,其临床表现也不一样。抗生素治疗是主要治疗措施,如果能明确敏感抗生素将更加有利于病情控制。

复习思考题

1. 产褥感染与产褥病率的区别。

2. 产褥感染的病原体种类。

第五节　晚期产后出血

学习目标

掌握　　　　晚期产后出血病因和治疗原则。

分娩24小时后,在产褥期内发生的子宫大量出血称为晚期产后出血(late postpartum hemorrhage)。常发生于产后7～14日,亦可发生于产后6～8周左右。

一、病因

1. 胎盘、胎膜残留　是最常见的病因,多发生于产后10日左右。残留的胎盘组织发生变形、坏死、机化,形成胎盘息肉,当坏死组织脱落时,暴露基底部血管,引起大量出血。此外,若蜕膜剥离不全或剥离后长时间残留在宫腔内诱发子宫内膜炎症,影响子宫复旧,亦可引起晚期产后出血。

2. 胎盘附着部位子宫复旧不全　多发生在产后2周。胎盘娩出后,子宫胎盘附着部位很快缩小,血栓形成,胎盘附着部位边缘有内膜向内生长,内膜逐渐修复,此过程约需6～8周。如该处发生感染,可使血栓脱落,血窦重新开放,导致子宫大量出血。

3. 剖宫产术后子宫切口愈合不良　多发生在术后2～3周,原因如下:①感染:可发生于产时或产前,如患者有胎膜早破,产程延长反复阴道检查,甚至多次肛查,或临产前有阴道炎症者。由于感染,子宫局部切口组织愈合不良,切口处血管栓塞脱落可发生出血。②子宫切口缝合欠佳。③第二产程的剖宫产,子宫下段横切口可发生撕裂、延长。

4. 其他产后滋养细胞肿瘤、子宫黏膜下肌瘤等均可引起晚期产后出血。

二、诊断

1. 症状和体征　产后恶露不净,颜色由暗红变为鲜红,有臭味,反复或突然阴道流血,可导致贫血、休克甚至危及生命。除阴道流血外,一般可有腹痛和发热,双合诊检查应在严密消毒、输液、备皮及有抢救条件下进行。检查可发现子宫增大、软、宫口松弛，子宫有压痛、增大。

2. 辅助检查 血、尿常规了解感染与贫血情况，宫腔分泌物培养或涂片检查，超声检查可提示子宫大小、宫腔内有无残留物、剖宫产术后切口愈合情况等。

三、治疗

1. 少量或中等量阴道流血，应给予足量广谱抗生素及子宫收缩剂，辅以支持治疗。

2. 疑有胎盘、胎膜、蜕膜残留或胎盘附着部位复旧不全者，应行刮宫。刮宫前做好备血、建立静脉通路及开腹手术准备，刮出物送病理检查，以明确诊断，刮宫术后应继续给予抗生素及子宫收缩剂。

3. 剖宫产术后疑有子宫切口裂开、少量阴道流血者可先给予广谱抗生素及支持疗法，密切观察病情变化，并行增强 CT 及子宫切口处三维重建辅助诊断切口裂开情况。若已确诊子宫切口裂开，阴道流血量多时，应行剖腹探查。若切口周围组织坏死范围小，炎症反应轻微，可作清创缝合及髂内动脉、子宫动脉结扎法止血而保留子宫。近年来采用血管介入栓塞髂内动脉及子宫动脉具有良好的效果。若组织坏死范围大，应考虑行次全子宫切除术或全子宫切除术。

4. 其他 若因滋养细胞肿瘤引起的晚期产后流血，则作相应处理。

四、预防

预防措施有：①产后应仔细检查胎盘、胎膜，注意是否完整，若有残缺应及时取出。在不能排除胎盘残留时，应行宫腔探查。②剖宫产时子宫下段横切口应注意切口位置的选择及缝合技巧，避免子宫下段横切口两侧角部撕裂。③严格按无菌操作要求做好每项操作，术后应用抗生素预防感染。

（应　豪）

学习小结

晚期产后出血是指在分娩 24 小时后，在产褥期内发生的子宫出血，临床表现多样性。胎盘和胎膜残留、胎盘剥离面复旧不全、子宫切口愈合不佳等是常见原因。加强子宫收缩、抗生素应用、必要时刮宫是其治疗的主要手段。

复习思考题

1. 晚期产后出血定义和原因。

2. 剖宫产后晚期产后出血治疗原则。

第六节　产褥期抑郁症

学习目标

熟悉	产褥期抑郁症的定义和临床表现。
了解	产褥期抑郁症的诊断。

产褥期抑郁症(postpartum depression)指产妇在分娩后出现抑郁症状。国内资料较少,国外报道发病率为30%。本病预后良好,约70%患者于1年内治愈,但再次妊娠有复发倾向。

产妇主要表现有:①情绪改变:心情压抑、沮丧、情绪淡漠,甚至焦虑、恐惧、易怒,每到夜间加重;有时表现为孤独、不愿见人或伤心、流泪。②自我评价降低:自暴自弃、自罪感,对身边的人充满敌意,与家人、丈夫关系不协调。③创造性思维受损,主动性降低。④对生活缺乏信心,觉得生活无意义,出现厌食、睡眠障碍、易疲倦、性欲减退。严重者甚至绝望,出现自杀或杀婴倾向,有时陷于错乱或昏睡状态。

一、高危因素

1. **内分泌因素** 在妊娠分娩的过程中,体内内分泌环境发生了很大变化,尤其是产后24小时内,体内激素水平的急剧变化是产后抑郁症发生的生物学基础。研究显示,产后胎盘类固醇、孕激素、去甲肾上腺素及三碘甲状腺素(FT_3)下降与产褥期抑郁症关系密切。

2. **遗传因素** 有精神病家族史,特别是有家族抑郁症病史的产妇,产后抑郁的发病率高。

3. **躯体和个人精神类型因素** 有躯体疾病或残疾的产妇已发生产后抑郁,尤其是感染、发热时对产后抑郁的促发有一定影响。产褥期抑郁症多见于以自我为中心、成熟度不够、敏感(神经质)、情绪不稳定、好强求全、固执、认真、保守、严守纪律、社交能力不良、与人相处不融洽和内倾性格等个性特点的人群中。

4. **妊娠期的影响因素** 孕期的负性生活事件越多,患抑郁的可能性越大,如失业、生病、先兆流产等。

5. **分娩期的影响因素** 初产妇缺乏对分娩过程的认识,过分担心分娩过程的疼痛,对分娩存在着紧张恐惧的心理,可加重产妇的焦虑、不安情绪,使产褥期抑郁症的危险性增加。

二、诊断

本病至今尚无统一的诊断标准,多数医院采用美国《精神疾病的诊断与统计手册》(1994版)中制定的"产褥期抑郁症的诊断标准",其内容如下:

1. 在产后2周内出现下列5条或5条以上的症状,但必须具备①②两条:①情绪抑郁;②对全部或多数活动明显缺乏兴趣或愉悦;③体重显著下降或增加;④失眠或睡眠过度;⑤精神运动性兴奋或阻滞;⑥疲劳或乏力;⑦遇事皆感毫无意义或自罪感;⑧思维力减退或注意力溃散;⑨反复出现死亡想法。

2. 在产后4周内发病。

三、治疗

产褥期抑郁症通常需要治疗,包括心理治疗及药物治疗。

1. **心理治疗** 通过心理咨询,以解除致病的心理因素(如想生男孩却生女孩、婚姻关系不良、既往有精神障碍史等)。对产褥期妇女多加关心、体贴和照顾,尽量调整好家庭中的各种关系,指导其养成良好睡眠习惯。

2. **药物治疗** 应用抗抑郁症药,主要是选择性5-羟色胺再吸收抑制剂、三环类抗抑郁药等,例如帕罗西汀、舍曲林、氟西汀、阿米替林等。这类药物优点为不进入乳汁中,不影响哺乳。药物治疗应尽量选用不进入乳汁的抗抑郁药,并在医师指导下使用为宜。

(1)氟西汀:选择性抑制中枢神经系统5-羟色胺的再摄取,延长和增加5-羟色胺的作用,从而产生抗抑郁作用,每日20mg,分1~2次口服,根据病情可以增加至每日80mg。

(2)帕罗西汀:通过阻止5-羟色胺的再吸收而提高神经突触间隙内5-羟色胺的浓度,从而产生抗抑郁作用。每日 20mg，一次口服，连续用药 3 周，再根据病情增减剂量，1 次增减 10mg，间隔时间不得少于 1 周。

（3）舍曲林：作用机理同帕罗西汀，每日 50mg，一次口服，数周后可以增加至每日 100~200mg。

（4）阿米替林：为常用的三环类抗抑郁药，每日 50mg，分 2 次口服，渐增至每日 150~300mg，分 2~3 次口服。维持剂量每日 50~150mg。

四、预防

产褥期抑郁症的发生是多因素的：社会因素、心理因素、妊娠因素等。因此，产褥期抑郁症的预防也是多环节的，加强对孕妇的人文和精神关怀、了解孕产妇生理和心理变化，在妊娠、分娩和产褥期多给些关心、爱护，对于预防产褥期抑郁症具有重要意义。

（应　豪）

学习小结

产褥期抑郁症指产妇在分娩后出现抑郁症状。本病主要采用美国的"产褥期抑郁症的诊断标准"。心理和药物是主要治疗手段。

复习思考题

产褥期抑郁症的定义。

第十三章　妇科病史和体检

13

第一节　妇科病史

采集病史是医师诊治病人的第一步,也是医患沟通、建立良好医患关系的重要时机。

一、病史采集方法

为正确判断病情,需要医师细致询问病情和耐心聆听病人陈述。采集病史的过程是医患之间有效沟通的途径,真诚地交流是对病人正确评估和处理疾病的基础,能使得病人的安全感和满意度增加。采集病史的时候,注意做到态度和蔼,语气温和。询问病史应有一定的目的性,采用启发式提问,但不应暗示和主观臆测。尽可能用通俗易懂的语言和病人交流,少用过于专业的医学术语。对不能亲自口述的病人,可询问了解病情的家属或亲友。对危急重症病人在初步了解病情后,应立即抢救,以免贻误治疗。外院转诊者,应索阅病情介绍作为重要参考资料。要考虑病人的隐私,遇有不愿说出真情者(如性生活史),既不可盲目轻信其陈述,也不宜反复追问,尤其是未婚者,可先行妇科检查(未婚者行肛门指诊检查)和辅助检查,如妊娠试验(尿或血 hCG),避开家属,待明确病情后再向病人补充询问。

二、病史内容

1. **一般项目**　包括病人姓名、性别、出生年月、职业、籍贯、民族、婚姻、住址、入院日期、病史记录日期、病史陈述者、可靠程度。若非病人陈述,应注明陈述者与病人的关系。

2. **主诉**　是病人就诊的主要症状(或体征)和持续时间。通过主诉可以初步推断出疾病的大致范围。力求简明扼要,通常不超过 20 字。妇科常见的临床症状有外阴瘙痒、阴道流血、白带异常、闭经、不孕、下腹痛、下腹部包块等。如病人有多个临床症状,主诉应按症状发生的时间顺序书写。例如,停经 45 天后,阴道流血 3 天,下腹痛 2 小时。若病人无任何不适,仅检查发现子宫肌瘤,主诉可写为:检查发现"子宫肌瘤"7 日。

3. **现病史**　指病人本次疾病发生、演变和诊疗的全过程,为病史的主要部分,应以主诉症状为核心,按时间顺序详尽描述。包括本次疾病的起病时间、主要症状特点、有无诱因、伴随症状、发病后诊疗经过及结果,睡眠、饮食、体重及大小便等一般情况的变化,以及与鉴别诊断有关的阳性或阴性资料等。与本次疾病虽无紧密关系,但仍需治疗的其他疾病以及用药情况,可在现病史后另起一段单独记录。

4. **月经史**　包括初潮年龄、月经周期及经期持续时间、经量、经期伴随症状。如:12 岁初潮,月经周期为 28～30 日,持续 5 日,可简写为 $12\dfrac{5}{28\text{-}30}$。经量可以通过询问每日更换卫生巾的次数和有无血块大致估算,伴随症状包括经前和经期有无不适,如乳房胀痛、水肿、精神改变等,经期腹痛以及疼痛部位、性质、程度,痛经起始和消失时间。常规询问并记录末次月经(LMP)起始日期及其经量和持续时间。如阴道流血情况不同于以往正常月经时,还应问准前次月经(PMP)起始日期。绝经后病人应询问绝经年龄,绝经后有无再出现阴道流血、阴道分泌物增多或其他不适。

5. **婚育史**　婚次及每次结婚年龄,是否近亲结婚(直系血亲及三代旁系血亲),男方健康状况,有无性病史以及双方性生活情况等(注意语气、保护隐私)。有多个性伴侣者,性传播疾病及子宫颈癌的风险增加,应问清性伴侣情况。生育史包括足月产、早产及流产次数以及现存子女数,以阿拉伯数字顺序表示,如足月产 1 次,无早产,流产 2 次,现存子女 1 人,可记录为 1-0-2-1,或用孕 3 产 1(G_3P_1)表示。详细记录既往分娩情况,包括分娩方式,有无难产史,有无产后出血或产褥感染史,新生儿出生情况及现状。自然流产或人工流产情况。末次分娩或流产日期,采用何种避孕措施。

6. 既往史 指病人过去的健康和疾病情况。内容包括以往健康状况、疾病史、传染病史、预防接种史、手术外伤史、输血史、药物过敏史。若患过某种疾病，应记录疾病名称、患病时间及诊疗转归。

7. 个人史 生活和居住情况，出生地和曾居住地区，有无烟酒嗜好。有无毒品使用史。

8. 家族史 父母、兄弟姐妹及子女健康状况。家族成员有无遗传性疾病（如血友病等）、可能与遗传有关的疾病（如高血压、糖尿病、癌症等）以及传染病（如结核等）。

问诊的过程中必须注意以下医德要求：严肃认真、尊重隐私、对任何病人一视同仁、对同道不随意评价、对病人进行健康教育和健康指导。

第二节 体格检查

体格检查应在采集病史后进行。包括全身检查、腹部检查和盆腔检查（妇科检查）。除非病情危急，应按上述顺序进行。记录时应依次准确记录各项内容，与疾病有关的重要体征和有鉴别意义的阴性体征均不能遗漏，不能用文字说明的应以图表示，并加以文字标记说明。

一、全身检查

全身检查包括测量体温、脉搏、呼吸和血压，必要时测量身高和体重。其他检查包括神志、精神状态、体态、面容、全身发育和毛发分布情况、头部器官、皮肤、颈（注意甲状腺肿大与否）、乳房（注意其发育、皮肤有无凹陷、有无包块及分泌物）、心、肺、浅表淋巴结（尤其是锁骨上和腹股沟部位）、脊柱及四肢。

二、腹部检查

是妇产科疾病体格检查的重要组成部分，应在盆腔检查前进行。腹部检查包括视诊观察腹部形状（平坦、隆起或呈蛙腹），腹壁有无瘢痕、静脉曲张、妊娠纹、腹壁疝、腹直肌分离等。触诊包括肝、脾、肾有无增大或触痛，腹壁厚度和软硬度，有无压痛、反跳痛或肌紧张，能否扪及包块，若有，应描述其部位、大小（以 cm 为单位表示）、形状、质地、活动度、表面是否光滑及有无压痛等。叩诊注意有无移动性浊音。必要时听诊了解肠鸣音情况。合并妊娠时应检查宫高、腹围、胎位、胎心、胎动及胎儿大小等。

三、盆腔检查

盆腔检查又称妇科检查，范围包括外阴、阴道、宫颈、宫体及两侧附件。检查器械包括一次性臀部垫单、无菌手套/一次性检查手套、一次性阴道窥器、宫颈刮板、棉拭子（棉签）、玻片、消毒液、液状石蜡或肥皂水、生理盐水、10% 氢氧化钾等。

1. 检查基本要求

（1）检查室温度要适中，天冷时注意保暖，环境安静、清洁，注意保护病人隐私。

（2）医生关心体贴病人，做到态度严肃、语言亲切、检查仔细、动作轻柔。

（3）检查前应排空膀胱，大便充盈者应排便或灌肠。若需尿液检查，应先取尿液标本送化验室，然后再检查。如果是尿失禁病人，膀胱应存留一定尿液，便于进行相应检查。

（4）取膀胱截石位，病人臀部置于台缘，臀下置一次性垫单或消毒的垫单（以免交叉感染），头部稍高，两手平放于身旁，使腹肌放松。检查者立于病人两腿之间，面向病人。如为病情危重或其他不宜搬动的病人，可在病床上检查，检查者位于病人右侧。

（5）避免在经期检查。若为异常阴道流血必须检查，检查前应消毒外阴，使用无菌器械和手套，以防发生感染。

（6）对无性生活史者禁行阴道检查（包括阴道窥诊及双合诊/三合诊），应行直肠-腹部扪诊。若确有必要，应在其家属及病人本人同意并签字后方可进行检查。

（7）对疑有盆腔病变的腹部肥厚或高度紧张的病人，若盆腔检查不满意，必要时可在麻醉下进行盆腔检查。

（8）男医生进行检查时，应有其他女医务人员在场。

2. 检查方法及步骤

（1）外阴检查：观察外阴发育及毛发分布情况，有无畸形、皮炎、溃疡、赘生物、色素减退、皮肤黏膜增厚或萎缩、肿物等，观察阴蒂长度（一般不超过 2.5cm）。分开小阴唇，暴露观察尿道口、阴道口及前庭大腺的情况，观察处女膜是否完整、会阴有无侧切或陈旧性撕裂瘢痕。必要时让病人用力向下屏气，观察有无阴道前后壁脱垂、子宫脱垂或尿失禁。

（2）阴道窥器检查：根据病人阴道壁松弛情况，选用合适的阴道窥器。检查步骤如下。

1）放置与取出：将阴道窥器两叶合拢，用液状石蜡或肥皂液润滑两叶前端，若拟作宫颈细胞学涂片或阴道分泌物涂片检查，禁用润滑剂，改用生理盐水润滑。放置时，左手示指与拇指分开两侧小阴唇，暴露阴道口，右手持窥器斜行沿阴道侧后壁缓慢插入阴道内，并将两叶顺势转平、张开，直至完全暴露宫颈为止。取出窥器时，先将窥器两叶合拢后再取出。注意操作过程动作要轻柔，以免碰伤尿道口、宫颈，引起出血。

2）视诊：①检查阴道：观察阴道壁及穹窿黏膜色泽、皱襞多少，有无溃疡、赘生物、囊肿、阴道隔或双阴道畸形等。注意阴道分泌物气味、量、色泽，必要时取分泌物涂片或培养作病原体检查。②检查宫颈：观察宫颈大小、颜色、外口形状；是否光滑，有无出血、囊肿及赘生物等。用干棉签轻轻擦拭宫颈表面黏液后，在宫颈外口柱状上皮和鳞状上皮交界处刮片，行细胞学检查及 HPV 相应检查，或用无菌棉拭子伸入宫颈管内取宫颈分泌物。

3）双合诊：是盆腔检查中最重要的项目。检查者戴好无菌手套，用一手的两指或一指经润滑后放入阴道内，另一手在腹部配合检查，称为双合诊。其目的在于扪清阴道、宫颈、宫体及宫旁结缔组织、子宫韧带、卵巢、输卵管，以及盆腔内其他各组织有无异常。

检查方法：①首先检查阴道通畅度和深度，有无先天畸形、瘢痕、结节或肿块（注意后穹窿触痛结节），再扪触宫颈大小、质地，有无接触性出血。若上抬或左右摆动宫颈时病人感觉疼痛称宫颈举摆痛。②然后检查子宫。检查者阴道内手指放在宫颈后方向上向前托举子宫，另一手同腹部触诊，通过内外手相互协调，扪清子宫大小、形状、位置、质地、活动度和有无压痛。多数妇女子宫呈前倾前屈位。"倾"指宫体纵轴与身体纵轴的关系，前倾指宫体朝向耻骨，后倾相反。"屈"指宫体与宫颈间的关系，前屈指两者间的纵轴形成的角度朝向前方，后屈相反。③扪清子宫情况后，再检查附件。检查手法，将阴道内手指由宫颈后方移至一侧穹窿，检查同侧附件。正常输卵管不能扪及，正常卵巢偶可扪及，大小约 3cm×2cm×1cm，活动，触之略有酸胀感。对触及的肿物应扪清其位置、大小、性状、质地、活动度、边界、表面情况、与子宫关系及有无压痛。

4）三合诊：即阴道、直肠、腹部联合检查，是双合诊的补充检查。检查时，一手示指放进阴道，中指放入直肠，其余步骤同双合诊。可扪清后倾后屈子宫的大小，发现子宫后壁、直肠子宫陷凹或宫骶韧带及盆腔后壁的病变，估计病变范围，尤其是癌肿的浸润范围以及阴道直肠隔、骶骨前方或直肠有无病变等。

5）直肠-腹部诊（肛腹指诊）：一手示指进入直肠，另一手在腹部配合的检查。一般用于无性生活史、阴道闭锁或其他原因不宜双合诊的病人。以示指置入直肠内配合腹部的手配合检查。

3. 记录 通过盆腔检查，将检查结果按解剖部位的先后顺序记录。

（1）外阴：发育情况及婚产式（未婚式、已婚未产或经产式），有异常情况应详细描述。

（2）阴道：是否通畅，黏膜情况，分泌物量、形状、颜色以及有无异味。

（3）宫颈：大小、硬度、是否光滑，有无息肉、撕裂、腺囊肿、赘生物、接触性出血及举摆痛等。

（4）宫体：位置、大小、质地、活动度，有无压痛等。

（5）附件：有无肿块、增厚或压痛。若扪及肿块，记录其位置、大小、质地、活动度、表面光滑与否，有无压痛及其与子宫、直肠及盆壁的关系。左右情况分别记录。

第三节　妇科常见症状的鉴别要点

妇科疾病与年龄关系密切,年龄对疾病的诊断具有重要的参考价值,如青春期与围绝经期发生的月经失调常由无排卵所致,而生育期多由黄体功能异常所致。许多妇科疾病与产科问题密不可分,如分娩引起的生殖器官损伤、宫颈肌瘤导致难产等,同样,妇科疾病可合并外科、内科疾病。

首诊于妇科的病人主诉常见症状有阴道流血、阴道分泌物异常、下腹痛及下腹部肿块,不同年龄的女性所述症状可相同,但病因可不同。我们在诊断和处理妇科疾病的时候,应该基于病人的年龄来考虑病人病情,综合病史与各项辅助检查结果鉴别其为妇科疾病,抑或是外科、内科疾病,或者两者兼有。

一、阴道流血

阴道流血是女性生殖器疾病最常见的一种症状,阴道流血可以来自生殖道任何部位,如外阴、阴道、宫颈、宫体等。以来自宫体为最多,除正常月经外均称为阴道流血。

1. 原因

（1）与妊娠有关的子宫出血:常见的有流产、异位妊娠、妊娠滋养细胞疾病。另外,还有产后胎盘残留和子宫复旧不良等。若病人为育龄期女性,且有正常性生活,则应首先排除与病理性妊娠相关性疾病。

（2）卵巢内分泌功能异常:包括无排卵性、有排卵性功能失调性子宫出血,以及月经间期卵泡破裂、雌激素水平下降所致的子宫出血。若病人为青春期女性,则应首先考虑排除卵巢内分泌功能变化引起的子宫出血。

（3）生殖器肿瘤:引起阴道流血的良性肿瘤有子宫肌瘤、卵巢卵泡膜细胞瘤等,恶性肿瘤有外阴癌、阴道癌、宫颈癌、子宫内膜癌、子宫肉瘤及具有分泌雌激素功能的卵巢卵泡膜颗粒细胞瘤等。若病人为绝经过渡期或绝经后期女性,则应首先排除生殖器肿瘤。

（4）生殖器炎症:如外阴炎、阴道炎、宫颈炎、子宫内膜炎等。

（5）外伤、异物和外源性性激素:外阴、阴道损伤、阴道内异物、宫腔内放置节育器及雌激素、孕激素使用不当等。

（6）术后:外阴、阴道、宫颈、子宫等术后切口止血不严密、切口愈合不良、炎症,卵巢手术后对卵泡或黄体的影响而致内分泌改变引起的子宫内膜脱落出血。

（7）全身性疾病:如血小板减少性紫癜、白血病、再生障碍性贫血、肝功能损害等。

2. 临床表现及鉴别要点

（1）有规律的周期性阴道流血

1）经量增多:月经周期正常,但经量增多或经期延长。子宫肌瘤最多见,其次可见于放置宫内节育器或子宫腺肌病等。

2）月经间期阴道流血:发生在两次月经来潮中期,历时 3～4 日,一般少于月经量,是由于排卵期卵泡破裂,雌激素水平暂时下降所致,又称排卵期阴道流血。

3）经前或经后阴道流血:月经来潮前后数日持续少量阴道流血,常淋漓不尽。常见于育龄期女性卵巢黄体功能异常、放置宫内节育器的副反应等。子宫内膜异位症也可出现类似情况。

（2）不规则阴道流血

1）阴道流血伴阴道分泌物增多或接触性出血:外阴癌、阴道癌、宫颈癌、宫颈息肉、子宫内膜癌伴感染或子宫黏膜下肌瘤伴感染。

2）停经后阴道流血:若为生育期妇女,首先考虑与妊娠相关的疾病,如流产、异位妊娠、妊娠滋养细胞疾病等；若为青春期或为围绝经期女性，应考虑为无排卵性功能失调性子宫出血。对于后者首先应排除生殖道恶性肿瘤。

3）绝经后阴道流血：若流血量少，且3～4日即净，多数为子宫内膜炎或老年性阴道炎。若流血量多，持续不尽或反复出血，首先应考虑子宫内膜病变。

4）间歇性阴道排出血水：应警惕输卵管癌的可能。

5）外伤性阴道流血：有外伤史，在阴道流血的同时，伴有外阴疼痛。

二、阴道分泌物异常

阴道分泌物（leucorrhea）即生殖道排液或生殖道分泌物，其成分包括大、小阴唇皮脂腺液，大阴唇汗腺液，尿道旁腺、前庭大腺液，以及阴道壁黏膜渗出液，宫颈腺上皮分泌的宫颈黏液和适量的子宫内膜腺体分泌液。

正常阴道分泌物随着体内雌激素水平的周期性变化而发生相应的量及性状的变化。近排卵期时，体内雌激素水平升高，宫颈黏液的量以及含水量增加，故此时的分泌物可呈现透亮蛋清样，有利于精子通过宫颈进入宫腔。排卵后雌激素水平下降，孕激素水平上升，宫颈黏液分泌量下降，色也由透亮蛋清样变为黏稠、浑浊，这时分泌物减少，呈稀糊状。宫颈黏液呈碱性，可阻止酸性微生物的进入。正常阴道分泌物pH值在3.8～4.5之间，使得阴道处于酸性环境中，从而抑制病原微生物的入侵。在性交时，前庭大腺可分泌黄白色黏液润滑阴道。此外，女性婴儿在刚出生时，由于受母体内雌激素水平的影响，其阴道口可有分泌物，多在其出生数日或一周左右自行消失。当分泌物的量及性状由于某种原因而发生异常改变时，被称为阴道分泌物异常。常见原因及鉴别要点如下。

1. 生殖道炎症所致的阴道分泌物改变

（1）阴道特异性炎症：①外阴阴道假丝酵母菌病：阴道分泌物呈豆渣样或乳酪样，同时伴有外阴瘙痒或灼痛；②滴虫阴道炎：呈稀薄黄色或黄绿色泡沫样分泌物；③细菌性阴道病：分泌物为灰白色、均匀一致、稀薄，有鱼腥臭味，可伴有外阴及阴道瘙痒及灼痛。

（2）宫颈炎症：可出现淡黄色脓性或乳白色黏液样阴道分泌物，量多。

（3）子宫内膜炎症：可有阴道分泌物增多，急性炎症时分泌物可为脓性或血性，同时伴有下腹疼痛及腰背酸痛、发热等症状。

2. 生殖器官肿瘤引起的阴道分泌物改变

（1）宫颈癌多伴有血性或淘米水样分泌物，晚期病人伴感染后分泌物多奇臭。

（2）子宫内膜癌或子宫黏膜下肌瘤可有血性分泌物，伴感染时分泌物亦可有奇臭。

（3）输卵管癌多有清澈、黄色或红色水样分泌物，呈间歇性排出。

3. 生殖道异物引起的阴道分泌物改变　如果阴道内有异物可引起分泌物增多，如果出现感染时，可有脓臭味。

4. 激素引起的阴道分泌物改变　如口服大量雌激素，会导致清稀、透亮的阴道分泌物增加。

5. 泌尿生殖系统损伤所致的尿瘘、粪瘘　阴道分泌物增多，其中混有尿液或粪便。

三、下腹疼痛

下腹疼痛是妇科常见症状之一，大多因为妇科疾病引起，也可见于生殖器以外的疾病。根据下腹痛起病缓急、部位、性质和特点寻找病因。

1. 急性下腹痛　起病急骤，疼痛剧烈，常伴恶心、呕吐、发热和出汗等症状。

（1）下腹痛伴阴道流血，有或无停经史：多与病理妊娠有关。常见于宫内妊娠流产或异位妊娠。若为异位妊娠流产或破裂，多为反复隐痛后突发患侧下腹撕裂样剧痛，可伴肛门坠胀感，可并发休克。若为宫内妊娠流产，疼痛常位于下腹正中，呈阵发性，阴道内可伴有组织样物排出。

（2）下腹痛伴发热：多由炎症所致。一般见于盆腔炎症，也可见于子宫肌瘤红色变性。右侧下腹痛还应考虑急性阑尾炎的可能。

（3）下腹痛伴附件区肿块：常由卵巢或输卵管肿瘤或卵巢非赘生性囊肿扭转、子宫浆膜下肌瘤扭转引起，也可见于异位妊娠、盆腔炎症性包块。卵巢黄体破裂、卵巢肿瘤破裂、卵巢子宫内膜异位囊肿破裂也不少见，常有剧烈下腹或全腹疼痛，伴恶心、呕吐，腹部肌紧张等。

2. 慢性下腹痛　起病缓慢，多为隐痛或钝痛，病程长，可与月经周期有关。

（1）无周期性的慢性下腹痛：常见于盆腔炎性疾病后遗症、盆腔淤血症、残余卵巢综合征及晚期妇科恶性肿瘤等。

（2）周期性的慢性下腹痛：①月经期慢性下腹痛：进行性加重的经期下腹坠胀痛，部分伴有性交痛，见于子宫内膜异位症或子宫腺肌病。经期前后下腹痛也见于子宫后倾后屈位、原发性痛经、宫颈狭窄和盆腔炎等。周期性下腹痛但无月经来潮多为经血排出受阻引起，如宫颈狭窄、生殖道畸形等。②月经间期慢性下腹痛：月经周期中间出现一侧下腹隐痛，常持续3～4日，可伴有少量阴道流血，此类腹痛称为排卵期腹痛。

四、下腹部肿块

下腹部肿块是较为常见的妇科症状，主要发生于子宫及附件。肿块可为功能性、炎症性、肿瘤性、先天性畸形等。

1. 来自子宫

（1）妊娠子宫：有停经史，随着孕周增大子宫可不断增大，分娩后恢复正常。停经后出现不规则阴道流血伴有子宫的迅速增大，可能为葡萄胎。

（2）炎症性：如宫腔积脓时子宫可增大。

（3）肿瘤性：如子宫肌瘤、子宫肉瘤等；绝经后子宫增大常考虑子宫内膜癌。

（4）子宫腺肌病：可引起子宫增大，如桶状。

（5）先天性畸形：先天性子宫发育不良，如双角子宫、双子宫、单角子宫、残角子宫等；处女膜先天性闭锁或阴道横隔致使经血积聚阴道或宫腔无法流出，可形成下腹部包块。

2. 来自附件

（1）卵巢非赘生性囊肿：如卵巢黄体囊肿、卵巢黄素囊肿。前者多见于妊娠早期单侧囊肿，也可见于促排卵后；后者多见于葡萄胎病人，多为双侧，也可在正常妊娠时出现。

（2）附件炎性肿块：多为双侧性，与周围组织有粘连，压痛明显，如输卵管卵巢囊肿或脓肿、输卵管积水、盆腔包裹性积液等。

（3）附件肿瘤：良性肿瘤表现为肿块大小不等、表面光滑、囊性、活动，如卵巢浆液性、黏液性囊腺瘤、输卵管卵巢冠囊肿等。也可表现为界限清楚、活动、实性或囊实性肿块，如卵巢纤维瘤、成熟囊性畸胎瘤等。恶性肿瘤多为实性，表面不规则，活动受限，如卵巢浆液性、黏液性囊腺癌，卵巢颗粒细胞瘤，卵巢肉瘤，未成熟畸胎瘤，输卵管癌等。

（4）卵巢子宫内膜异位囊肿：单侧或双侧，多与子宫有粘连、活动受限，通常伴有痛经史，可伴性交痛、不孕症等。

（5）输卵管妊娠、卵巢妊娠：肿块多位于子宫旁，有明显压痛，通常伴有短期停经史后阴道流血。

3. 其他　盆腔肿块还需和来自肠道、泌尿系统及后腹膜的肿块相鉴别。

五、外阴瘙痒

由于女性外阴位置的特殊性，非常容易受有害因素影响而出现瘙痒，也可发生于外阴完全正常者。严重瘙痒时可影响病人的生活和工作。

1. **阴道炎症** 如外阴阴道假丝酵母菌病、滴虫性阴道炎等，这些病变引起的外阴瘙痒常为阴道分泌物增多刺激外阴部所致，通常还会伴有外阴部灼痛或烧灼感。

2. **尿液、粪液刺激** 多见于尿失禁、尿瘘、粪瘘时。

3. **局部过敏** 如避孕套、卫生巾、卫生棉条或其他如药物、化学品过敏所致。

4. **局部皮肤病变** 如外阴湿疹、外阴神经性皮炎、脂溢性皮炎、外阴疱疹、外阴硬化性苔藓、外阴尖锐湿疣等。

5. **精神性因素** 多由于心理紧张等原因所致，妇科检查无发病原因，病人常诉外阴瘙痒在夜间加重，可能和夜间瘙痒阈值降低有关。

6. **全身疾病** 如糖尿病、妊娠期肝内胆汁淤积症、黄疸、维生素缺乏、重度贫血、白血病、内分泌失调致雌激素水平下降、变态反应所致的荨麻疹、药疹等，均可引起外阴瘙痒。

7. **外阴卫生不良** 导致阴部长期处于潮湿分泌物的浸渍中，容易引起外阴瘙痒。

第四节　临床思维

临床思维是指医生运用已有的医学理论和经验，对疾病再认识的过程，是医生在诊治过程中，将自己的医学知识和病人的临床情况进行综合分析的思维活动，是医学生成长为一名合格的医师所具备的理论联系临床的能力。临床思维的形成主要依靠以下几方面：

1. **医学理论知识** 是医学生完成大学阶段学习后必须掌握的。扎实的医学理论知识是临床工作的基础，是培养临床思维的前提条件。

2. **临床实践** 通过各种临床实践活动，如病史采集、体格检查、选择必要的实验室和其他检查以及诊疗操作等工作，细致而周密地观察病情，发现问题，分析问题，解决问题。

3. **科学思维** 这是对具体的临床问题比较、推理、判断的过程，在此基础上建立疾病的诊断，这一过程是任何仪器设备都不能代替的思维活动。临床医师通过实践获得的资料越翔实，知识越广博，经验越丰富，这一思维过程就越快捷，越切中要害，越接近实际，也就越能作出正确的诊断。

4. **循证医学** 循证医学的核心思想是将临床证据、医师经验与病人意愿三者相结合来制订医疗决策，包括诊断方法和治疗方案。循证医学强调将临床证据按质量进行分级，在诊治病人时，优先参照当前可得（最新）的最高级别证据进行诊治决策，如果没有高级别证据，再按证据级别顺次考虑低级别证据，这是关系临床诊断推理正确与否的关键。寻找和收集最佳临床证据，旨在得到更敏感和更可靠的诊断方法，更有效和更安全的治疗方案。而医师则可根据临床经验识别和采用那些最好的证据，并根据病人的具体情况，对疾病的担心程度、对治疗的期望程度，为病人着想并尊重病人的选择。将最佳临床证据、临床经验和病人意愿这三大要素紧密结合在一起，医患相互理解，互相信任，从而达到最佳诊断和治疗效果。

第五节　医患沟通技巧

医患沟通是临床医生必备的技能。一位合格称职的医生，不但需要具备专业的知识和能力，同时还应具备与病人及家属沟通的能力与技巧。临床医学教育之父奥斯勒曾说过："医学是不确定的科学，也是概率的艺术。"正因为这种不确定性，良好的医患沟通，可以增加病人与医生彼此间的信任，建立和谐的医患关系，保证医疗活动的顺利开展，并提高医生、病人及家属的满意度。

一、沟通的目的

良好的医患关系，是以维护病人健康为目的，以病人为中心，以相互信任为基础的治疗性互动关系。与病人及其家属的沟通一般有四个目的：①与病人建立良好的关系并取得信任与尊重；②从病人那里获得相关信息以协助诊断；③告知病情，解释问题并和病人达成一致的治疗方案；④在病人病情的危急时刻帮助病人及其家庭渡过难关。

二、沟通的基本技巧

1. **建立信任**　良好的医患关系是建立双方的互信互谅，医生对病人及其家属保持真诚、尊重、积极关注的态度，对于妇产科的病人还要注意保护病人的隐私。

2. **善于倾听**　医患沟通的最重要技巧是保持沉默，耐心倾听。基本原则是不要轻易打断病人，适时的鼓励，设身处地地分析病人关系的要点，及时地给予支持与肯定。

3. **语言沟通**　在采集病史时，应采用有限开放式的提问方法引导病人，应用复述、澄清等方法核实病人的真实感受；告知病情时，尽量使用通俗易懂的词汇；给予诊疗建议时，尽量从病人的角度出发，提出在你能力范围之内、兼顾双方利益的建议；最后，需确认病人及家属对医疗行为的理解并配合实施。

4. **非语言交流**　与对方保持合适的距离，维持松弛、接纳性的体位，保持眼神交流，避免分散注意的动作，可以轻声地说"嗯""是"或点头等，及时表达肯定与支持，友善性、开放性的肢体动作可以使沟通事半功倍（比如抚摸、轻拍、搀扶等）。

良好的医患沟通，有助于医生准确的理解病人的病情及需求，有利于病人及家属接纳医疗建议并参与医疗行为。

（王沂峰）

学习小结

妇产科病人查体时，除常规的全身检查外，主要应进行腹部检查及盆腔检查。腹部检查，产科可以明确胎儿大小、胎位等，妇科可以明确腹痛部位，肿瘤大小、质地以及活动度、腹膜刺激征、移动性浊音等；盆腔检查分为双合诊及三合诊，是明确盆腔情况的主要手段，双合诊可了解子宫位置、大小、双侧附件情况等，三合诊在双合诊基础上还可了解阴道直肠隔及道格拉斯腔情况。

常见的妇科症状包括阴道流血、阴道分泌物异常、下腹疼痛、腹部肿块及外阴瘙痒。阴道流血常见于妊娠相关流血、功能失调性子宫出血及肿瘤等引起的流血；下腹痛常见于妊娠相关腹痛、月经周期相关腹痛炎症性腹痛及肿瘤相关性腹痛等；下腹部肿块可为功能性、炎症性、肿瘤性、先天性畸形等。症状相似的疾病要根据病史询问、体格检查及相关辅助检查加以鉴别。

复习思考题

女，30岁，月经周期正常，因停经6周就诊，尿妊娠试验阳性。检查：子宫稍饱满，左附件区增厚、轻压痛。

1. 最适当的辅助检查方法是什么？

2. 病人突然出现剧烈下腹痛，血压急剧下降，移动性浊音（±），本例为确诊应行哪些检查？

第十四章　女性生殖系统炎症

14

学习目标	
掌握	常见阴道炎、急性宫颈炎症、盆腔炎性疾病的病因、临床特征、诊断及治疗原则；生殖器结核的诊断方法和治疗原则。
熟悉	女性生殖系统的自然生态系统及影响因素；盆腔炎性疾病的病原体及致病特点；生殖器结核的传染途径、病理改变及临床表现。
了解	女性生殖系统炎症的诊断要点；慢性宫颈炎症的病理分类以及相应处理原则；女性生殖道的自然防御功能；盆腔炎性疾病及后遗症的病理改变及临床表现。

第一节 女性生殖系统炎症的诊断要点

女性生殖系统炎症是常见的妇科疾病,包括下生殖道的外阴炎、阴道炎、宫颈炎和上生殖道的盆腔炎性疾病。下生殖道炎症主要表现为阴道分泌物异常(色、量、气味异常)以及外阴不适、外阴瘙痒,上生殖道炎症主要表现为下腹痛,也可伴有阴道分泌物异常。因此,女性生殖系统炎症的正确诊断依赖于异常阴道分泌物、外阴瘙痒及下腹痛的鉴别诊断。生殖系统炎症诊断要点包括:①根据病史及临床特征初步判断感染部位;②结合辅助检查结果明确具体的感染,并且排除其他相关疾病。

一、病史

仔细询问近期有无不洁性生活史、抗生素使用史、糖尿病史、宫腔操作史及盆腔炎性疾病史。滴虫阴道炎、淋病以及衣原体感染均为性传播疾病,不洁性生活史有助于诊断。抗生素使用史、糖尿病史有助于外阴阴道假丝酵母菌病的诊断。宫腔操作史以及盆腔炎性疾病史结合下腹疼痛可能提示为盆腔炎性疾病。

二、临床特征

对以阴道分泌物异常、外阴不适及外阴瘙痒为主诉的病人,首先考虑下生殖道感染,在妇科检查时注意异常分泌物来自阴道还是宫颈,若分泌物来自阴道,则注意阴道黏膜有无充血、水肿,分泌物颜色以及性状的改变,初步判断为何种阴道炎症,并做阴道分泌物检查。若分泌物来自宫颈管,则注意宫颈有无充血、水肿以及有无接触性出血,取宫颈分泌物做白细胞检测以及病原体的检查。

对以下腹疼痛为主诉的病人,注意有无发热、恶心、呕吐等症状。由于上生殖道感染通常是在下生殖道感染的基础上,病原体上行至上生殖道而成,所以上生殖道感染往往与下生殖道感染同时存在,应注意有无阴道分泌物异常。腹部检查注意有无下腹压痛、反跳痛。妇科检查时注意子宫压痛、附件区压痛或附件区是否存在有压痛的包块等,结合 B 型超声及其他检查,排除妊娠相关疾病及外科疾病,明确盆腔炎性疾病的诊断。

三、辅助检查

1. **阴道分泌物检查**　①pH 值测定:采用精密 pH 试纸测定阴道上 1/3 处分泌物的 pH 值。滴虫阴道炎以及细菌性阴道病 pH 值升高,而外阴阴道假丝酵母菌病则多在正常范围内。②病原菌检查:取阴道分泌物分别放于滴有生理盐水及 10%KOH 的两张玻片上,进行显微镜检查。生理盐水湿片用于检查滴虫、线索细胞,10%KOH 湿片用于假丝酵母菌的检查及胺臭味试验。阴道分泌物中若找到滴虫,可确诊滴虫性阴道炎;若找到假丝酵母菌,可诊断外阴阴道假丝酵母菌病;若找到线索细胞或胺臭味试验阳性,结合分泌物的性状及 pH 值,可明确细菌性阴道病的诊断。有条件者可行革兰染色,并做微生态评价,有利于混合性阴道感染的检出。③白细胞检查:滴虫阴道炎病人白细胞增加,而细菌性阴道病及外阴阴道假丝酵母菌病的病人白细胞不增加。宫颈管淋病奈瑟菌及衣原体感染者白细胞也可以增加。

2. 宫颈分泌物检查　①白细胞检查：宫颈分泌物革兰染色中性粒细胞>30个/高倍视野对于诊断宫颈管炎症有意义；②病原体检查：进行淋病奈瑟菌及衣原体检查。

3. 超声及其他检查　超声及其他检查如血常规、红细胞沉降率（ESR）、明确病原体、C-反应蛋白（CRP）以及腹腔镜检查等可协助盆腔炎性疾病的诊断。

虽然阴道分泌物异常、外阴瘙痒及下腹痛是生殖系统炎症的常见表现，但生理情况以及一些其他妇科疾病也可导致。正常妇女排卵期阴道分泌物虽有一定量的增加，但分泌物清亮、透明，无味，不引起外阴刺激症状。外阴瘙痒还需排除外阴皮肤病。除妇科炎症外，妇科其他疾病如子宫内膜异位症、异位妊娠等以及非妇科疾病如阑尾炎等也可导致下腹痛，因此在做出妇科炎症的诊断之前，还应排除妇科其他疾病以及非妇科疾病，这样才能对女性生殖系统炎症作出正确诊断。

（薛凤霞）

学习小结

女性生殖系统炎症是常见的妇科疾病，生殖系统炎症诊断要点包括：①根据病史及临床特征初步判断感染部位；②结合辅助检查结果明确具体的感染，并排除其他相关疾病。常用辅助检查包括阴道分泌物检查、宫颈分泌物检查、超声及其他检查。

复习思考题

试述女性生殖系统炎症诊断要点包括哪些？

第二节　外阴及阴道炎症

学习目标

掌握　常见阴道炎（滴虫阴道炎、外阴阴道假丝酵母菌病、细菌性阴道病及萎缩性阴道炎）的病因、临床特征及治疗原则。

熟悉　女性生殖系统的自然生态系统及影响因素。

了解　非特异性外阴炎、前庭大腺炎及前庭大腺囊肿的临床表现及治疗原则。

（一）阴道正常微生物群

正常阴道内有微生物寄居形成阴道正常微生物群，其包括：①革兰阳性需氧菌及兼性厌氧菌：乳杆菌、棒状杆菌、非溶血性链球菌、肠球菌及表皮葡萄球菌；②革兰阴性需氧菌及兼性厌氧菌：加德纳菌（此菌革兰染色变异，有时呈革兰阳性）、大肠埃希菌及摩根菌；③专性厌氧菌：消化球菌、消化链球菌、类杆菌、动弯杆菌、梭杆菌及普雷沃菌;④支原体及假丝酵母菌等。阴道内虽存在多种微生物,但阴道内的优势菌为乳杆菌。

(二)阴道生态系统及影响阴道生态平衡的因素

虽然正常阴道内有多种微生物存在,但由于阴道与这些微生物之间形成生态平衡并不致病。在维持阴道生态平衡中,雌激素、乳杆菌、阴道 pH 值及阴道黏膜免疫系统起重要作用。

1. **雌激素** ①促进阴道上皮基底层细胞增生、分化、成熟及表浅上皮细胞角化,黏膜变厚;②增加阴道上皮细胞内糖原含量,使糖原转化为单糖;③调节黏膜免疫功能。

2. **乳杆菌** ①分解阴道上皮细胞内单糖为乳酸,维持阴道正常的酸性环境(pH≤4.5,多在 3.8 ~ 4.4);②产生过氧化氢(H_2O_2)、细菌素及其他抗微生物因子抑制或杀灭其他致病微生物;③通过竞争排斥机制阻止致病微生物黏附于阴道上皮细胞,维持阴道微生态平衡。

3. **阴道** pH 值≤4.5,阴道酸性环境有利于乳杆菌的生长,抑制其他病原体生长。

4. **阴道黏膜免疫系统** 除具有黏膜屏障作用外,免疫细胞及其分泌的细胞因子还可发挥免疫调节作用:①具有免疫功能的主要细胞类型是上皮细胞、间质成纤维细胞和淋巴细胞;②阴道分泌物中的黏液包含多种免疫调节分子,包括细胞因子、化学因子、抗菌蛋白、酶、生长因子等。

阴道生态平衡一旦被打破或外源病原体侵入,即可导致炎症发生。低雌激素水平如婴幼儿及绝经后人群,可发生婴幼儿阴道炎及萎缩性阴道炎;若阴道 pH 值升高,如频繁性交(性交后阴道 pH 值可上升至 7.2,并维持 6 ~ 8 小时)、阴道灌洗等,可使阴道 pH 值升高,不利于乳杆菌生长。此外,长期应用抗生素抑制乳杆菌生长,或机体免疫力低下,均可使其他致病病原体成为优势菌,引起炎症。

一、非特异性外阴炎

(一)病因

引起非特异性外阴炎的病因主要有:①外阴与尿道、肛门临近,经常受到经血、阴道分泌物、尿液、粪便的刺激,若不注意局部皮肤清洁易引起外阴炎;②糖尿病病人尿液的刺激、粪瘘病人粪便的刺激以及尿瘘病人尿液的长期浸渍等;③穿紧身化纤内裤、经期使用卫生巾等导致局部透气性差,局部潮湿,均可引起非特异性外阴炎(non-specific vulvitis)。

(二)临床表现

外阴皮肤黏膜瘙痒、疼痛、烧灼感,于活动、性交、排尿及排便时加重。检查见局部充血、肿胀、糜烂,常有抓痕,严重者形成溃疡或湿疹。慢性炎症可使皮肤增厚、粗糙、皲裂,甚至苔藓样变。

(三)治疗

治疗原则为保持局部清洁、干燥,局部应用抗生素,消除病因。

1. **局部治疗** 可用 0.1% 聚维酮碘液或 1:5000 高锰酸钾液坐浴,每日 2 次,每次 15 ~ 30 分钟。坐浴后涂抗生素软膏或紫草油。此外,可选用中药水煎熏洗外阴部,每日 1 ~ 2 次。急性期还可选用微波或红外线局部物理治疗。

2. **病因治疗** 积极寻找病因,对症治疗。若发现糖尿病应及时治疗,若有尿瘘、粪瘘等应及时治疗。

二、前庭大腺炎

病原体侵入前庭大腺引起炎症,称为前庭大腺炎(Bartholinitis)。前庭大腺位于两侧大阴唇下 1/3 深部,腺管开口于处女膜与小阴唇之间,因其解剖特点,在性交、分娩等污染外阴部时,易发生炎症。此病以育龄妇女多见。

（一）病原体

主要病原体为葡萄球菌、大肠埃希菌、链球菌、肠球菌。随着性传播疾病发病率的增加，淋病奈瑟菌及沙眼衣原体已成为常见病原体。急性炎症发作时，病原体首先侵犯腺管，导致前庭大腺导管炎，腺管开口往往因肿胀或渗出物凝聚而阻塞，脓液不能外流、积存而形成脓肿，称前庭大腺脓肿（abscess of Bartholin gland）。

（二）临床表现

炎症多为一侧。初起时局部肿胀、疼痛、灼热感，行走不便，有时会致大小便困难。检查见局部皮肤红肿、发热、压痛明显。当脓肿形成时，疼痛加剧，脓肿直径可达 3～6cm，局部可触及波动感。部分病人出现发热等全身症状，腹股沟淋巴结可呈不同程度增大。当脓肿内压力增大时，表面皮肤变薄，脓肿自行破溃。若破孔大，可自行引流，炎症较快消退而痊愈；若破孔小，引流不畅，则炎症持续不消退，并可反复急性发作。

（三）诊断

根据典型症状、体征容易诊断。

（四）治疗

急性炎症发作时，需卧床休息，局部保持清洁。可取前庭大腺开口处分泌物进行细菌培养，确定病原体。根据病原体选用口服或肌内注射抗生素，或经验性抗生素治疗。此外，可选用清热、解毒中药局部热敷或坐浴。脓肿形成后需行切开引流及造口术，并放置引流条。

三、前庭大腺囊肿

（一）病因

前庭大腺囊肿（Bartholin cyst）系因前庭大腺管开口部阻塞，分泌物积聚于腺腔而形成。

（二）临床表现

前庭大腺囊肿多由小逐渐增大，囊肿多为单侧，也可为双侧。若囊肿小且无感染，病人可无自觉症状，往往于妇科检查时才被发现；若囊肿大，病人可有外阴坠胀感或性交不适。检查见囊肿多呈椭圆形，大小不等，位于外阴部后下方，可向大阴唇外侧突起。

（三）诊断

根据典型症状、体征容易诊断，但需与外阴纤维瘤、平滑肌瘤等进行鉴别。

（四）治疗

行前庭大腺囊肿造口术取代以前的囊肿剥除术，造口术方法简单，损伤小，术后还能保留腺体功能。手术方法还可采用 CO_2 激光或微波作囊肿造口术。

四、滴虫阴道炎

【临床病例 14-1】

病人，女，28 岁，主因阴道分泌物增多，色黄，伴外阴瘙痒 3 日就诊。7 日前无保护性交。妇科检查见阴道分泌物呈黄绿色脓性，有泡沫，阴道黏膜充血，宫颈充血、呈"草莓样"改变。

思考：

1. 该病人考虑何种疾病？

2. 如何确诊？

3. 治疗原则是什么？

（一）病原体

滴虫阴道炎（trichomonal vaginitis）由阴道毛滴虫引起的常见阴道炎症，也是常见的性传播疾病。阴道毛滴虫适宜在温度 25～40℃、pH 值 5.2～6.6 的潮湿环境中生长，在 pH5.0 以下或 7.5 以上的环境中则不生长。月经前、后阴道 pH 值发生变化，经后接近中性，故隐藏在前庭大腺、尿道旁腺及阴道皱襞中的阴道毛滴虫易于月经前、后得以繁殖，引起炎症发作。阴道毛滴虫能消耗或吞噬阴道上皮细胞内的糖原，阻碍乳酸生成，使阴道 pH 值升高。滴虫阴道炎病人的阴道 pH 值常为 5～6.5。阴道毛滴虫不仅寄生于阴道，还常侵入尿道或尿道旁腺，甚至膀胱、肾盂以及男方的包皮皱褶、尿道或前列腺中，导致泌尿系感染。滴虫能消耗氧，使阴道成为厌氧环境，易致厌氧菌繁殖，因此约 60% 病人合并细菌性阴道病。

相关链接

滴虫阴道炎虽然是常见的阴道炎，但对它的认识却有一个漫长的过程。早在 1836 年 Donne 在阴道及尿道分泌物中发现了一种微生物，1838 年 Ehrenberg 建议将其命名为阴道毛滴虫。直到 1936 年，Hohne 描述了阴道内出现阴道毛滴虫与阴道分泌物增多的关系。后来 Trussel 和 Plaus 将阴道毛滴虫接种到健康志愿者的阴道内，证实阴道毛滴虫可以引起阴道炎。1947 年 Trussel 发表专著阐述了阴道毛滴虫是阴道炎的病原体。

（二）传播方式

①经性交直接传播：是主要的传播方式。由于男性感染阴道毛滴虫后常无症状，易成为感染源；②间接传播：经公共浴池、浴盆、浴巾、游泳池、坐式便器、衣物、污染的器械及敷料等传播。

（三）临床表现

潜伏期为 4～28 日。25%～50% 病人感染初期无症状。主要症状是阴道分泌物增多及外阴瘙痒，间或有灼热、疼痛、性交痛等。分泌物典型特点为稀薄脓性、黄绿色、泡沫状、有臭味。分泌物呈脓性是因分泌物中含有白细胞，若合并其他感染则呈黄绿色。呈泡沫状、有臭味是因阴道毛滴虫无氧酵解糖类，产生腐臭气体。瘙痒部位主要为阴道口及外阴。若合并泌尿系统感染，可有尿频、尿痛，有时可见血尿。阴道毛滴虫能吞噬精子，并能阻碍乳酸生成，影响精子在阴道内存活，可致不孕。检查见阴道黏膜充血，严重者有散在出血点，甚至宫颈有出血斑点，形成"草莓样"宫颈，后穹窿有多量白带，呈灰黄色、黄白色稀薄液体或黄绿色脓性分泌物，常呈泡沫状。带虫者阴道黏膜无异常改变。

（四）诊断

典型病人容易诊断，若在阴道分泌物中找到阴道毛滴虫即可确诊。最简便的方法是生理盐水湿片法。此方法的敏感性达 60%～70%。对可疑病人，若多次悬滴法未能发现毛滴虫时，可送培养，准确性达 98% 左右。取分泌物前 24～48 小时避免性交、阴道灌洗或局部用药，取分泌物时窥器不涂润滑剂，分泌物取出后应及时送检并注意保暖，否则毛滴虫活动力减弱，造成辨认困难。

（五）治疗

因滴虫阴道炎可同时有尿道、尿道旁腺、前庭大腺滴虫感染，治愈此病需全身用药，主要治疗药物为甲硝唑及替硝唑。

1. 全身用药 推荐方案：甲硝唑 2g，单次口服；或替硝唑 2g，单次口服。替代方案：甲硝唑 400mg，每日 2 次，连服 7 日。口服药物的治愈率为 90%～95%。甲硝唑用药期间及停药 24 小时内，替硝唑用药期间及停药 72 小时内禁止饮酒，哺乳期用药不宜哺乳。

2. 性伴侣的治疗 滴虫阴道炎主要由性行为传播，性伴侣应同时进行治疗，并告知病人及性伴侣治愈前应避免无保护性交。

3. 治疗中的注意事项 有复发症状的病人多数为重复感染，为避免重复感染，内裤及洗涤用的毛巾，应煮沸 5 ~ 10 分钟以消灭病原体，并应对其性伴侣进行治疗。因滴虫阴道炎可合并其他性传播疾病，应注意有无其他性传播疾病。

4. 随访及治疗失败的处理 由于滴虫阴道炎病人再感染率很高，可考虑对患有滴虫阴道炎的所有性活跃女性在最初治疗后 3 个月内重新进行检测。

相关链接

既往认为滴虫阴道炎常于月经后复发，需每次月经后复查，连续 3 次复查阴性方可称为治愈。实际工作中是不现实的，很少有病人治疗无症状后 3 个月内坚持每个月经周期来随诊。研究表明大部分滴虫阴道炎复发以及治疗失败是再次感染所致。甲硝唑及替硝唑的治愈率高，并且很少耐药，尤其是近几年才开始应用的替硝唑。因滴虫阴道炎为性传播疾病，目前强调性伴侣应同时治疗，以便减少再次感染。但是，由于再感染的可能性较大，2015 年美国疾病预防控制中心（centers for disease control，CDC）指南建议对所有性活跃女性在最初治疗后 3 个月内重新进行阴道毛滴虫的检测。

五、外阴阴道假丝酵母菌病

【临床病例 14-2】

病人，女，34 岁，外阴瘙痒，尤以夜间明显，坐卧不安，伴性交痛，妇科检查见外阴弥漫充血、水肿，伴有皮肤皲裂，阴道分泌物呈豆渣样，量多，阴道黏膜重度充血，10%KOH 湿片法检查发现芽孢和假菌丝。

思考：

1. 该病人考虑何种疾病？

2. 如何确诊？

3. 治疗前应考虑如何分层处理？如何治疗？

外阴阴道假丝酵母菌病（vulvovaginal candidiasis，VVC）临床上也称外阴阴道念珠菌病，是由假丝酵母菌引起的常见外阴阴道炎症。国外资料显示，约 75% 妇女一生中至少患过 1 次外阴阴道假丝酵母菌病，45% 的妇女经历过 2 次或 2 次以上的发作。

（一）病原体及诱发因素

80% ~ 90% 病原体为白假丝酵母菌，10% ~ 20% 为光滑假丝酵母菌、近平滑假丝酵母菌、热带假丝酵母菌等。酸性环境适宜假丝酵母菌的生长，有假丝酵母菌感染的阴道 pH 值多在 4.0 ~ 4.7，通常 <4.5。白假丝酵母菌为双相菌，有酵母相及菌丝相，酵母相为芽生孢子，在无症状寄居及传播中起作用；菌丝相为芽生孢子伸长成假菌丝，侵袭组织能力加强。假丝酵母菌对热的抵抗力不强，加热至 60℃，1 小时即死亡，但对干燥、日光、紫外线及化学制剂等抵抗力较强。

白假丝酵母菌为条件致病菌，10% ~ 20% 非孕妇女及 30% 孕妇阴道中有此菌寄生，但菌量极少，呈酵母相，并不引起症状。只有在全身及阴道局部细胞免疫能力下降，假丝酵母菌大量繁殖，并转变为菌丝相，才出现症状。常见发病诱因有应用广谱抗生素、妊娠、糖尿病、大量应用免疫抑制剂以及接受大量雌激素治疗。其他诱因有胃肠道假丝酵母菌、穿紧身化纤内裤及肥胖，后者可使会阴局部温度及湿度增加，假丝酵母菌易于繁殖引起感染。

外阴阴道假丝酵母菌病也称为外阴阴道念珠菌病,在过去的30年里,因对其认识的深入,命名也发生了相应的变化。20世纪70年代恢复高考制度后,1981年人民卫生出版社第1版全国高等医药院校教材《妇产科学》使用的名称为霉菌性阴道炎,认为其病原体为霉菌。在第2版(1984年)、第3版(1991年)、第4版(1996年)、第5版(2001年)均使用念珠菌性阴道炎这一名称,认为病原菌为酵母菌中的念珠菌而非霉菌。

2002年人民卫生出版社出版的七年制教材《妇产科学》在国内第一次提出外阴阴道假丝酵母菌病的命名,基于两点:①与国际接轨:英文名称为 Vulvovaginal Candidiasis,除阴道感染外,有外阴感染;除有症状的阴道炎外,包括无症状寄居,应为病而非炎;②临床与基础的衔接:2001年出版的全国高等医药院校教材《微生物学》第五版将念珠菌的命名统一修改为假丝酵母菌,临床应与微生物学接轨。2004年出版的第六版《妇产科学》教材正式使用外阴阴道假丝酵母菌病这一名称。

2004年中华医学会妇产科分会妇产科感染学组制订的外阴阴道假丝酵母菌病的诊治指南中使用的名称为外阴阴道念珠菌病。2012年的修订版采用了外阴阴道假丝酵母菌病这一名称。

(二)传染途径

①主要为内源性传染,假丝酵母菌除作为条件致病菌寄生阴道外,也可寄生于人的口腔、肠道,一旦条件适宜可引起感染,这3个部位的假丝酵母菌可互相传染;②少部分病人可通过性交直接传染;③极少通过接触感染的物品间接传染。

(三)临床表现

主要表现为外阴瘙痒、灼痛、性交痛以及尿痛,部分病人阴道分泌物增多。尿痛的特点是排尿时尿液刺激水肿的外阴及前庭导致的疼痛。阴道分泌物的特征为白色稠厚呈凝乳或豆腐渣样。妇科检查可见外阴红斑、水肿,常伴有抓痕,严重者可见皮肤皲裂、表皮脱落。阴道黏膜红肿、小阴唇内侧及阴道黏膜上附有白色块状物,擦除后露出红肿黏膜面,急性期还可能见到糜烂及浅表溃疡。

目前根据其流行情况、临床表现、微生物学、宿主情况、治疗效果而分为单纯性外阴阴道假丝酵母菌病(uncomplicated VVC)和复杂性外阴阴道假丝酵母菌病(complicated VVC)(表14-1)。其中VVC临床表现的轻重程度,按2012年中华医学会妇产科学分会感染协作组修订的评分标准划分,评分≥7分为重度VVC,而<7分为轻、中度VVC,见表14-2。大约10%～20%的妇女表现为复杂性VVC。

表14-1 VVC临床分类

	单纯性VVC	复杂性VVC
发生频率	散发或非经常发作	复发性
临床表现	轻到中度	重度
真菌种类	白假丝酵母菌	非白假丝酵母菌
宿主情况	免疫功能正常	免疫力低下或应用免疫抑制剂或未控制糖尿病、妊娠

表14-2 VVC临床评分标准

评分项目	0	1	2	3
瘙痒	无	偶有发作,可被忽略	能引起重视	持续发作,坐立不安
疼痛	无	轻	中	重
阴道黏膜充血、水肿	无	轻	中	重
抓痕、皲裂、糜烂	无	/	/	有
分泌物量	无	较正常稍多	量多,无溢出	量多,有溢出

(四)诊断

对有阴道炎症状或体征的妇女,可用生理盐水湿片法或10%氢氧化钾湿片法或革兰染色检查阴道分泌物,发现芽生孢子和假菌丝即可确诊。由于10%氢氧化钾可溶解其他细胞成分,假丝酵母菌检出率高于生理盐水。若有症状而多次湿片检查为阴性,或为顽固病人,为确诊是否为非白假丝酵母菌感染,可采用培养法。pH值测定具有重要鉴别意义,若pH<4.5,可能为单纯假丝酵母菌感染,若pH>4.5提示可能存在混合感染,尤其是合并细菌性阴道病的混合感染。

（五）治疗

消除诱因,根据病人情况选择局部或全身应用抗真菌药物。治疗前,对病人进行评估,确定其为单纯性VVC还是复杂性VVC。对于单纯性VVC,无论选用局部还是口服用药,采用短疗程方案。由于复杂性VVC包含情况较多,治疗需个体化,对于严重的VVC,则延长用药时间。

1. 消除诱因 若有糖尿病应给予积极治疗,及时停用广谱抗生素、雌激素及皮质类固醇激素。勤换内裤,用过的内裤、盆及毛巾均用开水烫洗。

2. 单纯VVC的治疗 局部或全身应用抗真菌药物,以短疗程方案为主。全身用药与局部用药的疗效相似,治愈率80%~90%。

（1）局部用药:可选用下列药物放于阴道内:①咪康唑栓剂,每晚1粒(200mg),连用7日;或每晚1粒(400mg),连用3日;或1粒(1200mg),单次用药。②克霉唑栓剂,每晚1粒(100mg),连用7日;或1粒(500mg),单次用药。③制霉菌素片,每晚1粒(50万U),连用14日。

（2）全身用药:对不能耐受局部用药者、未婚妇女及不愿采用局部用药者可选用口服药物。常用药物为氟康唑150mg,顿服。

3. 复杂性VVC的治疗

（1）严重VVC:无论局部用药还是口服药物,均应延长治疗时间。若为局部用药,延长至7~14日。若为口服用药,选择氟康唑150mg,72小时加服1次。症状严重者,外阴局部应用低浓度糖皮质激素软膏或唑类霜剂。

（2）复发性外阴阴道假丝酵母菌病(recurrent vulvovaginal candidiasis, RVVC)的治疗:1年内有症状的VVC发作4次或以上称为RVVC,发生率约为5%。多数病人复发机制不明确。抗真菌治疗分为初始治疗及巩固治疗。根据培养和药物敏感试验选择药物。在初始治疗达到真菌学治愈后,给予巩固治疗至半年。初始治疗若为局部治疗,延长治疗时间至7~14日;若口服氟康唑150mg,则第4日、第7日各加服1次。巩固治疗方案:目前国内外尚无成熟方案,可口服氟康唑150mg,每周一次,连续6个月;也可根据复发规律,在每月复发前给予局部用药巩固治疗。在治疗前应作真菌培养确诊。治疗期间定期复查监测疗效及药物副作用,一旦发现副作用,立即停药。

（3）妊娠合并外阴阴道假丝酵母菌病的治疗:局部治疗为主,以7日疗法效果好,禁用口服唑类药物。

4. 性伴侣治疗 无需对性伴侣进行常规治疗。约15%男性与女性病人接触后患有龟头炎,对有症状男性应进行假丝酵母菌检查及治疗,预防女性重复感染。

5. 随访 若治疗后症状持续存在或诊断后2个月内复发者,需再次复诊。对RVVC在治疗结束后7~14日、1个月、3个月和6个月各随访1次,3个月及6个月时建议同时进行真菌培养。

六、细菌性阴道病

【临床病例14-3】

病人,女,35岁,阴道分泌物增多,腥味,尤以性交后加重,检查见阴道分泌物增多,白色、均质,阴道黏膜无充血及水肿。

思考:

1. 该病人考虑何种疾病?

2. 需进一步做哪些检查?

（一）病因

细菌性阴道病（bacterial vaginosis，BV）为阴道内正常菌群失调所致的一种混合感染，但临床及病理特征无炎症改变。正常阴道内以产生过氧化氢的乳杆菌占优势。细菌性阴道病时，阴道内产生过氧化氢的乳杆菌减少而其他厌氧菌及兼性厌氧菌等细菌大量繁殖，主要有加德纳菌、厌氧菌（动弯杆菌、普雷沃菌、紫单胞菌、类杆菌、消化链球菌等）以及人型支原体，其中以厌氧菌居多，厌氧菌数量可增加 100～1000 倍。促使阴道菌群发生变化的原因仍不清楚，推测可能与频繁性交、多个性伴侣或阴道灌洗使阴道碱化有关。

细菌性阴道病除导致阴道炎症外，还可引起其他不良结局，如妊娠期细菌性阴道病可导致绒毛膜羊膜炎、胎膜早破、早产；非妊娠妇女可引起子宫内膜炎、盆腔炎、子宫切除术后阴道断端感染。

相关链接

由于不同年代对细菌性阴道病的病原体认识不同，经历了数次命名。1894 年曾被命名为非特异性阴道炎，由于当时未发现特异的病原体。1955 年 Gardner 和 Dukes 在 141 例非特异性阴道炎分泌物中分离到一种革兰阴性小杆菌，命名为嗜血杆菌，并认为是该病的病原体，从而将此疾病命名为嗜血杆菌阴道炎。1963 年 Zinneman 和 Turner 发现在适宜条件下该菌会变成革兰阳性，建议将其分类至棒状杆菌，从而称为棒状杆菌阴道炎。后来对这种细菌的进一步研究，认为该菌具有自己独特的生化特性，1980 年 Greenwood 和 Pickett 提出该菌应归为新的菌属，为纪念 Gardner 发现此菌，称为加德纳菌，进而将该疾病称为加德纳菌阴道炎。1984 年在瑞典召开的专题会上命名为细菌性阴道病。称细菌性是因阴道内有大量不同的细菌，称阴道病是因临床及病理特征无炎症改变。

（二）临床表现

10%～40% 病人无临床症状，有症状者主要表现为阴道分泌物增多，有鱼腥臭味，尤其性交后加重，可伴有轻度外阴瘙痒或烧灼感。分泌物呈鱼腥臭味是由于厌氧菌繁殖的同时可产生胺类物质（尸胺、腐胺、三甲胺）所致。检查见阴道黏膜无充血的炎症表现，分泌物特点为灰白色、均匀一致、稀薄，常黏附于阴道壁，但黏度很低，容易将分泌物从阴道壁拭去。

（三）诊断

主要采用 Amsel 临床诊断标准，下列 4 项中有 3 项阳性，即可临床诊断为细菌性阴道病：①均质、稀薄、白色阴道分泌物，常黏附于阴道壁；②线索细胞（clue cell）阳性：线索细胞即阴道脱落的表层细胞，于细胞边缘贴附颗粒状物，即各种厌氧菌，尤其是加德纳菌，细胞边缘不清；③阴道分泌物 pH>4.5；④胺臭味试验（whiff test）阳性：取阴道分泌物少许放在玻片上，加入 10% 氢氧化钾 1～2 滴，产生一种烂鱼肉样腥臭气味，这是由于胺遇碱释放氨所致。

相关链接

Amsel 法虽简单易行，但其中阴道分泌物性状的判定、胺臭味试验易受人为因素影响，主观性强，可重复性差，具有诊断局限性。Nugent 评分法目前为实验室诊断细菌性阴道病的金标准。该方法由 Robert Nugent 于 1991 年提出，对阴道分泌物涂片进行革兰染色，在油镜下观察细菌形态，用半定量评估法对乳杆菌样菌、加德纳菌及类杆菌样菌、染色不定弯曲小杆菌进行计数及分别计分，三类细菌总分值≥7 分诊断为细菌性阴道病。与 Amsel 诊断方法相比，Nugent 评分法具有更好的重复性，标本可长期保存，需要时可复查（Nugent 评分法具体诊断标准详见融合教材课件）。

本病应与其他阴道炎相鉴别（表 14-3）。

表 14-3 细菌性阴道病与其他阴道炎的鉴别诊断

	细菌性阴道病	外阴阴道假丝酵母菌病	滴虫阴道炎
症状	分泌物增多,无或轻度瘙痒	重度瘙痒,烧灼感	分泌物增多,轻度瘙痒
分泌物特点	白色,匀质,腥臭味	白色,豆腐渣样	稀薄、脓性、泡沫状
阴道黏膜	正常	水肿、红斑	散在出血点
阴道 pH 值	>4.5	<4.5	>5(5～6.5)
胺试验	阳性	阴性	可为阳性
显微镜检查	线索细胞	芽孢及假菌丝	阴道毛滴虫
	极少白细胞	少量白细胞	多量白细胞

（四）治疗

治疗原则为选用抗厌氧菌药物,主要有甲硝唑、克林霉素。甲硝唑抑制厌氧菌生长,而不影响乳杆菌生长,是较理想的治疗药物,但对支原体效果差。

1. **口服药物** 推荐方案:甲硝唑 400mg,每日 2 次,共 7 日。替代方案:替硝唑 2g,每日 1 次,连服 2 日;或替硝唑 1g,每日 1 次,连服 5 日;或克林霉素 300mg,每日 2 次,连服 7 日。

2. **局部药物治疗** 推荐方案:0.75% 甲硝唑凝胶 5g,每日 1 次,连用 5 日;或 2% 克林霉素软膏 5g,每晚 1 次,连用 7 日。替代方案:克林霉素阴道栓 100mg,睡前阴道上药,连用 3 日。

3. **随访** 治疗后无症状不需随访。但由于细菌性阴道病的复发比较常见,对症状持续或症状复现者,应告知患者复诊,接受治疗,可选择与初次治疗不同的药物。

七、萎缩性阴道炎

（一）病因

萎缩性阴道炎(atrophic vaginitis)见于自然绝经及卵巢去势后妇女或药物绝经妇女,因卵巢功能衰退,雌激素水平降低,阴道壁萎缩,黏膜变薄,上皮细胞内糖原减少,阴道内 pH 值增高,常接近中性,局部抵抗力降低,病原体繁殖引起炎症。

（二）临床表现

主要症状为阴道分泌物增多及外阴瘙痒、灼热感。阴道分泌物稀薄,呈淡黄色,感染严重者呈脓血性白带。由于阴道黏膜萎缩,可伴有性交痛。检查见阴道呈老年性改变,上皮皱襞消失、萎缩、菲薄。阴道黏膜充血,有散在小出血点或点状出血斑,有时见浅表溃疡。溃疡面可与对侧粘连,严重时造成狭窄甚至闭锁,炎症分泌物引流不畅形成阴道积脓或宫腔积脓。

（三）诊断

根据绝经、卵巢手术史、盆腔放射治疗史或应用药物史及临床表现,诊断一般不难,但应排除其他疾病才能诊断。应取阴道分泌物检查,显微镜下见大量基底层细胞及白细胞而无滴虫及假丝酵母菌。对有血性白带者,应与子宫恶性肿瘤鉴别,需常规作宫颈细胞学检查,必要时行分段诊刮术及妇科超声检查。对阴道壁肉芽组织及溃疡需与阴道癌相鉴别,可行局部活组织检查。

（四）治疗

治疗原则为补充雌激素增加阴道抵抗力;抗生素抑制细菌生长。

1. **增加阴道抵抗力** 针对病因给予雌激素制剂,可局部给药,也可全身给药。具体药物选择及用药疗程,可根据疾病的严重程度以及是否合并其他绝经症状而定。乳腺癌或子宫内膜癌病人,慎用雌激素制剂。

2. 抑制细菌生长　阴道局部应用抗生素如甲硝唑 200mg 或氧氟沙星 100mg，放于阴道深部，每日 1 次，7～10 日为 1 疗程。对阴道局部干涩明显者，可应用润滑剂。

八、婴幼儿外阴阴道炎

（一）病因及病原体

婴幼儿阴道炎（infantile vaginitis）常见于 5 岁以下幼女，多与外阴炎并存。由于婴幼儿的解剖、生理特点，容易发生炎症。常见病原体有大肠埃希菌及葡萄球菌、链球菌等。目前，淋病奈瑟菌、阴道毛滴虫、白假丝酵母菌也成为常见病原体。病原体常通过患病母亲或保育员的手、衣物、毛巾、浴盆等间接传播。

（二）临床表现

主要症状为阴道分泌物增多，呈脓性。由于大量分泌物刺激引起外阴痛痒，患儿哭闹。部分患儿伴有泌尿系统感染，出现尿急、尿频、尿痛。检查可见外阴、阴道口黏膜充血、水肿，有时可见脓性分泌物自阴道流出。病变严重者，外阴表面可见溃疡，小阴唇可发生粘连。检查时还应做肛诊排除阴道异物及肿瘤。对有小阴唇粘连者，应注意与外生殖器畸形鉴别。

（三）诊断

询问母亲有无阴道炎病史，结合症状及查体所见，通常可做出初步诊断。用细棉拭子或吸管取阴道分泌物找滴虫、白假丝酵母菌或涂片行革兰染色作病原学检查，以明确病原体，必要时做病原体培养或分子生物学检测。

（四）治疗

治疗原则为：①保持外阴清洁、干燥，减少摩擦；②针对病原体选择相应口服抗生素治疗，或用吸管将抗生素溶液滴入阴道；③对症处理：有蛲虫者，给予驱虫治疗；若阴道有异物，应及时取出；小阴唇粘连者外涂雌激素软膏后，多可松解，严重者应分离粘连，并涂以抗生素软膏。

（薛凤霞）

学习小结

生育年龄妇女最常见的阴道炎为 BV、VVC 以及 TV。三者的共同点均为白带多、异味、外阴瘙痒以及外阴不适、性交痛等外阴刺激症状，但三者间白带性状、阴道黏膜变化以及显微镜检湿片的表现不同。BV 以白带多、异味为主，阴道黏膜无炎症变化，白带性状稀薄、均质、显微镜检查见线索细胞；VVC 以瘙痒为主，阴道黏膜均有充血水肿，阴道分泌物呈豆渣样，镜检见到芽生孢子及假菌丝；TV 分泌物为黄色、黄绿色，镜检可见滴虫。BV、TV 治疗以甲硝唑以及替硝唑为主，BV 可局部用药及全身用药，以一周疗法较好，而 TV 以单次大剂量口服治疗为主。VVC 根据临床分类而采取不同的抗真菌治疗措施。单纯性 VVC 以阴道局部短疗程用药为主，也可选择口服治疗。由于复杂性 VVC 包含情况较多，治疗需个体化。萎缩性阴道炎以及婴幼儿阴道炎均因不同年龄段的雌激素缺乏而引起，可选用局部抗生素治疗，症状严重者可补充雌激素治疗。

阴道炎症的诊疗流程见图 14-1。

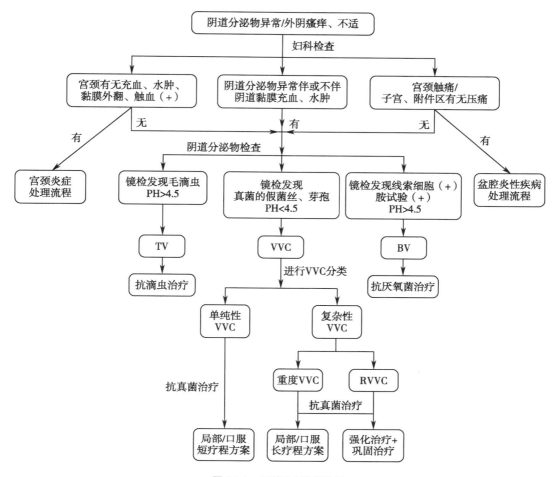

图 14-1　阴道炎症诊疗流程

复习思考题

1. 试述滴虫阴道炎的治疗。

2. 试述外阴阴道假丝酵母菌病的诊断依据,临床分类标准及意义。

3. 细菌性阴道病的临床诊断标准及治疗原则是什么?

4. 试述萎缩性阴道炎的治疗。

第三节　宫颈炎症

学习目标

掌握	急性宫颈炎症的临床表现、诊断及治疗
了解	慢性宫颈炎症的病理分类以及相应处理原则。

病人，女，25岁，白带增多半个月，黄绿色。妇科检查见阴道黏膜无明显异常，宫颈水肿，充血，宫口有多量黄色黏液脓性分泌物，接触性出血（＋）；子宫体正常大小，前位，无压痛。双附件未及异常，无压痛。

思考：

1. 该病人应考虑哪些疾病？

2. 需与哪些疾病鉴别？

3. 该病人的治疗方案？

宫颈炎症是妇科常见疾病之一，包括宫颈阴道部炎症及宫颈管黏膜炎症。因宫颈阴道部鳞状上皮与阴道鳞状上皮相延续，阴道炎症均可引起宫颈阴道部炎症；由于宫颈管黏膜上皮为单层柱状上皮，抗感染能力较差，易发生感染。临床多见的宫颈炎是急性宫颈管黏膜炎，若急性宫颈炎未经及时诊治或病原体持续存在，可导致慢性宫颈炎症。

一、急性宫颈炎

急性宫颈炎（acute cervicitis），指宫颈发生急性炎症，包括局部充血、水肿，上皮变性、坏死，黏膜、黏膜下组织、腺体周围见大量嗜中性粒细胞浸润，腺腔中可有脓性分泌物。急性宫颈炎可由多种病原体引起，也可由物理因素、化学因素刺激或机械性宫颈损伤、宫颈异物伴发感染所致。本部分主要探讨由病原体感染引起的急性宫颈炎症。

（一）病因及病原体

急性宫颈炎的病原体：①性传播疾病病原体：淋病奈瑟菌及沙眼衣原体，主要见于性传播疾病的高危人群；②内源性病原体：部分宫颈炎的病原体与细菌性阴道病病原体、生殖支原体感染有关。但也有部分病人的病原体不清楚。沙眼衣原体及淋病奈瑟菌均感染宫颈管柱状上皮，沿黏膜面扩散引起浅层感染，病变以宫颈管明显。除宫颈管柱状上皮外，淋病奈瑟菌还常侵袭尿道移行上皮、尿道旁腺及前庭大腺。

（二）临床表现

大部分病人无症状。有症状者主要表现为阴道分泌物增多，呈黏液脓性，阴道分泌物刺激可引起外阴瘙痒及灼热感。此外，可出现经间期出血、性交后出血等症状。若合并尿路感染，可出现尿急、尿频、尿痛。妇科检查见宫颈充血、水肿、黏膜外翻，有黏液脓性分泌物附着甚至从宫颈管流出，宫颈管黏膜质脆，容易诱发出血。若为淋病奈瑟菌感染，因尿道旁腺、前庭大腺受累，可见尿道口、阴道口黏膜充血、水肿以及多量脓性分泌物。

（三）诊断

出现两个特征性体征之一、显微镜检查宫颈或阴道分泌物白细胞增多，可做出急性宫颈炎症的初步诊断。宫颈炎症诊断后，需进一步做衣原体及淋病奈瑟菌的检测。

1. **两个特征性体征** 具备一个或两个同时具备：

（1）于宫颈管或宫颈管棉拭子标本上，肉眼见到脓性或黏液脓性分泌物。

（2）用棉拭子擦拭宫颈管时，容易诱发宫颈管内出血。

2. **白细胞检测** 宫颈管分泌物或阴道分泌物中白细胞增多，后者需排除引起白细胞增多的阴道炎症。

（1）宫颈管脓性分泌物涂片作革兰染色，中性粒细胞>30/高倍视野。或

（2）阴道分泌物湿片检查白细胞>10/高倍视野。

3. **病原体检测** 应作沙眼衣原体及淋病奈瑟菌的检测，以及有无细菌性阴道病及滴虫阴道炎。沙眼

衣原体及淋病奈瑟菌检测具体方法见第十五章性传播疾病。

由于宫颈炎症进一步加重，可上行感染导致上生殖道感染，因此，对宫颈炎病人应注意有无上生殖道感染。

（四）治疗

主要为抗生素药物治疗。可根据不同情况采用经验性抗生素治疗及针对病原体的抗生素治疗。

1. **经验性抗生素治疗** 对有性传播疾病（sexually transmited disease，STD）高危因素的病人（如年龄小于25岁，多性伴侣或新性伴侣，或性伴侣患STD），在未获得病原体检测结果前，采用针对衣原体的经验性抗生素治疗，方案为阿奇霉素1g单次顿服；或多西环素100mg，每日2次，连服7日。

2. **针对病原体的抗生素治疗** 对于获得病原体者，选择针对病原体的抗生素。

（1）单纯急性淋病奈瑟菌性宫颈炎：主张大剂量、单次给药，常用药物有头孢菌素及头霉素类药物，前者如头孢曲松钠250mg，单次肌注；或头孢克肟400mg，单次口服；也可选择头孢唑肟，500mg，肌肉注射；头孢氨噻肟，500mg，肌肉注射；后者如头孢西丁，2g，肌肉注射，加用丙磺舒1g口服；另可选择氨基苷类抗生素中的大观霉素4g，单次肌内注射。

（2）沙眼衣原体感染所致宫颈炎：治疗药物主要有：①四环素类：如多西环素100mg，每日2次，连服7日；米诺环素0.1g，每日2次，连服7~10日；②大环内酯类：主要有阿奇霉素1g，单次顿服；或克拉霉素0.25g，每日2次，连服7~10日；或红霉素500mg，每日4次，连服7日；③喹诺酮类：主要有氧氟沙星300mg，每日2次，连服7日；左氧氟沙星500mg，每日1次，连服7日；莫西沙星400mg，每日1次，连服7日。

由于淋病奈瑟菌感染常伴有衣原体感染，因此，若为淋菌性宫颈炎，治疗时除选用抗淋病奈瑟菌药物外，同时应用抗衣原体感染药物。

（3）合并细菌性阴道病：同时治疗细菌性阴道病，否则将导致宫颈炎持续存在。

3. **性伴侣的处理** 若宫颈炎病人的病原体为沙眼衣原体及淋病奈瑟菌，应对其性伴进行相应的检查及治疗。

二、慢性宫颈炎

慢性宫颈炎（chronic cervicitis），指宫颈间质内有大量淋巴细胞、浆细胞等慢性炎细胞浸润，可伴有宫颈腺上皮及间质的增生和鳞状上皮化生。慢性宫颈炎症可由急性宫颈炎症迁延而来，也可为病原体持续感染所致，病原体与急性宫颈炎相似。

（一）病理

1. **慢性宫颈管黏膜炎** 由于宫颈管黏膜皱襞较多，感染后容易形成持续性宫颈黏膜炎，表现为宫颈管黏液及脓性分泌物，反复发作。

2. **宫颈息肉**（cervical polyp） 是宫颈管腺体和间质的局限性增生，并向宫颈外口突出形成息肉。检查见宫颈息肉通常为单个，也可为多个，红色，质软而脆，呈舌型，可有蒂，蒂宽窄不一，根部可附在宫颈外口，也可在宫颈管内。光镜下见息肉表面被覆高柱状上皮，间质水肿、血管丰富以及慢性炎性细胞浸润。宫颈息肉极少恶变，但应与子宫的恶性肿瘤鉴别。

3. **宫颈肥大** 慢性炎症的长期刺激导致腺体及间质增生。此外，宫颈深部的腺囊肿均可使宫颈呈不同程度肥大，硬度增加。

相关链接

过去认为慢性宫颈炎包括5种常见的病理类型，即宫颈糜烂、宫颈腺囊肿、宫颈息肉、宫颈肥大及宫颈管黏膜炎，本书保留了后三种病理类型，前两种类型未包括其中，原因如下：

1. 宫颈糜烂 以往"宫颈糜烂"是临床工作中最常应用的诊断术语，这一诊断术语自 1850 年由 Bennett 开始使用。过去认为宫颈糜烂是最常见的慢性宫颈炎症，并且分为三型（单纯型、颗粒型、乳突型）、三度（轻、中、重度），需要给予药物或物理治疗。随着阴道镜诊断技术的发展，对宫颈糜烂的发生机制及病理生理意义有了新的认识，目前认为宫颈糜烂只是一种临床征象，而并非真正的诊断术语，作为诊断术语是不正确的，应该描述为"宫颈糜烂样改变"。其可能是生理性的柱状上皮异位；可能是宫颈鳞状上皮内病变（squamous intraepithelial lesion, SIL），甚至是早期宫颈癌的表现；也可能是宫颈炎症持续存在时宫颈黏膜充血、水肿的表现。因此，对表现为宫颈糜烂样改变者需鉴别其为生理性还是病理性，根据不同情况进行相应处理。

2. 宫颈腺囊肿（Noboth cyst） 在宫颈转化区，鳞状上皮取代柱状上皮过程中，新生的鳞状上皮覆盖宫颈腺管口或伸入腺管，将腺管口阻塞，导致腺体分泌物引流受阻、潴留形成囊肿。镜检见囊壁被覆单层扁平、立方或柱状上皮。浅部的宫颈腺囊肿检查见宫颈表面突出单个或多个青白色小囊泡，容易诊断。但深部的宫颈腺囊肿，宫颈表面无异常，表现为宫颈肥大，应与宫颈腺癌鉴别。绝大多数情况下，宫颈腺囊肿是宫颈的生理性变化，而非炎症，其意义在于提示此处曾为原始鳞柱交接的起始处，通常无需处理。

（二）临床表现

慢性宫颈炎多无症状，少数病人可有持续或反复发作的阴道分泌物增多，淡黄色或脓性，性交后出血，月经间期出血，偶有分泌物刺激引起外阴瘙痒或不适。妇科检查可发现黄色分泌物覆盖宫颈口或从宫颈口流出，或有糜烂样改变的同时伴宫颈充血、水肿、脓性分泌物增多或接触性出血，也可表现为宫颈息肉或宫颈肥大。

（三）诊断及鉴别诊断

根据临床表现可初步做出慢性宫颈炎的诊断，但应注意将妇科检查所发现的阳性体征与宫颈的常见病理生理改变进行鉴别。

1. **宫颈柱状上皮异位（cervical columnar ectopy）和 SIL** 除慢性宫颈炎外，宫颈的生理性柱状上皮异位、宫颈上皮内瘤变，甚至早期宫颈癌也可呈现宫颈糜烂样改变。生理性柱状上皮异位即宫颈外口处的宫颈阴道部外观呈细颗粒状的红色区，阴道镜下表现为宽大的转化区，肉眼所见的红色区为柱状上皮覆盖，由于柱状上皮菲薄，其下间质透出而成红色。曾将此种情况称为"宫颈糜烂"，并认为是慢性宫颈炎最常见的病理类型之一。但目前已明确"宫颈糜烂"并不是病理学上的上皮溃疡、缺失所致的真性糜烂，也与慢性宫颈炎症的定义即间质中出现慢性炎细胞浸润并不一致。生理性柱状上皮异位多见于青春期、生育年龄妇女雌激素分泌旺盛者或口服避孕药或妊娠期，由于雌激素的作用，鳞柱交界部外移，宫颈局部呈糜烂样改变外观。此外，宫颈上皮内瘤变及早期宫颈癌也可使宫颈呈糜烂样改变，因此对于宫颈糜烂样改变者需进行宫颈细胞学检查和（或）HPV检测，必要时行阴道镜及活组织检查以除外宫颈上皮内瘤变或宫颈癌。

2. **子宫恶性肿瘤** 宫颈息肉应与宫颈的恶性肿瘤以及子宫体的恶性肿瘤相鉴别，因后两者也可呈息肉状，从宫颈口突出，鉴别方法行宫颈息肉切除，病理组织学检查确诊。除慢性炎症外，内生型宫颈癌尤其腺癌也可引起宫颈肥大，因此对宫颈肥大者，需行宫颈细胞学检查，必要时行宫颈管搔刮术进行鉴别。

（四）治疗

不同病变采用不同的治疗方法。对表现为糜烂样改变者，若为无症状的生理性柱状上皮异位无需处理。对糜烂样改变伴有分泌物增多、乳头状增生或接触性出血，可给予局部物理治疗，包括激光、冷冻、微波等方法。但治疗前必须经筛查除外宫颈上皮内瘤变和宫颈癌。

1. **慢性宫颈管黏膜炎** 对持续性宫颈管黏膜炎症，需了解有无沙眼衣原体及淋病奈瑟菌的再次感染、性伴侣是否已进行治疗、阴道微生物群失调是否持续存在，针对病因给予治疗。对病原体不清者，尚无有效治疗方法,可试用物理治疗。

2. 宫颈息肉　行息肉摘除术,术后将切除息肉送病理组织学检查。

3. 宫颈肥大　一般无需治疗。

（薛凤霞）

学习小结

　　急性宫颈炎症的病原体可以为性传播疾病的病原体,也可以为内源性病原体。主要表现为阴道分泌物增多,呈黏液脓性。检查见宫颈充血、水肿、容易诱发出血。若宫颈管或宫颈管棉拭子标本上,肉眼见到黏液脓性分泌物或用棉拭子擦拭宫颈管时,容易诱发宫颈管内出血;显微镜检查提示宫颈分泌物或阴道分泌物白细胞增加,可初步诊断急性宫颈炎症。做出初步诊断后,需进行病原体的检查,针对不同的病原体采用相应的抗生素治疗。慢性宫颈炎的病理类型与以往的观念变化较大,宫颈糜烂不再作为诊断术语,而是一种临床体征,需鉴别其为生理性还是病理性,若为生理性多数无需处理,若为慢性炎症则需针对炎症的处理,若为 SIL 甚至宫颈癌则参照相关章节的内容进行处理。宫颈息肉需行息肉摘除并送病理检查,单纯宫颈肥大一般无需处理。宫颈炎症的诊疗流程图见图 14-2。

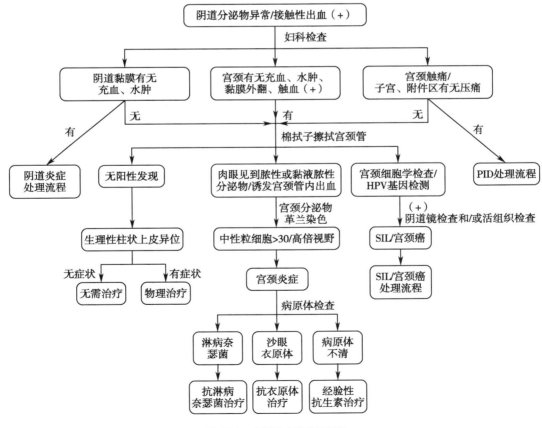

图 14-2　宫颈炎症诊疗流程图

试述急性宫颈炎症的诊断方法及临床表现。

第四节　盆腔炎性疾病

学习目标

掌握	盆腔炎性疾病的高危因素、感染途径、临床表现、诊断标准及治疗原则。
熟悉	盆腔炎性疾病的病原体及致病特点。
了解	女性生殖道的自然防御功能、盆腔炎性疾病的病理及发病机制、盆腔炎性疾病后遗症的病理改变及临床表现。

【临床病例 14-5】

　　病人，女，35 岁，孕 3 产 1，持续性下腹疼痛 5 日，伴发热 3 日就诊。一周前放置宫内节育器。体格检查：T 38.3℃，R 20 次 /min，P 85 次 /min，BP 120/78mmHg。下腹部压痛，轻度肌紧张及反跳痛。妇科检查：阴道通畅，宫颈光滑，有触痛，宫颈口见尾丝，并可见脓性分泌物伴血丝流出；宫体水平位，压痛，大小正常；右侧附件区增厚，有压痛，左侧附件区可触及 6cm 直径大小的包块，触痛明显，活动度差。

　　思考：

　　1. 该病人考虑何种疾病？

　　2. 该病人的治疗方案？

　　盆腔炎性疾病(Pelvic inflammatory disease，PID)指一组女性上生殖道的感染性疾病，主要包括子宫内膜炎(endometritis)、输卵管炎(salpingitis)、输卵管卵巢脓肿(tubo-ovarian abscess，TOA)、盆腔腹膜炎(peritonitis)。炎症可局限于一个部位，也可同时累及几个部位，最常见的是输卵管炎、输卵管卵巢炎。盆腔炎性疾病大多发生在性活跃期及有月经的妇女。初潮前、无性生活和绝经后妇女较少发生盆腔炎性疾病。盆腔炎性疾病若未能得到及时、彻底治疗，可导致不孕、输卵管妊娠、慢性盆腔痛，炎症反复发作，从而严重影响妇女的生殖健康，增加家庭与社会经济负担。

相关链接

　　女性生殖道的自然防御功能：女性生殖道的解剖、生理、生化及免疫学特点使其具有比较完善的自然防御功能，以抵御感染的发生，健康妇女阴道内虽有某些微生物存在，但通常保持生态平衡状态，并不引起炎症。

　　1. 两侧大阴唇自然合拢，遮掩阴道口和尿道口。

2. 由于盆底肌的作用，阴道口闭合，阴道前后壁紧贴，可防止外界污染。阴道正常微生物群尤其是乳杆菌可抑制其他微生物生长。此外，阴道分泌物可维持巨噬细胞的活性，防止微生物侵入阴道黏膜。

3. 宫颈内口紧闭，宫颈管黏膜为分泌黏液的高柱状上皮所覆盖，黏膜形成皱襞、嵴突或陷窝，从而增加黏膜表面积。宫颈管分泌大量黏液形成胶冻状黏液栓，为上生殖道感染的机械屏障。黏液栓内含乳铁蛋白、溶菌酶，可抑制病原体侵入子宫内膜。

4. 生育期妇女子宫内膜周期性剥脱，也是消除宫腔感染的有利条件。此外，子宫内膜分泌液中也含有乳铁蛋白、溶菌酶，清除少量进入宫腔的病原体。

5. 输卵管黏膜上皮细胞的纤毛向宫腔方向摆动以及输卵管的蠕动，均有利于阻止病原体的侵入。输卵管与子宫内膜分泌物一样，含有乳铁蛋白、溶菌酶，清除偶然进入上生殖道的病原体。

6. 生殖道的免疫系统　生殖道黏膜如宫颈和子宫聚集有不同数量的淋巴组织及散在的淋巴细胞，包括T 细胞、B 细胞。此外，中性粒细胞、巨噬细胞、补体以及一些细胞因子均在局部有重要的免疫功能，发挥抗感染作用。

当自然防御功能遭到破坏，或机体免疫功能下降、内分泌发生变化或外源性病原体侵入，均可导致炎症发生。

一、病原体及其致病特点

盆腔炎性疾病的病原体分外源性及内源性病原体（图 14-3），两种病原体可单独存在，但通常为两种病原体的混合感染。

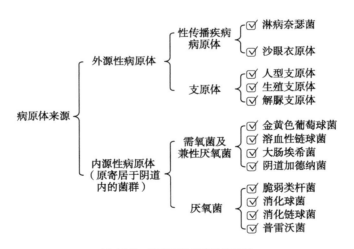

图 14-3　盆腔炎性疾病的病原体

1. **外源性病原体**　主要为性传播疾病的病原体，如衣原体、淋病奈瑟菌。其他有支原体，包括人型支原体、生殖支原体以及解脲支原体，其中生殖支原体的致病性可能较强。

2. **内源性病原体**　来自原寄居于阴道内的微生物群，包括需氧菌及厌氧菌，以需氧菌及厌氧菌混合感染多见。主要的需氧菌及兼性厌氧菌有金黄色葡萄球菌、溶血性链球菌、大肠埃希菌。厌氧菌有脆弱类杆菌、消化球菌、消化链球菌。厌氧菌感染的特点是容易形成盆腔脓肿、感染性血栓静脉炎，脓液有粪臭并有气泡。

二、感染途径

1. **沿生殖道黏膜上行蔓延**　病原体侵入外阴、阴道后，或阴道内的病原体沿宫颈黏膜、子宫内膜、输卵管黏膜蔓延至卵巢及腹腔,是非妊娠期、非产褥期盆腔炎性疾病的主要感染途径。淋病奈瑟菌、衣原体及葡萄球菌等常沿此途径扩散(图 14-4)。

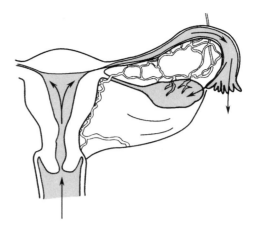

图 14-4　炎症经黏膜上行蔓延

2. **经淋巴系统蔓延**　病原体经外阴、阴道、宫颈及宫体创伤处的淋巴管侵入盆腔结缔组织及内生殖器其他部分,是产褥感染、流产后感染的主要感染途径。链球菌、大肠埃希菌、厌氧菌多沿此途径蔓延(图 14-5)。

3. **经血循环播散**　病原体先侵入人体的其他系统,再经血循环感染生殖器,为结核菌感染的主要途径(图 14-6)。

4. **直接蔓延**　腹腔其他脏器感染后,直接蔓延到内生殖器,如阑尾炎可引起右侧输卵管炎。

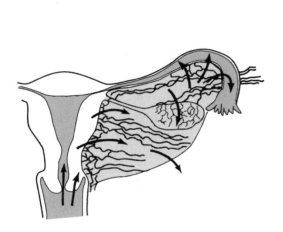

图 14-5　炎症经淋巴系统蔓延

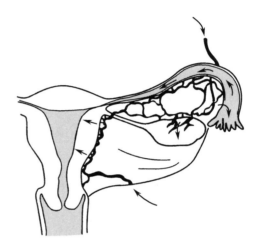

图 14-6　炎症经血行传播

三、高危因素

以下高危因素可能与盆腔炎性疾病的发病相关。

1. **性活动与年龄**　盆腔炎性疾病多发生在性活跃期妇女,尤其是初次性交年龄小、有多个性伴侣、性交过频以及性伴侣有性传播疾病者。据美国资料,盆腔炎性疾病的高发年龄在 15 ~ 25 岁。年轻者容易发生盆腔炎性疾病可能与频繁的性活动、宫颈柱状上皮异位、宫颈黏液的机械防御功能较差有关。

2. **下生殖道感染**　下生殖道的性传播疾病,如淋病奈瑟菌性宫颈炎、衣原体性宫颈炎以及细菌性阴道病与 PID 的发生密切相关。

3. **宫腔内手术操作后感染**　如刮宫术、输卵管通液术、子宫输卵管造影术、宫腔镜检查等,由于手术所致生殖道黏膜损伤、出血、坏死,导致下生殖道内源性病原体上行感染。

4. **性卫生不良**　经期性交,使用不洁的月经垫等,均可使病原体侵入而引起炎症。此外,低收入群体、不注意性卫生保健、阴道冲洗者盆腔炎性疾病的发生率高。

5. **邻近器官炎症直接蔓延**　如阑尾炎、腹膜炎等蔓延至盆腔,病原体以大肠埃希菌为主。

6. **PID 再次急性发作**　PID 所致的盆腔广泛粘连,输卵管损伤,输卵管防御能力下降,易造成再次感染,导致急性发作。

四、病理及发病机制

1. **急性子宫内膜炎及子宫肌炎** 子宫内膜充血、水肿、有炎性渗出物,严重者内膜坏死、脱落形成溃疡。镜下见大量白细胞浸润,炎症向深部侵入形成子宫肌炎。

2. **急性输卵管炎、输卵管积脓、输卵管卵巢脓肿** 急性输卵管炎因病原体的传播途径不同而有不同的病变特点。

(1)炎症经子宫内膜向上蔓延:首先引起输卵管黏膜炎,输卵管黏膜肿胀、间质水肿、充血及大量中性粒细胞浸润,重者输卵管上皮发生退行性变或成片脱落,引起输卵管黏膜粘连,导致输卵管管腔及伞端闭锁,若有脓液积聚于管腔内则形成输卵管积脓。

(2)病原体通过宫颈的淋巴播散到宫旁结缔组织:首先侵及浆膜层,发生输卵管周围炎,然后累及肌层,而输卵管黏膜层可不受累或受累极轻。

卵巢很少单独发炎,白膜是良好的防御屏障,卵巢常与发炎的输卵管伞端粘连而发生卵巢周围炎,称输卵管卵巢炎,习称附件炎。炎症可通过卵巢排卵的破孔侵入卵巢实质形成卵巢脓肿,脓肿壁与输卵管积脓粘连并穿通,形成输卵管卵巢脓肿(TOA)。可为一侧或两侧病变,多位于子宫后方或子宫、阔韧带后叶及肠管间粘连处,可破入直肠或阴道,若破入腹腔则引起弥漫性腹膜炎。

3. **急性盆腔腹膜炎** 盆腔内器官发生严重感染时,往往蔓延到盆腔腹膜,发炎的腹膜充血、水肿,并有少量含纤维素的渗出液,形成盆腔脏器粘连。当有大量脓性渗出液积聚于粘连的间隙内,可形成散在小脓肿。积聚于直肠子宫陷凹处则形成盆腔脓肿,较多见。脓肿可破入直肠而使症状突然减轻,也可破入腹腔引起弥漫性腹膜炎。

4. **急性盆腔结缔组织炎** 病原体经淋巴管进入盆腔结缔组织而引起结缔组织充血、水肿及中性粒细胞浸润。以宫旁结缔组织炎最常见,开始局部增厚,质地较软,边界不清,以后向两侧盆壁呈扇形浸润,若组织化脓则形成盆腔腹膜外脓肿,可自发破入直肠或阴道。

5. **败血症及脓毒败血症** 当病原体毒性强、数量多、病人抵抗力降低时,常发生败血症。发生 PID 后,若身体其他部位发现多处炎症病灶或脓肿者,应考虑有脓毒败血症存在,但需经血培养证实。

6. **肝周围炎(Fitz-Hugh-Curtis syndrome)** 是指肝包膜炎症而无肝实质损害的肝周围炎。淋病奈瑟菌及衣原体感染均可引起。由于肝包膜水肿,吸气时右上腹疼痛。肝包膜上有脓性或纤维渗出物,早期在肝包膜与前腹壁腹膜之间形成松软粘连,晚期形成琴弦样粘连。5%～10% 输卵管炎可出现此综合征,临床表现为继下腹痛后出现右上腹痛,或下腹疼痛与右上腹疼痛同时出现。

五、临床表现

可因炎症轻重及范围大小而有不同的临床表现,轻者无症状或症状轻微。常见症状为下腹痛、发热、阴道分泌物增多。腹痛为持续性、活动或性交后加重。若病情严重可出现发热甚至高热、寒战、头痛、食欲缺乏。月经期发病可出现经量增多、经期延长。若有腹膜炎,则出现消化系统症状如恶心、呕吐、腹胀、腹泻等。伴有泌尿系统感染可有尿急、尿频、尿痛等症状。若有脓肿形成,可有下腹包块及局部压迫刺激症状。包块位于子宫前方可出现膀胱刺激症状,如排尿困难、尿频,若引起膀胱肌炎还可有尿痛等,包块位于子宫后方可有直肠刺激症状,出现腹泻、里急后重感和排便困难。若有输卵管炎的症状及体征并同时有右上腹疼痛者,应怀疑有肝周围炎。

病人体征差异较大,轻者无明显异常发现或妇科检查仅发现宫颈举痛或宫体压痛或附件区压痛。严重病例呈急性病容,体温升高,心率加快,下腹部有压痛、反跳痛及肌紧张,甚至出现腹胀,肠鸣音减弱或消失。盆腔检查:阴道可见脓性臭味分泌物;宫颈充血、水肿,可见脓性分泌物,穹窿触痛明显;宫颈举痛;宫体稍大,有压痛,活动受限;子宫两侧压痛明显。若为输卵管积脓或输卵管卵巢脓肿,则可触及包块且压痛明显,不活动。宫旁结缔组织炎时,可扪及宫旁一侧或两侧片状增厚,或两侧宫骶韧带高度水肿、增粗,压痛明显。三合诊常能协助进一步了解盆腔情况。

六、诊断

根据病史、症状和体征可做出初步临床诊断。但盆腔炎性疾病的临床表现差异较大,临床诊断准确性不高,为避免延误诊断而导致 PID 后遗症的发生,2015 年美国 CDC 推荐 PID 的诊断标准(表 14-4)旨在对年轻女性出现腹痛或有异常阴道分泌物或不规则阴道出血者,提高对 PID 的认识,对可疑病人做进一步的评价,及时治疗,减少后遗症的发生。

表 14-4　PID 的诊断标准(2015 年美国 CDC 诊断标准)

最低标准(minimum criteria)
- 宫颈举痛或
- 子宫压痛或
- 附件区压痛

附加标准(additional criteria)
- 体温超过 38.3℃(口表)
- 宫颈异常黏液脓性分泌物或宫颈接触性出血
- 阴道分泌物生理盐水湿片见到大量白细胞
- 红细胞沉降率升高
- C 反应蛋白升高
- 实验室证实的宫颈淋病奈瑟菌或衣原体阳性

特异标准(specific criteria)
- 子宫内膜活检证实子宫内膜炎
- 阴道超声或磁共振检查显示输卵管增粗,输卵管积液,伴或不伴有盆腔积液、输卵管卵巢肿块,或
- 腹腔镜检查发现 PID 征象

最低标准提示在性活跃的年轻女性或者具有性传播疾病的高危人群中,若出现下腹痛,并排除其他引起下腹痛的原因,妇科检查符合最低诊断标准,即可给予经验性抗生素治疗。

附加标准可增加诊断的特异性,多数 PID 病人有宫颈黏液脓性分泌物或阴道分泌物生理盐水湿片中见到大量白细胞,若宫颈分泌物正常并且阴道分泌物镜下见不到白细胞,PID 的诊断需慎重,应考虑其他引起腹痛的疾病。阴道分泌物检查还可同时发现合并阴道感染,如细菌性阴道病及滴虫阴道炎。

特异标准基本可诊断 PID,但由于除 B 型超声检查外,均为有创检查或费用较高,特异标准仅适用于一些有选择的病例。腹腔镜诊断 PID 标准:①输卵管表面明显充血;②输卵管壁水肿;③输卵管伞端或浆膜面有脓性渗出物。腹腔镜诊断准确,并能直接采取感染部位的分泌物做病原体培养。

在做出盆腔炎性疾病的诊断后,需进一步明确病原体,为选用抗生素提供依据。

七、鉴别诊断

盆腔炎性疾病应与急性阑尾炎、输卵管妊娠流产或破裂、卵巢囊肿蒂扭转或破裂等急腹症相鉴别。

八、治疗

盆腔炎性疾病主要以抗生素药物治疗为主,必要时手术治疗。抗生素治疗可清除病原体,改善症状及体征,减少后遗症。经恰当的抗生素积极治疗,大多数盆腔炎性疾病能彻底治愈。

抗生素的治疗原则:经验性、广谱、及时及个体化。根据药敏试验选用抗生素较为合理,但通常需在

获得实验室结果前即给予抗生素治疗，因此，初始治疗往往根据经验以及根据病史、临床症状及体征推断病原体选择抗生素。由于盆腔炎性疾病的病原体多为需氧菌、厌氧菌及衣原体、淋病奈瑟菌的混合感染，需氧菌及厌氧菌又有革兰阴性及革兰阳性之分，故抗生素的选择应涵盖以上病原体，选择广谱抗生素以及联合用药。在 PID 诊断 48 小时内及时用药将明显降低后遗症的发生率。具体选用的方案根据医院的条件、病人的接受程度以及药物有效性等综合考虑。

1. **门诊治疗** 若病人一般状况好，症状轻，能耐受口服抗生素，并有随访条件，可在门诊给予口服或肌内注射抗生素治疗，见表 14-5。

表 14-5 PID 非静脉给药方案

方案 A
头孢曲松钠 250mg，单次肌内注射；或头孢西丁钠 2g，单次肌内注射
为覆盖厌氧菌，加用硝基咪唑类药物，如甲硝唑 0.4g，每 12 小时 1 次，口服 14 日
为覆盖沙眼衣原体或支原体，可加用
多西环素 0.1g，每 12 小时 1 次，口服，10～14 日；或
米诺环素 0.1g，每 12 小时 1 次，口服，10～14 日；或
阿奇霉素，0.5g，每日 1 次，连服 1～2 日后改为 0.25g，每日 1 次，连服 5～7 日。
方案 B
若头孢类药物过敏，可选用氟喹诺酮类药物氧氟沙星 400mg 口服，每日 2 次；或左氧氟沙星 500mg 口服，每日 1 次，连用 14 日；莫西沙星 400mg 口服，每日 1 次，连用 14 日，同时加用甲硝唑 0.4g，每日 2～3 次，口服，连用 14 日

2. **住院治疗** 若病人一般情况差，病情严重，伴有发热、恶心、呕吐，或有盆腔腹膜炎，或输卵管卵巢脓肿，或门诊治疗无效，或不能耐受口服抗生素，均应住院，给予以抗生素药物治疗为主的综合治疗。

（1）支持疗法：卧床休息，半卧位有利于脓液积聚于直肠子宫陷凹而使炎症局限。给予高热量、高蛋白、高维生素流食或半流食，补充液体，注意纠正电解质紊乱及酸碱失衡，必要时少量输血。高热时采用物理降温。尽量避免不必要的妇科检查以免引起炎症扩散，若有腹胀应行胃肠减压。

（2）抗生素药物治疗：给药途径以静脉滴注收效快，常用的配伍方案如下，见表 14-6。

表 14-6 PID 静脉给药方案

方案 A：头霉素或头孢菌素类药物
头孢替坦，2g，静点，每 12 小时 1 次；或
头孢西丁钠 2g，静脉滴注，每 6 小时 1 次；
加多西环素 100mg，每 12 小时 1 次，静脉滴注或口服。
临床症状、体征改善至少 24～48 小时后改为口服药物治疗，多西环素 100mg，每 12 小时 1 次，口服 14 日；或米诺环素 0.1g，每 12 小时 1 次，口服 14 日；或阿奇霉素 0.25g，每日 1 次，口服 7 日（首次剂量加倍）
方案 B：克林霉素与氨基糖苷类联合方案
克林霉素 900mg，每 8 小时 1 次，静脉滴注，或
林可霉素剂量 0.9g，每 8 小时 1 次，静脉滴注；加用
硫酸庆大霉素，首次负荷剂量为 2mg/kg，每 8 小时 1 次静脉滴注或肌内注射，维持剂量 1.5mg/kg，每 8 小时 1 次；
临床症状、体征改善后继续静脉应用 24～48 小时，克林霉素改为口服 450mg，每日 4 次，连用 14 日；或多西环素 100mg，口服，每 12 小时 1 次，口服 14 日
方案 C：青霉素类与四环素类联合方案
氨苄西林钠舒巴坦钠 3g，每 6 小时 1 次，静脉滴注；或
阿莫西林克拉维酸钾 1.2g，每 6～8 小时 1 次，静脉滴注；加用抗沙眼衣原体药物
多西环素 0.1g，每 12 小时 1 次，口服 14 日；或
米诺环素 0.1g，每 12 小时 1 次，口服 14 日；或
阿奇霉素 0.25g，每日 1 次，口服 7 日（首次剂量加倍）。
方案 D：喹诺酮类药物与甲硝唑联合方案
氧氟沙星 0.4g，每 12 小时 1 次，静脉滴注；或
左氧氟沙星 0.5g，每日一次，静脉滴注；加用
硝基咪唑类药物，如甲硝唑 0.5g，每 12 小时 1 次，静脉滴注

3. 手术治疗 主要用于治疗抗生素控制不满意的输卵管卵巢脓肿或盆腔脓肿。手术指征有：

（1）药物治疗无效：输卵管卵巢脓肿或盆腔脓肿经药物治疗48～72小时体温持续不降，病人中毒症状加重或包块增大者应及时手术，以免发生脓肿破裂。

（2）脓肿持续存在：经药物治疗病情有好转，继续控制炎症数日（2～3周），包块仍未消失但已局限者，应手术切除，以免日后再次急性发作。

（3）脓肿破裂：突然腹痛加剧，寒战、高热、恶心、呕吐、腹胀，检查腹部拒按或有中毒性休克表现，应怀疑脓肿破裂。若脓肿破裂未及时诊治，死亡率高。因此，一旦怀疑脓肿破裂，需立即在抗生素治疗的同时行剖腹探查。

手术可根据情况选择经腹手术或腹腔镜手术，也可行B超或CT引导下的穿刺引流。手术范围应根据病变范围、病人年龄、一般状态等全面考虑。原则以切除病灶为主。年轻妇女应尽量保留卵巢，以采用保守性手术为主。年龄大、双侧附件受累或附件脓肿屡次发作者，行全子宫及双附件切除术。对极度衰弱危重病人的手术范围须根据具体情况决定。若盆腔脓肿位于子宫直肠陷窝时，可经阴道后穹窿切开引流。

4. 中药治疗 主要为活血化瘀、清热解毒药物，例如银翘解毒汤、安宫牛黄丸等。

盆腔炎性疾病的诊疗流程见图14-7。

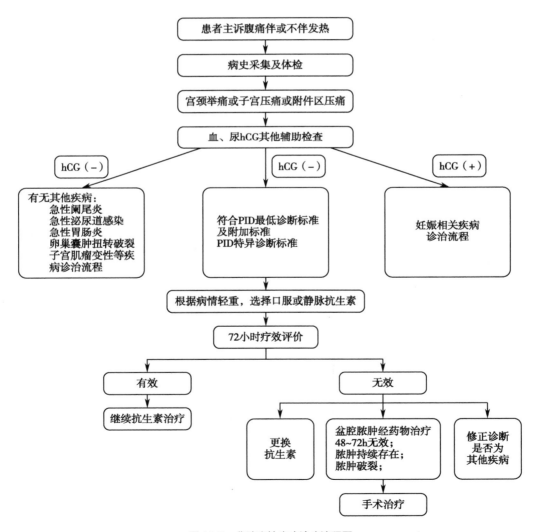

图14-7 盆腔炎性疾病诊疗流程图

九、性伴侣的治疗

对于盆腔炎性疾病病人出现症状前 60 日内接触过的性伴侣进行检查和治疗。如果最近一次性交发生在 6 个月前,则应对最后的性伴侣进行检查、治疗。在女性盆腔炎性疾病病人治疗期间应避免无保护性交。

十、随访

对于抗生素治疗的病人,应在 72 小时内随诊,明确有无临床情况的改善。病人在治疗后的 72 小时内临床症状应改善,如体温下降,腹部压痛、反跳痛减轻,宫颈举痛、子宫压痛、附件区压痛减轻。若此期间症状无改善,需进一步检查,重新进行评价,必要时腹腔镜或手术探查。无论其性伴侣接受治疗与否,建议沙眼衣原体和淋病奈瑟菌感染者治疗后 3 个月复查上述病原体。若 3 个月时未复查,应于治疗后 1 年内任意 1 次就诊时复查。

十一、盆腔炎性疾病后遗症

若盆腔炎性疾病未得到及时正确的诊断或治疗,可能会发生盆腔炎性疾病后遗症(sequelae of pelvic inflammatory disease)。主要病理改变为组织破坏、广泛粘连、增生及瘢痕形成,导致:①输卵管阻塞、输卵管增粗;②输卵管卵巢粘连形成输卵管卵巢肿块;③若输卵管伞端闭锁、浆液性渗出物聚集形成输卵管积水或输卵管积脓或输卵管卵巢脓肿的脓液吸收,被浆液性渗出物代替形成输卵管积水或输卵管卵巢囊肿;④盆腔结缔组织表现为子宫主、骶韧带变厚,若病变广泛,可使子宫活动较差。

1. 临床表现

(1)不孕:输卵管粘连阻塞可致不孕。急性盆腔炎性疾病后不孕发生率为 20% ~ 30%。

(2)异位妊娠:盆腔炎性疾病后异位妊娠发生率是正常妇女的 8 ~ 10 倍。

(3)慢性盆腔痛:炎症形成的粘连、瘢痕以及盆腔充血,常引起下腹部坠胀、疼痛及腰骶部酸痛,常在劳累、性交后及月经前后加剧。文献报道约 20% 急性盆腔炎发作后遗留慢性盆腔痛。慢性盆腔痛常发生在 PID 急性发作后的 4 ~ 8 周。

(4)盆腔炎性疾病反复发作:由于 PID 造成的输卵管组织结构的破坏,局部防御功能减退,若病人仍处于同样的高危因素,可造成盆腔炎的再次感染,导致反复发作。有 PID 病史者,约 25% 将再次发作。

2. 妇科检查 若为输卵管病变,则在子宫一侧或两侧触到呈索条状增粗输卵管,并有轻度压痛;若为输卵管积水或输卵管卵巢囊肿,则在盆腔一侧或两侧触及囊性肿物,活动多受限;若为盆腔结缔组织病变,子宫常呈后倾后屈,活动受限或粘连固定,子宫一侧或两侧有片状增厚、压痛,宫骶韧带常增粗、变硬,有触痛。

3. 治疗 对盆腔炎性疾病后遗症需根据不同情况选择治疗。对不孕病人,可选择辅助生育技术。对慢性盆腔痛,尚无有效的治疗方法,对症处理或给予中药、理疗等综合治疗,治疗前需排除子宫内膜异位症等其他引起盆腔痛的疾病。盆腔炎性疾病反复发作者,抗生素药物治疗的基础上可根据具体情况,选择手术治疗。输卵管积水者行手术治疗。

十二、预防

1. 注意性生活卫生,减少性传播疾病 对沙眼衣原体感染的高危妇女筛查(如年龄<25 岁、新的性伙伴、多个性伴侣、性伴侣有性传播疾病、社会地位低)和治疗可减少 PID 发生率。虽然细菌性阴道病与盆腔炎性疾病相关,但检测和治疗细菌性阴道病能否降低盆腔炎性疾病发生率,至今尚不清楚。

2. 及时治疗下生殖道感染。

3. 公共卫生教育,提高公众对生殖道感染的认识及预防感染的重要性。

4. 严格掌握妇科手术指征,作好术前准备,术时注意无菌操作,预防感染。

5. 对盆腔炎性疾病及时治疗,防止发生后遗症。

（薛凤霞）

学习小结

PID 的病原体包括外源性的性传播疾病病原体以及内源性病原体,通常为两者的混合感染。PID 最常见的病理类型为输卵管炎,其临床表现轻重不一、体征差异较大。PID 的诊断标准有最低标准、附加标准及特异标准。最低诊断标准目:在性生活活跃的年轻女性或者具有性传播疾病高危因素的人群,若出现下腹疼,可排除引起下腹疼的其他原因,即可给予经验性抗生素治疗,以预防后遗症(不孕、异位妊娠、慢性盆腔痛等)的发生。PID 的治疗以抗生素治疗为主。抗生素的治疗原则为经验、广谱、及时和个体化。对盆腔炎性包块或输卵管卵巢脓肿形成者,抗生素治疗效果不佳时,可行手术治疗。

复习思考题

1. 简述女性生殖器的自然防御功能。

2. 简述盆腔炎性疾病的临床表现。

3. 试述盆腔炎性疾病的诊断标准及治疗原则。

第五节 生殖器结核

学习目标

掌握　　　生殖器结核的诊断方法和治疗原则。

熟悉　　　生殖器结核的传染途径、病理改变及临床表现。

由结核分枝杆菌引起的女性生殖器炎症称为生殖器结核(genital tuberculosis),又称结核性盆腔炎。多见于 20～40 岁妇女,也可见于绝经后的老年妇女。近年因结核分枝杆菌耐药、艾滋病的增加,生殖器结核发病率有升高趋势。

一、传染途径

生殖器结核是全身结核的表现之一,常继发于身体其他部位结核,如肺结核、肠结核、腹膜结核等,约 10% 肺结核病人伴有生殖器结核。生殖器结核潜伏期很长,可达 1～10 年,多数病人在日后发现生殖器结

核时,其原发病灶多已痊愈。生殖器结核常见的传染途径:

1. **血行传播** 为最主要的传播途径。青春期时正值生殖器发育,血供丰富,结核杆菌易借血行传播。结核杆菌感染肺部后,大约 1 年内可感染内生殖器。由于输卵管黏膜有利于结核杆菌的潜伏感染,结核杆菌首先侵犯输卵管,然后依次扩散到子宫内膜、卵巢,侵犯宫颈、阴道、外阴者较少。

2. **直接蔓延** 腹膜结核、肠结核可直接蔓延到内生殖器。

3. **淋巴传播** 较少见。消化道结核可通过淋巴管传播感染内生殖器。

4. **性交传播** 极罕见。男性患泌尿系结核,通过性交传播,上行感染。

二、病理

见图 14-8。

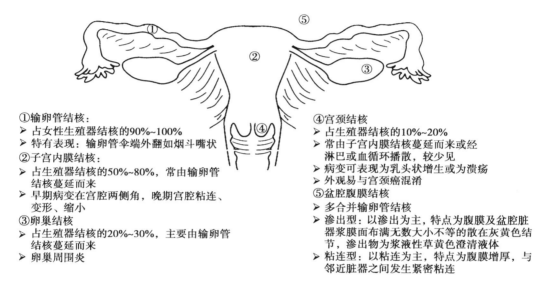

①输卵管结核:
➤ 占女性生殖器结核的90%~100%
➤ 特有表现:输卵管伞端外翻如烟斗嘴状
②子宫内膜结核:
➤ 占生殖器结核的50%~80%,常由输卵管结核蔓延而来
➤ 早期病变在宫腔两侧角,晚期宫腔粘连、变形、缩小
③卵巢结核:
➤ 占生殖器结核的20%~30%,主要由输卵管结核蔓延而来
➤ 卵巢周围炎
④宫颈结核:
➤ 占生殖器结核的10%~20%
➤ 常由子宫内膜结核蔓延而来或经淋巴或血循环播散,较少见
➤ 病变可表现为乳头状增生或为溃疡
➤ 外观易与宫颈癌混淆
⑤盆腔腹膜结核
➤ 多合并输卵管结核
➤ 渗出型:以渗出为主,特点为腹膜及盆腔脏器浆膜面布满无数大小不等的散在灰黄色结节,渗出物为浆液性草黄色澄清液体
➤ 粘连型:以粘连为主,特点为腹膜增厚,与邻近脏器之间发生紧密粘连

图 14-8 生殖器结核的病理类型

三、临床表现

依病情轻重、病程长短而异。有的病人无任何症状,有的病人则症状较重。

1. **不孕** 多数生殖器结核因不孕而就诊。在原发性不孕病人中生殖器结核为常见原因之一。由于输卵管黏膜破坏与粘连,常使管腔阻塞,或因输卵管周围粘连,有时管腔尚保持部分通畅,但黏膜纤毛被破坏,输卵管僵硬、蠕动受限,丧失运输功能。子宫内膜结核妨碍受精卵的着床与发育,也可致不孕。

2. **月经失调** 早期因子宫内膜充血及溃疡,可有经量过多。晚期因子宫内膜遭不同程度破坏,表现为月经稀少或闭经。

3. **下腹坠痛** 由于盆腔炎性疾病和粘连,可有不同程度的下腹坠痛,经期加重。

4. **全身症状** 若为活动期,可有结核病的一般症状,如发热、盗汗、乏力、食欲缺乏、体重减轻等。轻者全身症状不明显,有时仅有经期发热,但症状重者可有高热等全身中毒症状。

5. **全身及妇科检查** 由于病变程度与范围不同而有较大差异,较多病人因不孕行诊断性刮宫、子宫输卵管碘油造影及腹腔镜检查才发现患有盆腔结核,而无明显体征和其他自觉症状。严重盆腔结核常合并腹膜结核,检查腹部时有柔韧感或腹水征,形成包裹性积液时,可触及囊性肿块,边界不清,不活动,表面因有肠管粘连,叩诊空响。子宫一般发育较差,往往因周围有粘连使活动受限。若附件受累,在子宫两侧可触及条索状的输卵管,或输卵管与卵巢等粘连形成的大小不等及形状不规则的肿块,质硬、表面不平、呈结节状突起,或可触及钙化结节。

四、诊断及鉴别诊断

多数病人缺乏明显症状,阳性体征不多,故诊断时易被忽略。为提高确诊率,应详细询问病史,尤其当病人有原发不孕、月经稀少或闭经时,未婚女青年有低热、盗汗、盆腔炎性疾病或腹水时,急性盆腔炎后遗症久治不愈时,既往有结核病接触史或本人曾患肺结核、胸膜炎、肠结核时,均应考虑有生殖器结核的可能。下列辅助检查方法,可协助诊断。若能找到病原学或组织学证据即可确诊。常用的辅助诊断方法如下:

1. 子宫内膜病理检查 是诊断子宫内膜结核最可靠的依据。由于经前子宫内膜较厚,若有结核菌,此时阳性率高,故应选择在经前1周或月经来潮6小时内行刮宫术。术前3日及术后4日应每日肌注链霉素0.75g及口服异烟肼0.3g,以预防刮宫引起结核病灶扩散。由于子宫内膜结核多由输卵管蔓延而来,故刮宫时应注意刮取两侧子宫角部内膜,并将刮出物送病理检查,在病理切片上找到典型结核结节,诊断即可成立,但阴性结果并不能排除结核的可能。若有条件应将部分刮出物或分泌物作结核菌培养。遇有宫腔小而坚硬,无组织物刮出,结合临床病史及症状,也应考虑为子宫内膜结核,并作进一步检查。若宫颈可疑结核,应做活组织检查确诊。

2. X线检查

(1)胸部X线拍片:必要时行消化道或泌尿系统X线检查,以便发现原发病灶。

(2)盆腔X线拍片:发现孤立钙化点,提示曾有盆腔淋巴结结核病灶。

(3)子宫输卵管碘油造影可能见到下列征象:①宫腔呈不同形态和不同程度狭窄或变形,边缘呈锯齿状;②输卵管管腔有多个狭窄部分,呈典型串珠状或显示管腔细小而僵直;③在相当于盆腔淋巴结、输卵管、卵巢部位有钙化灶;④若碘油进入子宫一侧或两侧静脉丛,应考虑有子宫内膜结核的可能。子宫输卵管造影对生殖器结核的诊断帮助较大,但也有可能将输卵管管腔中的干酪样物质及结核菌带到腹腔,故造影前后应肌注链霉素及口服异烟肼等抗结核药物。

3. 腹腔镜检查 能直接观察子宫、输卵管浆膜面有无粟粒结节,并可取腹腔液行结核菌培养,或在病变处做活组织检查。作此项检查时应注意避免肠道损伤。

4. 结核菌检查 取月经血或宫腔刮出物或腹腔液作结核菌检查,常用方法:①涂片抗酸染色查找结核菌;②结核菌培养,此法准确,但结核菌生长缓慢,通常1~2个月才能得到结果;③分子生物学方法,如PCR技术,方法快速、简便,但可能出现假阳性;④动物接种,方法复杂,需时较长,难以推广。

5. 结核菌素试验 结核菌素试验阳性说明体内曾有结核分枝杆菌感染,若为强阳性说明目前仍有活动性病灶,但不能说明病灶部位,若为阴性一般情况下表示未有过结核分枝杆菌感染。

6. 特异性结合抗原多肽刺激后的全血或细胞干扰素-γ测定 为克服结核菌素试验的不足,近年来发展的以T细胞为基础的γ-干扰素释放实验(interferon gamma release assays,IGRAs),其原理是被结核分枝杆菌抗原刺激而致敏的T细胞,再遇到同类抗原时能产生γ-干扰素,对分离的全血或单个核细胞在特异性抗原刺激后产生的干扰素进行检测,可以反映机体是否存在结核感染,这种检测方法所采用的结核分枝杆菌特异性的抗原为ESAT-6和CFP-10,其编码基因在BCG接种菌种和绝大多数非结核分枝杆菌中是缺失的,能够较好的区分真性结核感染和BCG接种诱导的反应。IGRAs包括QuantiFERON和结核感染T细胞斑点试验(T-SOPT.TB)。其中T-SOPT.TB敏感性和特异性最高。

7. 其他 白细胞计数不高,分类中淋巴细胞增多,不同于化脓性盆腔炎性疾病。活动期红细胞沉降率增快,但正常不能除外结核病变。这些化验检查均为非特异性,只能作为诊断参考。

结核性盆腔炎性疾病应与非特异性慢性盆腔炎性疾病、子宫内膜异位症、卵巢肿瘤,尤其是卵巢上皮性癌鉴别,诊断困难时,可作腹腔镜检查或剖腹探查确诊。

五、治疗

采用抗结核药物治疗为主,休息营养为辅的治疗原则。

1. **抗结核药物治疗** 抗结核药物治疗对 90% 女性生殖器结核有效。药物治疗应遵循早期、联合、规律、适量、全程的原则。采用异烟肼、利福平、乙胺丁醇及吡嗪酰胺等抗结核药物联合治疗 6~9 个月,可取得良好疗效。推荐两阶段短疗程药物治疗方案,前 2~3 个月为强化期,后 4~6 个月为巩固期或继续期。2010 年 WHO 结核病诊疗指南指出,生殖器结核的抗结核药物的选择、用法、疗程参考肺结核病。

2. **支持疗法** 急性病人至少应休息 3 个月,慢性病人可以从事部分工作和学习,但要注意劳逸结合,加强营养,适当参加体育锻炼,增强体质。

3. **手术治疗** 出现以下情况应考虑手术治疗:①盆腔包块经药物治疗后缩小,但不能完全消退;②治疗无效或治疗后又反复发作者,或难以与盆腹腔恶性肿瘤鉴别者;③盆腔结核形成较大的包块或较大的包裹性积液者;④子宫内膜结核严重,内膜破坏广泛,药物治疗无效者。为避免手术时感染扩散,提高手术后治疗效果,手术前后需应用抗结核药物治疗。手术以全子宫及双侧附件切除术为宜。对年轻妇女应尽量保留卵巢功能。对病变局限于输卵管,而又迫切希望生育者,可行双侧输卵管切除术,保留卵巢及子宫。

虽然生殖器结核经药物治疗取得良好疗效,但治疗后的妊娠成功率极低,对部分希望妊娠者,可行辅助生育技术助孕。

六、预防

增强体质,做好卡介苗接种,积极防治肺结核、淋巴结结核和肠结核等。

(薛凤霞)

学习小结

女性生殖器结核是由结核分枝杆菌引起的女性生殖系统炎症,常继发于身体其他部位结核,以输卵管结核最常见。主要表现为不孕、下腹痛以及月经失调。此外,可有结核的全身症状。妇科检查可以发现盆腔包块以及结节等。由于生殖器结核的表现缺乏特异性,临床诊断较为困难,子宫内膜活检发现典型结核结节可诊断为内膜结核。子宫输卵管碘油造影可协助诊断输卵管结核。诊断困难者,可行腹腔镜检查。治疗以抗结核药物治疗为主,常用的抗结核药物:异烟肼、利福平、乙胺丁醇及吡嗪酰胺。对药物治疗效果差或盆腔包块较大者行手术治疗。

复习思考题

简述生殖器结核的病理特征、诊断及鉴别诊断。

第十五章　性传播疾病

15

性传播疾病(sexually transmitted diseases, STD)是指以性行为或类似性行为为主要传播途径的一组传染病。目前,我国重点监测的性传播疾病包括淋病、梅毒、艾滋病、生殖道衣原体感染、尖锐湿疣和生殖器疱疹等。性传播疾病不仅可在泌尿生殖器官发生病变,也可侵犯局部区域淋巴结,甚至通过血行播散侵犯全身主要组织和器官,导致不孕、生殖器畸形、不良妊娠结局以及特征性后遗症,严重影响病人的身心健康及家庭和睦。

第一节　淋病

学习目标

掌握	淋病的临床表现、诊断方法及治疗原则。
熟悉	淋病的病原体、传播途径。
了解	淋病的预防知识。

【临床病例 15-1】

　　病人,女,28岁,尿痛伴阴道分泌物增多3日,5日前有无保护性性生活史,妇科检查见阴道分泌物多,黄色,宫颈充血、有黏液脓性分泌物附着,接触性出血(+),子宫大小正常,无压痛,双侧附件区未及明显异常。该病人应考虑哪些疾病?需做的辅助检查是什么?

一、病因

　　淋病(gonorrhea)是由淋病奈瑟菌(Neisseria gonorrhoeae),即淋球菌引起的,以泌尿生殖系统化脓性感染为主要表现的性传播疾病。淋球菌为革兰阴性双球菌,常成双排列,其菌壁外膜的脂多糖、外膜蛋白和菌毛促进细菌黏附于上皮细胞并引起局部炎症反应。病菌体外生存力低,对干燥、寒冷、热及常用消毒剂均敏感。

二、传染途径

　　人是淋球菌的唯一自然宿主。成人主要通过性交直接传染,极少间接传染,且通过性接触女性较男性更易感染。新生儿多在分娩时接触母亲阴道分泌物而发生淋球菌性结膜炎。

三、临床表现

　　潜伏期2~10日,平均3~5日,50%女性感染者无明显症状,易被忽略,但仍具有传染性。淋球菌对柱状上皮及移行上皮有特殊的亲和力,因此,病菌首先侵袭尿道或宫颈黏膜,引起化脓性炎症。

　　1. **下生殖道感染**　淋球菌感染最初引起宫颈炎、尿道炎、前庭大腺炎以及肛周炎,也称为无并发症淋病(uncomplicated gonococcal infections)。①宫颈炎:阴道脓性分泌物增多,外阴瘙痒或灼热感。宫颈充血、红肿,有脓性分泌物从宫颈口流出,宫颈触痛,触之易出血。②尿道炎:尿频、尿痛、尿急或血尿,尿道口充血,有触痛,挤压尿道后有脓性分泌物。③前庭大腺炎:腺体开口处红肿、触痛、溢脓,若腺管阻塞可形成脓肿。④肛周炎：肛周潮红、轻度水肿，表面有脓性渗出物，伴瘙痒。由于淋球菌可同时感染以上部位，因而临床表现往往为多种症状同时存在。

2. **上生殖道感染** 若无并发症淋病未经治疗，淋球菌上行感染可致淋菌性盆腔炎，包括子宫内膜炎、输卵管炎、输卵管卵巢囊肿、盆腔腹膜炎、盆腔脓肿以及肝周炎等，又称并发症淋病（complicated gonococcal infections）。淋菌性盆腔炎可导致不孕症、异位妊娠、慢性盆腔痛等不良后果。10%～20%的无并发症淋病可发展为并发症淋病，若在月经期性交、产后、宫腔手术后感染淋球菌，则易发生并发症淋病。其多在经期或经后1周内发病，起病急，突然寒战、高热、头痛、恶心、阴道分泌物增多、双侧下腹疼痛。经期发病可有经期延长，经量增多。若输卵管伞端开放，脓液由管腔流入直肠子宫陷凹，可刺激该处腹膜而产生肛门坠痛。体格检查下腹两侧深压痛，甚至出现肌紧张及反跳痛。妇科检查宫颈外口可见脓性分泌物流出，宫颈充血、水肿、举痛，双侧附件增厚或者触及囊性包块、压痛。

3. **播散性淋病（disseminated gonococcal infection，DGI）** 指淋球菌通过血循环传播，引起全身淋病奈瑟菌性疾病，病情严重，若不及时治疗可危及生命。早期菌血症期可出现高热、寒战、皮损、不对称的关节受累以及全身不适、食欲缺乏等全身症状，晚期表现为永久损害的关节炎、心内膜炎、心包炎、胸膜炎、肺炎、脑膜炎等全身病变。确诊主要根据临床表现和血液、关节液、皮损等处淋病奈瑟菌培养阳性。

四、诊断

根据不良性接触史、临床表现及下列实验室检查可作出诊断。

1. **分泌物涂片检查** 取宫颈管分泌物涂片，行革兰染色，急性期可见中性粒细胞内有革兰阴性双球菌。此法对女性病人的检出率较低，仅为40%～60%，不推荐用于女性病人的诊断。

2. **淋球菌培养** 为诊断淋病的金标准，培养阳性率为80%～90.5%，适用于所有临床标本的淋球菌检查。

3. **核酸检测** 用PCR等技术检测各类临床标本中的淋球菌DNA片段，其敏感性及特异性虽高，但只能在通过原卫生部相关机构认定的实验室开展。

五、治疗

治疗原则是及时、足量、规范应用抗生素。无并发症淋病推荐大剂量单次给药方案，以使有足够血药浓度杀死淋病奈瑟菌，推荐治疗药物的治愈率在97%以上。并发症淋病应连续每日给药，保持足够治疗时间。此外，还要注意多重病原体感染，一般应同时用抗沙眼衣原体的药物或常规检测有无沙眼衣原体的感染，也应做梅毒血清学检测以及HIV咨询与检测。

1. **无并发症淋病** 推荐头孢曲松钠250mg，单次肌注；或大观霉素2g（宫颈炎4g），单次肌注。也可用头孢噻肟1g，单次肌注或头孢克肟400mg，单次口服等替代。

2. **并发症淋病** 推荐头孢曲松钠250mg，肌注，每日1次，共10天；加口服甲硝唑400mg，每日2次，共14天；或加口服多西环素100mg，每日2次，共14天。

3. **播散性淋病** 参见本套教材《皮肤性病学》的内容。

4. **性伴侣的处理** 对症状发作期间或确诊前60天内与病人有过性接触的所有性伴侣，均应做淋球菌和沙眼衣原体的检查和治疗。最后与病人接触的性伴侣，即使在60天前接触，也应给予检查和治疗。病人及性伴侣治愈前禁止性交。对不能接受检查的性伴侣，提供抗淋球菌及沙眼衣原体的药物。

六、随访

淋病的治愈率很高，无并发症淋病治疗后无需常规进行是否治愈的检查。但由于淋病的重复感染较治疗失败更常见,治疗后 3 个月最好随访一次,观察有无重复感染。治疗后症状持续者,应进行淋球菌的培养及药物敏感试验,观察有无耐药。

七、淋病合并妊娠

妊娠对淋病的表现无明显影响,但淋病对母儿均有影响。妊娠早期感染淋球菌可引起流产;晚期可引起绒毛膜羊膜炎而致胎膜早破、早产,胎儿宫内生长受限。分娩时由于产道损伤、产妇抵抗力差,产褥期淋病奈瑟菌易扩散,引起产妇子宫内膜炎、输卵管炎,严重者导致播散性淋病。约 1/3 新生儿通过未治疗孕妇的软产道时可感染淋病奈瑟菌,出现新生儿淋菌性眼炎,若治疗不及时,可发展成角膜溃疡、角膜穿孔而失明。

淋病合并妊娠的处理:由于多数有淋病的孕妇无症状,而妊娠期淋病严重影响母儿健康。因此,对高危孕妇在产前检查时应取宫颈管分泌物行淋病奈瑟菌培养,以便及时诊断,及时治疗。妊娠期忌用喹诺酮类或四环素类药物。可选用头孢曲松钠 250mg,单次肌注;或大观霉素 4g,单次肌注。如沙眼衣原体感染不能排除,可加用阿奇霉素 1g,顿服。对所有淋病孕妇所生的新生儿应用 0.5% 红霉素眼膏,预防淋菌性眼炎。有淋球菌感染风险的婴幼儿(尤其是未经治疗的淋病孕妇),可用头孢曲松钠 25～50mg/kg(总量不超过 125mg),静注或肌注,预防新生儿淋病。

学习小结

淋病是由淋病奈瑟菌引起的性传播疾病。由于淋病奈瑟菌对柱状上皮及移行上皮有特殊的亲和力,因此,病菌首先侵袭尿道或宫颈黏膜,引起女性黏液脓性宫颈黏膜炎和尿道炎。若炎症未及时控制,感染继续向上蔓延,可导致盆腔炎,出现盆腔炎的症状和体征。有不良性接触史,子宫颈分泌物培养或核酸检测发现淋病奈瑟菌即可诊断为淋病。其治疗原则为及时、足量、规范使用抗生素,以第三代头孢菌素为主。对合并沙眼衣原体感染者,应同时给予抗衣原体药物。

复习思考题

试述淋病的临床特点、诊断方法及治疗原则。

第二节　梅毒

学习目标

掌握	梅毒的临床表现、诊断方法和治疗原则。
熟悉	梅毒的病原体、传播途径。
了解	梅毒的预防知识。

病人，女，30岁，发现右侧腹股沟淋巴结肿大3天。查体可见右侧大阴唇前侧一大小约1cm×1cm溃疡，境界清楚、周边水肿隆起、基底肉红色，触之软骨硬度，无痛；右侧腹股沟淋巴结肿大，表面皮肤无红肿，触之无痛；该病人考虑为何种疾病？进一步行何种检查？该如何治疗？

梅毒（syphilis）是由梅毒螺旋体（treponema pallidum，TP）引起的一种慢性、系统性性传播疾病，可侵犯全身各个组织和器官，也可通过胎盘传播引起不良结局。

一、病因

TP是引起梅毒的病原体，又称为苍白螺旋体，厌氧，在体外不易存活，煮沸、干燥、日光、肥皂水和一般消毒剂均能将其杀死。但TP对寒冷抵抗力强，4℃可存活3日，−20℃可存活1周，−78℃保存数年仍能维持螺旋体形态、活力及致病力。

二、传播途径

梅毒病人是唯一的传染源，病人的皮损、血液、精液、乳汁和唾液中均存在TP。梅毒的传播途径包括以下几种：

1. 性接触传播 是最主要的传播途径，约占95%以上。未接受治疗的梅毒病人在感染后1~2年内传染性最强，随着病程延长，传染性越来越小，病期超过4年者几乎无传染性。

2. 垂直传播 患梅毒的孕妇，妊娠期内TP可通过胎盘及脐静脉进入胎儿体内，引起胎儿宫内感染，发生流产、死产、早产和先天梅毒。妊娠的任何时期都会发生母婴传播，但多发生在妊娠4个月后。分娩过程中，新生儿通过软产道时也可发生接触性感染。

3. 其他途径 少数病人可通过输血或医源性途径、接吻、哺乳等直接接触病人的皮肤黏膜而感染，偶有可能经过接触被病人分泌物污染的物品发生间接感染。

三、分型和分期

如图15-1，根据传播途径的不同将梅毒分为先天梅毒（胎传梅毒）和后天梅毒（获得性梅毒）；根据感染时间的长短，以2年为界，将梅毒分为早期梅毒和晚期梅毒。早期梅毒传染性强，晚期梅毒传染弱。潜伏梅毒指有梅毒感染史，但无临床症状，除了梅毒血清学阳性外无任何阳性体征，并且脑脊液检查正常者。

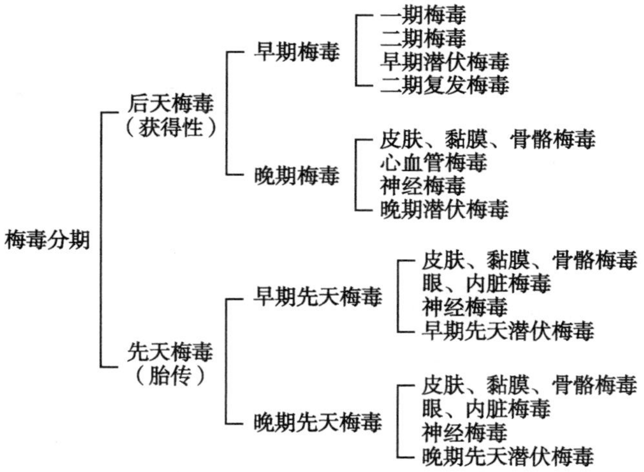

图 15-1 梅毒分期图

四、临床表现

梅毒表现多种多样，症状和体征时隐时现，进展缓慢，病程长。

1. 获得性梅毒

（1）一期梅毒：①硬下疳：是TP进入人体后形成的第一个损害，潜伏期一般为2~4周，好发于外生殖器,女性多见于大小阴唇、阴蒂和宫颈。典型硬下疳为单发、1~2cm、圆形或椭圆形的无痛性溃疡,境界清楚,周边水肿并隆起,基底呈肉红色,触之软骨样硬度,表面有浆液性分泌物,内含大量 TP,传染性很强。②硬化性淋巴结炎:皮肤表面无红、肿、热,触之无痛,需要 1~2 月可消退。

(2)二期梅毒:一期梅毒未经治疗或治疗不彻底,TP 由淋巴系统进入血液循环播散全身,引起多处病灶,称二期梅毒。①皮肤黏膜损害:皮疹类型多样化,分布于四肢和躯干,常泛发对称,可出现口腔黏膜斑或虫蚀样脱发;②全身浅表淋巴结可肿大;③可出现梅毒性骨关节、眼、内脏及神经系统损害。

(3)三期梅毒:主要表现为永久性皮肤黏膜损害及脏器损害,可侵犯多种组织器官,重者可危及生命。①皮肤黏膜损害:皮肤的梅毒疹、近关节结节、树胶肿。皮肤的梅毒疹可造成萎缩性瘢痕致毁容。树胶肿可发生于女性病人的外生殖器,蔓延至阴道壁形成溃疡,发生膀胱-阴道瘘或直肠-阴道瘘,也可在阴道壁呈弥漫浸润,黏膜增厚、红肿、溃烂,愈合后形成瘢痕,导致阴道狭窄。②骨梅毒、眼梅毒、神经梅毒,其他内脏梅毒,累及呼吸道、消化道、肝脾、泌尿生殖系统、内分泌腺及骨骼肌等。③心血管梅毒,可发生单纯性主动脉炎、主动脉瓣关闭不全、主动脉瘤等。

2. 先天性梅毒 先天性梅毒的特点是不发生硬下疳,早期病变较获得性梅毒重,骨骼及感觉器官受累多,而心血管受累少。

(1)早期先天性梅毒:类似于获得性二期梅毒,发育不良,皮损常为红斑、丘疹、扁平湿疣、水疱-大疱;梅毒性鼻炎及喉炎;骨髓炎、骨软骨炎及骨膜炎;可有全身淋巴结肿大、肝脾肿大、贫血等。

(2)晚期先天性梅毒:类似于获得性三期梅毒。出现炎症性损害(间质性角膜炎、神经性耳聋、鼻或腭树胶肿、胫骨骨膜炎等)或标记性损害(前额圆秃、马鞍鼻、佩刀胫、胸锁关节骨质肥厚、哈饮森齿、口腔周围皮肤放射状皱裂等)。

五、实验室检查

梅毒的实验室检查包括 TP 直接检查、梅毒血清学检查、脑脊液和组织病理学检查。

1. 螺旋体检查 病损分泌物涂片,暗视野显微镜下见到可活动的 TP 即可确诊。

2. 血清学检查 是主要的检查方法,也是确诊的依据。非螺旋体试验包括快速血浆反应素(RPR)环状卡片试验或性病研究实验室试验(VDRL);螺旋体试验包括荧光梅毒螺旋体抗体吸收实验(FTA-ABS)、梅毒螺旋体血球凝集试验(TPHA)和梅毒螺旋体明胶凝集试验(TPPA)。非螺旋体试验抗体滴度与梅毒活动性相关,可用于疗效评价。螺旋体试验与疗效无关,多用于梅毒初筛试验,梅毒初筛试验阳性的病人需进行标准的非螺旋体试验,依据非螺旋体试验抗体滴度决定进一步治疗方案。

3. 脑脊液检查 用于神经梅毒的诊断,脑脊液中白细胞数≥5×10^6/L,总蛋白量>50mg/dL,VDRL 阳性。

4. 组织病理检查 基本改变是血管内膜炎和血管周围炎,三期梅毒主要为肉芽肿性损害。

六、诊断

主要依据病史、临床症状、体格检查及实验室检查进行综合分析,慎重做出诊断。若病人有性病接触史及典型的临床表现为疑似病例,若血清学试验阳性或者查到 TP 则为确诊病例,脑脊液阳性为神经梅毒。一期梅毒硬下疳需与生殖器疱疹、贝赫切特病、外阴癌、宫颈癌鉴别。二期梅毒与尖锐湿疣鉴别。

七、治疗

以青霉素治疗为主,用药做到尽早、足量和规范。

1. **早期梅毒（一期梅毒、二期梅毒和早期潜伏梅毒）**

（1）推荐方案：普鲁卡因青霉素80万U/d,肌注,连续15天;或苄星青霉素240万U,分两侧臀部肌注,每周1次,共2次。

（2）替代方案：头孢曲松钠0.5～1g,肌注或静脉给药,每天1次,共10天;对青霉素过敏者,应用多西环素100mg,每天2次,连服15天;或盐酸四环素500mg,每天4次,连服15天(肝肾功能不全者禁用)。

2. **晚期梅毒（三期梅毒、晚期潜伏梅毒、心血管梅毒）和二期复发梅毒**

（1）推荐方案：普鲁卡因青霉素80万U/d,肌内注射,20天为1个疗程,也可间歇2周后给予第2个疗程;或苄星青霉素240万U,每周1次,共3次。

（2）替代方案：多西环素100mg,每天2次,连服30天;或盐酸四环素500mg,每天4次,连服30天。

（3）心血管梅毒：如有心力衰竭,首先治疗心力衰竭,待心功能可代偿后,从小剂量开始注射青霉素,避免发生吉海反应。

3. **神经梅毒及眼梅毒**

（1）推荐方案：水剂青霉素1800万～2400万U/d(300万～400万U/4h),静脉持续滴注10～14天;或普鲁卡因青霉素240万U,1次肌注,同时口服丙磺舒500mg,4次/d,连续10～14天;可继续苄星青霉素240万U,每周1次,共3次。

（2）替代方案：可使用头孢曲松钠、多西环素或四环素。

4. **性伴侣治疗**　性伴侣应进行梅毒的检查和治疗,治疗期间禁止性生活。

八、随访

治疗后第一年每3个月复查1次,以后每半年复查1次,连续2～3年。若治疗后6个月内,RPR试验滴度未下降4倍,复治1疗程,必要时行脑脊液和HIV检查。

治愈标准：分为临床治愈和血清治愈。一期、二期和三期良性梅毒的皮肤黏膜、骨骼、眼和鼻等的损害愈合或消退,临床症状消失为临床治愈。一期梅毒治疗1年内,二期梅毒治疗2年内,血清学转阴,脑脊液检查阴性为血清治愈。

九、妊娠梅毒

妊娠期TP可通过胎盘及脐静脉进入胎儿体内,引起胎儿宫内感染,发生流产、死产、早产和先天梅毒。

1. **妊娠梅毒的诊断和筛查**　妊娠梅毒以潜伏梅毒多见,因此,强调血清学筛查。所有孕妇均应在第一次产检时行梅毒血清学筛查;对梅毒高危孕妇,妊娠28～32周及临产前再次筛查;梅毒孕妇分娩前每月检查一次;任何20周后有死胎史者均应行梅毒血清学筛查;所有妊娠梅毒孕妇应行HIV筛查。对于妊娠中期B超检查发现胎儿水肿、肝脾肿大、腹水、胎盘增厚或羊水过多,均应考虑有无梅毒可能。

2. **妊娠梅毒的治疗**　妊娠梅毒病人按照相应分期进行治疗,治疗原则与非孕期相同。对青霉素和头孢类过敏者可试用红霉素替代,但禁用四环素和多西环素。早期梅毒者使用红霉素500mg,每日4次,连服15日;晚期梅毒和不明病期的梅毒连服30天。所生新生儿应用青霉素补治,产妇停止哺乳后,要使用多西环素复治。

3. **新生儿处理**　梅毒孕妇所生的婴儿,应进行梅毒相关检查。

（1）出现以下任何一项结果均可确诊：①暗视野或镀银染色观察到病损处或组织内TP,或TP核酸检测阳性;②血清抗TP IgM阳性;③非梅毒血清学试验滴度≥母亲的4倍,且梅毒血清学试验阳性;④出生时非梅毒试验未达到母亲滴度的4倍,但在随访中由阴转阳,或滴度上升伴临床症状,且梅毒血清学试验阳性;⑤婴儿随访至 18 月时梅毒螺旋体血清学试验仍阳性。

（2）治疗:脑脊液正常者可选用苄星青霉素,5 万 U/kg,1 次,分两侧臀部肌内注射。无条件检查脑脊液者或者脑脊液阳性者水剂青霉素,10 万 ~ 15 万 U/(kg•d),出生后 7 天内,5 万 U/kg 静脉滴注,每 12 小时一次,以后每 8 小时 1 次,总疗程 10 ~ 14 天;或普鲁卡因青霉素 5 万 U/(kg•d),肌内注射,每日 1 次,10 ~ 14 天。

学习小结

梅毒是由梅毒螺旋体引起的侵犯多系统的慢性性传播疾病。临床表现多样,一期梅毒主要表现为硬下疳、二期梅毒主要为皮肤黏膜损害,三期梅毒以内脏器官的不可逆性损害为主。梅毒实验室检查主要包括病原体检查及血清学检查,血清学检查可分为非梅毒螺旋体抗原试验和梅毒螺旋体抗原试验。治疗要及时、足量、规范,以青霉素治疗为主,对青霉素过敏者选用多西环素和四环素等。妊娠期应注意梅毒的筛查和治疗,治疗方案与非妊娠期相同,但禁用多西环素和四环素。

复习思考题

1. 梅毒的分期及各期的诊断要点有哪些?

2. 梅毒的治疗原则及常用方案是什么?

3. 妊娠梅毒的筛查及治疗原则。

第三节 尖锐湿疣

学习目标

掌握　尖锐湿疣的临床表现、诊断方法及治疗原则。

熟悉　尖锐湿疣的病原体、传播途径。

了解　尖锐湿疣的预防知识。

【临床病例 15-3】

病人,女,28 岁,有不洁性生活史,发现外阴赘生物 5 日。妇科检查:两侧大阴唇以及后联合处可见散在的丘疹,大小为 3mm×3mm×2mm 左右,粉红色,表面尖峰状,阴道及宫颈未发现异常,子宫及双附件区正常。该病人考虑哪些疾病? 如何治疗?

一、病因

尖锐湿疣(condyloma acuminatum)是由人乳头瘤病毒(human papilloma virus, HPV)感染引起的鳞状上皮增生性疣状病变。HPV 属乳多空病毒科,是一种双链环状 DNA 病毒。现已发现的 HPV 有 100 多型,生殖道尖锐湿疣主要与 HPV-6、HPV-11 有关。虽然 HPV 感染多见,但机体产生的细胞免疫及体液免疫可清除 HPV。

因此，HPV 感染后，大部分感染者的 HPV 被清除，只有一部分人群呈 HPV 持续潜伏感染，少数人呈亚临床 HPV 感染，极少数发生临床可见的尖锐湿疣。

二、传播途径

HPV 具有严格的宿主和组织特异性，只能感染人的皮肤和黏膜上皮细胞。其主要的传播途径是经性交直接传播，也可通过污染的物品间接传播。尖锐湿疣病人的性伴侣中约 70% 发生 HPV 感染。HPV 感染的母亲所生新生儿可患喉乳头瘤，但其传播途径是经宫内感染、产道感染、还是产后感染尚无定论，一般认为是通过母亲软产道感染。

三、临床表现

潜伏期为 3 周~8 个月，平均 3 个月。以 20~29 岁年轻妇女多见。临床症状常不明显，多以外阴赘生物就诊，部分病人有外阴瘙痒、烧灼痛或性交后出血。病变以性交时容易受损伤的部位多见，如舟状窝附近，大、小阴唇，肛门周围等，也可累及阴道和宫颈。50%~70% 外阴尖锐湿疣伴有阴道、宫颈尖锐湿疣。尖锐湿疣初起为单个或多个淡红色小丘疹，呈乳头状突起，随病变进展，病灶逐渐增大增多，可呈菜花状及鸡冠状，表面凹凸不平。疣体常呈白色、粉红色，柔软，质脆，表面可有破溃或感染。少数免疫能力下降或妊娠期病人疣体可增大成为巨大型尖锐湿疣。

四、诊断

本病主要根据病史、典型临床表现和实验室检查结果确诊。常用的辅助检查方法有细胞学检查、醋酸试验、阴道镜检查及核酸检测。其典型病理学征象为：表皮乳头瘤样增生伴角化不全，颗粒层和棘层上部细胞可有明显的空泡形成，胞质着色淡，核浓缩深染，核周围有透亮的晕（凹空细胞）；真皮浅层血管扩张，并有淋巴为主的炎细胞浸润。

五、治疗

迄今为止，尚无根除 HPV 感染的方法，治疗仅以去除疣体和减少或预防复发为主要目的，尽可能地消除疣体周围的亚临床感染。应根据疣体的部位、大小、数量，病人是否可以自行用药，经济状况以及医生经验而选择治疗方法。

1. **局部药物治疗** 外生殖器部位中等以下大小的疣体（单个疣体直径<5mm，疣体团块直径<10mm，疣体数目<15 个），一般可自行用药：① 0.5% 足叶草毒素酊外用，每日 2 次，连用 3 日，停药 4 日为一疗程，可重复治疗达 4 个疗程。一般日用药总量不超过 0.5ml，孕妇忌用。② 50% 三氯醋酸外涂，每周 1 次，通过对蛋白的化学凝固作用破坏疣体。一般 1~3 次后病灶可消退，用药 6 次未愈应改用其他方法。③ 5% 咪喹莫特霜，每周 3 次，用药 10 小时后洗掉，最长可用至 16 周。疣体多在用药后 8~10 周脱落。④ 15% 茶多酚软膏外用，每日 3 次，疗程不超过 16 周。不推荐用于 HIV 感染者、免疫缺陷者、生殖器疱疹病人及孕妇。

2. **物理和手术治疗** 有冷冻、微波、激光、光动力。但冷冻治疗不适合于阴道的尖锐湿疣。对数目多、面积广及其他治疗失败的尖锐湿疣可用微波刀或手术切除。

3. **干扰素** 具有广谱抗病毒及免疫调节作用，不推荐常规应用，多用于病情严重，病变持续存在或反复复发病人。常用基因工程重组干扰素（IFN）α-2α，剂量 100 万 U，病灶内局部注射。目前发现全身用药效果差，不推荐全身应用。

4. 性伴的处理　应通知病人过去 6 个月内的所有性伴，无论有无症状都必须接受进一步的检查和随访。男性尖锐湿疣病人的女性性伴可做宫颈细胞学筛查。

六、随访

尖锐湿疣的判愈标准为治疗后疣体消失，并且 6 个月无复发。其预后一般良好，虽然治疗后 3 个月内复发率高，但通过正确处理最终可达临床治愈。在治疗后的最初 3 个月，应嘱咐病人至少每 2 周随访 1 次。3 个月后，根据病人情况适当延长随访间隔直至末次治疗后 6 个月。

七、尖锐湿疣合并妊娠

妊娠期由于细胞免疫功能下降，类固醇激素水平增加，局部血液循环丰富，尖锐湿疣的临床表现更加明显，生长迅速，不但数目多、体积大，而且多区域、多形态，有时巨大尖锐湿疣可阻塞产道。此外，妊娠期尖锐湿疣组织脆弱，阴道分娩时容易导致大出血。产后尖锐湿疣迅速缩小，甚至自然消退。妊娠期 HPV 感染可引起新生儿喉乳头瘤及眼结膜乳头瘤。

尖锐湿疣合并妊娠的治疗：病灶较小者采用局部药物治疗，选用 50% 三氯醋酸。对病灶较大者，采用冷冻、烧灼、激光等去除病灶。对于分娩期的处理，若病灶较大阻塞产道或经阴道分娩可能导致大出血者，行剖宫产结束分娩。新生儿无窒息者，尽量不用器械清理呼吸道。

学习小结

尖锐湿疣是由人乳头瘤病毒感染引起的鳞状上皮疣样增生性病变，主要由性交直接传播。临床主要表现为外阴疣样赘生物，病变也可累及阴道和宫颈。尖锐湿疣主要依据肉眼所观察到的典型病变做出临床诊断。对病变不典型者，需行病理检查，排除其他皮肤疾病。尖锐湿疣的治疗原则为去除疣体，改善症状和体征。疣体较小者，可选用足叶草毒素、三氯醋酸局部用药，疣体较大、较多者采用物理破坏治疗或手术切除。

复习思考题

简述尖锐湿疣的诊断要点及处理原则。

第四节　生殖道衣原体感染

学习目标

掌握	生殖道衣原体感染的临床表现、诊断及治疗原则。
熟悉	生殖道衣原体感染的病原体、传播途径。
了解	生殖道衣原体感染的预防知识。

一、病原体

女性生殖道衣原体感染（genital chlamydial infections）的病原体主要为沙眼衣原体，是常见的性传播疾病。衣原体的生长繁殖周期有两个生物相，原体存在于细胞外，无繁殖能力，传染性强；始体存在于细胞内，繁殖能力强，但无传染性。沙眼衣原体存在于阴道、尿道口周围、宫颈外口及尿液中，可引起子宫颈黏膜炎、子宫内膜炎、输卵管炎，导致不孕或异位妊娠。

二、传播途径

成人主要通过性接触直接传播，很少经接触病人分泌物污染的物品等间接传播。胎儿或新生儿可通过宫内、产道及产后感染，经产道感染是最主要的感染途径。生殖道衣原体感染的高危因素：不安全性行为、多个性伴、新的性伴、性伴感染史、社会地位低、口服避孕药等。

三、临床表现

该病多发生在性活跃人群，潜伏期1~3周，临床表现多无症状或症状轻微，病人不易察觉，病程迁延。临床表现因感染部位不同而异。

1. 宫颈黏膜炎　宫颈管是衣原体最常见的感染部位。70%~90%衣原体宫颈黏膜炎无临床症状；有症状者可表现为阴道分泌物增加，呈黏液脓性，性交后出血或月经间期出血。检查见宫颈管脓性分泌物，宫颈黏膜外翻、红肿，接触性出血（脆性增加）。

2. 子宫内膜炎　30%~40%宫颈管炎上行引起子宫内膜炎，表现为下腹痛、腰痛、性交痛、阴道分泌物增多、阴道异常出血等。查体见下腹压痛、宫颈举痛，偶可扪及增粗的输卵管或炎性包块。

3. 输卵管炎　8%~10%子宫颈管炎可发展为输卵管炎，临床表现为长期轻微下腹痛、低热，久治不愈，盆腔广泛粘连。

四、诊断

由于沙眼衣原体感染无特征性临床表现，临床诊断较困难，常需实验室检查确诊。

1. **培养法**　为诊断沙眼衣原体的金标准。

2. **抗原检测**　是目前最常用的方法，包括免疫荧光法和酶联免疫吸附试验。

3. **核酸检测**　包括PCR、RNA实时荧光核酸恒温扩增法（SAT）、转录介导核酸恒温扩增法（TMA），敏感性和特异性高，应防止污染的假阳性。

4. **血清学检测**　用补体结合试验或免疫荧光法检测血清特异性抗体。

五、治疗

衣原体的发育周期独特，细胞外的原体对抗生素不敏感，细胞内的始体对抗生素敏感，因此，选用的抗生素应具有良好的细胞穿透性。此外，衣原体的生命周期较长，抗生素使用时间应足够长或使用半衰期长的药物。一般遵循早诊断、早治疗，及时、足量、规则用药的原则。性伴侣应同时治疗。治疗后进行随访。

1. 沙眼衣原体宫颈黏膜炎的治疗　推荐方案：阿奇霉素1g，单次口服；或多西环素100mg，每日2次，连服 7 日。替代方案：米诺环素 100mg，每日 2 次，共 10 天；或四环素 500mg，每日 4 次，共 2～3 周；或克拉霉素 250mg，每日 2 次，共 10 天；或氧氟沙星 300mg，每日 2 次，连服 7 日；或左氧氟沙星 500mg，每日 1 次，连服 7 日；或莫西沙星 0.4g，每日 1 次，共 7 日。

2. 沙眼衣原体盆腔炎性疾病的治疗　选用多西环素 100mg，每日 2 次，连服 14 日；或氧氟沙星 300～400mg，每日 2 次，连服 14 日。同时加用其他治疗盆腔炎性疾病的抗生素。

3. 性伴侣治疗　性伴侣应进行检查及治疗。病人及性伴侣治疗期间均应禁止性生活。对不能前来接受检查的性伴侣，可给予与病人相同的治疗。

六、随访

由于沙眼衣原体对所推荐的治疗方案较少耐药，治疗后短期内（<3 周）不建议为观察疗效而进行衣原体检查。因衣原体重复感染较多见，应告知病人治疗后 3～4 个月进行衣原体的筛查，以发现可能的再感染，防止盆腔炎性疾病和其他并发症的发生。

七、沙眼衣原体感染合并妊娠

妊娠对沙眼衣原体的病程影响不大，但沙眼衣原体感染对妊娠有影响。孕妇感染后，可经胎盘垂直传播或经生殖道上行扩散引起宫内感染；尤其是分娩时能经产道感染新生儿。在未治疗的沙眼衣原体感染孕妇所分娩的新生儿中，20%～50% 出现新生儿眼结膜炎，10%～20% 在 3～4 个月内出现沙眼衣原体肺炎。此外，妊娠期沙眼衣原体感染可引起流产、早产、胎膜早破、低体重儿以及产后子宫内膜炎。因此，对高危孕妇应进行沙眼衣原体的筛查，尤其是妊娠晚期。若发现沙眼衣原体感染应进行治疗。孕妇禁用多西环素及氧氟沙星，推荐应用阿奇霉素 1g，顿服；或阿莫西林 500mg，每日 3 次，连服 7 日。替代方案：红霉素碱 500mg，口服，每日 4 次，共 7 天；或红霉素碱 250mg，每日 4 次，连服 14 日。建议治疗后 3 周复查衣原体。对母亲患沙眼衣原体感染的新生儿应密切观察，一旦发现沙眼衣原体感染，立即治疗，推荐方案：红霉素干糖浆粉剂，50mg/（kg·d），分 4 次口服，共 14 日；如有效，再延长 1～2 周。

学习小结

沙眼衣原体感染最初导致子宫颈黏膜炎，出现黏液脓性子宫颈炎的症状和体征。感染可向上蔓延，引起子宫内膜炎及输卵管炎，继而引起不孕或异位妊娠。沙眼衣原体感染的特点是临床过程隐匿、症状轻微，临床诊断比较困难，通常需要实验室检查，常用的是衣原体抗原检测，有条件可行核酸检测。成人治疗首选阿奇霉素，新生儿感染推荐用红霉素干糖浆粉剂。

复习思考题

1. 试述生殖道衣原体感染的临床表现及治疗原则。

2. 试述衣原体感染合并妊娠的处理原则。

第五节　生殖器疱疹

学习目标

掌握	生殖器疱疹的临床表现、诊断及治疗原则。
熟悉	生殖器疱疹的病原体、传播途径。
了解	生殖器疱疹的预防知识。

【临床病例 15-4】

　　病人，女，25 岁，已婚，发现外阴疱疹 5 日，伴灼痛。妇科检查：两侧大小阴唇以及阴道口可见散在丘疹或水疱，局部表面呈糜烂或溃疡改变，触痛明显，阴道及宫颈未发现异常，子宫及双附件区正常。考虑该病人患哪些疾病？如何治疗？

一、病原体

　　生殖器疱疹（genital herpes）是由单纯疱疹病毒（herpes simplex virus，HSV）引起的性传播疾病，特点是引起生殖器及肛门皮肤溃疡，呈慢性反复发作过程。HSV 属双链 DNA 病毒，分 HSV-1 及 HSV-2 两个血清型。70%～90% 原发性生殖器疱疹由 HSV-2 引起，复发性生殖器疱疹也主要由 HSV-2 引起。HSV 是嗜神经病毒，经破损的皮肤黏膜进入角质形成细胞，在细胞内复制，细胞肿胀、变性、死亡，产生皮肤损害。

二、传播途径及高危因素

　　由于 HSV 在体外不易存活，主要存在于皮损渗液、宫颈和阴道分泌物、精液和前列腺液中，通过性接触传播。孕妇合并 HSV 感染，HSV 可通过胎盘造成胎儿宫内感染（5%）或经产道感染（85%）或产后感染（10%）。生殖器疱疹的高危因素：不安全性行为、多性伴或性伴感染史。

三、临床表现

　　本病好发于 15～45 岁性活跃者，多见于大小阴唇、阴阜、阴蒂、子宫等处。临床上可分为原发性、复发性和亚临床型 3 种。

　　1. **原发性生殖器疱疹**　潜伏期为 2～12 日，平均 6 天。患处最初表现为红斑、丘疹或丘疱疹，很快发展为集簇或散在的小水疱，疱液中可有病毒。2～4 日后疱疹破裂形成糜烂或溃疡，伴有疼痛，随后结痂自愈，若未继发细菌感染，不留痕迹。发病前可有全身症状，如发热、全身不适、头痛、乏力等。几乎所有病人均出现腹股沟淋巴结肿大、压痛。部分病人出现尿急、尿频、尿痛等尿道刺激症状。病情平均经历 2～3 周缓慢消退，但愈后容易复发。

　　2. **复发性生殖器疱疹**　首次复发多出现在原发性生殖器疱疹皮损消退后 1～4 个月内。发病前数小时至 5 天可有局部瘙痒、烧灼感、针刺感、麻木感或感觉异常，随后群簇小水疱很快破溃形成糜烂或浅溃疹。复发病人症状较轻,水疱和溃疡数量少,面积小,愈合时间短,病程 7~10 日,较少累及宫颈,腹股沟淋巴结一般不肿大,无明显全身症状。

3. **亚临床型生殖器疱疹** 此型病人无临床症状和体征,但存在无症状排毒,是生殖器疱疹的主要传染源。

四、诊断

根据病史(性接触史或性伴感染史等)、临床典型表现可作出临床诊断,同时符合下列实验室检查中的一项即可确诊。

1. **病毒培养** 取皮损处标本进行病毒细胞培养。

2. **抗原检测** 从皮损处取标本,以直接免疫荧光试验或酶联免疫吸附试验检测,是临床常用的快速诊断方法。

3. **核酸检测** 检测皮损标本中的病毒 DNA,可提高诊断的敏感性。

4. **血清学检测** 应用 ELISA 检测特异性 IgG、IgM,区分原发性和复发性生殖器疱疹。血清中检出 IgM 抗体,表明疱疹病毒首次感染,且是近期感染;而 IgG 抗体持续存在的时间更长,其阳性则更能提示疱疹病毒感染;脐血中 IgM 阳性,则提示宫内感染。血清学检测还可用于复发性生殖器疱疹或不典型的生殖器疱疹病毒培养阴性;临床诊断生殖器疱疹,但无实验室结果证实;性伴侣有生殖器疱疹。

五、治疗

生殖器疱疹为易复发疾病,尚无彻底治愈方法。治疗目的是减轻症状,缩短病程,减少 HSV 排放,控制其传染性。

1. **抗病毒治疗** 以全身抗病毒药物为主。

(1)原发性生殖器疱疹:阿昔洛韦 200mg,每日 5 次,口服,连用 7~10 日;或阿昔洛韦 400mg,每日 3 次,口服,连用 7~10 日;或伐昔洛韦 1g,每日 2 次,口服,连用 7~10 日;或泛昔洛韦 250mg,每日 3 次,口服,连用 7~10 日。

(2)复发性生殖器疱疹:最好在出现前驱症状或皮损出现 24 小时内开始治疗。阿昔洛韦 200mg,每日 5 次,连服 5 日;或阿昔洛韦 400mg,每日 3 次,连服 5 日;或伐昔洛韦 500mg,每日 2 次,连服 3 日;或泛昔洛韦 125mg,每日 3 次,连服 5 日。

2. **局部治疗** 保持患处清洁、干燥。皮损处外涂 3% 阿昔洛韦霜、1% 喷昔洛韦乳膏或酞丁胺霜等,因局部治疗临床疗效差,故不提倡使用。

六、治愈标准与预后

患处疱疹损害完全消退,疼痛、感觉异常以及淋巴结肿痛消失为治愈。生殖器疱疹虽易复发,但预后好。生殖器疱疹的复发与一些诱发因素有关,饮酒、辛辣食物、疲劳、感冒、焦虑、紧张、性交、月经等是常见诱因。规律的生活习惯,适当体育锻炼,良好的心理状态和避免诱发因素是减少和预防复发的重要措施。

七、生殖器疱疹合并妊娠

妊娠期免疫力降低,生殖器疱疹的易患性及复发频率增加。HSV 感染对妊娠影响较大,胎儿或新生儿感染的风险与感染类型、孕周有关。原发性生殖器疱疹胎儿的感染风险明显增加，复发性生殖器疱疹由于母体的抗体可通过胎盘到达胎儿，可保护部分胎儿免受感染。妊娠早、中期感染 HSV 可引起流产、早产、胎儿畸形（小脑畸形、小眼球、视网膜发育不全）、死胎、死产。晚期可引起新生儿感染 HSV，35% 感染局限在眼部或口腔，30% 发生脑炎等中枢神经系统疾病，25% 出现多个脏器损害的表现，常在 5～7 天发病，出现发热、黄疸、肝脾大，皮肤及眼结膜出现疱疹，重者引起脑膜炎、脊髓灰质炎，导致新生儿死亡，死亡率达50%～70%，幸存儿多有严重神经系统后遗症。

生殖器疱疹合并妊娠的处理：处理的核心是预防孕期胎儿宫内感染和预防产时新生儿感染。注意以下环节的处理：①妊娠之前有 HSV 感染：在妊娠期未复发，胎儿及新生儿感染的概率不大，可不予处理，但应密切观察胎儿发育情况。②妊娠早期感染 HSV：药物治疗的安全性未得到证实，有文献报道早孕期应用阿昔洛韦未增加出生缺陷，可征求家属及病人意见决定是否终止妊娠。③妊娠晚期感染 HSV：新生儿 HSV 感染率及死亡率均高，应给予抗病毒药物阿昔洛韦治疗，方案同非妊娠期。④分娩期：为防止新生儿感染，对妊娠晚期首次发生生殖器疱疹者，应选择剖宫产终止妊娠，但剖宫产术并不能完全防止新生儿疱疹。若在分娩时有活动性皮损或阴道分泌物仍能检出病毒，在未破膜或破膜 4 小时内行剖宫产可降低新生儿 HSV 感染率，但若破膜时间超过 4 小时，剖宫产不能降低新生儿感染率。产科操作如人工破膜或产钳助产术可增加胎儿感染率。复发性疱疹是否需要行剖宫产术尚有争议。所有 HSV 感染的孕妇所生的新生儿均应密切随访，及早发现 HSV 感染、及早治疗。⑤哺乳期：若乳房没有活动性皮肤损伤可以哺乳，但应严格洗手。哺乳期可以应用阿昔洛韦或伐昔洛韦，因两种药物在乳汁中的浓度较低。

学习小结

生殖器疱疹是由单纯疱疹病毒引起的性传播疾病，主要由 HSV-2 引起。临床表现为生殖器及肛门皮肤溃疡。多数通过产道感染胎儿，引起新生儿眼、口腔、中枢神经系统等炎症。常用的诊断方法是病毒抗原检测及核酸检测。治疗主要以抗病毒药物阿昔洛韦、伐昔洛韦以及泛昔洛韦为主。对有活动性疱疹病变的产妇，推荐剖宫产分娩。

复习思考题

试述生殖器疱疹的临床表现、诊断要点及处理要点。

第六节　获得性免疫缺陷综合征

学习目标

掌握	艾滋病的临床表现、诊断方法及治疗原则。
熟悉	艾滋病的病原体、传播途径。
了解	艾滋病的预防知识。

一、病原体

获得性免疫缺陷综合征（acquired immunodeficiency syndrome，AIDS），又称艾滋病，是由人免疫缺陷病毒（human immunodeficiency virus，HIV）引起的性传播疾病。HIV可选择性地侵入CD4+T淋巴细胞，引起T淋巴细胞损害，导致持续性免疫缺陷，多个器官出现机会性感染及罕见恶性肿瘤，最后导致死亡，是主要致死性传染病之一。HIV是反转录RNA病毒，分为I型（HIV-1）和II型（HIV-2），引起世界流行的是HIV-1，HIV-2主要在非洲西部流行。

二、传播途径

HIV存在于感染者的血液、精液、阴道分泌物、眼泪、尿液、乳汁、脑脊液中，艾滋病病人及HIV携带者均具有传染性。传播途径：①性接触传播，包括同性接触及异性接触；②血液传播，包括吸毒者共用注射器、接受HIV感染的血液或血制品、接触HIV感染者的血液或黏液等；③母婴传播，HIV在妊娠期能通过胎盘传染给胎儿，分娩时可经软产道感染、出生后也可经母乳喂养感染新生儿。

三、临床表现

从感染HIV到发展为艾滋病的潜伏期长短不一，短至几个月，长达17年，平均10年。从感染HIV到发展为艾滋病，大致分为3个阶段。

1. **急性HIV感染期**　通常发生在接触HIV后1~2周左右。此期HIV大量复制而CD4+T淋巴细胞急剧下降，造成50%~70%的感染者出现病毒血症和免疫系统急性损伤。临床上主要表现为：①发热、乏力、咽痛、全身不适等（类似上呼吸道感染症状）；②少数病人可有头痛、皮疹、脑膜脑炎或急性多发性神经炎；③查体可见颈、腋及枕部有肿大淋巴结和肝脾肿大。上述症状多在1个月内自行消退。约在感染HIV2~3个月后出现HIV抗体阳性，95%感染者在6个月内HIV抗体阳性。从感染HIV至抗体呈阳性的时期，称为感染窗口期，此期HIV抗体检测阴性，但仍具有传染性。

2. **无症状HIV感染**　临床常无症状及体征。此期持续时间可短至数月，长至20年，平均8~10年。病人血清中可检出HIV及HIV的核心蛋白和包膜蛋白的抗体，具有传染性。

3. **艾滋病**　此期主要表现为：①HIV相关症状：持续1个月以上的发热、盗汗、腹泻，体重减轻常超过10%，部分病人出现记忆力减退、精神淡漠、性格改变、头痛、癫痫及痴呆等神经精神症状，持续性淋巴结肿大（特点为：除腹股沟外有2个或2个以上部位的淋巴结肿大，淋巴结直径≥1cm、无压痛、无粘连，持续时间3个月以上）。②各系统机会性感染：常见的有口腔假丝酵母菌感染、卡氏肺囊虫肺炎、巨细胞病毒感染、弓形虫病、隐球菌脑膜炎、进展迅速的活动性肺结核。③肿瘤：常见的有皮肤黏膜的卡波（Kaposi）肉瘤、淋巴瘤等。其中，卡氏肺囊虫肺炎和中枢神经系统感染是多数艾滋病病人死亡的直接原因。未经治疗者进入此期后的平均生存期是12~18个月。

四、实验室检查

HIV（AIDS）的实验室检测包括HIV抗体、病毒载量、CD4+T淋巴细胞、P24抗原检测等。

1. **HIV抗体检测**　是HIV感染诊断的金标准。初筛试验有酶联免疫吸附试验、凝胶颗粒凝集试验、免疫荧光法、免疫酶法等，确认试验采用蛋白印迹法。

2. **病毒载量测定**　常用方法有逆转录聚合酶链反应（RT-PCR）系统、核酸序列依赖性扩增（NASBA）技术、分支DNA信号放大系统（bDNA）。

3. **病毒相关抗原检测**　双抗体夹心法检测HIV相关抗原P24。

4. **CD4+T淋巴细胞检测**　常用方法为流式细胞术，可直接获得CD4+T淋巴细胞数绝对值或通过白细胞分类计算后换算为 CD4$^+$ T 淋巴细胞绝对值。病毒载量测定和 CD4$^+$ T 淋巴细胞计数是判断疾病进展、治疗时机、评价疗效和预后的重要指标。

五、诊断

根据病史、临床表现及实验室检查诊断。我国现行的诊断标准如下：

1. 急性 HIV 感染

（1）流行病学史：包括：①同性恋或异性恋者有多个性伴史或配偶、性伴抗 HIV 抗体阳性；②静脉吸毒史；③用过进口第Ⅷ因子等血液制品；④与 HIV（AIDS）病人有密切接触史；⑤有梅毒、淋病、非淋菌性尿道炎等性传播疾病史；⑥出国史；⑦HIV 抗体阳性者所生的子女；⑧输入未经 HIV 抗体检测的血液。

（2）临床表现：见上述临床表现。

（3）实验室检查：①周围血白细胞及淋巴细胞总数在发病后下降，以后淋巴细胞总数上升，可见异型淋巴细胞；②CD4$^+$/CD8$^+$>1；③感染初期 HIV 抗体阴性，2～3 个月后，最长可达 6 个月 HIV 抗体阳性，在感染窗口期抗体阴性；④少数人感染初期血液 HIV P24 抗原阳性。

诊断标准：病人近期内有流行病学史和临床表现，实验室检查 HIV 抗体由阴性转为阳性；或仅实验室检查 HIV 抗体由阴性转为阳性。

2. 无症状 HIV 感染　流行病学史同急性 HIV 感染。无任何临床表现，实验室检查抗 HIV 抗体阳性；或仅 HIV 抗体阳性。

3. 艾滋病诊断标准　有流行病学史，HIV 抗体阳性，加下述各项中的任何一项；或 HIV 抗体阳性，CD4$^+$ T 淋巴细胞数<200/mm^3。

（1）原因不明的持续不规则发热 38℃以上，时间>1 个月。

（2）慢性腹泻（大便次数多于 3 次/d，>1 个月）。

（3）6 个月之内体重下降 10% 以上。

（4）反复发作的口腔白假丝酵母菌感染。

（5）反复发作的单纯疱疹病毒感染或带状疱疹病毒感染。

（6）肺孢子菌肺炎。

（7）反复发生的细菌性肺炎。

（8）活动性结核或非结核分枝杆菌病。

（9）深部真菌感染。

（10）中枢神经系统病变。

（11）中青年人出现痴呆。

（12）活动性巨细胞病毒感染。

（13）弓形虫脑病。

（14）青霉菌感染。

（15）反复发生的败血症。

（16）卡波肉瘤、淋巴瘤。

六、治疗

目前尚无治愈方法，主要采取一般治疗、抗病毒药物及对症处理。

1. 一般治疗　对 HIV 感染和艾滋病病人给予积极的心理治疗，嘱其注意休息，加强营养及劳逸结合，避免传染他人。

2. **抗病毒药物** 高效联合抗逆转录病毒治疗(HAART),可最大限度地抑制病毒复制,降低病死率和HIV相关性疾病的发病率,提高病人的生活质量,减少艾滋病的传播。目前,有3大类药物可供选择:①核苷类逆转录酶抑制剂(NRTI):齐多夫定(zidovudine,AZT),司坦夫定(d_4T),扎西他滨(DDC),去羟肌苷(DDI),拉米夫定(3TC),阿巴卡韦(ABC);②蛋白酶抑制剂(PI):茚地那韦(IDV),尼非那韦(NFV),利托那韦(RTV),沙奎那韦(SQV),洛匹那韦/利托那韦(LPV/r);③非核苷类逆转录酶抑制剂(N-NRTI):依非韦伦(EFV),奈韦拉平(NVP)。联合用药(鸡尾酒疗法)可增加疗效。联合用药多选用2种NRTI加1种PI或2种NRTI加1种N-NRTI的三联治疗,也可选用2种NRTI加1种PI加1种N-NRTI或2种NRTI加2种PI的四联治疗。注意d_4T与DDC不能联合应用。

3. **免疫调节药物** 可用α干扰素、白细胞介素、丙种免疫球蛋白等。

4. **中医药治疗** 如甘草素、人参、当归、丹参、黄芪均能调整免疫功能。

5. **常见合并症** 采取对症治疗。

七、艾滋病合并妊娠

由于HIV可引起T淋巴细胞损害,导致持续性免疫缺陷,妊娠可加速艾滋病病人的病程。此外,HIV在妊娠期能通过胎盘传染给胎儿,或分娩时经软产道及出生后经母乳喂养感染新生儿。因此,建议妊娠妇女常规筛查HIV。约82%HIV感染孕妇无临床症状,12%有HIV相关症状,仅6%表现为艾滋病。当HIV感染出现相关症状或发展为艾滋病时,不但增加妊娠并发症而且可增加围产儿感染率。艾滋病合并妊娠的处理:对于已确定的HIV感染孕妇,选择终止妊娠或继续妊娠,应根据孕妇个人意愿而定。对于要求终止妊娠者,应尽早手术,以减少妊娠期并发症的发生;对于要求继续妊娠者,应提供妊娠期、产时、产后的母婴传播阻断措施。

1. **妊娠期处理** 抗反转录病毒药物干预:①符合抗反转录病毒治疗指征的阳性孕妇,应直接按以下推荐的联合方案开始尽早治疗,而且一旦开始服药,分娩后必须继续服药。治疗指征包括:有症状的孕妇;无症状期$CD4^+$T淋巴细胞<350/µl;高病毒载量(>10^5拷贝/ml);$CD4^+$T淋巴细胞数下降较快(每年降低>100/µl)。推荐的一线方案:AZT+3TC+NVP;AZT+3TC+LPV/r($CD4^+$T淋巴细胞>250/µl)。替代方案:TDF+3TC(或FTC)+NVP。②未达到抗反转录病毒治疗指征的阳性孕妇,按以下推荐措施进行:母亲从孕14周开始联合方案治疗,一线方案AZT+3TC+LPV/r;替代方案AZT+3TC+ABC。

2. **分娩期处理** 择期剖宫产可降低母婴传播概率,一般选择38周结束妊娠。阴道分娩应尽量避免使用会阴侧切术、胎头吸引术、产钳助产术。

3. **产后干预** 人工喂养是最安全的喂养方式,可以完全避免HIV通过母乳传播给新生儿,母乳喂养可导致新生儿HIV感染,仅用于新生儿早期诊断为HIV或孕妇分娩后继续应用HAART者。

学习小结

艾滋病是由HIV引起的获得性免疫缺陷性疾病,主要传播途径为性接触、血液传播和母婴传播。HIV主要破坏$CD4^+$T淋巴细胞,造成机体免疫功能破坏。艾滋病的病程分为急性期、无症状期和艾滋病期。急性期有类似病毒感染的症状,无症状期无明显症状,艾滋病期可有各种临床表现,如多系统机会性感染、恶性肿瘤和免疫系统病变。HIV(AIDS)的诊断需结合流行病学史、临床表现和实验室检查综合分析。目前艾滋病的治疗主要为HAART。妊娠期应常规进行HIV筛查,对HIV阳性孕妇应给予个体化处理。

复习思考题

简述艾滋病的诊断要点。

第七节　性传播疾病的预防

学习目标

熟悉　提高对性传播疾病的认识,防止性传播疾病的流行。

性传播疾病不仅是医学问题,也是社会问题。性病的流行将影响人民身体健康、使预期寿命下降,阻碍国家经济发展,造成卫生资源紧张,引起社会及家庭不稳定。女性因解剖及生理特征更易发生性传播疾病,并且常无症状而得不到及时治疗,更易成为传染源。孕妇患性传播疾病还可造成胎儿、新生儿感染,危害后代。因此,对性传播疾病应予积极防治。

1. **政府领导、全社会参与**　政府制订的一系列相关法律、法规,有利于将性传播疾病的防治工作纳入规范化管理轨道。

2. **重视宣传教育,提高人们的自我保护意识**　采取各种形式宣传 STD 的危害及预防方法;加强性道德教育,提倡安全性行为。

3. **加强现症病人的管理**　加强现症病人的管理是消灭传染源,减少病原体携带状态,防止疾病传播的有效措施,包括病例管理及病征管理。病例管理是对具有 STD 相关症状或有一种或多种 STD 阳性检测结果个体的管理,包括病史采集、临床检查、正确诊断、规范化有效治疗、性行为指导、性伴侣通知与治疗、病例报告等。病征管理是基于识别 STD 常见症状和体征,将相关的症状和体征归为一种病征,并针对某种病征制定相应的流程图,对常引起这些病征的大多数或危害较大的微生物进行诊断、治疗、健康教育、咨询及性伴侣通知等处理。病征管理可以很少或不需要实验室支持,适用于缺乏 STD 病原学诊断所需设备及人员的地区。其缺点是可能造成过度治疗和漏诊、误诊,且多数无症状病人得不到治疗。

4. **流行病学治疗**　若疾病危险性很高,在尚未得到确切诊断时给予的治疗称为流行病学治疗。如 STD 病人的性伴侣感染 STD 危险性增加,应通知性伴侣进行检查及治疗,也可在实验室检查确诊前或无条件进行实验室检查时,给予流行病学治疗。

5. **切断传播途径**　对于性传播疾病的高危人群,加强干预活动,发放避孕套及使用一次性注射器等,减少性行为传播以及血液途径传播。加强医院消毒质量管理及血液制品的管理,医务人员应注意自我防护及严守操作规程,阻断医源性传播。

(安瑞芳)

学习小结

女性因解剖及生理特征易发生性传播疾病,并且常无症状而得不到及时治疗,更易成为传染源。应从以下方面对性传播疾病予以积极防治:政府领导、全社会参与;重视宣传教育,提高人们的自我保护意识;加强现症病人的管理;流行病学治疗;切断传播途径。

复习思考题

如何防止性传播疾病的流行?

第十六章　外阴上皮内非瘤样病变

16

外阴上皮内非瘤样病变是指女性外阴皮肤及黏膜组织发生变性及色素改变的一组慢性疾病。其发病原因和机制迄今不明。根据1987年国际外阴阴道疾病研究学会（International Society for the Study of Vulvovaginal Disease，ISSVD）与国际妇科疾病病理学家协会（International Society of Gynecological Pathologists，ISGP）共同定制的外阴皮肤疾病分类方法（表16-1），外阴上皮内非瘤样病变病理类型包括外阴鳞状上皮增生、外阴硬化性苔藓及其他外阴皮肤病。2006年ISSVD采用了全新的、基于组织病理学的分类。2011年ISSVD又进行了仅基于临床表现的分类，以便使临床医生能够更准确做出临床诊断。病理分类与临床分类相互补充，后者不能代替前者（表16-2）。

表16-1　外阴皮肤病分类（ISSVD，1987）

皮肤和黏膜上皮内非瘤样病变（nonneoplastic epithelial disorders of skin and mucosa）
硬化性苔藓（lichen sclerosus）
鳞状上皮细胞增生（squamous cell hyperplasia）
其他皮肤病（other dermatoses）
上皮内瘤样病变（intraepithelial neoplasia）
鳞状上皮内瘤样病变（squamous intraepithelial neoplasia）
轻度不典型增生（mild dysplasia）
中度不典型增生（moderate dysplasia）
重度不典型增生或原位癌（severe dysplasia or carcinoma in situ）
非鳞状上皮内瘤样变（nonsquamous intraepithelial neoplasia）
派杰病（Paget's disease）
非浸润性黑色素细胞瘤（tumors of melanocytes，noninvasive）
浸润癌（invasive tumors）

表16-2　2006年和2011年ISSVD外阴皮肤疾病分类

2011年ISSVD外阴皮肤疾病临床分类	2006年ISSVD外阴皮肤疾病病理学分类
多彩皮损 skin-colored lesions	棘层细胞水肿型 spongiotic pattern
红色病变：斑和块 red lesions：patches and plaques	棘层细胞增生型（原鳞状细胞增生）acanthotic pattern（formerly squamous cell hyperplasia）
红色病变：丘疹和结节 red lesions：papules and nodules	苔藓样型 lichenoid pattern
白色病变 white lesions	均质化/硬化型 dermal homogenization/sclerosis pattern
深色病变（棕色、蓝色、灰色或黑色）dark-colored（brown，blue，gray，or black）lesions	囊状水泡型 vesiculobullous pattern
水疱 blisters	棘层细胞松解型 acantholytic pattern
糜烂和溃疡 erosions and ulcers	肉芽肿型 granulomatous pattern
水肿（弥漫性生殖器肿胀）edema（diffuse genital swelling）	脉管源型 vasculopathic pattern

第一节　外阴硬化性苔藓

外阴硬化性苔藓（Lichen sclerosus）为ISSVD2006分类中硬化型或苔藓样型亚型之一，是以外阴、肛周皮肤萎缩变薄、色素减退呈白色为主要特征的疾病。硬化性苔藓可发生于任何年龄，但以绝经前后妇女和幼女多见。

一、病因

外阴硬化性苔藓的病因尚不明确。

1. **遗传**　一些外阴硬化性苔藓病人有家族发病倾向,有母女、姐妹等直系亲属家族性发病的报道,但尚未发现特异基因。

2. **免疫因素**　大量研究表明外阴硬化性苔藓病人常伴有自身免疫性疾病,并且发现病人血清中自身抗体显著升高。有报道病人 HLA-B40 抗原的阳性率较高。另有学者发现病人可合并斑秃、白癜风、甲状腺功能亢进或减退等自身免疫性疾病,说明此病可能与自身免疫性疾病有关。

3. **性激素**　女性常见发病年龄为月经初潮前及绝经期后,且病人血中二氢睾酮水平明显低于正常同龄妇女,采用睾酮进行局部治疗,可改善症状,因而提示病人睾酮低下可能为发病因素之一。

此外,外阴硬化性苔藓可能还与某些病原体感染、氧化损伤、胶原合成异常等有关。

二、病理

表皮萎缩,表层过度角化,常可见到毛囊角质栓,棘层变薄,基底层细胞液化、空泡变性,上皮脚变钝或消失。真皮浅层早期水肿,晚期胶原纤维玻璃样变,形成均质化带,均质化带下方有淋巴细胞及浆细胞浸润。此外,上皮黑素细胞减少。由于表皮过度角化及黑素细胞减少使皮肤外观呈白色。2%～5% 的病例可能恶变为鳞癌,主要为非 HPV 相关鳞癌。

三、临床表现

1. **症状**　外阴瘙痒、性交痛及外阴烧灼感。幼女病人瘙痒症状多不明显。

2. **体征**　病变常位于大阴唇、小阴唇、阴蒂包皮,多呈对称性,并可累及会阴及肛周而呈蝴蝶状。早期病变较轻,皮肤红肿,出现粉红或象牙白色丘疹,丘疹融合成片后呈紫癜状;若病变进一步发展,出现外阴萎缩,表现为大阴唇变薄,小阴唇萎缩变薄,逐渐与大阴唇内侧融合以致完全消失,阴蒂萎缩且与其包皮粘连;皮肤和黏膜变白、变薄、干燥、失去弹性,常伴有皲裂及脱皮。晚期皮肤菲薄、皱缩似卷烟纸或羊皮纸,阴道口挛缩狭窄。幼女病变的过度角化不似成年人明显,检查时在外阴及肛周区可见锁孔状珠黄色花斑样或白色病损环。多数病人的病变在青春期可能自行消失。

四、诊断及鉴别诊断

根据临床表现作出初步诊断,活组织检查确诊,活检应在色素减退区、皲裂、溃疡处进行,注意多点活检。硬化性苔藓应与以下情况鉴别:

1. **老年生理性萎缩**　仅见于老年妇女,其外阴部皮肤的萎缩情况与身体其他部位皮肤相同,表现为外阴皮肤各层组织及皮下脂肪层均萎缩,因而大阴唇变平,小阴唇退化,但病人无任何自觉症状。

2. **白癜风**　病人无自觉症状,局部皮肤白色区域与周围组织界限清楚,表面光滑润泽,弹性正常,身体其他部位可伴发白癜风。

3. **白化病**　病人无自觉症状,身体其他部位也可发现相同病变。

五、治疗

1. **一般治疗**　保持外阴皮肤清洁、干燥。禁用刺激性大的药物、清洁剂或肥皂清洗外阴。衣着宜宽大,忌穿不透气的化纤内裤,以免外阴部湿热郁积而加重病情。不食辛辣和过敏食物。瘙痒症状明显时忌用手指或器械搔抓,夜间瘙痒以致失眠者,可加用镇静、安眠和抗过敏药物。

2. **局部药物治疗** 主要药物有丙酸睾酮油膏及黄体酮油膏,瘙痒严重者可选用皮质激素。药物治疗的有效率约为80%,多数只能改善症状而不能痊愈,且需要长期用药。

（1）丙酸睾酮油膏:丙酸睾酮具有促进蛋白合成的作用,故能促使萎缩的皮肤恢复正常或接近正常。临床上一般以丙酸睾酮加入凡士林油膏制成2%丙酸睾酮油膏,涂擦患部,初起每日2~4次,至少用药达1月左右始可出现疗效。症状缓解后,用药次数可逐渐减少,直至每周1~2次维持量,一般应连续治疗3~6个月。长期使用丙酸睾酮可引起男性化的副作用,一旦出现毛发增多或阴蒂增大等男性化影响或疗效欠佳时应停药,或改用黄体酮油膏。

（2）黄体酮油膏:0.3%黄体酮油膏（100mg黄体酮油剂加入30g凡士林油膏）,每日3次。

（3）糖皮质激素:应用糖皮质激素目的在于控制局部瘙痒、抗炎及抗过敏作用,抑制结缔组织细胞增生,还可以稳定细胞内溶酶体膜,防止细胞内溶酶体酶释放而引起组织损伤。临床常用的药物有0.01%曲安奈德软膏、0.05%氯倍他索软膏、0.025%氟轻松软膏或1%~2%氢化可的松软膏,最初1个月内每日2次,继而每日1次,连用2个月,最后每周2次,连用3个月,共计6个月。凡瘙痒顽固、表面用药无效者可用曲安奈德混悬液皮下注射。

（4）免疫治疗:他克莫司,一种新型局部炎症细胞因子抑制剂,可选择性抑制T细胞,研究表明其可有效治疗外阴硬化性苔藓,且其局部应用不产生系统性免疫抑制作用。

幼女硬化性苔藓至青春期有自愈可能,一般不采用丙酸睾酮油膏治疗,以免出现男性化,可使用1%氢化可的松软膏或0.3%黄体酮油膏,症状多能缓解,但仍应长期定时随访。

3. **全身用药** 阿维A具有维持上皮和黏膜正常功能和结构的作用,可缓解皮肤的瘙痒症状,每日20~30mg,口服。此外,可口服多种维生素改善全身营养状况。

4. **物理治疗** 可以消灭异常上皮组织和破坏真皮层内神经末梢,对缓解症状、改善病变有一定效果,适用于病情严重或药物治疗无效者。常用的方法有:①聚焦超声治疗（HIFU）;② CO_2 激光或氦氖激光、波姆光、冷冻（液氮）等治疗。

5. **手术治疗** 适应证:①局部病损组织出现不典型增生或恶变可能者;②反复应用药物治疗或物理治疗无效者。可行表浅外阴切除,但手术切除复发率较高。

第二节　外阴慢性单纯性苔藓

外阴慢性单纯性苔藓（lichen simplex chronicus）属于2006 ISSVD分类中棘层细胞增生型,以取代1987年分类中的外阴鳞状细胞增生（squamous cell hyperplasia of vulva）。外阴慢性单纯性苔藓不是一种独特的疾病,而是对多种皮肤由慢性炎症导致的局部皮肤增厚（苔藓化）的总称。

一、病因

病因不明。其发生可能与外阴潮湿、阴道分泌物长期刺激及对外来刺激过度反应有关。

二、病理

表层角化过度或角化不全,棘细胞层不规则增厚,上皮脚向下延伸,上皮脚之间的真皮层乳头明显,并有轻度水肿以及淋巴细胞或少量浆细胞浸润。但上皮细胞排列整齐,细胞大小、极性和核形态、染色均正常。

三、临床表现

主要症状为外阴瘙痒,其瘙痒程度远较硬化性苔藓严重,严重者坐卧不安,影响睡眠。由于搔抓又可加重皮损使瘙痒加剧,形成恶性循环。病损主要累及大阴唇、阴唇间沟、阴蒂包皮及阴唇后联合等处。病变可呈孤立、局灶性或多发、对称性。病变早期皮肤暗红或粉红色,角化过度部位呈白色。由于长期搔抓和摩擦,病变晚期则皮肤增厚,色素增加,皮肤纹理明显突出,皮嵴隆起,出现苔藓样变,并可见搔抓痕迹。严重者可因搔抓引起表皮抓破、皲裂、溃疡。

四、诊断

除临床症状及体征外,主要依靠病理组织学检查确诊,活检应在皲裂、溃疡、硬结、隆起或粗糙处进行多点活检。活检前先用 1% 甲苯胺蓝涂抹局部皮肤,干燥后用 1% 醋酸液擦洗脱色,在不脱色区活检。

五、鉴别诊断

外阴慢性单纯性苔藓需与以下疾病进行鉴别:

1. **白癜风、白化病** 见本章第一节外阴硬化性苔藓鉴别诊断。

2. **特异性外阴炎** 假丝酵母菌病外阴炎、滴虫外阴炎均有分泌物增多、瘙痒,分泌物检查可发现病原体。糖尿病外阴炎外阴皮肤对称发红、增厚,伴有严重瘙痒,阴道分泌物不多,没有明确的病原体。特异性外阴炎在原发疾病治愈后,白色区域随之消失。

3. **外阴癌** 若有长期溃疡不愈,要尽早行活检病理诊断明确以排除外阴癌。

六、治疗

1. **一般治疗** 与外阴硬化性苔藓相同。

2. **药物治疗** 局部应用皮质激素控制瘙痒。可选用 0.025% 氟轻松软膏或 0.01% 曲安奈德软膏,每日 3～4 次。因长期使用类固醇药物,可使局部皮肤萎缩,故当瘙痒症状缓解后,停用高效类固醇药物,改为作用轻微的 1%～2% 氢化可的松软膏,每日 1～2 次,维持治疗。为促进药物吸收,局部用药前可先用温水坐浴,每日 2～3 次,每次 10～15 分钟,使皮肤软化,并可缓解瘙痒症状。多数病人治疗有效,但需坚持长期用药。

3. **物理治疗** 与外阴硬化性苔藓相同。

4. **手术治疗** 由于外阴慢性单纯性苔藓的恶变率很低,且手术治疗仍有远期复发可能,故一般不采用手术治疗。手术治疗仅适用于反复药物或物理治疗无效者,或局部病损组织出现不典型增生、有恶变可能者。

第三节 其他外阴皮肤病

一、贝赫切特病

贝赫切特病(Behcet's disease)又称眼 - 口 - 生殖器综合征(oculo-oral-genital syndrome),是以反复发作的口

腔黏膜溃疡、外阴溃疡、眼炎或其他皮肤损害为主要特征的疾病,还可能伴有心血管、关节甚至中枢神经系统损害。病因不清,基本病理改变为毛细血管及细小动、静脉病变,血管内膜增厚,管腔狭窄,血管壁及周围有炎细胞浸润。

(一)临床表现

以 20 ~ 40 岁年轻妇女多见。先出现口腔溃疡,然后外阴溃疡,最后出现眼部病变。口腔溃疡可发生在唇、舌、口腔黏膜、软腭及扁桃体,生殖器溃疡可发生在外阴、阴道及宫颈。眼部表现为结膜炎、视网膜炎,病人自觉眼周疼痛和畏光。其他可表现为皮肤病变,关节痛及关节炎、血栓性静脉炎及类似多发性硬化病的神经系统症状。

(二)诊断

具备两个主要症状或伴有其他系统症状,并且反复发作,容易作出诊断。皮肤穿刺试验阳性有助于确诊。在急性期白细胞中度增多,红细胞沉降率加快,但溃疡局部病理检查无特异性。

(三)治疗

若溃疡疼痛剧烈,可给予镇静剂或局部麻醉剂缓解疼痛。溃疡一般可以自愈。在急性期给予皮质激素可促进其愈合,如泼尼松每日 20 ~ 40mg。若为预防复发,给予小剂量泼尼松 15mg/d,长期应用。

二、外阴白癜风

外阴白癜风(vitiligo)是黑素细胞被破坏所引起的疾病,以青春期发病多见。在外阴白色区周围皮肤往往有色素沉着,故界限分明。病变区皮肤光滑润泽,弹性正常,除外阴外,身体其他部位也可伴发白癜风。外阴白癜风极少转化为癌,病人也无不适。故除伴发皮炎应按炎症处理外,一般不需治疗。

三、外阴白化病

外阴白化病(albinism)为遗传性疾病,可表现为全身性,也可能仅在外阴局部出现白色病变。此病是由于表皮基底层中仅含有大而灰白的不成熟黑素细胞,因而不能制造黑素所致。外阴局部白化病无自觉症状,也不致癌变,故无须治疗。

(汪宏波)

学习小结

外阴上皮内非瘤样病变是一组临床较常见的慢性良性病变,包括外阴硬化性苔藓、外阴慢性单纯性苔藓及其他外阴皮肤病。目前,该组病变病因不清,多与外阴不洁、感染、分泌物长期刺激、外阴瘙痒而反复搔抓有关。临床上,先采用局部药物或物理治疗,若无效,则采用病灶切除手术,依据病理结果,采用相应的后续治疗。

复习思考题

1. 外阴硬化性苔藓的临床表现?

2. 外阴硬化性苔藓的治疗?

3. 慢性单纯性苔藓的临床表现?

第十七章　女性生殖系统鳞状上皮内病变

17

鳞状上皮内病变（squamous intraepithelial lesion，SIL）是指包括宫颈在内的下生殖道鳞状上皮发生的与HPV感染相关上皮内病变。这些病变可以在外阴、阴道及宫颈单独或者同时存在。

相关链接

人乳头状瘤病毒（human papilloma virus，HPV）感染是导致SIL产生的主要原因。HPV是由DNA核心和周围包被蛋白组成的球形DNA病毒，能够引起人体皮肤黏膜的鳞状上皮增生。目前已知的HPV有200多种亚型，其中约40多种可以感染下生殖道。约80%的女性一生中都可能感染HPV，但大多数人为瞬时感染，只有少数持续感染者才会发生病变。根据HPV感染后导致的危害将其分为高危亚型（HPV16，HPV18，HPV31，HPV33，HPV35，HPV45，HPV51，HPV52，HPV56，HPV58，HPV59等）和低危亚型（HPV6，HPV11，HPV42，HPV43，HPV44），其中约80%-85%感染为高危亚型。低危亚型HPV感染主要导致皮肤及黏膜的疣，而高危亚型可能导致组织癌变。

病理学分类：2014年《WHO女性生殖器官肿瘤分类》将SIL的病理学诊断按照HPV相关病变的生物学过程及发展为浸润癌的风险分成两级：低级别鳞状上皮内病变（low-grade squamous intraepithelial lesion，LSIL）和高级别鳞状上皮内病变（high-grade squamous intraepithelial lesion，HSIL）。与2003年WHO三级分类法相比，二级分类法的病理诊断命名与分级与宫颈脱落细胞学诊断相互对应，形态学诊断重复性高，能更好指导临床处理与预后判断。

1. **LSIL** HPV感染后，主要由具有成熟分化能力的鳞状上皮过度增生构成的上皮内病损，局限于上皮的下1/3层。主要包括单纯HPV感染（扁平湿疣）、伴凹空细胞异型性及基底部鳞状上皮轻度不典型增生，部位涵盖宫颈、阴道及外阴（CIN Ⅰ，VaIN Ⅰ，VIN Ⅰ）。外生性尖锐湿疣也属于LSIL。病变发生复发和恶性转化的风险较低。

2. **HSIL** HPV感染后主要由不能成熟分化的幼稚鳞状上皮细胞过度增生构成的上皮内病变，超出上皮下1/3层，甚至全层。部位涵盖宫颈、阴道及外阴，包括中度不典型增生（病变累及上皮下1/3～2/3层，如CIN Ⅱ，VaIN Ⅱ，VIN Ⅱ）和重度不典型增生（病变超出下2/3层，如CIN Ⅲ，VaIN Ⅲ，VIN Ⅲ），原位癌等（表17-1，图17-1）。这一病变发展为浸润癌的风险较高。

表17-1 鳞状上皮内病变分类变化

传统	2003年WHO分类	2014年WHO分类
轻度不典型增生	CIN Ⅰ，VaIN Ⅰ，VIN Ⅰ	LSIL
中度不典型增生	CIN Ⅱ，VaIN Ⅱ，VIN Ⅱ	HSIL
重度不典型增生	CIN Ⅲ，VaIN Ⅲ，VIN Ⅲ	HSIL

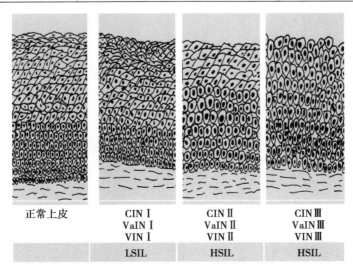

正常上皮　　CIN Ⅰ　　CIN Ⅱ　　CIN Ⅲ
　　　　　　VaIN Ⅰ　　VaIN Ⅱ　　VaIN Ⅲ
　　　　　　VIN Ⅰ　　VIN Ⅱ　　VIN Ⅲ
　　　　　　LSIL　　HSIL　　HSIL

图17-1 正常上皮与鳞状上皮内病变

第一节　外阴鳞状上皮内病变

【临床病例 17-1】

女性患者，35 岁，G₂P₁，反复外阴瘙痒 3 年。妇科检查见外阴发育正常，左侧大阴唇可见多处皮肤增厚，呈灰白色，表面可见乳头状突起，邻近皮肤色素减退。外阴活检：外阴 HSIL。该患者应该选择何种治疗方式？

外阴 SIL 多见于中年妇女，近年来其发生率有所增高，尤其是年轻妇女。约一半的患者可伴有其他部位的类似病变，如同时有阴道或者宫颈的 SIL。约 38% 患者的病变能自行消退，仅 2%～4% 进展为浸润癌。年老患者或者病变范围较大及临床症状明显者易发展成浸润癌。

一、病因

尚不完全清楚。与 HPV 感染有关，尤其与 HPV16 感染关系密切。其他危险因素包括性传播疾病、肛门 - 生殖道病变、免疫抑制以及吸烟等。

二、病理

外阴鳞状上皮内病变按照 2014 年 WHO 女性生殖器官肿瘤分类法分成三类：LSIL，HSIL 和分化型外阴上皮内瘤变（differentiated-type vulvar intraepithelial neoplasia，dVIN）

1. LSIL　以往称为 VIN Ⅰ、普通型 VIN Ⅰ、轻度不典型增生、扁平湿疣、非典型挖空细胞等。与低危和高危型 HPV 感染有关。进展为癌的风险低。

2. HSIL　以往称为 VIN Ⅱ、VIN Ⅲ、普通型 VIN Ⅱ、普通型 VIN Ⅲ、中度鳞状上皮不典型增生、重度鳞状上皮不典型增生、原位癌、Bowen 病、鲍温样不典型增生。绝大多数为 HPV16 感染所致。多见于绝经前妇女。复发或进展为癌的风险高。

3. dVIN　以往称为分化型 VIN，单纯性原位癌。分化程度较高，易被漏诊。与 HPV 感染无关。镜下表皮增厚，伴角化亢进，有细胞间桥，基底层细胞不典型。多见于老年妇女，常伴有鳞状上皮增生和硬化性苔藓。一旦发生进展，常在半年内发展为浸润癌。

三、临床表现

症状无特异性，多为外阴瘙痒或者烧灼感，部分患者可无明显症状。查体发现外阴病变为灰白色或粉红色丘疹、斑块或乳头状赘疣，病灶为单发或者多发，也可融合，可出现皮肤破损及溃疡，少数患者可表现为略高出皮肤的色素沉着，严重者可呈弥漫状覆盖整个外阴。

四、诊断

确诊需依据病理组织学检查。对任何可疑病灶应作多点活检行组织病理检查。为避免漏诊浸润癌，取材时应注意取材深度。活检时采用 3%～5% 的醋酸溶液或者 1% 甲苯胺蓝溶液局部涂抹后，在可疑部位取材，以提高病灶活检的准确率。对于病灶不明显的患者，可采用阴道镜放大观察，注意局部血管情况，在血管不典型处取材。同时，应行外阴 HPV 检测协助诊断。

五、治疗

治疗目的在于消除病灶，缓解临床症状，预防 SIL 恶性转化。

1. **LSIL** 若患者无明显症状，可暂时观察不予以治疗，定期复查。但病情加重或者 6～12 月无改善者可考虑治疗。

（1）药物治疗：可采用抗病毒、免疫治疗等。如 5% 咪喹莫特软膏、5% 氟尿嘧啶软膏、1% 西多福韦或者干扰素等。

（2）物理治疗：主要有激光汽化、激光切除、冷冻、电灼和光动力学治疗等。适合于小阴唇或者阴蒂部的病灶、年轻病人病灶广泛时的辅助治疗。

2. **HSIL** 建议采用手术治疗，可行外阴病灶局部切除。切缘需超过病灶外缘至少 0.5cm。对于年龄大、病变广泛的患者，可采用单纯外阴切除。

3. **dVIN** 建议采用单纯外阴切除。手术范围包括外阴皮肤和部分皮下组织，不切除会阴筋膜。若伴有浸润癌，则手术范围参照外阴癌的处理。

六、预后

约 38% 的患者病变能够自行消退，治疗后 SIL 的复发率为 10%～20%。SIL 需要进行长期随访。

学习小结

外阴鳞状上皮内病变的病因不完全清楚。临床症状无特异性，仅表现为瘙痒或者烧灼感。确诊需依据病理学检查。治疗目的在于消除病灶，缓解临床症状，预防 SIL 恶性转化。

复习思考题

1. 外阴上皮内病变的治疗目的是什么？　　2. 外阴上皮内病变主要有哪些治疗方式？

第二节　阴道上皮内病变

学习目标

掌握	阴道上皮内病变的临床特点、诊断和治疗。
了解	阴道上皮内病变的病因。

女性，40 岁，G₃P₁，阴道分泌物增多 2 年。妇科检查见阴道中上段左侧壁局部黏膜稍隆起，呈灰白色，活检为高级别阴道上皮内病变。该患者应选择何种治疗方法？

阴道上皮内病变（vaginal intraepithelial lesion）是指感染 HPV 后导致的阴道鳞状上皮内病变。既往称之为阴道上皮内瘤变（vaginal intraepithelial neoplasia，VaIN）。多数阴道上皮内病变的患者合并或者曾经患外阴、宫颈的鳞状上皮病变或者浸润癌。

一、病因

病因不明。目前认为最主要的病因是 HPV 感染。其他高危因素有长期接受免疫抑制剂治疗以及曾经接受放射治疗等。

二、病理

依据鳞状细胞的分化能力和临床风险分为低级别和高级别上皮内病变。

三、临床表现

可无明显症状，部分患者仅有阴道分泌物增多或者接触性出血。妇科检查阴道黏膜外观可呈正常、糜烂或者稍隆起增厚的白斑。阴道镜下观察，病灶扁平或者稍隆起，有时可伴有点状或者镶嵌状改变。碘试验阳性。

四、诊断

确诊主要依据病理学检查。

1. **阴道脱落细胞学检查**　可以作为阴道上皮内病变的筛查方法。如果细胞学发现异常，应排除是否来自宫颈。

2. **阴道镜检查**　当阴道细胞学出现异常时，需行阴道镜检查，阴道镜下可发现阴道上皮出现白色镶嵌状、点滴状和微粒状的表现。醋白试验及碘试验可使病灶更加容易被发现。绝经后患者，如果发现阴道细胞学检查异常，经阴道黏膜涂抹雌激素预处理 2～3 周，再行阴道镜检查时更易发现异常。

3. **组织活检**　阴道镜下发现阴道上皮异常，或者阴道镜下碘试验阳性，在该处定位活检可以提高病理学检查准确率。若病变范围广泛，需做多点活检。

五、治疗

阴道上皮内病变的治疗强调个体化，应充分考虑病变的程度、病灶的分布、患者的年龄和生育等情况，选择适当的治疗方法。

1. **低级别阴道上皮内病变（既往称为 VaIN I）**　大部分患者不需任何治疗可自行消退，因此患者在充分阴道镜检查及活检排除高级别病变或者浸润癌的情况下，密切随访 1 年以上，必要时再给予治疗。治疗一般以局部治疗为主。

2. 高级别阴道上皮内病变(既往称为 VaIN Ⅱ，VaIN Ⅲ) 应早发现早处理，以降低发展为浸润癌的风险。治疗方式包括非手术治疗和手术治疗。

（1）非手术治疗：主要针对 50 岁以下希望保留性功能的患者。

1）药物治疗：5% 氟尿嘧啶软膏，阴道给药，给药后可在阴道口和外阴涂抹凡士林软膏或者锌氧膏保护外阴，每日一次，5 日为一疗程，连续 6 疗程，有效率为 85% 左右。适用于病灶>1.5cm 和多中心病灶。

2）物理治疗：主要有激光汽化、激光切除、冷冻、电灼和光动力学治疗等，如 CO_2 激光极为有效，尤其适用于病灶小(<1.5cm)，阴道顶端以及阴道穹窿病变范围广泛的病灶。

3）放射治疗：可采用后装腔内放射治疗。腔内放疗可引起阴道纤维化、缩窄和卵巢早衰等。因此，适用于年老、病变范围广泛或其他治疗方法无效时。

（2）手术治疗：多用于年龄较大的患者，尤其是宫颈癌切除子宫后的阴道残端病变或者病变级别高的患者，手术方式有阴道病灶切除术、阴道顶端切除术或者全阴道切除术。

六、预后

高级别阴道上皮内病变的复发率为 10%～42%，HPV 感染、免疫抑制、多发病灶及单用氟尿嘧啶治疗等均为高级别病变复发的危险因素。大约有 5% 的高级别病变进展为浸润癌，任何高级别病变的患者均长期随访，一般于治疗后 3、6、12 月分别行阴道细胞学检查，必要时阴道镜检查，以后至少每年 1 次阴道细胞学检查。

学习小结

HPV 感染是阴道上皮内病变发生的主要因素。患者无症状，或者仅出现阴道分泌物增多，伴或者不伴有接触性阴道出血。诊断主要依据病理学检查。

治疗强调个体化。低级别病变密切随访，高级别病变应及早处理，以降低发展为浸润癌的风险。

复习思考题

1. 阴道上皮内病变的诊断方式有哪些？　2. 阴道上皮内病变的治疗方式有哪些？

第三节　宫颈上皮内病变

学习目标

掌握	宫颈上皮内病变的筛查和诊断方法。
熟悉	宫颈上皮内病变的处理原则。
了解	宫颈上皮内病变的随访方法。

　　女性，35 岁，G₃P₂，性交后出血 3 个月就诊。妇科检查：宫颈肥大，呈糜烂样改变，有接触性出血；子宫前位，正常大小，活动度好；双侧附件区未扪及异常。为明确诊断需要进行哪些辅助检查？可能的诊断有哪些？

　　宫颈上皮内病变包括鳞状上皮内病变（SIL）和原位腺癌（adenocarcinoma in site，AIS）。鳞状上皮内病变包括低级别鳞状上皮内病变（LSIL）和高级别鳞状上皮内病变（HSIL）。AIS 包括中度和重度腺上皮内瘤变（CGIN）。上皮内病变多见于 25～35 岁。

一、病因

　　HPV 感染是主要致病因素。其他协同因素包括慢性感染、性传播疾病、性生活紊乱、性生活过早、吸烟、免疫缺陷、免疫抑制等。

二、组织发生和发展

　　宫颈上皮由宫颈阴道部鳞状上皮和宫颈管柱状上皮组成，两种上皮交接部称为鳞-柱交接部。胎儿期形成的宫颈上皮原始鳞-柱状交接部在青春期后受雌激素影响逐渐向宫颈外口方向移动，形成新的鳞-柱状交接部，称之为生理鳞-柱状交接部。绝经后雌激素水平下降，鳞-柱状交接部退回至宫颈管内。原始鳞-柱状交接部与生理鳞-柱状交接部之间区域称转化区（transformation zone），为宫颈癌和癌前病变好发部位。

　　在转化区形成过程中，通过鳞状上皮化生和鳞状上皮化，表面被覆的柱状上皮逐渐被鳞状上皮所替代。①鳞状上皮化生（squamous metaplasia）：当鳞-柱状交接部位于宫颈阴道部时，暴露于阴道的柱状上皮受阴道酸性环境影响，柱状上皮下未分化储备细胞开始增生，并逐渐转化为鳞状上皮，继之柱状上皮脱落；②鳞状上皮化（squamous epithelization）：宫颈阴道部鳞状上皮直接长入柱状上皮与其基底膜之间，直至柱状上皮完全脱落而被鳞状上皮替代。

　　转化区成熟的化生鳞状上皮对致癌物质不敏感。未成熟的化生鳞状上皮代谢活跃，在外来物如 HPV 感染，精液组蛋白及其他致癌物质的刺激下，鳞状上皮发生间变（dyplasia）或不典型的表现，即不同程度的不成熟或分化不良，核异常有丝分裂象增加，形成宫颈上皮内病变。

三、病理

　　1. 低级别鳞状上皮内病变（LSIL）　　LSIL 中 80%～85% 的感染由高危型 HPV 导致，其余为低危型感染。低度病变中 HPV 病毒处于复制阶段，尚未整合至宿主基因组，易被机体清除。其中尖锐湿疣通常由 6、11 型 HPV 感染引起，扁平湿疣病变可由大约 40 多种不同型别的 HPV 感染引起。

　　2. 高级别鳞状上皮内病变（HSIL）　　高危型 HPV 感染所致，超过一半由 HPV16 和 HPV18 感染所致。此时 HPV DNA 整合至宿主基因组中，通过一系列生物学效应，导致局部鳞状细胞的单克隆过度增生，局部上皮内形成病变。

　　3. 原位腺癌（AIS）　　绝大多数由高危型 HPV18 和 HPV16 亚型所导致。

四、临床表现

　　宫颈上皮内病变无特殊症状，部分患者有阴道分泌物增多，伴或不伴臭味，部分患者可出现接触性出血，可发生在性生活和妇科检查后。妇科检查时宫颈可以光滑或者仅见局部的红斑、白色上皮和宫颈糜烂样改变。

五、诊断

宫颈上皮内病变诊断采用三阶梯式诊断程序,即宫颈脱落细胞学或高危型 HPV 检测、阴道镜检查和宫颈组织病理学检查。

1. **宫颈脱落细胞学检查** 是宫颈癌及宫颈上皮内病变早期筛查的基本方法,相对于高危型 HPV 检测,具有特异性高、敏感度低的特点,而且需要专业的病理医生才能出具报告,有一定的漏诊及误诊率。以前采用巴氏涂片的方法,现在多采用液基细胞涂片。报告方式也由过去的巴氏 5 级分类法,改为了 TBS(The Bethesda System)分类法。

2. **高危型 HPV 检测** 高危型 HPV 检测及分型可作为宫颈细胞学检查异常的分流,与宫颈细胞学联合应用于宫颈癌的早期筛查。同时 HPV 检测也可作为宫颈病变治疗后病灶残留、复发、疗效评估及随诊的手段。

3. **阴道镜检查** 若细胞学检查 ASCUS,且高危型 HPV 阳性,或细胞学为 LSIL 及以上改变或者 HPV16/18 阳性,应进行阴道镜检查。

4. **宫颈活组织检查** 是确诊宫颈上皮内病变可靠方法。任何肉眼可见的病灶均应作单点或者多点的活检,或在醋酸白色上皮或者碘试验不着色处活检。阴道镜下定位活检可提高诊断准确率。如无明显病灶,可选择在宫颈转化区 3、6、9、12 点处活检。

5. **子宫颈管搔刮** 如需了解宫颈管病变程度、阴道镜检查不充分或者宫颈细胞学检查显示异常的腺细胞,应行宫颈管搔刮。

6. **宫颈锥切术** 宫颈细胞学检查多次阳性,而宫颈活检或分段诊刮颈管阴性者,疑为宫颈腺癌者,应做宫颈锥切进一步确诊。

六、治疗

宫颈上皮内病变的治疗需要根据病变程度、阴道镜检查是否充分、患者年龄、对生育的要求、随访条件等综合考虑,制定个体化治疗方案。

1. **低级别上皮内病变** 60% 的低级别上皮内病变可自行消退,对于阴道镜检查充分,活检证实为 LSIL,可仅观察随访。

(1)若细胞学结果为 ASC-US、ASC-H 或 LSIL 者,建议 6~12 月复查宫颈细胞学或每 12 月复查高危型 HPV。

(2)细胞学为 HSIL,对于阴道镜检查不充分者,推荐诊断性锥切术;阴道镜检查充分,而 ECC 为阴性者,建议 6 个月复查阴道镜和细胞学。

(3)LSIL 持续存在 2 年或以上、阴道镜检查充分者,可采用局部消融或切除术。如阴道镜检查不充分,可进行诊断性锥切术。

2. **高级别上皮内病变** 阴道镜检查充分的 HSIL 可采用物理治疗或者宫颈锥形切除术。阴道镜检查不充分或者复发的患者建议诊断性宫颈锥形切除术,可采用 LEEP 或冷刀锥切。经宫颈锥切术后确诊,年龄较大,无生育要求,同时合并其他良性妇科疾病的 HSIL 也可行全子宫切除术。

七、妊娠合并宫颈鳞状上皮内病变

妊娠期间,升高的雌激素水平使柱状上皮外移至宫颈阴道部,转化区的基底细胞出现不典型增生,同时也容易感染 HPV。大部分妊娠期病人为 LSIL，约 14% 为 HSIL。一般认为妊娠期宫颈上皮内病变可以观察。大多数在产后可以自行缓解或无进展。妊娠期 HSIL 应采取定期阴道镜和细胞学追踪观察，如无进展，可在产褥期后治疗。

（张　瑜　汪宏波）

学习小结

宫颈上皮内病变是由 HPV 感染引起的一组前驱病变，根据其临床病理过程分为两类：低级别鳞状上皮内病变及高级别鳞状上皮内病变，高级别鳞状上皮内病变视为癌前病变。宫颈上皮内病变诊断主要依赖病理学诊断，治疗需个体化，综合考虑。

复习思考题

1. 什么是宫颈上皮内病变的三阶梯式诊断程序？

2. 宫颈上皮内病变主要有哪些治疗的方式？

第十八章　女性生殖器肿瘤

18

女性生殖器各部位均可发生肿瘤，包括良性和恶性肿瘤。最常见于子宫及卵巢。良性肿瘤以子宫肌瘤最常见，卵巢肿瘤次之。恶性肿瘤以宫颈癌、子宫内膜癌和卵巢癌最为常见。宫颈癌和子宫内膜癌由于有早期诊断方法，可以得到及时治疗，预后较好。卵巢癌由于缺乏有效早期诊断方法，预后较差。诊断主要依靠组织病理学检查。分期是指导恶性肿瘤治疗和判断预后的主要依据，常用治疗方法包括手术、放疗和化疗等。

第一节　外阴肿瘤

学习目标

熟悉	外阴肿瘤的临床表现、诊断和治疗原则。
了解	外阴肿瘤的病理类型，临床分期和预后。

【临床病例 18-1】

　　女性，65 岁。外阴瘙痒 20 年就诊。妇科检查：左侧大阴唇上 1/3 处见一直径 1cm 溃疡状病灶，质硬，病灶基底部边界欠清。余外阴部位未见异常。左侧腹股沟淋巴结未及肿大。该患者临床特点是什么？需要进行哪些辅助检查明确诊断？治疗原则是什么？

外阴肿瘤（vulvar tumor）较为少见，患者因外阴肿块或外阴瘙痒就诊。组织病理学检查是重要诊断方法。

一、外阴良性肿瘤

外阴良性肿瘤较少见，主要有乳头瘤（papilloma）、纤维瘤（fibroma）、汗腺瘤（hidradenoma）、脂肪瘤（lipoma）、平滑肌瘤（leiomyoma）等。神经纤维瘤（neurofibroma）、淋巴管瘤（lymphangioma）、血管瘤（haemangioma）更为少见。临床上以外阴局部肿块为主要表现，有蒂或突出于皮肤表面，或位于皮下组织内。肿块多生长缓慢，直径数毫米至数十厘米不等，边界清楚，包膜完整。可因反复摩擦而破溃、出血、感染。肿瘤较大时引起行走不适和性生活困难。明确诊断需要肿块活检或肿块切除病理组织学检查。治疗原则为局部肿块完整切除。乳头瘤有 2%～3% 恶变率，术中冰冻病理组织检查如发现恶变应扩大手术范围。

二、外阴恶性肿瘤

外阴恶性肿瘤（vulvar malignant tumor）占女性生殖道恶性肿瘤 3%～5%，多见于 60 岁以上妇女。表现为外阴瘙痒、疼痛、丘疹、肿块或溃破。病灶位于体表易被发现，但常由于被忽视或羞于就诊而延误诊治。外阴肿块、溃疡等病灶应及时活检明确诊断。肿瘤可发生于表皮、特殊腺体及皮下软组织。鳞状细胞癌是最常见病理类型，其次为恶性黑色素瘤。其他还包括疣状癌，乳腺外 Paget's 病、基底细胞癌、前庭大腺癌和肉瘤。恶性程度以恶性黑色素瘤和肉瘤较高，腺癌、鳞癌次之，基底细胞癌恶性程度最低。根据美国国立癌症研究所"监测、流行病学和结果数据库"（Surveillance, Epidemiology and End Results, SEER）数据，Ⅰ/Ⅱ期局部外阴恶性肿瘤五年生存率可达 86%，局部晚期者（Ⅲ/ⅣA 期）为 57%，远处转移者（ⅣB）仅 17%。

（一）外阴鳞状细胞癌

外阴鳞状细胞癌（squamous cell carcinoma of the vulva）占外阴恶性肿瘤的 80%～90%，好发于大、小阴唇和阴蒂。

1. **危险因素** 包括高龄、人乳头瘤病毒（HPV）、吸烟、外阴炎性状况及免疫缺陷等。其中 HPV16、18 等感染与外阴癌、尤其是年轻病例关系密切，浸润性外阴癌中 HPV DNA 检出率近 60%。

2. **病理** 病灶可呈小的硬节或浅表、隆起溃疡，也可大片融合伴感染、坏死和出血。病灶周围多伴有色素减退。镜下见多数鳞癌细胞分化好，有角化珠和细胞间桥。

3. **临床表现** 无症状或有顽固性外阴瘙痒，疼痛或刺激症状。外阴病灶呈菜花状或溃疡状结节或质硬肿块。可生长于外阴任何部位，大阴唇最多见。HPV 阴性者多为位于大阴唇或小阴唇的单发病灶或溃疡，HPV 阳性者常为多发病灶并合并宫颈肿瘤。肿块溃破、感染或浸润可出现疼痛、出血或恶臭分泌物。如发生腹股沟淋巴结转移，可触及一侧或双侧淋巴结肿大、质硬、固定。

4. **转移途径** 直接浸润和淋巴转移是主要转移途径，晚期可经血行播散。

（1）直接浸润：可直接浸润至尿道、阴道、肛门。晚期可累及膀胱或直肠。

（2）淋巴转移：外阴癌多经腹股沟浅淋巴结至腹股沟深淋巴结，继而进入盆腔淋巴结，最终转移至腹主动脉旁和左锁骨下淋巴结。阴蒂癌可绕过腹股沟浅淋巴结直接转移至腹股沟深淋巴结。腹股沟浅淋巴结为外阴癌前哨淋巴结（sentinel node），如腹股沟浅、深淋巴结无转移，一般不会侵犯盆腔淋巴结。

5. **临床分期** 外阴恶性肿瘤分期临床上有两个分期标准，即国际妇产科联盟（FIGO）2009 的分期，和 TNM2010 年分期，详见表 18-1。

表 18-1　外阴癌分期

原发肿瘤（T）		
TNM 分类	FIGO 分期	
TX		无法评估原发肿瘤
T0		无原发肿瘤证据
Tis*		原位癌（浸润前癌）
T1a	ⅠA 期	病灶直径≤2cm，局限于外阴或会阴，同时间质浸润深度≤1mm**
T1b	ⅠB 期	病灶直径>2cm，或任何大小伴间质浸润深度>1mm，局限于外阴或会阴
T2***	Ⅱ期	任何大小肿瘤累及会阴周围结构（尿道下 1/3、阴道下 1/3、肛门），无淋巴结转移
T3****	ⅣA 期	任何大小肿瘤侵犯以下任何部位：上 2/3 尿道，上 2/3 阴道，膀胱黏膜，直肠黏膜，或固定于骨盆骨质部分
区域淋巴结（N）		
TNM 分类	FIGO 分期	
NX		无法评估区域淋巴结
N0		无区域淋巴结转移
N1		一个或两个区域淋巴结伴以下情况
N1a	ⅢA 期	1 或 2 个淋巴结转移，每个直径<5mm
N1b	ⅢA 期	有 1 个淋巴结转移（≥5mm）
N2	ⅢB 期	区域淋巴结转移伴以下情况
N2a	ⅢB 期	3 个或更多淋巴结转移，每个直径<5mm
N2b	ⅢB 期	有 2 个或更多淋巴结转移，直径≥5mm
N2c	ⅢC 期	淋巴结转移伴淋巴结包膜外扩散
N3	ⅣA 期	区域淋巴结固定或溃疡形成
远处转移（M）		
TNM 分类	FIGO 分期	
M0		无远处转移
M1	ⅣB 期	任何远处转移，包括盆腔淋巴结转移

*FIGO 不再包括 0 期（原位癌）

** 浸润深度定义为肿瘤邻近最表浅真皮乳头的表皮 - 间质连接处至浸润最深点

*** FIGO 使用 T2/T3 分类，此处定义为 TNM 中的 T2

**** FIGO 使用 T4 分类，此处定义为 TNM 中的 T3

6. **诊断** 根据患者病史、症状和体征，怀疑外阴癌者，确诊依靠病理组织学诊断。对可疑病灶可进行部分或全部切除活检，对坏死病灶，取材应有足够深度，并建议包含部分临近正常皮肤及皮下组织。其他辅助检查方法,如超声检查、CT、MRI、膀胱镜、直肠镜等有助了解病变范围。

7. 治疗 手术治疗为主,辅以放疗及化疗。外阴癌强调个体化治疗,在不影响预后的前提下尽量缩小手术范围。制定手术方案时原发病灶和腹股沟淋巴结的情况应分别考虑。

(1)早期外阴癌(T1 或较小的 T2):浸润深度≤1mm 者行扩大局部切除(wide local excision),切缘距肿瘤>1cm。浸润深度>1mm,病灶位于一侧(距中线≥2cm)行根治性局部切除(切缘距肿瘤>1cm,深度达泌尿生殖膈下,即达阔筋膜和耻骨联合表面筋膜层水平)或改良根治性外阴切除和同侧腹股沟淋巴结切除或前哨淋巴取样。浸润深度>1mm 位于中线的病灶需行双侧腹股沟淋巴切除或前哨淋巴取样。切缘阳性者或无法补切者需行外照射放疗。腹股沟淋巴结有转移者需行外照射或同步化疗。

(2)局部晚期[较大的 T2(病灶>4cm,或伴尿道、阴道、肛门累及)或 T3]:根据有无盆腔、腹股沟淋巴转移证据行原发灶 ± 盆腔、腹股沟淋巴结的外照射加同步化疗。

(3)远处转移(超出盆腔外的转移,任何 T,任何 N,超出盆腔的 M1):外照射控制局部症状和(或)化疗或支持治疗。

8. 预后及随访 淋巴结转移与否及转移数目是影响预后的主要因素,淋巴结外扩散者预后差。无淋巴结转移者 5 年生存率达 90% 以上,腹股沟淋巴结转移者为 50%。腹股沟淋巴结复发者预后极差。影响预后的相关因素还包括浸润深度、肿瘤厚度、淋巴血管浸润(LVSI)。应定期随访:术后第 1 年内每 1~2 月 1 次;第 2 年每 3 月 1 次;第 3~5 年每 6 月 1 次。以后每年 1 次。

9. 预防 定期防癌普查,保持外阴清洁,积极治疗外阴瘙痒,对外阴结节、溃疡、色素减退等异常病灶应行活检并及时诊治。

(二)外阴恶性黑色素瘤

外阴恶性黑色素瘤(vulvar malignant melanoma)居外阴恶性肿瘤第二位,占所有外阴恶性肿瘤的 4% ~ 10%。常见于成年妇女,多位于阴蒂或小阴唇。表现为外阴棕褐色或蓝黑色结节状或平坦病灶,可伴瘙痒、疼痛、溃疡或出血。疑为该病者,应做好手术准备,切除病灶行冰冻病理检查,确诊后立即手术。

外阴鳞状细胞癌分期不适用于恶性黑色素瘤,因黑色素瘤病灶常较小,浸润深度是分期和影响预后的主要因素。浸润深度<1mm 者行广泛局部切除。对浸润深度超过 1mm 的病灶,行广泛局部切除术加腹股沟淋巴结切除,但淋巴结切除对改善预后的价值尚不肯定。免疫治疗和化疗有一定效果,近年来免疫检查点抑制剂抗 PD-1/PD-L1 单克隆抗体疗效得到证实。其他治疗方式包括干扰素 -α、达卡巴嗪(darcarbazine)以及黑色素瘤疫苗等。该病预后差,5 年生存率 25% ~ 50%,浸润深度<1mm 者预后较好。

(陈晓军)

学习小结

外阴肿瘤是少见妇科疾病,良性肿瘤更少见。外阴鳞状细胞癌是外阴恶性肿瘤最常见病理类型,其次是恶性黑色素瘤。外阴瘙痒、肿块为常见临床症状,明确诊断依赖病理检查。强调患者一旦出现瘙痒不适等症状即应及早诊治,对可疑病灶病理检查,以期早期发现,及时处理。外阴癌强调个体化治疗,手术为主,辅助放疗、化疗。在不影响预后的前提下尽量缩小手术范围。制定手术方案时原发病灶和腹股沟淋巴结的情况应分别考虑。

复习思考题

1. 外阴恶性肿瘤的主要临床表现、病理类型和诊断方法。

2. 外阴恶性肿瘤的治疗原则。

第二节 阴道肿瘤

学习目标

了解 阴道恶性肿瘤的临床表现、诊断方法和处理原则。

一、阴道良性肿瘤

阴道良性肿瘤(benign vaginal tumor)较少见,包括阴道平滑肌瘤、纤维肌瘤、乳头状瘤、神经纤维瘤、血管瘤、阴道腺病等。可发生于阴道任何部位。较小肿瘤可无临床症状,随肿瘤增大,可出现阴道分泌物增多、异物感、性交困难、甚至直肠或膀胱压迫症状。妇科检查可见阴道壁实性或囊性肿块,边界清晰,向阴道内突出,多为单个发生。应与阴道恶性肿瘤、直肠或膀胱膨出鉴别。治疗为手术切除。切除标本病理检查为确诊依据。

二、阴道恶性肿瘤

原发性阴道恶性肿瘤少见,占女性生殖道恶性肿瘤的1%～2%。应与转移性阴道恶性肿瘤鉴别,后者占阴道恶性肿瘤的80%～90%。

1. **病理** 阴道鳞状细胞癌(squamous carcinoma of the vagina)最常见,占80%～90%,平均发病年龄60岁。阴道腺癌多为转移性。原发性阴道腺癌(primary adenocarcinoma of the vagina)占原发性阴道恶性肿瘤9%。阴道透明细胞腺癌(clear cell adenocarcinoma)平均发病年龄19岁,与母亲孕期暴露于已烯雌酚有关。阴道恶性黑色素瘤(malignant melanoma)少见但恶性程度极高,平均发病年龄58岁。胚胎横纹肌肉瘤(embryonal rhabdomyosarcoma),又称葡萄状肉瘤,多见于婴儿和儿童。

2. **病因** 病因不明。阴道鳞状细胞癌可能与人乳头瘤病毒(HPV)感染有关。继发于宫颈癌的阴道癌还可能与放射治疗有关。

3. **转移途径** 阴道恶性肿瘤主要通过直接蔓延累及盆腔软组织及邻近器官。晚期肿瘤可发生盆腔和腹主动脉旁淋巴结转移。阴道下1/3段病灶可发生盆腔及腹股沟淋巴结转移。阴道后壁病灶可经直肠旁淋巴道引流至骶前淋巴结。常见远处转移部位包括肺、肝和骨。

4. **临床表现** 阴道出血、分泌物增多伴疼痛是阴道恶性肿瘤最常见症状。晚期肿瘤累及膀胱或直肠时可出现相应症状,如尿频、尿潴留、血尿、里急后重或便秘等。妇科检查可见阴道壁肿块、阴道壁变硬、结节状、溃疡出血等。

5. **诊断与鉴别诊断** 根据病史、妇科检查,对阴道可疑肿块进行活组织检查,病理检查明确诊断。对检查困难的病例,可行麻醉下妇科检查和局部组织活检。阴道镜检查定位活检有助提高诊断准确率。阴道后壁上1/3段为阴道恶性肿瘤高发部位,应重点检查。仔细触诊有助发现黏膜下异常病变。阴道恶性肿瘤多为转移性肿瘤,多来自宫颈癌、外阴癌、子宫内膜癌及绒癌等,应仔细鉴别。

6. **分期** 主要采用FIGO及TNM分期(表18-2)

7. **治疗** 阴道癌尚无统一的治疗方案。治疗计划根据患者病灶位置、大小和临床分期个体化制定。以放射治疗为主,手术治疗仅适用于少数病例。

表 18-2 阴道癌分期（TNM 及 FIGO）

原发肿瘤（T）		
TNM 分类	FIGO 分期	定义
TX		无法评估原发肿瘤
T0		无原发肿瘤证据
Tis*		原位癌（上皮内癌）
T1	Ⅰ期	肿瘤局限于阴道
T2	Ⅱ期	肿瘤侵及阴道旁组织，但未达盆壁
T3	Ⅲ期	肿瘤侵及盆壁**
T4	Ⅳa 期	肿瘤侵犯膀胱和（或）直肠黏膜，和（或）直接扩散超出真骨盆（大泡性水肿不是定义 T4 的充分证据）
局部淋巴结（N）		
TNM 分类	FIGO 分期	定义
NX		无法评估区域淋巴结
N0		无区域淋巴结转移
N1	Ⅲ期	盆腔或腹股沟淋巴结转移
远处转移		
TNM 分类	FIGO 分期	定义
M0		无远处转移
M1	ⅣB 期	远处转移

解剖分期 / 预后分组			
0 期*	Tis	N0	M0
Ⅰ期	T1	N0	M0
Ⅱ期	T2	N0	M0
Ⅲ期	T1-T3	N1	M0
	T3	N0	M0
ⅣA 期	T4	任何 N	M0
ⅣB 期	任何 T	任何 N	M1

* FIGO 不再包括 T0

** 盆壁定义为肌肉、筋膜、神经血管结构、或骨质骨盆的骨骼。肛门指检时在肿瘤和盆壁之间无缝隙

（1）手术治疗：阴道癌Ⅰ期病灶位于阴道上段直径小于 2cm 的，可行阴道上段切除和广泛子宫切除及盆腔淋巴结切除术或放疗，阴道切缘距病灶至少 1cm。需行放疗的年轻患者，可先行卵巢移位，有条件的行手术分期并切除肿大淋巴结。Ⅳ期病例伴直肠阴道瘘或膀胱阴道瘘者可行盆腔廓清术及盆腔和腹主动脉旁淋巴结切除术。放疗后盆腔中心性复发者可行盆腔廓清术。

（2）放射治疗：不适宜手术的病例均可行放射治疗。小的浅表病灶可单行腔内放疗。大块、厚的病灶在外照射缩小病灶和治疗盆腔淋巴结后，再行腔内和插植放疗。

联合放化疗对阴道癌的疗效尚无报道。可试用 5- 氟尿嘧啶和顺铂。

8. 预后 阴道癌预后较差，5 年总生存率为 42%。

（陈晓军）

阴道恶性肿瘤少见，阴道鳞状细胞癌为最常见病理类型。临床以阴道出血、分泌物增多和疼痛为主要症状。仔细妇科检查对可疑病灶进行活组织检查可明确诊断。阴道上 1/3 段为恶性肿瘤高发部位，应着重检查。治疗以放射治疗为主，预后较差。

复习思考题

1. 阴道恶性肿瘤的主要临床表现及诊断方法。

2. 阴道恶性肿瘤的治疗原则。

第三节　宫颈癌

学习目标

掌握	宫颈癌的临床表现、诊断及治疗原则。
熟悉	宫颈癌的临床分期、病理类型及随访。
了解	宫颈癌的病因及预后。

【临床病例 18-2】

病人，女，43 岁，性生活后阴道流血 5 个月，阴道不规则流血、排液 1 月余。5 个月前出现性生活后阴道流血，起初量少，此后流血量逐渐增加。1 月余前，出现不规则阴道流血，淋漓不尽，时多时少，并伴有浅褐色稀薄分泌物，量多，有腥臭味。妇科检查：宫颈后唇呈菜花状赘生物，直径约 3cm，表面污秽。该病人有可能是哪些疾病？需行哪些检查明确诊断？临床如何进行治疗？

宫颈癌（cervical cancer）是最常见的妇科恶性肿瘤。高发年龄 50～55 岁，近年来有年轻化趋势。目前认为宫颈癌是一种可以预防的疾病，由于 HPV 疫苗、宫颈细胞学及高危型 HPV 筛查的应用，使宫颈癌和癌前病变得以早期发现和治疗，在全球范围内，宫颈癌的发病率和死亡率已有明显下降。但在我国，近十年来发病率和死亡率呈上升趋势。

一、发病相关因素

1. **人乳头瘤病毒（HPV）感染**　流行病学调查发现 90% 以上的宫颈癌病人中可以检测到 HPV 感染。HPV 中有 15 种高危亚型感染与宫颈癌发生有关，其中 16、18 亚型超过 50%。

2. **其他因素**　流行病学调查显示初次性交年龄为 16 岁以下、多个性伴侣、早年分娩、多产、吸烟以及高危男子性伴侣与宫颈癌发生密切相关。

二、组织发生和发展

原始鳞 - 柱状上皮交接部和生理性鳞 - 柱状上皮交接部之间的区域称转化区，为宫颈癌好发部位。在转化区形成过程中，宫颈上皮化生过度活跃，加上外来物质刺激（如人乳头瘤病毒感染、精液组蛋白及其他致癌物质），未成熟的化生鳞状上皮或增生的鳞状上皮细胞可出现间变（anaplasia）或不典型（dysplasia）的表现，即不同程度的不成熟或分化不良，核异常，有丝分裂相增加，形成宫颈上皮内瘤变（cervical intraepithelial neoplasia, CIN）。随着 CIN 的继续发展，异型细胞突破宫颈上皮基底膜，浸润间质，形成宫颈浸润癌（invasive carcinoma of cervix）。

三、病理

宫颈癌最常见的两种组织学类型是鳞状细胞癌及腺癌，其中尤以鳞癌最为多见，占总构成的 75%，腺癌约 20% ~ 25%，其他类型极其少见（表 18-3）。近 30 年由于宫颈癌筛查及 HPV 疫苗的应用，鳞癌发病率略有下降，腺癌所占比例升高。此外，还有腺鳞癌、神经内分泌肿瘤及未分化癌等较少见类型。

表 18-3　宫颈癌组织学分类

宫颈癌组织学分类
鳞状细胞癌
角化型
非角化性
疣状癌
腺癌
子宫颈管腺癌
黏液性癌
绒毛状腺癌
子宫内膜样腺癌
透明细胞癌
浆液性癌
中肾管癌
其他
腺鳞癌
未分化癌
神经内分泌肿瘤
淋巴瘤
癌肉瘤

四、转移途径

主要为直接蔓延及淋巴转移，血行转移少见。

1. **直接蔓延**　最常见，癌组织局部浸润，向邻近器官及组织扩散。向下累及阴道壁，向上由宫颈管累及宫腔。癌灶向两侧扩散可累及主韧带、骶韧带及宫颈旁和阴道旁组织直至骨盆壁。晚期可向前、后蔓延分别侵及膀胱或直肠，形成癌性膀胱阴道瘘或直肠阴道瘘。癌灶压迫或侵及输尿管时，可引起输尿管梗阻及肾积水。

2. **淋巴转移**　癌灶局部浸润后累及淋巴管，形成瘤栓，并随淋巴液引流进入局部淋巴结。宫颈癌淋巴转移通常先累及一级淋巴结，如宫旁、宫颈旁、闭孔、髂内、髂外、髂总、骶前淋巴结，随后累及二级淋巴结，如腹股沟浅深淋巴结、腹主动脉旁淋巴结等。

3. **血行转移**　极少见，晚期可转移至肺、肝或骨骼等。

五、分期

宫颈癌的分期是临床分期,采用国际妇产科联盟(FIGO)2009 年的分期标准(表 18-4,图 18-1),宫颈癌的分期均在治疗前进行,治疗后不再更改分期。

表 18-4 宫颈癌临床分期(FIGO 2009)

期别	肿瘤范围
Ⅰ期	癌灶局限在宫颈(包括累及宫体)
ⅠA	肉眼未见癌灶,仅在显微镜下可见浸润癌
ⅠA1	间质浸润深度≤3mm,宽度≤7mm
ⅠA2	3mm<间质浸润深度≤5mm,宽度≤7mm
ⅠB	肉眼可见癌灶局限于宫颈,或者镜下病灶超出ⅠA2 范围
ⅠB1	肉眼可见癌灶最大径线≤4cm
ⅠB2	肉眼可见癌灶最大径线>4cm
Ⅱ期	癌灶超出子宫,但未达骨盆壁,或癌灶累及阴道,但未达阴道下 1/3
ⅡA	无宫旁组织浸润
ⅡA1	肉眼可见癌灶最大径线≤4cm
ⅡA2	肉眼可见癌灶最大径线>4cm
ⅡB	宫旁组织受浸润,但未达盆壁
Ⅲ期	癌灶侵及盆壁和(或)累及阴道下 1/3 和(或)导致肾盂积水或肾无功能
ⅢA	癌灶累及阴道下 1/3,未达骨盆壁
ⅢB	癌灶侵及盆壁和(或)导致肾盂积水或肾无功能
Ⅳ期	癌灶播散超出真骨盆或癌浸润膀胱黏膜或直肠黏膜
ⅣA	癌灶播散超出真骨盆或癌灶浸润膀胱黏膜或直肠黏膜
ⅣB	肿瘤播散至远处器官

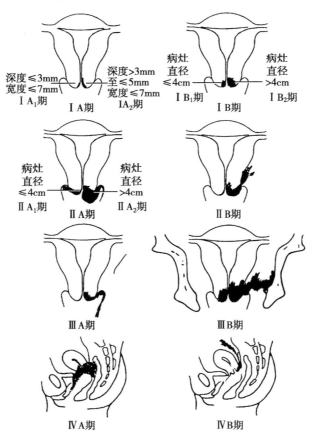

图 18-1 宫颈癌临床分期示意图

六、临床表现

1. 症状

（1）阴道流血：是宫颈癌病人最常见的症状。通常是性交后或妇科检查后的出血，也可表现为阴道不规则流血。晚期病灶较大侵蚀血管破裂时，可出现大量出血，甚至致命性大出血。年轻病人可表现为月经期延长或月经间期出血，老年病人常表现为绝经后阴道流血。一般外生型癌出血较早，量多；内生型癌和颈管癌则出血较晚，容易错过早期就诊时机。

（2）阴道排液：阴道排液增多，稀薄如水样或米泔样，有腥臭味。若肿瘤坏死感染，可有脓样或米汤样恶臭分泌物。

（3）疼痛：为晚期癌表现。可出现坐骨神经痛或骶髂部持续性疼痛。若肿瘤压迫或侵蚀输尿管造成梗阻，可出现腰痛。淋巴管阻塞可出现下肢水肿和疼痛。

（4）侵犯邻近器官引起的症状：累及泌尿道可出现尿频、尿痛、血尿、膀胱阴道瘘、肾盂积水、尿毒症等。累及直肠可出现肛门坠胀、便秘、里急后重、便血、肠梗阻、直肠阴道瘘等。

（5）恶病质：消瘦、发热、全身衰竭等。

2. 体征　微小浸润癌病人的宫颈可光滑或仅有宫颈糜烂的表现，随病变发展，可表现为以下4种类型：①外生型或菜花型：肿瘤向外生长有息肉状、乳头状、菜花状赘生物，质脆，触之易出血，可合并感染；②内生型：肿瘤向宫颈深部组织浸润，宫颈表面光滑或仅有轻度糜烂表现，宫颈膨大；③溃疡型：晚期癌组织坏死脱落形成溃疡或空洞；④颈管型：多见于宫颈腺癌，肿瘤生长在宫颈管内，宫颈表面光滑或仅表现为肥大，触诊常发现宫颈质硬，宫颈管膨大呈桶状（图18-1）。如癌灶向宫旁浸润，双合诊和三合诊可扪及子宫两侧增厚、结节状，有时浸润达盆壁，形成"冰冻骨盆"。

七、诊断

早期无症状病人，常于宫颈病变筛查后明确诊断。有症状病人根据病史和临床表现，结合细胞学及活组织检查可确诊。病理检查确诊为宫颈癌后，应由两名有经验的妇科肿瘤医师进行病情评估及妇科检查，以明确临床分期。此外，还应根据具体情况作X线胸片检查，膀胱镜及直肠镜检查等辅助临床分期，可行静脉肾盂造影、超声、MRI、CT、PET等检查帮助判定病情。

1. 宫颈细胞学检查　是宫颈癌筛查的主要方法，应在宫颈鳞柱状细胞转化区取材。传统的宫颈细胞学检查称作巴氏涂片，目前常采用液基细胞学检查。

2. 宫颈活检　是确诊宫颈癌必不可少的检查之一。若宫颈有明显病灶，可直接在癌变区取材。无明显癌变可疑区时，应在宫颈鳞-柱状上皮交界处的3、6、9、12点等处多点取材。为了提高取材的准确性，可在碘试验或阴道镜指导下活检。

（1）碘试验：将碘溶液涂在宫颈和阴道黏膜上，正常宫颈和阴道鳞状上皮被染为棕色或深赤褐色，不染色区为危险区，应在该区取材活检。

（2）阴道镜检查：宫颈细胞学检查巴氏Ⅲ级及以上、TBS分类提示上皮细胞异常，均应在阴道镜下观察宫颈表面病变状况，选择可疑癌变区行活组织检查。

3. 宫颈管搔刮　若细胞学检查异常而宫颈活检阴性，或阴道镜检查不满意时，应用小刮匙搔刮宫颈管组织，以排除宫颈管病变。

4. 宫颈锥切术　适用于宫颈细胞学检查多次阳性而宫颈及宫颈管活检均为阴性者，或活检为CIN3但不能排除浸润癌需确诊者，切除组织应作连续病理切片检查。

5. 影像学和内镜检查　B型超声、盆腔CT、MRI、膀胱镜、结肠镜、静脉肾盂造影等可了解病变的范围。

八、鉴别诊断

应与宫颈糜烂、宫颈息肉、宫颈乳头状瘤、子宫黏膜下肌瘤、宫颈结核、宫颈尖锐湿疣、宫颈子宫内膜异位症等鉴别,宫颈活检是最可靠的鉴别方法。另外,颈管型宫颈癌应与子宫内膜癌相鉴别。

九、治疗

根据临床分期、病理类型、病人年龄、全身情况及医疗设备、技术水平等选择手术、放疗或化疗等。放疗适用于各期的宫颈癌,但是手术原则上只适用于 I A ~ II A 期病人,II B 期及其以上期别病人则采用放疗或放化疗,晚期或复发病例采用放疗、化疗等综合治疗。

术前放疗可使病灶缩小、防止肿瘤扩散而利于手术,术后放疗可作为手术治疗的辅助方法,用于盆腔或腹主动脉旁淋巴结有转移或血管淋巴管有癌栓及手术切缘阳性者。化疗主要用于晚期或复发转移的病人,近年来也用于术前新辅助化疗以缩小肿瘤病灶及控制亚临床转移,也用于放疗增敏。常采用以铂类药物为基础的联合化疗方案。用药途径可采用静脉或动脉灌注化疗。下面简述各期宫颈癌的治疗方法。

1. **I A1 期**　全子宫切除术。对年轻要求保留生育功能病人,若病灶未累及淋巴血管间隙,锥切组织边缘阴性,可仅宫颈锥切治疗;有淋巴脉管浸润者,建议行锥切术或广泛宫颈切除术及盆腔淋巴结切除术±腹主动脉旁淋巴结清除术。

2. **I A2、I B1 及 II A1 期**　广泛子宫切除和盆腔淋巴结切除术,必要时行腹主动脉旁淋巴结切除或取样,有高危因素者术后辅助放疗或放化疗。对于 I A2 及 I B1 期绝经前年轻病人(<45 岁),卵巢若正常应予保留;对要求保留生育功能的 I A2 期年轻病人,建议行锥切术或广泛宫颈切除术及盆腔淋巴结切除术±腹主动脉旁淋巴结切除术。I B1 期年轻病人,若肿瘤直径<2cm,肿瘤为高分化,可行广泛宫颈切除术及盆腔淋巴结切除术。

3. **I B2、II A2 期**　常采用同期放化疗,也可采用广泛子宫切除、盆腔淋巴结切除术和腹主动脉旁淋巴结取样,但术前可行新辅助化疗。

4. **II B、III 和 IV A 期**　同期放化疗。放疗包括体外照射和腔内照射两种方法。在放疗期间辅以化疗。

5. **IV B 期**　化疗为初始治疗,可选择性结合全盆腔放疗控制症状。

十、预后

影响预后的因素包括全身情况、临床分期、组织类型、肿瘤体积、淋巴结转移、治疗措施等。预后与临床分期直接相关。据文献报道,宫颈癌的 5 年生存率为:I 期 81.6%,II 期 61.3%,III 期 36.7%,IV 期 12.1%。

十一、随访

宫颈癌治疗后复发 50% 在 1 年内,75% ~ 80% 在 2 年内;盆腔局部复发占 70%,远处占 30%。随访内容应包括盆腔检查、细胞学检查和高危型 HPV 检查、胸片及血常规等。治疗后 2 年内每 3 月复查 1 次;3 ~ 5 年内每 6 月 1 次;第 6 年开始每年复查 1 次。

十二、预防

普及宫颈癌筛查知识,全社会范围内开展宫颈癌筛查,尽早使用HPV疫苗,积极治疗宫颈上皮内瘤变。

(张松灵)

学习小结

宫颈癌是常见的妇科恶性肿瘤,高危型 HPV 感染是其发病的主要原因。由于宫颈细胞学筛查的普遍应用,宫颈癌和癌前病变得以早期诊断和治疗。宫颈癌以性生活后阴道流血为主要表现,宫颈脱落细胞学检查、阴道镜检查及活组织病理检查是其主要的诊断方法。宫颈癌主要采用临床分期,ⅡA 期及以下可采用手术治疗,ⅡA 期以上多采用放疗或同期放化疗等治疗手段。

复习思考题

1. 宫颈癌早期诊断主要辅助检查有哪些?

2. 宫颈癌的主要临床表现有哪些?

3. 以下两位病人分别应采取何种治疗方式?

例 1:女,43 岁,性生活后阴道流血 5 个月,不规则阴道流血、排液 1 月余。妇科检查:宫颈后唇菜花状赘生物,直径 3cm,阴道穹窿未见异常,主、骶韧带未及增厚。宫颈组织活检病理为宫颈鳞状细胞癌,中分化。

例 2:女,58 岁,绝经 8 年,不规则阴道流血、排液 3 月余。妇科检查发现:宫颈火山口样改变,直径 3cm,阴道穹窿消失,左侧主韧带增厚、质硬,但未达盆壁。宫颈活检为宫颈鳞状细胞癌,低分化。

第四节　子宫肌瘤

学习目标

掌握	子宫肌瘤的临床表现、诊断、鉴别诊断和治疗。
熟悉	子宫肌瘤的发病因素和分类。
了解	子宫肌瘤合并妊娠的处理原则。

【临床病例 18-3】

病人,女,40 岁,G₁P₁,因"月经量增多 3 年余"就诊。既往无痛经史。妇科检查:宫颈光滑,子宫如妊娠 6 周大小,表面不规则,质中偏硬,无压痛;双侧附件未触及异常。目前该病人的可能诊断有哪些? 临床如何处理?

子宫肌瘤(uterine myoma)由平滑肌和结缔组织组成,是女性生殖器最常见的良性肿瘤。多见于 30～50 岁妇女。据尸检统计,30 岁以上妇女约 20% 有子宫肌瘤。因肌瘤多无症状,临床报道发病率远低于肌瘤真实发病率。

一、发病相关因素

确切病因尚不明确。因肌瘤好发于生育年龄,青春期前少见,绝经后萎缩或消退,提示其发生可能与女性性激素相关。研究证实肌瘤中雌二醇的雌酮转化明显低于正常肌组织,肌瘤中雌激素受体(ER)浓度明显高于周边肌组织,故认为肌瘤组织局部对雌激素的高敏感性是肌瘤发生的重要因素之一。此外,研究证实孕激素有促进肌瘤有丝分裂活动、刺激肌瘤生长的作用。细胞遗传学研究显示 25%~50% 子宫肌瘤存在细胞遗传学的异常,包括 12 号和 14 号染色体长臂易位、7 号染色体长臂部分缺失等。分子生物学研究结果提示子宫肌瘤是由单克隆平滑肌细胞增殖而成,多发性子宫肌瘤是由不同克隆细胞形成。

二、分类

1. 按肌瘤所在部位的不同分为宫体肌瘤(90%)和宫颈肌瘤(10%)。
2. 按肌瘤与子宫肌壁的关系分为 3 类(图 18-2):
(1)肌壁间肌瘤(intramural myoma):占 60%~70%,位于子宫肌层内,周围被正常肌层包绕。
(2)浆膜下肌瘤(subserous myoma):约占 20%,突起于子宫表面,肌瘤表面仅覆盖浆膜层,可仅有一蒂与子宫相连。若蒂断裂,肌瘤脱落形成游离性肌瘤。若肌瘤位于子宫体侧壁向宫旁生长突出于阔韧带两叶之间,又称阔韧带肌瘤。
(3)黏膜下肌瘤(submucous myoma):占 10%~15%。肌瘤向宫腔内生长,表面仅为黏膜层覆盖。黏膜下肌瘤易形成蒂,肌瘤突出于宫腔内,甚至突入阴道。

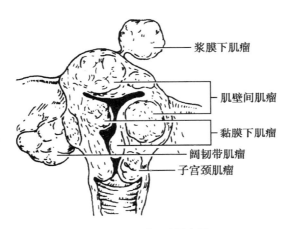

图 18-2　子宫肌瘤示意图

子宫肌瘤常为多个,各种类型的肌瘤可发生在同一子宫,称为多发性子宫肌瘤。

相关链接

2011 年 FIGO 将子宫肌瘤进行了更详细的分类:0 型,完全突出于子宫腔内;1 型,<50% 的瘤体位于子宫肌层内;2 型,≥50% 的瘤体位于子宫肌层内;3 型,与子宫内膜接触的肌壁间肌瘤;4 型,完全性肌壁间肌瘤;5 型,肌壁内部分≥50% 浆膜下肌瘤;6 型,肌壁内部分<50% 浆膜下肌瘤;7 型,带蒂的浆膜下肌瘤;8 型,其他(宫颈肌瘤、寄生性肌瘤等)。两个数字型,第一个数字表示肌瘤与子宫内膜的关系,而第二个数字表示肌瘤与子宫浆膜的关系,例如:2~5 型表示黏膜与浆膜下肌瘤,肌瘤突出内膜与浆膜部分均≥50%。

三、病理

1. **巨检**　为球形或不规则实性结节,表面光滑,质硬,切面灰白色,呈旋涡状。肌瘤本身无包膜,但肌瘤组织可压迫周围的子宫肌纤维而形成假包膜,使肌瘤与子宫肌层分界清楚,容易剥出。

2. 镜检 主要由梭形平滑肌细胞和不等量纤维结缔组织所构成。细胞大小均匀、呈栅栏状或漩涡状排列。

四、肌瘤变性

肌瘤变性是肌瘤失去原有的典型结构,常见的变性有:

1. 玻璃样变(hyaline degeneration) 又称透明变性,最常见。肌瘤组织因局部血供不足水肿变软,剖面旋涡状结构消失,呈玻璃样透明结构。

2. 囊性变(cystic degeneration) 玻璃样变继续发展,肌细胞坏死液化,形成大小不等的囊腔,内含胶冻样或无色液体。

3. 红色样变(red degeneration) 多见于妊娠期和产褥期,可能是肌瘤血管破裂或退行性变引起溶血,血红蛋白渗入肌瘤内。切面暗红色,如半熟牛肉状,质软、腥臭,旋涡状结构消失。

4. 肉瘤样变(sarcomatous change) 发生率约为 0.4% ～ 0.8%。常见于绝经后伴疼痛和出血的病人。肌瘤在短期内迅速增大,或伴有阴道不规则流血。组织变软、质脆,切面灰黄色,似生鱼肉状,与周围界限不清。

5. 钙化(calcific degeneration) 多见于蒂部细小、血供不足的浆膜下肌瘤以及绝经后妇女的肌瘤。

五、临床表现

1. 症状 多无明显症状,仅在体检时偶然发现。症状与肌瘤部位、有无变性相关,而与肌瘤大小、数目关系不大。常见症状有:

(1)经量增多及经期延长:是最常见的症状,多见于黏膜下肌瘤和肌壁间肌瘤。肌瘤使宫腔增大子宫内膜面积增加,并影响子宫收缩可引起经量增多、经期延长。长期经量增多可继发贫血,出现乏力、心悸等症状。

(2)下腹肿块:当肌瘤逐渐增大,子宫体积超过 3 个月妊娠大小可从腹部触及。巨大的黏膜下肌瘤脱出阴道外,病人可因外阴脱出肿物就医。

(3)白带增多:肌壁间肌瘤使宫腔面积增大,内膜腺体分泌增多,并伴有盆腔充血致使白带增多;黏膜下肌瘤一旦发生坏死合并感染,则有持续性或不规则阴道流血和恶臭脓血样液排出。

(4)压迫症状:子宫肌瘤压迫膀胱可引起尿频、排尿困难、尿潴留等;压迫直肠可致里急后重、便秘等。阔韧带肌瘤或宫颈巨型肌瘤向侧方生长可压迫输尿管,引起输尿管扩张、肾盂积水等。

(5)其他:肌瘤合并感染、红色样变,或浆膜下肌瘤蒂扭转时可出现剧痛并伴有发热。肌瘤还可引起下腹坠胀、腰背酸痛等。黏膜下肌瘤和引起宫腔变形的肌壁间肌瘤可引起不孕和流产。

2. 体征 若肌瘤较大可在下腹部扪及质硬、圆形或不规则形实性肿物。妇科检查子宫增大,表面有单个或多个不规则结节突起或有蒂与子宫相连的实性活动肿物。带蒂的黏膜下肌瘤突出于阴道内,用阴道窥器即可在阴道内见到表面光滑的红色结节。当组织坏死或合并感染时,肌瘤表面有渗出物覆盖并有恶臭味。

六、诊断

根据病史和体征多可明确诊断。超声是常用的辅助检查手段。临床上一些不易明确诊断的肌瘤,可借助宫腔镜、腹腔镜、MRI、子宫输卵管造影等方法协助诊断。

七、鉴别诊断

子宫肌瘤需与下列疾病鉴别：妊娠子宫、卵巢肿瘤、子宫腺肌病、盆腔炎性包块、畸形子宫、子宫内膜癌、宫颈癌等。根据停经史、hCG 和 B 型超声可与妊娠子宫鉴别。根据症状、体征、影像学检查和腹腔镜可与卵巢肿瘤、子宫腺肌病、盆腔炎性包块、畸形子宫鉴别。借助宫腔镜和活检可鉴别子宫黏膜下肌瘤与子宫内膜癌。

八、治疗

根据病人年龄、症状、肌瘤的部位、大小和生育要求综合考虑。

1. 随访观察 无症状肌瘤一般不需治疗，特别是近绝经期妇女。每 3~6 个月随访一次，若肌瘤明显增大或出现症状可考虑进一步治疗。

2. 药物治疗 目的是控制症状，或者使子宫肌瘤体积缩小利于手术治疗。

适应证：①缩小肌瘤以利于妊娠；②术前治疗控制症状、纠正贫血；③缩小肌瘤，降低手术难度；④使近绝经妇女提前过渡到自然绝经，避免手术；⑤全身情况较差不宜手术者。

（1）促性腺激素释放激素类似物（GnRHa）：其作用机制为抑制 FSH 和 LH 分泌，降低雌二醇到绝经水平，缓解症状并抑制肌瘤生长使其萎缩。常用药物有亮丙瑞林（leuprorelin）、戈舍瑞林（goserelin）或曲普瑞林（triptorelin），4 周皮下注射 1 次，一般 3~6 次，但停药后肌瘤又可逐渐增大。因可产生围绝经期症状和骨质疏松等副作用，不宜长期用药。

（2）左炔诺孕酮宫内缓释系统（levonorgestrel-releasing intrauterine device）：对于仅有月经量增多这一症状的病人，能有效降低月经出血量并提供避孕。适用于无生育要求者。

（3）米非司酮：适用于围绝经期的病人，12.5mg/d 口服，但不宜长期应用。用药期间需要监测肝功能。

3. 手术治疗 主要用于有严重症状的病人。

（1）手术适应证：①月经过多，继发贫血，药物治疗无效者；②有膀胱、直肠压迫症状；③引起不孕或反复流产；④由肌瘤引起的腹痛或有蒂肌瘤扭转引起的腹痛；⑤疑有肉瘤变。

（2）手术方式：根据病人年龄、生育要求等选择子宫肌瘤切除术或子宫切除术。手术途径可选择开腹、腹腔镜下、宫腔镜下或经阴道手术。

1）肌瘤切除术（myomectomy）：适用于希望保留生育功能及要求保留子宫的病人。可经腹或腹腔镜下切除，黏膜下肌瘤可经阴道或宫腔镜下切除。

2）子宫切除术：不要求保留生育功能或疑有恶变者可行子宫切除术。术前应行宫颈细胞学检查，排除宫颈上皮内瘤变或子宫颈癌。

4. 其他治疗

（1）子宫动脉栓塞术（uterine artery embolism, UAE）：通过阻断子宫动脉及其分支，减少肌瘤的血供，从而延缓肌瘤的生长，减轻症状。因其可能引起卵巢功能减退并增加潜在的妊娠并发症的风险，故一般不建议用于有生育要求的病人。

（2）高强度聚焦超声治疗（high intensity focused ultrasound, HIFU）：超声波通过其热效应使肌瘤组织凝固坏死，从而缩小肌瘤。也可在磁共振引导下进行。适用于无生育要求者。

九、子宫肌瘤合并妊娠

肌瘤合并妊娠占肌瘤病人 0.5%~1%，占妊娠 0.3%~0.5%。

1. 肌瘤对妊娠和分娩的影响　黏膜下肌瘤可妨碍受精卵着床而引起早期流产。大的肌壁间肌瘤可引起子宫腔变形和压迫，可导致流产或胎位异常。若肌瘤位置较低，可妨碍胎儿先露部进入骨盆造成难产。

2. 妊娠对子宫肌瘤的影响　妊娠期由于性激素的变化和盆腔血液供应丰富，可促使肌瘤快速生长和红色样变，临床表现为肌瘤迅速增大，剧烈腹痛、发热、外周血白细胞升高等。

3. 处理　发生红色样变时，采用保守治疗，使用止痛、抗感染、保胎药物。妊娠合并子宫肌瘤多能自然分娩，但应预防产后出血。肌瘤造成产道梗阻者应行剖宫产术。剖宫产术时对合并子宫肌瘤是否同时切除，需根据肌瘤大小、部位和病人情况而定。

（汪宏波）

学习小结

子宫肌瘤是最常见的女性生殖器良性肿瘤。临床表现与肌瘤的类型和有无变性相关。超声检查是常见的辅助检查诊断手段。无症状者一般不需治疗；症状轻、近绝经者可采用药物治疗。手术是最有效的治疗方法，适用于有症状或疑有肉瘤变者。

复习思考题

1. 常见的子宫肌瘤变性有哪些类型？
2. 子宫肌瘤的临床表现有哪些？
3. 子宫肌瘤手术治疗的适应证？

第五节　子宫内膜癌

学习目标

掌握	子宫内膜癌的临床表现、诊断方法和治疗原则。
熟悉	子宫内膜癌的发病原因、病理类型和分期。
了解	子宫内膜癌的预后。

【临床病例 18-4】

患者，女，58岁，绝经4年，阴道不规则流血6个月。高血压病6年，糖尿病3年，G_1P_1。查体：阴道畅，有少量暗红色血迹；宫颈大小正常，光滑；子宫前位，略增大，质韧，活动好，无压痛；双侧附件区未及异常。该患者的临床特征是什么？要明确诊断需要进行哪些检查？治疗原则是什么？

子宫内膜癌（endometrial carcinoma）又称为子宫体癌，好发于围绝经期和绝经后妇女，是女性生殖道三大恶性肿瘤之一，约占女性全身恶性肿瘤7%，占女性生殖道恶性肿瘤20%~30%。在我国，随着社会经济发展和人们生活方式转变，子宫内膜癌的发病率亦逐渐升高，并有年轻化趋势，在女性生殖道恶性肿瘤仅次于宫颈癌，而在北京、上海等地区，其发病率已经超过宫颈癌。

一、分型

根据子宫内膜癌发生发展与雌激素的关系，将其分为两型，雌激素依赖型（Ⅰ型）和非雌激素依赖型（Ⅱ型）。Ⅰ型子宫内膜癌较常见，多为子宫内膜样腺癌，约占85%，多见于年轻女性和围绝经期女性，预后较好。Ⅱ型子宫内膜癌相对少见，患者多为绝经后女性，可为浆液性癌、透明细胞癌等特殊组织类型，肿瘤恶性程度较高，病情进展较快，预后较差。

二、病因

子宫内膜癌的确切病因尚不明确，但Ⅰ型子宫内膜癌的发生可能与长期无孕激素拮抗的雌激素作用有关。患者常伴有无排卵、不孕、多囊卵巢综合征、晚绝经、功能性卵巢肿瘤、长期应用外源性雌激素等病史。目前认为，子宫内膜癌的发生与代谢综合征有关，这些患者常伴有肥胖、高血压、糖尿病等相关疾患。遗传因素可能也参与子宫内膜癌的发病。

三、病理

1. **大体标本** 按病变累及范围分为局限型和弥漫型。局限型为癌组织在宫腔内呈局限性生长，弥漫型为癌组织弥漫侵犯大部分或全部子宫内膜。子宫内膜癌病灶可表现为局部子宫内膜粗糙或呈息肉样凸起或肿块样生长，外观病灶组织呈灰白色或粉红色，质地糟脆，可有坏死出血。当癌组织侵犯子宫肌层时，表现为病灶灰白色自宫腔病灶延续至子宫肌层内（图18-3）。

2. **病理类型及其显微镜下特征** 子宫内膜癌组织类型见表18-5。

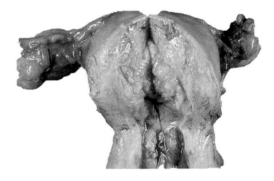

图18-3 子宫内膜癌大体标本

表18-5 子宫内膜癌组织类型（WHO 2014）

子宫内膜样癌	鳞状分化	
	绒毛腺型	
	分泌性	
黏液性癌		
浆液性癌		
透明细胞癌		
神经内分泌肿瘤	低级别神经内分泌肿瘤	类癌
	高级别神经内分泌肿瘤	小细胞神经内分泌癌
		大细胞神经内分泌癌
混合细胞腺癌		

注：癌肉瘤曾在2010年NCCN病理分类及2012年FIGO妇癌报告中被列入子宫内膜癌特殊类型，但在2014年世界卫生组织和国际妇科病理协会的分类标准中被归为上皮-间叶细胞混合性肿瘤

子宫内膜样腺癌的组织病理分级如下：GX：分级无法评估；G1（高分化）：癌组织中非鳞状或非桑葚状实性生长类型≤5%；G2（中分化）：癌组织中非鳞状或非桑葚状实性生长类型6%～50%；G3（低分化）：癌组织中非鳞状或非桑葚状实性生长类型>50%。

常见子宫内膜癌镜下特征：

（1）内膜样腺癌：占80%～90%，内膜腺体高度异常增生，上皮复层，并形成筛孔状结构。癌细胞异型明显，核大、不规则、深染，核分裂活跃，分化差的腺癌腺体少，腺结构消失，成实性癌块。

（2）黏液性癌：约占5%，肿瘤半数以上由胞质内充满黏液的细胞组成，大多腺体结构分化良好，病理行为与内膜样癌相似，预后较好。

（3）浆液性癌：占1%～9%，癌细胞异型性明显，多为不规则复层排列，呈乳头状或簇状生长，1/3可伴砂粒体。恶性程度高，易有深肌层浸润和腹腔、淋巴及远处转移，预后极差。

（4）透明细胞癌：不足5%，多呈实性片状、腺管样或乳头状排列，癌细胞细胞质丰富、透亮，核呈异型性，或由靴钉状细胞组成。恶性程度高，易早期转移。

四、转移途径

主要为直接蔓延和淋巴转移，晚期可出现血行转移。

1. 直接蔓延 病灶沿子宫内膜蔓延生长，向上可沿子宫角到输卵管和卵巢，向下可累及宫颈组织，向肌层侵犯可达子宫浆膜层。

2. 淋巴转移 当癌灶浸润至深肌层、蔓延到宫颈组织时容易发生淋巴转移。特殊组织类型及癌组织分化不良时也易发生淋巴结转移。

3. 血行转移 晚期患者可发生血行转移，常见转移部位为肺、肝、骨骼等。

五、分期

子宫内膜癌分期有临床分期（FIGO 1971，表18-6）和手术-病理分期（FIGO 2009，表18-7）。临床分期适用于手术前或因无法手术采用放、化疗的患者，手术-病理分期适用于接受分期手术治疗的患者。

表18-6 子宫内膜癌临床分期（1971，FIGO）

Ⅰ期	肿瘤局限于宫体
	ⅠA期：子宫腔长度≤8cm
	ⅠB期：子宫腔长度>8cm
Ⅱ期	肿瘤累及宫颈，但仍局限于子宫，无子宫外病变
Ⅲ期	肿瘤播散于子宫体以外，但局限于盆腔内（不包括膀胱、直肠黏膜受累）
Ⅳ期	肿瘤累及膀胱或直肠黏膜，或有盆腔以外的播散

表18-7 子宫内膜癌手术-病理分期（2009，FIGO）

Ⅰ期	肿瘤局限于子宫体
	Ⅰa期：肿瘤局限于子宫内膜或肿瘤浸润肌层深度<1/2
	Ⅰb期：肿瘤浸润肌层深度≥1/2
Ⅱ期	肿瘤累及宫颈间质，但是未播散到子宫外 a
Ⅲ期	局部和（或）区域扩散
	Ⅲa期：肿瘤累及子宫浆膜和（或）附件 b
	Ⅲb期：肿瘤累及阴道和（或）宫旁组织

Ⅲc 期:肿瘤转移至盆腔和(或)腹主动脉旁淋巴结

       Ⅲc1 期:肿瘤转移至盆腔淋巴结

       Ⅲc2 期:肿瘤转移至腹主动脉旁淋巴结

Ⅳ期　肿瘤累及膀胱和(或)肠黏膜;或远处转移

    Ⅳa 期:肿瘤累及膀胱和(或)直肠黏膜 c

    Ⅳb 期:远处转移,包括腹腔转移和腹股沟淋巴结转移

注:a 宫颈内膜腺体受累不再分作为分期依据;b 腹水或腹腔冲洗液有癌细胞不再分入Ⅲa 期;c 仅出现泡状水肿者不能分为Ⅳ期

六、临床表现

1. **症状**　异常阴道流血、阴道排液、宫腔积液或积脓是子宫内膜癌的主要症状。

(1)异常阴道流血(abnormal vaginal bleeding):是子宫内膜癌最常见、最重要的临床表现。绝经前患者表现为经量增多、经期延长或月经间期出血,围绝经期患者表现为不规则阴道流血,绝经后患者则表现为绝经数年后发生阴道不规则流血。

(2)阴道排液(vaginal discharge):可为白带增多,或浆液性、浆液血性分泌物。合并感染者可为脓性或脓血性恶臭分泌物。

(3)疼痛:当癌瘤浸润周围组织或压迫神经时可引起下腹及腰骶部疼痛。有宫腔积液、积脓时可出现下腹部疼痛、下坠等不适。

(4)恶病质:晚期患者可以出现贫血、消瘦、发热、全身衰竭等。

2. **体征**　早期可无明显体征,子宫可以正常大小或稍大。随着疾病发展,子宫可增大变软,或在宫旁或盆腔内扪及不规则结节状物。

七、诊断

子宫内膜癌的诊断要根据病史、体征和辅助检查,应重视子宫内膜癌发病高危因素,明确诊断依靠分段刮宫或宫腔镜和病理组织学检查。常用的辅助检查方法如下。

1. **细胞学检查**　可疑子宫内膜癌的患者,可行阴道脱落细胞学检查,但其阳性率远远低于宫颈癌。从子宫内膜获取细胞可提高阳性率。

2. **彩色多普勒超声检查**　超声检查对子宫内膜癌病灶大小、位置、肌层浸润深度、肿瘤是否累及宫颈等均具重要意义。彩色多普勒超声还可观察病灶血流情况,有助于判断病灶情况。其准确率较高,且简便、无创伤。

3. **分段刮宫**　是诊断子宫内膜癌最简便的方法,其目的是分别获取宫颈管及宫腔组织进行病理检查,以明确诊断(具体操作方法见第二十七章第七节)。

4. **宫腔镜检查**　可以直接观察病灶的部位、大小、是否累及宫颈,并进行组织活检,其有助于发现较小的或早期的病变,可提高评估病情准确率。在临床上应用越来越广泛,具体操作方法及注意事项详见第二十九章第二节。

5. **肿瘤标记物检查**　子宫内膜癌缺乏敏感且特异的肿瘤标记物,早期患者肿瘤标记物多无异常,盆腹腔转移的晚期子宫内膜癌患者的 CA125 可升高。

6. **电子计算机断层扫描(CT)与磁共振成像(MRI)**　对可疑子宫内膜癌患者行盆腔 CT 和 MRI 检查,CT 可较好的评估盆腹腔淋巴结状况,MRI 可以较好的判断子宫肌层浸润程度及与周围脏器的关系。

CT 是电子计算机 X 线断层扫描技术的简称。CT 根据人体不同组织对 X 线吸收与透过率不同，应用高度灵敏的光学探测仪进行测量，然后将测试数据输入给电子计算机。电子计算机对数据分析处理后，就可以摄出受检查部位的断面或立体的图像。磁共振成像（MRI）技术的基本原理是用磁场值来标记受检体中共振核子的空间位置。它利用了原子核处于磁场时旋转方式可以预测这一事实。如果旋转原子核于某一频率的无线电波形成共振，能量就会增大，然后返回到原始能量水平时就会放射无线电波。无线信号的差异反映出不同组织的组成。

八、鉴别诊断

子宫内膜癌需与以下疾病进行鉴别：

1. 异常子宫出血（abnormal uterine bleeding，AUB） 病史及妇科检查难以鉴别，诊断性刮宫和组织病理学检查可以鉴别。

2. 子宫黏膜下肌瘤、子宫内膜息肉 诊断性刮宫、B 超、宫腔镜检查等可鉴别诊断。

3. 子宫内膜炎合并宫腔积脓 宫腔积脓时患者阴道排出脓液或浆液，出现腹胀，有时发热，检查子宫增大，扩宫可有脓液流出，病理检查无癌细胞。但要警惕与子宫内膜癌并存的可能。

4. 宫颈癌 通过妇科检查、宫颈细胞学检查、阴道镜下活检、分段刮宫及病理学检查可以鉴别。子宫颈腺癌与子宫内膜癌鉴别较难，前者有时呈桶状宫颈，宫体相对较小。

九、治疗

子宫内膜癌的治疗原则是首选手术治疗，必要时进行放疗、化疗和（或）内分泌治疗。

1. 手术治疗 手术治疗是子宫内膜癌的主要治疗方法。手术的目的是切除病灶，进行手术 - 病理分期，评估病情，有助于制订治疗方案，判定预后。

手术时应先留取腹水或腹腔冲洗液，然后探查盆腹腔脏器、腹膜及腹膜后淋巴结。

2. 手术范围 不同组织类型和不同分期患者的手术范围不同。

Ⅰ期：全子宫切除术（total hysterectomy）及双侧附件切除术。有以下情况之一者应行盆腔及腹主动脉旁淋巴结切除术：①低分化子宫内膜样腺癌；②肿瘤侵犯肌层深度≥1/2；③宫腔内病灶直径大于 2cm；④盆腔或腹主动脉旁有增大淋巴结，可疑转移者；⑤特殊病理类型，如浆液性癌、透明细胞癌等。切除盆腔淋巴结应包括髂总淋巴结、髂外淋巴结、髂内淋巴结、腹股沟深淋巴结和闭孔窝淋巴结，腹主动脉旁淋巴结应包括腹主动脉、下腔静脉周围淋巴结。

Ⅱ期：应行次广泛子宫切除术及双侧附件切除术，同时行盆腔及腹主动脉旁淋巴结切除术，也可选择放射治疗。

Ⅲ期和Ⅳ期：根据病人情况，可选择行肿瘤细胞减灭手术。

关于特殊组织类型子宫内膜癌如透明细胞癌和浆液性癌，应常规切除盆腔和腹主动脉旁淋巴结，浆液性癌还应切除大网膜。

3. 放射治疗 对老年或有严重内科合并症不能耐受手术的患者，可考虑单纯放射治疗。

对手术后伴有以下复发转移高危因素之一者，可辅助放疗：①术后病理证实肿瘤侵犯宫颈管间质；②肿瘤转移至淋巴结；③肿瘤侵犯子宫肌层深度≥1/2，且为低分化；④盆腔有残留病灶。辅助放疗可以降低局部肿瘤复发率。

4. **化学治疗** 化疗多用于晚期复发的子宫内膜癌患者。近年来,研究发现化疗作为子宫内膜癌综合治疗手段之一,可以减少肿瘤复发。因此,对于伴有如下高危因素者,也主张进行化疗:①子宫外有转移病灶者;②特殊组织类型如子宫内膜浆液性癌、透明细胞癌等;③血管淋巴间隙受累(vascular lymph space involvement, LVSI)。常用药物包括多柔比星(阿霉素)、顺铂、紫杉醇等。多主张应用联合化疗方案,如阿霉素(ADM)联合顺铂(DDP),或紫杉醇(Taxol)联合顺铂(或卡铂)。

5. **内分泌治疗** 因子宫内膜癌与雌激素作用相关,而孕激素具有拮抗雌激素的作用,因此,可以应用孕激素治疗子宫内膜癌。主要用于保留生育能力子宫内膜癌患者以及晚期复发患者的治疗。常用药物有醋酸甲羟孕酮(medroxy progesterone acetate, MPA)250~500mg,每日一次;甲地孕酮(megestrol acetate, MA)160~320mg,每日一次。

十、预后

子宫内膜癌预后较好,5年生存率达70%~80%。以下因素与子宫内膜癌预后密切相关。年龄,分型,临床分期,组织学类型,肿瘤分级,孕激素受体表达等。

十一、随访

术后3年内每3个月随访一次,3~5年每6个月复查一次,5年后每年复查一次。随访内容包括妇科检查、阴道断端脱落细胞学检查、盆腹腔彩超及肿瘤标记物等,每半年应检查一次胸片。

十二、预防

注意高危因素,重视高危患者。正确掌握雌激素使用指征和方法。围绝经期月经紊乱或绝经后不规则阴道流血患者,应先排除子宫内膜癌后才能按良性疾病治疗。

(王建六)

学习小结

子宫内膜癌是常见的女性生殖道恶性肿瘤,根据其是否雌激素依赖,分为Ⅰ型和Ⅱ型,Ⅰ型主要是子宫内膜样腺癌,Ⅱ型包括浆液性腺癌,透明细胞等。手术患者采用FIGO 2009手术-病理分期,未手术患者采用FIGO 1971临床分期。子宫内膜癌的临床表现主要是异常阴道流血,诊断主要依据分段诊刮或宫腔镜活检标本病理组织学检查。子宫内膜癌的治疗以手术为主,Ⅰ期患者行全子宫及双侧附件切除术,必要时行盆腔及腹主动脉旁淋巴结切除术,Ⅱ期行次广泛子宫切除术及双侧附件切除术,同时行盆腔及腹主动脉旁淋巴结切除术,晚期患者行肿瘤细胞减灭术。对于有复发转移高危因素者,术后应辅助放疗和化疗。

复习思考题

1. 子宫内膜癌有哪些常见病理类型？
2. 子宫内膜癌有哪几种分期方法？
3. 子宫内膜癌该如何诊断？
4. Ⅰ期子宫内膜样腺癌患者的治疗原则？

第六节 子宫肉瘤

【临床病例 18-5】

　　患者,46 岁,患子宫肌瘤 8 年,近 1 年子宫肌瘤直径由 4cm 增大到 7cm,并出现月经量增多和尿频症状,HGB 85g/L。该患者可能诊断有哪些? 如何明确诊断,应如何治疗?

　　子宫肉瘤(uterine sarcoma)发病率低,占女性生殖道恶性肿瘤的 1%,占子宫恶性肿瘤的 3% ~ 7%。因缺乏特异性症状和体征,术前诊断较为困难,常于子宫切除术中或术后发现。恶性度高,预后较差。

一、分类及病理特征

　　子宫肉瘤常见类型见表 18-8。

表 18-8　子宫肉瘤分类(WHO 2014)

平滑肌肉瘤	上皮样平滑肌肉瘤
	黏液样平滑肌肉瘤
子宫内膜间质肉瘤	低级别子宫内膜间质肉瘤
	高级别子宫内膜间质肉瘤
	未分化子宫肉瘤
杂类间叶性恶性肿瘤	横纹肌肉瘤、恶性血管周上皮样细胞肿瘤
恶性混合性上皮和间叶瘤	腺肉瘤、癌肉瘤

　　常见子宫肉瘤病理特征:

　　1. 子宫平滑肌肉瘤(leiomyosarcoma,LMS)　是子宫最常见的恶性间叶性肿瘤,发自子宫肌壁或肌壁间血管壁的平滑肌组织。此种肉瘤呈弥漫性生长,与子宫壁之间无明显界限,无包膜。通常肿瘤的体积较大,切面为均匀一致的黄色或红色结构,呈鱼肉状或豆渣样。镜下平滑肌肉瘤细胞呈梭形,细胞大小不一致,形态各异,排列紊乱,有核异型,染色质深,核仁明显。核分裂象>5 ~ 10/10HP,有凝固性坏死。

　　2. 子宫内膜间质肉瘤(endometrial stromal sarcoma,ESS)　来自子宫内膜间质细胞,主要有以下常见类型。

　　(1)低级别子宫内膜间质肉瘤:大体见子宫球状增大,有颗粒样或小团块状突起,切面见肿瘤呈息肉状或结节状,子宫内膜突向宫腔或侵及肌层,有时息肉有长蒂可达宫颈口外。瘤组织呈鱼肉状,均匀一致,呈黄色。镜下见子宫内膜间质细胞侵入肌层肌束中,细胞形态大小一致,细胞质少,核分裂象<10/10HP。有向宫旁组织转移倾向,较少发生淋巴及肺转移,预后好。

　　(2)高级别子宫内膜肉瘤:大体见肿瘤多发生在子宫底部,呈息肉状向宫腔突起,质软且脆,常伴有出血坏死。切面呈灰黄色,鱼肉状。当侵入肌层时,肌壁则呈局限性或弥漫性增厚。镜下肿瘤细胞分化程度差,细胞大小不一致,核深染,异型性明显,核分裂象>10/10HP。恶性度高,预后差。

3. 恶性混合性上皮和间叶瘤 指肿瘤中具有上皮和间叶两种成分组成的恶性肿瘤,根据其中上皮成分的良恶性,又分为腺肉瘤和癌肉瘤。

(1)腺肉瘤(adenosarcoma):是含有良性腺上皮成分及肉瘤样间叶成分的双向分化的肿瘤。多见于绝经后妇女,也可见于青春期或育龄期女性。腺肉瘤呈息肉样生长,突入宫腔,较少侵犯肌层,切面常呈灰红色,伴出血坏死,可见小囊腔。镜下可见被间质挤压呈裂隙状的腺上皮成分,周围间叶细胞排列密集,细胞轻度异型,核分裂多见。

(2)癌肉瘤(carcinosarcoma):是一种由恶性上皮和恶性间叶成分混合组成的子宫恶性肿瘤,也称恶性中胚叶混合瘤(malignant mesodermal mixed tumor, MMMT)。常见于绝经后妇女。肿瘤体积可以很大,并侵犯子宫肌层,伴出血坏死。镜下见恶性上皮成分通常为 Mullerian 型上皮,间叶成分分为同源性和异源性,后者常见恶性软骨、骨骼肌及横纹肌成分,恶性明显。

二、诊断

1. 临床表现

(1)症状:子宫肉瘤一般无特殊症状,可表现为类似子宫肌瘤或子宫内膜息肉的症状:①阴道不规则流血为最常见的症状;②下腹疼痛、下坠等不适感;③压迫症状:肿物较大时则压迫膀胱或直肠,出现尿急、尿频、尿潴留、便秘等症状。

(2)体征:①子宫平滑肌肉瘤可位于子宫黏膜下和肌层,可与子宫肌瘤同时存在;②子宫内膜间质肉瘤可表现为宫颈口或阴道内发现软脆、易出血的息肉样肿物;③未分化子宫肉瘤多发生在子宫内膜,形如息肉,常充满宫腔,使子宫增大、变软,肿瘤可突出阴道内。

2. 辅助检查 ①阴道彩色多普勒超声检查:可初步鉴别诊断子宫肉瘤和子宫肌瘤,应注意有无低阻血流;②诊断性刮宫:对子宫内膜间质肉瘤有较大诊断价值,对子宫平滑肌肉瘤的诊断价值有限;③术中剖视标本:切面是否呈鱼肉状,质地是否均匀一致,有无出血、坏死,有无编织状结构,必要时作冷冻切片检查;④病理诊断:石蜡切片病理诊断是子宫肉瘤最重要的诊断方法。

三、转移

子宫肉瘤的转移途径主要有以下 3 种:①血行播散:是平滑肌肉瘤的主要转移途径,子宫内膜间质肉瘤的宫旁血管内瘤栓较为多见;②直接浸润:可直接蔓延到子宫肌层甚至浆膜层;③淋巴结转移:子宫内膜未分化肉瘤较易发生淋巴结转移。

四、分期

2009 年 FIGO 首次根据子宫肉瘤类型进行分期,子宫平滑肌肉瘤和子宫内膜间质肉瘤分期见表 18-9。腺肉瘤分期见表 18-10。

表 18-9 子宫平滑肌肉瘤和子宫内膜间质肉瘤分期(FIGO 2009 年)

Ⅰ期	肿瘤局限于宫体
Ⅰ A	肿瘤≤5cm
Ⅰ B	肿瘤>5cm

Ⅱ期	肿瘤扩散到盆腔
ⅡA	侵犯附件
ⅡB	侵犯子宫外的盆腔其他组织
Ⅲ期	肿瘤扩散到腹腔
ⅢA	一个病灶
ⅢB	多个病灶
ⅢC	侵犯盆腔和(或)腹主动脉旁淋巴结
Ⅳ期	肿瘤侵犯膀胱和(或)直肠或远处转移
ⅣA	肿瘤侵犯膀胱和(或)直肠
ⅣB	远处转移

表 18-10　腺肉瘤分期(FIGO 2009 年)

Ⅰ期	肿瘤局限于宫体
ⅠA	肿瘤局限于子宫内膜 / 宫颈内膜,无肌层侵犯
ⅠB	肌层浸润≤1/2
ⅠC	肌层浸润>1/2
Ⅱ期	肿瘤侵犯盆腔
ⅡA	侵犯附件
ⅡB	侵犯子宫外盆腔其他组织
Ⅲ期	肿瘤扩散到腹腔
ⅢA	一个病灶
ⅢB	多个病灶
ⅢC	侵犯盆腔和(或)腹主动脉旁淋巴结
Ⅳ期	肿瘤侵犯膀胱和(或)直肠或远处转移
ⅣA	肿瘤侵犯膀胱和(或)直肠
ⅣB	远处转移

注:Ⅲ期是指肿瘤病灶浸润腹腔内组织而不仅仅是子宫底突向腹腔。

五、治疗

以手术治疗为主,辅以放疗或化疗。

1. **手术治疗**　手术是子宫肉瘤主要治疗方法。

子宫平滑肌肉瘤行子宫切除术,低级别子宫内膜间质肉瘤行全子宫切除和双附件切除术,高级别子宫内膜间质肉瘤和混合性子宫上皮和间叶肿瘤还应切除盆腔和腹主动脉旁淋巴结。

对于恶性混合性上皮和间叶瘤患者,建议全子宫 + 双附件切除 + 盆腔和腹主动脉旁淋巴结及大网膜切除术,若手术无法切净盆腹腔所有病灶,争取做到理想的肿瘤细胞减灭术。

2. **放射治疗**　对子宫内膜间质肉瘤的疗效比平滑肌肉瘤为好。一般认为术后辅助放疗有助于预防盆腔复发,提高 5 年生存率。一般采用盆腔外照射和阴道内照射。对于复发或转移的晚期患者,可行姑息性放疗。

3. **化疗**　一般主张对晚期平滑肌肉瘤患者、高级别子宫内膜间质肉瘤、子宫混合性上皮和间叶瘤以及肉瘤复发患者,可辅助化疗。化疗以阿霉素的疗效最佳,文献报道单药有效率为 25%,而其他有效的药物有异环磷酰胺、顺铂、依托泊苷及替莫唑胺等。目前,尚无理想的化疗方案,下列方案可选用。

(1)IAP 方案:异环磷酰胺(IFO)(需美司钠解毒)+盐酸表柔比星(EPI-ADM)+顺铂(DDP)。

(2)HDE 方案:羟基脲(Hu)+氮烯米胺(DTIC)+依托泊苷(Vp16)。

4. **孕激素治疗**　孕激素类药物主要用于治疗低级别子宫内膜间质肉瘤及部分孕激素受体(PR)阳性

的高级别子宫内膜间质肉瘤。

常用孕激素类药物：醋酸甲羟孕酮（medroxyprogesterone acetate，MPA），甲地孕酮（megestrol acetate）和己酸孕酮（17α-hydroxyprogesterone acetate），一般主张剂量不小于200mg/d，应用时间不少于1年。

（王建六）

学习小结

子宫肉瘤少见，但组织成分繁杂，常见组织类型有子宫平滑肌肉瘤、子宫内膜间质肉瘤、恶性混合性上皮和间叶瘤。子宫肉瘤缺乏特异性症状和体征，术前诊断较为困难，常需术中冷冻切片及术后石蜡病理检查才能明确诊断。手术是子宫肉瘤主要治疗方法，放疗和化疗均不甚敏感。子宫肉瘤恶性度高，易血行转移，预后较差，5年存活率为30%~50%。

复习思考题

1. 简述子宫肉瘤常见类型。
2. 子宫肉瘤常用的诊断方法有哪些？
3. 简述子宫肉瘤的治疗原则。

第七节　卵巢肿瘤

学习目标

掌握	卵巢肿瘤的分类、临床表现、诊断方法及治疗原则。
熟悉	卵巢肿瘤的发病原因、病理类型和分期。
了解	卵巢肿瘤的随访及预后。

【临床病例 18-6】

患者，女，62岁，腹胀，食欲减退，乏力3个月，自觉腹部逐渐增大。绝经12年。无发热。体格检查：腹部膨隆，移动性浊音阳性，未及包块。妇科检查：子宫后位，正常大小，左侧附件区触及直径约8cm的囊实性肿块，右侧附件区触及直径约5cm囊实性肿块。活动度均欠佳。子宫直肠窝触及结节状肿物，无触痛。该患者最可能的诊断是什么？要明确诊断需要进行哪些辅助检查？治疗原则是什么？

卵巢肿瘤（ovarian tumor）是女性生殖器常见肿瘤之一，可发生于任何年龄。由于卵巢位于盆腔深部，卵巢肿瘤不易早期诊断，常需借助辅助检查或出现较明显的临床症状方能发现。

一、病因

迄今未明，可能与不孕或少育（持续排卵假说）、遗传和家族因素、工业污染、环境、高胆固醇食物摄入等有关。生育和口服避孕药可减少卵巢癌的发生。约5%的卵巢癌与遗传因素有关，如遗传性乳腺 - 卵巢癌综合征（与 BRCA1 /BRCA2 基因突变有关）、遗传性非息肉性结直肠癌综合征等。

既往认为卵巢上皮癌由卵巢表面上皮起源，但缺乏科学依据。近年越来越多的证据提示大部分高级别浆液性卵巢癌起源于输卵管伞端，低级别浆液性癌可能来源于卵巢表面上皮，也可能来自输卵管上皮，即上皮性卵巢癌发生的二元论。

二、分类

卵巢肿瘤组织学种类繁多、分类复杂（表 18-11）。

表 18-11　卵巢肿瘤的组织学分类（部分内容）（WHO，2014）

上皮性肿瘤
浆液性肿瘤　良性、交界性、恶性
黏液性肿瘤　良性、交界性、恶性
子宫内膜样肿瘤　良性、交界性、恶性
透明细胞瘤　良性、交界性、恶性
勃勒纳瘤　良性、交界性、恶性
浆黏液性肿瘤　良性、交界性、恶性
未分化癌
间叶性肿瘤　低级别、高级别子宫内膜样间质肉瘤
混合性上皮性和间叶性肿瘤　腺肉瘤、癌肉瘤
性索间质肿瘤
单纯间质肿瘤　纤维瘤、卵泡膜瘤、纤维肉瘤、硬化间质瘤等
单纯性性索肿瘤　成人型、幼年型颗粒细胞瘤；Sertoli 细胞瘤等
混合性性索 - 间质肿瘤　Sertoli-Leydig 细胞瘤等
生殖细胞肿瘤
无性细胞瘤
卵黄囊瘤
胚胎癌
非妊娠性绒毛膜癌
成熟畸胎瘤
未成熟型畸胎瘤
混合性生殖细胞肿瘤
单胚层畸胎瘤及与皮样囊肿有关的体细胞肿瘤　卵巢甲状腺肿、类癌等
其他各种肿瘤
继发肿瘤

三、病理

现将常见的卵巢肿瘤病理特点简述如下：

1. **上皮性肿瘤**　最常见，占所有原发卵巢肿瘤的 50%～70%，其中恶性上皮性肿瘤占原发卵巢恶性肿瘤的 85%～90%。多见于中老年妇女。分为良性、交界性及恶性肿瘤。交界性肿瘤的组织学形态和生物学行为处于良、恶性肿瘤之间，属低度潜在恶性肿瘤。

（1）浆液性肿瘤（serous cystadenoma）：①良性浆液性囊腺瘤：占卵巢良性肿瘤的 25%，肿瘤呈单房或多房，多为单侧,囊壁薄而光滑,部分呈乳头状生长。镜检囊壁为纤维结缔组织,上皮为单层立方型或柱状上皮;②交界性浆液性囊腺瘤(borderline serous cystadenoma):多为双侧,囊内有较多乳头状突起,镜检可见上皮复层不超过3层,细胞核轻度异型性,无间质浸润,预后好;③浆液性囊腺癌(serous cystadenocarcinoma):是最常见的原发卵巢恶性肿瘤,多为双侧,切面为多房,腔内充满乳头,质脆。镜检可见囊壁上皮复层4~5层以上,细胞异型明显,并有间质浸润。2014版WHO女性生殖道肿瘤分类中将浆液性癌分为低级别浆液性癌和高级别浆液性癌。

（2）黏液性肿瘤(mucinous cystadenoma):发病率仅次于浆液性肿瘤,多为单侧。良性和交界性黏液性肿瘤几乎均为多房囊性。①良性黏液性囊腺瘤:多发生于育龄妇女,体积较大。典型病变囊内容物为黏稠胶冻样液。镜检囊壁为纤维结缔组织,内衬单层高柱状上皮,有时可见杯状细胞及嗜银细胞。少数黏液性囊腺瘤可自发破裂,瘤细胞种植在腹膜上继续生长,因分泌黏液形成胶冻样黏液团块,似卵巢癌转移,称腹膜黏液瘤(myxoma peritonei)。②交界性黏液性肿瘤(borderline mucinous cystadenoma):切面见囊壁增厚,多有细小、质软乳头突起。镜下见上皮复层化,但不超过3层,细胞轻度异型,无间质浸润。③黏液性囊腺癌(mucinous cystadenocarcinoma):囊壁可见乳头或实质区,囊内含血性胶状黏液,实性区常见出血坏死。镜检见腺体密集,上皮超过3层,细胞异型性明显,有间质浸润。

（3）子宫内膜样肿瘤(endometrioid tumor):多为恶性。良性和交界性肿瘤外观相似,肿瘤为单房,囊壁光滑或有结节状突起。卵巢子宫内膜样癌(endometrioid carcinoma)约占卵巢上皮癌2%,多为单侧,中等大,囊实性或大部分实性,表面光滑或有结节状突起,切面灰白色、脆。根据实性区域所占比例分为高分化(G1)、中分化(G2)、低分化(G3)。

2. 生殖细胞肿瘤 卵巢生殖细胞肿瘤(ovarian germ cell tumor)发生率仅次于上皮性肿瘤。好发于儿童及青少年,青春期前者占60%~90%,绝经后仅占4%。

（1）畸胎瘤(teratoma):由多胚层组织构成。①成熟畸胎瘤又称皮样囊肿,占卵巢肿瘤10%~20%,为良性肿瘤。肿瘤由分化良好的外、中、内胚层来源的组织构成,多为单侧性。表面光滑、包膜完整,囊内含毛发和油脂样物,有时可见牙齿、软骨、骨和脂肪组织等。囊壁上有一小丘样隆起,称"头节",可恶变成鳞状细胞癌。若向单一胚层分化,则形成高度特异性畸胎瘤,如卵巢甲状腺肿(struma-ovarii)。②未成熟畸胎瘤为恶性肿瘤,为分化程度不同的未成熟胚胎组织所构成,主要为原始神经组织。单侧多见,切面以实性为主,伴有囊性区。未成熟畸胎瘤复发及转移率均较高,复发后采取再次手术,可见到未成熟肿瘤组织向成熟转化,称恶性程度逆转现象。

（2）无性细胞瘤(dysgerminoma):为恶性肿瘤。多为单侧表面光滑的实性包块,切面呈灰粉或浅棕色,可有出血坏死灶。镜检由成片岛状或梁索状分布的圆形或多角形大细胞组成,核大,胞浆丰富,间质中常有淋巴细胞浸润。

（3）卵黄囊瘤(yolk sac tumor):又称内胚窦瘤(endodermal sinus tumor),极少见,恶性程度高。多为单侧,呈圆形、卵圆形或分叶状。切面以实性为主,常有含胶冻样物的囊性筛状区。镜检为网状结构或内胚窦样结构。该瘤可产生甲胎蛋白(AFP),是诊断及病情监测的重要肿瘤标志物。

3. 性索间质肿瘤(ovarian sex cord stromal tumor) 来源于原始性腺中的性索及间质组织,约占卵巢肿瘤的4%~6%。该类型肿瘤多能分泌性激素,故又称功能性肿瘤。

（1）颗粒细胞瘤(granulosa cell tumor):在病理上颗粒细胞瘤分为成人型和幼年型。成人型为低度恶性肿瘤,多见于50岁左右妇女,有晚期复发倾向。肿瘤可分泌雌激素,从而引起相应的临床症状。肿瘤多为单侧性,中等大小,可为囊性、实性或囊实性。镜下可见颗粒细胞环绕成小圆形囊腔,呈菊花样排列,中心含嗜伊红物质及核碎片(Call-Exner 小体)。幼年型颗粒细胞瘤恶性度明显高于成人型,临床罕见,仅占5%,主要发生在青少年。

（2）卵泡膜细胞瘤(theca cell tumor):绝大多数为良性,少数为恶性。多发生于绝经前后妇女。肿瘤常为单侧,质韧或硬,切面实性,可有大小不一的囊腔。黄色、杏黄色的斑点或区域被灰白的纤维组织分割是其特征。因肿瘤可分泌雌激素，因此常合并子宫内膜增生甚至子宫内膜癌。

（3）纤维瘤（fibroma）：为良性肿瘤，约占卵巢肿瘤的 2%～5%。多见于中年妇女。多为单侧，表面光滑或呈结节状，切面实性灰白色、质硬。若伴有腹水和胸腔积液，称为梅格斯综合征（Meigs syndrome），肿瘤切除后，腹水和胸腔积液可自行消退。

4. 转移性肿瘤　约占卵巢肿瘤的 5%～10%。乳腺、胃肠道、生殖道、泌尿道等部位的原发性肿瘤均可转移到卵巢。库肯勃瘤（Krukenberg tumor）是指原发于胃肠道的肿瘤转移到卵巢，卵巢原状或呈肾形增大，多伴有腹水，镜检见典型的印戒细胞，预后极差。

四、转移途径

主要是直接蔓延及盆、腹腔种植播散，其次为淋巴转移，血行转移少见。

1. 直接蔓延及种植播散　卵巢恶性肿瘤极易在盆、腹腔内广泛种植播散和转移，即使原发灶外观局限，也可有大网膜、腹膜、肠系膜、肠管、肝、脾等脏器受累。

2. 淋巴转移　肿瘤可通过卵巢门淋巴管至腹主动脉旁淋巴结，通过阔韧带进入盆腔淋巴结，通过圆韧带至髂外和腹股沟淋巴结。

3. 血行转移　晚期可通过血行转移至肺、胸膜及肝脏等。

五、临床分期

常采用 FIGO 的临床分期（表 18-12）。

表 18-12　卵巢恶性肿瘤、输卵管恶性肿瘤的手术病理分期（FIGO，2013）

Ⅰ期	肿瘤局限于卵巢或输卵管（一侧或双侧）
ⅠA	肿瘤局限于一侧卵巢（包膜完整）或输卵管，卵巢或输卵管表面无肿瘤；腹水或腹腔冲洗液中未找到恶性细胞
ⅠB	肿瘤局限于双侧卵巢（包膜完整）或输卵管，卵巢或输卵管表面无肿瘤；腹水或腹腔冲洗液中未找到恶性细胞
ⅠC	肿瘤局限于单侧或双侧卵巢或输卵管，并伴有如下任何一项：
ⅠC1	手术导致肿瘤破裂
ⅠC2	手术前肿瘤包膜已破裂，或卵巢、输卵管表面有肿瘤
ⅠC3	腹水或腹腔冲洗液发现有恶性细胞
Ⅱ期	肿瘤累及一侧或双侧卵巢或输卵管，伴有盆腔内扩散（在骨盆入口平面以下）
ⅡA	肿瘤蔓延和（或）种植至子宫和（或）输卵管和（或）卵巢
ⅡB	肿瘤蔓延扩散和（或）种植至其他盆腔器官
Ⅲ期	肿瘤侵犯一侧或双侧卵巢、输卵管，伴有细胞学或组织学证实的盆腔外腹膜转移或证实存在腹膜后淋巴结转移
ⅢA	仅有腹膜后淋巴结阳性
ⅢA1	（ⅰ）淋巴结转移最大直径≤10mm
ⅢA1	（ⅱ）淋巴结转移最大直径>10mm
ⅢA2	显微镜下盆腔外腹膜受累，伴或不伴有腹膜后淋巴结阳性
ⅢB	肉眼可见的盆腔外腹膜转移，病灶最大直径≤2cm，伴或不伴有腹膜后淋巴结阳性
ⅢC	肉眼盆腔外腹膜转移，病灶直径>2cm，伴或不伴有腹膜后淋巴结阳性（包括肿瘤蔓延至肝包膜和脾，但未转移到脏器实质）
Ⅳ期	超出腹腔内的远处转移（不包括腹腔内转移）
ⅣA	胸水中发现癌细胞
ⅣB	腹腔外器官实质转移（包括肝实质转移和腹股沟淋巴结和腹腔外淋巴结转移）

六、临床表现

1. 良性肿瘤　肿瘤较小时多无症状，当肿瘤生长至中等大小时，可感觉腹胀或腹部扪及肿块。双合诊在子宫一侧或双侧触及球形肿块，囊性或实性，表面光滑，活动。肿瘤增大占满整个盆、腹腔时，可出现压迫症状，如尿频、便秘、气急、心悸等。查体腹部隆起，叩诊无移动性浊音。若肿瘤发生扭转或破裂，则可出现急腹症表现。

2. 恶性肿瘤　早期常无症状。当肿瘤增大时，可出现腹胀、腹部肿块、腹水等表现。功能性肿瘤可出现性早熟、月经紊乱或阴道不规则流血。肿瘤向周围组织浸润或压迫时，可引起腹痛、腰痛或下肢疼痛和水肿。晚期可出现贫血、消瘦、发热、全身衰竭等恶病质现象。三合诊检查可在子宫直肠陷凹触及质硬的不规则结节。肿块多为双侧、实性或囊实性，表面凹凸不平，活动度差。晚期可呈"冰冻骨盆"状。常伴有腹水，可有腹股沟、锁骨上淋巴结肿大。

七、并发症及其处理原则

1. 蒂扭转　是妇科常见的急腹症。常发生于瘤蒂较长、中等大小、活动度大、重心偏于一侧的肿瘤。多在突然改变体位或向同一方向连续转动后发生。典型症状为突发一侧下腹剧痛，伴恶心、呕吐，甚至休克。双合诊可触及压痛、张力较大肿块，以蒂部最明显，伴有肌紧张。确诊后应立即手术，术时根据血运情况决定直接切除附件还是尝试复位后保留附件，应注意复位有导致扭转的瘤蒂部位栓子脱落造成栓塞的风险（图18-4）。

2. 破裂　可自发或受外力后破裂。肿瘤破裂后，囊内容物流入腹腔或肿瘤血管破裂造成腹腔内出血，可引起剧烈腹痛、恶心、呕吐、腹膜炎，甚至休克。症状轻重取决于破裂口的大小和流入腹腔内囊液的量和性质。检查可发现腹肌紧张、压痛、反跳

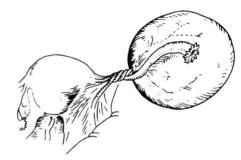

图18-4　卵巢肿瘤蒂扭转

痛或有腹水征，原来存在的肿块缩小或消失。确诊后应立即剖腹探查，切除肿瘤并彻底冲洗腹腔。

3. 感染　多继发于卵巢肿瘤蒂扭转、破裂后，或者是邻近器官感染病灶的扩散。临床上除原有疾病的表现外，尚有发热、腹痛、外周血白细胞升高等表现。严重者可出现腹膜炎。处理一般是先控制感染，然后手术治疗。若短期内感染难以控制，则宜急诊手术。

4. 恶变　肿瘤短期内迅速增大而固定或出现腹水，应考虑有恶变可能。应及早手术治疗，术中确定诊断后按恶性肿瘤处理。

八、诊断

根据病史和体征，加以必要的辅助检查确定诊断。

1. 影像学检查

（1）超声检查：是常用的检查方法之一，可了解肿块的部位、大小、形态，推测肿块的性质。探测有无腹水及腹水量。

（2）放射学检查：CT、MRI可显示肿块及其与周围脏器的关系、判断有无远处转移和淋巴结转移。腹部平片可显示畸胎瘤的牙齿、骨等成分，静脉肾盂造影、钡剂灌肠、胸片等检查可了解肿瘤与邻近器官的关系及转移情况。PET-CT可了解肿瘤有无全身转移。

2. 细胞学检查　抽取腹水或胸水查癌细胞。

3. 肿瘤标记物　80%的卵巢上皮性癌血清CA125水平升高。因CA125水平与病程进展密切相关，故多用于病情监测和疗效评估。人附睾蛋白4（HE4）是一种新的肿瘤标记物，敏感性及特异性更高，与CA125联合应用，诊断卵巢癌的准确性更高。AFP是卵黄囊瘤的标记物，未成熟畸胎瘤也可升高。hCG对

原发性卵巢绒癌有特异性。雌激素水平增高有助于功能性肿瘤如颗粒细胞瘤、卵泡膜瘤的诊断。

4. 内镜检查 腹腔镜可直视肿瘤及取活检，了解病变的扩散范围和程度，初步鉴别盆腔肿块的性质。胃镜、肠镜有助于除外消化道肿瘤。

九、鉴别诊断

1. 良性肿瘤与恶性肿瘤的鉴别 见表18-13。

表18-13 卵巢良性肿瘤与恶性肿瘤的鉴别

鉴别内容	良性肿瘤	恶性肿瘤
病史	病程长，缓慢增大	病程短，迅速增大
体征	单侧居多，活动，囊性，表面光滑，一般无腹水	多为双侧，固定；实性或囊实性，表面不平，结节状；后穹窿实性结节或包块；常伴腹水，可找到癌细胞
一般情况	良好	逐渐出现恶病质
超声检查	肿块边界清，为液性暗区，可有间隔光带	液性暗区内有杂乱光团、光点，肿块边界不清
肿瘤标记物	正常或偶有轻度升高	多明显升高

2. 良性肿瘤的鉴别诊断

（1）卵巢瘤样病变：主要包括滤泡囊肿和黄体囊肿，一般为单侧，直径多小于5cm，壁薄、活动。一般2～3个月后自行消失。若持续存在，应考虑卵巢肿瘤可能。

（2）输卵管卵巢囊肿：为炎性积液，多有盆腔炎性病病史。查体两侧附件区有不规则条形囊性包块，边界较清，活动受限。

（3）子宫肌瘤：需与浆膜下肌瘤鉴别，可借助超声检查或MRI鉴别。

（4）妊娠子宫：有停经史，妊娠试验阳性，超声检查可鉴别。

（5）腹水：巨大卵巢肿瘤应与大量腹水鉴别。首先应注意与形成腹水有关的肝、心、肾病史。检查时腹水为蛙状腹，有移动性浊音，超声检查及CT、MRI有助于鉴别诊断。

3. 恶性肿瘤的鉴别诊断

（1）子宫内膜异位症：有进行性痛经、月经过多、不规则阴道流血、不孕等症状，妇科检查可触及肿块及直肠子宫陷凹结节。超声检查、腹腔镜检查有助鉴别。

（2）盆腔炎性肿块：有盆腔感染史，肿块触痛，边界不清，活动受限，抗感染治疗后可缓解。必要时腹腔镜检查或剖腹探查。

（3）结核性腹膜炎：多发生于年轻不孕妇女，有肺结核史。表现为消瘦、低热、盗汗、月经稀少或闭经等。多有腹水征，妇科检查肿块位置较高，不规则，边界不清、活动差。结核试验、超声检查、腹腔镜等有助鉴别。

（4）生殖道以外肿瘤：如腹膜后肿瘤、直肠及结肠肿瘤等，超声波检查、钡剂灌肠、肠镜检查等有助于鉴别。

（5）转移性肿瘤：常与消化道转移性肿瘤相混淆。注意原发肿瘤的表现，转移性肿瘤常为双侧性，活动度好。必要时剖腹探查。

十、治疗

1. 良性肿瘤手术治疗 根据患者年龄、生育要求及对侧卵巢情况决定手术范围。年轻、肿瘤为单侧者应行患侧卵巢肿瘤切除或患侧卵巢输卵管切除术,双侧卵巢肿瘤者应行肿瘤切除术。绝经后妇女可行患侧输卵管卵巢切除术或全子宫及双侧输卵管卵巢切除术。

注意事项:①术中切除肿瘤组织应剖检,判断肿瘤良、恶性,必要时行冰冻切片组织学检查;②疑恶性肿瘤者,术中应尽可能完整取出,防止囊壁破裂导致癌细胞种植于腹腔;③巨大良性囊性肿瘤可先穿刺放液,待体积缩小后取出,穿刺前须保护穿刺周围组织,以防被囊液污染。

2. 卵巢上皮性癌 采用手术为主,辅助化疗,必要时放疗等综合治疗方法。

(1)手术治疗:是治疗卵巢上皮性癌的主要手段。第一次手术的彻底性与预后密切相关。①早期(FIGO Ⅰ、Ⅱ期)卵巢上皮癌应行全面分期手术,手术范围包括全子宫及双侧输卵管卵巢切除 + 大网膜切除 + 阑尾切除 + 盆腔和腹主动脉旁淋巴结切除术。手术步骤是首先留取腹水或腹腔冲洗液进行细胞学检查,继之全面探查盆、腹腔情况,对可疑病灶及易发生转移部位多点取材作组织学检查;然后决定手术范围,尽可能切除所有肿瘤病灶。②年轻有生育要求、在经过全面准确的分期确定为肿瘤局限于单侧卵巢或双侧卵巢的 Ⅰ 期患者,在充分告知风险,签署知情同意后可以保留子宫和健侧输卵管卵巢或单纯保留子宫。③晚期卵巢癌行肿瘤细胞减灭术,其原则是切除原发灶,尽可能切除所有的转移灶,必要时可切除部分肠管、膀胱或脾脏等。最大残余灶直径小于 1cm 时称满意的肿瘤细胞减灭术。对于预计手术不能切除的患者可先行 1~2 疗程先期化疗后再进行手术。

(2)化学药物治疗:卵巢上皮性癌对化疗较敏感,除了经过全面准确的手术分期、高分化(G1)Ⅰ A 期和 Ⅰ B 期患者不需化疗外,其他患者均需化疗。化疗可杀灭残留癌灶、控制复发,以缓解症状、延长生存期。化疗也可用于复发患者的治疗。暂无法施行手术的晚期患者,化疗可使肿瘤缩小,为以后手术创造条件。常用化疗药物有顺铂、卡铂、紫杉醇、多西紫杉醇、环磷酰胺、依托泊苷(VP-16)等。近年多以铂类药物联合紫杉醇为主要的化疗方案。常用化疗方案包括紫杉醇 + 卡铂(TC)、紫杉醇 + 顺铂(TP)等。紫杉醇过敏者可用顺铂 + 环磷酰胺(PC)。根据病情选择静脉化疗或腹腔联合静脉化疗。化疗疗程数一般 6~8 个疗程。疗程间隔 3~4 周。复发和难治性卵巢癌根据患者对铂类药物是否敏感选择再次应用铂类药物或吉西他滨、脂质体阿霉素、盐酸拓扑替康、依托泊苷等。

(3)放射治疗:外照射对于卵巢上皮性癌的治疗价值有限,可用于锁骨上和腹股沟淋巴结转移灶和部分紧靠盆壁的局限性病灶的局部治疗。

(4)其他治疗:目前临床应用较多的是细胞因子治疗、分子靶向治疗(如贝伐单抗)等。有一定的临床疗效,但确切临床价值仍需循证医学证实。

3. 交界性肿瘤 主要采用手术治疗。手术方式为全面的分期手术或肿瘤细胞减灭术。复发病例也应采取手术治疗。在全面手术分期基础上,年轻、希望保留生育功能的 Ⅰ 期患者可保留正常的子宫和对侧输卵管、卵巢。因交界性肿瘤对化疗不敏感,化疗只用于有残留病灶、浸润性种植和复发患者。

4. 恶性生殖细胞肿瘤

(1)手术治疗:绝大部分恶性生殖细胞肿瘤患者年轻并希望保留生育功能,而且该类肿瘤对化疗十分敏感,因此手术的基本原则是进行全面的手术分期,在此基础上,无论期别早晚,只要对侧卵巢和子宫未受肿瘤累及,均可行保留生育功能的手术。若肿瘤为双侧,也可仅保留子宫。对复发者仍主张积极手术。

(2)化疗:除 Ⅰ 期无性细胞瘤和 Ⅰ 期、G1 的未成熟畸胎瘤外,其他患者均需化疗。一般化疗 3~6 疗程。常用的化疗方案:PEB(顺铂 + 依托泊苷 + 博来霉素)、PVB(顺铂 + 长春新碱 + 博来霉素)、VAC(长春新碱 + 放线菌素 D + 环磷酰胺)方案等。

(3)放疗:无性细胞瘤对放疗敏感,但由于放疗会影响患者的生育功能,故目前较少应用。对复发的无性细胞瘤,放疗仍能取得较好疗效。

5. 恶性性索间质肿瘤 手术方法参照卵巢上皮癌的治疗方法。希望保留生育功能的 Ⅰ 期患者在全面分期手术的基础上,也可实施保留生育功能手术。Ⅰ期者术后可随访观察,Ⅰ期有高危因素者或晚期、复发患者需要辅助治疗。常用化疗方案为 TC、PEB、PVB 等,一般化疗 6 个疗程。卵巢性索间质肿瘤有晚期复发的特点,应长期随诊。对复发患者仍建议手术治疗。

十一、预后

预后与分期、组织类型、细胞分化程度、年龄、治疗措施等有关。5 年生存率:Ⅰ期 70% ~ 80%,Ⅱ期以上 40% 左右。

十二、随访

术后 2 年内,每 3 个月随访一次,第 3~5 年每 3~6 个月复查 1 次。5 年后每年复查 1 次。随访时应详细复习病史,进行相关检查,包括肿瘤标记物;必要时行盆腔超声检查、CT、MRI 或 PET-CT 等检查。

十三、妊娠合并卵巢肿瘤

妊娠合并卵巢良性肿瘤比较常见,合并恶性肿瘤少见。早孕时若肿瘤嵌入盆腔,可能引起流产。中期妊娠时易并发蒂扭转,晚期妊娠时若肿瘤较大可导致胎位异常,分娩时肿瘤易发生破裂,肿瘤位置较低可阻塞产道导致难产。

早孕合并卵巢良性肿瘤,可等待至妊娠 12 周以后再进行手术,以免诱发流产。术前、术后应安胎治疗。妊娠晚期发现者,可短期等待至足月行剖宫产,同时切除肿瘤。妊娠合并恶性肿瘤者,应及早手术,治疗原则与非孕期相同。

(崔保霞)

学习小结

卵巢肿瘤最常见的是上皮性肿瘤、生殖细胞肿瘤、性索－间质肿瘤与转移性肿瘤。上皮性肿瘤最常见组织学类型有浆液性肿瘤、黏液性肿瘤和子宫内膜样肿瘤。卵巢恶性肿瘤早期常无症状,晚期主要症状为腹胀、腹部肿块、腹水及其他消化道症状。卵巢肿瘤的并发症有蒂扭转、破裂、感染和恶变。卵巢恶性肿瘤的转移途径主要是直接蔓延、盆腹腔种植与淋巴转移。手术是主要治疗手段,早期患者应行全面分期手术,而晚期患者则行肿瘤细胞减灭术。化疗是主要的辅助治疗。上皮性癌术后给予铂类为主的联合化疗,其中铂类联合紫杉醇为最常用的化疗方案。PEB(顺铂＋依托泊苷＋博来霉素)方案为恶性生殖细胞肿瘤和性索间质肿瘤患者常用的一线化疗方案。

复习思考题

1. 简述卵巢肿瘤的主要组织学类型。

2. 简述卵巢肿瘤的主要并发症及其处理原则。

3. 简述卵巢良恶性肿瘤的鉴别要点。

4. 简述卵巢恶性肿瘤的治疗原则。

第八节　输卵管恶性肿瘤

输卵管恶性肿瘤较少见，多为原发。其临床表现与卵巢上皮性癌类似，无特异性症状和体征，原发性输卵管癌（primary cancer of the fallopian tube）好发于输卵管壶腹部，腺癌是最常见的组织类型，约 60% 发生在绝经后妇女。

一、转移途径

以直接蔓延、腹膜种植和淋巴转移为主。输卵管完整时也可有腹膜种植，可转移到包括腹主动脉旁淋巴结在内的区域淋巴结。血行转移少见，晚期时经血循环可转移至肺、肝、脑及阴道等器官。

二、分期

输卵管癌的分期是手术 - 病理分期（见表 18-12）。

三、临床表现

早期无症状，体征多不典型，易被忽视或延误诊断。阴道流血是患者最常见的症状，其次为排液，偶有患者主诉下腹痛或不适，或者由于盆腹腔触诊发现包块才作出诊断。阴道排液、腹痛和盆腔肿块称输卵管癌"三联征"。但具有典型"三联征"的患者临床不到 15%。

四、诊断

术前诊断较困难，常误诊为卵巢癌。超声检查、CT、腹腔镜探查等可协助诊断。

五、鉴别诊断

输卵管癌与卵巢肿瘤及输卵管卵巢囊肿不易鉴别。有阴道排液及阴道流血者需与子宫内膜癌鉴别。若不能排除输卵管癌，应尽早腹腔镜或剖腹探查确诊。

六、治疗

原发性输卵管癌的处理原则参照卵巢上皮性癌，即以手术为主，辅以化疗。早期患者行全面分期手术，晚期患者行肿瘤细胞减灭术。手术范围、化疗指征、化疗药物和剂量等均参照卵巢上皮性癌。

七、预后

预后差,5 年生存率 I 期患者为 65%, II 期 50%～60%, III～IV 期 10%～20%。

(崔保霞)

学习小结

原发性输卵管癌临床少见,易被误诊。阴道排液、腹痛和盆腔肿块称输卵管癌"三联征"。处理原则参照卵巢上皮性癌。

复习思考题

1. 何谓输卵管癌"三联征"。

2. 简述输卵管癌的治疗原则。

第十九章　妊娠滋养细胞疾病

19

学习目标	
掌握	滋养细胞肿瘤的临床分期与预后评分标准；滋养细胞肿瘤的诊断依据及处理原则；葡萄胎的处理原则。
熟悉	葡萄胎的病理分型和临床表现；滋养细胞肿瘤的临床表现；胎盘部位滋养细胞肿瘤的临床表现与处理原则。
了解	妊娠滋养细胞的发育与分化；胎盘部位滋养细胞肿瘤的病理特点。

妊娠滋养细胞疾病（gestational trophoblastic disease，GTD）是一组来源于胎盘滋养细胞的疾病。根据组织学可将其分为葡萄胎、侵蚀性葡萄胎、绒毛膜癌（简称绒癌）及胎盘部位滋养细胞肿瘤，后三者又统称为妊娠滋养细胞肿瘤（gestational trophoblastic neoplasia，GTN）。滋养细胞肿瘤绝大多数继发于妊娠，极少数来源于卵巢或睾丸生殖细胞，称为非妊娠性绒癌，不属于本章讨论范围。

第一节　妊娠滋养细胞的发育与分化

滋养细胞（trophoblastic cell）是人体中一种极为特殊的细胞，无论从组织来源、发育过程、形态变化或生物学特性等方面均与人体一般细胞不同。

卵子受精后开始进行反复的细胞分裂，又称卵裂（cleavage），受精后第三天，形成由 16 个细胞组成的实心细胞团，称桑葚胚（morula），其中间为内细胞团，外层为扁平细胞。桑葚胚入宫腔后，随着子宫腔内液体的渗入，形成胚泡或胚囊（blastula）。此时，内细胞团突向液腔，以后发育成胚胎，外层细胞在自身合成蛋白质和葡萄糖的同时也可以直接从母体吸收养分以供胚胎生长，故称之为滋养层（trophoblast），其构成细胞为滋养细胞。由此可见，滋养细胞来源于胚胎的外层细胞，称胚外层细胞（extra-embryonic cell），在早期就从胚胎细胞中分化出来，有别于一般的上皮细胞（epithelial）和来源于胚胎的外胚层（ectoderm）细胞。在种植和胚胎着床以及胎盘形成中起了非常重要的作用。

胚胎着床于子宫内膜后，滋养细胞即由一层扁平或立方形细胞逐渐分化成内层的细胞滋养细胞（cytotrophocyte，CT）和外层的合体滋养细胞（syncytio-trophocyte，ST）。前者细胞界限清晰，胞核网状、胞浆淡染，外观呈立方或多角形。而在种植过程中分化出的合体滋养层细胞主要担负着胚胎着床时侵蚀母体的作用。囊胚内细胞团逐渐分化为胚胎，滋养细胞形成胎盘组织。

在胎盘形成前，整个胚胎均为绒毛覆盖，以后只有蜕膜底层的绒毛继续发展，与相应的蜕膜结合形成胎盘。面向蜕膜表层的绒毛退化与胎儿羊膜结合形成胎膜。胎盘发育到一定阶段，细胞滋养细胞逐步退化消失，合体滋养细胞亦变薄，绒毛间质变少。分娩后胎盘脱落，大部分滋养细胞被排出体外，部分深入蜕膜底层的滋养细胞则在产褥期逐渐随着蜕膜的脱落而脱落。因此，正常情况下滋养细胞对母体无不良影响。

从以上发育过程可见滋养细胞的复杂和多变性。就其形态学变化而言，也极为复杂。如前所述，滋养细胞可以分为绒毛和非绒毛两大类。前者包括细胞滋养层细胞（CT）和合体滋养层细胞（ST）。后者指绒毛外滋养细胞或中间型滋养细胞（intermediate trophocyte，IT）。CT 单核，是滋养细胞内层细胞，其他滋养细胞由此分化而来；ST 多核，构成滋养细胞连续外层，最终形成绒毛（chorionic villi），后者是母胎交换通道。介于 CT 和 ST 之间还有众多的中间型滋养细胞，最初只是一种立方形的细胞，其胞核由浅变深，胞浆也渐变浅红均匀。合体滋养层细胞是经细胞滋养层细胞多次核分裂、但是子细胞集聚而不分离所致，中间型细胞则是这种变化的过渡性细胞。

胎盘作为母体内一个临时的内分泌腺体，其功能基本上也是由滋养细胞来完成的。它能产生许多激素，包括：①糖蛋白激素（glyco-protein），如人绒毛膜促性腺激素（human chorionic gonadotropin，hCG）、绒毛膜促甲状腺激素（human chorionic thyrotropin，HCT）以及人胎盘催乳素（human placental lactogen，HPL）；②类固醇激素（steroid hormone），如雌三醇（estriol）、雌二醇（estradiol）、雌素（estrone）以及孕酮（progesterone）。

滋养细胞除了具有上述呼吸、营养、排泄、防御以及产生激素等功能以外，最奇特的生物学特性是它侵蚀母体的能力，目前其侵蚀机制尚不清楚。滋养细胞作为人体中一种极为特殊的细胞，其生物学特性有待进一步探讨。对这些特性的研究，不仅有助于了解生殖生理，也有利于了解滋养细胞肿瘤的发生机制。

第二节 葡萄胎

葡萄胎（hydatidiform mole）是一种良性滋养细胞疾病，是因为妊娠后胎盘绒毛滋养细胞不规则增生所致，是滋养细胞疾病中最常见的类型。以绒毛间质水肿变性和滋养细胞不同程度增生为特征，外观呈许多水泡聚集如葡萄状，其病变局限于子宫腔内。根据巨检标本及显微镜下特点、染色体核型分析及临床表现，可将葡萄胎妊娠分为完全性葡萄胎（complete hydatidiform mole，CHM）和部分性葡萄胎（partial hydatidiform mole，PHM），其中大部分为完全性葡萄胎。

一、发病因素

葡萄胎的病因尚不十分清楚，迄今有细胞遗传异常、营养不良、病毒感染、卵巢功能失调及免疫机制失调等学说。营养状况与社会经济因素是可能的高危因素之一，饮食中缺乏动物脂肪、维生素 A 及其前体胡萝卜素者发生葡萄胎的概率显著升高。另外，既往有葡萄胎史也是高危因素。

近年来细胞遗传学研究表明，在葡萄胎的发生中，染色体异常起着主要作用，其中较为公认的是双精子受精学说和空卵受精学说。

1. 完全性葡萄胎 细胞遗传学研究表明，在完全性和部分性葡萄胎的发生中，染色体异常起着主要作用。绝大多数完全性葡萄胎的核型为 46, XX，少数为 46, XY，且均来自父源。有以下几种情况：①一个精子（23X）与一个空卵受精后核内 DNA 自身复制而成；②减数分裂失败的二倍体精子与空卵受精；③双精子与空卵受精。

2. 部分性葡萄胎 部分性葡萄胎通常是三倍体，有 69 条染色体，额外的单倍体是父系来源。这可能产生于双精入卵（两个独立的精子与一个正常卵受精）或第一次减数分裂失败的精子与正常卵受精。在后一种情况，父源染色体没有经过配子形成过程中的减数分裂，形成了 46, XY 精子，而正常精子与减数分裂失败的 46, XX 卵子受精不会产生葡萄胎。

二、病理

1. 完全性葡萄胎

（1）巨检：水泡状物形如串串葡萄，大小直径自数毫米至数厘米不等，其间有纤细的纤维素相连，常混有血块和蜕膜组织。水泡状物占满整个宫腔，无胎儿及其附属物或胎儿痕迹。

（2）镜检：见绒毛体积增大，轮廓规则，滋养细胞增生，间质水肿和间质内胎源性血管消失。

2. 部分性葡萄胎

（1）巨检：仅部分绒毛变为水泡，常合并胚胎或胎儿组织，胎儿多已死亡，合并足月儿极少，且常伴发育迟缓或多发性畸形。

（2）镜检：可见绒毛大小不等，常呈扇形，轮廓不规则、有明显的滋养层基质内陷，部分间质水肿，滋养细胞增生程度较轻，间质内可见胎源性血管及其中的有核红细胞。此外，还可见胚胎或胎儿组织。

完全性葡萄胎和部分性葡萄胎的临床病理特征鉴别要点见表 19-1。

表 19-1 完全性葡萄胎和部分性葡萄胎的主要特点

	完全性葡萄胎	部分性葡萄胎
阴道流血	++++	++++
妊娠高血压综合征	++	++

	完全性葡萄胎	部分性葡萄胎
甲状腺功能亢进	+	少见
β-hCG>100 000IU/L	+++	+
子宫增大	++	+
黄素化囊肿	++	-
囊泡	普遍	局限
胎儿或胎膜	无	有
显微镜检	绒毛普遍水肿肿胀,滋养细胞增生、间变,无胎儿血管	绒毛局限性水肿肿胀,局灶性滋养细胞增生,存在胎儿血管、绒毛扇状皱褶及滋养层包涵体
免疫组化($pS7^{KIP2}$)	-	+
核型	46,XX/46,XY	69,XXY/69,XXX/69,XYY
潜在恶性	多见	少见

三、临床表现

1. **完全性葡萄胎** 完全性葡萄胎的典型临床表现如下。

(1)停经后阴道流血:为最常见的症状。常在停经 8~12 周左右开始有不规则阴道流血,量多少不定,可反复发作,可导致贫血。也可出现大出血,导致休克,甚至死亡。葡萄胎组织有时可自行排出。

(2)子宫异常增大、变软:约有半数葡萄胎病人的子宫大于停经月份,质地变软,为葡萄胎迅速增长及宫腔内积血所致。但也有病人的子宫大小与停经月份相符或小于停经月份,可能与水泡退行性变、停止进展有关。

(3)妊娠呕吐:出现时间一般较正常妊娠早,症状严重,且持续时间长。发生严重呕吐且未及时纠正时可导致水电解质平衡紊乱。

(4)子痫前期:可在妊娠早期出现高血压、水肿和蛋白尿,虽然症状重,但很少发生子痫。

(5)卵巢黄素化囊肿:由于大量 β-hCG 刺激卵巢,卵泡内膜细胞发生黄素化而形成囊肿,称卵巢黄素化囊肿(theca lutein ovarian cyst)。常为双侧性,但也可单侧,大小不等。黄素化囊肿一般无症状,多由超声检查作出诊断。常在水泡状胎块清除后 2~4 个月自行消退。

(6)腹痛:因葡萄胎增长迅速和子宫过度快速扩张所致,表现为阵发性下腹痛,一般不剧烈,常发生于阴道流血之前。若发生卵巢黄素囊肿扭转或破裂,也可出现急腹痛。

(7)甲状腺功能亢进:约 7% 的病人可出现轻度甲状腺功能亢进表现,如心动过速、皮肤潮湿和震颤,但突眼少见。

2. **部分性葡萄胎** 除阴道流血外,部分性葡萄胎常没有完全性葡萄胎的典型症状,因而易被误诊为不全流产或稽留流产,仅在对流产组织进行病理检查时才发现。有时和完全性葡萄胎较难鉴别,需刮宫后经病理检查、免疫组化、甚至遗传学检查方能确诊。

四、诊断

凡有停经后不规则阴道流血,妊娠呕吐严重且出现时间较早,体格检查时有子宫大于停经月份、变软、不能触及胎体、不能听到胎心,应怀疑葡萄胎可能。妊娠早期出现子痫前期症状、出现双侧卵巢囊肿或甲状腺功能亢进征象,均支持诊断。若在阴道排出物中见到葡萄样水泡组织,诊断基本成立。常选择下列辅助检查以进一步明确诊断。

1. **超声检查** B 型超声是诊断葡萄胎的重要辅助检查,最好采用经阴道彩色多普勒超声。完全性葡萄胎的典型超声影像学表现为子宫明显大于相应孕周,无妊娠囊或胎心搏动,宫腔内充满不均质密集状或短条状回声,呈"落雪状",若水泡较大而形成大小不等的回声区,则呈"蜂窝状"。常可测到两侧或一侧卵巢囊肿。彩色多普勒超声检查可见子宫动脉血流丰富,但子宫肌层内无血流或仅稀疏"星点状"血流信号。

部分性葡萄胎宫腔内可见由水泡状胎块所引起的超声图像改变以及胎儿或羊膜腔,胎儿常合并畸形。部分性葡萄胎在声像图上可出现胎盘组织中有局灶性囊性结构和妊娠囊横径增加的改变。

2. 绒毛膜促性腺激素(human chorionic gonadotrophin,hCG)测定 葡萄胎时,滋养细胞高度增生,产生大量 hCG,血清中 hCG 滴度通常高于相应孕周的正常妊娠值,而且在停经 8~10 周以后仍继续持续上升。但也有少数葡萄胎,尤其是部分性葡萄胎因绒毛退行性变,hCG 升高不明显。为避免抗 hCG 抗体与其他多肽激素发生交叉反应,临床多用抗 hCG-β 链单克隆抗体进行检测。

3. 其他 包括病理检查及免疫组化染色、流式细胞测定倍体性、微卫星多态性检测亲源性等。

五、鉴别诊断

1. 流产 葡萄胎病史与先兆流产相似,先兆流产有停经、阴道流血及腹痛等症状,妊娠试验阳性,超声可见胎囊、甚至胎心搏动。但葡萄胎时多数子宫大于相应孕周的正常妊娠,hCG 水平持续高值,超声检查显示葡萄胎的特点。

2. 双胎妊娠 子宫大于相应孕周的正常单胎妊娠,hCG 水平也略高于正常,容易与葡萄胎相混淆,但双胎妊娠无阴道流血,超声检查可以确诊。

六、处理

1. 清宫 葡萄胎一经确诊,应及时清宫。但清宫前应作全身检查,注意有无子痫前期、甲状腺功能亢进、水电解质紊乱及贫血等。必要时先对症处理,稳定病情。清宫应由有经验医生操作,一般选用吸刮术,具有手术时间短、出血少、不易发生子宫穿孔等优点。即使子宫增大至妊娠 6 个月大小,仍可选用吸刮术。清宫应在手术室内在输液、备血准备下进行,充分扩张宫颈管,选用大号吸管吸引。待葡萄胎组织大部分吸出、子宫明显缩小后,改用刮匙轻柔刮宫。为减少出血和预防子宫穿孔,可在术中应用缩宫素静脉滴注,一般推荐在充分扩张宫颈管和开始吸宫后使用。子宫小于妊娠 12 周尽量一次清净,子宫大于妊娠 12 周或术中感到一次清净有困难时,可于一周后行第二次清宫术。在清宫过程中,有极少数病人因大量滋养细胞进入子宫血窦,并随血流进入肺动脉,发生肺栓塞,出现急性呼吸窘迫,甚至急性右心衰竭。及时给予心血管及呼吸功能支持治疗。葡萄胎每次刮宫的刮出物均应送组织学检查,取材应注意选择近宫壁种植部位新鲜无坏死的组织送检。

2. 黄素化囊肿的处理 葡萄胎清除后,大多数黄素化囊肿均能自然消退,无需处理。但如发生卵巢黄素化囊肿扭转,则需及时手术探查。如术中见卵巢外观无明显变化,血运尚未发生障碍,可将各房囊内液穿刺吸出,使囊肿缩小自然复位,不需手术切除。如血运已发生障碍,卵巢已有变色坏死,则应切除病侧卵巢而保留健侧卵巢。

3. 预防性化疗 不作常规推荐,一般认为适用于有恶变高危因素且随访困难的葡萄胎病人。恶性变相关高危因素有:①hCG>500 000IU/L;②子宫明显大于停经孕周;③卵巢黄素化囊肿直径>6cm。另外,年龄>40 岁和重复葡萄胎也被视为恶性变的高危因素。一般选用甲氨蝶呤、氟尿嘧啶或放线菌素 -D 单一药物,化疗至 hCG 降至正常。部分性葡萄胎一般不作预防性化疗。

七、自然转归

了解葡萄胎排空后血清 hCG 的消退规律对预测其自然转归非常重要。在正常情况下，葡萄胎排空后，血清 hCG 稳定下降，首次降至阴性的平均时间大约为 9 周，一般不超过 14 周。若葡萄胎排空后 hCG 持续异常要考虑妊娠滋养细胞肿瘤。完全性葡萄胎发生恶性变的概率为 15%～20%。部分性葡萄胎发生子宫局部侵犯的概率为 2%～4%，一般不发生远处转移，也缺乏明显的临床或病理高危因素。

八、随访

葡萄胎病人作为高危人群，其随访有重要意义。通过定期随访，可早期发现滋养细胞肿瘤并及时处理。随访应包括以下内容：①hCG 定量测定，葡萄胎清宫后每周 1 次，直至连续 3 次正常，然后每个月 1 次持续至少半年。此后可每半年 1 次，共随访 2 年。②每次随访时除必须作 hCG 测定外，应注意月经是否规则，有无异常阴道流血，有无咳嗽、咯血及其他转移灶症状，并作妇科检查，可定期作超声、X 线胸片或肺 CT 检查。

葡萄胎随访期间可采用避孕套或口服避孕药避孕，hCG 自然降至正常者，在 hCG 正常后 6 个月可以再次妊娠。妊娠后，应在妊娠早期作超声和 hCG 测定，以明确是否正常妊娠；分娩后胎盘送病理检查、并随访 hCG 直至降至正常。

第三节　妊娠滋养细胞肿瘤

妊娠滋养细胞肿瘤 50% 继发于葡萄胎，另外一半则继发于流产、足月妊娠或异位妊娠。继发于葡萄胎排空后半年以内的妊娠滋养细胞肿瘤的组织学诊断多数为侵蚀性葡萄胎（invasive mole，IM），而一年以上者多数为绒毛膜癌（choriocarcinoma），半年至 1 年者，绒癌和侵蚀性葡萄胎均有可能，但一般来说时间间隔越长，绒癌可能性越大。继发于流产、足月妊娠、异位妊娠者为绒癌。侵蚀性葡萄胎恶性程度一般不高，预后较好。绒癌恶性程度高，现由于诊断技术的进展及化学治疗的发展，绒癌病人的预后已得到极大的改善，治愈率可达 90% 以上。

一、病理

1. 侵蚀性葡萄胎

（1）巨检：可见子宫肌壁内有大小不等、深浅不一的水泡状组织，宫腔内可有或没有原发病灶。当侵蚀病灶接近子宫浆膜层时，子宫表面可见紫蓝色结节。侵蚀较深时可穿透子宫浆膜层或阔韧带。

（2）镜检：可见侵入肌层的水泡状组织的形态与葡萄胎相似，绒毛结构及滋养细胞增生和分化不良。但绒毛结构也可退化，仅见绒毛鬼影。

2. 绒癌　绝大多数绒癌原发于子宫，但也有极少数可原发于输卵管、卵巢、宫颈、阔韧带等部位。

（1）巨检：肿瘤常位于子宫肌层内，也可突向宫腔或穿破浆膜，单个或多个，大小不一，无固定形态，与周围组织分界清，质地软而脆，海绵样，暗红色，伴出血坏死。

（2）镜检：绒癌镜下特点是可见大量细胞滋养细胞和合体滋养细胞，但不形成绒毛或水泡状结构，成片高度增生，排列紊乱，并广泛侵入子宫肌层并破坏血管，造成出血坏死。肿瘤中不含间质和自身血管，瘤细胞靠侵蚀母体血管而获取营养物质。

二、临床表现

1. **无转移滋养细胞肿瘤** 大多数继发于葡萄胎后,仅少数继发于流产或足月产后。

(1)不规则阴道流血:在葡萄胎排空、流产或足月产后,有持续的不规则阴道流血,量多少不定。也可表现为一段时间的正常月经后再停经,然后又出现阴道流血。

(2)子宫复旧不全或不均匀性增大:常在葡萄胎排空后 4~6 周子宫未恢复到正常大小,质地偏软。也可因肌层内病灶部位和大小的影响,表现出子宫不均匀性增大。

(3)卵巢黄素化囊肿:由于 hCG 的持续作用,在葡萄胎排空、流产或足月产后,两侧或一侧卵巢黄素化囊肿可持续存在。

(4)腹痛:一般无腹痛,但当子宫病灶穿破浆膜层时可引起急性腹痛及其他腹腔内出血症状。若子宫病灶坏死继发感染也可引起腹痛及脓性白带。黄素化囊肿发生扭转或破裂时也可出现急性腹痛。

(5)假孕征象:由肿瘤分泌的 hCG 及雌、孕激素的作用,表现为乳房增大、乳头及乳晕着色,甚至有初乳样分泌,外阴、阴道、宫颈着色,生殖器官变软。

2. **转移性滋养细胞肿瘤** 滋养细胞肿瘤主要经血行播散,转移发生早而且广泛。最常见的转移部位是肺,其次是阴道以及盆腔、肝和脑等。转移性滋养细胞肿瘤可以同时出现原发灶和转移灶症状,但也有不少病人原发灶消失而转移灶发展,仅表现为转移灶症状,如首发症状可以表现为脑转移所致的中枢神经系统症状,若不注意常会误诊。

(1)肺转移:转移瘤较大或者广泛时可表现为胸痛、咳嗽、咯血及呼吸困难。这些症状常呈急性发作,但也可呈慢性持续状态达数月之久。在少数情况下,可因肺动脉滋养细胞瘤栓形成,造成急性肺梗死,出现肺动脉高压和急性肺功能衰竭。但多数情况下当肺转移灶较小时可无任何症状,仅靠 X 线胸片或 CT 作出诊断。

(2)阴道转移:转移灶常位于阴道前壁下段,呈紫蓝色结节,破溃时引起不规则阴道流血,甚至大出血。一般认为系宫旁静脉逆行性转移所致。

(3)肝转移:为不良预后因素之一,表现为上腹部或肝区疼痛,若病灶穿破肝包膜,可出现腹腔内出血,导致死亡。

(4)脑转移:预后凶险,为主要的致死原因。脑转移的形成可分为 3 个时期,首先为瘤栓期,表现为一过性脑缺血症状,如猝然跌倒、暂时性失语、失明 等。继而发展为脑瘤期,即瘤组织增生侵入脑组织形成脑瘤,出现头痛、喷射样呕吐、偏瘫、抽搐直至昏迷。最后进入脑疝期,因脑瘤增大及周围组织出血、水肿,造成颅内压进一步升高,脑疝形成,压迫生命中枢、最终死亡。

(5)其他转移:包括脾、肾、膀胱、消化道、骨等,其症状视转移部位而异。

三、诊断

1. **临床诊断** 根据葡萄胎排空后或流产、足月分娩、异位妊娠后出现不规则阴道流血和(或)转移灶及其相应症状和体征,应考虑滋养细胞肿瘤的可能,结合 hCG 测定及相应影像学等检查,常可作出滋养细胞肿瘤的诊断。

(1)血 hCG 测定:对于葡萄胎后滋养细胞肿瘤,hCG 水平是主要的诊断依据,影像学证据并非必要。凡符合下列标准中的任何一项且排除妊娠物残留或再次妊娠即可诊断为滋养细胞肿瘤:①葡萄胎清宫后每周 hCG 测定 4 次呈平台状态(±10%),并持续 3 周或更长时间,即 1、7、14、21 日;②hCG 测定 3 次升高(>10%),并至少持续 2 周或更长时间,即 1、7、14 日;③hCG 水平持续异常达 6 个月或更长。非葡萄胎后滋养细胞肿瘤的诊断标准为:足月产、流产和异位妊娠后 4 周血 hCG 仍持续高水平,或一度下降后又上升,已排除妊娠物残留或再次妊娠。

（2）胸部 X 线摄片：是诊断肺转移的重要检查方法。肺转移的最初 X 线征象为肺纹理增粗，以后发展为片状或小结节阴影，典型表现为棉球状或团块状阴影。

（3）CT 和磁共振检查：CT 对发现肺部较小病灶和脑等部位的转移灶有较高的诊断价值。磁共振主要用于脑、肝和盆腔病灶的定位诊断。

（4）超声检查：子宫可正常大小或不同程度增大，肌层内可见异常回声区。彩色多普勒超声可显示丰富的血流信号和低阻力型血流频谱。

2. 组织学诊断　虽然组织学证据对于滋养细胞肿瘤的诊断并非必需，但一旦有了组织学证据则以组织学诊断为金标准。在组织病理标本中如在子宫肌层内或子宫外转移灶组织中若见到绒毛或退化的绒毛阴影，则诊断为侵蚀性葡萄胎。若仅见成片滋养细胞浸润及坏死出血，未见绒毛结构者，则诊断为绒癌。

四、临床分期

目前国内外普遍采用 FIGO 妇科肿瘤委员会于 2000 年审定并于 2002 年颁布的临床分期，该分期包括解剖学分期和预后评分系统两部分（见表 19-2，表 19-3），是制订治疗方案和评估预后的重要依据，其中规定预后评分总分 ≤ 6 分为低危，≥ 7 分为高危。临床诊断时应结合解剖分期与预后评分，如一病人为绒癌脑转移，预后评分为 16 分，则诊断时应标注为绒癌 Ⅳ：16。该分期与评分系统客观地反映了滋养细胞肿瘤病人的实际情况，在疾病诊断的同时更加简明地指出了病人除分期之外的病情轻重及预后危险因素，有利于病人治疗方案的选择及对预后的评估。

表 19-2　滋养细胞肿瘤解剖学分期标准（FIGO，2000 年）

期别	定义
Ⅰ	病变局限于子宫
Ⅱ	病变超出子宫但局限于生殖器官（宫旁、附件及阴道）
Ⅲ	病变转移至肺，伴或不伴有生殖道转移
Ⅳ	病变转移至脑、肝、肠、肾等其他器官

表 19-3　滋养细胞肿瘤预后评分标准（FIGO，2000 年）

预后因素	计分			
	0	1	2	4
年龄（岁）	<40	≥40		
末次妊娠	葡萄胎	流产	足月产	
妊娠终止至化疗开始的间隔（月）	<4	4～<7	7～<13	≥13
HCG（IU/L）	$<10^3$	$10^3～<10^4$	$10^4～<10^5$	$≥10^5$
肿瘤最大直径（cm）	<3	3～<5	≥5	
转移部位	肺	脾、肾	胃肠道	脑、肝
转移瘤数目*		1～4	5～8	>8
既往化疗失败史			单药化疗	多药化疗
总计分	≤6 分低危；≥7 分高危			

注：* 肺内转移瘤超过 3cm 或胸片可见者予以记数

五、治疗

治疗原则以化疗为主,手术和放疗为辅的综合治疗。在制订治疗方案以前,应作出正确的临床分期及预后评分,并评估治疗耐受性,以达到分层和个体化治疗。

1. 化疗　可用药物很多,目前常用的一线化疗药物有甲氨蝶呤(MTX)、氟尿嘧啶(5-Fu)、放线菌素 -D(Act-D)或国产更生霉素(KSM)、环磷酰胺(CTX)、长春新碱(VCR)、足叶乙甙(VP-16)等。低危病人首选单一药物化疗,而高危病人首选联合化疗。

(1)单一药物化疗:目前常用的单药化疗药物及用法见表 19-4。

表 19-4　滋养细胞肿瘤常用单药化疗药物及其用法

MTX-FA	8 天方案(MTX 50mg 肌肉注射 D1, D3, D5, D7; 亚叶酸 15mg 于 MTX24 小时后口服, D2, D4, D6, D8); 每 2 周重复
MTX	0.4mg/kg(最大量 25mg)静脉注射或肌肉注射 ×5 天; 每 2 周一次
Act-D	脉冲给药 1.25mg/m² 静脉注射,每 2 周一次
Act-D	0.5mg 静脉注射 ×5 天; 每 2 周一次
其他	MTX30-50mg/m² 肌肉注射,每周一次; MTX300mg/m² 静点, 每 2 周一次; 5-Fu; 依托泊苷

低危 GTN 单药化疗失败的相关因素包括:①初治前血 hCG>10 000mIU/mL;②年龄>35 岁;③ FIGO 评分>4 分;④子宫病灶较大以及伴阴道转移。有上述单药化疗失败因素者,可以直接选用联合化疗。

(2)联合化疗:方案繁多,其中首选 EMA-CO 方案和以氟尿嘧啶为主的联合化疗方案(表 19-5)。

表 19-5　滋养细胞肿瘤常用联合化疗方案及其用法

方案	剂量、给药途径、疗程天数	疗程间隔
FAV	VCR 2mg, 静脉注射, d1 5-Fu 24～26mg/(kg·d), 静脉点滴 d1～d6 Act-D 5～6μg/(kg·d), 静脉点滴 d1～d6	17～21d
FAEV	VCR 2mg, 静脉注射, d1 5-Fu 800～900mg/(m²·d), 静脉点滴 d1～d5 Act-D 200μg/(m²·d), 静脉点滴 d1～d5 VP16 100mg/(m²·d), 静脉点滴 d1～d5	17～21d
EMA/CO	第 1 天 VP16 100mg/m², 静脉点滴 Act-D 0.5mg, 静脉点滴 MTX 100mg/m², 静脉推注 MTX 200mg/m², 静脉点滴 12 小时 第 2 天 VP16 100mg/m², 静脉点滴 Act-D 0.5mg, 静脉点滴 四氢叶酸(CF)15mg, 肌肉注射(从 MTX 推注开始算起 24 小时后给药, 每 12 小时 1 次, 共 4 次) 第 8 天 VCR 2mg, 静脉注射 CTX 600mg/m², 静脉点滴 第 15 天重复下一疗程	

(3)极高危滋养细胞肿瘤的治疗:在 2015 版 FIGO 指南中提到了极高危妊娠滋养细胞肿瘤的概念,是指预后评分≥12 分、合并肝、脑或全身广泛转移的病人,通常对一线联合化疗反应较差,可以直接选用 EP-EMA 等二线补救化疗方案(见表 19-6),可能会产生较好的治疗反应和效果,也可以用于复发或晚期病人。

表 19-6 二线补救化疗方案

EP-EMA	依托泊苷、顺铂 / 依托泊苷、甲氨蝶呤、放线菌素 -D
TP/TE	紫杉醇、顺铂 / 紫杉醇、依托泊苷
MBE	甲氨蝶呤、博来霉素、依托泊苷
VIP or ICE	依托泊苷、异环磷酰胺、顺铂或卡铂
BEP	博来霉素、依托泊苷、顺铂
FA	5-Fu、放线菌素 -D
FAEV	氟尿苷、放线菌素 -D、依托泊苷、长春新碱
大剂量化疗联合自体骨髓或干细胞移植	

对于极其严重的病例,上述标准的二线补救化疗可能会引起严重的骨髓抑制导致出血、败血症,甚至多器官功能衰竭等。因此,刚开始治疗时可以采用低剂量较弱的化疗方案,如:VP-16（100mg/m²）顺铂（20mg/m²）,d1～2,每周一次,重复 1～3 周;待病情缓解后,再转为上述标准化疗。北京协和医院常用于标准化疗前较弱的方案为 AE 方案:放线菌素 D 500μg,d1～3;VP-16（100mg/m²）,d1～3。

（4）疗效评估:在每一疗程结束后,应每周一次测定血 hCG,结合妇科检查、超声、胸片、CT 等检查来评价疗效。

（5）毒副反应防治:化疗主要的毒副反应为骨髓抑制,其次为消化道反应、肝功能损害、肾功能损害及脱发等。用药期间严密观察,注意防治。

（6）停药指征:低危病人的停药指征为:hCG 每周测定 1 次,连续 3 次阴性后至少给予 1～2 个疗程的巩固化疗,而对于化疗过程中 hCG 下降缓慢和病变广泛者通常给予 2～3 个疗程的化疗。对高危病人 HCG 连续 3 次阴性后再巩固 3～4 个疗程。

2. 手术 主要作为辅助治疗,对控制大出血等各种并发症、消除耐药病灶、减少肿瘤负荷和缩短化疗疗程等方面有一定作用,在一些特定的情况下应用。手术方式有子宫切除、子宫病灶挖除、肺叶切除术以及急诊开颅手术等。

3. 放射治疗 随着化疗药物治疗的进展,放射治疗对该肿瘤的应用价值已日渐局限。但在某些情况下,放射治疗仍有一定的作用,特别是对顽固性耐药病灶的治疗、预防转移灶出血及减轻疼痛等方面效果尚可。有文献报道,对脑转移及肝转移病人,采用全脑或全肝照射,约 50% 病人可获痊愈。

六、随访

治疗结束后应严密随访血 hCG:治疗结束后的第一个月内,每周测定一次 hCG 水平;第 2～3 个月,每 2 周测定一次;第 4～9 个月,每月测定一次;第 10～15 个月,每 2 个月测定一次;此后,每 3 个月测定一次,共三年;从第三年以后每半年测定一次,共五年;5 年以后每年监测一次直至终生。对于有生育要求者于化疗停止 1 年后可解除避孕。

第四节 胎盘部位滋养细胞肿瘤

胎盘部位滋养细胞肿瘤（placental site trophoblastic tumor, PSTT）指起源于胎盘种植部位的一种特殊类型的滋养细胞肿瘤。肿瘤由形态单一的中间型滋养细胞组成,可以继发于各种类型妊娠,包括足月产、流产、异位妊娠和葡萄胎等。临床罕见,多数预后良好,但少数可发生转移,转移则预后不良。

一、病理

1. **巨检** 见肿瘤可为突向宫腔的息肉样组织，可局限于子宫肌层内，与子宫肌层界限清楚，也可呈弥漫性浸润至深肌层、甚至达浆膜层或子宫外扩散，与子宫肌层界限不清。肿瘤切面呈黄褐色或黄色，有时见局限性出血和坏死。

2. **镜检** 见肿瘤几乎完全由中间型滋养细胞组成，无绒毛结构。肿瘤细胞呈单一或片状侵入子宫肌纤维之间，仅有灶性坏死和出血。免疫组化染色见部分肿瘤细胞 hCG 阳性、人胎盘生乳素（hPL）多为强阳性、P63 阴性。

二、临床表现

主要表现为停经和不规则阴道流血，停经时间从 1 个月至 1 年不等。阴道流血多为少量连续，少数流血较多，阴道流血可持续几天到一年。盆腔检查一些病人可有子宫增大，当肿瘤弥漫性浸润子宫壁时，子宫均匀性增大，而局限性肿块常导致子宫不规则性增大。如发生血行远处转移，则可出现转移灶相应的症状与体征。一旦发生转移，预后不良。该类肿瘤病人血 β-hCG 测定可为阳性，但大多处于低水平，通常低于 1000IU/L，少数病人甚至为阴性。

三、诊断

症状、体征不典型，临床容易误诊不全流产、宫外孕等良性疾病或绒癌，确诊靠组织病理学检查，一般依据手术切除的标本作出准确的组织学诊断。

四、临床分期

可采用滋养细胞肿瘤 FIGO 分期中的解剖学分期，但预后评分系统不适用于 PSTT。与其预后相关的危险因素包括：与前次妊娠间隔>24 个月或 48 个月，病灶超出子宫，深肌层浸润，侵袭性生长，广泛的凝固性坏死，透明细胞的存在，病理性核分裂象较多，Ki-67 标记指数（细胞增殖）>50%。

五、处理

手术是其首选治疗方法，原则是切除病灶，手术范围为全子宫切除术。对于有生育要求的病人，如病灶相对局限、边界清楚，亦可进行保留生育功能的保守性手术治疗。对于高危 PSTT 病人术后应考虑给予辅助性化疗。因 PSTT 对化疗的敏感性不如侵蚀性葡萄胎或绒毛膜癌，故首选的化疗方案为 EMA-CO。对于转移性 PSTT 可选择 EMA/EP 方案化疗。

六、随访

同本章第三节妊娠滋养细胞肿瘤的随访。

（向　阳）

葡萄胎是滋养细胞疾病中最常见的类型,根据巨检标本及显微镜下特点、染色体核型分析及临床表现,可将其分为完全性和部分性葡萄胎。根据超声影像和 hCG 检测可做出早期诊断,葡萄胎一经确诊,应及时清宫。完全性葡萄胎发生恶性变的概率为 15%~20%,预防性化疗仅适应于有恶变高危因素的病人。葡萄胎的随访很重要,应严格定期复查血 hCG 及其他相关检查。

妊娠滋养细胞肿瘤是一组继发于任何类型妊娠后滋养细胞恶性变而形成的肿瘤。根据葡萄胎排空后或流产、足月分娩、异位妊娠后出现不规则阴道流血和(或)转移灶及其相应症状和体征,结合 hCG 测定及相应的影像学等检查,常可做出滋养细胞肿瘤的临床诊断。滋养细胞肿瘤主要经血行播散,转移发生早而且广泛,最常见的转移部位为肺。化疗是滋养细胞肿瘤的主要治疗方法,在化疗开始前应充分评估病人的临床分期和预后评分,实施个体化治疗。

胎盘部位滋养细胞肿瘤是起源于胎盘种植部位的一种特殊类型的滋养细胞肿瘤,肿瘤由形态单一的中间型滋养细胞组成。临床症状不典型,确诊依靠组织学检查。手术是其首选的治疗方法,对于保留生育功能治疗的选择应慎重。

1. 葡萄胎发生恶性变的概率是多少?
2. 哪些因素是葡萄胎恶变的高危因素?
3. 葡萄胎的处理原则是什么?
4. 妊娠滋养细胞肿瘤的诊断依据有哪些?
5. 滋养细胞肿瘤的处理原则是什么?
6. 胎盘部位滋养细胞肿瘤的临床病理特点是什么?结合其临床病理特征,治疗上与其他妊娠滋养细胞肿瘤的异同有哪些?

第二十章　子宫内膜异位症和子宫腺肌病

20

学习目标	
掌握	子宫内膜异位症、子宫腺肌病的临床表现、诊断和治疗。
熟悉	子宫内膜异位症的发病机制及分期；子宫腺肌病的病因及病理特征。
了解	子宫内膜异位症的预防。

子宫内膜异位性疾病包括子宫内膜异位症（endometriosis）和子宫腺肌病（adenomyosis），是妇产科常见疾病之一。两者虽然在组织起源上有相似之处，临床上亦常并存，但两者在发病机制、临床表现和临床处理等方面均有所不同，实质上是两种不同的疾病，本章将分别讲述。

第一节　子宫内膜异位症

【临床病例 20-1】

> 病人，女，30岁，已婚，G_0P_0，继发痛经2年。妇科检查：外阴、阴道无异常发现，子宫正常大小，无压痛，左附件区可触及 5cm×4cm×4cm 大小的囊性包块，活动度差，右附件区未及包块。超声示：左附件区见 5.0cm×4.5cm×4.0cm 囊性肿块，内呈细点状回声。血 CA125 68IU/ml。该病人应考虑何种疾病？如何处理？

具有生长功能的子宫内膜组织（腺体和间质）出现在子宫腔被覆内膜以及子宫肌层以外的部位，称为子宫内膜异位症（endometriosis），简称内异症。子宫内膜异位症是一种性激素依赖性疾病，近年来，该病的发病率呈上升趋势，主要发生于生育期妇女，好发年龄为 25～45 岁。初潮前无发病者，绝经或卵巢去势后病灶可消退，妊娠时卵巢功能抑制可使病情缓解。该病是妇科最常见的疾病之一，总体发病率为 10%～15%，25%～35% 的不孕病人在腹腔镜检查时发现内异病灶。

子宫内膜异位症为良性疾病，但具有种植侵蚀性生长、远处转移和易复发等恶性生物学行为。异位内膜可侵犯全身任何部位，但绝大多数位于盆腔脏器和壁腹膜，以卵巢和宫骶韧带最为常见，其次为子宫直肠陷凹、乙状结肠、直肠阴道隔等部位，故有盆腔子宫内膜异位症之称，身体其他部位亦可发病，如宫颈、脐、腹壁切口瘢痕、会阴切口瘢痕，甚至肺、鼻腔等（图 20-1）。

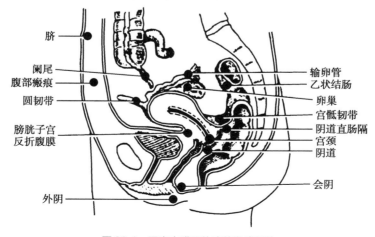

图 20-1　子宫内膜异位症的发病部位

一、发病机制

子宫内膜异位症的发病机制至今尚未阐明，目前主要的学说和发病机制如下。

1. 种植学说 该学说于 1921 年由 Sampson 首先提出，故又称 Sampson 学说，认为盆腔子宫内膜异位症的发生，是由于经期时子宫内膜碎片随经血逆流，通过输卵管进入盆腔而种植于卵巢或盆腔其他部位所致，因而也称经血逆流学说。该学说虽被多数学者接受，但无法解释多数生育期妇女存在经血逆流，而仅少数发病的现象，也不能解释盆腔以外子宫内膜异位症的发生。

子宫内膜细胞也可经淋巴和静脉向远处播散，发生远离盆腔器官的内异症，如肺、鼻黏膜、皮肤、四肢等部位的内异症，是种植学说的组成部分。

2. 体腔上皮化生学说 Meyer 认为卵巢表面上皮与盆腔腹膜均由高度化生潜能的体腔上皮分化而来，受到经血、炎症和卵巢激素的反复刺激后，被激活衍化为子宫内膜样组织，形成子宫内膜异位症，但该学说迄今仅有动物实验的证据。

3. 诱导学说 未分化的腹膜组织在内源性生物化学因素诱导下，可发展成为子宫内膜组织，种植的内膜可释放化学物质诱导未分化的间充质形成子宫内膜异位组织。此学说是体腔上皮化生学说的延伸，有动物实验的证据，但在人类中未得到证实。

4. 免疫与炎症因素 免疫调节异常在内异症的发生、发展各环节中起重要作用，表现为免疫监视功能、免疫杀伤细胞的细胞毒作用减弱而导致未能有效地清除异位内膜。也有证据表明，内异症与亚临床腹膜炎有关，表现为腹腔液中巨噬细胞、炎性细胞因子、生长因子、促血管生成物质等增加，从而促进异位内膜存活、增殖，并导致局部纤维增生、粘连。

5. 遗传和其他因素 内异症具有一定的家族聚集性，某些病人的发病可能和遗传有关。国内学者提出"在位内膜决定论"，认为在位内膜的特性是内异症发生的决定因素，而局部微环境是影响因素。

目前为止，尚无单一学说或因素可解释发生在所有部位的子宫内膜异位症，多种学说的互补，以及进一步的研究可望完善其发病机制。

二、病理

子宫内膜异位症基本的病理变化是异位子宫内膜随卵巢激素的周期性变化而发生周期性出血，病灶部位反复出血和吸收导致周围纤维组织增生、粘连，在病变区形成紫褐色斑点或小泡，进一步发展成大小不一的瘢痕性结节或包块。根据发生的部位不同，主要分为卵巢子宫内膜异位症和腹膜子宫内膜异位症，此外还有深部浸润型内异症和其他部位的内异症。

1. 巨检

（1）卵巢子宫内膜异位症：卵巢是发生子宫内膜异位症的最常见部位，80% 累及一侧卵巢，50% 累及双侧卵巢。异位病灶侵犯卵巢表面呈紫褐色斑状，累及卵巢实质时，因反复出血，形成单个或多个囊肿，内含巧克力样液体，称卵巢巧克力囊肿。囊内液可因出血时间、量、吸收等不同而呈稠厚或稀薄状。囊肿大小不等，多数为直径 5cm 左右，张力大，由于反复出血、破裂，大多与周围组织致密粘连，这种粘连是卵巢子宫内膜异位囊肿的临床特征之一。

（2）腹膜子宫内膜异位症：多见于宫骶韧带、直肠子宫陷凹、子宫后壁下段。由于解剖位置位于盆腔后部较低处或靠近卵巢病灶，与异位的子宫内膜接触最多，故是内异症的好发部位。早期仅见散在紫褐色出血点或颗粒状结节；结缔组织增生后，宫骶韧带明显缩短、增粗。子宫后壁与直肠前壁发生粘连时，子宫直肠陷凹消失，重者病灶可向直肠阴道隔发展。

盆腔腹膜内异症根据病灶是否着色以及着色程度可分为两种：①无色素沉着型：为早期病变，临床更为常见,可以呈现为红色火焰样、息肉样、白色透明变、卵巢周围粘连、黄棕腹膜斑、局部的腹膜缺损。无色素沉着的内膜异位病灶发展为典型病灶需 6～24 个月;②色素沉着型:呈紫蓝色或褐色斑点,为典型病灶,含有内膜腺体和间质细胞、纤维素、血管成分,并有出血。

(3)深部浸润型内异症:指病灶浸润腹膜下深度 5mm 及以上的内异症,常见于宫骶韧带、子宫直肠陷凹、阴道穹窿、直肠阴道隔等部位。

(4)其他部位:其他部位的内异症包括瘢痕内异症(腹壁切口及会阴切口)以及其他少见的远处内异症,如肺、胸膜等部位的内异症。

2. 镜检

典型的可见子宫内膜腺体、子宫内膜间质、纤维素及出血等。但由于内异病灶反复出血导致组织结构破坏,典型的镜下结构少见,约 20% 的临床表现典型者镜检可呈阴性。一般而言,镜下找到少量内膜间质细胞即可确诊本病。若临床表现和术中所见很典型,即使镜下仅在卵巢囊壁中发现红细胞或含铁血黄素细胞,亦应视为异位症。内异症较少发生恶变。

三、临床表现

子宫内膜异位症的症状和体征因病变的部位和个体的差异而不同,症状特征也与月经周期密切相关。

1. 症状 不同的病变部位具有不同的症状,症状与病变的程度也不一定成正比。20%～25% 的病人可无任何临床症状。

(1)痛经及慢性盆腔痛:疼痛是内异症的主要症状,继发性痛经、进行性加重是子宫内膜异位症的典型症状。痛经一般出现在月经前 1～2 日,月经期第 1～2 日加剧,以后逐渐减轻,月经干净后可完全缓解。疼痛的部位主要在下腹和腰骶部,可放射至会阴部、肛门周围及大腿根部。引起痛经的原因为异位内膜受卵巢激素的刺激发生周期性出血,刺激盆腔神经引起反射性盆腔疼痛;或卵巢异位内膜囊肿破裂,囊内容物外溢刺激盆腔腹膜所致。少数病人为慢性盆腔痛,腹痛与月经不同步,可表现为持续性下腹痛,经期加重。

(2)不孕:子宫内膜异位症病人不孕的发生率高达 40%～50%,引起不孕的主要原因包括:盆腔脏器粘连导致盆腔正常解剖结构破坏,影响卵子的排出,或影响配子和受精卵的运行;盆腔内环境改变影响精卵结合及运送、免疫功能异常导致子宫内膜正常代谢及生理功能破坏;卵巢功能异常导致排卵障碍和黄体形成不良等。

(3)月经异常:月经异常发生率为 15%～30%。主要表现为经量增多、经期延长或经前点滴出血。月经异常的发生与卵巢子宫内膜异位病变使卵巢功能受损、无排卵、黄体功能不足等有关。

(4)性交痛:子宫直肠陷凹异位病灶使子宫后倾固定,局部组织粘连水肿,性交时由于宫颈和阴道穹窿受到碰撞以及子宫收缩和向上提升而引起疼痛。该症状以经前期最明显。

(5)其他特殊部位症状:①便血:乙状结肠和直肠的内异病灶或黏膜充血可出现周期性少量便血,严重者偶见肠梗阻现象;②周期性尿痛、尿频和血尿:内异病灶累及膀胱或输尿管时,可出现相应症状;③局部组织周期疼痛、肿大:较多见于剖宫产术和会阴侧切瘢痕处,月经期病灶出血,局部疼痛明显,可扪及剧痛包块,呈周期性发作,月经后症状缓解;④急腹症:卵巢子宫内膜异位囊肿破裂时,可引起突发性剧烈腹痛,伴恶心、呕吐和肛门坠胀感。多发生于月经期前后、性交后或其他腹压增加的情况。

2. 体征 不同部位异位病灶的体征也不同。①子宫多数后倾,活动度差或固定;②一侧或双侧附件处触及与子宫粘连的包块,活动度差,囊性或囊实性,有压痛;③后穹窿及骶韧带和子宫直肠陷凹处的触痛性结节或片状增厚;④会阴侧切瘢痕处触痛明显,瘢痕组织下有周期性增大触痛包块;⑤宫颈(多见于宫颈物理治疗后)处有紫褐色线状、斑块状或点状病灶,月经前后有时可见出血灶。三合诊检查可更清楚地触及阴道后穹窿或直肠壁的结节。

四、诊断

出现典型的临床症状和体征可初步诊断为子宫内膜异位症,确诊和分期首选腹腔镜检查,也可根据剖腹探查结合活组织病理检查而确定。少数情况下虽病理未发现子宫内膜异位症证据,但临床表现和术中所见符合也可诊断。

1. **病史** 注意痛经出现的时间和性质,是否伴肛门坠胀或性交痛。有无宫腔操作史,是否有家族史。月经史和生育史也是询问重点。

2. **妇科检查** 盆腔双合诊或三合诊检查可发现子宫多后倾、固定,扪及触痛性结节和(或)粘连触痛性包块,可初步诊断为子宫内膜异位症。

3. **腹腔镜检查** 是目前诊断和早期发现子宫内膜异位症的最佳方法。通过腹腔镜检查,不仅能明确诊断,还能观察病变的程度和范围,进行临床分期;同时在腹腔镜下还能直接进行子宫内膜异位症的治疗。下列情况应首选腹腔镜检查:①慢性盆腔疼痛;②疑为内异症的不孕病人;③临床症状典型而无阳性体征发现。腹腔镜下进行活检可进一步确诊子宫内膜异位症。

为评估疾病的严重程度及评价各种治疗方法的优劣,内异症应进行临床分期,目前我国多采用美国生殖学会(AFS)提出的分期法,该分期法于1997年再次做了修订(见表20-1),内异症分期需在腹腔镜下或剖腹探查手术时进行,以客观的评分法记录观察到的病变部位、数目、大小、深度和粘连程度。

表20-1 子宫内膜异位症分期(修正AFS分期法,1997)

病人姓名_____ 日期_____

Ⅰ期(微型):1~5分　　腹腔镜_____ 剖腹手术_____ 病理_____

Ⅱ期(轻型):6~15分　　推荐治疗_____

Ⅲ期(中型):16~40分　　_____

Ⅳ期(重型):>40分

总分　　　　　　　　　　　　　　　　　　　　预后_____

	异位病灶	病灶大小				粘连范围		
		<1cm	1~3cm	>3cm		<1/3包裹	1/3~2/3包裹	>2/3包裹
腹膜	浅	1	2	4				
	深	2	4	6				
卵巢	右浅	1	2	4	薄膜	1	2	4
	右深	4	16	20	致密	4	8	16
	左浅	1	2	4	薄膜	1	2	4
	左深	4	16	20	致密	4	8	16
输卵管	右				薄膜	1	2	4
					致密	4	8	16
	左				薄膜	1	2	4
					致密	4	8	16
直肠子宫陷凹		部分消失 4		完全消失 40				

注:若输卵管全部被包裹,应为16分

其他子宫内膜异位灶:_____　　　相关病理:_____

4. **其他辅助检查**

(1)血清CA125测定:中、重度的子宫内膜异位症血清CA125水平多为轻度升高(<100IU/ml)。由于盆腔炎性疾病、卵巢肿瘤等也会出现血清CA125升高,因此不能作为单独的诊断依据。

（2）影像学检查：超声检查主要对诊断卵巢子宫内膜异位囊肿有意义，可用于鉴别直肠肿块等。典型的超声图像为附件区单房或多房椭圆形、圆形囊肿，内见点状细小的絮状光点，囊壁较厚。囊肿的大小可随月经周期而改变。CT 或 MRI 检查有助于诊断和评估卵巢子宫内膜异位囊肿、盆腔外内异症以及深部浸润病变的病情。

五、鉴别诊断

子宫内膜异位症易与下列疾病混淆，应予以鉴别。

1. **卵巢恶性肿瘤**　早期无症状，有症状时以持续性下腹胀为主要表现，病情进程快。妇科检查可发现包块，多无触痛。晚期时一般情况较差，大多伴有腹水。超声检查显示为实质性或囊实相间肿块，血流丰富。鉴别困难时可经腹腔镜或剖腹探查明确诊断。

2. **盆腔炎性包块**　有急性或反复发作的盆腔感染史，疼痛无周期性变化，可伴发热，抗生素治疗有效。

3. **子宫腺肌病**　痛经症状与子宫内膜异位症相似或更严重，疼痛主要位于下腹正中。子宫均匀性增大，质硬，压痛明显。常与子宫内膜异位症合并存在。

六、治疗

治疗原则为：根据年龄、症状、部位、生育要求和既往的治疗经历制定个体化治疗方案，以达到缩减或去除病灶、减轻或消除疼痛、促进生育、减少复发的目的。主要治疗方法包括期待治疗、药物治疗、手术治疗和联合治疗。对于主要表现为盆腔包块且附件肿块≥4cm 者，首选手术治疗；对于主要表现为痛经且无盆腔包块及不孕者，首选药物治疗；对于主要表现为不孕者，应进行不孕检查和生育力评估，给予病人生育指导。

1. **期待治疗**　适用于病变轻、症状不明显或无症状的病人。主要是对病人进行定期随访，必要时予对症处理，痛经者给予前列腺素合成酶抑制剂或解热镇痛药。有生育要求者一般不采用期待治疗，应使其尽早受孕。

2. **药物治疗**　适用于症状明显者，但对较大的卵巢子宫内膜异位囊肿，尤其是卵巢包块性质未明者，不宜采用药物治疗。药物治疗主要是采用性激素，包括避孕药、孕激素、雄激素衍生物、GnRHa 等，抑制卵巢功能，阻止内异症的发展，减少内异症病灶的活性，减少粘连的形成，导致异位内膜萎缩、退变、坏死而达到治疗目的。

（1）促性腺激素释放激素激动剂（GnRHa）：是人工合成的十肽类化合物，其活性约为天然 GnRH 的 100 倍，长期连续使用使垂体 GnRH 受体耗尽，对垂体产生降调节，FSH、LH 的分泌受抑制，继而卵巢激素降低，药物造成体内低性激素状态导致闭经，又称"药物性卵巢切除"或"假绝经疗法"。目前常用的 GnRHa 类药物有：①亮丙瑞林，3.75mg，月经第 1 日皮下注射，每隔 28 日注射一次，共 3～6 次；②戈舍瑞林，3.6mg，用法同亮丙瑞林；③曲普瑞林，为针剂，分短效每支 0.1mg 和长效每支 3.75mg。短效制剂需每日皮下注射，长效制剂每隔 28 日肌内深部注射 1 次。GnRHa 长期用药会出现低雌激素状态，出现潮热、性欲低下、阴道干燥、甚至骨质疏松等，因此在用药 3～6 个月后应给予添加小量雌激素的反向添加治疗。

（2）口服避孕药：可降低垂体促性腺激素水平，抑制排卵，并可直接作用于在位和异位子宫内膜，导致异位内膜萎缩，继而闭经，长期使用可造成类似妊娠状态的人工闭经，故称假孕疗法。常用的如低剂量高效孕激素和炔雌醇复合制剂，每日 1 片，连续或周期性使用 6～9 月。主要副反应为不规则阴道流血、乳房胀痛、体重增加、恶心等。

（3）孕激素：直接作用于子宫内膜和异位内膜，引起子宫内膜组织蜕膜化，继而导致内膜萎缩，同时可负反馈抑制垂体促性腺激素释放，也属于假孕疗法。临床常采用人工合成的高效孕激素，如醋酸甲羟孕酮，30mg/d，连续应用6个月等。主要副反应为恶心、不规则阴道流血、乳房胀痛、体重增加等。

（4）雄激素衍生物：主要包括达那唑和孕三烯酮。达那唑为合成的17α-乙炔睾酮衍生物，作用机制为抑制FSH、LH的合成和释放，继而抑制卵巢甾体激素的生成，还能直接与子宫内膜雄激素、孕激素受体结合，抑制靶细胞的增殖。用法：月经第1日开始口服，200mg/次，每日2~3次，持续6个月，若症状改善不明显，可加至每日4次。药物的副反应：体重增加、多毛、痤疮、声音改变、头痛、潮热、性欲减退和肝功能损害等。停药4~6周可恢复月经及排卵。孕三烯酮为19-去甲睾酮甾体类药物，有抗孕激素和抗雌激素作用。用法：2.5mg，每周2次，月经第1日起，连续6个月。疗效与达那唑相似，但副作用较低，对肝脏的损伤较小且可逆。

（5）其他药物治疗：米非司酮为孕激素受体调节剂，具有强抗孕激素作用，使异位的内膜萎缩和溶解。于月经第1日起，每日口服25~100mg。长期应用的疗效和安全性有待证实。

3. 手术治疗　适用于药物治疗后症状不缓解、局部病变加剧或生育功能未能恢复、较大的卵巢子宫内膜异位囊肿者。手术途径有开腹手术和腹腔镜手术两种，腹腔镜手术为首选。

（1）手术目的：①明确诊断和临床分期；②清除病灶；③分离粘连和恢复正常解剖结构；④治疗不孕；⑤缓解和治疗疼痛等症状。

（2）手术方式

1）保留生育功能手术：切除内异病灶，分离粘连，恢复正常的解剖结构，保留子宫和至少一侧附件。适用于年轻有生育要求病人。

2）保留卵巢功能手术：切除内异病灶和子宫，至少保留一侧或部分卵巢。适用于Ⅲ、Ⅳ期、症状明显且无生育要求的45岁以下病人。

3）根治性手术：①将子宫、双附件及盆腔内所有异位内膜病灶予以切除和清除，适用于45岁以上重症病人；②去势手术：仅切除双侧卵巢，在无卵巢激素作用下，内异病灶会自行消退。适用于围绝经期、症状明显而子宫正常者，以及有严重合并症不能耐受切除子宫的病人。

4. 药物与手术联合治疗　单纯的药物或手术治疗均有一定的局限性，两者联合可互补优势。①药物+手术方法：药物治疗先使病灶缩小、软化，有利于手术；②手术+药物方法：手术将可切除的病灶去除，残留不易手术的病灶加用药物控制。

5. 促进生育治疗　对于希望妊娠者，手术治疗后不宜采用药物巩固治疗，而宜采用促进生育的治疗。对于不孕病人，应进行全面的不孕症检查，排除其他不孕因素，在腹腔镜检查或手术中进行内异症生育指数（EFI）评分（表20-2，表20-3），根据EFI评分给予病人生育指导。对于年轻、轻中度内异症，EFI评分高者，术后可期待自然妊娠6个月，而其他病人应积极辅助生育技术助孕，可采用促排卵、人工授精或体外受精-胚胎移植等方法。

表20-2　子宫内膜异位症生育指数（EFI）总评分标准

病史因素	分值（分）	手术因素	分值（分）
不孕时间（年）		AFS-EMT评分（分）	
≤3	2	<16	1
>3	0	≥16	0
病人年龄（岁）		LF评分（分）	
≤35	2	1~3	3
36~39	1	4~6	2
≥40	0	7~8	0
妊娠史		AFS总分（分）	
有	1	<71	1
无	0	≥71	0

注：AFS评分标准参照美国生育协会修订的子宫内膜异位症分期（r-AFS分期）标准；AFS-EMT评分：异位病灶评分之和；EFI总评分=病史因素总分值+手术因素总分值；LF：最低功能评分（least function）

表 20-3　最低功能(LF)评分标准

器官		描述	分值(分)
输卵管	无功能	输卵管完全阻塞,广泛纤维化或者结节性输卵管峡部炎症	0
	重	输卵管纤维化,轻度至中度结节性输卵管峡部炎症,活动性严重受限	1
	中	浆肌层中度损伤,活动性中度受限	2
	轻	浆肌层轻度损伤	3
	正常	外观正常	4
输卵管伞端	无功能	伞端严重受损,瘢痕广泛,伞端结构完全丧失,输卵管完全阻塞或有积液	0
	重	伞端重度受损,瘢痕重度,伞端结构重度丧失,伞端内中度纤维化	1
	中	伞端中度受损,瘢痕中度,伞端结构中度丧失,伞端内纤维化较少	2
	轻	伞端轻度受损,瘢痕轻度	3
	正常	外观正常	4
卵巢	无功能	卵巢缺失,或者卵巢完全包裹于粘连组织里面	0
	重	卵巢体积减小 2/3 或者更多,表面严重损害	1
	中	卵巢体积减小 1/3 或者更多,表面中度损害	2
	轻	卵巢体积正常或者接近正常,浆膜轻微损伤	3
	正常	外观正常	4

注:左右两侧的输卵管和卵巢分别评分,相加之后的分值就等于最低功能评分,如果一侧卵巢缺失,将单侧卵巢评分乘以二等于最低功能评分

七、预防

子宫内膜异位症的确切病因不清,至今无明确的预防方法。

1. 避免医源性异位内膜种植　①月经期不宜行妇科检查;②避免人工流产吸头进出宫颈管时负压存在;③保护好剖宫产和会阴侧切口,避免子宫内膜全层缝合,关腹时冲洗腹腔和腹壁切口;④经期及分泌中晚期禁行输卵管通畅试验及宫颈物理治疗。

2. 药物避孕　长期使用口服避孕药可降低子宫内膜异位症的发生。

3. 防止经血倒流　及时发现并治疗引起经血倒流的疾病,如先天性无处女膜孔、阴道横隔等。

(程晓东)

学习小结

子宫内膜异位症是最常见的妇科良性疾病之一,但具有恶性生物学行为,其发病原因尚未完全阐明。卵巢是发病的最常见部位,临床主要症状包括继发性进行性痛经、不孕、月经异常、性交痛等。腹腔镜检查是目前诊断和早期发现子宫内膜异位症的最佳方法。其治疗原则为"缩减或去除病灶、减轻或消除疼痛、促进生育、减少复发",主要治疗方式包括期待治疗、性激素药物治疗、手术治疗、药物联合手术治疗等。

复习思考题

1. 简述盆腔子宫内膜异位症的主要临床症状。

2. 简述盆腔子宫内膜异位症的最佳诊断方法。

3. 简述盆腔子宫内膜异位症的主要治疗手段。

第二节　子宫腺肌病

学习目标

掌握	子宫腺肌病的临床表现、诊断和治疗。
熟悉	子宫腺肌病的病因及病理特征。

子宫腺肌病是指子宫内膜腺体及间质侵入子宫肌层。多发于 30~50 岁经产妇,常合并子宫内膜异位症和子宫肌瘤。

一、病因

至今尚不清楚,可能与下列因素有关:

1. **子宫内膜损伤**　多次分娩、流产、内膜炎促进子宫内膜基底层细胞增生,向肌层生长。
2. **高雌激素**　临床上常见子宫腺肌病与子宫内膜增生、子宫肌瘤等高雌激素状态疾病合并存在。
3. **与遗传有关。**

二、病理

1. **巨检**　子宫多呈均匀性增大,呈球形,一般不超过 12 周妊娠子宫大小。子宫肌层病灶有弥漫型和局限型两种,以前者多见,且多累及后壁,剖面见子宫肌壁明显增厚,质硬,肌壁间见粗厚肌纤维和微囊腔。少数病灶在子宫肌层内呈局限性生长,形成结节或团块状,类似肌壁间肌瘤,称子宫腺肌瘤,局限性病灶与周围子宫肌组织无明显界限,无包膜,难以剥出。

2. **镜检**　子宫肌层内呈岛状分布的子宫内膜腺体和间质是本病的镜下特征,因侵入肌层多为基底层内膜,对雌激素有反应性改变,而对孕激素不敏感,故病灶中的异位腺体常处于增生期,偶见局部区域有分泌期改变。

三、临床表现

1. **症状**　以逐渐加剧的进行性痛经和月经增多为主要症状。痛经表现为周期性下腹正中疼痛,通常在月经来潮前 1 周即开始,直至月经结束,并逐渐加重。月经增多主要表现为月经量过多和经期延长,是由于子宫内膜面积增大、伴有子宫内膜增生、子宫收缩不良等原因而致。但有 35% 的病人可无明显临床症状。

2. **体征**　妇科检查可发现子宫呈均匀性增大,或有局限性结节隆起,质地硬,有压痛,经期时压痛更为显著。

四、诊断

依据典型的病史和体征可作出初步诊断。超声检查、CT、MRI 检查有助于诊断和鉴别,确诊依靠手术后的病理组织学检查。

五、治疗

根据年龄、症状严重程度和是否有生育要求而定。

1. 期待治疗 无症状、无生育要求者可采用定期随访观察。

2. 药物治疗 对于症状较轻、有生育要求及近绝经期患者可试用 GnRHa、孕三烯酮或达那唑等药物治疗，可缓解症状，但需注意药物的副作用，且停药后症状常可复现。近年来，左炔诺孕酮宫内节育器（LNG-IUS）治疗该病取得了较好的效果。

3. 手术治疗 症状严重，无生育要求或药物治疗无效，可采用全子宫切除术；对有生育要求者可行局部病灶切除，但手术通常难以彻底切除病灶。

（程晓东）

学习小结

子宫腺肌病多发生于经产妇，主要的临床症状为月经过多、经期延长和逐渐加剧的进行性痛经。治疗以手术为主，药物治疗的主要目的为缓解症状，尚无根治性药物。

复习思考题

1. 简述子宫腺肌病主要的病理形态类型。　2. 简述子宫腺肌病的主要临床症状。

第二十一章　女性生殖内分泌疾病

21

第一节　排卵障碍性异常子宫出血

【临床病例 21-1】

> 15 岁女性，13 岁初潮，月经一直不规律，曾进行治疗，具体不详，症状改善不明显。近半年月经紊乱，服用中药治疗无效，现阴道出血 20 余天伴乏力。**查体**：患者贫血貌、精神差，第二性征发育良好，行肛查未发现明显异常，阴道内未触及明显肿物。血红蛋白 70g/L，凝血功能正常。B 型超声检查提示子宫正常大小，子宫内膜厚 0.2cm（单层），肌层回声均匀，双侧卵巢正常大小，附件区未探及明显肿物。青春期异常子宫出血的治疗原则是什么？

排卵障碍性异常子宫出血（abnormal uterine bleeding-ovulatory dysfunction，AUB-O）既往称为功能失调性子宫出血，是指因稀发排卵、无排卵及黄体功能不足，主要由于下丘脑-垂体-卵巢轴功能异常引起的异常子宫出血。常见于青春期、绝经过渡期、生育期，也可因 PCOS、肥胖、高泌乳素血症、甲状腺疾病等引起。子宫内膜不规则脱落所致的经期延长是临床常见的病变，虽无明确的归类，但目前国内多认为其与黄体功能异常有关，故本节以附文的方式一并介绍。

正常月经的发生是基于排卵后黄体生命期结束，雌激素和孕激素撤退，使子宫内膜功能层皱缩坏死而脱落出血。正常月经的周期、持续时间和血量，表现为明显的规律性和自限性。无排卵时可导致孕激素缺乏，子宫内膜仅受雌激素作用，可呈现不同程度的增殖期改变，可因雌激素量不足或雌激素作用撤退，发生子宫出血，称为无排卵性异常子宫出血，常见于卵巢功能出现期及衰退期。

一、病因及病理生理

无排卵性异常子宫出血常见于青春期和围绝经期女性，也可以发生于育龄期。青春期主要原因是下丘脑-垂体-卵巢轴间的反馈调节机制尚未成熟。大脑中枢对雌激素的反馈作用存在应答缺陷，促卵泡激素呈持续低水平，促黄体生成激素未形成排卵前高峰而不排卵。围绝经期卵巢功能逐渐减退，卵泡对 FSH 的反应性低下，卵泡不能发育成熟排卵。育龄期当机体的内外环境受某种刺激，如劳累、应激、流产、手术或疾病等可引起短暂的无排卵，亦可因肥胖、多囊卵巢综合征等因素引起持续无排卵。

各种原因引起的无排卵均可导致子宫内膜受单一雌激素刺激而无孕酮对抗所引起的雌激素撤退性出血或雌激素突破性出血。前者是子宫内膜在雌激素刺激下持续增殖，若有一批卵泡闭锁，雌激素水平突然下降，子宫内膜失去激素支持而剥脱出血。后者存在两种类型：一种是雌激素维持在阈值水平，发生间断性少量出血，子宫内膜修复慢使出血时间延长；另一种是高水平雌激素且维持在有效浓度，引起长时间闭经，因无孕激素作用，子宫内膜增厚而不牢固，直至发生急性突破性出血。

无排卵性异常子宫出血还与子宫内膜出血自限机制缺陷有关。①子宫内膜组织脆性增加：因子宫内膜受单纯雌激素影响，腺体持续增生，间质因缺乏孕激素作用而反应不足，导致子宫内膜组织脆性，易自发溃破出血；②子宫内膜脱落不全：正常月经时子宫内膜的剥落同步、完全、快速，而无排卵的子宫内膜由于雌激素的波动，脱落不规则和不完整，表现为子宫内膜部分区域在雌激素作用下修复，而另一部分区域发生脱落和出血，这种持续增生的子宫内膜局灶性脱落缺乏足够的组织丢失量，难以有效刺激子宫内膜的再生和修复；③血管结构与功能异常：不规则的组织破损和多处血管断裂，以及小动脉螺旋化缺乏，收缩乏力，造成血流时间延长、流血量增多；④凝血和纤溶异常：多次子宫内膜组织的破损不断活化纤维蛋白溶酶，导致局部纤维蛋白裂解增强，子宫内膜纤溶亢进，凝血功能异常；⑤血管舒缩因子异常：增殖期子宫内膜 PGE$_2$ 含量高于 PGF$_2\alpha$，另外，前列环素具有促血管扩张和抑制血小板凝集作用，而在无排卵性异常子宫出血时，PGE$_2$ 含量和敏感性更高，血管易于扩张，出血增加。

二、子宫内膜病理改变

无排卵性异常子宫出血病人子宫内膜由于受雌激素持续影响而无孕激素拮抗，可发生不同程度的增生性改变，少数可呈萎缩性改变。

1. **子宫内膜增生症**（endometrial hyperplasia） 分型如下：

（1）单纯性增生（simple hyperplasia）：是最常见的子宫内膜增生类型。组织学特点是内膜腺体和间质增生程度超过正常周期的增殖晚期，呈弥漫性，腺体数量多、密集、腺腔囊性扩大，大小轮廓不规则。腺上皮细胞为单纯或假复层排列，无异型性；间质丰富而细胞质少，排列疏松；螺旋动脉发育差、直竖。发展为子宫内膜癌的概率仅约 1%。

（2）复杂性增生（complex hyperplasia）：内膜常增生呈息肉状。腺体增生明显，拥挤，结构复杂。子宫内膜腺体高度增生，腺体数目明显增多，出现腺体与腺体相邻，呈背靠背现象，间质明显减少。由于腺上皮增生，可向腺腔内呈乳头状或间质出牙样生长。腺上皮细胞呈柱状，可见复层排列，细胞核大深染，位于中央，有核分裂象，胞质界限明显，但无细胞异型性。约 3% 可发展为子宫内膜癌。

2. **增殖期子宫内膜**（proliferative phase endometrium） 子宫内膜的形态表现与正常月经周期中的增殖期内膜无区别，只是在月经周期后半期甚至月经期，仍表现为增殖期形态。

3. **萎缩性子宫内膜**（atrophic endometrium） 子宫内膜萎缩菲薄，腺体少而小，腺管峡而直，腺上皮为单层立方形或低柱状细胞，间质少而致密，胶原纤维相对增多。

三、临床表现

主要表现为子宫不规则出血，出血量可多可少，可少至点滴淋漓不净，多至大出血；出血时间可长可短，可由 1～2 日至数月不等；出血间隔时间可由数日至数月。出血期间一般无腹痛或其他不适，常因出血量多或时间长致继发性贫血甚至休克。

根据出血的特点分为以下几个类型：①月经过多或经期延长：周期规则，但经量多（>80ml）或经期延长（>7日）；②月经频发：周期规则，但少于 21 日；③不规则出血：周期不规律，经期延长。

四、诊断

通过详细询问病史、体格检查及其他辅助检查做出诊断，需排除妊娠相关疾病、生殖器感染、肿瘤、血液系统及肝肾等重要脏器疾病、甲状腺疾病、外源性激素等引起的出血。

1. **病史** 患者的年龄、月经史、婚育史及避孕措施，以及近期有无服用相关激素类药物或抗凝药物等。有无全身慢性病史如肝病、血液病、甲状腺功能亢进或减低等。了解 AUB 的类型、发病时间、诊疗经过以及有无影响月经的精神、环境因素等。

2. 体格检查 全身查体注意有无贫血、甲状腺功能亢进、甲状腺功能减退、多囊卵巢综合征及全身出血性疾病的阳性体征。妇科检查首先应排除阴道或宫颈病变引起的出血，确定出血来自子宫；其次了解子宫大小、形态、质地及有无压痛；双附件有无包块及质地。

3. 辅助检查 其目的是进一步鉴别诊断，确定疾病的严重程度及是否存在合并症。

（1）血细胞计数：全血细胞计数确定有无贫血及贫血程度，有无血小板减少。

（2）凝血功能检查检测：凝血酶原时间、活化部分凝血活酶时间、出血、凝血时间等，排除凝血功能障碍疾病，或急性失血引起的凝血因子缺乏，以进行相应处理。

（3）妊娠试验：有性生活史或育龄期女性要进行尿或血 hCG 检测，排除妊娠及妊娠相关疾病。

（4）盆腔超声检查：了解子宫的大小、子宫内膜厚度、子宫内膜回声等，以明确有无宫腔占位病变及其他生殖器官器质性病变。

（5）基础体温测定（BBT）：有助于判断有无排卵，基础体温呈单相型，提示无排卵；基础体温呈双相型，经间期出现不规则出血时，可了解出血是卵泡期、排卵期或黄体期；还可以提示黄体功能不健全（体温升高日≤11 日）、子宫内膜不规则脱落（高温相体温下降缓慢伴经后出血）。

（6）血清激素测定：适时测定血清孕酮水平，可了解黄体功能及确定有无排卵，一般于估计下次月经前 7 日（相当于黄体中期）测定，但常因出血频繁往往难以确定时间。同时可于早卵泡期测定血清 LH、FSH、PRL、E$_2$、T、TSH 水平，以排除其他内分泌疾病。

（7）宫颈细胞学检查：TBS（the Bethesda system）报告系统或巴氏分类法，用于排除宫颈癌及其癌前病变。

（8）子宫内膜取样（sampling）

1）诊断性刮宫（dilation&curettage，D&C）：简称诊刮。其目的包括止血和明确子宫内膜病理学诊断。年龄>35 岁、药物治疗无效、尤其存在子宫内膜癌高危因素的异常子宫出血病人，应行分段诊刮，以排除宫颈管病变。拟确定卵巢排卵功能或了解子宫内膜增生程度时，宜在经前期或月经来潮 6 小时内刮宫。不规则阴道流血或大量流血时，可随时刮宫。对未婚病人，若激素治疗无效或疑有器质性病变，也应经病人和其家属知情同意后诊刮。刮宫要全面、特别注意两侧宫角部，并注意宫腔大小、形态、宫壁是否平滑、刮出物性质和数量。刮出物应全部送病理学检查。

2）子宫内膜细胞学检查：用子宫内膜刷经子宫颈管进入宫腔，刷取子宫内膜细胞进行病理学检查。

3）子宫内膜活组织检查：可采用带负压的子宫内膜组织吸管或小刮匙取组织，其优点是创伤小，可获得足够组织标本用于诊断。

（9）宫腔镜检查：在宫腔镜直视下选择病变区进行活检，可诊断各种子宫内膜病变，如子宫内膜息肉、黏膜下肌瘤、子宫内膜癌等。

五、鉴别诊断

在诊断无排卵性异常子宫出血前，必须排除全身性疾病或生殖器官器质性病变引起的异常子宫出血。需要鉴别的疾病包括以下几类。

1. 妊娠相关疾病 如流产、异位妊娠、葡萄胎、胎盘残留、子宫复旧不良等。

2. 生殖道感染 如急性或慢性子宫内膜炎、子宫肌炎等。

3. 生殖器官肿瘤 如子宫内膜癌、宫颈癌、绒毛膜癌、子宫肌瘤、卵巢肿瘤等。

4. 宫内节育器或异物引起的子宫不规则出血。

5. **性激素类药物使用不当** 剂量不足、突然停药发生撤退性出血或因治疗其他疾病使用皮质激素等可诱发阴道出血。

6. **全身性疾病** 如血液病、肝脏疾病、甲状腺功能亢进或减退等。

六、治疗

治疗原则是出血阶段应迅速有效地止血、纠正贫血、防治感染和改善全身状况。血止后根据病因选择不同的治疗，青春期和育龄期女性以调整周期为主，对于有生育要求者采用促排卵治疗；而围绝经期女性通过周期调节减少经量及防止子宫内膜病变。

1. **止血** 首选性激素类药物止血，其次是手术止血。性激素治疗要求8～12小时内见效，24～48小时出血基本停止，若96小时以上仍不止血，应考虑有器质性病变存在或调整止血方案。

（1）性激素治疗

1）雌激素治疗：应用大剂量雌激素可迅速促使子宫内膜生长，短期内修复创面而止血，也称"子宫内膜修复法"。适用于急性大量出血的病人。采用口服雌激素如戊酸雌二醇每次2mg，或结合雌激素1.25mg/次，每6～8小时1次，血止后每3日递减1/3量，直至维持量每天戊酸雌二醇1～2mg/d或结合雌激素0.625mg，血红蛋白升至90/L以上后加用孕激素，维持不出血时间达20天以上、孕激素使用时间10天以上停药可发生撤退性出血。对于存在血液高凝状态或血栓性疾病史的病人应禁用大剂量雌激素止血。

2）孕激素治疗：使雌激素作用下持续增生的增生期内膜转变为分泌期，并有对抗雌激素的作用，高效孕酮可使子宫内膜萎缩而达到止血的目的，也称"子宫内膜萎缩法"；普通孕酮可使子宫内膜转化，停药后子宫内膜全部脱落而止血，称为"子宫内膜脱落法"或"药物性刮宫"。适用于体内已有一定雌激素水平、血红蛋白>80g/L，生命体征稳定的病人。常用药物如地屈孕酮，每次口服10mg，每6～12小时一次，血止后每3天减量1/3，维持量为10mg每天2次，使用10～20天，血红蛋白升至90g/L可停药等待撤退性出血，也可使用17-α羟孕酮衍生物（甲羟孕酮或甲地孕酮），左炔诺孕酮和19-去甲睾酮衍生物（炔诺酮）等。

3）雌孕激素联合治疗：联合用药止血效果优于单一用药。采用孕激素占优势的复方口服避孕药治疗青春期或生育期无排卵性异常子宫出血，常常有效。目前使用第三代短效口服避孕药，如复方屈螺酮片、去氧孕烯炔雌醇片、复方醋酸环丙孕酮片。用法为每次1～2片，每8～12小时1次，血止后每3日递减1/3量直至维持量每日1片，维持至血止20天以上，血红蛋白90g/L以上可以停药。处方前应注意甄别有无血栓风险，有血栓高危因素患者不建议选用此方案。

（2）刮宫术：刮宫能迅速止血，并具有诊断价值，可了解子宫内膜病理，除外恶性病变。对于绝经过渡期及病程长的生育年龄患者应首先考虑使用刮宫术。对于无性生活史的青少年，不轻易做刮宫术，仅适于大量出血且药物治疗无效需立即止血或需要检查子宫内膜病理组织学者。对于超声提示宫腔内异常者可行宫腔镜下同时检查刮宫，以提高诊断的准确率。

（3）辅助治疗

1）止血药物：氨甲环酸1g，2～3次/d，或酚磺乙胺、维生素K等。

2）丙酸睾酮：具有对抗雌激素的作用，减少盆腔充血和增加子宫血管张力，以减少子宫出血量，起协助止血作用。

3）矫正凝血功能：出血严重时可补充凝血因子，如纤维蛋白原、血小板、新鲜冻干血浆及新鲜血。

4）矫正贫血：对中重度贫血患者在上述治疗同时给予铁剂及叶酸，必要时输血。

5）抗感染治疗：出血时间长，贫血严重，抵抗力差，或有合并感染的临床征象时应及时应用抗生素。

2. 调整月经周期　应用性激素或诊刮止血后,必须调整月经周期,常用的方法有:

(1)雌、孕激素周期序贯疗法:即人工周期,用药原理为模拟自然月经周期中卵巢的内分泌周期变化,将雌孕激素序贯应用,使子宫内膜发生相应变化,引起周期性脱落。适用于青春期或生育期女性内源性雌激素水平较低者。于撤药性出血第 5 日起,戊酸雌二醇 1~2mg/d,每天 1 次,连服 21 日,至服药第 12 日,加用 MPA8~10mg/d 或微粒化黄体酮 200mg/d 或地屈孕酮片 20mg/d,连用 10 天,停药后 3~7 日出血。于出血第 5 日重复用药,连续使用 3 个周期为一个疗程,若正常月经仍不能建立,可重复上述序贯疗法。

(2)雌、孕激素联合疗法:此法开始即用孕激素,以限制雌激素的促子宫内膜生长作用,使撤药性出血逐步减少,其中雌激素可预防治疗过程中孕激素的突破性出血。常用口服避孕药,可以很好地控制周期,尤其适用于有避孕需求的生育期病人。一般自药物撤退性出血第 5 日起,1 片/d,连服 21 天后停药,1 周为药物撤退性出血间隔,连续 3 个周期为一个疗程,病情反复者酌情延至 6 个周期。用药期间注意口服避孕药的潜在风险,有血栓性疾病、心脑血管疾病高危因素及 35 岁以上吸烟的女性不宜使用。

(3)孕激素后半周期治疗:适用于有一定水平内源性雌激素或组织学检查为子宫内膜增生的病人。于月经周期后半期(撤药性出血的第 16~26 日)口服地屈孕酮 10mg,每日 2 次,或微粒化黄体酮 200~300mg/d,或醋酸甲羟孕酮 10mg/d,连用 10~14 天,或肌注黄体酮 20mg/d,共 5 天。酌情应用 3~6 个周期。

(4)左炔诺孕酮宫内缓释系统(LNG-IUS):宫腔内放置含左炔诺孕酮缓释系统节育器,每日释放左炔诺孕酮 20μg,能在宫腔内局部抑制子宫内膜生长,减少经量 80%~90%,甚至出现闭经,有效期 4~5 年,适应于已无生育要求的育龄期病人。

3. 手术治疗

(1)子宫内膜切除术(endometrial ablation):利用宫腔镜下单、双极金属套环、激光、滚动球电凝、热球内膜切除、微波内膜切除及射频消融子宫内膜切除等方法,使子宫内膜组织凝固或坏死。治疗必要条件:无生育要求并需除外子宫内膜恶性病变、子宫内膜不典型增生及子宫内膜复杂性增生者。要求子宫<孕 12 周,宫腔深度<10cm。

(2)子宫切除术:对于药物治疗不佳或不宜用药、无生育需求,尤其是不易随访的年龄较大者,在了解所有药物治疗方法后,经病人和家属知情同意可选择子宫切除治疗。

[附]黄体功能异常

黄体功能异常包括黄体功能不足和子宫内膜不规则脱落。

一、黄体功能不足

黄体功能不足(luteal phase defect,LPD)是指月经周期中有卵泡发育及排卵,但黄体期孕激素分泌不足或黄体过早衰退,导致子宫内膜分泌反应不良和黄体期缩短。

1. 发病机制　足够水平的 FSH 和 LH、LH/FSH 比值及卵巢对 LH 良好的反应是黄体健全发育的必要前提。黄体功能不足有多种因素:

(1)卵泡发育不良:卵泡颗粒细胞数目和功能分化缺陷,特别是颗粒细胞膜上的 LH 受体缺陷,可引起排卵后颗粒细胞黄素化不良及分泌孕酮量不足。神经内分泌调节功能紊乱可导致卵泡期 FSH 缺乏,卵泡发育缓慢,雌激素分泌减少,从而对下丘脑及垂体正反馈不足。

(2)LH 排卵高峰分泌不足:卵泡成熟时 LH 排卵峰分泌量不足,促进黄体形成的功能减弱,是黄体功能不足的常见原因。循环中雄激素水平偏高和垂体泌乳激素升高等因素都可抑制 LH 排卵峰。

(3)LH 排卵峰后低脉冲缺陷:LH 排卵峰后的垂体 LH 低脉冲分泌是维持卵泡膜黄体细胞功能的重要

机制,若此分泌机制缺陷将导致黄体功能不足。

高泌乳素血症亦可引起卵巢黄体功能不足。此外,生理性因素如初潮、分娩后、绝经过渡期以及内分泌疾病、代谢异常等也可导致黄体功能不足。

2. **病理** 子宫内膜的形态虽有分泌期改变,但往往表现为腺体分泌不足,间质水肿不明显,也可观察到腺体与间质发育的不同步现象,或在内膜各个部位显示分泌反应不均。

3. **临床表现** 表现为月经周期缩短,月经频发。有时月经周期虽在正常范围内,但卵泡期延长,黄体期缩短,以致患者不易受孕或易于妊娠早期流产。

4. **诊断** 根据月经周期缩短、不孕或早孕时流产,妇科检查无引起异常子宫出血的生殖器官器质性结构改变;基础体温双相型,但排卵后体温上升缓慢,上升幅度偏低,高温期短于 11 日。经前子宫内膜活检显示分泌反应至少落后 2 日,可作出诊断。

5. **治疗**

(1)促进卵泡发育:针对其发生原因,调整性腺轴功能,促使卵泡发育和排卵,以利于正常黄体的形成。首选药物是氯米芬,适用于黄体功能不足卵泡期过长者;或采用 HMG-hCG 疗法。

(2)促进月经中期 LH 峰形成:在监测到卵泡成熟时,使用绒毛膜促性腺激素 5000～10 000U 肌注,以加强月经中期 LH 排卵峰,达到促进黄体形成和提高其分泌孕酮的功能。

(3)黄体功能刺激疗法:通常应用 hCG 以促进及支持黄体功能。于基础体温上升后开始,隔日肌注 hCG 1000～2000U,每周 2 次或隔日一次,共 2 周,可使血浆孕酮明显上升。

(4)黄体功能替代疗法:自排卵后或预计下次月经前 12～14 天,开始每日口服微粒化黄体酮 200mg/d 或地屈孕酮 20mg/d,共 10～14 日,用以补充黄体分泌孕酮的不足。

(5)黄体功能不足合并高催乳素血症的治疗:使用溴隐亭每日 2.5～5mg,可使催乳激素水平下降,并促进垂体分泌促性腺激素及增加卵巢雌、孕激素分泌,从而改善黄体功能。

二、子宫内膜不规则脱落

在月经周期中,有卵泡发育及排卵,黄体发育良好,但萎缩过程延长,导致子宫内膜不规则脱落引起经期延长。

1. **发病机制** 由于下丘脑 - 垂体 - 卵巢轴调节功能紊乱或溶黄体机制异常引起黄体萎缩不全,内膜持续受孕激素影响,以致不能如期完整脱落。

2. **病理** 正常月经期第 3～4 日时,分泌期内膜已全部脱落,代之以再生的增生期内膜。但在子宫内膜不规则脱落时,于月经期第 5～6 日仍能见到呈分泌反应的内膜。

3. **临床表现** 表现为月经周期正常,但经期延长,长达 9～10 日,出血量可多可少。

4. **诊断** 根据临床表现,月经周期正常,经期延长,基础体温双相型,但下降缓慢。诊断性刮宫在月经期第 5～6 日进行,内膜病理检查仍能见到呈分泌反应的内膜,且与出血期及增生期内膜并存。

5. **治疗**

(1)黄体功能替代疗法:用于调节下丘脑 - 垂体 - 卵巢轴的反馈功能,使黄体及时萎缩,内膜及时完整脱落。有生育要求者肌注黄体酮或口服天然微粒化孕酮。无生育要求的患者,也可服用复方口服避孕药。

(2)黄体功能刺激疗法:用法同黄体功能不足,hCG 有促进黄体功能的作用,使孕酮分泌增加,子宫内膜在孕酮作用下同步发生分泌期改变,继而完全剥脱。

(黄 薇)

无排卵性 AUB 是临床常见疾病之一，诊断时要注意鉴别、排除其他疾病引起的 AUB，确诊后要积极采取治疗措施，通过药物或手术止血，有效止血后依据患者出血类型和病因，进行周期调节和保护内膜，对于有生育需求者采取促排卵治疗。对于慢性子宫出血患者，需要进行长期管理，避免内膜增生性疾病的发生。黄体功能不足或黄体萎缩不全多发生在育龄期女性，有排卵，因此周期规律，表现为周期缩短或经期延长，可采用孕激素补充或促排卵治疗。

1. 无排卵性 AUB 的发生机制是什么？
2. 无排卵性 AUB 的止血治疗原则包括哪些？
3. 无排卵性 AUB 的诊断应注意哪些问题？

第二节 闭经

掌握	闭经的定义、分类，诊断和治疗。
熟悉	原发性及继发性闭经的病因。

【临床病例 21-2】

29 岁女性，G₃P₁，以往月经正常，1 年多前足月分娩，因"子宫收缩乏力"发生产后出血并输血，产后一直未行经，半年前曾在外院采用雌孕激素序贯治疗 3 月，治疗期间有月经来潮，停药后再次停经。查体：患者精神差，双侧乳房无溢乳，妇科检查：子宫较正常略小，余未扪及异常。考虑患者闭经属于哪种闭经？应该如何诊治？

闭经（amenorrhea）是妇科疾病中常见症状，表现为无月经或者月经停止。通常将闭经分为原发性闭经和继发性闭经两类，原发性闭经（primary amenorrhea）指年龄超过 16 岁，第二性征已发育，无月经来潮；或年龄超过 14 岁，第二性征尚未发育，且无月经来潮。继发性闭经（secondary amenorrhea）则指以往曾建立正常月经，但此后因某种病理性原因而月经停止 6 个月，或按自身原来月经周期计算停经 3 个周期以上者。凡影响下丘脑 - 垂体 - 卵巢轴任一环节的原因均可引起闭经，有先天性、创伤性、感染性、肿瘤和全身性疾病等。青春期前、妊娠期、哺乳期以及绝经后期的月经不来潮均属正常生理现象，本节讨论范畴为病理性闭经，涉及下丘脑 - 垂体 - 卵巢轴功能异常或子宫异常，因此，根据其发生的原因分为下丘脑闭经、垂体性闭经、卵巢性闭经和子宫性闭经，在原发性闭经中有可能由于下生殖道发育异常所致。

一、病因及分类

（一）原发性闭经

往往由于遗传因素或先天性发育缺陷引起。

1. **米勒管发育不全综合征（Müllerian agenesis syndrome）** 又称 Mayer-Rokitansky-Kuster-Hauser syndrome，由副中肾管发育障碍引起的先天性畸形，表现为无子宫或始基子宫、无阴道，常伴有泌尿系或骨发育异常。患者染色体正常，为 46, XX。性腺轴功能正常，第二性征发育正常。

2. **性腺发育不全** 占原发性闭经的 35%。分为染色体正常或异常两类，前者系特纳综合征（Turner's syndrome），核型为 45, XO 或嵌合体；后者包括单纯性腺发育不全，染色体有 46, XX 型或 46, XY 型，均为条索状性腺或发育不全，具有女性生殖系统。激素测定为低雌激素、高促性腺激素，也称为高促性腺性性腺功能减退。

3. **生殖道闭锁** 任何生殖道闭锁引起的横向阻断均可导致闭经，如宫颈闭锁、阴道横隔、无孔处女膜等。

4. **其他** 性激素合成酶缺陷、对抗性卵巢综合征、雄激素不敏感综合征、低促性腺激素功能减退等也引起原发性闭经。

（二）继发性闭经

较原发性闭经常见。以下丘脑性闭经最常见，其他依次为垂体、卵巢及子宫性闭经。

1. **下丘脑性闭经** 多为功能性原因，包括机体应激反应后出现的神经内分泌紊乱、节食导致的消瘦以及下丘脑病变或功能低下。当机体受到外界刺激状况下，神经递质改变致使下丘脑分泌的促性腺激素释放激素（GnRH）分泌的频率或脉冲幅度改变。年轻女性由于节食减肥（例如神经性厌食症）或消化功能障碍引起的极度消瘦，均影响 GnRH 分泌。另外，药物和颅咽管瘤也可引起下丘脑性闭经。

2. **垂体性闭经** 腺垂体器质性病变或功能失调可影响促性腺激素（Gn）的分泌，继而影响卵巢功能而引起闭经。

（1）垂体肿瘤：由于肿瘤分泌激素抑制 GnRH 分泌和（或）压迫分泌细胞，使促性腺激素分泌减少而引起。不同类型的肿瘤可出现不同症状，但都有闭经表现，常见的催乳激素细胞肿瘤可引起闭经溢乳综合征。

（2）希恩综合征（Sheehan syndrome）：由于产后大出血使垂体缺血坏死，尤以腺垂体为敏感，促性腺激素分泌细胞发生坏死，也可累及促甲状腺激素、促肾上腺皮质激素分泌细胞，出现闭经、无乳、性欲减退、毛发脱落等症状，第二性征衰退，生殖器官萎缩，还可出现畏寒、嗜睡、低血压、基础代谢率降低。

（3）空蝶鞍综合征：由于因蝶鞍隔发育不全、肿瘤或手术破坏，脑脊液流向蝶鞍的垂体窝，压迫垂体，发生高催乳素血症，常见症状为闭经，有时泌乳。可通过 CT 及 MRI 检查明确诊断。

3. **卵巢性闭经** 卵巢早衰（premature ovarian failure）是指妇女 40 岁前出现卵巢功能衰竭而闭经，临床表现与妇女正常绝经相同。另外，卵巢手术、化疗、放疗等均可能损害卵巢功能而闭经。

4. **子宫性闭经** 由于子宫内膜受到破坏，不能对卵巢激素作出正常反应产生周期性变化，无内膜剥脱和出血，如 Asherman 综合征、子宫内膜结核、子宫内膜炎、子宫切除后或宫腔放射治疗后。

5. **其他内分泌功能异常** 甲状腺、肾上腺、胰腺等功能紊乱也可引起闭经。

二、诊断

闭经是一种临床症状，引起闭经的病因众多，而且错综复杂，因此，对闭经的诊断即是病因诊断。

闭经的诊断步骤按图 21-1、图 21-2 所示的诊断步骤进行。

（一）病史

是寻找闭经病因的主要环节。询问生长发育过程、有无疾病及家族史、月经史、生育史及产后并发症和用药史等。还应询问闭经期限及伴随症状，发病前有无导致闭经的诱因，如精神因素、环境改变、情感应激、过强运动等情况。

（二）体格检查

除检查全身发育状况有无畸形外，还要观察患者的精神状态、智力发育、营养和健康状况，同时要注意检查有无乳房溢乳等症状。妇科检查应注意内外生殖器的发育、有无先天性畸形、第二性征发育情况等。

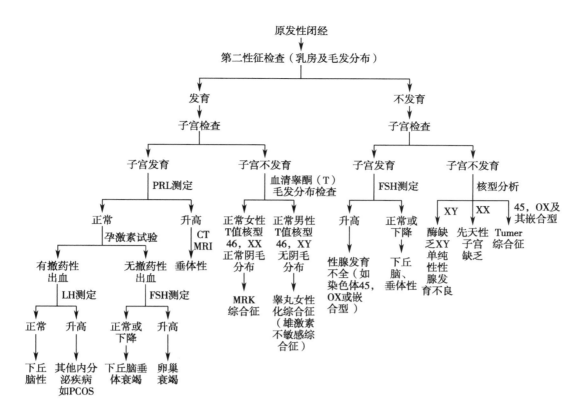

图 21-1　原发性闭经的诊断

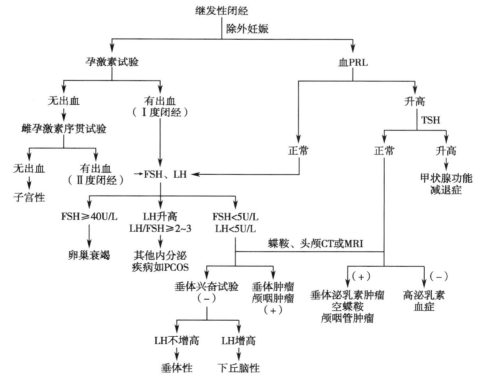

图 21-2　继发性闭经的诊断

（三）辅助诊断方法

育龄期妇女闭经首先需排除妊娠。

1. 性激素测定　闭经病人初诊时应采集血液测定垂体和卵巢激素水平,疑有其他内分泌器官疾病时应同时检查,例如甲状腺激素和肾上腺激素。如血 FSH 水平升高,提示卵巢功能下降甚至衰竭;FSH、LH 低下,提示下丘脑或垂体性闭经;如睾酮升高提示多囊卵巢综合征、卵巢男性化肿瘤、肾上腺皮质增生或肿瘤、睾丸女性化等疾病。

2. **B 型超声检查** 了解子宫大小、子宫内膜厚度、卵巢大小和卵泡数目,盆腔有无占位,有无卵巢肿瘤。疑有肾上腺肿瘤者通过超声检查排除。

3. **染色体检查** 高促性腺性低性腺功能减退或性分化异常者,需测定染色体。

4. **影像学检查** 罹患下丘脑或垂体疾病者,应进行 CT 或 MRI 排除或确诊病变。

5. **宫腔镜** 疑为宫腔粘连者,需要进行宫腔镜检查明确诊断并进行粘连程度的分级。

6. **诊断性刮宫** 高度怀疑内膜结核的子宫性闭经患者,应进行诊断性刮宫。

7. **功能性试验** 评估雌激素水平及闭经程度,以及确定低促性腺激素性闭经的病变部位。

(1)孕激素试验:肌注黄体酮注射液 20mg/d,连续 5 天,或口服 8～10 天醋酸甲羟孕酮 8～10mg/d,如有撤退性出血,表明体内有一定量雌激素,属 I 度闭经;如无撤退性出血,可能系体内雌激素缺乏或子宫性闭经,应进行雌激素试验。

(2)雌激素试验:口服戊酸雌二醇 2～4mg/d 或结合雌激素 0.625～1.25mg/d 连服 20～30 天,后 10 天加服醋酸甲羟孕酮 8～10mg/d,停药后出现撤退性出血,表明体内雌激素水平低下,属Ⅱ度闭经;如无撤退性出血,表明闭经系子宫性闭经。

(3)垂体兴奋试验:将 LHRH 100μg 加 5ml 生理盐水静脉推注,在注射前和注射后 15、30、60 和 120 分钟抽血检测 LH,如 LH 值在注射后 15～60 分钟较注射前增高 2～4 倍,为有反应性,表明垂体功能正常,病变在下丘脑;如 LH 值不升高或升高不明显,为无反应性,表明垂体功能减退。

三、治疗

闭经的治疗主要包括两个方面:一是病因治疗,二是内分泌治疗。

(一)病因治疗

因节食导致消瘦者在内分泌治疗同时应进行心理治疗,改善进食和机体营养状况。患有分泌雄激素的卵巢肿瘤或肾上腺肿瘤、分泌催乳素的大垂体肿瘤(>1cm)应在相应科室进行肿瘤切除。染色体系 46,XY 的闭经患者,应及早切除性腺,以免发生恶变。宫腔粘连患者应在宫腔镜下分离粘连。对先天性畸形如处女膜闭锁、阴道横隔或阴道闭锁均需手术治疗。

(二)内分泌治疗

部分闭经病人在解除病因后能够恢复月经。但是染色体或酶等先天缺陷或后天无法彻底纠正的内分泌异常,需要长期补充激素恢复月经,改善机体状况,增进健康。对于低促性腺激素低雌激素和高促性腺激素低雌激素性闭经患者,应长期补充雌孕激素,一般需要持续到接近正常绝经年龄,不仅恢复月经,且能够降低因低雌激素导致的骨质疏松、心血管疾病、泌尿生殖道疾病的风险。常用的方案包括雌孕激素周期序贯疗法和雌孕激素周期联合疗法;对于体内有一定雌激素水平,但缺乏孕激素的患者,可采用单一孕激素治疗。

(三)促排卵或辅助生殖

无论原发性闭经或是继发性闭经患者有生育要求者,应根据闭经原因在上述治疗基础上进行针对性改善生育功能的治疗措施,若为下丘脑-垂体-卵巢轴功能异常所致闭经,在内分泌治疗后根据病因进行促排卵治疗或辅助生殖。

(黄 薇)

学习小结

闭经分为原发性闭经和继发性闭经两类，后者更为常见，闭经作为临床症状，诊断时找寻病因更为重要，除病史、查体外，辅助检查和功能试验在闭经诊断中极为重要。治疗策略包括：针对病因的特异性治疗（药物或手术）和维持、促进第二性征发育并减缓症状的激素疗法。

复习思考题

1. 原发性闭经和继发性闭经的定义？
2. 垂体性闭经的常见原因有哪些？
3. Sheehan 综合征的临床特征是什么？
4. 孕激素试验阴性意味着什么？

第三节　多囊卵巢综合征

学习目标

掌握　多囊卵巢综合征的内分泌特征、临床表现、诊断标准及治疗方法。

熟悉　多囊卵巢综合征的病因及发病机制。

【临床病例 21-3】

病人，女，30 岁，肥胖（体重指数 30），婚后未孕 6 年，月经紊乱 5 年，月经周期 40 天～6 月，2月前口服黄体酮月经来潮，查体：胡须明显，阴毛浓密，子宫及双侧附件未见异常，尿妊娠试验阴性，超声检查双卵巢呈多囊样改变，无优势卵泡。内分泌检查：血清雄激素偏高。

思考：

1. 病人月经稀发，多毛体征，双侧卵巢呈多囊样改变，血清雄激素偏高，考虑多囊卵巢综合征？
2. 进一步行口服葡萄糖耐量试验？与卵泡膜细胞增殖症、卵巢男性化肿瘤进行鉴别诊断？
3. 病人婚后 6 年未孕，如何行助孕治疗？

多囊卵巢综合征（polycystic ovarian syndrome，PCOS）是常见的妇科内分泌疾病之一，以雄激素过多、持续无排卵或稀发排卵以及卵巢多囊样改变为特征，常伴有胰岛素抵抗和肥胖。病因不明。

相关链接

1935 年 Stein 和 Leventhal 首先报道 7 例闭经、多毛、肥胖病人，伴双卵巢增大及多囊性变，故 PCOS又称 Stein-Leventhal 综合征。20 世纪 70 年代后发现此类病人血清中 LH 异常升高，FSH 则正常或偏低，LH/FSH 比值≥2～3，雄激素水平异常升高，命名为多囊卵巢综合征（PCOS）。20 世纪 80 年代后还发现胰岛素抵抗与高胰岛素血症、青春期生理改变、肾素 - 血管紧张素系统、脂肪细胞内分泌及代谢、遗传因素等皆可能与本征有关。20世纪90年代以前,虽然缺乏统一的PCOS诊断标准,但多数学者依据此病的临床表现(包括月经改变、多毛、痤疮、肥胖等)、血清性激素变化(如睾酮、雄烯二酮、LH/FSH比值升高等)及超声检查(双侧卵巢多囊样改变)对本病进行诊断。直到2003年才建立了统一的国际标准,即为鹿特丹标准(详见文中诊断标准)。近年来多项流行病学研究发现,PCOS病人具有更明显的心血管代谢异常特征。因此,多数专家认为多囊卵巢综合征这个名称仅代表了卵巢多囊的形态学特征,并没有真正反映该疾病临床异质性强,发病机制复杂的本质。2012年12月美国国立卫生研究院(NIH)关于多囊卵巢综合征召开会议,于2016年6月,将多囊卵巢综合征更名为"代谢生殖异常综合征(MRS)"。

一、内分泌特征及发病机制

PCOS的主要内分泌特征包括:雄激素过多、雌酮过多、促性腺激素比例失常、胰岛素过多。产生以上变化的确切病因尚不清楚,可能的机制是:

1. **下丘脑-垂体-卵巢轴调节功能异常** 由于垂体对GnRH敏感性增加,分泌过量LH,刺激卵巢间质、卵泡膜细胞产生过量雄激素。卵巢内高雄激素抑制卵泡发育,不能形成优势卵泡,但卵巢中的小卵泡仍能分泌相当于早卵泡期水平的雌二醇,同时雄烯二酮在外周组织芳香化酶作用下转化为雌酮,形成高雌酮血症。持续分泌的雌酮和一定水平的雌二醇作用于下丘脑及垂体,对LH分泌呈正反馈,LH分泌水平持续增高,且无周期性,不能形成月经中期的LH峰,故无排卵发生。对FSH分泌呈负反馈,使FSH水平相对降低,LH/FSH比例增大。LH水平升高又促进卵巢分泌雄激素,形成雄激素过多、持续无排卵的恶性循环。低水平FSH持续刺激,使卵巢内小卵泡发育至一定时期,但无优势卵泡形成,导致卵巢多囊样改变。

2. **高胰岛素血症及胰岛素抵抗** PCOS病因还可能与高胰岛素血症和胰岛素抵抗有关。过量胰岛素作用于垂体的胰岛素受体(insulin receptor),可增强LH释放并促进卵巢和肾上腺分泌雄激素、抑制肝脏性激素结合蛋白(sex hormone binding globulin,SHBG)合成,使游离睾酮增加。雄激素增多可导致肥胖,肥胖又可加重胰岛素抵抗。

二、临床表现

1. **月经失调与不孕** 大多为继发性闭经,闭经前常有月经稀发或过少。也可表现为不规则子宫出血,月经周期、经期、经量无规律性。由于排卵障碍可引起不孕。

2. **多毛** 出现不同程度多毛,以性毛为主,尤其是阴毛和胡须,其中阴毛分布常呈男性型。常见油脂皮肤及痤疮,这为体内雄激素过多所致。

3. **肥胖** 发生率约50%左右。多在青春期出现,为一重要临床特征,但其脂肪分布及体态并无特异性。肥胖是由于雄激素过多和未结合睾酮比例增加引起,亦与胰岛素抵抗及雌激素的长期刺激有关。

4. **黑棘皮症** 指阴唇、颈背部、腋下、乳房下和腹股沟等处皮肤出现灰褐色色素沉着,呈对称性,皮肤增厚,如天鹅绒样,为雄激素过多或高胰岛素血症所致。

5. **双侧卵巢增大** 妇科检查可扪及增大的卵巢。超声检查或腹腔镜检查可见双侧或单侧卵巢体积比正常大2~3倍,包膜厚,质坚韧。

6. **激素特征**

(1)雄激素水平升高:主要为来自卵巢的雄烯二酮和睾酮,部分为来自肾上腺的脱氢表雄酮(DHEA)

和脱氢表雄酮硫酸盐（DHEA-S）。性激素结合蛋白（SHBG）减少，致使未结合的游离雄激素增多，从而导致其活性增强。

（2）雌酮水平升高：PCOS时雌二醇（E_2）维持相当于早、中卵泡期水平，而雌酮（E_1）明显增高。雌酮来源除与雌二醇的正常互相转化以外，大部分由雄烯二酮在外周组织经局部芳香化酶作用转化而来。

（3）促性腺激素水平比例异常：表现为LH升高。可能由于卵巢和肾上腺的反馈异常，使下丘脑-垂体轴的脉冲式释放增加所致。FSH相对低下，维持在卵泡早期水平，是由于无对抗性雌激素和卵泡液中抑制素协同作用的结果，导致LH/FSH比例增加，≥2～3。

（4）胰岛素水平升高：胰岛素高于生理水平，是由于外周组织对胰岛素作用有抵抗而引起胰岛β细胞代偿性分泌亢进所致。

（5）抗米勒管激素水平增高（anti-Müllerian hormone，AMH）：由卵巢颗粒细胞特异性合成，增高的AMH主要源于增多的窦卵泡。

三、诊断

根据病人的病史以及临床表现，结合必要的辅助检查，可以作出诊断。诊断标准（鹿特丹标准，2003）：①稀发排卵或无排卵；②高雄激素的临床和（或）生化表现；③超声检查诊断多囊卵巢。上述3项中符合2项排除其他可能引起高雄激素血症的疾病即可诊断PCOS。

四、辅助检查

由于PCOS的临床表现多样性，为明确诊断，可行下列辅助检查。

1. 基础体温测定　表现为单相。

2. 超声检查　是快速、准确和无损伤性的检查方法，在PCOS诊断中占很重要的位置。检查可显示：双侧卵巢均匀性增大，包膜回声增强，轮廓较光滑，可见多个大小不等的无回声区围绕卵巢边缘，有时散在分布于卵巢内，表现为多囊卵巢，单侧或双侧卵巢内直径2～9mm的卵泡≥12个，和（或）卵巢体积≥10cm³，子宫可能小于正常。

3. 激素测定　①血清睾酮、双氢睾酮、雄烯二酮浓度增高，睾酮水平通常不超过正常范围上限2倍；②血清FSH值偏低而LH值升高，LH/FSH≥2～3。但血清LH水平的测定不应视为临床诊断PCOS的必备条件；③血清雌激素测定为正常值或稍增高，其水平恒定，无周期性变化，$E_1/E_2>1$；④血清抗米勒管激素增高可达到正常排卵女性的数倍；⑤20%～30%的PCOS病人可伴有血清催乳素（PRL）轻度升高；⑥尿17-酮皮质类固醇正常或轻度升高，正常时提示雄激素来源于卵巢，升高时提示肾上腺功能亢进；⑦其他检查：PCOS尤其肥胖病人，应测定空腹血糖，进行口服葡萄糖耐量试验（OGTT），有条件时测定空腹胰岛素水平（正常<20μg/ml）及葡萄糖负荷后血清胰岛素最高浓度（正常<150μg/ml）。

4. 腹腔镜检查　腹腔镜直接观察，可见卵巢增大，包膜增厚，表面光滑，呈灰白色，有新生血管。包膜下显露多个卵泡，但无排卵征象（排卵孔、血体或黄体）。腹腔镜下取卵巢组织送病理检查，诊断即可确定。

五、鉴别诊断

需与某些PCOS表现相似的疾病加以鉴别。

1. 卵泡膜细胞增殖症　其病理变化为卵巢间质内有单一或岛状黄素化卵泡膜细胞增生。临床和内分泌征象与 PCOS 相仿但更严重，本症病人比 PCOS 更肥胖，男性化更明显，睾酮水平也高于 PCOS。

2. 卵巢男性化肿瘤 多为单侧性、实性肿物，进行性增大明显。如睾丸母细胞瘤、卵巢门细胞瘤、肾上腺残迹肿瘤等。当血清睾酮值>6.9mmol/L 时，即应考虑此类肿瘤。可作超声、CT 及 MRI 检查。

3. 肾上腺皮质增生或肿瘤 肾上腺皮质增生病人对 ACTH 兴奋试验反应亢进，肾上腺皮质肿瘤病人反应不明显。

4. 其他 比如大剂量的服用外源性雄激素，因 IVF 需卵巢刺激之前的妇女也可以表现为多囊卵巢。

六、治疗

PCOS 的治疗原则主要为调整月经周期、治疗高雄激素血症和胰岛素抵抗及有生育要求的诱导排卵治疗。

1. 一般治疗 肥胖者加强锻炼和限制高糖、高脂饮食以减轻体重。

2. 药物治疗

（1）调整月经周期：①口服短效避孕药，周期性服用，疗程一般为 3～6 个月，可重复使用；②孕激素后半周期疗法，可调节月经并保护子宫内膜，对 LH 过高同样有抑制作用。

（2）抗雄激素：①醋酸环丙孕酮：为 17-羟孕酮类衍生物，具有较强的抗雄激素作用；②螺内酯：是醛固酮受体的竞争性抑制剂，可抑制卵巢及肾上腺来源的雄激素，在毛囊竞争雄激素受体作用，每日 40～200mg，治疗多毛需 6～9 个月；③糖皮质类固醇：用于治疗肾上腺来源的高雄激素，常用药物为地塞米松，每晚 0.25mg 口服。

（3）诱发排卵：恢复排卵是首要的治疗。氯米芬仍是一线药物，如氯米芬抵抗可选择其他诱发排卵药物，如来曲唑、促性腺激素等。诱发排卵时易发生卵巢过度刺激综合征，需严密监测。

（4）改善胰岛素抵抗：对肥胖或有胰岛素抵抗病人常用胰岛素增敏剂，如二甲双胍，常用剂量为每次口服 500mg，每日 2～3 次。

3. 手术治疗 适用于药物诱导排卵治疗无效者。可选择腹腔镜下卵巢激光打孔，但应注意打孔的深度和数量，以免影响卵巢储备功能。可能出现的问题有治疗无效、盆腔粘连及卵巢储备功能低下。

4. 体外受精 - 胚胎移植（IVF-ET） 难治性 PCOS 不孕病人可行体外受精 - 胚胎移植助孕。

（孙莹璞）

学习小结

多囊卵巢综合征是一种以雄激素过多、持续无排卵或稀发排卵以及卵巢多囊样改变为特征的内分泌紊乱疾病。诊断标准：稀发排卵或无排卵、高雄激素的临床表现和（或）高雄激素血症以及卵巢多囊性改变，三项中符合任何两项，同时排除其他引起高雄激素血症的相关疾病即可诊断。多囊卵巢综合征的治疗原则是调整月经周期、治疗高雄激素与胰岛素抵抗以及有生育要求者的诱发排卵治疗。难治性 PCOS 不孕病人可行体外受精 - 胚胎移植助孕。

复习思考题

1. 多囊卵巢综合征的诊断标准。

2. 多囊卵巢综合征的临床表现。

第四节　高催乳素血症

任何原因导致血清催乳素（prolactin，PRL）水平升高，超过实验室标准上限数值者（一般>1.14nmol/L，或25μg/L），称为高催乳素血症（hyperprolactinemia）。由于催乳素是一种应激激素，多种生理状态下，如怀孕、哺乳、应激、锻炼、睡眠等，催乳素均可升高；而许多病理状态和药物也可导致催乳素高于正常，如甲状腺功能减低和精神疾病的药物治疗等。

在闭经病人中，约15%存在高催乳素血症；而在闭经伴有溢乳的病人中，其发生率达70%。15%的无排卵妇女伴有高PRL，43%无排卵伴有溢乳者存在血清PRL升高。约3%～10%无排卵的多囊卵巢综合征病人有高PRL血症。

一、病因

1. **垂体催乳素腺瘤**　是最常见的垂体功能性腺瘤，约占全部垂体腺瘤的45%，是临床上病理性高催乳素血症最常见的原因。催乳素腺瘤多为良性肿瘤，依照大小可分为微腺瘤（≤10mm）和大腺瘤（>10mm）。多数催乳素腺瘤病人血清PRL水平可达100μg/L（4.55nmol/L）以上，并伴有溢乳症状。

2. **下丘脑疾患**　颅咽管瘤、炎症等病变影响下丘脑分泌的催乳素释放抑制因子（PIF）的分泌，均可导致高催乳素血症。

3. **内分泌疾病**　原发性甲状腺功能减退、多囊卵巢综合征均可引起PRL升高。

4. **特发性高催乳素血症**　PRL多为60～100μg/L（2.73～4.55nmol/L），无明确原因，多因病人的下丘脑-垂体功能紊乱，从而导致PRL分泌增加。其中大多数PRL轻度升高，长期观察可恢复正常。但对部分伴月经紊乱而PRL高于100μg/L（4.55nmol/L）者，需警惕潜隐性垂体微腺瘤的可能，应密切随访。

5. **药物影响**　常见的可能引起催乳素水平升高的药物包括：多巴胺耗竭剂、多巴胺转化抑制剂、多巴胺重吸收阻断剂、激素类药物等。药物引起的高催乳血症多数血清PRL水平在100μg/L（4.55nmol/L）以下。

6. **其他**　各类胸壁炎症、慢性肾衰竭、肝性脑病、手术切除卵巢及子宫等，PRL也可异常增高。

二、临床表现

1. **闭经与月经紊乱**　高水平PRL可抑制垂体前叶促性腺激素的分泌，导致黄体期缩短及无排卵性月经失调，临床表现为功能失调性子宫出血、月经稀发或闭经。

2. **溢乳**　是本病特征之一。闭经-催乳综合征病人中约三分之二存在高催乳血症，其中有三分之一患垂体微腺瘤。溢乳通常表现为双乳流出或可挤出乳白色或透明液体。

3. **不孕与流产**　当PRL轻度升高时（<100～150μg/L，即4.55～6.82nmol/L）可因引起黄体功能不足发生反复流产；而随着血清PRL水平的进一步升高，可出现排卵障碍。

4. **肿瘤压迫神经症状**　微腺瘤一般无明显临床症状；大腺瘤压迫甚至侵犯视交叉及影响脑脊液回流时，可出现头痛、呕吐和眼花，甚至视野缺损和动眼神经麻痹等症状。

5. **其他**　高 PRL 血症通常存在体重增加。长期高 PRL 血症可因雌激素水平过低导致阴道壁萎缩、分泌物减少、性欲减低，以及进行性的骨痛、骨密度减低、骨质疏松等表现。少数病人可出现多毛、脂溢及痤疮，这些病人可能伴有多囊卵巢综合征等其他异常。

三、诊断

1. **病史采集**　应询问病人的月经史、分娩史、手术史和既往病史，有无服用相关药物史，是否在应激状态下采血（如运动、性交、精神情绪波动或盆腔检查）等。

2. **实验室检查**　血清催乳素>1.14nmol/L（25μg/L）可确诊为高催乳素血症。检测最好在上午 10～11 时。其余排除性检查包括妊娠试验、垂体及其靶腺功能、肾功能和肝功能等，根据病史选择进行。

3. **影像学检查**　鞍区影像学检查（MRI 或 CT），以排除或确定是否存在压迫垂体柄或分泌 PRL 的颅内肿瘤及空蝶鞍综合征等。

4. **眼底、视野检查**　由于垂体腺瘤可侵犯和（或）压迫视交叉，引起视乳头水肿，也可因肿瘤压迫视交叉导致视野缺损。

四、治疗

高 PRL 血症的治疗目标是控制高 PRL 血症、恢复女性正常月经和排卵功能、减少乳汁分泌及改善其他症状（如头痛和视功能障碍等）。

1. **药物治疗**

（1）甲磺酸溴隐亭：为非特异性多巴胺受体激动剂，能够有效抑制催乳素的合成分泌，是治疗高催乳素血症最常用的药物。为了减少药物不良反应，甲磺酸溴隐亭治疗从小剂量开始渐次增加，即从睡前每日 1.25mg 开始，每周递增 1.25mg 递增到需要的治疗剂量。每月测定血 PRL 一次，剂量的调整依据是血 PRL 水平。达到疗效后可分次减量到维持量，每月减量一次，一次减少原剂量 1/3～1/2，直到最小维持剂量。副作用主要有恶心、头痛、眩晕、疲劳、嗜睡、便秘、直立性低血压等，用药数日后可自行消失。甲磺酸溴隐亭治疗可以使 70%～90% 的病人获得较好疗效，表现为血 PRL 降至正常、泌乳消失或减少、垂体腺瘤缩小、恢复规则月经和生育力。

对于有生育要求病人，应待 PRL 稳定在正常范围内一段时间后再妊娠为宜，建议一旦妊娠，则考虑停药。妊娠期除常规产前检查外，应注意如出现头痛、视力障碍等表现，应检查视野、MRI 平扫（不用增强）以确定病变范围。可再用溴隐亭治疗以缩小增大的瘤体，若控制不满意或视野缺损严重，可急诊手术减压，但不必终止妊娠。

（2）卡麦角林和喹高利特：是具有高度选择性的多巴胺 D₂ 受体激动剂，是甲磺酸溴隐亭的替代药物，抑制 PRL 的作用更强大而不良反应相对减少，作用时间更长。对甲磺酸溴隐亭抵抗（每天 15mg 甲磺酸溴隐亭效果不满意）或不耐受甲磺酸溴隐亭治疗的 PRL 腺瘤病人改用这些新型多巴胺激动剂仍有 50% 以上有效。喹高利特每天服用一次 25μg 连服 3 日，随后每 3 日增加 25μg，直至获得最佳效果；卡麦角林每周只需服用 1～2 次，每次 0.5～2.0mg。

（3）维生素 B₆：20～30mg，每日 3 次，口服。与甲磺酸溴隐亭同时使用起协同作用。

2. **手术治疗**　当垂体肿瘤产生明显压迫及神经系统症状或药物治疗无效时，可考虑手术切除肿瘤。

3. 放射治疗　用于伴有垂体肿瘤,不能耐受药物或手术治疗者。近年来,兴起的 γ 刀技术也被用于垂体肿瘤的治疗。

（孙莹璞）

学习小结

　　任何原因导致血清催乳素水平升高,超过其检测实验室标准上限数值者(一般>1.14nmol/L,或 25μg/L),称为高催乳素血症。临床表现为闭经或月经紊乱、溢乳、不孕与流产、肿瘤压迫神经症状等。诊断应详询病史,检测血清催乳素水平,其次行蝶鞍部 MRI 或 CT 检查,以排除垂体肿瘤,必要时行眼底视野检查。高催乳素血症的治疗多采用药物治疗,甲磺酸溴隐亭是治疗高催乳素血症最常用的药物,如发现垂体腺瘤,在药物治疗效果欠佳,或者有压迫症状时采用手术治疗。

复习思考题

1. 高催乳素血症的诊断。
2. 高催乳素血症的临床表现。
3. 高催乳素血症的治疗方法。

第五节　痛经

学习目标

掌握	原发性痛经的临床表现、诊断和治疗方法。
熟悉	痛经的分类。
了解	痛经的病因、病理生理机制。

　　痛经(dysmenorrhea)指凡在行经前后或月经期出现下腹疼痛、坠胀,伴腰酸或其他不适,程度较重者可影响工作和生活质量。约有 50% 的妇女有程度不同的痛经。痛经分为原发性和继发性两类,前者是指生殖器官无器质性病变的痛经,后者是指由盆腔器质性病变,如子宫内膜异位症、盆腔炎或宫颈狭窄等引起的痛经。本节仅介绍原发性痛经。

一、病因及发病机制

　　原发性痛经的发生主要与月经时子宫内膜释放前列腺素增多,尤其是前列腺素 $F_{2\alpha}$ 和 E_2 增多有关,且前列腺素含量越高,痛经程度越重。因前列腺素 $F_{2\alpha}$ 和 E_2 可刺激子宫收缩,子宫过度收缩引起子宫血流不足,组织缺血,导致厌氧代谢产物蓄积,刺激疼痛神经末梢而发生痛经。原发性痛经的发生还受精神、神经因素影响,紧张、恐惧、忧虑及生化代谢物质均可通过中枢神经系统刺激盆腔疼痛纤维诱发痛经。无排卵的增生期子宫内膜因无孕酮刺激,所含前列腺素浓度很低,通常不发生痛经。

二、临床表现

1. **痛经** 原发性痛经始发时间多发生于青少年,初潮6～12个月后开始出现。

2. **痛经特点** 疼痛可从月经来潮后或来潮前12小时开始,行经第一日最剧烈,疼痛程度不一,重者呈痉挛性,持续2～3日。主要部位在耻骨上,可牵涉到腰骶部和大腿内侧。

3. **伴随症状** 可伴有恶心、呕吐、腹泻、头晕、乏力等症状,严重时面色苍白、出冷汗、甚至昏厥。

4. **妇科检查** 通常无异常发现。

三、诊断及鉴别诊断

根据病史、症状和妇科检查结果,诊断基本可以成立,但必须排除盆腔器质性病变(子宫内膜异位症、子宫腺肌症、盆腔炎、黏膜下肌瘤、宫腔粘连等)引起的继发性痛经。继发性痛经经常在初潮后数年方出现症状,多有妇科器质性疾病病史或宫内节育器放置史,妇科检查有异常发现,必要时可行腹腔镜检查加以鉴别。

四、治疗及预防

1. **一般治疗** 首先重视精神心理治疗,向病人解释经期轻度不适是生理反应。疼痛不能忍受时可适当应用镇静、镇痛、解痉药。

2. **前列腺素合成酶抑制剂** 通过抑制环氧合酶系统而减少前列腺素的产生,从而使疼痛减轻。一类为苯基丙酸类,如布洛芬400mg,每日4次,或酮洛芬25～50mg,每日4次。痛经缓解率90%。另一类为灭酸类,此类药在抑制前列腺素合成的同时,还可在前列腺素受体部位直接阻断,具有前列腺素拮抗剂的特性。月经来潮即开始服药,连续2～3日,疗效迅速而安全。如氟芬那酸200mg,每日3次,或甲芬那酸500mg,每日3次。

3. **性激素治疗** 适用于需要避孕的妇女,疗效可达90%以上。采用各类复方短效口服避孕药,一方面抑制子宫内膜生长,使月经量减少,另一方面抑制排卵,无内源性孕酮产生,从而使月经血中前列腺素浓度降低。未婚少女可行人工周期治疗减轻症状。

（孙莹璞）

学习小结

痛经是一种症状,月经来潮期间出现,以下腹痉挛性疼痛为特征,但也常伴恶心呕吐、腹泻、头痛及乏力等症状。其诊断首先排除器质性病变。治疗方法主要为药物治疗(镇静、解痉药、前列腺素合成酶抑制剂、复方短效口服避孕药及止痛药)。

复习思考题

1. 痛经的临床表现。

2. 痛经的治疗原则。

第六节　经前期综合征

经前期综合征（premenstrual syndrome，PMS）是指月经前周期性发生的躯体、精神及行为等方面改变的综合征，PMS 常在经前发作，月经来潮后症状自然消失，严重者可影响病人的生活和工作。多见于 30～40 岁的育龄期妇女，发生率为 30%～40%，伴有严重情绪不稳定者称为经前焦虑障碍（premenstrual dysphoric disorder，PMDD）。

相关链接

PMDD 诊断标准：目前推荐采用美国精神病协会（American Psychiatric Association，APA）制定的《精神疾病的诊断与统计手册》第 4 版（Diagnostic and Statistical Manual of mentaldisorder 4th，DSM-IV）中的诊断标准。其诊断标准如下：

PMDD 诊断标准

对病人 2～3 个月经周期所记录的症状作前瞻性评估。在黄体期的最后一个星期存在 5 个（或更多个）下述症状，并且在月经后消失，其中至少有 1 种症状必须是 1、2、3 或 4：

1. 明显的抑郁情绪，自我否定意识，感到失望。
2. 明显焦虑、紧张，感到"激动"或"不安"。
3. 情感不稳定，比如突然伤感、哭泣或对拒绝增加敏感性。
4. 持续和明显易怒或发怒，或与他人的争吵频率增加。
5. 对平时活动（如工作、学习、友谊、嗜好）的兴趣降低。
6. 主观感受注意力集中困难。
7. 嗜睡、易疲劳或能量明显缺乏。
8. 食欲明显改变，有过度摄食或产生特殊的嗜食渴望。
9. 失眠。
10. 主观感觉不安或失控。
11. 其他身体症状，如乳房触痛或肿胀、头痛、关节或肌肉痛、肿胀感，体重增加。

这些失调务必是明显干扰工作或学习或日常的社会活动及与他人的关系，如逃避社会活动，生产力和工作学习效率降低。

这些失调务必不是另一种疾病加重的表现，如重型抑郁症、恐慌症、恶劣心境或人格障碍。

APA 对有经前焦虑症状（PMDD）的 PMS 制定了评估标准，诊断 PMDD 的要求是：连续三个月经周期出现上表所列 11 项症状中必须有 5 项于月经前有严重的表现，而于月经来潮 4 天内缓解，持续到周期第 13 天无发作。5 项症状中必须至少包括 1 项精神症状（如易怒、情绪波动、焦虑或抑郁），具有多种躯体症状（如易怒、情绪波动、焦虑或抑郁）仅作为 1 项症状计

一、病因

病因不明。可能与卵巢激素、中枢神经和自主神经系统失调等多种因素综合作用有关。

1. **雌、孕激素比例失调**　与孕激素不足或组织对孕激素敏感性失常，雌激素水平相对过高有关，这种性激素水平异常引起水钠潴留、体重增加等征象。

2. **中枢系统 β- 内啡肽释放异常**　已有研究证实神经类阿片肽表达水平随月经周期而变化，经前期综

合征妇女在黄体后期血液中类阿片浓度异常下降,可导致内源性类阿片肽撤退症状的产生,主要表现为精神、神经及行为方面的变化。

3. 精神因素 与经前期综合征的严重程度相关。部分病人精神症状突出,且情绪紧张时常使原有症状加重。

4. 维生素 B$_6$ 不足 维生素 B$_6$ 是合成多巴胺和 5- 羟色胺的辅酶,对减轻抑郁症状有效,因此认为经前期综合征患者可能与维生素 B$_6$ 缺乏有关。

二、临床表现

该病特点是症状周期性出现于月经前 1～2 周,至月经前 2～3 天最严重,月经来潮后迅速减轻直至消失。主要症状可归纳为 3 类:①躯体症状和体征:表现为头痛、乳房胀痛、肠痉挛等全身疼痛症状和水钠潴留所致手足与眼睑水肿,腹部胀满,少数病人有体重增加;②精神症状:急躁易怒、情绪不稳、焦虑忧郁、疲乏及饮食、睡眠障碍、性欲改变等;③行为改变:思想不集中、工作效率低、意外事故倾向,易有犯罪行为或自杀意图。

三、诊断

根据经前期出现的周期性典型症状,诊断多不困难,PMDD 的诊断大多采用美国精神病协会推荐的诊断标准。

四、鉴别诊断

PMS 的症状非特异,需与轻度精神病及心、肝、肾等疾病引起的水肿及经前期加重的疾病作鉴别。PMDD 则应首先排除精神系统疾病方可诊断。

五、治疗

原则为先采用心理疏导及饮食治疗,若无效再予药物治疗。应根据病人的临床特点,制订个体化治疗方案。

1. 精神治疗 首先应给予心理安慰与疏导,使精神放松。适当应用镇静剂解除忧虑,如在黄体后期口服艾司唑仑 1mg,每日 2 次;或苯巴比妥 0.03g,每日 3 次。

2. 饮食调节 应选择高碳水化合物低蛋白饮食,限制盐的摄入,限制咖啡等刺激性饮品摄入,适当补充维生素 E、维生素 B$_6$ 和微量元素。

3. 抗焦虑、抑郁治疗 如病人有明显焦虑及抑郁症状,建议至精神心理科行专科治疗。

4. 利尿剂 适用于月经前体重增加明显(＞1.5kg)者。口服螺内酯 20mg,每日 3 次。为减轻水钠潴留,月经后半期宜低盐饮食。

5. 维生素 B$_6$ 可调节自主神经系统与下丘脑 - 垂体 - 卵巢轴的关系,还可抑制泌乳素的合成。可每日口服 100mg 以改善症状,每日剂量不宜超过 500mg,否则可致感觉神经障碍。

6. 甲磺酸溴隐亭 适用于乳房胀痛伴高泌乳素血症者,在月经后半周期给予甲磺酸溴隐亭 1.25～2.5mg 口服,每日 2 次,可使 90% 病人的症状消失。

7. 促性腺激素释放激素类似物(GnRHa) 通过调节抑制垂体促性腺激素释放,造成低雌激素状态,可缓解症状,但长期使用副作用大,且较昂贵。

(赵爱民)

学习小结

PMS 是指经前周期性发生的躯体、精神及行为方面改变的综合征,严重者可影响病人的生活和工作。PMS 如伴有严重情绪不稳定者称为经前焦虑障碍(premenstrual dysphoric disorder,PMDD)。PMS 病因及发病机制不明。

治疗原则为先采用心理疏导及饮食治疗,辅以药物治疗,如镇静剂解除忧虑、氟西汀控制情绪和行为症状、螺内酯控制情绪和腹胀、甲磺酸溴隐亭治疗周期性乳腺痛,强调个体化治疗。

复习思考题

1. 经前期综合征的临床表现。

2. 经前期综合征的治疗方法。

第七节 绝经综合征

学习目标

掌握	绝经综合征的定义、临床表现以及激素替代治疗的方法。
熟悉	围绝经期内分泌变化。
了解	激素替代治疗的副作用及风险。

绝经综合征(menopause sydrome,MPS)指妇女在绝经前后出现的因性激素减少所致的一系列躯体及精神症状综合征。绝经分自然绝经和人工绝经。前者为卵巢内卵泡耗竭,后者则为双侧卵巢经手术切除或受放射线毁坏,人工绝经较自然绝经妇女更易发生绝经综合征。

一、内分泌变化

围绝经期最早的变化是卵巢功能的衰退,然后才表现为下丘脑和垂体功能的衰退。

1. **雌激素** 围绝经期雌激素水平波动很大,卵泡生长发育停止时,雌激素水平才下降,绝经后妇女体内仅有低水平的雌激素,主要是由来自肾上腺皮质以及来自卵巢的睾酮和雄烯二酮经周围组织如肌肉和脂肪中芳香化酶转化的雌酮。

2. **孕酮** 围绝经期病人体内孕酮量减少,绝经后极少量的孕酮可能来自肾上腺。

3. **雄激素** 绝经后雄烯二酮产生量为绝经前的一半,其中 85% 来自肾上腺,15% 来自卵巢间质细胞。绝经后卵巢产生睾酮较绝经前增多,使循环中雄激素与雌激素的比例显著上升;性激素结合蛋白降低,使游离雄激素增高。

4. 促性腺激素水平变化 由于下丘脑促性腺激素释放激素增加，促性腺激素的清除率在绝经期较低，卵巢负反馈作用的消失和卵巢产生抑制素的功能减退，使 FSH 和 LH 水平升高。其中，FSH 升高较 LH 更显著，绝经后 2～3 年达最高水平，约持续 10 年，至老年期下降，但仍高于生育年龄时的水平。

5. 泌乳素 绝经后雌激素水平下降，下丘脑分泌泌乳素抑制因子增加致泌乳素浓度降低。

6. 抑制素 围绝经期妇女血抑制素浓度下降，较雌二醇下降早且明显，可能成为反映卵巢功能衰退的标志。抑制素可反馈性抑制垂体合成分泌 FSH，并抑制 GnRH 对自身受体的调节，从而使抑制素浓度与 FSH 水平呈负相关，FSH 升高而抑制素降低。

7. 其他激素 有些绝经后妇女垂体促甲状腺激素、促肾上腺皮质激素、生长激素分泌增多，有时可能发生乳腺增生、多毛或甲状腺功能亢进等。

二、临床表现

主要为月经紊乱及一系列性激素改变引起的相关症状。

1. 月经改变 最早的表现是月经改变，绝经前约半数妇女出现月经紊乱，可表现为周期不规则、持续时间长及经量增加；也可以表现为周期缩短，经量减少，最后绝经，均为无排卵或排卵不规律引起；仅有少数女性月经突然停止。围绝经期及绝经后妇女出现异常子宫出血，一定要警惕子宫内膜癌、宫颈癌的发生，应行相关检查予以排除。

2. 血管舒缩症状及自主神经功能障碍 系指雌激素缺乏所致的潮热、出汗、眩晕、头痛、耳鸣、心悸等综合征，发生率为 75%～85%，程度轻重不同。典型阵发性潮热表现为突然发生的上半身发热，由胸部冲到头部，或伴头胀、眩晕和无力，持续数秒至数十分钟不等，症状消失前常大量出汗或畏寒。轻者数日发作一次，重者每日发作数十次。夜间或应激状态易促发。

3. 精神、神经症状 表现为易怒、焦虑、抑郁、多疑、自信心降低等。雌激素缺乏还可影响睡眠、记忆力及认知能力。近年研究发现雌激素缺乏与阿尔茨海默病的发生有关，是阿尔茨海默病发生的危险因素，该病可表现为老年痴呆、失语失认、记忆丧失、定向计算判断障碍及性格行为情绪改变。

4. 泌尿、生殖器官萎缩 生殖器官萎缩出现包括外阴阴道干燥或瘙痒、性交困难、性欲低下、子宫脱垂或直肠膨出等表现，尿道萎缩变短、管腔变宽、括约肌松弛，常有尿失禁、反复发作的膀胱炎等。

5. 代谢异常和心血管系统疾病 一些绝经期女性出现血总胆固醇、甘油三酯及低密度脂蛋白增加，高密度脂蛋白降低，易诱发动脉粥样硬化、血压升高、心肌缺血，冠心病发生率高。

6. 骨质疏松 体内雌激素下降使骨质吸收增加。因为雌激素不足可使甲状旁腺分泌降钙素减少，绝经后甲状旁腺激素增加，或由于雌激素不足使骨骼对甲状旁腺激素的敏感性增强，以致骨质吸收加快，骨皮质变薄、骨小梁减少甚至断裂，严重者可引起骨骼压缩甚至骨折。

7. 皮肤和毛发改变 雌激素不足使皮肤胶原纤维丧失，皮肤变薄、干燥、皱纹增多加深、色素沉着。皮肤营养障碍易发生皮炎、瘙痒、多汗、水肿。毛发改变可表现为口唇上方轻度胡须，阴毛、腋毛不同程度丧失，偶有轻度脱发。

三、诊断与鉴别诊断

绝经期综合征症状多样、复杂，且非特异性，但根据年龄、症状体征和内分泌学检查，不难做出诊断。但仍需排除有相关症状的器质性病变，如排除子宫内膜病变、高血压、嗜铬细胞瘤、心血管疾病、泌尿生殖器官的器质性病变、甲状腺疾病及精神疾病等。

四、治疗

治疗目的为控制症状，提高妇女生活质量。

1. **一般治疗**　围绝经期是自然的生理过程，应嘱咐病人要以积极的心态适应这一变化，心理治疗是围绝经期治疗的重要组成部分。必要时可用适量的镇静药以助睡眠，如艾司唑仑 2.5mg 睡前口服，谷维素 20mg 口服，每日 3 次，有助于调节自主神经功能。α 受体阻滞剂用以治疗潮热症状，如盐酸可乐定 0.15mg 口服，每日 2~3 次。应坚持锻炼，增加日晒时间，摄入富含蛋白质及钙质食物，并补充钙剂，以预防骨质疏松。

2. **月经异常的处理**　月经频发者可用孕激素以控制出血周期。如已停经 3 个月，可用孕激素 5~7 日，停药后发生撤退性出血者，2~3 个月后可重复用药。如没有撤退性出血，表明体内雌激素水平很低，则不必再用孕激素。

3. **激素替代治疗**（hormone replacement therapy，HRT）　合理应用雌激素可控制围绝经期症状。

（1）原则：缓解症状，改善生活质量。

（2）适应证：在卵巢功能开始出现减退并出现以下症状时即可开始应用 HRT。①绝经相关症状：潮热、盗汗、睡眠障碍、疲倦，情绪障碍如激动、烦躁、焦虑、紧张或情绪低落等；②泌尿生殖道萎缩相关症状：阴道干涩、疼痛、排尿苦难、性交痛、反复发作的阴道炎、反复泌尿系统感染、夜尿多、尿频及尿急；③有骨质疏松症的危险因素及绝经后骨质疏松症。

（3）禁忌证：已知或可疑妊娠、原因不明的子宫出血、雌激素依赖性肿瘤、脑膜瘤、严重肝肾功能障碍、胆汁淤积性疾病、血卟啉症、耳硬化症、血栓栓塞性疾病及系统性红斑狼疮等。

（4）制剂及剂量选择：单纯雌激素适用于子宫已切除，不需要保护子宫内膜的妇女，单纯孕激素适用于功能失调性子宫出血患者，雌孕激素联合使用适用于子宫完整患者。原则上以最小有效量为佳，剂量应个体化。

1）雌激素制剂：尽量使用天然制剂。常用有结合雌激素 0.3~0.625mg/d 或戊酸雌二醇 1~2mg/d；尼尔雌醇为长效雌三醇衍生物，每半月口服 1~2mg 或每月口服 2~5mg，以上制剂及剂量均可有效地控制潮热、多汗、阴道干燥及泌尿系感染。

2）孕激素制剂：以醋酸甲羟孕酮为最常用，多采用后半周期疗法，根据不同方案选用不同剂量。

3）组织选择性雌激素活性调节剂：7- 甲异炔诺酮（替勃龙片），1.25mg/d，连续服用，适用于绝经后妇女。

（5）用药时间：应用 HRT 时，应个体化用药，且应在综合考虑治疗目的和危险的前提下，使用能达到治疗目标的最低有效剂量，没有必要限制激素治疗的期限，但治疗期间应至少每年进行 1 次全面体检并评估风险，根据评估情况决定疗程长短。

（6）常用方案：现多主张雌、孕激素联合用药以预防诱发子宫内膜增生变化和子宫内膜癌。①序贯治疗：模拟自然月经周期，雌激素于周期第 5~25 日应用，孕激素于周期第 16~25 日应用，每周期停药 4~6 日；②联合治疗：适用于绝经多年的妇女，雌、孕激素均每日应用，不发生撤药性出血，但可发生不规则少量出血；③单纯雌激素治疗：适用于已行子宫切除术的妇女。

（7）副作用及危险性

1）子宫出血：有异常出血时，必须作诊断性刮宫以排除子宫内膜病变。

2）性激素副作用：①雌激素：可出现乳房胀、白带多、水肿、色素沉着，可能与雌激素剂量过大有关，应酌情减量；②孕激素：可出现水肿、乳房痛及抑郁易怒。

3）子宫内膜癌：单纯雌激素长期应用可增加子宫内膜癌和子宫内膜增生的发病风险。

4）乳癌：研究表明，HRT 短于 5 年者并不增加乳癌的危险性，长期用药是否增加乳癌的危险性尚无定论。目前,通过雌、孕激素的合理配伍及治疗期间的监测,HRT 已可以较安全地长期应用,但应在患者解除心理负担的情况下,知情同意,自愿应用 HRT。

4. 其他药物　如防止骨质疏松症的钙剂、维生素 D、降钙素、双磷酸盐类等药物。

（赵爱民）

学习小结

绝经综合征是妇女绝经前后出现的性激素减少所致的一系列躯体及精神心理症状。临床表现为月经改变、潮热、盗汗、失眠以及泌尿生殖道症状;远期可发生骨质疏松和心血管疾病。主要的治疗方法为激素替代疗法。单用雌激素仅用于子宫已切除者,单用孕激素适用于功能失调性子宫出血患者,雌孕激素联合适用于需要保护子宫内膜患者。激素替代疗法应用最低有效剂量,应个体化应用,同时需要定期随访评估其收益和危险,并决定疗程。

复习思考题

1. 绝经综合征的临床表现。

2. 激素替代治疗的原则。

3. 激素替代治疗的禁忌证。

第二十二章　不孕症与辅助生殖技术

22

病人，女，32岁，未避孕未孕3年，$G_3P_0A_3$，有盆腔炎性疾病病史。查体：外阴已婚未产式，阴道通畅；宫颈大小正常，光滑；子宫前位，正常大，质韧，活动好，无压痛；双侧附件区增厚，轻压痛。该病人应考虑哪种疾病？为明确诊断需要进行哪些辅助检查？治疗原则是什么？

　　不孕症是影响男女双方身心健康的医学和社会问题。辅助生殖技术已经成为不孕症的主要治疗措施。随着我国妇女生育年龄的推迟，35岁以上的不孕人群增加，明显地增加治疗难度，生殖健康也因此更加受到关注。

第一节　不孕症

　　不孕症（infertility）指育龄夫妇未避孕、有正常性生活1年或以上而未妊娠者。原发性不孕症指从未妊娠者，继发性不孕症为曾有过妊娠（包括任何形式的妊娠）而后又不孕者。我国北方不孕症的发病率为13.6%。

一、病因

　　阻碍受孕的因素可能在女方、男方或男女双方。女方因素约占40%，男方因素约占30%~40%，男女双方因素约占20%，不明原因约占10%。

　　1. **女性不孕因素**　以输卵管和排卵障碍因素居多。

　　（1）输卵管因素：输卵管具有运送精子、拾卵及将受精卵运送到子宫腔的重要功能。若输卵管功能障碍或不通，可导致不孕，占女性不孕的40%。包括输卵管炎、输卵管周围的病变、输卵管发育异常及各种可能影响输卵管的手术等。其中输卵管炎是输卵管性不孕的最常见原因，性传播疾病如淋球菌、沙眼衣原体感染，引起输卵管的黏膜破坏，导致输卵管管腔或伞端闭锁。

　　（2）排卵障碍：占25%。各种因素引起的下丘脑-垂体-卵巢轴（HPOA）异常，均可造成暂时或长期的排卵障碍。主要病因如下：①下丘脑功能失调导致排卵障碍：如精神创伤、全身严重消耗性疾病等；②垂体性排卵障碍：垂体肿瘤、垂体破坏、Sheehan综合征、高催乳素血症等；③卵巢性排卵障碍：先天性卵巢发育不全、卵巢早衰（POF）、卵巢功能性肿瘤、多囊卵巢综合征（PCOS）等；④其他：如甲状腺、肾上腺功能失调等内分泌代谢方面的疾病也能影响卵巢功能而导致不孕。

　　（3）子宫因素：子宫畸形、子宫黏膜下肌瘤、内膜息肉、内膜结核、宫腔粘连、子宫内膜炎和子宫内膜损伤等均能影响受精卵着床而致不孕。

　　（4）宫颈病变：重度的宫颈炎症、宫颈黏液性状改变、宫颈免疫学功能异常、宫颈息肉、宫颈肌瘤以及宫颈手术后等影响精子通过，均可造成不孕。

　　（5）阴道因素：①阴道畸形或狭窄，如先天性无阴道、处女膜闭锁、阴道横隔、阴道瘢痕性狭窄等可影响性生活并阻碍受孕；②严重的阴道炎可降低精子活力，缩短精子在女性生殖道生存的时间而致不孕。

　　（6）其他：子宫内膜异位症可致盆腔粘连、输卵管扭曲和（或）阻塞等盆腔解剖结构异常；卵泡未破裂黄素化综合征（LUFS）；还通过氧化应激、炎症、免疫反应等机制影响卵子发育、排卵、受精过程、胚胎质量、胚胎着床等多个环节导致不孕，称为子宫内膜异位症相关不孕症（endometriosis associated infertility）。

　　2. **男性不育因素**　男性不育因素主要是精液异常和性功能异常，前者分为精子生成障碍和精子输送障碍。

（1）精子生成障碍：各种因素引起的精子生成障碍，导致少精子症、弱精子症、畸精子症、无精子症等，如先天性隐睾、睾丸发育不全症；腮腺炎并发睾丸炎导致的睾丸萎缩、结核性的睾丸破坏、睾丸精索静脉曲张等；免疫抑制剂、化疗、放疗等；全身慢性消耗病、长期营养不良、慢性中毒、精神过度紧张、严重的肝肾功能异常、糖尿病等。

（2）精子输送障碍：输精管和附睾的炎症会使输精管阻塞，双侧输精管缺如、双侧精囊缺如、手术创伤等致精子运送受阻，精液中无精子。

（3）免疫因素：男性生殖道免疫屏障被破坏后，精子、精浆可刺激机体产生对抗自身精子的抗体，即抗精子抗体，使射出的精液凝集而不能穿过宫颈黏液。

（4）性功能异常：外生殖器发育不良、各种器质性病变或心理因素等造成勃起功能障碍或早泄、不射精、逆行射精等，不能使精子进入阴道。

（5）其他：染色体异常、下丘脑-垂体-睾丸性腺轴功能紊乱和全身内分泌疾病可影响精子生成和使精子功能异常。

3. 男、女双方因素

（1）缺乏性生活知识。

（2）男、女双方强烈地渴望妊娠，造成精神过度紧张，引起全身内分泌紊乱而致不孕。

（3）免疫因素：自身免疫或同种免疫均影响受孕。①自身免疫表现为女方血清中存在抗子宫内膜抗体、抗卵细胞透明带抗体。前者使子宫内膜着床环境发生变化而影响着床，后者与透明带反应，使透明带坚硬而阻碍精子穿透。②同种免疫主要是精子、精浆或受精卵作为抗原物质，被女方生殖道吸收后，产生抗体，使精子不能与卵子结合或受精卵不能着床。

二、诊断

不孕症由男方、女方或双方因素引起，必须双方全面检查，找出原因是诊断的关键。

1. 男方检查和诊断　询问既往病史、手术史，尤其注意有无慢性疾病如结核、肝病、肾病以及腮腺炎史等，了解生活习惯及有无性交困难。体格检查的重点是生殖器有无畸形或病变，测定睾丸体积。

精液检查：WHO 的精液正常标准：精液量≥1.5ml，pH≥7.2，在室温中放置 60 分钟内完全液化。精子密度≥15×10⁶/ml，总精子数≥39×10⁶，前向运动精子≥32%，正常形态精子（严格形态学分析标准）≥4%。低于以上指标者均为异常，需要至少两次精液分析才能做出诊断。

2. 女方检查和诊断

（1）病史：不孕的年限是临床诊断的依据，必须详细地询问病史。应询问月经史、婚育史、同居时间、性生活状况、避孕情况、既往诊疗经过。注意有无急慢性盆腔炎史、阑尾炎史、手术史，流产及分娩后的情况，有无接触肺结核病人的情况等。

（2）体格检查：应注意检查第二性征及内外生殖器发育的情况，身高、体重、多毛、乳房泌乳、炎症、包块等，必要时胸片检查排除肺结核、CT 或 MRI 检查排除垂体病变等。

（3）特殊检查

1）卵巢功能检查：包括排卵监测和黄体功能的检查。常用的方法有：基础体温测定、阴道细胞学涂片、宫颈黏液评分、经前子宫内膜活组织病理组织学检查、女性激素测定以及超声监测卵泡发育、排卵的情况等。激素测定：①月经周期第 2～4 天的基础内分泌水平可反映卵巢储备功能以及病理状态，是评价卵巢功能最重要的指标。基础内分泌检测包括血清 FSH、LH、E₂、PRL、T 的检查。基础 FSH 水平升高提示卵巢储备功能下降；基础 LH/FSH≥2、T 升高提示多囊卵巢综合征。②血或尿 LH 峰测定。排卵前 36 小时左右血液中可测得 LH 峰,尿的 LH 峰比血的 LH 峰迟出现 8～20 小时。③黄体中期血清 P 水平反映黄体功能。血清 P 浓度>15.9nmol/L,提示有排卵。

2）输卵管通畅试验:主要有输卵管通液术、子宫输卵管造影术、腹腔镜下输卵管通液术等。输卵管通液术简便价廉,但是准确性差。子宫输卵管造影术能显示子宫、输卵管内的形态,明确阻塞的部位。腹腔镜下行输卵管通液术能准确地判断输卵管是否通畅。此外,输卵管镜能在直视下观察输卵管的解剖结构及输卵管黏膜的情况,同时进行粘连分离等操作,能显著的改善输卵管性不孕的治疗效果。

3）宫腔镜检查:宫腔镜可直接观察子宫腔和子宫内膜的情况,还可通过宫腔镜下输卵管插管通液判断输卵管是否通畅。

4）腹腔镜检查:上述检查未见异常,可行腹腔镜检查。直接观察子宫表面、输卵管和卵巢等有无病变或粘连,并同时输卵管通液术观察输卵管是否通畅。

5）其他:生殖免疫学检查等等。

三、治疗

首先要加强体育锻炼、增强体质;戒烟、戒酒,养成良好的生活习惯;积极治疗内科疾病;掌握性知识,学会预测排卵期,性交次数适度,以增加受孕机会。由于引起不孕的原因很多,应针对明确的病因进行治疗。

1. 治疗生殖道器质性疾病 对于影响生育的生殖器畸形、肿瘤、炎症等器质性疾病应积极治疗。

（1）输卵管性不孕的治疗

1）一般疗法:中药保留灌肠,超短波、微波、药离子透入等物理疗法,或配合中药活血化瘀,能促进盆腔局部的血液循环,有利于炎症的消退。

2）输卵管内注药:地塞米松 5mg、庆大霉素 4 万 U,溶于 20ml 生理盐水中,缓慢注入输卵管,可达到控制局部炎症、消除水肿、疏通粘连和融解瘢痕组织、抑制纤维组织形成的目的。注药的时间为月经干净后 2～3 日。

3）输卵管成形术:根据输卵管阻塞的部位,行腹腔镜下输卵管吻合术或造口术等,达到使输卵管再通的目的。注意手术的适应证:年龄在 40 岁以下、卵巢储备功能良好、有规律排卵、精液分析示正常或接近正常且无手术禁忌证者。

（2）子宫内膜异位症:Ⅰ、Ⅱ期子宫内膜内异症病人可采用期待治疗,时间为 6～12 个月,50% 可自然妊娠;也可采用促排卵联合人工授精技术助孕。Ⅲ、Ⅳ期子宫内膜内异症病人或Ⅰ、Ⅱ期的治疗效果不佳时,可采用体外受精-胚胎移植技术助孕。

（3）卵巢肿瘤:可影响卵巢内分泌功能;较大的卵巢肿瘤可造成输卵管扭曲,导致不孕。有手术探查指征的,应切除并明确肿瘤的性质。

（4）子宫病变:黏膜下子宫肌瘤、子宫内膜息肉、子宫纵隔、宫腔粘连等导致宫腔形态异常,影响胚胎着床或致反复流产,应手术治疗。

（5）生殖道炎症:阴道支原体、沙眼衣原体感染、严重的宫颈炎都会影响生育,应积极的治疗。

2. 诱发排卵 用于排卵障碍的病人。

（1）氯米芬(clomiphene, CC):适用于体内有一定雌激素水平者,是首选的诱发排卵药。用法为月经第 3～5 起,每日 50mg,共 5 日,3 个周期为一疗程。如无排卵,每日剂量可增加 50mg。最高剂量为每日 150mg,如治疗 3 个周期无排卵,认为 CC 无效(称为 CC 抵抗)。尽管 CC 排卵率高,达 70% 以上,但是妊娠率为 30% 左右。

（2）尿促性素(human menopausal gonadotropin, HMG):每支含 FSH 75U 和 LH 75U,促进卵泡发育成熟。适

用于 CC 治疗后无排卵、有排卵而未妊娠者以及低促性激素性闭经者，可单独应用或与 CC 联合应用。单独应用于月经第 3 ~ 5 日起每日肌注 37.5 ~ 75IU，直至卵泡发育成熟。用药过程中要严密观察卵泡发育以及雌激素的水平，并根据卵巢对 HMG 的反应调整用药剂量。待卵泡成熟后，加用 hCG5000 ~ 10 000U，诱发排卵。

（3）促卵泡激素（FSH）：包括尿提取高纯度 FSH（u-FSH HP）和基因重组 FSH（r-FSH）。FSH 可启动卵泡募集、促进卵泡生长，适用于各种原因的排卵障碍病人。用法与 HMG 类似，用药过程中需严密观察卵泡发育以及雌激素的水平。

（4）促性腺激素释放激素（GnRH）：目前临床上常用的是 GnRH 类似物如 GnRH 激动剂（GnRHa）和 GnRH 拮抗剂（GnRHant），GnRHa 有曲普瑞林、亮丙瑞林、戈舍瑞林等，GnRHant 有西曲瑞克和加尼瑞克，常用于体外受精 - 胚胎移植周期中预防 LH 峰出现和子宫内膜异位症相关不孕症治疗等。

（5）溴隐亭：适用于合并高泌乳素血症及垂体微腺瘤病人。

3. 免疫性不孕的治疗　抗精子抗体阳性的病人，采用避孕套避孕 6 个月，避免精子与女性生殖道的接触，减少抗体产生。若无效，可行人工授精助孕。

4. 男性因素不孕治疗　针对引起男性不育的原因，采用药物或手术治疗。若无效，可应用辅助生殖技术助孕。

5. 辅助生殖技术　详见本章第二节。

第二节　辅助生殖技术

辅助生殖技术（assisted reproductive technology，ART）包括人工授精（artificial insemination，AI）技术和体外受精 - 胚胎移植技术（in vitro fertilization and embryo transfer，IVF-ET）及其衍生技术。

一、常用辅助生殖技术

1. 人工授精　AI 指用人工方法将精液注入女性体内以取代性途径使其妊娠的一种方法。根据放置精液的部位分为后穹窿人工授精、宫颈管内人工授精、宫腔人工授精（intrauterine insemination，IUI），以 IUI 最为常用。根据精液来源分为夫精人工授精（artificial insemination by husband，AIH）和供精人工授精（artificial insemination by donor，AID）。夫精人工授精的指征：①轻度少弱精症、精液液化不良、逆行射精；②性功能障碍和心理因素、生殖道畸形所致的不能进行性交等；③宫颈因素不孕症；④免疫性不孕症；⑤不明原因不孕症。供精人工授精的指征：①不可逆的无精、严重的少精子症、弱精子症、畸精子症；②男方携有不宜生育的严重遗传性疾病；③母儿血型不合，多次出现新生儿溶血症死亡。由于供精人工授精实施中存在很多伦理问题，所以卫生部规定这项技术要在经特殊审批的机构进行；为了防止近亲婚配，严格规定每位供精者的精液最多只能使 5 位妇女受孕。

2. 体外受精 - 胚胎移植及其衍生技术　体外受精 - 胚胎移植是指从妇女体内取出卵子，在体外与精子受精，培养至早期胚胎，然后移植回妇女子宫内，使其着床、发育成胎儿的过程，俗称"试管婴儿"。包括 IVF-ET、卵胞浆内单精子注射（intracytoplasmic sperm injection，ICSI）、植入前胚胎遗传学诊断 / 筛查（preimplantation genetic diagnosis / screening，PGD/PGS）、配子移植技术等。

（1）体外受精 - 胚胎移植（IVF-ET）：主要适用于：①输卵管性不孕症；②排卵障碍；③子宫内膜异位症；④少、弱精子症；⑤不明原因不孕症；⑥免疫因素不孕症。主要步骤：

1）控制性超促排卵（controlled ovarian hyperstimulation，COH）：根据年龄、基础内分泌水平、卵巢基础窦卵泡数等选择超促排卵方案,主要有 GnRHa 降调节的超促排卵方案(长方案、短方案、超短方案及超长方案)、GnRH 拮抗剂方案等,以获取适量的优质卵母细胞。

2)取卵:在注射 hCG 34～36 小时后,经阴道穿刺成熟卵泡而获取卵母细胞。

3)体外授精:取出的卵母细胞与优化处理的精子混合授精,授精 16～18 小时后观察是否出现双原核。如出现双原核,提示受精。

4)胚胎移植:将受精卵继续培养 2～5 天后,发育到 4 细胞到囊胚阶段,将胚胎移植到宫腔内。

5)黄体支持:一般用黄体酮或 hCG 支持黄体功能,以提高妊娠率。

6)随诊:胚胎移植后 2 周行血或尿 hCG 检查,胚胎移植后 35 日 B 型超声检查确定临床妊娠。

相关链接

1978 年 7 月 25 日第一例 IVF-ET 技术助孕的婴儿 Louise Brown 在英国诞生。随着 IVF-ET 的发展和普及,帮助许多不孕症夫妇实现了为人父母的愿望。Robert Edwards 因在人类生殖方面卓越贡献,获得 2010 年度诺贝尔医学奖。

(2)卵细胞浆内单精子注射(ICSI):是在显微镜下将单个精子直接注射到卵细胞胞浆内,使卵子受精。适用于严重少、弱、畸形精子症和 IVF 未受精的病人等。ICSI 技术规避了人类生殖的自然选择,会将病人携带的遗传缺陷传给下一代,并且该技术是一种侵袭性操作,可能会增加子代出生缺陷的发生。因此要严格掌握适应证。

(3)植入前胚胎遗传学诊断/筛查(PGD/PGS):利用显微操作和现代分子生物学技术,通过对极体、卵裂球或囊胚的滋养细胞进行活检、遗传学检测,排除携有致病基因的胚胎后,再移植。主要是解决患严重遗传性疾病的夫妇优生问题。常用的遗传学检测方法有荧光原位杂交、PCR 技术和全基因组分析等。目前 PGD/PGS 的适应证也扩展至反复流产以及反复胚胎种植失败的病人。

(4)配子移植技术:人类配子是指精子和卵子。将精子和卵子移植到女性体内的技术,称配子移植技术。除了配子宫腔内移植操作简便、损伤小,尚用于临床外;随着 IVF 技术的成熟,该技术已很少应用。

(5)配子及胚胎的冷冻保存技术:利用冷冻技术将胚胎和配子低温保存。主要适用于:①人类精子库或卵子库的建立;②生殖保险的功能,如化疗、放射治疗前的配子保存;③保存 IVF 治疗过程中剩余的胚胎;④当治疗周期发生卵巢过度刺激综合征、感染等并发症时,冻存胚胎以备后用。

二、辅助生殖技术并发症

1. **卵巢过度刺激综合征(ovarian hyperstimulation syndrome,OHSS)** OHSS 是促排卵药物刺激卵巢发生的严重并发症,是医源性疾病。OHSS 发生率为 20%,重度 OHSS 为 1%～10%。OHSS 的发病机制尚不清楚。绒毛膜促性腺激素(hCG)是触发 OHSS 的重要因素。可能与高水平的雌激素、血管内皮生长因子、炎症因子以及卵巢内肾素-血管紧张素系活性增加有关。OHSS 的主要的病理改变是:①卵巢明显增大;②毛细血管通透性增加,富含蛋白质的体液流向第三间隙,引起血液浓缩。严重者出现腹腔积液、胸腔积液;肾灌注量减少,导致少尿、无尿,电解质紊乱;血液呈高凝状态,血栓形成;甚至出现急性呼吸窘迫综合征以及多器官功能衰竭,危及生命。

OHSS 主要以预防为主。强调采取个体化超促排卵方案,对高危病人应以低剂量启动。尽管 OHSS 是一类自限性疾病,但是中重度病人需住院治疗。

2. 多胎妊娠及减胎技术 妊娠 2 胎或以上称多胎妊娠,3 胎或以上称高序多胎妊娠。随着促排卵药物应用和辅助生殖技术开展,多胎妊娠发生率逐渐升高,达 16% ~ 39%。多胎妊娠导致母婴并发症明显升高。一旦出现三胎及以上的多胎妊娠,应行减胎术。在妊娠早期(妊娠 7 周左右)行经阴道 B 型超声引导下减胎术;妊娠超过 12 周,需经腹部行减胎术。

3. 异位妊娠 发生率高于自然妊娠妇女,因病情危急,需要重视。IVF-ET 后宫内、宫外同时妊娠发生率增加,是自然状况下(1:15 000 ~ 1:30 000)的 100 倍。因此要警惕其发生的可能,以便早期识别、诊断和及时处理。

4. 其他 如感染、卵巢扭转、血栓形成、脏器损伤等。

(鹿 群)

学习小结

不孕症主要由输卵管因素、排卵障碍、子宫内膜异位症以及男方因素等原因所致。女性不孕症应首先详细询问病史、检查输卵管是否通畅、有无排卵障碍。如上述因素正常,则寻找其他原因。男性应行精液检查,明确有无异常。不孕症治疗应针对病因,采用手术恢复输卵管的解剖结构,诱导排卵,必要时采用辅助生殖技术助孕。

辅助生殖技术已经成为不孕症的主要治疗措施。常用的辅助生殖技术有人工授精和体外受精 – 胚胎移植(IVF-ET)两类。人工授精包括夫精人工授精和供精人工授精。IVF-ET 和卵细胞浆内单精子注射已经在临床上广泛应用。植入前胚胎遗传学诊断/筛查的应用由遗传疾病逐渐延伸至反复流产等。辅助生殖技术在帮助病人实现生儿育女愿望的同时,带来了卵巢过度刺激综合征、多胎妊娠等并发症和一系列的伦理、道德等问题,其应用的安全性也有待于进一步探讨。

复习思考题

1. 不孕症的病因有哪些?

2. 不孕症的检查有哪些?

3. 常用的辅助生殖技术有哪些?

4. IVF-ET 的主要适应证是什么?

第二十三章　女性生殖器官发育异常

23

学习目标

了解	女性生殖器官的正常发育过程以及常见异常发育类型。

第一节　女性生殖器官的发育

在生殖系统发育过程中，性腺是最早发育，然后是内生殖器，最后是外生殖器。整个发育过程涉及 3 个主要阶段：①初始器官形成：双侧副中肾管的发育；②融合：双侧副中肾管尾侧在中线处合并形成子宫、宫颈及阴道上 2/3 段，头侧保持分离状态，发育成双侧输卵管；③中隔吸收：双侧副中肾管尾侧融合以后，管腔内遗留一中隔，在人胚胎第 9 周时开始吸收，最后形成子宫、宫颈及阴道上段。

一、生殖腺的发生

在胚胎第 3~4 周，卵黄囊内胚层出现许多比体细胞大的生殖细胞，称原始生殖细胞。胚胎第 4~5 周，体腔背面肠系膜基底部两侧体腔上皮增生、肥厚，形成两条突出于腹后壁的纵形隆起，称为泌尿生殖嵴。外侧隆起为中肾，内侧隆起为生殖嵴，即性腺发生的始基，以后分化成睾丸或卵巢。在胚胎约第 4~6 周末，原始生殖细胞沿肠系膜迁移到生殖嵴，并被性索包围，形成原始生殖腺，其将来分化为卵巢或睾丸取决于有无 Y 染色体短臂性决定区的睾丸决定因子。

二、生殖管道的发生

胚胎第 6 周，男、女胚胎最初均发生两套生殖管道：中肾管和副中肾管。当原始生殖腺分化成睾丸后，在 β-hCG 刺激下，使其间质细胞产生睾酮，促使同侧中肾管发育为附睾、输精管和精囊，同时睾丸中支持细胞产生副中肾管抑制因子抑制同侧副中肾管的发育，从而形成男性生殖道。若原始生殖腺分化成卵巢后，中肾管退化，副中肾管开始分化，其两侧副中肾管头侧分别形成两侧输卵管，中段和尾侧段两侧互相融合成子宫及阴道上段，其最尾端与泌尿生殖窦相连形成阴道板，再上下融合贯通形成阴道腔（图 23-1）。

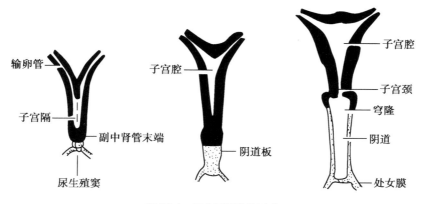

图 23-1　子宫及阴道的形成

三、外生殖器的发生

胚胎早期的泄殖腔分化为前方泌尿生殖窦与后方直肠。泌尿生殖窦两侧隆起为泌尿生殖褶，褶的前方左右相结合呈结节状隆起，称为生殖结节，以后长大称初阴。当生殖腺为卵巢时，在胚胎第 12 周末生殖结节发育成阴蒂，左、右生殖褶不合并，形成小阴唇，生殖隆突发育成大阴唇。尿道沟扩展，与泌尿生殖窦下段共同形成阴道前庭。当生殖腺为睾丸时，在雄激素作用下，外生殖器形成阴茎、尿道海绵体及阴囊（图 23-2）。

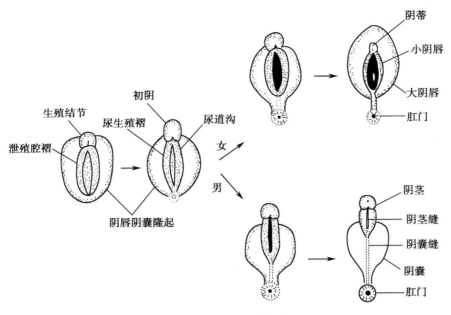

图 23-2 外生殖器的发育过程

第二节 外生殖器发育异常

外生殖器的胚胎发育是一个复杂、易受内外因素干扰的过程,尤其在胚胎早期,是各个器官形成的敏感期,此过程如果受到阻碍,可以引起发育停止,如果受到干扰则容易发生发育异常,导致畸形发生。

处女膜闭锁(imperforate hymen)又称无孔处女膜(图 23-3),是常见的生殖器官异常发育类型,系泌尿生殖窦上皮未能贯穿前庭部所致。处女膜闭锁的患者,若子宫及阴道发育正常,初潮后经血不能排出,最初血潴留在阴道内,反复多次月经来潮后,逐渐发展至子宫积血、输卵管积血、最后经血可溢出输卵管而积于腹腔内。

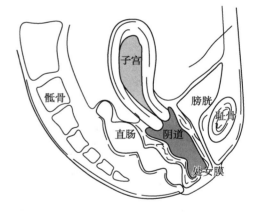

图 23-3 处女膜闭锁

一、临床表现

处女膜闭锁在青春期前很少能得出诊断,偶尔幼女因宫颈分泌的黏液积聚导致处女膜向外凸出,或阴道积液影响排尿而被发现。其常见临床表现如下:

1. **周期性下腹痛伴闭经** 绝大多数患者在青春期后出现逐渐加重的周期性下腹痛,但无月经来潮。

2. **压迫症状** 由于阴道及子宫腔积血而产生压迫症状,如肛门坠胀、便秘、尿频或尿潴留等。

3. **体征** 妇科检查可见处女膜向外膨隆,表面呈紫蓝色,无阴道开口。肛门指诊可触及阴道膨隆呈球状压向直肠。肛腹联合检查时,可在下腹扪及位于阴道包块上方的子宫,压痛明显。如果用手往下按压包块时,可见处女膜向外膨隆更明显。

二、诊断

根据患者临床症状体征,结合 B 型超声检查见子宫和阴道内有积液多可确诊。

三、治疗

一旦确诊，应立即手术治疗。手术要点是将处女膜作"X"形切开，切除多余的处女膜瓣，以保持阴道引流通畅，术中注意检查宫颈是否正常。术后给予抗生素预防感染。

第三节　阴道发育异常

一、先天性无阴道

先天性无阴道（congenital absence of vagina）为双侧副中肾管会合后，未向尾端伸展形成阴道所致，发病率为1/4000～1/5000。先天性无阴道常合并先天性无子宫或仅有始基子宫，但偶尔也可有发育正常的子宫。一般均有正常的卵巢功能，第二性征发育正常。

（一）临床表现

1. 青春期后无月经来潮。

2. 性交困难。

3. 妇科检查　外阴发育正常，无阴道开口或仅在阴道前庭外口处见一浅凹陷，有时还可见到由泌尿生殖窦内陷所形成的短浅阴道盲端。

4. 泌尿道畸形　约15%合并有泌尿系统发育异常，因此应进行泌尿系统相关检查。

（二）诊断

根据症状和妇科检查，结合B型超声检查，多可明确诊断。B型超声检查可发现盆腔无子宫或始基子宫。

（三）治疗

可行人工阴道成形术，手术方式有盆腔腹膜代阴道术、乙状结肠代阴道术、游离皮瓣阴道成形术和羊膜代阴道成形术等。对有短浅阴道且阴道凹陷组织松弛者，可采用机械顶压阴道成形术。关于阴道成形术的手术时机，建议在婚前或者准备有稳定性生活前3～4个月进行。

二、阴道闭锁

阴道闭锁（vagina atresia）为泌尿生殖窦未参与形成阴道下段所致。特指具有发育良好的子宫合并部分或完全性阴道闭锁畸形，伴或不伴子宫颈发育异常。此类患者通常有功能正常的子宫内膜。国际上分为两型：Ⅰ型，阴道下段闭锁，有发育正常的阴道上端、宫颈及子宫；Ⅱ型，阴道完全闭锁，多合并宫颈发育不良，宫体发育不良或者子宫畸形（图23-4）。

临床表现与处女膜闭锁相似，检查时亦无阴道开口，但闭锁处黏膜表面色泽正常，亦不向外膨隆，肛查可扪及向直肠凸出的阴道积血包块，其位置较处女膜闭锁高。

治疗原则是一旦明确诊断，应尽早手术切除。手术时应先切开闭锁段阴道，排出积血，并游离阴道积血段的阴道黏膜，利用已游离的阴道黏膜覆盖创面。术后定期扩张阴道以防挛缩。

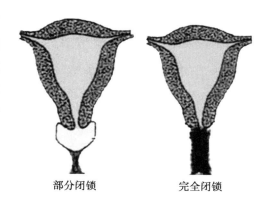

| 部分闭锁 | 完全闭锁 |

图23-4　阴道闭锁分型

三、阴道横隔

阴道横隔（transverse vaginal septum）为融合后的副中肾管尾端与泌尿生殖窦相接处未贯通或仅部分贯通所致。阴道横隔可位于阴道内任何部位，但以上、中段交界处为多见，其厚度约为1cm。阴道横隔无孔称完全性横隔，隔上有孔称不完全性横隔。完全性横隔很少见，可导致经血潴留，症状如同处女膜闭锁。不完全性横隔较多见，常在横隔中央或侧方有一小孔，故经血可以排出。横隔位置较高者，一般多无症状，不影响性生活，位置低者可影响性生活。

治疗原则是手术治疗。常采取横隔切开并切除多余部分，间断缝合切缘，术后放置阴道模型，以防止粘连。

四、阴道纵隔

阴道纵隔（longitudinal vaginal septum）为双侧副中肾管会合后，其尾端中隔未消失或未完全消失所致。可分为完全纵隔和不完全纵隔两种，有时纵隔偏向一侧形成斜隔。

（一）临床表现

阴道检查可见阴道被一纵形黏膜襞分为两条纵形通道，黏膜上端接近宫颈，完全纵隔下端达阴道口，不完全纵隔未达阴道口。完全性纵隔可形成双阴道，常合并双宫颈、双子宫、纵隔子宫与双角子宫，且有不孕、流产、早产、胎位异常等表现。

（二）治疗

如无症状，婚后不影响性交及分娩者，可不予处理。如阴道纵隔影响妊娠或分娩者，宜在非孕时将纵隔切除，并将创面缝合以防粘连。如已临产，发现纵隔阻碍先露部下降时，可在纵隔中央切断，分娩后缝扎止血。

第四节　宫颈及子宫发育异常

一、宫颈发育异常

宫颈形成约在胚胎发育14周左右，由于副中肾管尾端发育不全或发育停滞所致宫颈发育异常，常见类型见图23-5。

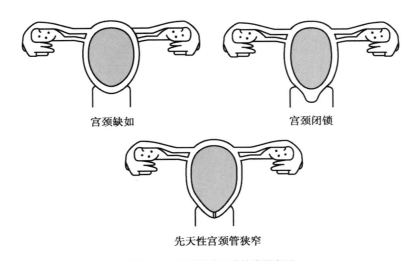

宫颈缺如　　　　宫颈闭锁

先天性宫颈管狭窄

图23-5　宫颈发育异常的常见类型

（一）临床表现

先天性宫颈发育异常，如子宫内膜有功能，在青春期后可因宫腔积血而出现周期性腹痛，经血还可以经输卵管逆流入腹腔，可能引起盆腔子宫内膜异位症。由于子宫下段与宫颈之间界限常不清楚，易将子宫下段误认为宫颈，仅靠妇科检查不能诊断宫颈是否缺如，需借助B型超声及核磁等影像学检查。

（二）治疗

对于该类患者的治疗目前尚有争议。以往对这些患者行全子宫切除术，以缓解症状，但这使患者丧失了生育的能力。现对于子宫内膜功能良好的患者，通过手术在子宫与阴道之间，建立一个人工宫颈管道，使经血引流通畅，并有受孕生育可能，该手术近期效果好。若手术失败，需要切除子宫。

二、子宫发育异常

子宫发育异常在女性生殖器官畸形中较为多见，美国生育协会（AFS）根据米勒管发育异常的发生阶段又进一步将子宫发育异常分成以下几种不同的类型（图23-6）：

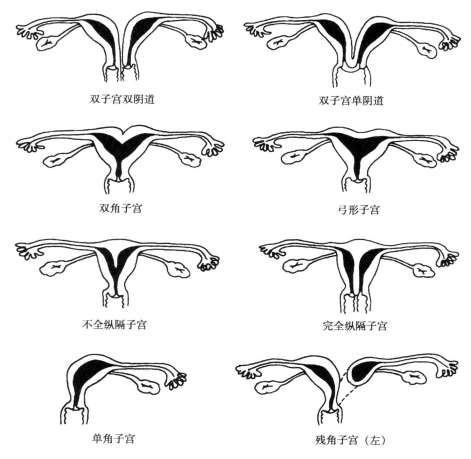

图 23-6　子宫发育异常

Ⅰ：不同程度的子宫发育不全或缺失。

Ⅱ：单角子宫、残角子宫（一侧副中肾管发育不全或者缺失）。

Ⅲ：双子宫（副中肾管未融合，各自发育成子宫和两个宫颈）。

Ⅳ：双角子宫（宫角在宫底水平融合不全）。

Ⅴ：纵隔子宫（子宫纵隔未吸收或吸收不全）。

Ⅵ：弓形子宫（宫底有一轻微凹陷：源于近乎完全吸收的子宫纵隔）。

Ⅶ：DES（diethystilbestrol，己烯雌酚）相关异常（胎儿期在宫内受己烯雌酚暴露可引起子宫肌层形成收缩带样发育异常，宫腔呈T形改变）。

以上分型系统清晰易懂，容易为临床医生接受，在临床得到了广泛的应用。

（一）子宫未发育或发育不全

1. **先天性无子宫（congenital absence of uterus）** 因两侧副中肾管中段及尾侧未发育，未能在中线会合。常合并无阴道，但卵巢发育正常，故第二性征不受影响。因子宫缺如，故临床表现为原发性闭经。肛腹诊触不到子宫，B型超声检查无子宫影像。临床上无需处理。

2. **始基子宫（primordial uterus）** 双侧副中肾管融合后不久即停止发育，子宫极小，多数无宫腔或为一实体肌性子宫；无子宫内膜。

3. **子宫发育不良（hypoplasia of uterus）** 又称幼稚子宫（infantile uterus），因两侧副中肾管会合后在短时间内即停止发育而致，有子宫内膜。子宫发育小于正常，有时极度前屈或后屈，子宫颈相对较长而外口小，宫体和宫颈之比为1:1或2:3。患者常因月经过少、痛经、闭经或婚后不孕而就诊。肛腹诊可扪及小而活动的子宫。治疗方法主张小剂量激素替代。

（二）子宫发育形态异常

1. **双子宫（uterus didelphys）** 两侧副中肾管未融合，各自发育，形成两个子宫、两个宫颈及两个阴道，左右侧子宫各有自己的输卵管和卵巢。患者多无症状，常在产前检查、人工流产、分娩时被发现。

2. **双角子宫（uterus bicornis）及弓形子宫（arcuate uterus）** 因两侧副中肾管中段的头侧未完全融合而形成双角子宫，轻者仅宫底部下陷呈鞍状或弧形，称弓形子宫。弓形子宫的外形基本正常，宫底外形无切迹，宫腔底部内膜呈弧形内凹。一般无任何症状，妊娠后易发生流产及胎位异常。如因畸形影响妊娠，可行子宫整形术。

3. **单角子宫（uterus unicornis）** 仅一侧副中肾管发育成子宫及输卵管。单角子宫常偏向一侧，仅有一条输卵管与一个卵巢，未发育侧的输卵管及卵巢多缺如。单角子宫一旦妊娠，易发生流产和早产。

4. **残角子宫（rudimentary horn of uterus）** 由于副中肾管一侧发育正常，而另一侧发育未完全而形成，可伴有该侧泌尿道发育畸形。约65%单角子宫合并残角子宫。若残角子宫的内膜无功能，多无自觉症状；若残留子宫内膜有功能，且与正常宫腔不相通时，可因宫腔积血而引起痛经。非孕期残角子宫确诊后应切除。若妊娠发生在残角子宫内，可引起残角子宫破裂，应及时手术切除。

5. **纵隔子宫（uterus septus）** 两侧副中肾管融合不全，可在宫腔内形成纵隔。子宫外形一般大致正常。纵隔末端达到或者超过宫颈内口者，为完全纵隔；纵隔末端终止于宫颈内口以上水平为不完全纵隔。

第五节　输卵管发育异常

输卵管发育异常比较罕见，是副中肾管头端发育受阻，常与子宫发育异常同时存在。几乎均因其他病因手术时偶然发现。

一、输卵管痕迹或缺失

输卵管痕迹（rudimentary fallopian tube）或单侧输卵管缺失为同侧副中肾管未发育所致（常见单角子宫中）。常伴有该侧输尿管和肾脏的发育异常。单独的双侧输卵管发育异常罕见，多伴发其他内脏严重畸形，胎儿常不能存活。

二、输卵管发育不全

输卵管发育不全是较为常见的生殖器官发育异常。输卵管细长弯曲，肌肉不同程度的发育不全，无管腔或部分管腔不通畅常造成不孕；亦可见输卵管憩室或副口，为异位妊娠的原因之一。

三、副输卵管

单侧或双侧输卵管之上有一稍小但有伞端的输卵管，有的与输卵管相通，有的不通。

四、双输卵管

单侧或双侧有两条发育正常的输卵管，均与宫腔相通。若不影响妊娠，一般无需处理。

第六节　卵巢发育异常

卵巢发育异常少见，其中常见的原因为性发育异常（disorders of sex development，DSD），患者先天性卵巢功能不全或卵巢未发育（为条索状性腺），如特纳综合征（Turner's syndrome，TS）和单纯性腺发育不全（pure gonadal dysgenesis，PGD）。卵巢发育异常患者由于女性激素的缺乏，无第二性征发育，子宫及阴道呈幼稚型，雌孕激素治疗后子宫可正常发育，不育的主要原因在于卵巢无功能和难以获得卵子。

卵巢发育异常亦包括异位卵巢、副卵巢（supernumerary ovary）和单侧卵巢缺如等罕见情况，常合并泌尿生殖道畸形。异位卵巢可能位于盆腔、腹主动脉旁区、腹膜后、肠系膜或大网膜，与生殖细胞在生殖嵴异常迁移相关。副卵巢指附近多余的卵巢组织与正常卵巢相连。单侧卵巢缺如，有或无相连的输卵管，可能是由于先天性发育不良或卵巢扭转坏死和重吸收所致。

第七节　两性畸形

男、女性别可根据性染色质和性染色体、生殖腺结构、外生殖器形态以及第二性征加以区分。但有些患者同时具有男、女两性特征，称为两性畸形（hermaphroditism），是先天性生殖器官发育畸形的特殊类型，为胚胎期性分化异常所致。临床上根据其发病原因不同，可将两性畸形分为以下 3 类：女性假两性畸形、男性假两性畸形和生殖腺发育异常，后者又包括真两性畸形、混合型生殖腺发育不全和单纯型生殖腺发育不全 3 种类型。

一、女性假两性畸形

女性假两性畸形（female pseudohermaphroditism）患者染色体核型为 46，XX，生殖腺为卵巢，内生殖器包括子宫、宫颈和阴道，但外生殖器出现部分男性化。外生殖器男性化系外生殖器分化发育过程中受到大量雄激素影响所致。女性假两性畸形常见为先天性肾上腺皮质增生（congenital adrenal hyperplasia，CAH），又称肾上腺生殖综合征（adrenogenital syndrome），为常染色体隐性遗传性疾病，是导致女性假两性畸形中最常见的类型。病因为胎儿肾上腺合成皮质醇的一些酶缺乏，如 21-羟化酶缺乏，造成肾上腺皮质不能转化为皮质醇。当皮质醇合成量减少时,对下丘脑和垂体的负反馈减少或消失,导致促肾上腺皮质激素分泌量增加,刺激肾上腺增生,力图使皮质醇分泌达正常水平,但同时也刺激肾上腺网状带,产生大量雄激素。患儿出生时可见阴蒂肥大似阴茎,阴唇融合类似阴囊,随年龄增长男性特征将日趋明显,进入青春期乳房不发育,内生殖器发育不良,常无月经。虽然幼女期身高增长快,但因骨骼愈合早,至成年时反较正常妇女矮小。实验室检查:血雄激素含量增高,尿 17-酮呈高值,血雌激素、FSH 均呈低值,血清 ACTH 及 17α-羟孕酮显著升高。

治疗:可长期服用可的松类药物,以抑制垂体促肾上腺皮质激素的大量分泌,从而减少雄激素的合成,防止外阴进一步男性化,增大的阴蒂可实行手术切除及整形。

二、男性假两性畸形

男性假两性畸形(male pseudohermaphroditism)患者染色体核型为 46,XY,生殖腺为睾丸,但是具有部分或全部女性表型者称为男性假两性畸形。此畸形主要是由于外周组织雄激素受体缺乏所致,故临床上一般将其称为雄激素不敏感综合征(androgen insensitivity syndrome)。此病系 X 连锁隐性遗传,常在同一家族中发生。根据外阴组织对雄激素不敏感程度的不同,又可分为以下两种:

1. 完全型雄激素不敏感综合征(complete androgen insensitivity syndrome) 又称为睾丸女性化综合征(testicular feminization syndrome)。出生时外生殖器完全为女性,有睾丸存在,但多为隐睾。由于缺乏雄激素受体,虽睾酮分泌量正常,但不能作用于靶器官,又因睾酮仍能转为雌激素,故患者呈女性化特征,如乳房增大,无阴毛及腋毛,但无女性内生殖器。外阴为女性,但无阴道或阴道呈盲端。实验室检查血睾酮、FSH、尿 17-酮均为正常男性值,血 LH 较正常男性增高,雌激素略高于正常男性。治疗应尊重患者意愿,选择社会性别:一般按女性抚养,应行睾丸切除以防恶变,术后长期给予雌激素以维持女性第二性征。

2. 不完全型雄激素不敏感综合征(imcomplete androgen insensitivity syndrome) 较完全型少见,外阴多有两性畸形,表现为阴蒂肥大或为短小阴茎,阴唇部分融合,阴道较短或仅有浅凹陷,至青春期可出现阴毛、腋毛增多和阴蒂继续增大等男性改变。实验室检查血 LH、睾酮水平增高,但亦可为正常值。治疗:不完全型患者除做性腺切除外,尚需根据性别的选择做外阴矫形术。

三、生殖腺发育异常

1. 真两性畸形(true hermaphroditism) 患者体内同时具有睾丸和卵巢两种生殖腺称为真两性畸形。患者可能一侧生殖腺为卵巢,另一侧为睾丸;或每侧生殖腺内同时含卵巢及睾丸两种组织,称为卵睾(ovotestis);也可能一侧为卵睾,另一侧为睾丸或卵巢。染色体核型多为 46,XX,其次为 46,XX/46,XY 嵌合型,46,XY 较少见。外生殖器形态很不一致,多数为阴蒂肥大或阴茎偏小,可倾向表现为女性或男性。可通过腹腔镜检或剖腹探查取生殖腺活检进行确诊。性激素检查可见雄激素和雌激素接近或达到正常男性和女性水平。治疗应根据患者外生殖器表现及其社会性别而决定,将不必要的性腺切除,保留与外生殖器相适应的性腺,并以此性别养育。

2. 混合型性腺发育不全(mixed gonadal dysgenesis) 染色体为含有 45,X 与另一含有至少一个 Y 的嵌合型,以 45,X/46,XY 多见。性腺的发育一侧为睾丸,且多是腹内隐睾,另一侧为未分化生殖腺、生殖腺呈索条状痕迹或生殖腺缺如。其外观体型特征 60% 呈女性型,但身材矮小,常有盾形胸等类似 Turner 综合征的躯体特征。

3. 单纯型生殖腺发育不全(pure gonadal dysgenesis) 染色体核型为 46,XY,但生殖腺未能分化为睾丸而呈索状,故无雄激素分泌,副中肾管亦不退化。患者表型为女性,但身体较高大,有发育不良的子宫、输卵管,青春期乳房及毛发发育差,无月经来潮。对于混合型生殖腺发育不全和单纯型生殖腺发育不全的患者,染色体核型中含有 XY 者,其生殖腺发生恶变的频率较高,故在确诊后应尽早切除未分化的生殖腺。

（吴桂珠）

学习小结

女性生殖器官在胚胎发育形成过程中,若受到某些内在或外来因素干扰,均可导致发育异常,称为女性生殖器官发育异常或先天畸形。常见的生殖器官发育异常有:①正常管道形成受阻所致的异常,包括处女膜闭锁、阴道横隔、阴道纵隔、阴道斜隔、阴道闭锁和宫颈闭锁等;②副中肾管衍化物发育不全所致的异常,包括无子宫、无阴道、始基子宫、子宫发育不良、单角子宫、输卵管发育异常等;③副中肾管衍化物融合障碍所致的异常,包括双子宫、双角子宫、弓形子宫和纵隔子宫等。

复习思考题

1. 先天性子宫发育异常有哪些类型?

2. 何谓真两性畸形?

第二十四章　盆底功能障碍及女性生殖器官损伤性疾病

24

掌握	盆腔脏器脱垂常见原因，诊断标准及治疗原则；压力性尿失禁的诊断方法。尿瘘的分类、发生原因及预防措施；直肠阴道瘘的诊断方法和治疗原则。
熟悉	盆腔脏器脱垂量化分期标准（POP-Q）；压力性尿失禁的治疗原则；尿瘘的诊断方法。
了解	盆底整体理论；盆底重建手术种类；压力性尿失禁的发病机理；尿瘘的诊疗原则；直肠阴道瘘的常见病因及预防措施。

正常位置子宫位于骨盆中央，骨盆入口与坐骨棘平面之间，其前方有膀胱，后方有直肠，下方连接阴道。子宫位置靠其周围的韧带及盆底肌肉和筋膜维持，如果这些支持组织受到损伤，子宫及其相邻的尿道、膀胱和直肠均可能发生向下移位，称盆腔脏器脱垂（pelvic organ prolapse，POP），通常包括子宫脱垂（uterine prolapse）、阴道前壁脱垂（anterior vaginal prolapse）和阴道后壁脱垂（posterior vaginal prolapse）。盆腔脏器脱垂可能引起器官功能障碍：下尿路症状（lower urinary tract symptomS，LUTS），主要包括尿频（frequency）、尿急（urgency）、尿失禁（urine incontinence，SUI）及排尿困难等；排便功能障碍如便秘、便失禁等；性生活障碍包括性交疼痛或高潮缺失。若女性生殖器官因损伤或疾病与相邻的泌尿道或肠道相通时，则形成尿瘘（urine fistula）或粪瘘（fecal fistula）。临床上，通常将盆腔脏器脱垂及相应的器官功能障碍统称为盆底功能障碍性疾病（pelvic floor dysfunctional disease，PFD），将尿瘘及粪瘘统称为生殖器官慢性损伤性疾病。

第一节　女性盆底组织解剖及功能

女性盆底解剖及功能近十余年来有了重大变革。1990年Petros提出盆底整体理论，刷新了对盆底疾病发病机理的认识，也使女性盆底疾病作为亚专业开始兴起。整体理论在其发展过程中吸纳了Delancey的"三水平"理论（three levels of vaginal support）和"吊床假说"，建立了定位结缔组织缺陷的"三腔系统（three compartments system）"。整体理论认为盆底是一个相互关联的有机整体而并非各部分的简单叠加，不同腔室不同阴道支持轴水平共同构成一个解剖和功能整体。任何轻微损伤都会打破这种平衡，而由该系统其他结构代偿，超出一定代偿范围就会引起疾病。

1. **三水平理论**　将支持盆腔器官的组织分为Ⅰ、Ⅱ、Ⅲ三个水平：Ⅰ水平为最上段的支持，由主骶韧带复合体完成；Ⅱ水平为阴道中段的侧方支持，包括盆腔筋膜腱弓、阴道膀胱筋膜和阴道直肠筋膜；Ⅲ水平为远端的支持结构，包括会阴体和会阴隔膜。

2. **三腔系统（three compartments system）**　将盆腔人为地分为前、中、后三区。由此形成了判断盆底缺陷类别和层次，并确定修复层面和方法的完整系统。

学习小结

盆底整体理论的核心内容式"三水平"理论和"三腔系统"理论。解剖和功能互相关联。

复习思考题

简述盆底整体理论的核心内容。

第二节　盆腔脏器脱垂

【临床病例24-1】

病人，女，60岁，G₆P₄，绝经10年。近1年来下腹坠胀，伴有肿物脱出阴道口外，排尿困难。妇科检查：外阴已产型，POP-Q分期：Aa：+2.5cm，Ba：+5cm，C：+7cm，Ap：−1cm，Bp：+4cm，D：−1cm。pb：2.5cm，gh：5.5cm，TVL：10cm。宫颈肥大，重度糜烂，触血（+），子宫萎缩，双附件区未及异常。请问该病人的临床诊断是什么？如何进行治疗？

一、病因

盆腔脏器脱垂（Pelvic organ prolapse，POP）的主要原因是妊娠和分娩损伤，尤其是经阴道难产，其次是长期增加腹压致使慢性盆底受力的疾病如慢性咳嗽、便秘、慢性阻塞性肺脏疾病（COPD）等。绝经后女性更易发生，较少见的原因是支持组织先天发育缺陷或结缔组织疾病等。

二、病理生理

当盆底肌肉和筋膜以及子宫韧带因损伤而发生撕裂或其他原因导致其张力减低时，可发生子宫及其相邻的膀胱、直肠移位，即盆腔器官脱垂。位于骨盆底最下方的肛提肌有一定的静息张力，能关闭生殖裂孔，为盆腔脏器提供一个稳定的支撑平台。如果其张力下降，会使生殖裂孔开放，改变肛提肌板的水平方向。阴道周围的结缔组织牵拉阴道上段，使其近乎水平方向，正好位于肛提肌上方。当腹压增高时，阴道上段向下压迫肛提肌，盆腔脏器得以保持正常位置。如果阴道周围的结缔组织损伤，阴道轴变成垂直方向，则腹压增加时，盆腔器官及阴道会向下脱出生殖裂孔，发生盆腔器官脱垂。

三、临床表现

盆腔脏器脱垂可分为前盆腔脱垂、中盆腔脱垂及后盆腔脱垂。病人可表现为以一个腔室脱垂为主也可为联合脱垂。临床上前盆腔脱垂及中盆腔脱垂最为常见。盆腔脏器脱垂临床表现有脱垂特异症状和非特异症状，通过妇科检查即可明确诊断。

1. **症状** ①盆腔脏器脱垂特异症状：病人能看到或感到阴道口有组织脱出，组织脱出的程度可以随活动量、体位及负重等而变化；②非特异的症状：阴道及盆腔胀感不适，腰酸下坠等；③泌尿系统相关症状：阴道前壁脱垂及子宫脱垂可有排尿困难及不能完全排空膀胱。脱垂的病人也可以同时合并压力性尿失禁，随着脱垂病情的加重，尿失禁症状可逐渐减轻甚至完全消失，即隐匿性尿失禁；值得注意的是，POP 合并隐匿性尿失禁者，在手术纠正了脱垂后尿失禁症状会再次出现甚至加重；④肠道症状：阴道后壁脱垂病人可出现便秘及排便困难；⑤性功能障碍：包括不同程度的性交困难、性高潮缺失、性冷淡、性交疼痛，严重者无法性交。

2. **妇科检查** 可以发现盆腔脏器脱垂程度，主要检查内容：①外阴阴道有无萎缩表现，测量阴裂大小；②盆腔脏器脱垂情况：用标准的双叶窥器检查，观察阴道壁有无脱垂，并进行测量（详见 POP-Q 评分）；③会阴体的移动度：用一手指放在阴道或直肠内，向检查者方向轻拉会阴体，如果移动>1cm，提示移动度过大；④肛门和直肠检查：评估会阴体的完整性及肛门括约肌的张力；⑤尿失禁诱发试验：脱垂复位后，让病人屏气用力或咳嗽，如见尿液流出则为诱发实验阳性，证实有压力性尿失禁；⑥盆底肌力评估：采用改良的牛津评分系统（Modified Oxford Scale）进行盆底肌力评估（见相关链接）。检查者可以感知基础肌张力，收缩时是否张力增加，还可以感知收缩强度、持续时间和对称性。肌肉张力和强度评分为 0~5 分，5 分为正常，0 分为完全没有张力和收缩。还应该进行直肠阴道三合诊检查来评价肛门括约肌复合体的基础肌张力和收缩时的肌张力。

相关链接

改良的牛津评分系统（Modified Oxford Scale）是国际上较通用的盆底肌肉肌力评判标准。具体方法是将一示指和中指放在阴道内，紧贴阴道后壁中段 4、8 点位置，通过手指在阴道内对盆底肌的触诊感受盆底肌的基础张力，嘱病人收缩阴道，根据收缩强度进行评分，共分 6 级。0 级：肌肉无反应（lack of muscle response）；1 级：不能持续的肌肉颤动（flicker of non-sustained contraction）；2 级：可持续收缩，但力量弱（presence of low intensity，but sustained，contraction）；3 级：中等力量的收缩，可提升阴道内压力，将检查者的手指轻微向病人头侧提升（medium contraction，felt like an increase in intravaginal pressure，compressing the fingers of the examiner with small cranial elevation of the vaginal wall）；4 级：满意的收缩力量，检查者手指可感受到压力并向耻骨联合方向移动（satisfactory contraction，compressing the fingers of the examiner，with elevation of the vaginal wall toward the pubic symphysis）；5 级：强有力的收缩，紧握检查者手指向耻骨联合方向移动（strong contraction，firm compression of the examiner's fingers with positive movement toward the pubic symphysis）。

四、分期

目前国内外多采用盆腔脏器脱垂量化分期标准（pelvic organ prolapse quantitation，POP-Q），此分期系统是分别利用阴道前壁、阴道顶端、阴道后壁上的 2 个解剖指示点与处女膜的关系来界定盆腔器官的脱垂程度。与处女膜平行以 0 表示，位于处女膜以上用负数表示，处女膜以下则用正数表示。阴道前壁上的 2 个点分别为 Aa 和 Ba 点，阴道顶端的 2 个点分别为 C 和 D 点。阴道后壁的 Ap、Bp 两点与阴道前壁 Aa、Ba 点是对应的。另外包括阴裂（gh）的长度，会阴体（pb）的长度，以及阴道的总长度（TVL）。测量值均以厘米表示（表 24-1）。

表 24-1　盆腔脏器脱垂量化分期测量点（POP-Q）

指示点	定义
A 点	阴道中线距离处女膜缘之上 3cm 处的固定点，范围 −3cm（无脱垂）~ +3cm（最大程度脱垂）
Aa	阴道前壁正中距离处女膜缘 3cm 的点，相当于尿道膀胱沟处
Ap	阴道后壁正中距离处女膜缘 3cm 的点
B 点	位于阴道顶端和 A 点之间的最低点，范围 −3 ~ TVL，位置不固定。如果没有脱垂 B 点和 A 点均为 −3cm，B 点不会小于 A 点
Ba	Aa 与 C 点之间的最低点
Bp	Ap 与 D 点之间的最低点
C 点	宫颈或子宫切除后阴道顶端部分的最远端
D 点	宫骶韧带在宫颈部位的附着点，子宫切除者无 D 点
gh（生殖裂孔）	尿道外口中点到后壁中线处女膜缘之间的距离（cm）
pb（会阴体）	后壁中线处女膜缘至肛门开口中点的距离（cm）
TVL（阴道总长度）	在膨出充分复位，避免增加压力或拉长情况下处女膜缘至后穹窿的距离（cm）

1. **体位**　排空膀胱后取膀胱截石位，双足放在脚蹬上，向下屏气用力，在脱垂最大程度下进行测量。

2. **POP-Q 测量点**　通过对盆腔器官脱垂病人进行 6 个测量点及 3 条经线的测量，确定脱垂的程度（图 24-1）。

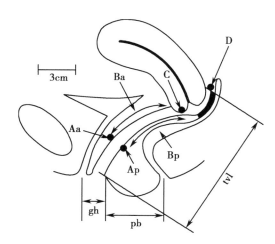

图 24-1　POP-Q 测量位点示意图

3. POP-Q 分期标准　根据 POP-Q 测量结果,可以将盆腔脏器脱垂程度分期如下(表 24-2),按照前、中、后盆腔的最低点进行诊断。

表 24-2　盆腔脏器分期标准(POP-Q)

分期	标准
0	在用力时无盆腔结构脱垂,Aa、Ap、Ba、bp=−3cm,C 或 D≤−([TVL−2])cm
Ⅰ	脱垂的最远端在处女膜缘内平面上 1cm,(即脱垂状态不是 0 度,但各点的值<−1cm)
Ⅱ	脱垂最远端超过处女膜平面上 1cm,但未到处女膜平面下 1cm(即脱垂最低点在 −1cm 至 +1cm 之间)
Ⅲ	脱垂最远端超过处女膜平面下 1cm 处,但未完全翻出阴道(即最远点>+1cm,但<([TVL−2])cm)
Ⅳ	脱垂最远端呈全长外翻,(即最远点≥([TVL−2])cm)

五、治疗

1. 非手术治疗

(1)生活方式指导:适用于脱垂程度轻(Ⅰ和Ⅱ期,尤其是脱垂下降点位于处女膜之上),且无特殊症状的病人。给予生活指导,包括减重、治疗便秘、长期慢性咳嗽等增加腹压疾病。

(2)子宫托:主要用于妊娠,老年和虚弱有手术禁忌证以及不愿接受手术病人。使用子宫托应定期随访,常见并发症有机械刺激、阴道黏膜溃疡、感染等,甚至有因长期压迫感染引起生殖道瘘的病例。局部使用雌激素可以缓解症状。

(3)盆底肌训练:指通过锻炼加强盆底肌肉的力量和强度,从而提高盆底支持组织的支撑力度,可自行训练(KEGEL 锻炼)。更好的方式是到专业门诊接受康复指导下的盆底肌电刺激及生物反馈训练,可以学会如何正确的锻炼并易坚持。盆底肌锻炼需要病人持之以恒。

2. 手术治疗　原则上对于 POP-Q 分期Ⅲ期有症状的盆腔脏器脱垂病人应采用手术治疗,部分Ⅱ期有症状者也可选择手术治疗。因 POP 是非致死性疾病,关乎的是生活质量,因此手术的决策应征得病人的同意。盆底器官脱垂手术方式很多,包括自体组织修复、应用补片的修复、保留阴道及阴道闭合手术等。手术方式的选择应综合考虑病人的脱垂部位、严重程度、年龄、是否有性生活需求等,要个体化。

(1)阴道前壁脱垂:可行阴道前壁自体组织修补术、阴道旁侧修补术、阴道前壁加用补片修补术。如合并 SUI 可加用抗尿失禁手术如尿道折叠缝合术、尿道中段无张力悬吊带术、BURCH 术等。

(2)子宫脱垂及阴道穹窿脱垂:常用术式包括骶棘韧带固定术、子宫/阴道骶骨固定术、高位骶韧带悬吊术及阴道闭合术等。对于宫颈延长者可行曼彻斯特(Manchester)手术。单纯子宫切除不足以治愈疾病。

(3)阴道后壁脱垂:常用术式包括阴道后壁自体组织修补术和应用补片的修补术。强调特异位点缺陷修补术,会阴体修补术可以加强Ⅲ水平的支撑。

(4)多部位联合脱垂:对于 POP-Q 分期Ⅲ期及其以上的多部位脱垂病人,常用手术方式包括多种术式联合的盆底重建术和应用补片的全盆底重建术,无性生活要求者可行阴道闭合术。

六、预防

盆腔脏器脱垂是可以预防的,具体措施如下:①早期筛查:对于产后女性的盆底电生理检查有助于早期发现盆底肌肉纤维的功能异常,早期干预可避免发展为严重的盆底功能障碍性疾病;②增强体质,加强营养,劳逸结合,避免重体力劳动,经常保持大便通畅,积极治疗慢性咳嗽;③正确处理产程,避免滞产和第二产程延长;④提倡盆底肌肉训练,增强盆底支撑力量。

盆底功能障碍性疾病是由于盆底支持组织的薄弱和损伤导致的盆腔器官脱垂及相应的器官功能障碍。盆腔器官脱垂主要包括子宫脱垂、阴道前壁脱垂和阴道后壁脱垂。相应的器官功能障碍包括有下尿路症状，性功能障碍及肠道功能障碍。国内外多采用盆腔脏器脱垂量化分期标准（pelvic organ prolapse quantitation，POP-Q），此分期系统是分别利用阴道前壁、阴道顶端、阴道后壁上的 2 个解剖指示点与处女膜的关系来界定盆腔器官的脱垂程度。盆腔器官脱垂有特异性症状和非特异性症状。治疗方法包括有观察、子宫托和手术治疗。

1. 盆腔器官脱垂的主要临床表现？
2. POP-Q 分期的 6 个点和三条线分别代表什么？

第三节　压力性尿失禁

【临床病例 24-2】

病人，52 岁，自述咳嗽时不自主溢尿 5 年，加重 2 年。病人绝经 3 年，孕 3 产 1。妇科检查无特殊发现。为明确诊断，该病人需进行哪些检查？如何治疗？

压力性尿失禁（stress urinary incontinence，SUI）指病人腹压增加（咳嗽、大笑、喷嚏、提举重物等）时，尿液不自主地由尿道口溢出，发病率约 14% ~ 50%。

一、病因

目前认为尿道高活动性和尿道内括约肌功能障碍是主要的病理基础，其中 90% 以上为盆底组织松弛导致的尿道高活动性引起，主要病因为：①妊娠、分娩及产伤；②长期增加腹压的慢性疾病；③绝经后雌激素降低或先天发育不良所致的支持组织薄弱；④遗传因素等。少部分病人也可由尿道内括约肌功能丧失引起。

二、临床表现

1. **症状**　腹压增加时不自主溢尿是最典型的症状，单纯的压力性尿失禁不伴有尿急及尿频。
2. **尿失禁诱发试验**　检查时嘱病人不排空膀胱，取膀胱截石位，观察加腹压或咳嗽时有无尿液自尿道口溢出，若有尿液溢出，为诱发试验阳性。
3. **尿道抬举试验**　对于尿失禁诱发试验阳性病人，检查者用示、中两指伸入阴道内 3cm，分别轻压阴道前壁阴道两侧，托起尿道，再嘱病人咳嗽，若尿液不再溢出，为尿道抬举试验阳性，提示为尿道高活动性压力性尿失禁。

4. 部分病人可伴有阴道前后壁脱垂及（或）子宫脱垂。

三、分度

根据尿失禁症状，分为轻、中、重度。轻度：仅在咳嗽及打喷嚏时发生尿液不自主溢出，发生频率低，多数对生活质量影响不大；中度：尿失禁发生在日常活动，如走路或上下楼梯时，经常发生，影响生活质量；重度：在体位变动时即有尿失禁发生，持续性漏尿，严重影响生活质量。也可根据 1 小时尿垫实验（1h Pad）来进行分度（见相关链接）。

相关链接

1 小时尿垫实验：是通过记录 1 小时内的不自主溢尿重量来判定尿失禁的严重程度，与根据病人主观症状进行的分度比较更客观。具体方法如下：检查前称重干净的尿垫并记录重量。嘱病人排空膀胱并戴上收集尿垫。检查步骤：

（1）15 分钟内喝完 500ml 无钠液体。

（2）步行半小时，包括上下爬一段楼梯。

（3）剩下的时间做完以下动作：从座位站起来 10 次；使劲咳嗽 10 次；原地跑步 1 分钟；弯腰拾起地上小物体 5 次，流水洗手 1 分钟。

（4）一小时后取出尿垫称重（克），减去干净尿垫的重量即为漏尿的重量。记录漏尿的重量克数（1 克相当于 1ml 尿液）。

（5）结果判断：无尿失禁：1h 漏尿≤1g；轻度尿失禁：1g<1h 漏尿<10g；中度尿失禁：10g≤1h 漏尿<30g；重度尿失禁：30g≤1h 漏尿<50g；极重度尿失禁：1h 漏尿≥50g。

注意事项：①尿垫增重>2g 时注意有无称重误差、出汗和阴道分泌物；②如果尿垫湿透饱和取出并更换另一新的尿垫；避免检查期间自主排尿，如果有尿急请病人尽可能地延迟排尿；③如果在检查期间必须排尿，检查者记录检查的持续时间和排尿量，并安排时间重新做一次 1 小时尿垫实验。

四、诊断

压力性尿失禁的诊断是以病人的症状为主要依据，即与腹压增高有关的不自主漏尿，漏尿时无尿意及尿急迫。压力性尿失禁除常规体格检查、妇科检查及相关的神经系统检查外，还需行尿失禁诱发试验和尿道抬举试验。棉签试验有助于判断尿道高活动性。必要时行超声测残余尿和尿动力学检查等帮助诊断。

五、鉴别诊断

压力性尿失禁需与急迫性尿失禁、充溢性尿失禁及尿瘘等相鉴别。

六、治疗

包括非手术治疗与手术治疗。

1. **非手术治疗** 适用于轻度压力性尿失禁和手术治疗前后的辅助治疗。非手术治疗主要包括盆底肌锻炼和药物治疗。

（1）盆底肌锻炼：也称 Kegel 锻炼，即通过主动收缩和放松盆底肌肉达到锻炼增强盆底肌肉力量的作用。病人首先需要识别需要锻炼的肌肉，可以通过尿流中断法体会肛提肌的位置。每次收紧不少于 3 秒后放松，连续做 10～15 分钟，每日进行 2～3 次。循序渐进，不要过度疲劳。需要病人有毅力坚持才能取得好的效果。更推荐行低频电刺激 + 生物反馈治疗，可以在康复师的指导下更有效地进行锻炼。轻度压力性尿失禁通过盆底肌肉锻炼有效率可达 60% 以上。

（2）药物：α- 肾上腺素能激动剂通过提高尿道压力达到治疗目的。但临床应用不多。

2. 手术治疗　中度以上的压力性尿失禁首选手术治疗。

（1）尿道中段悬吊带术：此术式的作用为提高膀胱颈及尿道的位置，增大尿道后角，伸长尿道，增强尿道阻力。目前应用较多的是经闭孔和经耻骨后路径，手术成功率达 80% 以上。

（2）Cooper 韧带悬吊术：亦称 Burch 手术，主要是将膀胱颈部两侧的阴道筋膜组织分别缝合固定于同侧髂耻韧带上。该手术成功率随时间延长而逐渐减低，临床应用不多。

（3）阴道前壁修补术：通过对阴道前壁黏膜修剪和筋膜缝合达到增加膀胱尿道后壁的支持作用。因压力性尿失禁常合并阴道脱垂和子宫脱垂，该手术常与经阴道子宫切除、阴道前后壁修补术同时进行。该手术成功率较低。故目前认为阴道前壁修补术仅适用于需同时进行膀胱膨出修补手术的轻度压力性尿失禁。

学习小结

压力尿失禁是女性常见疾病，其特点是漏尿与腹压增加有关。单纯的压力性尿失禁漏尿是无尿意，无尿频及尿急迫症状。发病机理主要包括两个：尿道高活动性和括约肌功能障碍。治疗方法包括非手术治疗和手术治疗。轻度压力性尿失禁以加强盆底肌锻炼为主要治疗方法，中度以上压力性尿失禁建议手术治疗。

复习思考题

1. 简述盆腔脏器脱垂量化分期的 6 个位点。

2. 简述压力性尿失禁的诊断方法。

第四节　生殖道瘘

生殖道瘘是指生殖道与其邻近器官间有异常通道，临床上尿瘘最多见，其次为粪瘘，两者可同时存在，称混合性瘘。

一、尿瘘

【临床病例 24-3】

病人，女，29 岁，宫内孕 39w，因第二产程 2 小时 30 分，产钳助产阴道分娩一男活婴，新生儿体重 4100g，于产后 4 天出院。产后 7 天，出现阴道持续流液，清亮，无其他特殊不适，到医院就诊。为明确诊断，该病人需进行哪些检查？治疗原则是什么？

尿瘘（urinary fistula）亦称泌尿生殖瘘，是生殖道与泌尿道之间形成的异常通道。病人常无法自主排尿，表现为尿液自阴道流出。根据尿瘘的发生部位，分为膀胱阴道瘘、膀胱宫颈瘘、尿道阴道瘘及输尿管阴道瘘等，其中以膀胱阴道瘘最多见，有时两种或多种尿瘘可同时并存（图24-2）。

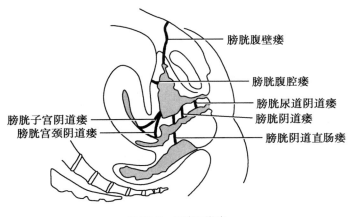

图 24-2　尿瘘及粪瘘

（一）病因

1. **产伤**　产伤所致的尿瘘多因难产处理不当所致，有坏死型和创伤型两类。坏死型尿瘘是由于骨盆狭窄、胎儿过大或胎位异常所致头盆不称、产程延长，尤其是第二产程延长，使阴道前壁、膀胱、尿道长时间被挤压在胎先露部与耻骨联合之间，以致局部缺血、坏死脱落形成尿瘘。创伤型尿瘘是产科助产手术或剖宫产手术时操作不当直接损伤所致。

2. **妇科手术损伤**　经腹或经阴道妇科手术时，可因解剖位置不清，操作不仔细或盆腔广泛粘连而损伤输尿管、膀胱或尿道，如损伤后未发现或修补失败，均可形成尿瘘。

3. **其他**　阴道或膀胱结核、晚期生殖道或膀胱肿瘤、局部药物注射、长期放置子宫托压迫至组织坏死、盆腔放射治疗后、外伤、膀胱结石以及先天性输尿管口异位畸形等，均能导致尿瘘，但并不多见。

（二）临床表现

1. **漏尿**　为尿瘘的主要症状。出现症状的时间因产生瘘孔的原因不同而有区别。分娩时压迫及手术时组织剥离过度或热损伤所致坏死型尿瘘，多在产后或手术后3～7日开始漏尿，手术时直接损伤者术后立即开始漏尿。漏尿表现形式与瘘孔的部位、大小及病人的体位有关，如膀胱阴道瘘尿液通常不能控制，全部由阴道排出；尿道阴道瘘仅在膀胱充盈时才漏尿；输尿管阴道瘘常为单侧性，因对侧输尿管正常，病人除漏尿外，还有自控性排尿；膀胱内瘘孔小或瘘道弯曲，则在膀胱充盈时或体位改变时才有尿液漏出。

2. **外阴皮炎**　由于尿液长期浸渍刺激所致。

3. **尿路感染**　因瘘孔与外界相通，易上行感染，伴发膀胱炎和肾盂肾炎。

4. **输尿管肾盂扩张**　输尿管阴道瘘可致患侧肾盂及输尿管不同程度扩张。

5. **其他症状**　约10%～15%病人可因漏尿引起精神创伤出现闭经或月经稀发等症状。

（三）诊断

1. **病史**　仔细询问病史，了解尿瘘发生的原因。

2. **妇科检查**　除确定尿瘘存在外，还应明确瘘孔的部位、大小、数目、周围瘢痕组织的情况，以及尿道括约肌和肾功能的情况，以便制订治疗方案。较大的瘘孔多可触及，用阴道窥器检查也能看到。如瘘孔过小或位于耻骨联合后方难以暴露时，应嘱病人取胸膝卧位，以单叶阴道拉钩将阴道后壁向上拉起，使瘘孔充分暴露，或嘱病人咳嗽，即可见尿液自瘘孔溢出。常规用子宫探针或金属导尿管插入尿道，以了解尿道长度、有无狭窄、断裂等。也可将探针插入膀胱，与阴道内的手指配合检查确定瘘孔位置。

3. **辅助检查**

（1）亚甲蓝试验：目的在于鉴别尿瘘的类型，并可协助辨认位置不明的极小瘘孔。方法为将200ml稀释亚甲蓝溶液经尿道注入膀胱，若见到有蓝色液体经阴道壁小孔溢出者为膀胱阴道瘘，蓝色液体自宫颈外口流出者为膀胱宫颈瘘，阴道内流出清亮尿液，说明流出的尿液来自肾脏，则属输尿管阴道瘘。

（2）靛胭脂试验：亚甲蓝试验阴性者可静脉推注靛胭脂5ml，10分钟内见到瘘孔流出蓝色尿液，为输尿管阴道瘘。

（3）膀胱镜、输尿管镜检查：可了解膀胱内的情况，明确膀胱瘘孔位置、数目、大小、瘘孔与输尿管口和尿道内口的关系及有无结石、炎症、憩室等。由膀胱向输尿管插入输尿管导管或行输尿管镜检查，可以明确输尿管受阻的部位。

（4）肾图：进一步确诊输尿管阴道瘘，并了解双侧肾功能和上尿路通畅情况。

（5）排泄性尿路造影：在限制饮水12小时及肠道充分准备下，静脉注射76%泛影葡胺20ml后，分别于注射后5、15、30、45分钟摄片，以了解双侧肾功能及输尿管有无异常，用于诊断输尿管阴道瘘、结核性尿瘘和先天性输尿管异位。

（四）治疗

以手术治疗为主，行尿瘘修补术。非手术治疗适用于分娩或手术后1周内发生的膀胱阴道瘘和输尿管阴道小瘘孔，留置导尿管于膀胱内或在膀胱镜下插入输尿管导管，2～4周后有可能愈合。局部有病变如恶性肿瘤、结核，需先作对症处理。老年体弱不能耐受手术者，可使用尿收集器。

1. **手术时间**　膀胱阴道瘘如为器械损伤造成的新鲜瘘孔应立即修补。如有感染或局部组织坏死应等待3～6个月，炎症消除、瘢痕软化、局部血供恢复正常再行手术。修补失败者至少应待3个月后再行手术。手术于月经干净后3～7日进行，以免术后月经来潮影响伤口愈合。输尿管阴道瘘发现后尽早修补。

2. **手术途径**　原则上应根据瘘孔类型和部位选择不同途径。绝大多数膀胱阴道瘘和尿道阴道瘘经阴道手术，输尿管阴道瘘多需经腹手术，可行开腹或腹腔镜手术，根据瘘的部位及大小可性输尿管端端吻合，如小的瘘口也可直接修补。如瘘口位置较低可行输尿管膀胱再植手术。术中放置输尿管导管，留置3～6个月。

3. **术前准备**　术前3～5日用1：5000高锰酸钾溶液坐浴，有外阴湿疹者在坐浴后局部涂擦氧化锌油膏，待痊愈后再行手术。老年妇女或绝经病人，术前20日应口服雌激素制剂，促进阴道上皮增生，以利于创面愈合。术前行尿液常规检查，有尿路感染者应先控制感染，再行手术。围术期应用抗生素预防感染。

4. **术后护理**　是保证手术成功的重要环节。应用抗生素预防感染，保持导尿管或膀胱造瘘管通畅，导尿管保留7～14日。

（五）预防

正确处理分娩过程，手术操作应规范化。对产时软组织压迫过久，疑有损伤可能者，产后应留置导尿管，持续开放10～14天，保持膀胱空虚，改善组织血供，预防尿瘘形成。经阴道手术分娩时，术前先导尿，术时严格遵守操作规程，术后常规检查生殖道和泌尿道有无损伤。妇科手术时应辨清解剖关系，避免损伤，发现损伤应立即修补。

二、粪瘘

【临床病例24-4】

患者，女，45岁，患宫颈鳞状细胞癌ⅡB期，行根治性放疗，治疗结束后6个月，出现经阴道排大便，该患者如何诊治。

粪瘘（fecal fistula）是指肠道与生殖道之间有异常通道，致使粪便由生殖道排出，临床上以直肠阴道瘘多见。

（一）病因

发病原因与尿瘘大致相同。另外，会阴Ⅲ度裂伤未缝合，缝合后未愈合，或会阴切开缝合时，缝线穿透直肠黏膜而未被发现，感染后形成直肠阴道瘘。此外，恶性肿瘤侵犯直肠壁、盆腔根治性放疗等可引起直肠阴道瘘。先天性生殖器官发育畸形者，可伴有先天性直肠阴道瘘，且常与先天性肛门闭锁并存。

（二）临床表现

瘘孔较大者，排便及排气均不能控制，而由阴道漏出。若瘘孔小时，则干便可控制，稀便和排气仍不能控制。阴道及外阴因受粪便及带有粪便的分泌物刺激而常发生慢性炎症。

（三）诊断

大的瘘孔可在阴道窥器暴露下直接窥见瘘孔；瘘孔较小者往往仅在阴道后壁见到一鲜红的肉芽样组织，插入探针，另一手指深入直肠内如触及探针即可确诊。阴道穹窿处小的瘘孔、小肠和结肠阴道瘘需行钡剂灌肠检查方能确诊。

（四）治疗

手术修补为主要治疗方法。手术或产伤引起的粪瘘应即时修补。先天性直肠阴道瘘且无肛门闭锁者应于月经初潮后进行修补，过早手术可引起阴道狭窄。组织坏死造成的粪瘘，应等待 3～6 个月，待炎症完全消退后再行手术。

（五）预防

产时避免第二产程延长。注意保护会阴，避免会阴Ⅲ度撕裂，会阴切开缝合后常规肛查，发现有缝线穿透直肠黏膜，应立即拆除重缝。手术操作时需熟悉解剖，如可疑术中损伤直肠应积极查找，及时发现，术中同期处理。

（孙秀丽　王建六）

学习小结

生殖道瘘是严重的妇科损伤性疾病，严重影响生活质量，常见原因多为医源性，如经阴道分娩损伤、手术和放疗损伤，以及疾病引起或先天性发育异常等。以阴道尿瘘和粪瘘为多见，临床表现多为典型的经阴道排尿及排便，通过临床检查及相应的辅助检查可以明确诊断，临床处理应根据发病原因及病情程度，采用及时手术修补或择期手术修补术。应重视该类疾病的预防。

复习思考题

1. 如何区分膀胱阴道瘘和输尿管阴道瘘？

2. 阴道尿瘘和粪瘘的常见原因有哪些？

3. 阴道尿瘘和粪瘘修补手术时机选择的原则。

第二十五章　计 划 生 育

25

学习目标	
掌握	放置和取出宫内节育器、甾体激素避孕药、手术流产和药物流产的适应证、禁忌证；输卵管结扎术的操作适应证、禁忌证、手术步骤、术前准备、术后处理及注意事项、常见并发症识别。
熟悉	宫内节育器的种类、特点及常见不良反应；常用避孕药的种类和用法；常用紧急避孕方法；药物流产的用药方法和手术流产的手术步骤、并发症；不同人群避孕措施的选择。
了解	宫内节育器的避孕机制；避孕药的避孕机制、常见不良反应和处理原则；自然避孕方法；手术流产操作要点、术后处理、常见并发症识别及处理和注意事项。

计划生育的主要内容是科学地控制人口数量,提高人口素质,实行避孕节育知情选择。对于每个家庭而言,无论是生育一个孩子,还是生育多个孩子,首先要夫妻机体状况良好的情况下受孕,才能保障母亲安全并获得健康的孩子;另外,两次生育要有时间间隔,根据世界卫生组织(WHO)推荐两次生育的间隔最好是2~3年,因此,在无生育意愿和生育间隔期间的夫妻需要做好避孕工作,避免非意愿妊娠的发生,保护妇女和儿童的健康。

目前,世界范围常用的避孕方法包括工具避孕、激素避孕等方法,根据每种避孕方法的适宜人群和安全性,WHO制定了避孕方法选择的医学标准(MEC),将各种避孕方法分为4个级别:1级:使用这种避孕方法没有任何限制;2级:使用这种避孕方法的益处大于风险;3级:使用这种避孕方法风险大于益处;4级:使用这种避孕方法存在不可接受的健康风险。

第一节　工具避孕

一、宫内节育器

宫内节育器(intrauterine device, IUD)是目前世界上使用最广泛的避孕方法,我国约一半的育龄期妇女采用IUD避孕,其主要优点是安全、高效、经济和简便,且可逆,取出后即恢复生育力,这类可逆、长效的避孕措施被称为长效可逆避孕(long-acting reversible contraception, LARC)。为提高IUD的避孕效果,减少出血、疼痛等不良反应,IUD从惰性节育器发展成活性IUD,并不断改进。目前国内外均以活性IUD包括含铜和含孕激素的宫内节育器作为工具避孕的最佳选择。

(一)种类
宫内节育器种类较多,见图25-1。

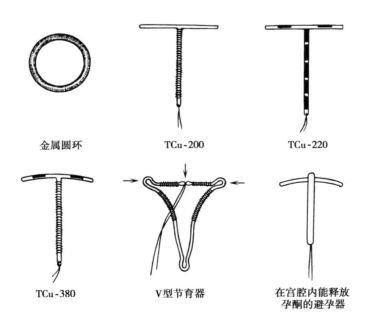

金属圆环　　　　　TCu-200　　　　　TCu-220

TCu-380　　　　V型节育器　　　在宫腔内能释放
　　　　　　　　　　　　　　　　　孕酮的避孕器

图25-1　各种常用的宫内节育器

1. **惰性IUD**　由不锈钢、塑料、尼龙、橡胶、硅胶等惰性材料制成的节育器,不释放活性物质。以金属环为代表,包括节育花、麻花环、硅胶盾环等。

2. **含铜 IUD** 有 TCu-200、TCu-220、TCu-380A、VCu-200、固定式 IUD 等。带器妊娠率为 0.3%～4.87%，脱落率为 0.5%～7.61%，因症取出率为 1%～22.5%。放置期限为 5～10 年。

3. **含孕激素 IUD** 这种 IUD 的纵臂硅胶管内含左炔诺孕酮 52mg，维持释放 20μg 左炔诺孕酮/24 小时，使用期限 5 年，是目前唯一在全球上市的宫内缓释避孕系统（Levonorgestrel-releasing intrauterine system，LNG-IUS），优点是带器妊娠率和脱落率低，不良反应为点滴出血和闭经，但是取出后不影响月经恢复和再次受孕。

（二）避孕原理

1. 引起子宫内膜无菌性炎性反应，使机体白细胞巨噬细胞趋化积聚，阻止受精卵着床。

2. 使宫腔内前列腺素增多，改变输卵管蠕动节律，使受精卵发育与子宫内膜不同步，影响其着床。

3. 激活子宫内膜纤溶酶原，使局部纤溶活性增强，囊胚溶解吸收，不利于胚胎着床。

4. 除外以上避孕作用，含铜 IUD 中的铜离子加剧子宫内膜组织损伤、炎症及循环障碍的程度，且铜离子本身具有精子毒性作用，从而进一步加强 IUD 的避孕效果。

5. 含孕激素 IUD 中的孕激素引起子宫内腺体萎缩和间质蜕膜化，不利于着床；并增加子宫颈黏液的黏稠度，影响精子穿透上行及代谢，强化 IUD 本身的阻止受精卵着床的作用。

（三）IUD 放置术

1. **适应证** 育龄妇女要求放置 IUD 避孕且无禁忌证；用于紧急避孕，更适合愿意继续以 IUD 避孕且无禁忌证者。

对于月经过多或痛经者，建议放置 LNG-IUS；对于宫颈口松弛、子宫腔深度<5.5cm 或>9cm 者、反复 IUD 脱落而要求放置 IUD 者，建议放置固定式 IUD。

2. **禁忌证（WHO 4 级）** 妊娠或可疑妊娠；生殖器官炎症，如阴道炎、急性或亚急性宫颈炎、急慢性盆腔炎、其他性传播性疾病，未治疗或未治愈；3 月内有月经频发、月经过多（放置 LNG-IUS 除外）或不规则阴道出血者；子宫颈内口过松、重度撕裂（放置固定式 IUD 除外）及重度狭窄；子宫脱垂Ⅱ度以上者；生殖器官畸形，如子宫纵隔、双角子宫、双子宫者；子宫腔深度<5.5cm 或>9cm 者（放置固定式 IUD 除外）；人工流产后子宫收缩不良、出血多，有妊娠组织物残留或感染可能者；顺产时或剖宫产时胎盘娩出后放置，有潜在感染可能者；有各种较严重的全身急、慢性疾患者；有铜过敏史者，不能放置含铜 IUD。

3. **IUD 的放置时间** 非孕期含铜 IUD 选择月经干净后 3～7 天放置，而 LNG-IUS 则在月经期放置；人流术后、中期妊娠引产清宫术后（除外子宫收缩不良、出血多及可能感染者）；自然流产转经后，或药物流产两次月经后；正常产后或剖宫产后胎盘娩出后即时放置；哺乳期应先排除妊娠后；产后 42 天恶露干净、子宫恢复正常者。

4. **IUD 的放置过程** 排空膀胱后取膀胱截石体位，外阴常规消毒铺巾，首先进行窥阴器检查和双合诊，排除生殖道炎症，并查清子宫的位置和大小。放置窥阴器暴露子宫颈，消毒阴道和子宫颈，用宫颈钳钳夹宫颈前唇，依据术前扪及的子宫位置用探针探入宫腔，确定宫腔深度，然后将节育器放置器放入宫腔，上缘接近宫底，取出放置器，节育器被放入子宫内，在距宫颈外口 2cm 处剪断节育器的尾丝，取出所有手术器械后术毕。注意：对于宫颈口紧者可先用扩宫棒逐渐扩至 6 号，然后再放置节育器。

5. **术后随访** 术后多休息，近期不要参加剧烈运动。禁性生活或盆浴一月。放置 IUD 的 3～6 月内，月经期以及大便后注意节育器是否脱落。术后第一年 1、3、6、12 个月进行随访，以后每年一次随访检查。如出现腹痛、阴道出血或其他不适，应及时就诊。

（四）IUD 取出术

1. **适应证** 因副反应治疗无效，需改用其他避孕方法或绝育者；带器妊娠者（包括带器宫内妊娠和异位妊娠者）；要求生育者或无需继续避孕者；放置期限已到；绝经半年后；随访时发现节育器有异常（如脱落、下移）。

2. **禁忌证**　全身情况不良或处于疾病急性期者,待好转后再取;患有生殖道炎症时,应控制感染后再取出;有严重上生殖道感染或抗炎效果不佳时,可在抗感染同时取出IUD。

3. **取出时间**　以月经干净后3~7天为宜,带器妊娠者在人工流产手术时取出IUD;因月经紊乱或阴道出血者可随时取出,同时酌情进行诊断性刮宫。

4. **取出过程**　体位消毒铺巾等均与放置节育器相同,上窥阴器暴露宫颈,钳夹节育器的尾丝,往外牵拉取出IUD。如尾丝断裂,按无尾丝IUD取出法进行,首先探针探知宫腔深度,将取环钩或取环器钩住IUD下缘或夹住IUD的任何部位轻轻拉出。手术困难时应在B型超声监测下取出或宫腔镜下进行。

（五）不良反应

1. **出血和(或)月经异常**　放置IUD后月经异常表现为经量过多、经期延长、点滴出血。原因有IUD压迫子宫内膜,使内膜血管增加、扩张、充血,子宫内膜纤溶酶原激动剂增高、子宫内膜前列腺素合成增多、子宫内膜延迟脱落等。

对于月经过多者的治疗以抗纤溶药物如氨甲环酸(1~2g/d),或前列腺素合成酶抑制剂如吲哚美辛(75~150mg/d),以及中药宫血宁等治疗,无效则需取出IUD,改用LNG-IUS或其他避孕方法。如果出血异常是因为IUD下移或异位引起,应及时取出IUD。

放置含孕激素的节育器(LNG-IUS)后往往出现月经量减少和痛经的缓解,甚至有闭经的情况出现。无需特殊处理,取出后月经恢复正常。

2. **疼痛**　主要包括下腹及腰骶部疼痛、酸胀感及性交痛,发生率为10%。与损伤、感染等病理因素有关,也可由生理性因素引起。

一般随着放置时间的延长而缓解,可予以前列腺素合成酶抑制剂缓解症状,必要时取出IUD,或更换成LNG-IUS。

3. **白带增多**　IUD刺激使子宫内膜腺体分泌增加,节育器的尾丝也可引起宫颈黏液分泌增加。一般无需处理。

4. **感染**　由于术中无菌操作不严、术中损伤、生殖道本身隐匿感染或术后过早性生活所致,盆腔炎的发生率为0.5%~4%。临床表现为术后腰痛、下腹痛、出血、阴道分泌物有臭味、体温升高等。治疗以抗感染为主,同时应取出节育器。

（六）并发症

1. **IUD异位**　宫内节育器部分或完全嵌入子宫肌层,或异位到腹腔、阔韧带。原因系术中子宫穿孔、节育器型号过大、IUD下移、子宫畸形或瘢痕子宫等。一般无临床症状,部分有腰骶部疼痛、坠胀或阴道出血等不适。

一旦确定IUD异位,应及早取出,可采用宫腔镜取出嵌于肌层的IUD,或腹腔镜或剖腹探查取出异位到腹腔内的IUD。

2. **IUD脱落或下移**　当节育器的型号与宫腔不吻合,可出现节育器脱落或在子宫内位置下移,常常无临床症状,偶有下腹坠胀、腰酸、白带增多。B型超声检查能发现节育器下移。此时节育器无避孕作用,可导致带器妊娠,应及时取出,同时采取其他避孕措施。

二、男用避孕套

男用避孕套(condom),也称阴茎套,采用乳胶等材料制成的袋状避孕工具,在性交时套在男性阴茎上,射精时使精液排在阴茎套前端的小囊内,避免精液进入阴道,起到屏障作用。

1. **适应证**　适用于任何年龄段的男性。

2. **禁忌证**　男方或女方对乳胶过敏时均不宜使用。

3. **使用方法**　每次性交前先吹气检查有无漏孔,将其套在阴茎上,射精后及时连同阴茎撤出。如正确使用,男用避孕套的避孕成功率可达93%～95%,但是由于种种原因,其失败率往往较高。若发现避孕套破裂或滑脱在阴道内,应及时采取紧急避孕来补救。

男用避孕套不仅是一种安全方便的避孕方法,而且还可以防止性传播性疾病,尤其适用于年轻无固定性伴侣或有多个性伴侣者。

三、女用避孕套

由聚氨酯或乳胶制成的柔软、宽松、袋状避孕工具。长15～17cm,开口外连一直径7cm的柔韧外环,套内游离一直径5.5cm的内环,是一种避免精液进入子宫的屏障避孕工具。

1. **适应证**　育龄妇女均可使用。
2. **禁忌证**　对乳胶制品过敏者。
3. **使用方法**　使用前在阴道套内和阴道套的封闭端加用润滑剂或杀精子剂,用示指和中指捏住阴道套封闭端及内环,轻轻挤压并将内环推入阴道5～7cm深处,沿阴道后壁置入阴道后穹窿前方,使外环紧贴外阴,在外露的阴道套内外加润滑剂或杀精子剂。性生活结束后,握住外环旋转一周,使套口封闭,拉出。
4. **注意事项**　如外环进入阴道,或阴茎从阴道套下方进入阴道,应停止性生活,取出阴道套,重新放置。

四、阴道杀精剂

在性生活前放入阴道的具有杀伤精子的化学药物制剂。目前我国生产的杀精剂主要是壬苯醇醚(nonoxynol-9, Np9),该药具有强效快速的杀精子作用。

1. **适应证**　慢性肝肾疾病患者,哺乳期妇女,不适合IUD者,不能使用甾体类激素者。
2. **禁忌证**　对杀精剂过敏者,可疑生殖道肿瘤者,有不明原因阴道出血者。
3. **使用方法**　避孕药膜:每张药膜含壬苯醇醚50mg,将药膜搓揉成团放入阴道深处,5～10分钟后可以性交。正确使用的避孕效果可达95%。
4. **注意事项**　必须按说明使用,待药物溶解后再性交。性交后6小时内勿灌洗阴道。

（黄　薇）

学习小结

宫内节育器是一种长效、可逆的避孕方法,活性IUD避孕效果佳,其中LNG-IUS还具有减少月经量和缓解痛经的非避孕益处,固定式IUD对于特殊子宫状况者更为适用。在放置IUD时要除外禁忌证,选择适当的放置时间,放置后随访观察,及时发现和处理IUD的不良反应和并发症。

复习思考题

1. 哪些妇女不适宜放置宫内节育器?
2. 宫内节育器的放置时间和注意事项是什么?
3. LNG-IUS除外避孕,还能够缓解和治疗哪些妇科疾病(症状)?
4. 避孕套的双重作用是指什么?

第二节　药物避孕

甾体激素避孕是目前最常使用的可逆的避孕方法之一，主要成分为孕激素，在复方制剂中加有雌激素成分，因此，被分为复方避孕药和单纯孕激素类避孕药。本节重点介绍我国现有的复方避孕药和单孕激素的皮下埋植／长效避孕针。

一、复方口服避孕药

复方口服避孕药（combined oral contraceptive，COC）是一种高效的避孕方法。自 20 世纪 60 年代第一个复方口服避孕药 Enovid 上市后就显示其可靠的避孕效果，其避孕有效率为 99.9%，是迄今为止世界范围内使用最广泛的避孕方法之一。

半个世纪的深入研究和发展，COC 无论在药物剂量，还是选用的激素类型，以及药物安全性评价，均有很大的改进。COC 中的雌激素（乙炔雌二醇，简称炔雌醇）的剂量由最初的 150μg 减少到目前的 20～30μg，药物的安全性得到保证，与此有关的静脉血栓发生率明显降低。COC 中的孕激素经过不断改进，使得孕激素活性增强而雄激素活性减弱，甚至有抗雄活性的孕激素，在增强避孕效果的同时，为妇女带来许多非避孕益处。

（一）COC 的避孕机制

1. 利用孕激素和雌激素对下丘脑垂体的负反馈作用，抑制下丘脑分泌 GnRH、垂体分泌 FSH 和 LH，致卵泡发育不成熟且不能排卵。

2. 宫颈黏液　孕激素抑制和减少子宫颈黏液的分泌，且增加黏液的黏稠度，不利于精子穿透。

3. 改变子宫内膜形态及功能　孕激素影响子宫内膜的增生且使子宫内膜腺体和间质过早发生类分泌期变化，使子宫内膜分泌功能不良，不利于受精卵的着床。

（二）COC 的适应证与禁忌证

1. 适应证　无禁忌证的育龄妇女均可服用。

2. 禁忌证（WHO4 级）　超过 35 岁、吸烟超过 15 根 /d 的妇女；35 岁以上有持续无先兆偏头痛者；产后 6 周内且哺乳的妇女；严重心血管疾病患者，如冠心病、高血压（>140/100mmHg）；急性肝炎、重度肝硬化或肝癌患者；急性血栓性疾病患者、或血栓病史、或需要长期制动者；有合并症的糖尿病或糖尿病病史超过 20 年的患者；乳腺癌患者。

3. 慎用情况（WHO3 级）　超过 35 岁吸烟不足 15 根 / 天的妇女；产后 6 周以上 6 月以内的哺乳妇女；高血压（130～140/90～100mmHg）患者；高脂血症患者；乳腺癌近 5 年未发病；年龄小于 35 岁持续无先兆偏头痛；目前发作的胆道疾病、使用 COC 后相关胆囊炎病史者。

（三）COC 的常用类型及用法

根据 COC 的发展过程，将 COC 分为三个阶段：第一代 COC 以复方炔诺酮（口服避孕药 I 号）、复方甲地孕酮（口服避孕药 II 号）和 0 号避孕药为代表；第二代 COC 以复方左炔诺孕酮为代表；第三代 COC 以复方去氧孕烯、复方孕二烯酮和复方醋酸环丙孕酮为代表，近年以屈螺酮为孕激素的屈螺酮炔雌醇片也在我国上市应用。

服用方法：从月经周期的 3～5 天内开始服用，每日 1 片，连服 21 天，停药 7 天后开始下一周期，一般在停药后 2～3 天发生撤退性出血（月经）。若为每月 28 天包装的 COC，应从周期第一天开始服用，连服 28 天后继续服用下一个周期，中间不停药，出血一般发生在两盒药物交替期间。

注意事项：

1. 由于 COC 为短效作用，最好在每天定时服用，以保证其避孕效果。

2. 若停药7天无撤退性出血，排除妊娠后开始下一周期服药，若仍无撤退性出血，停药查找原因。

3. 如服药后发生呕吐或腹泻，影响药物吸收，可能引起避孕失败，应当日加服1片以保证药物在体内被吸收和发挥作用。

4. 服药期间如出现头痛、视力模糊、下肢肿胀等，应停药并到医院检查，排除血栓性疾病、视网膜病变等。

5. 长期服用COC的妇女应定期随访检查，包括血压、妇科检查、乳房检查和有关辅助检查，如宫颈脱落细胞学检查。

6. 漏服药的处理　一旦发现漏服药物1片，如果漏服时间不超过24小时，应及时加服1片，即漏服药次日服药2片，并继续服用后续药片。如超过36小时，在服药第一周可继续服药，按时停药，同时在7天内加用其他避孕方法（如避孕套）；如发生在服药的第二周内，可继续服药，按时结束；如在服药的第三周，在继续服药的同时，采用其他避孕方法（如避孕套），并服药至下一周期的第8天再停药。

（四）药物不良反应及处理

1. **类早孕反应**　在服药初期，由于雌激素刺激胃黏膜，少数人会出现恶心、乏力、头晕、食欲缺乏、呕吐等类似早孕反应的症状。一般无须特殊处理，在服药过程逐步缓解适应。

2. **阴道出血**　在服药初期（前3月）会出现服药期间少量突破性出血，一般无需特殊处理，继续服完当月药物后停药7天，开始第2月的服药，一般服用第2月药物后出血停止，若连服3月均有出血，建议改用其他COC。注意漏服、服药方法不正确或不定时服药均可能造成阴道出血。

3. **乳房胀痛**　在服药初期，少数患者有乳房胀痛、不适，绝大多数妇女能够耐受。不能耐受者改用其他类型COC，如含有抗盐皮质激素作用孕激素屈螺酮的屈螺酮炔雌醇片，或改用其他避孕方法。

（五）COC的安全性

1. **静脉血栓栓塞**　服用COC的妇女发生静脉栓塞的概率增加与COC的雌激素剂量存在直接的联系，因而降低雌激素剂量可减少静脉血栓栓塞的发生，目前临床使用的含20～35μg炔雌醇的低剂量COC，发生静脉血栓的概率为1～1.5/10 000妇女年。

2. **脑卒中、心肌梗死**　低剂量COC引起的局部缺血性或血栓性卒中发生率低。在不存在危险因素（年龄、高血压、吸烟、偏头痛）的年轻妇女，出血性卒中的发病率很低。但是在有以上高危因素的育龄妇女，服COC后心肌梗死的发病率明显增加。

3. **肿瘤**

（1）乳腺肿瘤：一般认为COC通过抑制排卵后乳腺细胞增生，可降低良性乳腺疾病的发病率30%～50%，且使用时间越长，效果越明显。无论是正在服用或是近期使用过COC的妇女，发生乳腺癌的危险无增加明显。

（2）卵巢癌：流行病学研究表明长期服用COC可降低上皮性卵巢癌的发病率，且随着服药时间的延长，这种保护性作用也随之增加，卵巢癌的发生率随着服用周期的增加而降低。

（3）子宫内膜癌：COC对子宫内膜癌具有预防作用。使用一年后可降低50%的患病风险，随着使用时间越长，其保护作用也进一步加强。

（4）结直肠癌：长期服用COC的妇女患结肠癌的概率明显降低。

4. **对妇女生育力的影响**　长期服用COC对妇女生育力无负面作用，停药后生育力立即恢复，药物本身无致畸作用。停药后即可妊娠，无需等待3个月。

二、阴道避孕环

将载有甾体激素（炔雌醇＋依托孕烯）的环（NuvaRing）由妇女自己放置在阴道穹窿，阴道环稳定释放激素,通过阴道黏膜吸收,达到避孕目的。

1. **适应证** 健康妇女对雌孕激素无禁忌证者。

2. **禁忌证** 同 COC;其他情况包括子宫脱垂、阴道壁膨出、慢性咳嗽、严重便秘、阴道炎、宫颈炎、尿失禁等。

3. **放置方法** 于月经第一天用拇指和中指将环压扁变形后放入阴道,根据舒适情况调整环位置。持续放置 3 周后取出,一周后重新放置新的阴道环。

4. **不良反应**

(1)不规则阴道出血:多发生在放置的前 3 月内,一般无需特殊处理。

(2)白带增多:一般无需特殊处理,但需要排除下生殖道感染。

5. **注意事项** 性交时无需取出阴道环,如果影响性生活,可以取出,性生活后尽快放回,不超过 3 小时。若超过 3 小时或两个阴道环放置的间隔超过 7 天,在以后的 7 天性生活时应采用避孕套。

三、长效单纯孕激素避孕

通过药物缓慢释放从而维持恒定的血药浓度,避免口服避孕药的不方便或遗忘导致的避孕失败。主要有皮下埋植剂、注射剂等,系长效可逆避孕方式。

(一)皮下埋植剂(Implants)

1. **类型** 包括左炔诺孕酮Ⅰ型、Ⅱ型和依托孕烯单根皮埋。Ⅰ型(6 根)每根含左炔诺孕酮 36mg,共 216mg,Ⅱ型(2 根)每根含 75mg 左炔诺孕酮,共 150mg,每日释放 30μg。可避孕 5 年,有效率 99%。依托孕烯植入剂单根,含依托孕烯 68mg,可避孕 3 年。

2. **避孕机理** 与 COC 类似。

3. **适应证** 适用于健康育龄妇女且无禁忌证的妇女,尤其是需要长期避孕,IUD 反复脱落或带器妊娠者;生殖器官畸形,不宜放置 IUD 者;对服用含雌激素避孕药有禁忌证或难以坚持者;已生育需要长期避孕但不适宜绝育或对绝育有顾虑者;哺乳期避孕。

4. **禁忌证** 妊娠或可疑妊娠者;患有急慢性肝炎、肾炎、肝肾功能异常者;缺血性及瓣膜性心脏病有并发症者;生殖器官或全身其他器官恶性肿瘤者;不明原因的不规则阴道出血者;脑血管意外史;高血脂者;高血压患者;糖尿病有并发症者;内分泌系统疾患者;患有严重的静脉曲张、血栓及栓塞性疾病史者;凝血障碍或严重贫血者;频发性偏头痛及严重头痛者;服用巴比妥类、抗癫痫类、利福平、苯妥英钠或四环素抗生素等药物者。

5. **埋植部位** 多埋植到左上臂内侧。

6. **不良反应** 月经紊乱是最常见的问题,也是导致停止使用皮埋的主要原因。月经紊乱表现为月经频发、出血时间长、经间期点滴出血、月经稀发或闭经等症状,这些症状随着时间的延长而减轻。另外,还有激素相关的头痛、体重增加、情绪改变、痤疮以及卵巢囊肿等,头痛严重者应取出皮埋。

7. **皮下埋植剂的取出**

(1)适应证:埋植剂使用期满,计划妊娠者,改换避孕措施者,无需继续避孕者,因不良反应需取出者,避孕失败者,患有其他疾患不宜继续使用者。

(2)禁忌证:疾病急性期,应治愈或病情稳定后再取出,局部皮肤感染应控制感染后再取出,如因埋植剂引起,在抗感染同时取出。

(二)单纯孕激素避孕针

1. **适应证** 健康育龄妇女,产后哺乳超过 6 周或不哺乳产后 3 周,年龄 35 岁以上吸烟者,有轻度高血压病者,轻度子宫内膜异位症需避孕者,哺乳期避孕。

2. **禁忌证**　月经初潮至 18 岁前，超过 45 岁，余同皮埋。

3. **用法**　醋酸甲羟孕酮 150mg/ 支，第一次在月经第 5 天注射，以后每 3 月肌肉注射一次。

4. **不良反应**　常见的是月经紊乱，表现为闭经、阴道出血、月经稀少等，根据不同情况对症处理。另外还有体重增加；头痛或偏头痛。

（黄　薇）

学习小结

　　激素避孕是一类高效、安全的避孕方法。主要通过抑制卵泡发育和排卵及直接作用于子宫内膜和子宫颈多个环节达到避孕目的。临床常用的避孕药包括复方避孕药（具）和单孕激素的皮下埋植（避孕针）等，因药物类型不同，选择使用的人群也有所差别。

复习思考题

1. 咨询和处方复方口服避孕药时的注意事项有哪些？
2. 复方口服避孕药的避孕机制包括哪些？
3. 皮下埋植避孕的优缺点是什么？

第三节　其他避孕方法

一、紧急避孕

紧急避孕（Emergency Contraception，EP）是指无保护性生活后一定时间内采用服药或放置宫内节育器以防止非意愿妊娠。它不是常规的避孕措施，只对这一次无保护性生活起保护作用。紧急避孕可避免非意愿妊娠，保护妇女的健康。

（一）作用机理

药物可在月经周期的任何时候应用。排卵前用药可抑制卵泡发育、阻止排卵或延缓排卵；排卵后用药可干扰卵子受精或抗着床；宫内节育器主要是阻止孕卵着床。

（二）适应证

未采用任何避孕措施；避孕失败或使用不当，如避孕套破裂、滑脱，漏服口服避孕药 2 片以上，阴道隔膜放置不当、滑脱、过早取出，安全期计算错误，IUD 脱落，或未能做到体外排精等；遭到性暴力。

（三）禁忌证

已确定妊娠。

（四）方法

在性生活后 72～120 小时内可使用紧急避孕，最好在 3 日内。包括药物和 IUD，药物有雌孕激素、左炔诺孕酮、米非司酮等；宫内节育器：性交后放入含铜 IUD，可在性交后 5 天内进行，可作为避孕方法继续使用。

（五）不良反应

1. **消化道反应**　主要有恶心、呕吐等消化道反应。一般不超过 24 小时，无需处理。

2. **阴道出血** 少数人有点滴出血发生。如月经未按时来潮,应进行尿检以排除妊娠。

3. **其他** 头晕、头痛、乳房胀痛、无力等,常发生在服药后的 1～2 天,持续时间不超过 24 小时,一般无须特殊处理。

二、自然避孕法

1. **安全期避孕(日历表法)** 适用于月经规则无特殊情况的妇女。

2. **基础体温法** 必须坚持测量体温。以下情况不宜使用:患有影响体温的疾病时,不能坚持测量体温者,处于特殊时期的妇女。

3. **哺乳闭经法** 全哺乳闭经的产妇,产后 6 月内妊娠的危险<2%。

4. **宫颈黏液法** 适用于各种情况,尤其是原使用安全期避孕(日历表法者),或对其他避孕方法有副反应者。

(黄 薇)

学习小结

紧急避孕是避孕失败或未采取避孕　　　　时内使用,并非常规避孕方法。
措施后的补救措施,应在性生活后 72 小

复习思考题

紧急避孕的适应证和注意事项是什么?

第四节　输卵管绝育术

输卵管绝育术(tubal sterilization operation)是通过手术将输卵管切断、结扎、电凝、钳夹、环套,或采用化学药物、高分子聚合物阻断输卵管,防止精卵相遇而达到避孕目的。输卵管绝育术是一种永久有效的节育措施,失败率在 4‰左右。近年来,也可以通过宫腔镜堵塞输卵管间质部达到绝育的目的。

一、经腹输卵管结扎术

(一)适应证

1. 要求接受绝育手术且无禁忌证者。

2. 患有严重全身疾患或遗传性疾病而不宜生育者。

(二)禁忌证

1. 24 小时内两次体温达 37.5℃或以上者。

2. 全身状况不良不能耐受手术者。

3. 患严重的神经官能症者。

4. 急性生殖道及盆腔炎症,腹部皮肤有感染灶,应在感染治愈后再行手术。

5. 各种疾病的急性期。

（三）术前准备

1. 手术时间选择 非孕妇女在月经干净后 3~7 日实施手术;早、中期妊娠人工流产后,如无并发症,可在流产后 48 小时内进行手术;足月阴道分娩产后和剖宫产术时即可施行手术;哺乳期或者闭经患者则应排除妊娠;自然流产建议在月经恢复正常后,药物流产后月经正常复潮 2 个周期;宫内节育器取出术后,或其他盆腔手术时。

2. 解除受术者思想顾虑,做好解释和咨询。

3. 按妇科腹部手术前常规准备。

（四）麻醉

采用局部浸润或硬膜外麻醉、或者全麻,麻醉方式需根据患者的具体情况及采用的术式选择适当的方式。

（五）手术步骤

1. 排空膀胱或安放尿管,取仰卧臀高位,手术野常规消毒、铺巾。

2. 切口 非孕期取下腹正中耻骨联合上两横指(4cm)处作切口,产后则在宫底下 2cm 作切口。

3. 提取输卵管 常用吊钩法或指板法提取输卵管,亦可应用卵圆钳将输卵管夹住提出。

4. 辨认输卵管 用鼠齿钳夹持输卵管系膜,无齿镊交替夹取输卵管,直至暴露出伞端证实为输卵管,并检查卵巢。

5. 结扎输卵管方法 抽芯近端包埋法、钳夹法、输卵管折叠结扎切断法等,目前建议抽芯近端包埋法。在输卵管峡部分离浆膜,用弯蚊钳游离该段输卵管,钳夹近、远两端,切除两钳间的 1~1.5cm 输卵管。分别用丝线结扎近、远端,缝合浆膜层并将近端包埋于输卵管系膜内;远端置留于缝合浆膜外。

（六）注意事项

1. 严格无菌操作,细致止血。

2. 避免盲目追求小切口,操作轻柔,防止损伤输卵管系膜、血管和邻近脏器;寻找输卵管要追溯到伞端以免误扎。

3. 关腹前核对器械和敷料,严防异物遗留腹腔。

4. 不宜与阑尾切除手术同时进行。

（七）手术并发症

1. 出血或血肿 过度牵拉、钳夹而损伤输卵管或系膜,或创面未充分止血引起出血或形成血肿。

2. 感染 包括腹壁伤口、盆腔及全身感染。可因体内原有感染灶未行处理,器械、敷料消毒不合格或未遵守无菌操作所致。

3. 脏器损伤 多因解剖关系辨认不清或操作粗暴。

4. 绝育失败 因手术方法本身缺陷,或施术时技术误差导致绝育失败,需警惕可能发生异位妊娠。

（八）术后处理

与其他腹部手术类似,注意观察术后生命体征的变化,必要时给予抗生素预防感染,鼓励受术者及早下床活动、排尿。针对出现的并发症采取相应的处理并密切观察病情的转归。

二、经腹腔镜输卵管绝育术

（一）适应证

同开腹绝育术。

（二）禁忌证

主要为腹腔粘连、心肺功能不全、膈疝等，余同经腹输卵管结扎术。

（三）术前准备

同经腹输卵管结扎术，受术者应取头低臀高仰卧位。采用局麻、硬膜外麻醉或静脉全身麻醉。

（四）手术步骤

按照常规形成气腹，在腹腔镜直视下利用放置器将弹簧夹（Hulka clip）或硅胶环（Falope ring）钳夹或环套在输卵管峡部，以阻断输卵管。也可采用双极或单极电凝烧灼输卵管峡部。各种方法的绝育失败率，以电凝术最低为1.9%，硅胶环为3.3%，弹簧夹高达27.1%。但机械性绝育术与电凝术相比，因毁损组织少，复通率较高。

（五）术中、术后注意事项

与一般腹腔镜手术和开腹绝育术相同。

三、经宫腔镜绝育术

经宫腔镜绝育术，因其无需进腹、不会遗留瘢痕、门诊即可完成的优点，已经成为一种更加低创的选择。2001年，欧洲批准使用Essure法宫腔镜绝育术，2002年FDA也批准该方法的使用。但其有可能出现放置物移位、输卵管穿孔、术后月经失调、绝育失败等缺点。目前在我国仍没有广泛开展。

（张　瑜）

学习小结

输卵管绝育术适用于无生育要求或不适合生育妇女的永久性和非常有效的避孕方法。需要由经过专门培训的人实施。最常用的手术方式有两种：经腹输卵管绝育术和经腹腔镜输卵管绝育术。

复习思考题

输卵管绝育术手术并发症有哪些？

第五节　人工流产

采用机械或药物方法终止妊娠称为人工流产（induced abortion），包括非意愿妊娠终止和治疗性妊娠终止。分为手术流产与药物流产，手术流产又分为负压吸引术与钳刮术。人工流产仅作为避孕失败或者治疗性措施，不能作为常用的避孕方法。

一、药物流产

药物流产（medical abortion）是常用的人工流产方法之一，安全、简便。目前在临床上常用的是米非司酮配伍前列腺素（米索前列醇或卡前列甲酯）。

米非司酮（mifepristone）是一种抗孕激素的合成类固醇，与孕酮的化学结构相似，可竞争孕激素受体，其孕酮受体结合能力是孕酮的 3～5 倍，从而阻断孕激素作用而终止妊娠。前列腺素具有兴奋子宫平滑肌、抑制子宫颈胶原的合成、扩张和软化子宫颈的作用。单独运用米非司酮终止早孕的成功率约为 67%，米非司酮配伍前列腺素终止妊娠，成功率可达 95%～98%。

（一）适应证

①妊娠时间不超过 49 日，超声检查确认为宫内妊娠，且胎囊最大径线 ≤ 2.5cm，年龄为 18～40 岁妇女；②手术流产的高危患者，如瘢痕子宫、多次人工流产或者严重骨盆畸形的患者；③对手术流产有顾虑或者恐惧心理的患者。可在门诊或者住院部进行，但伴有宫颈发育不良、生殖道畸形及严重骨盆畸形，或近期有子宫手术或损伤史，或伴有子宫肌瘤、卵巢肿瘤等并发症者，建议住院终止妊娠。

（二）禁忌证

①使用米非司酮的禁忌证：如肾上腺疾病、与甾体激素有关的肿瘤、糖尿病、肝肾功能异常、妊娠期皮肤瘙痒史、血液系统疾病、血管栓塞等病史；②使用前列腺素类药物禁忌证：如二尖瓣狭窄、高血压、低血压、青光眼、哮喘、胃肠功能紊乱、癫痫、过敏体质、带器妊娠、异位妊娠、贫血、妊娠剧吐等。长期服用抗结核、抗癫痫、抗抑郁、前列腺素生物合成抑制剂、巴比妥类药物、吸烟、嗜酒等；③不能明确是否有宫外妊娠，或者同时有宫内避孕装置的患者。

（三）服药前检查和准备

①向用药对象讲明用药方法、效果和可能出现的副反应；②询问病史、体格检查、妇科检查及超声检查等常规准备；③实验室检查：阴道分泌物、血常规、尿常规等。

（四）用药方法

米非司酮总量 150mg，一次顿服，或分服法：第 1 天晨空腹 50mg，间隔 8～12 小时服 25mg，次日早晚各一次，每次 25mg，第 3 日早晨再服 25mg，之后服用米索前列醇 600μg 或阴道用卡前列甲酯栓 1mg。

（五）用药后观察

常见副反应为恶心、呕吐、下腹痛和乏力。门诊用药后留院观察 6 小时并严密随访，如为不全流产，或出血量多者需急诊刮宫；如药物流产失败，建议手术终止妊娠。

二、手术流产

可分为负压吸引术和钳刮术，前者适用于孕 10 周内妊娠，后者适用于孕 10～14 周妊娠。

（一）适应证

①妊娠 14 周内要求终止妊娠而无禁忌证者；②患有各种疾病而不宜继续妊娠者。

（二）禁忌证

①各种疾病的急性期；②全身状况无法耐受手术；③生殖系统炎症；④手术当日两次体温在 37.5℃以上者。

（三）手术步骤

1. **负压吸引术**　主要用于妊娠 10 周内要求终止妊娠者。

（1）体位：排空膀胱，取膀胱截石位；消毒外阴和阴道，铺消毒巾；核查子宫位置、大小及附件等；消毒阴道及宫颈。

（2）扩张宫颈：用探针顺着子宫位置和屈度探测宫腔的方向和深度，根据探宫腔方位，用扩宫棒逐号扩张宫颈。

（3）负压吸引：根据宫腔探查方位将吸管缓慢送至宫腔底部；将吸管按顺时针或逆时针旋转，同时在子宫腔内上下移动；当内容物吸尽时，宫壁粗糙感。

（4）注意事项：术毕前，由助手将全部吸出物用纱布过滤，检查有无绒毛、胚胎或胎儿组织，发现标本异常者，即送病理检查。术中出血较多时，应及时应用催产素，同时鉴别出血原因，对症处理。

2. 钳刮术 指采用机械方法钳取胎儿及胎盘的手术，主要用于妊娠 10～14 周要求终止妊娠者。

术前扩张宫颈的方法：①橡皮导尿管，术前 1 日将 16 号或 18 号导尿管插入宫颈置留 12 小时，次日行钳刮术；②前列腺素制剂，术前口服或阴道放置促进宫颈软化、易于扩张；③宫颈扩张棒，术前 1 日将其放置在宫颈管中。

手术注意事项：①宫颈扩张时，用力要均匀、缓慢，以防宫颈内口损伤和子宫穿孔，钳刮术中应充分扩张宫颈管；②钳刮术中应先钳破胎膜，待羊水流尽后，再使用宫缩药；③保持胎儿纵位，骨质部分通过颈管时避免粗暴，以免损伤；④术毕前，核对胎儿及附属物完整、与孕周是否相符。

（四）术后处理

1. 术后应在医院观察 2 小时，注意生命体征和阴道流血等情况。

2. 给予抗生素及促进子宫收缩的药物。1 个月内禁止盆浴及避免性生活。

3. 指导并落实避孕措施。

（五）手术流产的并发症及处理

1. 人工流产综合反应 多发生在术中，受术者出现心动过缓、心律不齐、血压下降、面色苍白、头昏、胸闷、大汗淋漓，严重者甚至出现昏厥、抽搐等迷走神经兴奋的症状，极少数甚至出现心脏骤停等。防治：术时操作要轻柔，负压要适当。一旦发生应立即停止操作，严密监测生命体征变化，皮下或静脉注射阿托品 0.5～1mg，必要时开放静脉通路。

2. 吸宫不全 指人工流产术后绒毛或胎盘残留，也可能有部分胎儿残留。与操作者技术不熟练或子宫位置异常有关。术后阴道流血淋漓不净，血量时多时少，或月经复潮后淋漓不净，应注意除外吸宫不全。超声检查常有助于诊断。若无明显感染征象，应及时行刮宫术，刮出物送病理检查，术后用抗生素预防感染。若同时伴有感染，应在控制感染后行刮宫术。如出血较多，应在联合抗感染的同时进行清宫手术。

3. 生殖系统感染 可发生急性子宫内膜炎，偶有急性输卵管炎、盆腔炎等。主要表现为体温升高、下腹疼痛、白带混浊或不规则阴道出血，双合诊时子宫或附件区有压痛。治疗为卧床休息，支持疗法，及时应用抗生素。宫腔内残留妊娠物者按感染性流产处理。

4. 子宫穿孔 发生率低，是手术流产严重的并发症之一。可由各种手术器械引起，如探针、子宫颈扩张器、吸管、刮匙及卵圆钳等。当上述器械进入宫腔出现"无底"的感觉，或其深度明显超过实际原有的宫腔深度，提示子宫穿孔。一旦可疑或诊断为子宫穿孔，应立即停止操作，严密观察患者的生命体征、腹膜刺激症状及腹腔内出血征象。根据具体情形，酌情决定胚胎清除时机。发现内出血增多或疑有邻近脏器损伤者，应立即剖腹探查并实施有效处理，并同时行胚胎清除手术。

5. 宫颈或宫腔粘连 子宫颈管粘连最为常见，术后闭经伴有周期性腹痛，严重时可肛门坠痛。宫腔粘连相对少见，术后出现经量明显减少、甚至闭经。若无禁忌，采用术后口服复方短效避孕药 3 个周期可明显降低术后宫腔粘连的概率。

6. 漏吸 确定宫内妊娠，而术时未吸出胚胎或者绒毛组织。一般导致漏吸的原因为孕周过小、子宫过度屈曲或者子宫畸形、操作不熟练等。一旦发现吸出组织未见胚囊或者绒毛组织，应复查子宫位置、大小及形状，并重新探查宫腔，必要时超声导视下操作。应注意排除穿孔及异位妊娠可能。

7. 术中出血 多发生于妊娠月份较大、多次妊娠或有多次人工流产史，以及胚囊着床异常的病例。主要为组织不能迅速排出，影响子宫收缩。可在扩张宫颈后，宫颈注射催产素促使子宫收缩，同时尽快钳取或吸取胚胎组织。注意除外子宫损伤和羊水栓塞。伴有剖宫产史的病例，须警惕瘢痕妊娠的存在。

8. 羊水栓塞 偶可发生在手术流产的钳刮术中。宫颈损伤、胎盘剥离使血窦开放，为羊水进入创造了条件，此时应用缩宫素更可促使羊水栓塞的发生。妊娠早、中期时羊水含细胞等有形物极少，即使并发羊水栓塞，其症状及严重性不如晚期妊娠发病凶猛。

人工流产是指应用药物或机械终止妊娠的方法，是避孕失败后的补救措施。分为药物流产和手术流产。药物流产常用米非司酮配伍前列腺素，手术流产包括负压吸引术和钳刮术。选择手术时要注意其适应证和禁忌证。尽管手术并发症发生概率较低，但仍须重视。

（张　瑜　黄　薇）

学习小结

人工流产是指应用药物或机械终止妊娠的方法，是避孕失败后的补救措施。分为药物流产和手术流产。药物流产常用米非司酮配伍前列腺素，手术流产包括负压吸引术和钳刮术。选择手术时要注意其适应证和禁忌证。尽管手术并发症发生几率较低，但仍须重视。

复习思考题

1. 什么是人工流产综合反应？如何处理？　　2. 人工流产的禁忌证包括哪些？

第六节　避孕措施的选择

避孕措施的选择是在保证人们享有充分的生殖权利和自愿选择生育的前提下，医务人员参照 WHO 的指南，结合我国临床常规，帮助服务对象了解和掌握避孕节育知识，在医务人员的指导下，并根据自身情况进行知情选择，自主选择适宜、安全、有效、可接受、可负担的避孕方法。

一、未婚同居人群

这一人群具有性生活不规律、性伴不固定的特点，应注意对性传播性疾病的预防。因此，使用避孕套（男用或女用）为其最佳选择。也可选用皮埋、宫内节育器和 COC。

二、已婚未生育人群

对于较长时间无生育愿望的夫妇，COC 或宫内节育器或皮埋是其最佳选择，其次可选用避孕套。

三、已婚生育人群

只生育一个孩子的夫妇，最好选用可逆的避孕方法如宫内节育器和 COC，其次可选择避孕套和皮埋。一般不主张采取绝育方法。对于已生育 2 个以上孩子、无生育需要的夫妇，建议选用绝育，也可以选择 COC，或宫内节育器，或皮埋。

四、特殊人群

哺乳期妇女：为了不影响母亲的内分泌功能和对孩子的不利影响，应选择避孕套，或 IUD/LNG-IUS，或皮埋,不宜选用COC。

围绝经期妇女:妇女在 40 岁以后机体代谢功能易出现异常变化,首先推荐宫内节育器或避孕套,也可选用COC。

（黄　薇）

学习小结

避孕方式的选择应根据自身情况,选择适宜、安全、有效、可负担的避孕方法,并得到相应的技术服务,实现常规避孕、有效避孕。

复习思考题

不同人群如何选择避孕方法?

第二十六章　妇 女 保 健

26

妇女保健(women's health care)是根据妇女各个时期的生理、心理特点，应用预防医学和临床医学的方法，按照生物-心理-社会医学模式，采取直接和相关的防治措施、管理方法，保障和增进妇女生殖健康水平、提高出生人口素质的工作。妇女保健水平与妇女的政治、经济、社会地位密切相关。

第一节 妇女保健的意义及组织机构

一、妇女保健工作的意义

妇女保健是向妇女提供以保障生殖健康为重点的医疗和公生服务的事业，以维护和促进妇女健康为目的，以群体为服务对象，以预防为主，以保健为中心，以基层为重点，以生殖健康为核心。保护和促进妇女生殖健康(reproductive health)，落实"母亲安全"(safe motherhood)，并使妊娠更安全(making pregnancy safer, MPS)，是国际社会对人类的承诺。做好妇女保健工作，保护妇女身心健康，关系到子孙后代的健康、家庭幸福、民族素质的提高。在我国，妇女保健工作由专门的组织机构和人员来承担。

二、妇女保健工作的目的

通过积极的预防、普查、监护和保健措施，做好妇女各期保健，以降低患病率、消灭和控制某些疾病及遗传病的发生，控制性传播疾病的传播，降低孕产妇和围生儿死亡率，促进妇女身心健康。

三、妇女保健工作的方法

妇女保健的对象包括个体和群体两个方面。对个体而言，主要采用临床医学的方法使妇女一生各阶段和特殊生理时期的保健需求得到满足，并对疾病进行筛查和早期诊治；对群体而言，主要采用预防医学的方法来研究影响妇女健康的因素，并提出干预措施。达到既预防疾病的发生，又能促进健康的目的。妇女保健工作是一个社会系统工程，应充分发挥各级妇幼保健专业机构及基层各级妇幼保健网的作用。在调查研究基础上制定工作计划和防治措施，做到群体保健与临床保健相结合，防与治相结合。同时开展广泛的社会宣传和健康教育，提高群众的自我保健和参与意识。做到以人为中心，以服务对象的需求为评价标准，强调健康，强调社会参与和政府责任。

四、妇女保健工作的组织机构

妇幼保健组织机构由妇幼卫生行政机构、妇幼保健专业机构和妇幼保健基层组织构成(图26-1)。

妇幼卫生行政机构：①国家卫生健康委员会内设基层卫生与妇幼保健司，领导全国妇幼保健工作；②省级(直辖市、自治区)卫生计生委设基层卫生与妇幼保健处；③市(地)级卫生局内设妇幼卫生科或防保科；④县(市)级卫生局设立专门管理和业务科室，少数县由专人分管。

妇幼卫生专业机构包括：各级妇幼保健机构，各级妇产科医院，儿童医院，综合医院妇产科、计划生育科、预防保健科、儿科、妇产科、儿科诊所，中医医疗机构中的妇科、儿科，不论其所有制关系均属妇幼卫生专业机构。各级妇幼保健机构都属于业务实体，同时接受同级卫生行政部门的领导，认真贯彻妇幼卫生工作方针。

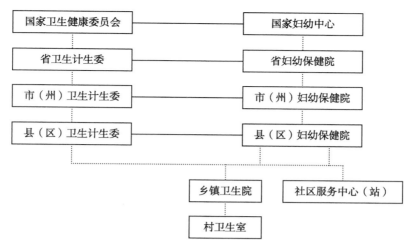

图 26-1　妇幼保健机构组成

第二节　妇女各时期保健

一、青春期保健

青春期保健分三级,以加强一级预防为重点。一级预防,包括合理的营养,培养良好的个人卫生生活习惯,进行心理卫生、月经期卫生指导、乳房保健和性知识等教育;二级预防,包括早期发现疾病和行为偏差以及减少危险因素,定期对青少年体格检查,及早筛查出健康和行为问题;三级预防,包括对女青年疾病的治疗与康复。

1. **青春期心理行为特点**　青春期是各种心理品质形成的重要时期。主要的心理行为特点有:性意识的萌发;自我意识的增强;伙伴关系密切,愿与同龄人结成伙伴,信任伙伴胜过家长与教师,此时若结交好伙伴可互相鼓励、共同进步,若结交坏伙伴,不良意识也会互相影响,后果严重;好奇心大、模仿性强,容易沾染不良嗜好,误入歧途;闭锁心理出现,即秘密感开始形成,此为青春期所特有,不愿将内心活动表露。这时期应根据青春期少女的生理、心理特点,在家长和老师的配合下进行针对性的教育引导,培养健康的心理、健全的性格、乐观的情绪和适应环境、改变环境的意志,注意方式,强调正面教育与耐心引导,使青春期少女能健康、平稳、积极地渡过青春期。

2. **青春期保健**　①青春期营养:青春期处于生长发育的旺盛时期,对各种营养的需求远远高于成人。生长发育期的青少年总能量 20%~30% 用于生长发育。对蛋白质的需要量女童平均摄入量为 60g/d,男童为 75g/d,50% 蛋白质源于动物和大豆蛋白质,还需要补充足够的维生素、矿物质和水分,同时应该培养良好的饮食习惯。②体育锻炼:青春期体育锻炼对身体健康成长十分重要,须注意全面发展身体各项素质,根据不同年龄有计划、系统地安排各种体育活动,循序渐进,以促进发育、增强体质,提高抗病能力。③卫生指导:对青春期少女进行月经生理及卫生知识教育,建月经卡,注意卫生,预防感染,注意保暖,避免寒冷刺激及过度劳累,保持精神愉快,情绪稳定,少吃刺激性食物。正确保护皮肤毛发,保持皮肤清洁。④性教育:青春期生理上已有性意识萌发,性兴趣产生,性冲动出现,是性教育的关键时期,也是道德教育的重要组成部分。要正确引导青春期少女了解性基本知识,认识性成熟过程中的生理及心理现象,并学会正确对待和处理性发育过程中的各种问题。⑤乳房保健:青春期乳房的发育标志着少女开始成熟,乳房的保护和保健在青春期十分重要,要教育少女不束胸,佩戴合适的胸罩,注意乳房卫生,学会自查乳房。⑥定期体格检查:及早发现及治疗青春期少女常见疾病,如月经失调、原发及继发性闭经等,及时发现少女的行为偏差以及处理少女妊娠、性传播疾病等。⑦加强宣传教育：应开展各种专题讲座，并开展各种形式的健康教育，以保证少女的生殖健康。

二、围婚保健

围婚保健是围绕结婚前后，为保障婚配双方及其下一代健康所进行的一系列保健服务措施。

1. 目的 保证健康婚配，避免近亲间或遗传病患者之间的不适当婚配或生育，有利于男女双方能科学地选定终身伴侣，使双方在婚前能从身心两方面做准备，有利于防止各种疾病，特别是遗传性疾病的延续，以减少人群中遗传病蔓延，使婚后生活能健康发展，为落实计划生育提供保证，为后代优生打下良好基础。

2. 内容包括 婚前卫生指导：对准备结婚的男女双方进行以生殖健康为核心，与结婚和生育有关保健知识的宣传教育；婚前医学检查：对准备结婚的男女双方可能患有影响结婚和生育的疾病进行医学检查；婚前卫生咨询：对医学检查发现的异常情况以及服务对象提出的具体问题进行解答、交换意见、提供信息，帮助受检对象在知情基础上做出适宜的决定。性保健指导和性健康教育：包括新婚期性生活、性生活和谐、新婚期疾病的预防以及性法制等知识的指导和教育。

通过围婚保健对指定传染病在传染期内、有关精神病在发作期内或患有其他医学上认为应暂缓结婚的疾病，应"建议暂缓结婚"。对双方为直系血亲、三代以内旁系血亲，或患有医学上认为不宜结婚的疾病，应"建议不宜结婚"。对患有医学上认为不宜生育的疾病，应"建议不宜生育"。对于婚检发现的可能会终生传染但不在发病期的传染病患者或病原体携带者，若受检者坚持结婚，应充分尊重受检双方的意愿，提出预防、治疗及采取医学措施的意见。

三、育龄期保健

育龄期保健主要是维护生殖功能正常，保证母婴安全，降低孕产妇死亡率和围生儿死亡率，以加强一级预防为重点。一级预防是普及孕产期保健和计划生育技术指导；二级预防是防治妇女在育龄期因妊娠或节育导致的各种疾病，能做到早发现、早防治，提高防治质量；三级预防是提高对高危孕产妇的处理水平，降低孕产妇死亡率及围生儿死亡率。

四、围产期保健

围产期保健亦称为孕产期保健，是指各级各类医疗保健机构为准备妊娠至产后 42 天的妇女及胎婴儿提供全程系列的医疗保健服务。

1. 孕前保健 女性生育年龄在 21～29 岁、男性生育年龄在 23～30 岁为宜。小于 18 岁或大于 35 岁的女性，妊娠的危险因素增加，易造成难产及产科其他合并症以及胎儿的染色体疾病；对采用长效避孕药避孕者，最好停药 6 个月后再受孕，以免避孕药对胎儿造成影响；若有不良孕产史，应及时针对造成不良孕产史可能原因进行诊治，努力减少类似情况再次发生；妊娠前应减少或避免接触对妊娠有害的高危因素和物质，如化学毒物及放射线等，避免胚胎发育产生影响或致畸；对患有严重疾病，妊娠可能危及孕妇生命安全或可能严重影响孕妇健康和胎儿正常发育的疾病应当予以医学指导。对发现或怀疑患有严重遗传性疾病的育龄夫妇，应提出医学建议。

2. 孕期保健 是指从确定妊娠之日开始至临产前，为孕妇及胎儿提供的系列保健服务。目的是保护孕妇和胎儿在妊娠期的安全和健康，能至妊娠足月顺利分娩身体健康，智力发育良好的新生儿。孕早期尽早确诊妊娠,预防致畸,注意内科合并症的及时治疗;孕中期定期监护胎儿;孕晚期进行营养指导和胎儿生长发育监测,防治妊娠并发症,指导孕妇和家属做好产时和产后物质和心理准备。

3. 分娩期保健 亦称为产时保健。对孕产妇的健康情况进行全面了解和动态评估,加强对孕产妇与胎儿的全产程监护,积极预防和处理分娩期并发症,及时诊治妊娠合并症和并发症。

4. 产褥期保健 目的是防止产后出血、感染等并发症产生,促进产后生理功能恢复。产褥期保健的内容:密切观察产妇有无乳房或生殖道感染,观察子宫的复旧、恶露性状、会阴伤口、剖宫产腹部伤口等,若发现异常给予及时指导;观察产前并发症的转归;注意产妇的泌乳情况,指导母乳喂养,宣传母乳喂养的好处;指导产妇合理饮食,保持身体清洁,居室应清洁通风,注意休息;加强产褥期健康教育,指导产妇尽早适当活动,有利于排尿、排便及体力恢复,避免或减少静脉栓塞的发生率;指导计划生育,产褥期内禁忌性交,于产后 42 日起应采取避孕措施,原则是不哺乳者可选用药物避孕,哺乳者以工具避孕为宜。

进行产后访视和产后健康检查:进行产后访视,由社区医疗保健人员在产妇出院后 3 日内、产后 14 日、产后 28 日分别做 3 次产后访视,了解产妇及新生儿健康状况;产后健康检查,产妇应于产后 42 日去医院做产后健康检查,包括妇科检查,盆底肌力测定,指导产妇进行盆底肌力康复锻炼。

5. 哺乳期保健 哺乳期是指产后产妇用自己乳汁喂养婴儿的时期,通常为 10~12 个月。此期保健的目的是保护、促进和支持纯母乳喂养,保护母婴健康,降低婴幼儿死亡率。

母乳喂养的好处:母乳是婴儿必需的和理想的营养食品,营养丰富,适合婴儿消化、吸收;母乳含有多种免疫物质,能增加婴儿抗病能力,预防疾病;通过母乳喂养,母婴皮肤频繁接触,增加母子感情;用母乳喂养婴儿省时、省力、经济、方便。

哺乳期保健人员访视内容:母乳喂养状况,询问母亲饮食、休息,婴儿睡眠、吃奶及大小便情况,观察新生儿的吸吮能力;指导新生儿的喂养及服饰,观察脐部及黄疸消退情况,测量体重,评价其健康状况;教育产妇患病需慎重用药,防止药物通过乳汁进入婴儿体内;指导避孕,最好采用工具避孕或产后 3~6 个月放置宫内节育器,不宜采用避孕药物。

五、绝经过渡期保健

1. 目的 加强健康教育与生理、心理卫生指导,预防和及时治疗绝经过渡期常见的病症,保持良好的身心健康,为预防老年退化性疾病和提高生活质量打下基础。

2. 内容 健康教育,让女性及其家人了解绝经过渡期的生理变化、心理特点、常见症状及保健措施;给予心理卫生指导,使之保持心情舒畅,并加强性心理卫生指导;合理安排生活,加强蛋白质、维生素及微量元素的摄入,饮食清淡少盐,补充钙剂,预防骨质疏松;个人卫生指导,保持良好的生活习惯,注意劳逸结合,坚持体育锻炼,注意阴部卫生,预防生殖道感染;定期体检,包括乳腺癌和宫颈癌"两癌"筛查,做到早发现、早诊断、早治疗;安全规范的应用性激素补充治疗,月经停止 6 个月以后可停止使用避孕措施。

六、绝经后保健

老年期是一生中生理和心理上重大的转折点,由于生理方面的明显改变所带来心理及生活的巨大变化,使处于老年期的妇女较易患各种身心疾病。

1. 目的 加强身体锻炼,定期体格检查,防止老年期常见病、多发病的发生,提高生命质量,促进健康长寿。

2. 内容 主要包括:起居规律,饮食合理,心情舒畅;保持外阴清洁,预防发生感染;如有阴道流血应积极诊治;为防止发生子宫脱垂及压力性尿失禁,进行盆底肌肉锻炼;定期妇科检查及全身检查;适度锻炼结合补充钙剂,预防绝经后骨质疏松;在专业医师的指导下,酌情进行激素补充治疗。

第三节 妇女保健统计指标

妇女保健统计能评价妇幼保健工作的质量和效果,反映妇幼保健工作的水平,为进一步搞好妇幼保健工作提供科学依据。

一、妇女病普查普治统计指标

1. 普查率 = 期内(次)实查人数 / 期内(次)应查人数 ×100%
2. 患病率 = 期内患妇女病人数 / 期内受检查妇女病人数 ×100%
3. 总治愈率 = 治愈病例数 / 患妇女病总例数 ×100%

二、孕产期保健指标

1. 孕产期保健工作统计指标

(1)孕产妇产前检查覆盖率 = 期内接受一次及以上产前检查的产妇数 / 期内孕妇总数 ×100%

(2)产前检查人均次数 = 期内产前检查总人次数 / 期内产妇总数

(3)住院分娩率 = 期内住院分娩的产妇数 / 期内分娩的产妇数 ×100%

(4)产后访视率 = 期内产后访视的产妇数 / 期内分娩的产妇数 ×100%

2. 孕产妇保健质量指标

(1)高危孕妇发生率 = 期内高危孕妇数 / 期内孕(产)妇总人数 ×100%

(2)妊娠期高血压疾病发生率 = 期内患病人数 / 同期产妇总人数 ×100%

(3)产后出血率 = 期内产后出血人数 / 同期产后总人数 ×100%

(4)产褥感染率 = 期内产褥感染人数 / 期内产妇总人数 ×100%

(5)死产率 = 该地某时期孕 28 周以上死产数 /(该地同期孕 28 周以上死胎死产数 + 活产数)×100%

3. 孕产期保健效果指标

(1)围生儿死亡率 =(孕 28 周以上死胎、死产数 + 生后 7 日内新生儿死亡数)/(孕 28 周以上死胎死产数 + 活产数)×100%

(2)孕产妇死亡率 = 年内孕产妇死亡数 / 年内活产数 ×10 万 /10 万

(3)新生儿死亡率 = 期内生后 28 日内新生儿死亡数 / 同期活产数 ×1000‰

三、计划生育统计指标

1. 人口出生率 = 某年出生人数 / 该年平均人口数 ×1000‰
2. 人口死亡率 = 某年内总死亡数 / 该年平均人口数 ×1000‰
3. 人口自然增长率 = 年内人口自然增长数 / 年平均人口数 ×1000‰
4. 节育率 = 落实节育措施的已婚育龄妇女人数(夫妇任一方)/ 已婚有生育能力的育龄妇女数 ×100%

(刘　青)

妇女保健以维护和促进妇女健康为目的，以群体为基本工作点，通过普查、监测、预防措施，做好妇女各期保健。

针对妇女在青春期、育龄期、围产期、绝经过渡期和绝经后期等不同时期生理和心理特点，做到群体保健与临床保健相结合，防与治相结合；并通过健康教育，提高群众的自我保健和参与意识；开展以生殖健康为核心的妇女保健工作，特别是要通过围产期保健使孕产妇得到系统管理，对胎儿生长发育与高危孕妇进行有效监护，防止妊娠期并发症和分娩期并发症，降低围产儿和孕产妇的发病率、死亡率，避免和减少婴儿的致残性损伤，提高活婴的健康水平和素质。

复习思考题

1. 简述妇女保健工作的意义与目的。
2. 围生期保健应从哪些方面入手？包括哪些主要内容？
3. 试述产科工作质量的统计指标。

27

第一节　妊娠试验

学习目标

熟悉　　　　妊娠试验的原理及其临床应用。

1. **妊娠试验原理**　　妊娠试验是利用绒毛膜促性腺激素（human chorionic gonadotropin，hCG）的免疫学及生物学特点，检测受检者体内 hCG 存在与否及其含量的方法。hCG 是一种糖蛋白激素，由 α 和 β 两个亚单位组成，主要由妊娠时的胎盘合体滋养细胞产生。妊娠滋养细胞疾病、生殖细胞肿瘤和其他恶性肿瘤如肺、肾上腺及肝脏肿瘤也可产生，正常月经妇女及绝经后垂体肿瘤妇女偶有垂体来源的 hCG 升高。

正常妊娠受精卵着床时，即排卵后第 6 日受精卵滋养层形成时开始产生 hCG，约 1 日后能测到血浆 hCG，以后每 1.7～2 日上升 1 倍，在排卵后 14 日约达 100U/L，妊娠 8～10 周达峰值（50 000～100 000U/L），持续约 10 日后迅速下降，在妊娠中晚期，hCG 仅为高峰时的 10%。由于 hCG 的 α 链与垂体分泌的 FSH、LH、TSH 的 α 链结构相似，为避免交叉反应，常测定特异的 β-hCG 浓度。不同时期血清 β-hCG 水平见表 27-1。

表 27-1　不同时期血清 β-hCG 水平（U/L）

时期	范围
非妊娠妇女	<3.1
孕 7～10 日	>5.0
孕 30 日	>100
孕 40 日	>2000

2. **妊娠试验临床应用**

（1）早期妊娠诊断：通过定性检测血、尿 hCG，可协助早期妊娠诊断。血 hCG 定量免疫测定 ≥3.1μg/L、血浓度 >25U/L 为妊娠试验阳性，可用于早早孕诊断；目前应用广泛的早早孕诊断试纸方便、快捷，此法可检出尿中 hCG 最低量为 25U/L。另外，也可利用斑点免疫层析法原理制成的反应卡进行检测，此法现在已少用。

（2）异位妊娠：血、尿 β-hCG 多数维持在低水平，间隔 2～3 日测定无成倍上升，应怀疑异位妊娠。

相关链接

hCG 测定，尤其是定量检测尚可用于以下妊娠相关疾病的诊断和监测：①葡萄胎：血 β-hCG 浓度通常 >100KU/L，维持高水平不降，且子宫大于相应的停经孕周，提示葡萄胎。在葡萄胎组织清除后，hCG 呈大幅度下降，且在清除后的 14 周内应为阴性；若下降缓慢或下降后又复上升，或 14 周仍未转阴者，在排除宫腔内葡萄胎组织残留及再次妊娠后，应考虑为侵蚀性葡萄胎。②妊娠滋养细胞肿瘤：β-hCG 是妊娠滋养细胞肿瘤诊断和滋养细胞活性检测唯一的实验室指标，β-hCG 下降与治疗有效性一致，尿 β-hCG<50U/L 及血 β-hCG <3.1μg/L 为阴性标准。③性早熟和肿瘤：最常见的是下丘脑或松果体胚细胞的绒毛膜瘤或肝胚细胞瘤以及卵巢无性细胞瘤、未成熟畸胎瘤，这些肿瘤也可分泌 hCG，导致性早熟，肝胚细胞瘤者同时伴特异性的血清甲胎蛋白升高。分泌 hCG 的肿瘤还见于肠癌、肝癌、肺癌、卵巢腺癌、胰腺癌、胃癌等，在成年妇女可引起月经紊乱，因此当成年妇女突然出现月经紊乱并伴 hCG 升高时，也需考虑到上述肿瘤异位分泌的可能。

（程晓东）

复习思考题

简述妊娠试验在临床上的主要应用。

第二节　生殖道细胞学检查

学习目标

掌握	生殖道脱落细胞学检查的常用方法。
熟悉	生殖道脱落细胞学检查的临床应用。

　　女性生殖道细胞通常是指阴道、子宫颈管、子宫和输卵管的上皮细胞。生殖道脱落细胞包括阴道上段、宫颈阴道部、子宫、输卵管及腹腔的上皮细胞,其中以阴道上段、宫颈阴道部的上皮细胞为主。目前临床上主要通过生殖道脱落细胞检查协助诊断生殖器不同部位的恶性肿瘤及观察治疗效果,简便、实用。需注意的是,生殖道脱落细胞学检查只能作为生殖道恶性肿瘤的初步筛选,不能定位和定性,需进一步检查才能确诊。生殖道上皮细胞受性激素的影响而出现周期性变化,检查生殖道脱落细胞虽也可反映体内性激素水平,但目前临床上已少用。

一、生殖道细胞学检查取材、制片及相关技术

(一)涂片种类及标本采集

　　采集标本前 24 小时内禁止性生活、阴道检查、阴道灌洗或用药,取材用具必须清洁干燥。

　　1. **宫颈刮片**　是筛查子宫颈癌及其癌前病变的重要方法。取材应在宫颈外口鳞 - 柱状上皮交接处,以宫颈外口为圆心,将木质铲形小刮板轻轻刮取一周,取出刮板,在玻片上向一个方向涂片,涂片经固定液固定后在显微镜下观察。注意应避免损伤组织引起出血而影响检查结果。若白带过多,应先用无菌干棉球轻轻擦净黏液,再刮取标本。该取材方法获取细胞数目较少,目前临床上已较少应用。

　　作为改进的制片技术,薄层液基细胞学(liquid-based cytology)技术可减少由于传统巴氏涂片上存在着的大量红细胞、白细胞、黏液及脱落坏死组织等而造成的假阴性。目前有 Thinprep 和 AutoCyte Prep 两种方法,两者原理类似。薄层液基细胞学采用特制小刷子刷取宫颈细胞,标本取出后立即吸入有细胞保存液的小瓶中,通过过滤将标本中的杂质分离,并使滤后的上皮细胞成单层均匀分布于玻片上。这种制片方法的优点在于保存了取材器上的几乎所有细胞,去除了标本中杂质的干扰和玻片上细胞过度重叠,更易识别异常细胞,可提高识别宫颈上皮内高度病变的灵敏度和特异度。此外,该技术一次取样可多次重复制片,并可供作 HPV 检测和自动阅片。

　　2. **宫颈管涂片**　绝经后的妇女由于宫颈鳞 - 柱交接处退缩到宫颈管内,为了解宫颈管情况,或疑为颈

管型子宫颈癌者,可行此检查。先将宫颈表面分泌物拭净,用小型刮板进入宫颈管内,轻刮一周作涂片。使用特制"细胞刷(cytobrush)"获取宫颈管上皮细胞的效果更好,将"细胞刷"置于宫颈管内,达宫颈管外口上方10mm左右,在宫颈管内旋转360°取出,旋转"细胞刷"将附着于其上的细胞均匀地涂于玻片上,立即固定。小刷子取材效果优于棉拭子,且其刮取的细胞被宫颈管内的黏液所保护,不因空气干燥而造成细胞变性。

3. 宫腔吸片 怀疑宫腔内有恶性病变时,可采用宫腔吸片检查。选择直径1~5mm不同型号的塑料管,一端连于干燥消毒的注射器,另一端送入宫腔内达宫底部,上下左右转动方向,同时轻轻抽吸注射器,将吸出物涂片、固定、染色。需注意取出吸管时应停止抽吸,以免将宫颈管内容物吸入。宫腔吸片标本中可能含有输卵管、卵巢或盆腹腔上皮细胞成分。还可通过宫腔灌洗法获取细胞:用注射器将10ml无菌生理盐水注入宫腔,收集洗涤液,离心后取沉渣涂片。与诊刮相比,此项检查简单,病人痛苦小,易于接受,特别适合于绝经后阴道流血的妇女,但取材不够全面,易漏诊。

4. 局部印片 用清洁玻片直接贴按病灶处作印片,固定、染色后镜检。常用于外阴及阴道可疑病灶。

(二)染色方法

最常用的是巴氏染色法(papanicolaou stain),可用于查找癌细胞或了解雌激素水平。此外还有邵氏染色法及其他改良染色法。

(三)辅助诊断技术

包括免疫细胞化学、原位杂交技术、影像分析、流式细胞测量及自动筛选或人工智能系统协助诊断等。

二、正常生殖道脱落细胞的形态特征

(一)鳞状上皮细胞

阴道及宫颈阴道部被覆的鳞状上皮相仿,均为非角化性分层鳞状上皮。上皮细胞分为表、中和底层,其生长成熟受性激素影响,因而女性一生中不同时期和月经周期中不同时间,各层细胞比例均不相同,细胞由底层向表层逐渐成熟。鳞状上皮的成熟过程为:细胞由小逐渐变大;细胞形态由圆形变成舟形、多边形;胞浆由厚变薄,染色由蓝染变为粉染;胞核由大变小,由疏松变为致密(图27-1)。

1. 底层细胞 相当于组织学的深棘层,可分为内底层和外底层细胞。①内底层细胞又称生发层,只含一层基底细胞,是鳞状上皮再生的基础。细胞学表现为:细胞小,为中性粒细胞的4~5倍,呈圆形或椭圆形,巴氏染色胞浆蓝染,核大而圆。生育期妇女正常生殖道脱落细胞涂片中无内底层细胞。②外底层细胞有3~7层,圆形,体积为中性粒细胞的8~10倍,巴氏染色胞浆淡蓝,核圆形或椭圆形,核浆比例1:2~1:4。卵巢功能正常时涂片中很少出现。

2. 中层细胞 相当于组织学的浅棘层,是鳞状上皮层中最厚的一层。接近底层的细胞呈舟状,近表层的细胞大小与形状接近表层细胞。胞浆巴氏染色淡蓝,根据储存的糖原多少,可有多量的嗜碱性染色或半透明胞浆;核小,圆形或卵圆形,淡染,核浆比例低,约为1:10。

3. 表层细胞 相当于组织学的表层。细胞大,呈多边形;胞浆薄、透明,粉染或淡蓝,核小固缩。核固缩是鳞状细胞成熟的最后阶段。表层细胞是生育期妇女宫颈涂片中最常见的细胞(图27-2)。

(二)柱状上皮细胞

1. 宫颈黏膜细胞 有黏液细胞和带纤毛细胞两种。在宫颈刮片及宫颈管涂片中均可见到。黏液细胞呈高柱状或立方状,核位于底部,圆形或卵圆形,染色质分布均匀,胞浆内有空泡,易分解而留下裸核。带纤毛细胞呈立方形或矮柱状,带有纤毛,核圆形或卵圆形,位于细胞底部,胞浆易退化融合成多核,多见于绝经后。

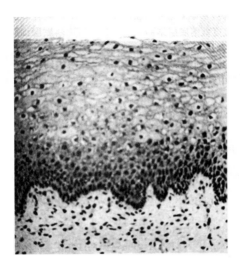

图 27-1　鳞状上皮组织学

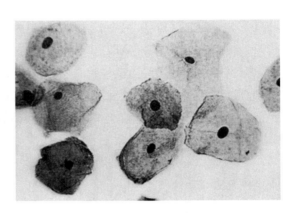

图 27-2　正常生殖道脱落细胞

2. 子宫内膜细胞　较宫颈黏膜细胞小,细胞为低柱状,为中性粒细胞的 1 ~ 3 倍;核圆形,大小、形状一致,多成堆出现;胞浆少,呈淡灰色或淡红色,边界不清。

(三)非上皮细胞成分

如巨噬细胞、白细胞、淋巴细胞、红细胞等。

三、生殖道脱落细胞在妇科肿瘤诊断中的应用

目前生殖道脱落细胞学检查主要用于妇科恶性肿瘤(尤其是宫颈癌及癌前病变)的筛查和辅助诊断,可分为描述性诊断和分级诊断两种,主要推荐采用 TBS 分类法及其描述性诊断,目前我国由于条件的限制仍有少部分医院采用分级诊断(巴氏 5 级分类法)。

1. TBS 分类法及其描述性诊断　宫颈 / 阴道细胞学 TBS(the Bethesda system)命名系统在 1991 年被国际癌症协会正式采用,2001 年再次修订。TBS 分类法将涂片制作的质量作为细胞学检查结果报告的一部分,对病变进行了必要的描述,给出细胞病理学诊断并提出治疗建议,综合细胞核、细胞与细胞间关系等因素判断细胞属性,以及是否为癌细胞(图 27-3),从而加强了细胞病理学医师与妇科医师间的沟通。TBS 描述性诊断报告主要包括以下内容(表 27-2)。

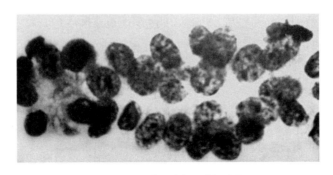

图 27-3　鳞状上皮细胞癌细胞学

表 27-2　TBS 报告系统

1. 标本类型　Δ 直接涂片　Δ 液基制片
　　样本满意度评估　Δ 满意样本　Δ 不满意样本
2. 描述性诊断
2.1　在正常范围或未见癌细胞 / 癌前病变细胞
2.2　微生物
　　Δ 滴虫性阴道炎
　　Δ 真菌，形态符合念珠菌属
　　Δ 球杆菌形态符合阴道变异菌株
　　Δ 杆菌形态符合放线菌属
　　Δ 细胞形态改变与单纯疱疹病毒感染有关
　　Δ 细胞改变与人乳头瘤病毒感染有关
2.3 反应性细胞改变
　　Δ 炎症反应性细胞改变
　　Δ 萎缩反应性细胞改变（伴或不伴炎症）
　　Δ 宫内节育器的反应细胞改变
　　Δ 放疗反应性细胞改变
2.4 上皮细胞异常
2.4.1 鳞状细胞异常
　　Δ 不典型鳞状细胞（atypical squamous cells，ASC）
　　Δ 低级别鳞状上皮内病变（low-grade squamous intraepithelial lesion，LSIL）
　　Δ 高级别鳞状上皮内病变（high-grade squamous intraepithelial lesion，HSLL.）
　　Δ 鳞状细胞癌（squamous cell carcinoma，SCC）
2.4.2 腺细胞异常
　　Δ 不典型腺上皮细胞（atypical glandular cells，ACC）
　　Δ 不典型腺细胞倾向瘤变（AGC favor　neoplasia）
　　Δ 原位腺癌（adenocarcinoma in situ，AIS）
　　Δ 腺癌（adenocarcinoma，ACA）细胞
2.5 其他恶性肿瘤细胞

2. 巴氏分类法　其生殖道脱落细胞学诊断标准如下：

巴氏 I 级：正常。为正常生殖道脱落细胞。

巴氏 II 级：炎症。细胞核增大，淡染或有双核，也可见核周晕或胞浆内空泡。一般属良性改变或炎症。

巴氏 III 级：可疑癌。核异质，表现为核大深染，核形不规则或双核。对不典型细胞，性质尚难肯定。

巴氏 IV 级：高度可疑癌。细胞有恶性特征，但在涂片中恶性细胞较少。

巴氏 V 级：癌。具有多量典型癌细胞。

巴氏分类法的缺点在于各级别之间的区分无严格客观标准，受主观因素影响多；对癌前病变无明确规定；未能与组织病理学诊断名词相对应。目前巴氏分类法已基本被 TBS 分类法所取代。

（程晓东）

学习小结

　　生殖道脱落细胞以阴道上段、宫颈阴道部的上皮细胞为主，细胞学采集主要包括子宫颈刮片、子宫颈管涂片、宫腔吸片等，生殖道脱落细胞检查主要用于妇科恶性肿瘤的筛查。

复习思考题

简述生殖道脱落细胞检查中 TBS 描述性诊断报告的主要内容。

第三节 基础体温

基础体温(basal body temperature, BBT)是机体处于最基本代谢情况下的体温,可反映机体在静息状态下的能量代谢水平。在月经周期中,由于卵巢黄体产生的孕酮作用于下丘脑体温调节中枢,可使体温略有上升,因此借助基础体温测量可了解卵巢功能。正常月经周期中的基础体温呈双向型,在月经后及卵泡期基础体温较低,排卵后、黄体期体温平均上升0.3℃~0.5℃,并持续12~14日,直到下次月经前1~2日或月经第1日体温降至原来水平(图27-4)。

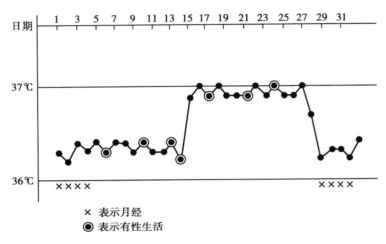

× 表示月经
◉ 表示有性生活

图 27-4 双向基础体温

(一)测量方法

清晨醒后,立即取体温表放于舌下,测口腔温度5分钟。将测得的结果逐日记录于基础体温单上,并连成曲线。注意测量前不讲话、不活动,并将可能影响体温的情况如月经期、性生活、失眠、感冒等随时记在基础体温单上。一般需连续测量至少3个月经周期。生活无规律者,需连续睡眠6小时以上方可测量。

(二)临床应用

BBT可协助诊断排卵或排卵障碍性异常子宫出血,并监测疗效。BBT上升4~5日内为易孕期,其余时间为相对安全期,可借此指导避孕及受孕。双向型BBT者,若体温升高18日不降,则早孕的可能性大;若持续3周不降,应考虑早孕。

（程晓东）

第四节 宫颈黏液检查

宫颈黏液是宫颈腺体的分泌物。在卵巢性激素的影响下,宫颈黏液呈现周期性变化。月经前和增生早期黏液量最少;排卵期黏液量最大,延展性好,拉丝度可达 10cm 以上;排卵后黏液量减少,变为浑浊、黏稠,拉丝度仅为 1~2cm。宫颈黏液涂片干燥后置于显微镜下观察,可见羊齿植物状结晶,这种结晶在月经周期第 6~7 日即可出现,到排卵期结晶形状最清晰典型。排卵后受孕激素影响结晶逐渐模糊,至月经周期第 22 日左右完全消失,代之以排列成行的椭圆体(图 27-5)。

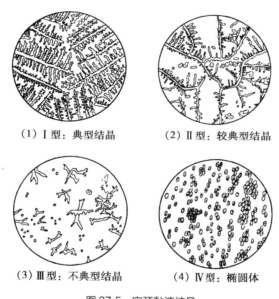

(1)Ⅰ型:典型结晶　　　　(2)Ⅱ型:较典型结晶

(3)Ⅲ型:不典型结晶　　　　(4)Ⅳ型:椭圆体

图 27-5　宫颈黏液结晶

(一)检查方法

病人取膀胱截石位,阴道窥器暴露宫颈,拭净宫颈及阴道穹窿分泌物。先用干燥长钳伸入宫颈管内 1cm 夹取黏液,缓慢分开钳柄,观察其拉丝度,然后将黏液置于玻片上,待其干燥后置于低倍镜下观察。

(二)临床应用

1. 预测排卵　指导避孕、受孕及诊断妊娠。若月经超期,动态观察宫颈黏液出现椭圆体持续 2 周以上,提示妊娠可能;若早孕期检查见不典型结晶,提示孕激素不足,可能发生先兆流产。

2. 诊断闭经　闭经病人宫颈黏液若出现正常周期性变化,提示卵巢功能良好,为子宫性闭经;若无周期性变化,闭经原因在卵巢或卵巢以上部位。

3. 协助诊断异常子宫出血　通过了解有无排卵,协助诊断异常子宫出血及其类型。若流血前检查中曾见到羊齿植物状结晶,提示为排卵障碍性异常子宫出血。

（程晓东）

复习思考题

简述宫颈黏液检查主要的临床应用。

第五节　女性内分泌激素测定

学习目标

熟悉　　常用女性内分泌激素测定的方法、正常范围及临床应用。

一、下丘脑促性腺激素释放激素测定

　　下丘脑促性腺激素释放激素(gonadotropin-releasing hormone,GnRH)是由下丘脑释放的一种 10 肽激素,人工合成的 10 肽 GnRH 因能使垂体分泌 LH 的作用高于 FSH,故也称为黄体生成激素释放激素(luteinizing hormone-releasing hormone,LHRH)。由于外周血中 GnRH 含量很少,半衰期短,故测定 GnRH 困难。目前主要采用 GnRH 刺激试验(也称垂体兴奋试验)与氯米芬试验了解下丘脑和垂体的功能以及其生理病理状态。

(一)GnRH 刺激试验

　　1. 原理　LHRH 对垂体促性腺激素的释放有兴奋作用,给受试者注射外源性 LHRH 后在不同时相测定外周血促性腺激素含量,以了解垂体功能。方法是于上午 8 时静脉注射 LHRH 100μg(溶于 5ml 生理盐水中),于注射前和注射后 15、30、60 和 90 分钟分别抽取静脉血 2ml,测定 LH 值。结果包括以下四种情况:①正常反应:静注 LHRH 后,LH 值比基值升高 2~3 倍,高峰出现在注射后 15~30 分钟;②活跃反应:高峰值比基值升高 5 倍;③延迟反应:高峰出现时间迟于正常反应出现的时间;④无反应或低弱反应:注入 LHRH 后 LH 值无变化,一直处于低水平或稍有上升但不足基值的 2 倍。

　　2. 临床意义

　　(1)青春期延迟:GnRH 刺激试验呈正常反应。

　　(2)垂体功能减退:希恩综合征、垂体手术或放射治疗破坏垂体组织等,该试验呈无反应或低弱反应。

　　(3)下丘脑功能减退:可能出现延迟反应或正常反应。

　　(4)卵巢功能不全:FSH、LH 基值均>30U/L,GnRH 刺激试验呈活跃反应。

　　(5)多囊卵巢综合征:LH/FSH 比值>3,GnRH 刺激试验呈活跃反应。

(二)氯米芬试验

　　氯米芬(clomiphene)是人工合成的具有弱雌激素作用的非甾体类雌激素拮抗剂,在下丘脑与雌、雄激素受体结合,阻断性激素对下丘脑和(或)腺垂体促性腺激素细胞的负反馈作用,引起 GnRH 释放。氯米芬试验可用于评估闭经病人下丘脑 - 垂体 - 卵巢轴的功能,鉴别下丘脑和垂体病变。方法是在月经来潮第5日开始口服氯米芬50~100mg/d,连服5日。分别在服药第1、3、5日测LH、FSH,第3周或经前抽血测孕酮。服药后LH可增加85%,FSH增加50%。停药后LH、FSH即下降。若以后再出现LH上升达排卵期水平,诱发排卵为排卵型反应,排卵一般出现在停药后第5~9日。若停药后20日不再出现LH上升为无反应。下丘脑病变时对GnRH兴奋试验有反应而对氯米芬试验无反应;联合GnRH兴奋试验可判断青春期延迟是否为下丘脑、垂体病变所致。

二、垂体促性腺激素测定

FSH和LH是腺垂体分泌的促性腺激素,均为糖蛋白,在血中与α_2和β球蛋白结合。受下丘脑GnRH和性腺性激素调节,在生育期妇女随月经周期呈现周期性变化。

(一)生理作用及周期性变化

FSH的主要生理作用为促进卵泡成熟及促进雌、孕激素分泌。在卵泡早期FSH维持较低水平,卵泡晚期雌激素水平升高,FSH略下降,至排卵前24小时出现低值,随即立即升高,与LH共同作用引起排卵,24小时后下降,整个黄体期维持低水平(表27-3)。

LH的主要生理作用为促进排卵和黄体生成。在卵泡早期处于低水平,随卵泡发育LH值逐渐上升,至排卵前24小时与FSH同时出现高峰,24小时后峰值骤降,黄体后期逐渐下降。排卵前出现的LH陡峰是预测排卵的重要标志(见表27-3)。

表27-3 血FSH、LH正常范围(U/L)

测定时间	FSH	LH
卵泡期、黄体期	1~9	1~12
排卵期	6~26	16~104
绝经期	30~118	16~66

(二)临床应用

1. **协助判断闭经原因** FSH及LH水平均低于正常值,提示闭经原因在腺垂体或下丘脑。FSH及LH水平均高于正常,提示病变在卵巢。

2. **了解排卵情况** 测定LH峰值可估计排卵时间及了解排卵情况,有助于不孕症的治疗及研究避孕药物的作用机制。

3. **协助诊断多囊卵巢综合征** 如LH/FSH比值>3,表明LH呈高值,FSH处于低水平,有助于诊断多囊卵巢综合征。

4. **诊断性早熟** 真性性早熟由促性腺激素分泌增多引起,FSH及LH呈周期性变化。假性性早熟FSH及LH水平均较低,无周期性变化。

三、垂体催乳素测定

(一)生理功能

垂体催乳素(prolactin,PRL)是由腺垂体催乳激素细胞分泌的多肽蛋白激素,主要功能是促进乳房发育及泌乳,还具有参与对生殖功能的调节等多种功能。血中PRL有小、大、大大及异型分子4种形态,仅小分子PRL具有激素活性,占分泌总量的80%,临床测定的是各种形态PRL的总和,因此PRL测定水平与其生物学行为不一定平行。不同时期血 PRL 正常范围为：非妊娠期<1.14mmol/L；妊娠早期<3.64mmol/L；妊娠中期<7.28mmol/L；妊娠晚期<18.20mmol/L。

（二）临床应用

1. 闭经、不孕及月经失调者，无论有无溢乳，均应检测 PRL，以排除高催乳素血症。

2. 垂体肿瘤病人伴 PRL 异常增高时，应考虑有垂体催乳素瘤。

3. PRL 水平升高还可见于性早熟、原发性甲状腺功能低下、卵巢早衰、黄体功能欠佳、长期哺乳、药物（如氯丙嗪、避孕药、大量雌激素、利血平等）作用因素、神经精神刺激等；PRL 水平降低多见于垂体功能减退、单纯性催乳素分泌缺乏症等。

四、人胎盘生乳素测定

（一）生理功能

人胎盘生乳素(human placental lactogen, HPL)是由胎盘合体滋养细胞产生、储存和释放的多肽激素，是与胎儿生长发育有关的重要激素。HPL 与人生长激素有部分交叉免疫反应，与 PRL 无交叉反应。HPL 自妊娠 5 周时即能从孕妇血中测出，此后逐渐升高，于妊娠 39 ~ 40 周时达高峰，产后迅速下降(表 27-4)。

表27-4　不同时期血 HPL 正常范围(mg/L)

时期	正常范围
非孕期	<0.5
孕 22 周	1.0 ~ 3.8
孕 30 周	2.8 ~ 5.8
孕 40 周	4.8 ~ 12.0

（二）临床应用

1. **监测胎盘功能**　妊娠晚期连续动态检测 HPL 可以监测胎盘功能。妊娠 35 周后多次测定血清 HPL 值均<4mg/L 或突然下降 50% 以上，提示胎盘功能减退。

2. **糖尿病合并妊娠**　HPL 水平与胎盘大小成正比，如糖尿病合并妊娠时胎盘较大，HPL 值可能偏高，但临床应用时应综合其他指标，以提高判断准确性。

3. **协助诊断胎盘部位滋养细胞肿瘤**　胎盘部位滋养细胞肿瘤患者的血清 HPL 可轻度升高，组织中免疫组化测定通常为阳性。

五、雌激素测定

（一）生理功能

生育期妇女体内雌激素主要由卵巢产生，孕妇体内雌激素主要由卵巢、胎盘产生，少量由肾上腺产生。雌激素包括雌酮(estrone, E_1)、雌二醇(estradiol, E_2)及雌三醇(estriol, E_3)。雌激素中 E_2 活性最强，是卵巢产生的主要激素之一，对维持女性生殖功能及第二性征有重要作用。绝经后妇女以雌酮为主，主要来自肾上腺皮质分泌的雄烯二酮，在外周转化为雌酮。E_3 是雌酮和雌二醇的代谢产物，妊娠期间胎盘产生大量 E_3，测血或尿中 E_3 水平，可反映胎儿胎盘功能状态。

正常月经周期中，卵泡早期雌激素水平最低，以后逐渐上升，排卵前达高峰，以后逐渐下降，排卵后达低点，此后又上升，在排卵后第 7 ~ 8 日出现第二个高峰，但低于第一个峰，以后迅速降至最低水平(表 27-5)。

表 27-5 血 E_2、E_1 正常值（pmol/L）

测定时间	E_2	E_1
青春前期	18.35 ~ 110.10	62.9 ~ 162.8
卵泡期	91.75 ~ 275.25	125 ~ 377.4
排卵期	734.0 ~ 2202.0	125 ~ 377.4
黄体期	367.0 ~ 1101.0	125 ~ 377.4
绝经后	18.35 ~ 91.75	—

（二）临床应用

1. **监测卵巢功能** 测定血 E_2 或 24 小时尿总雌激素水平。

（1）判断闭经原因：①雌激素水平符合正常周期性变化，表明卵泡发育正常，应考虑为子宫性闭经；②雌激素水平偏低，闭经原因可能为原发或继发性卵巢功能低下，或受药物影响而导致的卵巢功能抑制，也可见于下丘脑 - 垂体功能失调、高催乳素血症等。

（2）协助诊断无排卵：雌激素无周期性变化，常见于无排卵性异常子宫出血、多囊卵巢综合征、某些绝经后子宫出血。

（3）监测卵泡发育：应用药物诱导排卵时，测定血中 E_2 作为监测卵泡发育、成熟的指标之一，用以指导 hCG 用药及确定取卵时间。

（4）诊断女性性早熟：临床多以 8 岁以前出现第二性征发育诊断性早熟，血 E_2 水平升高>275pmol/L 为诊断性早熟的激素指标之一。

2. **监测胎儿 - 胎盘功能状态** 妊娠期 E_3 主要由胎儿 - 胎盘单位产生，孕妇尿 E_3 含量反映胎儿 - 胎盘功能状态。正常妊娠 29 周尿 E_3 迅速增加，正常足月妊娠 E_3 排出量平均为 88.7nmol/24h 尿。妊娠 36 周后尿中 E_3 排出量连续多次<37nmol/24h 尿或骤减>30% ~ 40%，提示胎盘功能减退。E_3<22.2nmol/24h 尿或骤减>50%，提示胎盘功能显著减退。

六、孕激素测定

（一）生理功能

孕激素由卵巢、胎盘及肾上腺皮质产生。正常月经周期中血孕酮含量在卵泡期极低，排卵后孕酮水平迅速上升，在排卵后 6 ~ 8 日达高峰，月经前 4 日逐渐下降至卵泡期水平。妊娠时血清孕酮水平随孕期增加稳定上升。孕酮通常在雌激素作用的基础上发挥作用，其主要作用包括：①使子宫内膜进一步增厚、血管和腺体增生，有利于胚胎着床；②防止子宫收缩，使子宫在分娩前处于静止状态；③降低母体免疫排斥反应；④促进乳腺腺泡发育，为泌乳作准备。孕激素正常值见表 27-6。

表 27-6 血孕酮正常范围（nmol/L）

时期	孕酮
卵泡期	<3.18
黄体期	15.9 ~ 63.6
妊娠早期	63.6 ~ 95.4
妊娠中期	159 ~ 318
妊娠晚期	318 ~ 1272
绝经后	<3.18

（二）临床应用

1. **监测排卵**　血孕酮水平>15.9nmol/L，提示有排卵。若孕酮水平符合有排卵，而无其他原因的不孕患者，需配合超声检查观察卵泡发育及排卵过程，以排除黄素化未破裂卵泡综合征（luteinized unruptured follicle syndrome，LUFS）。原发性或继发性闭经、无排卵性月经或无排卵性异常子宫出血、多囊卵巢综合征、口服避孕药或长期使用GnRH激动剂，均可使孕酮水平下降。使用促排卵药物时，可用血孕酮水平观察促排卵效果。

2. **了解黄体功能**　黄体期血孕酮水平低于生理值，提示黄体功能不足；月经来潮4～5日血孕酮仍高于生理水平，提示黄体萎缩不全。

3. **协助了解妊娠状态**　异位妊娠时血孕酮水平较低，如血孕酮水平>78.0mol/L（25ng/ml），基本可除外异位妊娠；妊娠期胎盘功能减退时，血孕酮水平下降，单次血清孕酮水平≤15.6nmol/L（5ng/ml），提示为死胎。

4. **孕酮替代疗法的监测**　孕早期切除黄体侧卵巢后应用天然孕酮替代疗法时，应监测血清孕酮水平。

七、雄激素测定

（一）生理功能

女性体内雄激素主要有睾酮及雄烯二酮。雄烯二酮50%来自卵巢，50%来自肾上腺皮质，其生物活性介于活性很强的睾酮和活性很弱的脱氢表雄酮之间。血清中睾酮主要由雄烯二酮转化而来，脱氢表雄酮主要由肾上腺皮质产生。绝经后肾上腺是产生雄激素的主要部位。正常值见表27-7。

表27-7　血总睾酮正常范围（nmol/L）

测定时间	总睾酮
卵泡期	<1.4
排卵期	<2.1
黄体期	<1.7
绝经后	<1.2

（二）临床应用

1. **协助诊断卵巢男性化肿瘤**　女性短期内进行性加重的雄激素过多症状和血清雄激素升高，往往提示卵巢男性化肿瘤。

2. **多囊卵巢综合征**　病人血清雄激素可能正常，也可能升高。若治疗前雄激素水平升高，治疗后应下降，可作为评价疗效的指标之一。

3. **肾上腺皮质增生或肿瘤**　血清雄激素异常升高。

4. **两性畸形的鉴别**　男性假两性畸形及真两性畸形，睾酮水平在男性正常范围内；女性假两性畸形则在女性正常范围内。

5. **女性多毛症**　测血清睾酮水平正常时，多考虑毛囊对雄激素敏感所致。

6. **应用睾酮或具有雄激素作用的内分泌药物**　如达那唑等，用药期间有时需做雄激素测定。

7. **高催乳素血症**　有雄激素过高的症状和体征，但雄激素测定在正常范围者，应测定血催乳素。

（程晓东）

第六节　常用影像学检查

妇产科常用的影像学检查有数种,超声检查因其对人体损伤小、可重复性、实时、准确而广泛应用于妇产科领域。其他主要的影像学检查方法包括 X 线、计算机体层成像(CT)、磁共振成像(MRI)、正电子发射体层显像(PET)及放射免疫定位等。

一、超声检查

妇产科常用的超声检查包括 B 型超声检查、彩色多普勒超声检查和三维超声检查。检查途径主要有经腹、经阴道和经直肠,经直肠超声检查适用于无性生活者或不宜经阴道进行检查者。

(一)B 型超声检查

B 型超声检查应用二维超声诊断仪,在荧光屏上以强弱不等的光点、光团、光带和光环,显示探头所在部位脏器或病灶的断面形态及其与周围器官的关系,并可作实时动态观察和照相(图 27-6)。

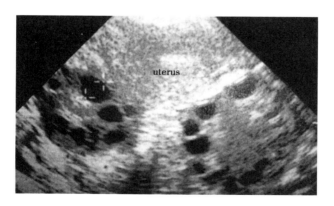

图 27-6　超声下显示双侧卵巢肿瘤

1. 经腹部 B 型超声检查　选用弧阵探头和线阵探头,常用频率为 3.5mHz。检查前适度充盈膀胱,形成良好的"透声窗",便于观察盆腔内脏器和病变。探测时病人取仰卧位,暴露下腹部,检查区皮肤涂耦合剂。根据需要做纵断、横断和斜断等多断层面扫查。

2. 经阴道 B 型超声检查 选用高频探头（5～7.5mHz），可获得高分辨率图像。检查前探头需消毒，套上一次性使用橡胶套（常用避孕套），套内外涂耦合剂。经阴道超声检查，病人不需充盈膀胱，操作简单易行，无创无痛，尤其适合于急诊、肥胖病人或盆腔深部器官的观察。但对超出盆腔的肿物，无法获得完整图像。无性生活史者不宜选用。

（二）彩色多普勒超声检查

彩色多普勒和频谱多普勒同属于脉冲波多普勒，是一种面积显像技术。在同一面积内有很多的声束发射和被接受回来，利用靶识别技术经过计算机的编码，朝向探头编码为红色，背离探头编码为蓝色，构成一幅血流显像图。而频谱多普勒的曲线纵向表示血流的方向，朝向探头的血流显示在基线之上，背离探头的血流曲线显示在基线之下。妇产科领域中用于评估血管收缩期和舒张期血流状态的常用指数为阻力指数（RI）、搏动指数（PI）和收缩期／舒张期比值（S/D）。彩色多普勒超声检查的准备、体位及方法与 B 型超声检查相同，也包括腹部和阴道探头。

（三）三维超声影像

三维超声影像（3-dimension ultrasonography imaging, 3-DUI）可显示出超声立体图像。构成立体图像的方法有数种，目前应用的多为在二维超声的基础上利用计算机进行三维重构，即用探头对脏器进行各种轴向扫描，将二维图像储存后由计算机合成立体图像。三维超声在胎儿畸形和妇科疾病尤其妇科肿瘤的诊断方面具有独特优势。

（四）超声检查在产科领域的应用

1. B 型超声检查法 可通过超声检测胎儿发育是否正常，有无胎儿畸形，测定胎盘位置、成熟度及羊水量。

（1）早期妊娠：妊娠时子宫随停经周数相应增大。妊娠 5 周时见妊娠囊图像，为圆形光环，中间为羊水呈无回声区；妊娠 5～6 周可见心血管搏动。妊娠 6～7 周妊娠囊内出现强光团，为胚芽早期图像。妊娠 8 周初具人形；停经 12 周前，测量胎儿头臀径能较准确地估计孕周，即孕周 = 头臀径 +6.5；停经 9～14 周超声检查可排除严重的胎儿畸形，如无脑儿。停经 11～13^{+6} 周通过测量胎儿颈项透明层（NT）、鼻骨长度等来筛查染色体疾病。

（2）中晚期妊娠

1）胎儿主要生长径线测量：胎头表现为边界完整、清晰的圆形强回声光环，并可见大脑半球中线回声及脑组织暗区。双顶径（BPD）为垂直于中线的最大径线，该值于妊娠 31 周前每周增长 3mm，妊娠 31～36 周平均每周增长 1.5mm，妊娠 36 周后平均每周增长 1mm。若双顶径≥8.5cm，提示胎儿成熟。在妊娠中、晚期，胎儿脊柱、四肢、胸廓、心脏、腹部及脐带均明显显示，可发现有无异常。根据胎儿生长的各种参数，如双顶径、头围、腹围（AC）、股骨长（FL）以及各参数间的比例关系，连续动态观察；若其值低于正常，或推算出的体重小于孕周的第 10 百分位数，可诊断为胎儿生长受限（FGR）。根据胎头、脊柱及双下肢的位置可确定胎产式、胎先露及胎位。

2）估计胎儿体重：胎儿体重是判断胎儿成熟度的一项重要指标。超声估测胎儿体重方法有多种，如AC 预测法、BPD 与 AC 联合预测法、FL 与 AC 联合预测法等。许多超声仪器带有根据多参数（AC、BPD、FL）推算胎儿体重的公式，输入相关参数后可直接获得胎儿体重。根据 BPD 与孕周之间的极显著相关性，也可通过公式推算：胎儿体重（g）=900×BPD（cm）-5200。需注意无论采用何种参数，均可能与胎儿的实际体重有一定的差异。

3）胎盘定位和胎盘成熟度检查：妊娠 12 周后，胎盘轮廓清楚，显示为一轮廓清晰的半月形弥漫光点区，通常位于子宫前壁、后壁或侧壁。胎盘位置的判断对临床有指导意义，如判断前置胎盘和胎盘早剥，行羊膜腔穿刺术时可避免损伤胎盘和脐带等。根据胎盘的绒毛板、胎盘实质和胎盘基底层三部分结构变化可将胎盘成熟度进行分级：0 级为未成熟，多见于中孕期；Ⅰ 级为开始趋向成熟，多见于妊娠 29～36 周；Ⅱ 级为成熟期，多见于妊娠 36 周以后；Ⅲ 级为胎盘已成熟并趋向老化，多见于妊娠 38 周以后。目前国内常用的胎盘钙化分度是 Ⅰ 度：胎盘切面见强光点；Ⅱ 度：胎盘切面见强光带；Ⅲ 度：胎盘切面见强光圈（或光环）。

4）探测羊水量：妊娠早、中期羊水量相对较多，呈无回声暗区、清亮。妊娠晚期，羊水量逐渐减少，羊水中出现胎脂，表现为稀疏点状回声漂浮。单一最大羊水暗区垂直深度 ≥8cm 时为羊水过多；≤2cm 为羊水过少。羊水指数法为测得四个象限最大羊水深度相加之和，若 ≥25cm 为羊水过多，≤5cm 为羊水过少。

（3）异常妊娠

1）诊断葡萄胎：完全性葡萄胎的典型声像特点是：①子宫增大，多数大于相应孕周；②宫腔内无胎儿及其附属物；③宫腔内充满弥漫分布的蜂窝状大小不等无回声区，其间可见边缘不整、境界不清的无回声区，是合并宫内出血图像；④伴有卵巢黄素囊肿时，可在子宫一侧或两侧探及大小不等的单房或多房无回声区。

2）鉴别胎儿是否存活：若胚胎停止发育则妊娠囊变形，不随孕周增大反而缩小，胚芽枯萎，超声探查原有胎心者，复诊时胎心搏动消失。胎死宫内的声像图表现为胎体萎缩、胎儿轮廓不清、颅骨重叠、无胎心及胎动、脊柱变形、肋骨排列紊乱、胎儿颅内或腹内结构不清、羊水暗区减少等。

3）判断异位妊娠：宫腔内无妊娠囊，附件区探及边界不十分清楚、形状不规则的包块。若在包块内探及圆形妊娠囊，其内有胚芽或胎心搏动，则能在流产或破裂前得到确诊。若已流产或破裂，直肠子宫陷凹或腹腔内可见液性暗区。

4）判断前置胎盘：胎盘组织声影部分或全部覆盖宫颈内口。

5）判断胎盘早剥：胎盘与子宫肌壁间出现形状不规则的强回声或无回声区。

6）探测多胎妊娠：妊娠早期见两个或多个妊娠囊或胚芽；中晚期显示两个或多个胎头光环，两条或多条脊柱像或心脏搏动像。

（4）胎儿畸形

1）脑积水：双顶径与头围明显大于孕周，头体比例失调，头围大于腹围；侧脑室与颅中线的距离大于颅骨与颅中线距离的 1/2；颅中线偏移，颅内大部分为液性暗区。

2）无脑儿：在胎儿颈部上方探不到胎头光环，胎头轮廓可呈半月形弧形光带；眼眶部位可探及软组织回声，似青蛙眼；常伴羊水过多或脊柱裂。

3）脊柱裂：超声扫描脊柱时，应注意脊柱的连续性与生理性弯曲。开放性脊柱裂可见两排串珠状回声，但不对称，或一排不整齐，或串珠样回声，形状不规则，不清晰或中断。纵切时，脊柱裂部位呈不规则"八"字形，横切呈"V"字形。

4）多囊肾：多为双侧，肾体积明显增大，外形不规则呈多囊状，肾实质内见多个大小不等的蜂窝状无回声区，常看不清正常结构，可合并羊水过少，膀胱不显示。

2. 彩色多普勒超声检查

（1）母体血流：子宫动脉血流是评价子宫胎盘血循环的一项良好指标。在妊娠早期，子宫动脉的血流与非孕期相同，呈高阻力低舒张期血流型。从妊娠 14～18 周开始逐渐演变成低阻力并伴有丰富舒张期血流。子宫动脉的 RI、PI 和 S/D 均随孕周的增加而减低，并具有明显相关性。此外还可测定卵巢和滋养层血流。

（2）胎儿血流：目前可对胎儿脐带、大脑中动脉、主动脉及肾动脉等进行监测。脐带血流测定已成为产前超声检查时的常规内容。在正常妊娠期间，脐动脉血流的 RI、PI 和 S/D 与妊娠周数密切相关。脐动脉血流波形对判断胎儿宫内是否缺氧有重要意义，若出现脐动脉舒张末期血流消失，进而出现舒张期血流逆流，提示胎儿处于濒危状态。

（3）胎儿心脏：彩色多普勒可从胚胎时期原始心血管一直监测到分娩前胎儿心脏和大血管的解剖及活动状态，一般认为宜于妊娠 20 ~ 24 周进行胎儿超声心动监测。

3. **三维超声诊断（3-DUI）** 三维超声波扫描通过更便于人眼分辨的多平面图，得到更自然完整的影像（图 27-7），有助于检出胎儿唇裂、腭裂、脑畸形、耳朵和颅骨异常、心脏异常等多种胎儿畸形。目前建议 3-DUI 检查应限于胎儿高危畸形的诊断。

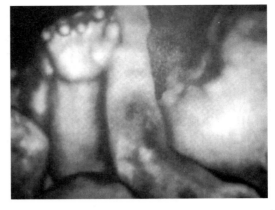

图 27-7　三维超声显示胎儿外形

（五）超声检查在妇科领域的应用

1. **B 型超声检查**

（1）子宫肌瘤：声像图为子宫体积增大，形态不规则。肌瘤常为低回声、等回声或中强回声。目前超声可对肌瘤进行较准确定位，准确区分肌壁间肌瘤、黏膜下肌瘤及浆膜下肌瘤。

（2）子宫腺肌病和腺肌瘤：子宫腺肌病的声像特点是子宫均匀性增大，子宫断面回声不均；子宫腺肌瘤时子宫呈不均匀增大，其内可见散在小蜂窝状无回声区。

（3）盆腔炎性疾病：盆腔炎性包块与周围组织粘连，境界不清；积液或积脓时为无回声或回声不均。

（4）卵巢肿瘤：良性肿瘤表现为卵巢增大，内为单房或多房的液性无回声区。若肿块边缘不整齐、欠清楚，囊壁上有乳头，内部回声强弱不均或无回声区中有不规则强回声团，累及双侧卵巢并伴腹水，应考虑为卵巢癌。经阴道超声在发现盆腔深部小肿块、显示其内部细微结构等方面有优势，已成为诊断卵巢癌的重要辅助检查。

（5）盆腔子宫内膜异位症：与周围组织较少粘连的异位症囊性肿块，边界清晰；与周围粘连的囊性肿块，边界不清。囊肿大小不等，多为中等大小，内可见颗粒状细小回声或因血块机化呈较密集粗光点影像。

（6）监测卵泡发育：常从月经周期第 10 日开始监测卵泡大小，正常卵泡每日增长 1.6mm，排卵前卵泡约达 20mm。

（7）探测宫内节育器：通过对宫体的扫查，能准确显示宫内节育器在宫腔内的位置及形状。可发现节育器位置下移、嵌顿、穿孔或外游走。嵌顿的节育器可在超声引导下取出。

（8）介入超声的应用：在经阴道超声的引导下可对成熟卵泡进行采卵；对盆腔囊性肿块穿刺以判断囊肿性质，并可注入药物进行治疗。介入超声还可用于减胎术。

2. **彩色多普勒超声检查** 能判断盆、腹腔肿瘤的边界以及肿瘤内部血流的分布，有助于诊断和鉴别。

3. **三维超声诊断** 利用三维超声分析手段，对盆腔脏器结构及可能的病变组织进行三维重建，可较清晰显示组织结构或病变的立体结构，呈现二维超声难以达到的立体逼真图像，有助于盆腔脏器疾患的诊断，尤其是良、恶性肿瘤的诊断和鉴别诊断。

（六）输卵管造影在妇产疾病诊断中的的应用

超声造影是利用超声造影剂增强"后散射"回声，提高图像分辨力的一种超声诊断技术。在妇产科疾病的应用主要有卵巢良恶性肿瘤鉴别、子宫肌瘤与子宫腺肌病的鉴别、子宫内膜癌的诊断、胎盘病变的评估及宫腔输卵管造影。

二、X 线检查

X 线造影检查是诊断先天性子宫畸形和输卵管通畅程度的最常用方法，X 线胸片检查为诊断妇科恶性肿瘤肺转移的重要手段。

（一）X线造影诊断先天性子宫畸形

1. 单角子宫 造影仅见一个宫腔,呈梭形,只有一个子宫角和输卵管,偏于盆腔一侧。

2. 双子宫 造影见两个子宫,每个子宫有一个子宫角与输卵管相通。两个宫颈可共有一个阴道,或有纵隔将阴道分隔为二。

3. 双角子宫 造影见一个宫颈和一个阴道,两个宫腔。

4. 鞍形子宫 造影可见子宫底凹陷,犹如鞍状。

5. 纵隔子宫 可分为完全性和部分性纵隔子宫。完全性纵隔子宫造影见宫腔形态呈两个梭形单角子宫,但位置很靠近;部分性纵隔子宫造影显示宫腔大部分被分隔成二,宫底部凹陷较深呈分叉状,宫体部仍为一个腔。

（二）X线胸片检查

目前主要用于妇科恶性肿瘤肺转移的诊断。X线胸部平片检查是诊断妊娠滋养细胞肿瘤肺转移的首选方法,妊娠滋养细胞肿瘤肺转移的X线征象呈现多样性,最初表现为肺纹理增粗,其后发展为串珠样、粟粒样和片状阴影,片状阴影继续发展融合成棉球状或结节状阴影,边缘模糊或清楚,为典型表现;可同时伴有单侧或双侧气胸、胸腔积液等。棉球状或结节状阴影可逐渐融合成团块状。

三、其他影像学检查

（一）计算机体层扫描检查

计算机体层扫描(computerized tomography , CT)除可显示组织器官的形态外,还可高分辨显示组织密度及X线不能显示的器官、组织病变,能显示肿瘤的结构特点、周围侵犯及远处转移等情况,主要用于各种妇科肿瘤的诊断和鉴别诊断,也有助于治疗方案的制定、预后评估、疗效观察。如在用于卵巢良、恶性肿瘤的鉴别诊断时,良性肿瘤轮廓光滑,多呈圆形或椭圆形;恶性者轮廓不规则呈分叶状,内部结构不均一,多呈囊实性,密度以实性为主,可有不定形钙化,强化效应明显不均一,多累及盆、腹腔,腹水常见。CT对诊断良、恶性卵巢肿瘤的准确性较高,缺点是直径<2cm的卵巢实性病变难以检出,腹膜转移癌灶直径1~2cm易漏诊,交界性肿瘤难以判断,易将卵巢癌与盆腔结核混淆。

（二）磁共振成像检查

磁共振成像检查(magnetic resonance imaging , MRI)是利用原子核在磁场内共振所产生的信号经重建后获得人体某一层面图像。MRI与CT图像不同,反映的是不同弛豫时间T_1和T_2的长短及MRI信号的强弱。MRI检查无放射性损伤,无骨性伪影,对软组织分辨率高,尤其适合盆腔病灶定位及病灶与相邻结构关系的确定,MRI能清晰地显示肿瘤与正常组织信号的差异,故能准确判断肿瘤大小及转移情况,并区分流空的血管和肿大的淋巴结,在妇科恶性肿瘤的诊断和术前分期方面已被广泛使用(图27-8)。

此外,MRI在产科领域的应用也越来越多。目前MRI可通过胎儿中枢神经系统成像、面颈部成像、胸部成像、腹部成像、泌尿

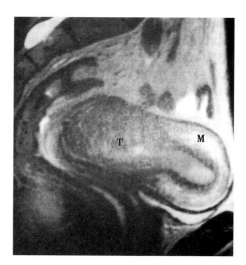

图27-8 磁共振成像显示宫颈癌病变
T: tumor 肿瘤, M: myometrium 子宫肌层

系统成像、四肢成像、胎盘、脐带及羊水成像来评估胎儿的生长发育有无畸形、胎盘及羊水情况。因MRI需造影剂的使用,目前认为适合MRI检查的胎儿应大于孕18周。

（三）正电子发射体层显像

正电子发射体层显像（positron emission tomography，PET）是通过示踪原理，以显示体内脏器或病变组织生化和代谢信息的一种影像技术，属于功能成像。目前 PET 最常用的示踪剂为 18F 标记的脱氧葡萄糖（18F-FDG），其在细胞内的浓聚程度与细胞内糖代谢水平呈正相关。由于恶性肿瘤细胞内糖酵解代谢率明显高于正常组织及良性肿瘤细胞，因此 PET 被用于妇科恶性肿瘤的诊断、鉴别诊断、预后评估及复发诊断等。PET 可发现 10mm 以下的肿瘤，诊断各种实体肿瘤的准确率可达 90% 以上，高于传统的成像技术。PET-CT 是将 PET 与 CT 两种不同成像原理的扫描设备同机组合，利用同一扫描床对病变同时进行 PET 和 CT 扫描图像采集，用同一个图像处理工作站对 PET 图像和 CT 图像进行融合，融合后的图像既能显示病灶的解剖结构，又可显示病灶的病理生理变化，弥补了 PET 不能良好显示解剖结构的缺陷，提高了诊断的准确性，从而实现功能与结构成像的有机融合。

（胡元晶）

学习小结

妇产科领域主要应用的影像检查包括超声、X 线、计算机体层成像（CT）、磁共振成像（MRI）、正电子发射体层显像（PET）等，因其对人体损伤小、诊断准确而广泛应用，临床最常用的为超声检查。

复习思考题

完全性葡萄胎 B 型超声检查的典型声像特点有哪些？

第七节　女性生殖器官活组织检查

学习目标

掌握　女性生殖器官活组织检查适应证、禁忌证、方法、注意事项。

生殖器官活组织检查是从生殖器官病变处或可疑部位取小部分组织作病理组织学检查，简称活检。绝大多数活检可以作为诊断的最可靠依据。

一、活组织检查

（一）外阴活组织检查

1. 适应证

（1）确定外阴上皮内非瘤样病变及排除恶变。

（2）外阴部赘生物或久治不愈的溃疡需明确诊断。

（3）外阴特异性感染，如结核、尖锐湿疣、阿米巴等。

2. 禁忌证

（1）外阴急性化脓性感染。

（2）月经期。

（3）疑为恶性黑色素瘤。

3. 方法　病人取膀胱截石位，常规消毒外阴，铺盖无菌孔巾，取材部位以 0.5% 利多卡因做局部浸润麻醉。小赘生物可自蒂部剪下或用活检钳钳取，病灶面积大者行部分切除，局部压迫或缝合止血。标本置于 10% 甲醛溶液中固定后送病理检查。

（二）阴道活组织检查

1. 适应证　阴道赘生物、阴道溃疡灶。

2. 禁忌证　急性外阴炎、阴道炎、宫颈炎、盆腔炎性疾病。

3. 方法　病人取膀胱截石位，阴道窥器暴露活检部位并消毒。活检钳咬取可疑部位组织，对表面有坏死的肿物，要取自深层新鲜组织。无菌纱布压迫止血，必要时阴道内放置无菌纱布或棉球压迫止血，24 小时后取出。活检组织常规送病理检查。

（三）子宫颈活组织检查

1. 适应证

（1）宫颈脱落细胞学检查结果为低度病变及以上（巴氏分类法Ⅲ级及以上，TBS 分类法 LSIL 及以上）。

（2）阴道镜检查反复可疑阳性或阳性。

（3）疑有宫颈癌或慢性特异性炎症，需进一步明确诊断者。

2. 方法　病人取膀胱截石位，阴道窥器暴露宫颈，用干棉球拭净宫颈黏液及分泌物，局部消毒。用活检钳在宫颈外口鳞 - 柱交接处或肉眼可疑病变处取材，必要时同时行宫颈管搔刮。

（1）宫颈外口活检：可疑宫颈癌者一般选 3、6、9、12 点 4 处取材。临床已明确为宫颈癌，只为明确病理类型或浸润程度时可做单点取材。为提高取材准确性，推荐在阴道镜检查引导下定位活检，或在宫颈阴道部涂以碘溶液，选择不着色区取材。

（2）颈管搔刮术：颈管搔刮可以判断病变是否存在于阴道镜看不到的宫颈管内。特别是 3 型转化区及绝经后的病人。将刮匙深入宫颈管内 1 ~ 2cm 环刮数周，应注意刮到宫颈管的全长和全周，不要取到宫颈外口或子宫下段内膜。活检后必要时宫颈局部填压纱布或棉球压迫止血，24 小时后取出。

3. 注意事项

（1）患有阴道炎症（阴道滴虫及真菌感染等）应在治愈后再取活检。

（2）妊娠期原则上不做活检，以避免流产和早产，但临床高度怀疑宫颈恶性病变者仍应检查，应注意妊娠期不行宫颈管搔刮。

（3）月经前期不宜行活检，以免与活检处出血相混淆，且月经来潮时创口不易愈合，有增加内膜在创面种植的机会。

（四）子宫内膜活组织检查

1. 适应证

（1）确定月经失调类型。

（2）检查不孕症原因。

（3）异常阴道流血或绝经后阴道流血，需排除子宫内膜器质性病变者。

2. 禁忌证

（1）急性、亚急性生殖道炎症。

（2）可疑妊娠者。

（3）急性严重全身性疾病。

（4）体温>37.5℃者。

3. 采取时间和部位

（1）了解卵巢功能：通常在月经期前1~2日或月经来潮6小时内取材，自宫腔前、后壁各取一条内膜；闭经如能排除妊娠则随时可取。

（2）异常子宫出血：应于月经前1~2日或月经来潮6小时内取材；疑为子宫内膜不规则脱落时，应于月经第5~7日取材。

（3）原发性不孕：在月经来潮前1~2日取材。如为分泌反应的内膜，提示有排卵；内膜仍呈增生期改变则提示无排卵。

（4）疑有子宫内膜结核：于经前1周或月经来潮6小时内取材。

（5）疑为子宫内膜癌者随时可取。

4. 方法

（1）病人排尿后取膀胱截石位，查明子宫大小及位置。

（2）常规消毒、铺巾。阴道窥器暴露宫颈，消毒宫颈及宫颈外口。

（3）以宫颈钳夹持宫颈前唇或后唇，探针测量宫颈管及宫腔深度。

（4）使用专用活检钳，以取到适量子宫内膜组织为标准。若无专用活检钳，可用小刮匙代替，将刮匙送达宫底部，自上而下沿宫壁刮取（避免来回刮），夹出组织，置于无菌纱布上，再取另一条。采取组织固定于10%甲醛溶液中送检。申请单上应注明末次月经时间。

二、诊断性子宫颈锥切术

1. 适应证

（1）宫颈刮片细胞学检查多次找到恶性细胞，而宫颈多处活检及分段诊刮病理检查均未发现癌灶者。

（2）宫颈活检为高级别上皮内病变或微小浸润癌，而临床怀疑为浸润癌，为明确病变累及程度及决定手术范围者。

（3）宫颈活检证实为高级别上皮内病变者。

（4）宫颈刮片细胞学提示高级别上皮内病变，宫颈多次活检未见异常。

2. 禁忌证

（1）阴道、宫颈、子宫及盆腔有急性或亚急性炎症。

（2）有血液病等出血倾向。

3. 方法

（1）受检者在蛛网膜下腔或硬膜外阻滞或静脉麻醉下取膀胱截石位，外阴、阴道消毒，铺无菌巾。

（2）导尿后，阴道窥器暴露宫颈并消毒阴道、宫颈。

（3）以宫颈钳钳夹宫颈前唇向外牵引。宫颈涂碘液，在病灶外或碘不着色区外0.5cm处，以尖刀在宫颈表面做环形切口，深约0.2cm，包括宫颈上皮及少许皮下组织。按30°~50°向内作宫颈锥形切除。根据不同手术指征，可深入宫颈管1~2.5cm，呈锥形切除。

（4）于切除标本的12点处做一标志，送病理检查。

（5）创面行宫颈成型缝合并止血或者电凝止血。术毕探查宫颈管是否通畅。

4. 注意事项 应在月经净后3~7日内施行。一般采用冷刀锥切，避免电刀、激光刀等破坏边缘组织影响诊断。术后可用抗生素预防感染。术后6周复查，了解宫颈恢复情况以及有无宫颈管狭窄、粘连。2月内禁性生活及盆浴。

三、诊断性刮宫

诊断性刮宫简称诊刮,是诊断宫腔疾病的最常用方法之一。其目的是刮取宫腔内容物(子宫内膜及其他组织)做病理组织学诊断。若同时疑有宫颈管病变时,需对宫颈管及宫腔分步诊刮,简称分段诊刮。

(一)一般诊断性刮宫

1. 适应证

(1)子宫异常出血或阴道排液,需证实或排除子宫内膜癌、宫颈管癌,或其他病变如流产、子宫内膜炎等。

(2)月经失调,需了解子宫内膜变化及其对性激素的反应。

(3)不孕症需了解有无排卵或疑有子宫内膜结核者。

(4)因宫腔内有组织残留或异常子宫出血长期多量流血时,彻底刮宫不仅有助于诊断,还有迅速止血效果。

2. 禁忌证

(1)急性阴道炎、宫颈炎。

(2)盆腔炎性疾病。

(3)急性严重全身性疾病。

(4)术前体温>37.5℃。

3. 方法 与子宫内膜活组织检查基本相同,一般不需麻醉。宫颈口较紧者,酌情给予镇痛剂、局麻或静脉麻醉。诊刮时刮匙由内向外沿宫腔四壁及两侧宫角有次序地将内膜刮除,并注意宫腔有无变形及高低不平。

(二)分段诊断性刮宫

为区分子宫内膜癌及宫颈管癌,应做分段诊刮。先不探查宫腔深度,以免将宫颈管组织带入宫腔混淆诊断。用小刮匙自宫颈内口至外口顺序刮宫颈管一周,将刮取的组织置纱布上,然后刮匙进入宫腔刮取子宫内膜。刮出宫颈管黏膜及宫腔组织应分别装瓶、固定,送病理检查。若刮出物肉眼观察高度怀疑为癌组织时,不应继续刮宫,以防出血及癌扩散。若肉眼观察未见明显癌组织,应全面刮宫,以防漏诊。

(三)诊刮时注意事项

1. 不孕症或异常子宫出血病人,应在月经前1~2日或月经来潮6小时内刮宫,以判断有无排卵或黄体功能不良。疑为子宫内膜不规则脱落者,应于月经第5~7日刮宫;不规则出血者随时可刮宫。

2. 疑为子宫内膜结核者,刮宫时应特别注意两侧子宫角部,因该部位阳性率高。诊刮前3日及术后4日应用抗结核药物,以防结核扩散。

3. 疑为子宫内膜癌者,可随时诊刮,除宫体外,还应注意自宫底部取材。

4. 若为了解卵巢功能行诊刮,术前至少停止应用性激素一个月,以避免错误判断。

5. 出血、子宫穿孔、感染是刮宫的主要并发症。有些疾病可能导致刮宫时大出血,应于术前输液配血并做好开腹准备。哺乳期、绝经后及子宫患有恶性肿瘤者,均应查清子宫位置并仔细操作,以防子宫穿孔。长期有阴道流血者,宫腔内常有感染,刮宫能促使感染扩散,术前术后应给予抗生素。术中严格无菌操作。刮宫病人术后2周内禁止性生活及盆浴,以防感染。

6. 术者在操作时应避免反复刮宫,避免伤及子宫内膜基底层,造成子宫内膜炎或宫腔粘连,导致闭经。

(胡元晶)

生殖器官活组织检查是从生殖器官病变处或可疑部位取小部分组织作病理组织学检查,包括活组织检查、诊断性子宫颈锥切术、诊断性刮宫。绝大多数活检可以作为诊断的最可靠依据。

1. 子宫颈活组织检查的适应证有哪些?　　2. 诊断性刮宫适应证有哪些?

第八节　输卵管通畅检查

熟悉　　　输卵管通畅检查的主要方法和结果评定。

输卵管通畅检查的主要目的是检查输卵管是否通畅,了解子宫和输卵管腔的形态及输卵管的阻塞部位。常用的方法有输卵管通液术、子宫输卵管造影术、输卵管通气术,其中输卵管通气术因存在发生空气栓塞的潜在危险,且准确率仅为45%～50%,故临床上已逐渐被其他方法所取代。近年来随着内镜的广泛应用,已普遍采用腹腔镜直视下输卵管通液检查、宫腔镜下经输卵管口插管通液检查和宫、腹腔镜联合检查等方法。

一、输卵管通液术

输卵管通液术(hydrotubation)是检查输卵管是否通畅的一种方法,并具有一定的治疗功效。操作简便,无需特殊设备,广泛用于临床。

1. 适应证

(1)不孕症疑有输卵管阻塞者。

(2)检验和评价输卵管绝育术、输卵管再通术或输卵管成形术的效果。

(3)对输卵管黏膜轻度粘连有疏通作用。

2. 禁忌证

(1)内外生殖器急性炎症。

(2)月经期或有不规则阴道流血者。

(3)可疑妊娠者。

(4)严重的全身性疾病,如心、肺功能异常等,不能耐受手术者。

(5)体温>37.5℃者。

3. 术前准备

(1)月经干净3～7日,术前3日禁性生活。

(2)术前半小时肌内注射阿托品0.5mg解痉。

(3)病人排空膀胱。

4. 方法

(1)病人取膀胱截石位,外阴、阴道常规消毒后铺无菌巾,双合诊了解子宫位置及大小。

（2）放置阴道窥器充分暴露宫颈，再次消毒阴道穹窿及宫颈，以宫颈钳钳夹宫颈前唇，沿宫腔方向置入宫颈导管，并使其与宫颈外口紧密相贴。

（3）用Y形管将宫颈导管与压力表、注射器相连，压力表应高于Y形管水平，以免液体进入压力表。

（4）将注射器与宫颈导管相连，并使宫颈导管内充满生理盐水或抗生素溶液（庆大霉素8万U、地塞米松5mg、透明质酸酶1500U、注射用水20ml，可加用0.5%利多卡因2ml减少输卵管痉挛）。排出空气后沿宫腔方向将其置入宫颈管内，缓慢推注液体，压力不超过160mmHg。观察推注时阻力大小、经宫颈注入的液体是否回流、病人是否出现下腹部疼痛等。

5. 结果评定

（1）输卵管通畅：顺利推注20ml生理盐水或抗生素溶液无阻力，压力维持在60~80mmHg以下，或开始稍有阻力，随后阻力消失，无液体回流，病人无不适感，提示输卵管通畅。

（2）输卵管阻塞：勉强注入5ml即感有阻力，压力表见压力持续上升而未见下降，病人感下腹胀痛，停止推注后液体又回流至注射器内，表明输卵管阻塞。

（3）输卵管通而不畅：注射液体有阻力，再经加压注入又能推进，说明有轻度粘连已被分离，病人感轻微腹痛。

6. 注意事项

（1）所用无菌生理盐水或抗生素溶液的温度以接近体温为宜，以免液体过冷造成输卵管痉挛。

（2）注入液体时必须使宫颈导管紧贴宫颈外口，以防止液体外漏。

（3）术后2周禁盆浴及性生活，酌情给予抗生素预防感染。

二、子宫输卵管造影

子宫输卵管造影（hysterosalpingography，HSG）是通过导管向宫腔及输卵管注入造影剂，行X线透视及摄片，根据造影剂在输卵管及盆腔内的显影情况了解输卵管是否通畅、阻塞部位及宫腔形态。该检查损伤小，能对输卵管阻塞作出较准确诊断，准确率80%，且具有一定的治疗作用。

1. 适应证

（1）了解输卵管是否通畅及其形态、阻塞部位。

（2）了解宫腔形态，确定有无子宫畸形及类型，有无宫腔粘连、子宫黏膜下肌瘤、子宫内膜息肉及异物等。

（3）内生殖器结核非活动期。

（4）不明原因的习惯性流产，了解宫颈内口是否松弛，宫颈及子宫有无畸形。

2. 禁忌证

（1）内、外生殖器急性或亚急性炎症。

（2）严重的全身性疾病，不能耐受手术。

（3）妊娠期、月经期。

（4）产后、流产后、刮宫术后6周内。

（5）碘过敏者。

3. 术前准备

（1）检查时间以月经干净3~7日为宜，术前3日禁性生活。

（2）做碘过敏试验。

（3）术前半小时肌内注射阿托品0.5mg解痉。

（4）术前排空膀胱，便秘者术前行清洁灌肠，以使子宫保持正常位置，避免出现外压假象。

4. 方法

（1）设备及器械：X线放射诊断仪、子宫导管、阴道窥器、宫颈钳、长弯钳、20ml注射器等。

（2）造影剂：目前国内外均使用碘造影剂，分油溶性和水溶性两种。油剂（40%碘化油）密度大，显影效果好，刺激小，过敏少，但检查时间长，吸收慢，易引起异物反应、形成肉芽肿或形成油栓；水剂（76%泛影葡胺液）吸收快，检查时间短，但子宫输卵管边缘部分显影欠佳，细微病变不易观察，有的病人在注药时有刺激性疼痛。

（3）操作步骤：

1）病人取膀胱截石位，常规消毒外阴、阴道，铺无菌巾，检查子宫位置及大小。

2）以阴道窥器扩张阴道，充分暴露宫颈，再次消毒宫颈及阴道穹窿，用宫颈钳钳夹宫颈前唇，探查宫腔。

3）将40%碘化油充满宫颈导管，排出空气，沿宫腔方向将其置入宫颈管内，徐徐注入碘化油，在X线透视下观察碘化油流经输卵管及宫腔情况并摄片，24小时后再摄盆腔平片，以观察腹腔内有无游离碘化油。若用泛影葡胺液造影，应在注射后立即摄片，10～20分钟后第二次摄片，观察泛影葡胺液流入盆腔情况。

4）注入造影剂后子宫角圆钝且输卵管不显影者，应考虑输卵管痉挛，可保持原位，肌注阿托品0.5mg或针刺合谷、内关穴，20分钟后再透视、摄片；或停止操作，下次摄片前先使用解痉药物。

5. 结果评定

（1）正常子宫、输卵管：宫腔呈倒三角形，双侧输卵管显影形态柔软，24小时后摄片盆腔内见散在造影剂。

（2）宫腔异常：患子宫内膜结核时子宫失去原有的倒三角形态，内膜呈锯齿状不平；患子宫黏膜下肌瘤时可见宫腔充盈缺损；子宫畸形时有相应显示。

（3）输卵管异常：输卵管结核显示输卵管形态不规则、僵直或呈串珠状，有时可见钙化点；输卵管积水见输卵管远端呈气囊状扩张；24小时后盆腔X线摄片未见盆腔内散在造影剂，说明输卵管不通；输卵管发育异常，可见过长或过短的输卵管、输卵管憩室等。

6. 注意事项

（1）造影剂充盈宫颈导管时，必须排尽空气，以免空气进入宫腔造成充盈缺损而引起误诊。

（2）宫颈导管与宫颈外口必须紧贴，以防造影剂流入阴道内。

（3）宫颈导管不要插入太深，以免损伤子宫或引起子宫穿孔。

（4）注造影剂时用力不可过大，推注不可过快，防止损伤输卵管。

（5）透视下发现造影剂进入异常通道，同时病人出现咳嗽，需警惕发生油栓可能，应立即停止操作，取头低脚高位，并严密观察。

（6）造影后2周禁盆浴及性生活，可酌情给予抗生素预防感染。

（7）有时因输卵管痉挛可造成输卵管不通的假象，必要时可重复进行。

三、妇科内镜输卵管通畅检查

临床常用的方法有腹腔镜直视下输卵管通液检查、宫腔镜下经输卵管口插管通液试验和宫、腹腔镜联合检查等，其中腹腔镜直视下输卵管通液检查准确率达90%～95%。内镜检查对器械要求高，且为创伤性检查，故并不推荐为常规检查方法，通常仅对不孕、不育病人行内镜检查时例行输卵管通液检查。

（胡元晶）

输卵管通畅检查是了解输卵管是否通畅、子宫和输卵管腔的形态是否异常、明确输卵管阻塞部位的检查方法，目前临床常用的方法主要为子宫输卵管造影术和输卵管通液术。

子宫输卵管造影术的适应证有哪些？

第九节　常用穿刺检查

掌握　　　妇产科常用穿刺检查的适应证、操作步骤及意义。

一、经腹壁腹腔穿刺术

妇科病变主要定位于盆腔及下腹部，故可通过经腹壁腹腔穿刺术（abdominal paracentesis）抽取腹腔液或组织以达到诊断目的，同时可注入药物等进行治疗。

1. **适应证**

（1）协助诊断腹腔积液性质。

（2）鉴别贴近腹壁的盆腔或下腹部肿物性质。

（3）穿刺放出部分腹水、暂时缓解呼吸困难、腹胀等症状。

（4）腹腔穿刺注入药物。

（5）气腹造影时，作穿刺注入二氧化碳后拍摄 X 线片，可清晰显影盆腔器官。

2. **禁忌证**

（1）疑有腹腔内严重粘连者，尤其是晚期卵巢癌广泛盆、腹腔转移致肠梗阻者。

（2）疑为巨大卵巢囊肿者。

（3）伴有严重的电解质紊乱者。

（4）中晚期妊娠病人。

（5）弥散性血管内凝血。

3. **方法**

（1）经腹超声引导下穿刺，需膀胱充盈，确定肿块部位后排空膀胱；经阴道超声指引下穿刺，则在术前排空膀胱。

（2）腹腔积液量较多及囊内穿刺时，病人取仰卧位，液量较少取半卧位或侧斜卧位。

（3）穿刺点一般选择在脐与左髂前上棘连线中外 1/3 交界处，囊内穿刺点宜在囊性感明显部位。

（4）常规消毒穿刺区皮肤，铺无菌孔巾，术者需戴无菌手套。

（5）穿刺一般不需麻醉，对于精神过度紧张者，0.5% 利多卡因局部麻醉，深达腹膜。

（6）7 号穿刺针从选定点垂直刺入腹腔，穿透腹膜时针头阻力消失，用止血钳固定穿刺针，拔去针芯，见有液体流出，用注射器抽出适量液体送检。腹水细胞学检查约需100～200ml，其他检查仅需10～20ml。若需放腹水则接导管，导管另一端连接器皿。放液量及导管放置时间可根据病人病情和诊治需要而定。如腹腔内大量腹水需要放液时，应自穿刺点垂直进针至皮下层，然后倾斜45°～60°进针1～2cm，再垂直进针达腹膜层以减少腹水漏出。

（7）操作结束，拔出穿刺针。局部再次消毒，覆盖无菌纱布，固定。若针眼有腹水溢出可稍加压迫。

4. 穿刺液性质和结果判断

（1）血液

1）新鲜血液：放置后迅速凝固，为刺伤血管，应改变穿刺针方向，或重新穿刺。

2）陈旧性暗红色血液：放置10分钟以上不凝固表明有腹腔内出血。多见于异位妊娠、卵巢黄体破裂或其他脏器破裂如脾破裂等。

3）小血块或不凝固陈旧性血液：多见于陈旧性异位妊娠。

4）巧克力色黏稠液体：镜下见不成形碎片，多为卵巢子宫内膜异位囊肿破裂。

（2）脓液：呈黄色、黄绿色、淡巧克力色，质稀薄或浓稠，有臭味。提示盆腔及腹腔内有化脓性病变或脓肿破裂。脓液应行细胞学涂片、病原体培养、药物敏感试验。必要时行切开引流术。

（3）炎性渗出物：呈粉红色、淡黄色混浊液体。提示盆腔及腹腔内有炎症。应行细胞学涂片、病原体培养、药物敏感试验。

（4）腹水：有血性、浆液性、黏液性等。应送常规化验，包括比重、总细胞数、红细胞数、白细胞数、蛋白定量、浆膜黏蛋白试验（Rivalta test）及细胞学检查。必要时检查抗酸杆菌、结核杆菌培养及动物接种。肉眼血性腹水，多疑为恶性肿瘤，应行癌细胞检查。

5. 注意事项

（1）术前评估病人的一般状况，测量腹围、检查腹部体征。

（2）术中严格无菌操作，以免腹腔感染。

（3）控制针头进入深度，以免刺伤血管及肠管。

（4）大量放液时，针头必须固定好，以免针头移动损伤肠管；放液速度不宜过快，每小时放液量不应超过1000ml，并严密观察病人血压、脉搏、呼吸等生命体征，随时控制放液量及放液速度，若出现休克征象，应立即停止放腹水。若放液量较大时，应用腹带束紧腹部，防止压力降低过快，内脏血管扩张引起休克。

（5）向腹腔内注入药物应慎重，很多药物不宜腹腔内注入。腹腔化疗时，注意给药速度，严密观察过敏反应等。

（6）术后卧床休息8～12小时，给予抗生素预防感染。

二、经阴道后穹窿穿刺术

直肠子宫陷凹是腹腔最低部位，故腹腔内的积血、积液、积脓易积存于该处。阴道后穹窿顶端与直肠子宫陷凹贴接，由此处行阴道后穹窿穿刺术（culdocentesis）进行抽出物的肉眼观察、化验、病理检查，是妇产科临床常用的辅助诊断方法。

1. 适应证

（1）疑有腹腔内出血时，如异位妊娠、卵巢黄体破裂等。

（2）疑有盆腔内积液、积脓时，可行穿刺抽液检查，了解积液性质。对于盆腔脓肿可行穿刺引流及局部注射药物。

（3）盆腔肿块位于直肠子宫陷凹内，经后穹窿穿刺直接抽吸肿块内容物做涂片，行细胞学检查以协助明确性质。若高度怀疑恶性肿瘤需明确诊断者,可行细针穿刺活检。

（4）超声介入治疗,在超声引导下行卵巢子宫内膜异位囊肿或输卵管妊娠部位注药治疗。

（5）超声引导下经后穹窿穿刺取卵,用于各种助孕技术。

2. 禁忌证

（1）盆腔严重粘连,直肠子宫陷凹被较大肿块完全占据,并已突向直肠。

（2）疑有肠管与子宫后壁粘连。

（3）异位妊娠准备采用非手术治疗时,应避免穿刺,以免引起感染。

3. 方法 排空膀胱,取膀胱截石位,外阴、阴道常规消毒、铺巾。双合诊必要时三合诊检查了解子宫、附件情况,注意后穹窿是否膨隆。

阴道窥器充分暴露宫颈及阴道后穹窿,再次消毒。用宫颈钳钳夹宫颈后唇,向前提拉,充分暴露后穹窿,再次消毒。

用腰椎穿刺针或 22 号长针头接 5～10ml 注射器,检查针头有无堵塞,在后穹窿中央或稍偏病侧,距离阴道后壁与宫颈后唇交界处稍下方平行宫颈管刺入,当针穿过阴道壁,有落空感后(进针深约 2cm)抽吸(图 27-9),至满足化验检查需要为止。如无液体抽出,可适当改变方向或深浅度,也可边退针边抽吸。针管针头拔出后,穿刺点如有活动性出血,可用棉球压迫片刻。血止后取出阴道窥器。行细针穿刺活检时需采用特制的穿刺针,方法相同。

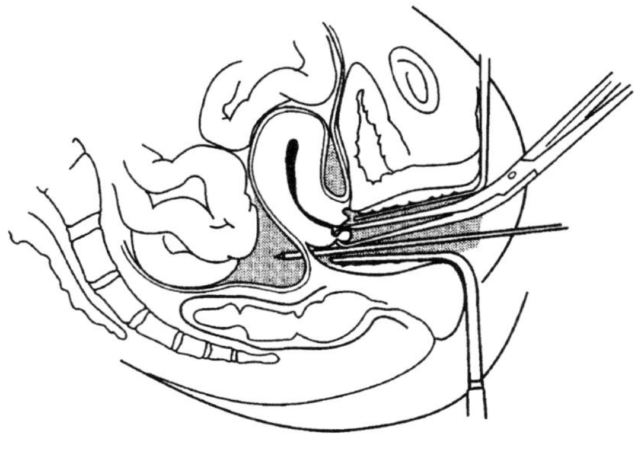

图 27-9 阴道后穹窿穿刺

4. 穿刺液性质和结果判断 基本同经腹壁腹腔穿刺术。

5. 注意事项

（1）穿刺方向应是阴道后穹窿中点进针,与宫颈管平行的方向,深入至直肠子宫陷凹,不可过分向前或向后,以免针头刺入宫体或进入直肠。

（2）穿刺深度要适当,一般 2～3cm,过深可刺入盆腔器官或穿入血管。若积液量较少时,过深的针头可超过液平面,抽不出液体而延误诊断。

（3）抽出血液时,放置 5 分钟,如凝固则为穿刺入临近血管。放置 10 分钟后血液仍不凝固,为腹腔内出血。

（4）有条件或病情允许时,先行超声检查,协助诊断直肠子宫陷凹有无液体及液体量。

（5）阴道后穹窿穿刺未抽出血液,不能完全排除腹腔内出血,内出血量少、血肿位置高或与周围组织粘连时,均可造成假阴性。

（6）抽出的液体根据需要,行常规及细胞学等检查;抽取的组织应行组织学检查。

三、经腹壁羊膜腔穿刺术

经腹壁羊膜腔穿刺术(amniocentesis)是指在妊娠中晚期时,用穿刺针经腹壁、子宫壁进入羊膜腔抽取羊水供临床分析诊断,或注入药物或生理盐水用于治疗的一种方法。

1. 适应证

（1）产前诊断:目前主要用于羊水细胞染色体核型分析、基因及基因产物检测;对经产前筛查怀疑有胎儿异常的高危孕妇进行羊膜腔穿刺抽取羊水细胞,确诊胎儿染色体病及遗传病等。

（2）治疗

1）胎儿异常或死胎需行羊膜腔内注药（依沙吖啶等）引产终止妊娠。

2）短期内须终止妊娠，但胎儿未成熟需行羊膜腔内注入皮质激素（地塞米松）促进胎儿肺成熟。

3）羊水过多而胎儿无畸形，需放出适量羊水以改善症状及延长孕期，提高胎儿存活率。

4）羊水过少而胎儿无畸形，可间断向羊膜腔内注入适量生理盐水，以预防胎儿和脐带受压，减少胎儿肺发育不良或胎儿窘迫。

5）胎儿生长受限者，可向羊膜腔内注入白蛋白、氨基酸等促进胎儿发育。

6）母儿血型不合需给胎儿输血者。

2. 禁忌证

（1）产前诊断：①孕妇曾有流产征兆；②术前24小时内两次体温在37.5℃以上。

（2）羊膜腔内注射药物引产：①心、肝、肺、肾等疾患处于活动期或功能严重异常；②各种疾病的急性阶段；③有急性生殖道炎症；④术前24小时内两次体温在37.5℃以上。

3. 术前准备

（1）孕周选择：胎儿异常引产者，宜在妊娠16～26周之内；产前诊断者，宜在妊娠16～22^{+6}周，此时子宫轮廓清楚，羊水量相对较多，易于抽取，不易伤及胎儿，且羊水细胞易存活，培养成功率高。

（2）穿刺部位的选择

1）手法定位：助手固定子宫，于宫底下2～3横指中线或两侧选择囊性感明显部位作为穿刺点。

2）超声定位：穿刺前先行胎盘及羊水暗区定位，标记后操作，穿刺时尽量避开胎盘，在羊水量相对较多的暗区进行。亦可在超声引导下穿刺。

（3）中期妊娠引产术前准备：测血压、脉搏、体温，进行全身检查及妇科检查，注意有无盆腔肿瘤、子宫畸形及宫颈发育异常情况；血、尿常规、出凝血时间、血小板计数和肝功能检测。

4. 方法　孕妇排尿后取仰卧位，腹部皮肤常规消毒，铺无菌孔巾。在选择好的穿刺点用0.5%利多卡因行局部浸润麻醉。用22号或20号腰穿针垂直刺入腹壁，穿刺阻力第一次消失表示进入腹腔，继续进针又有阻力表示进入宫壁，阻力再次消失表示已达羊膜腔，拔出针芯即有羊水溢出，抽取所需羊水量或直接注药。将针芯插入穿刺针内，迅速拔针，敷以无菌干纱布，加压5分钟后胶布固定（图27-10）。

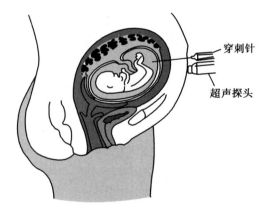

图27-10　经腹腔羊膜腔穿刺

5. 注意事项

（1）严格无菌操作，以防感染。

（2）穿刺针应细。进针不可过深过猛，尽可能一次成功，避免多次操作，最多不得超过3次。

（3）穿刺前应查明胎盘位置，勿伤及胎盘。经胎盘穿刺者，羊水可能经穿刺孔进入母体血循环而发生羊水栓塞。穿刺与拔针前后应注意孕妇有无呼吸困难、发绀等异常，警惕发生羊水栓塞可能。

（4）抽不出羊水常因针管被羊水中的有形物质阻塞所致，用有针芯的穿刺针可避免。有时穿刺方向、深度稍加调整即可抽出羊水。

（5）抽出血液时，出血可能来自腹壁、子宫壁、胎盘或刺伤胎儿血管，应立即拔出穿刺针并压迫穿刺点，加压包扎。若胎心无明显改变，一周后可再次穿刺。

（6）医护人员应严密观察受术者穿刺后有无副反应。

（胡元晶）

第十节　羊水检查

羊水检查是经腹羊膜腔穿刺（amniocentesis）取羊水进行分析检测的一种诊断方法。可用于胎儿染色体核型分析、性连锁遗传病检测、单基因病检测、全基因测序、宫内感染病原体检测、胎儿血型判断和酶分析等，目前最常用于遗传病产前诊断、胎儿成熟度和宫内感染病原体检测。

一、适应证

1. 细胞遗传学检查（染色体核型分析）及先天性代谢异常的产前诊断，适用于：①35岁以上的高龄孕妇；②产前筛查提示胎儿染色体异常高风险的孕妇；③曾生育过染色体病患儿的孕妇；④产前超声检查怀疑胎儿有染色体异常的孕妇；⑤夫妇一方为染色体异常携带者；⑥诊断怀疑胎儿为先天性代谢异常者；⑦医师认为有必要进行产前诊断的其他情形，如进行胎儿宫内治疗之前。

2. 母亲孕期有某种病原体感染，如风疹病毒、巨细胞病毒或弓形虫感染等。

二、检查方法

在超声的引导下经腹壁羊膜腔穿刺术，见"常用穿刺检查"。

三、临床应用

1. **细胞遗传学及先天性代谢异常的检查**　多在妊娠 $16 \sim 22^{+6}$ 周进行。

（1）染色体异常：染色体核型分析技术是诊断染色体数目和结构异常的金标准。通过羊水细胞培养作染色体核型分析，可诊断染色体（常染色体及性染色体）数目异常和结构异常。近年染色体基因芯片分析（Chromosomal Microarray Analysis，CMA）能在全基因组范围内同时检测很多种因染色体拷贝数变异而导致的疾病,因为其通量大,分辨率高,技术平台日益成熟,目前染色体基因芯片已经逐步应用于多种疾病的临床诊断和研究。

(2)先天性代谢异常:经羊水细胞作某些酶的测定,以诊断遗传基因突变引起的某种蛋白质或酶的异常或缺陷。如测定氨基己糖酶 A 活力可诊断由类脂物质蓄积引起的黑蒙性家族痴呆病,测定半乳糖 -1- 磷酸尿苷酰转移酶是否缺陷可诊断半乳糖血症等。

2. 分子遗传学检查

(1)荧光定量 PCR(quantitative fluorescent PCR , QF-PCR)技术:检测染色体上关键区及其临近区域 STR (short tandem repeat,短串联重复序列),是目前用于染色体畸变产前诊断的一项快捷有效的技术,其具有样本用量少、快速等优点,可作为染色体非整倍体畸变的快速筛查及传统的染色体核型分析的补充。可在妊娠的任何时期进行。

(2)荧光原位杂交技术(fluorescence in situ hybridization , FISH):是指将荧光标记的染色体区带特异性的 DNA 作为探针,与分裂期或间期细胞原位杂交,并于荧光显微镜下观察染色体畸变。此项技术因可以用于间期细胞,所以不需要细胞培养。其相对简单,重复性好、稳定,并具有极好的灵敏性及特异性。目前已作为一种常见检测手段,广泛地用于产前、产后遗传病诊断。

(3)多重连接探针扩增技术(multiplex ligation-dependent probe amplification , MLPA):是近几年发展起来的一种针对待检 DNA 序列进行定性和半定量分析的新技术。该技术高效、特异,目前已经应用于多种疾病的研究,如检测染色体的非整倍性改变、检测单核苷酸的多态性和点突变。

(4)基因病的检测:是通过提取胎儿羊水细胞 DNA,针对某一基因做直接或间接分析或检测。近年通过一代测序技术、新兴的二代测序技术、生物信息学技术及遗传连锁分析等技术的相互配合使用进行遗传病的基因诊断。目前国内能进行产前诊断的单基因遗传病有地中海贫血、遗传性耳聋、苯丙酮尿症、甲型乙型血友病、假性肥大型肌营养不良、脊髓性肌营养不良等。

3. 宫内感染的检测

孕妇孕期有风疹病毒、巨细胞病毒等感染时,可行羊水的病原体或特异性的生物标志物检测。如羊水白细胞介素 -6 升高,可能存在亚临床的宫内感染,流产或早产风险增高。

4. 协助诊断胎膜早破

对可疑胎膜早破者,可用石蕊试纸检测阴道内排液的 pH 值。胎膜早破时,因羊水偏碱性,pH 值应>7。也可取阴道后穹窿处液体一滴置于玻片上,烘干后在光镜下检查,胎膜早破时可见羊齿植物叶状结晶和少许毳毛。临床可利用羊水中高浓度胰岛素样生长因子结合蛋白 -1 (IGFBP-1)和胎盘 α 微球蛋白 -1(PAMG-1)诊断胎膜早破,也可测定宫颈分泌物中的 IGFBP-1 和 PAMG-1 诊断胎膜早破。

（漆洪波）

学习小结

羊水检查是经腹羊膜腔穿刺取羊水进行分析检测的一种诊断方法。临床应用包括:适宜人群的细胞遗传学及先天性代谢异常的检查;分子遗传学检查;宫内感染的检测;协助诊断胎膜早破。

复习思考题

羊水检查的适应证与临床应用?

第十一节　妇科肿瘤标志物检查

肿瘤标志物（tumor marker）是肿瘤细胞异常表达所产生的蛋白抗原或生物活性物质，可在肿瘤患者的组织、血液、体液或排泄物中检测出，有助于肿瘤诊断、鉴别诊断及病情监测。

一、肿瘤相关抗原及胚胎抗原

（一）癌抗原 125（cancer antigen 125，CA125）

1. 检测方法及正常值　多采用放射免疫测定法（RIA）和酶联免疫法（ELISA）。常用血清检测阈值为35U/ml。

2. 临床意义　CA125 在胚胎时期的体腔上皮及羊膜有阳性表达，一般表达水平低且有一定的时限性。在多数卵巢浆液性囊腺癌中表达阳性，阳性率可达 80% 以上，是目前应用最广泛的卵巢上皮性肿瘤标志物。CA125 在临床上广泛应用于鉴别诊断盆腔肿块、监测卵巢癌治疗后病情进展及判断预后。在监测疗效时相当敏感，卵巢癌经有效的手术切除及成功的化疗后，血清 CA125 水平应明显下降，如在治疗开始后CA125 下降 30%，或在 3 个月内降至正常值，可视为治疗有效。若血清 CA125 持续高水平或一度降至正常水平后再次升高，提示肿瘤残留、复发或恶化。一般认为，CA125 持续>35U/ml，在 2~4 个月内肿瘤复发危险性大，复发率可达 92.3%，即使在二次探查时未能发现肿瘤，也可能在腹膜后淋巴结群和腹股沟淋巴结已有转移。CA125 水平还可反应肿瘤大小，但血清 CA125 降至正常水平却不能排除直径小于 1cm 肿瘤的存在。

CA125 对子宫颈腺癌及子宫内膜癌的诊断也有一定敏感性。诊断子宫颈原发性腺癌敏感度约为40%~60%，诊断腺癌复发的敏感度可达 60%~80%。对于子宫内膜癌，CA125 的水平与疾病分期有关，当CA125>40U/ml 时，有 90% 可能肿瘤已侵及子宫浆肌层。

子宫内膜异位症患者血清 CA125 也可增高，但很少超过 200U/ml。

（二）糖链抗原 19-9（carbohydrate antigen 19-9，CA19-9）

1. 检测方法及正常值　可选用单抗或双抗 RIA 法，血清正常值为小于 37U/ml。

2. 临床意义　CA19-9 是直肠癌相关抗原，除表达于消化道肿瘤如胰腺癌、结直肠癌、胃癌及肝癌外，在卵巢上皮性肿瘤中也有约 50% 的阳性表达。卵巢黏液性囊腺癌阳性表达率可达 76%，而浆液性肿瘤约为27%。子宫内膜癌及宫颈管腺癌也可呈阳性表达。

（三）甲胎蛋白（alpha-fetoprotein，AFP）

1. 检测方法及正常值　通常应用 RIA 或 ELISA 方法检测，检测阈值为 10~20ng/ml。

2. 临床意义　AFP 是由胚胎肝细胞及卵黄囊产生的一种糖蛋白，属于胚胎期的蛋白产物，但出生后部分器官恶性病变时可恢复合成 AFP 的能力，如肝癌细胞和卵巢的生殖细胞肿瘤都有分泌 AFP 的能力。在卵巢生殖细胞肿瘤中，相当一部分类型肿瘤血清 AFP 水平明显升高。例如卵黄囊瘤（内胚窦瘤）血清 AFP 水平常>1000ng/ml，卵巢胚胎性癌和未成熟畸胎瘤血清 AFP 水平也可升高。上述肿瘤病人经手术及化疗后，血清 AFP可转阴；若 AFP 升高，即使临床上无症状，也可能有隐性复发或转移，因此，AFP 对卵巢恶性生殖细胞肿瘤尤其是内胚窦瘤的诊断及监测有较高价值。

（四）癌胚抗原（carcinoembryonic antigen，CEA）

1. **检测方法及正常值** 多采用 RIA 和 ELISA 测定法。血清正常阈值因测定方法不同而有所差异，一般不超过 2.5ng/ml，当 CEA>5ng/ml 可视为异常。

2. **临床意义** CEA 是一种肿瘤胚胎性抗原，为糖蛋白。胎儿胃肠道、胰腺、肝脏等有合成 CEA 的能力，出生后血清 CEA 含量甚微。在多种恶性肿瘤，如结直肠癌、胃癌、乳腺癌、宫颈癌、子宫内膜癌、卵巢上皮性癌、阴道及外阴癌等，CEA 均可表达阳性，因此 CEA 对肿瘤无特异性标记功能。在妇科恶性肿瘤中，卵巢黏液性囊腺癌 CEA 阳性率最高，其次为 Brenner 瘤，子宫内膜样癌及透明细胞癌也有较高 CEA 表达，浆液性肿瘤阳性率相对较低。肿瘤恶性程度与 CEA 阳性率相关，卵巢黏液性良性肿瘤 CEA 阳性率为15%，交界性肿瘤为 80%，而恶性肿瘤为 100%。血清 CEA 水平持续升高的病人常发展为复发性卵巢肿瘤，预后较差。血清 CEA 水平动态测定可监测各种妇科恶性肿瘤的病情变化并观察临床治疗效果。

（五）**人附睾蛋白 4（human epididymis protein 4，HE4）**

1. **检测方法及正常值** 可使用标准试剂盒，常用血清检测阈值为 150pmol/L。

2. **临床意义** HE4 是继 CA125 之后被高度认可的又一上皮性卵巢肿瘤标志物。其在正常卵巢上皮中并不表达，但在浆液性卵巢癌和子宫内膜样卵巢癌中明显表达。文献报道，93% 的浆液性卵巢癌和 100% 的子宫内膜样卵巢癌组织中有 HE4 的表达。HE4 联合 CA125 检测，在上皮性卵巢癌的早期诊断、病情监测及与良性肿瘤的鉴别诊断中具有较高的临床应用价值。

HE4 对子宫内膜癌的诊断也有一定的敏感性。HE4 的水平还与子宫内膜癌的分期和分化程度密切相关。

（六）**鳞状细胞癌抗原（squamous cell carcinoma antigen，SCCA）**

1. **检测方法及正常值** 可采用 RIA 和 ELISA 法，化学发光检测敏感度明显提高。血清中 SCCA 正常阈值为 1.5μg/L。

2. **临床意义** SCCA 是从子宫颈鳞状上皮细胞癌分离制备得到的肿瘤糖蛋白相关抗原，分子量48 000kD。SCCA 对绝大多数鳞状上皮细胞癌有较高特异性。70% 以上宫颈鳞癌病人血清 SCCA 升高，而宫颈腺癌仅 15% 左右升高。外阴及阴道鳞状上皮细胞癌 SCCA 阳性率为 40%～50%。SCCA 水平与宫颈鳞癌病人病情进展和临床分期有关，若肿瘤明显侵及淋巴结，SCCA 明显升高。SCCA 还可作为宫颈癌病人疗效评价指标之一，治疗痊愈后病人 SCCA 水平持续下降，化疗中 SCCA 持续上升提示肿瘤对化疗耐药。SCCA 对预测复发的敏感度可达 65%～85%，在影像学检查阳性前 3 个月，SCCA 水平即可开始持续升高。因此检测 SCCA 对宫颈癌病人具有判断预后和监测病情发展的作用。

二、雌、孕激素受体

1. **检测方法及正常值** 雌激素受体（estrogen receptor，ER）和孕激素受体（progesterone receptor，PR）多采用单克隆抗体组织化学染色定性测定。若采用细胞或组织匀浆进行测定，则定量参考阈值 ER 为 20pmol/ml，PR 为 50pmol/ml。

2. **临床意义** ER、PR 主要分布于子宫、宫颈、阴道及乳腺等组织的激素靶细胞表面，能与相应激素特异性结合，进而产生生理或病理效应。激素与受体的结合有专一性强、亲和力高和结合容量低等特点。雌激素有刺激 ER、PR 合成的作用，孕激素有抑制 ER 合成并间接抑制 PR 合成的作用。ER、PR 在大量激素的作用下，可影响妇科肿瘤的发生和发展。ER 阳性率在卵巢恶性肿瘤中明显高于正常卵巢组织及良性肿瘤，而 PR 则相反，提示卵巢癌的发生与雌激素的过度刺激有关。ER、PR 阳性率与恶性肿瘤的分化程度有关，卵巢恶性肿瘤随分化程度降低 PR 阳性率降低，子宫内膜癌和宫颈癌 ER、PR 阳性率在高分化肿瘤中阳性率高。有证据表明受体阳性病人生存时间较阴性者长。研究显示在 48% 的子宫内膜癌标本中 ER、PR 同时阳性，31% 两者均阴性，7% 肿瘤标本仅检出 ER，14% 仅检出 PR，这些差异对子宫内膜癌的发展和转归有较大影响，特别在指导应用激素治疗中具有确定价值。

三、妇科肿瘤相关的癌基因和肿瘤抑制基因

多种癌基因和抑癌基因与妇科肿瘤相关，下面以其中对妇科肿瘤较具意义的几种基因做具体阐述。

（一）*C-erb B₂* 基因

C-erb B₂ 基因亦称 *neu* 或 *HER₂* 基因，编码 185kDa 膜转运蛋白，该蛋白属表皮生长因子受体，与卵巢癌和子宫内膜癌的发生密切相关。20%~30% 的卵巢肿瘤病人及 10%~20% 的子宫内膜癌病人有 *C-erb B₂* 基因的异常表达。一些研究表明，*C-erb B₂* 的过度表达与肿瘤的不良预后及化疗耐药相关。因 *C-erb B₂* 表达于细胞表面，使其成为理想的抗体治疗靶分子。

（二）*BRCA1/2* 基因

BRCA1 和 *BRCA2* 分别位于染色体 17q21、13q12-13，均属肿瘤抑制基因。最近研究表明，*BRCA1/2* 的主要作用是维持基因组的稳定性，其表达蛋白可抑制紊乱交联，同时在双链 DNA 断裂的修复中发挥其重要作用。*BRCA1/2* 的异常包括缺失、插入和点突变等。其突变的总体发生率分别为 1/300 和 1/800。*BRCA1/2* 的异常增加了乳腺癌、卵巢癌和前列腺癌的发生风险。90% 以上患乳腺癌和卵巢癌的家族由 *BRCA1/2* 突变造成。在已发现 *BRCA1/2* 突变的女性中，卵巢癌的终生发病风险为 8%~62%，年龄至 70 岁的卵巢癌累积发病率分别为 40% 和 18%。虽然 10% 以上的上皮性卵巢癌是由 *BRCA1/2* 突变造成的，但是与非突变的 *BRCA1/2* 的卵巢癌病人相比，*BRCA1/2* 突变的卵巢癌病人对化疗药物有更好的反应性以及更好的预后。

（三）*MLH1*，*MSH2*，*MSH6*，*PMS2* 和 *EPCAM* 基因

MLH1，*MSH2*，*MSH6* 和 *PMS2* 为错配修复基因，其缺失或突变将导致 DNA 在复制过程中丧失错配修复能力；*EPCAM* 的缺失导致 *MSH2* 沉默，进一步影响 DNA 的错配修复，从而产生微卫星不稳定，最终导致 Lynch 综合征（遗传性非息肉病性结直肠癌）。患有 Lynch 综合征的女性子宫内膜癌或卵巢癌的发病风险升高，分别为 60% 和 24%。在已确诊为 Lynch 综合征的病人中，*MLH1* 或 *MSH2* 突变的子宫内膜癌年龄至 70 岁的累积发病风险为 25%~60%，卵巢癌的累积发病风险分别为 11% 和 15%；*MSH6* 和 *PMS2* 突变的子宫内膜癌的累积发病风险为分别为 16%~26% 和 15%。最近研究表明，Lynch 综合征首次表现为子宫内膜癌的可能性为 40%~60%。在已确诊的 Lynch 综合征相关的子宫内膜癌病人中，10 年内二次恶性肿瘤的发生风险为 25%，15 年内为 50%。因此，进行 Lynch 综合征相关的子宫内膜癌的早期筛查对疾病的诊治和其他相关恶性肿瘤的预防十分重要。

（胡元晶）

学习小结

肿瘤标志物是肿瘤细胞异常表达所产生的蛋白抗原或生物活性物质，与妇科肿瘤相关的肿瘤标志物主要包括 CA125、CA199、CEA、AFP、HE4、SCCA 等肿瘤相关抗原及胚胎抗原。肿瘤标志物的检测有助于妇科恶性肿瘤的诊断、鉴别诊断、疗效评价及病情监测。多种癌基因和抑癌基因与妇科恶性肿瘤相关，其研究使人们对妇科肿瘤的发生、发展、诊断、治疗和预后评估产生重要影响。

复习思考题

1. 诊断卵巢恶性肿瘤的主要肿瘤标志物有哪些？

2. 鳞状细胞癌抗原的正常阈值及其临床意义是什么？

第二十八章 妇产科常用特殊药物

28

学习目标	
掌握	雌激素类药物、孕激素类药物、雄激素类药物药理作用;子宫收缩药物、抑制子宫收缩药物的临床应用。
熟悉	雌激素类药物、孕激素类药物、雄激素类药物种类和制剂。
了解	雌激素类药物、孕激素类药物、雄激素类药物适应证。

第一节　雌激素类药物

学习目标

掌握　　　雌激素类药物药理作用。

熟悉　　　雌激素类药物种类和制剂。

了解　　　雌激素类药物适应证。

一、种类和制剂

1. 天然雌激素　体内分泌的雌激素为雌二醇、雌酮及雌三醇。临床常用的雌激素多为其衍生物，但它们在体内的代谢过程与天然雌激素相似。

（1）苯甲酸雌二醇（estradiol benzoate）：为雌二醇的苯甲酸酯，供肌内注射的油剂，有 1mg/ 支、2mg/ 支、5mg/ 支三种，作用可维持 2～5 日。

（2）雌二醇（estradiol）：为天然雌激素。针剂有 2mg/ 支。外用制剂有控释贴片（estraderm），有 0.05mg、0.1mg 两种，贴在下腹部 1 张 / 次，作用可维持 3～4 日。凝胶剂，有 30g/ 支，含雌二醇 0.06%，外涂于双臂、前臂和肩部，每日 2.5g，早晚各 1 次。

（3）戊酸雌二醇（estradiol valerate）：为雌激素的戊酸酯，是长效雌二醇的衍生物。肌注后缓慢释放，作用可维持 2～4 周。针剂有 5mg/ 支、10mg/ 支两种。片剂 1mg/ 片。

（4）17β 雌二醇：微粒化 17β 雌二醇，为天然人 17β 雌二醇，片剂 1mg/ 片。

（5）雌三醇（estriol）：尿中的一种天然雌激素，活性微弱。口服片剂有 1mg/ 片、5mg/ 片，针剂为 10mg/ 支。局部外用鱼肝油制剂含雌三醇 0.01%。雌三醇乳膏 15mg/ 支或 15g/ 支。

2. 半合成雌激素

（1）炔雌醇（ethinyl estradiol，EE）：也称乙炔雌二醇，属强效雌激素，其活性是雌二醇的 7～8 倍，已烯雌酚的 20 倍。口服片剂有 5μg/ 片、12.5μg/ 片、50μg/ 片和 500μg/ 片。

（2）尼尔雌醇（Nilestriol）：为雌三醇的衍生物，属长效雌激素。选择性作用于阴道及宫颈，对子宫内膜作用很小。口服片剂 1mg/ 片、2mg/ 片、5mg/ 片。

3. 合成雌激素（非甾体雌激素）　已烯雌酚（Diethylstilbestrol）又称乙蔗酚，其作用是雌二醇的 2 倍，价廉。因恶心、呕吐等副反应，近年已较少应用。口服片剂有 0.5mg/ 片、1mg/ 片、2mg/ 片和 3mg/ 片。针剂有 0.5mg/ 支、1mg/ 支和 2mg/ 支 3 种，供肌注。

二、药理作用

主要有：①促使生殖器及第二性征的发育，使子宫内膜增生、乳腺腺管增生和阴道上皮角化，②增强子宫平滑肌的收缩，提高子宫对缩宫素的敏感性；③对下丘脑和垂体有正、负反馈调节，间接影响卵泡发育和排卵。④降低血中胆固醇水平，增加钙在骨质中沉积。单用雌激素会增加患子宫内膜癌、乳癌的风险。

三、适应证

主要有：功能失调性子宫出血、闭经、子宫发育不良、绝经期综合征、老年性阴道炎、老年性尿道炎、回奶及绝经后妇女激素替代治疗等，目前也用于辅助生殖技术的子宫内膜准备和维持。

（庞　群）

学习小结

雌激素类药物有天然雌激素、半合成雌激素和合成雌激素三类，具有促进生殖器及第二性征发育、增强子宫平滑肌的收缩、参与下丘脑、垂体的正负反馈调节等作用，主要用于妇科内分泌疾病的治疗。

复习思考题

1. 雌激素类药物有几类？

2. 雌激素类药物药理作用有哪些？

第二节　孕激素类药物

学习目标

掌握	孕激素类药物药理作用。
熟悉	孕激素类药物种类和制剂。
了解	孕激素类药物适应证。

一、种类和制剂

1. **黄体酮（progesterone）**　为天然孕激素，是目前临床常用的孕激素。针剂有 10mg/ 支、20mg/ 支。口服有微粒化黄体酮胶囊（50mg/ 粒）、黄体酮软胶囊（100mg/ 粒）。阴道制剂有黄体酮阴道缓释凝胶，90mg/枚。复方黄体酮注射液每支 1ml 内含苯甲酸雌二醇 2mg 及黄体酮 20mg。

2. **孕酮衍生物**

（1）甲羟孕酮（medroxyprogesterone acetate）：口服片剂为 2mg/ 片、4mg/ 片、10mg/ 片及 250mg/ 片。

（2）甲地孕酮（megestrol acetate）：口服有片剂 1mg/ 片、2mg/ 片、4mg/ 片和 160mg/ 片。

（3）羟孕酮（hydroxyprogesterone acetate）：又名己酸孕酮。其活性为黄体酮的 7 倍，为长效孕激素，作用可维持 1~2 周。针剂有 125mg/ 支、250mg/ 支，肌注。

（4）环丙孕酮（cyproterone）：为 17- 羟孕酮类衍生物，具有很强的抗雄激素作用，也有孕激素活性。片剂：每片 50mg；乳膏剂：1%；注射液：每支 20mg。本品 2mg 与炔雌醇 0.035mg 组成复方达英 -35（Diane-35），可作短效口服避孕药，对女性痤疮也有明显疗效。

3. 19-去甲基睾酮衍生物

（1）炔诺酮（norethisterone）：除孕酮作用外，具有轻微的雄激素和雌激素活性。口服片剂有 0.625mg/ 片、2.5mg/ 片。

（2）炔诺孕酮（norgestrel）：又称 18-甲基炔诺酮，为强效孕激素，是炔诺酮作用的 5~10 倍。口服片剂有 0.3mg/ 片、3mg/ 片等。

（3）孕三烯酮（gestrinone）：商品名内美通，具有较强的抗孕激素和抗雌激素活性，还有很弱的雌激素和雄激素作用。口服片剂为 2.5mg/ 片。

4. 其他具有孕激素作用的药物　地屈孕酮（dydrogesterone）是天然孕酮经紫外线照射后，三维结构改变后形成的孕激素制剂。口服片剂 10mg/ 片。

二、药理作用

1. 孕激素有抑制子宫收缩的作用，可用于保胎。但孕激素的衍生物具有溶黄体的作用，并且具有雄激素样作用的制剂还可能使女胎生殖器官男性化，因此，保胎治疗时最好使用天然的黄体酮。

2. 促使子宫内膜增生期向分泌期转变，可用于调整月经周期。长期使用孕激素可使内膜萎缩，特别是异位的内膜，用于治疗子宫内膜异位症。大剂量使用孕激素可使分化良好的子宫内膜癌细胞退化，可用于子宫内膜癌的治疗。

3. 抑制下丘脑 GnRH 的释放，使 FSH 及 LH 分泌减少，从而抑制排卵。使宫颈黏液减少变黏，子宫内膜增生受抑制、腺体发育不良，而不适于受精卵着床。

三、适应证

主要用于闭经、功能失调性子宫出血、与雌激素联合用于激素替代治疗，保胎；避孕，抗雄激素作用，子宫内膜异位症及子宫内膜癌等。内美通的主要适应证是子宫内膜异位症。

（庞　群）

学习小结

　　孕激素类药物有天然孕激素、孕酮衍生物和 19-去甲基睾酮衍生物三类，具有抑制子宫收缩的作用、促使子宫内膜增生期向分泌期转变、抑制下丘脑 GnRH 的释放等作用，主要用于妇科内分泌疾病、子宫内膜异位症和子宫内膜癌的治疗。

复习思考题

1. 孕激素类药物有几类？

2. 孕激素类药物药理作用有哪些？

第三节　雄激素类药物

一、种类和制剂

1. **雄激素**（androgen）　男性的雄激素来自睾丸和肾上腺皮质，女性的雄激素来自肾上腺皮质和卵巢。

（1）丙酸睾酮（testosterone propionate）：为睾酮的丙酸酯，是目前最常用的雄激素制剂，为油剂，有 10mg/支、25mg/支、50mg/支及 100mg/支 4 种，作用可维持 2～3 日，供肌内注射。

（2）苯乙酸睾酮（testosterone phenylacetate）：作用时间较丙酸睾酮长，有 10mg/支、20mg/支两种，供肌内注射。

（3）甲睾酮（methyltestosterone）：为 17-烷基化睾酮衍生物。由于口服需经肝脏代谢失活，故以舌下含化为宜，剂量减半。每片 5mg。

（4）十一酸睾酮（testosterone undecanoate）：是睾酮 17-β 位的长脂肪酸侧链十一酸的酯化产物，作用同甲睾酮。口服胶囊剂有 40mg/粒，针剂有 250mg/支。

（5）睾酮（testosterone）：天然雄激素，促进男性性器官及副性征的发育，并有蛋白同化作用。①透皮贴片：有 16.3mg/贴，贴用 24 小时更换；②埋植片：皮下埋植 75mg/片，作用可达 6 周。

（6）三合激素：每支 1ml，内含苯甲酸雌二醇 1.25mg、黄体酮 12.5mg 和丙酸睾酮 25mg，肌内注射。

2. **蛋白同化激素**　由雄激素衍生的一系列人工合成类固醇化合物，是一类外源性的以蛋白同化作用为主的甾体激素，属雄激素家族，但雄性化作用显著减弱，而蛋白同化作用增强。

（1）苯丙酸诺龙（nandrolone phenylpropionate）：蛋白同化作用是丙酸睾酮的 12 倍，雄激素作用是丙酸睾酮的 1.5 倍，肌注后作用维持 1～2 周。针剂有 10mg/支、25mg/支。

（2）达那唑（danazol）：为 17α-乙炔睾酮衍生物。具有较弱的雄激素样作用、蛋白同化作用和抗孕激素作用。口服胶囊剂分 100mg 和 200mg 两种。

二、药理作用

1. **对生殖器作用**　对男性具有促进生殖器和第二性征发育的作用，对女性则具有拮抗雌激素、使子宫内膜萎缩，直接作用于子宫肌层及肌层血管平滑肌，使其收缩减少出血，但无明显止血作用。

2. **对丘脑下部及垂体的作用**　大剂量雄激素发挥负反馈作用，抑制男性下丘脑、垂体促性腺激素的分泌，干扰精子生成的作用；对女性具有抑制卵巢功能的作用。

3. **对新陈代谢的作用**　有明显促进蛋白质合成（同化作用）、加速组织修复、逆转分解代谢作用，增强肌肉，促进钙磷再吸收，增加钙磷沉积和骨质形成，可引起钠、水潴留。

4. **对造血系统的作用**　兴奋造血系统，刺激促红细胞生成素形成，增加多能造血干细胞，促进红细胞、粒细胞、血小板和血红蛋白的生成。

三、适应证

1. **男性**　主要用于性腺功能低下、第一性征和第二性征发育不良、男性雄激素不足导致的勃起功能障碍、性欲减退、性欲丧失等，也用于男性药物避孕。

2. **女性**　围绝经期功能失调性子宫出血的止血、子宫肌瘤、子宫内膜异位症、乳腺癌等。达那唑的主要适应证是子宫内膜异位症。

3. **其他**　①严重负氮平衡，低蛋白血症，需加速组织修复以及消耗性的疾病，如大手术后、严重创伤、烧伤、严重感染、骨折不愈合、肿瘤恶病质、酒精肝、艾滋病后期、肾病综合征、尿毒症、垂体性侏儒、早产儿等体质极度虚弱者等；②某些难治类型的贫血，如再生障碍性贫血、肾性贫血等；③骨质疏松症的辅助治疗。

（鹿　群）

学习小结

雄激素类药物有雄激素和蛋白同化激素两类。雄激素类药物具有促进男性生殖器和第二性征发育的作用，对女性则具有拮抗雌激素；有明显促进蛋白质合成（同化作用）、加速组织修复作用；有兴奋造血系统、刺激促红细胞生成素形成等作用；主要用于改善男性性功能、治疗妇科内分泌疾病、子宫内膜异位症、低蛋白血症及某些难治类型的贫血等。

复习思考题

1. 雄激素类药物有几类？

2. 雄激素类药物药理作用有哪些？

第四节　子宫收缩药物

学习目标

掌握　　子宫收缩药物的临床应用。

子宫收缩药物（uterotonics）包括缩宫素、麦角新碱、前列腺素制剂和垂体后叶素，主要应用于产科引产、产后收缩子宫、止血和药物流产等。

一、缩宫素

1. **缩宫素（oxytocin）**　多肽类激素子宫收缩药，可刺激子宫平滑肌收缩，主要作用于子宫体，半衰期仅1～6分钟；缩宫素还可刺激乳腺平滑肌收缩，促进乳汁排出。小剂量缩宫素常用于引产，大剂量缩宫素用于产后止血，是预防和治疗产后出血的首选药物。

缩宫素预防产后出血的推荐用法为胎肩娩出后 10U 肌内注射或 5～10U 稀释后静脉滴注。缩宫素也是治疗宫缩乏力引起产后出血的一线药物，常规用法为 10U 肌内注射、子宫肌层或宫颈注射，继以 10～20U 加入 500ml 晶体液中稀释后 250ml/h 静脉滴注，24 小时总量控制在 60U 内，以免发生水钠潴留及心血管不良反应。

2. 卡贝缩宫素（carbetocin） 长效缩宫素，半衰期为 40 分钟，效果和安全性与缩宫素相当，但作用持续时间更长，副作用少。常规用法为单剂量 100μg 静脉注射，可用于产后出血的预防及治疗。

二、麦角新碱

麦角新碱（ergometrine）直接作用于子宫平滑肌，作用强而持久，大剂量可引起宫体、子宫下段甚至宫颈的强直性收缩，主要用于预防和治疗宫缩乏力所致的产后出血。常见不良反应有恶心、呕吐、血压升高等，高血压（包括子痫前期）和心脏病病人禁用。

三、前列腺素制剂

（一）米索前列醇（misoprostol）

合成 PGE1 类似物，与子宫肌前列腺素 E 受体 -2 和前列腺素 E 受体 -3 结合，具有增强子宫收缩和软化宫颈的作用，用于预防和治疗因宫缩乏力引起的产后出血、早孕药物流产以及妊娠晚期促宫颈成熟。常用剂量为 200～600μg，顿服、舌下含服、直肠给药或阴道给药均可。常见不良反应有恶心、呕吐、寒战、体温升高等。

（二）前列腺素 F2α（PGF2α）

1. 卡前列素氨丁三醇（carboprost tromethamine） PGF2α 的 15- 甲基衍生物，可刺激妊娠子宫肌层收缩，用于常规处理方法如缩宫素、子宫按摩无效的宫缩乏力引起的产后出血，是治疗产后出血的二线药物，也用于妊娠 13～20 周的流产。常规用法为 250μg 深部肌肉注射或子宫肌层注射，3 分钟起作用，半小时达作用高峰，可维持 2 小时，必要时可重复使用，总剂量不超过 2000μg。常见不良反应有呕吐、腹泻、恶心、寒战和体温升高等，哮喘、心脏病、青光眼和高血压病人禁用。

2. 卡前列甲酯（carboprost methylate） 即 15- 甲基 PGF2α 甲酯，可兴奋子宫平滑肌，并具有抗早孕的作用，用于预防和治疗宫缩乏力引起的产后出血，还可与米非司酮序贯使用终止早期妊娠。常规用法为 1mg 置于阴道下 1/3 处按压 2 分钟，不良反应和禁忌证同卡前列素氨丁三醇类似。

3. 地诺前列酮（dinoprostone） 天然前列腺素 PGE2，主要作用是促进宫颈成熟，也能刺激子宫收缩，但主要用于妊娠足月时促宫颈成熟。促宫颈成熟方法为将含 10mg 地诺前列酮的可控制释放的栓剂置于阴道后穹窿，临产或放置 12 小时后应及时取出，如果出现宫缩过强或过频、过敏反应或胎心率异常时，也应及时取出。

四、垂体后叶素

垂体后叶素的成分包含缩宫素和加压素，对血管及子宫平滑肌有较强的收缩作用，主要用于肺、支气管出血如咯血和消化道出血如呕血、便血的止血，也可用于产后加强子宫收缩和止血。用法：垂体后叶素 6U 加入 5% 葡萄糖 250ml 中静滴。因为垂体后叶素包含缩宫素和加压素，可升高血压，禁用于高血压、冠心病、心力衰竭的产妇。

（刘兴会）

学习小结

子宫收缩药物包括缩宫素、麦角新碱、前列腺素制剂和垂体后叶素，可刺激子宫平滑肌，增强子宫收缩，主要用于产后出血的预防和治疗，小剂量缩宫素还可用于引产，地诺前列酮和米索前列醇还可用于妊娠晚期促宫颈成熟，米索前列醇、卡前列甲酯和卡前列氨丁三醇还可用于药物流产。缩宫素是预防和治疗产后出血的一线药物，卡前列素氨丁三醇等前列腺素制剂主要用于缩宫素和子宫按摩等常规措施治疗无效的宫缩乏力引起的产后出血。

复习思考题

子宫收缩药物及其应用？

第五节 抑制子宫收缩药物

学习目标

掌握 抑制子宫收缩药物的临床应用。

1. **钙通道阻滞剂** 钙通道阻滞剂的作用机制是通过抑制平滑肌细胞膜上钙离子的重吸收，从而抑制子宫平滑肌收缩。常用药物为硝苯地平，能降低 24% 的 7 天内的早产、17% 的 34 周前的早产，能减少 37% 的呼吸窘迫综合征、79% 的坏死性小肠炎、41% 的脑室周围出血的发生。用法：首剂 20mg 口服，然后 10～20mg，每 4～6 小时一次。用药期间应密切监测孕妇心率及血压变化。已用硫酸镁者慎用。心功能不全者禁用。

2. **前列腺素合成酶抑制剂** 前列腺素合成酶抑制剂的作用机制是通过选择性抑制环氧合酶，减少花生四烯酸转化为前列腺素，从而抑制子宫收缩。常用药物为吲哚美辛，用法：首剂 50～100mg 经阴道/直肠给药或口服，然后每 6 小时 25mg，妊娠 32 周前使用，维持 48 小时。有消化道反应、胎儿动脉导管早闭、羊水过少等副作用。禁忌证：孕妇血小板性疾病、出血性疾病、肝功能异常、胃溃疡、对阿司匹林等前列腺素合成酶抑制剂类药物过敏者。

3. **β₂肾上腺素能受体兴奋剂** 该类药物的作用机制是通过与子宫平滑肌细胞膜上的 β_2 肾上腺素能受体结合，升高细胞内环磷酸腺苷（c-AMP）水平，抑制肌球蛋白轻链激酶活化，从而抑制平滑肌收缩。常用药物为利托君（Ritodrine）。具体用法：将 100mg 利托君溶于 5% 葡萄糖液 500ml 中，起始剂量 50～100μg/min 静脉点滴，每 10 分钟可增加剂量 50μg/min，最大量不超过 350μg/min，至宫缩停止，宫缩抑制后至少持续滴注 12 小时，再改为口服 10mg，4～6 次/d。该药主要副作用有恶心、头痛、低钾、心动过速、高血糖、肺水肿等，用药期间需要监测出入量。有明显的心脏病、心律不齐、糖尿病控制不满意、甲状腺功能亢进、绒毛膜羊膜炎者禁用。

4. **硫酸镁** 作用机制是通过镁离子拮抗钙离子内流而抑制宫缩，同时可保护胎儿神经系统，妊娠 32 周前早产者应用硫酸镁不但能降低早产儿脑瘫的风险，而且还能减轻脑瘫的严重程度，被视为胎儿中枢神经系统的保护剂。具体用法：首剂 25% 硫酸镁 20ml 加入 5% 葡萄糖液 100ml，30 分钟内静脉滴注。然后用 25% 硫酸镁 60ml 加入 5% 葡萄糖液 1000ml 中，视宫缩情况调节滴速，一般以每小时 1～2g 的速度静脉滴注，其副作用有恶心、潮热、头痛，严重者有呼吸抑制、心搏骤停。用药期间应监测心率、呼吸、膝反射和尿量。长期应用可引起胎儿骨骼脱钙，易造成新生儿骨折。

5. 缩宫素受体拮抗剂　作用机制是通过竞争性结合子宫平滑肌及蜕膜的缩宫素受体，削弱缩宫素兴奋子宫平滑肌的作用。常用药物为阿托西班，具体用法：首先负荷剂量 6.75mg 静脉点滴 1 分钟；继之将 75mg 阿托西班加入 0.9% 生理盐水 90ml 静脉滴注，先用 18mg/h 的速度维持 3 小时；接着以 6mg/h 的速度维持 45 小时。该药副作用轻微。无明确禁忌证，但目前没有足够资料推荐阿托西班作为治疗早产的一线药物。

（王子莲）

学习小结

抑制子宫收缩药物包括钙通道阻滞剂、前列腺素合成酶抑制剂、β₂肾上腺素能受体兴奋剂、硫酸镁和缩宫素受体拮抗剂，可抑制子宫平滑肌收缩，主要用于保胎、延长孕周。

复习思考题

抑制子宫收缩药物及其应用？

第二十九章　内镜在妇产科的临床应用

29

内镜技术(endoscopy)是妇产科疾病重要的诊断和治疗手段,目前已广泛应用于临床。常用的有阴道镜(colposcopy)、宫腔镜(hysteroscopy)和腹腔镜(laparoscopy),近年来开始应用于临床的还有胎儿镜(fetoscopy)和输卵管镜(falloposcopy),羊膜镜(amnioscopy)临床上已极少应用。

第一节　阴道镜检查

阴道镜检查是利用阴道镜在强光源照射下将局部组织放大 10～40 倍,以观察肉眼无法看见的微小病变。常用于外阴、阴道和宫颈上皮结构及血管形态的观察,指导可疑病变部位的定位活检,提高确诊率。

一、适应证

1. 宫颈细胞学检查异常　包括巴氏涂片Ⅱ级以上或 TCT 检查提示不典型鳞状上皮(ASC-US)、不典型鳞状上皮细胞 - 不除外高度鳞状上皮内病变(ASC-H)、低度鳞状上皮内病变(LSIL)、高度鳞状上皮内病变(HSIL)、鳞状细胞癌(SCC)、不典型腺上皮细胞(AGC)、原位腺癌(AIS)、腺癌、高危型 HPV 检测结果阳性。

2. 肉眼观察可疑癌变。

3. 有接触性出血,肉眼观察宫颈无明显病变者。

4. 宫颈锥切前确定病变范围。

5. 宫颈癌和 CIN 治疗后随访。

6. 外阴和阴道可疑恶性病变、梅毒、结核等。

二、禁忌证

1. 外阴、阴道、宫颈有急性炎症者。

2. 宫腔局部有活动出血者。

三、检查方法

检查步骤:①患者取膀胱截石位,阴道窥器暴露宫颈阴道部,用棉球轻轻擦净宫颈分泌物;②将镜头对准宫颈,调整好焦距;③先在白光下用 10 倍低倍镜粗略观察被检部位。若使光线柔和可加用绿色滤光镜片,在进行更精确的血管检查时,可加用红色滤光镜片。

为区分正常和异常鳞状上皮以及柱状上皮,可借助下列溶液:

(1)3% 醋酸溶液:用棉球涂擦宫颈阴道部,数秒钟后,鳞 - 柱上皮交界清晰可见。如发生不典型增生和上皮内癌,上皮细胞含有较多蛋白质,涂冰醋酸后蛋白质凝固,上皮变白。

(2)碘溶液:可使富含糖原的正常鳞状上皮着色,呈棕褐色。不典型增生、癌变上皮内糖原减少而不被碘着色,柱状上皮及雌激素水平低下的上皮也不着色。出现不着色区称为碘试验阳性。在碘试验阳性区或可疑病变部位取活检送病理检查。

（3）40% 三氯醋酸：可使尖锐湿疣呈刺状突起，与正常黏膜界限清楚。

四、结果判断

1. 正常图像 包括上皮及血管图像。

（1）上皮：①宫颈阴道部鳞状上皮：上皮光滑呈粉红色。涂 3% 醋酸后上皮不变色，涂碘溶液为深棕色。②宫颈阴道部柱状上皮：肉眼见表面呈绒毛状，色红，镜下见许多小乳头。涂冰醋酸后迅速肿胀呈葡萄状。涂碘不着色。③转化区：又称移形带区。阴道镜下可见由化生上皮环绕柱状上皮形成的葡萄岛、开口于化生上皮之中的腺体开口及被化生上皮遮盖的潴留囊肿。涂醋酸后化生上皮与圈内的柱状上皮形成明显对比。碘着色深浅不一。

（2）血管：血管图像为均匀分布的微小血管点。

2. 异常图像 包括上皮及血管图像。

（1）上皮异常：常见有三种异常。①白色上皮：涂醋酸后呈白色，病理学检查多为化生上皮或不典型增生。②白斑：呈白色斑片，边界清楚，略隆起。病理学检查为角化不全或角化过度。在白斑深层或周围可能有恶性病变，应常规取活检。③角化腺开口：主要见于炎症及不典型增生，大而成堆的白色腺体结合其他异常图像应考虑原位癌及早期浸润癌。

（2）血管异常：常见有 3 种异常。①点状血管：细点状血管与轻度不典型增生或炎症有关，粗点状血管与重度不典型增生和原位癌有关；②镶嵌（mosaic）：由不规则的血管将增生的白色上皮分割成边界清楚、形态不规则的小块状，犹如红色细线镶嵌的花纹，称镶嵌。病理学检查常为不典型增生或癌；③异形血管：分布紊乱，血管管径、走向等极不规则，血管间距离明显增大，形态各异。病理学检查常为不典型增生或浸润癌。

五、注意事项

阴道镜检查前应常规行妇科检查，排除阴道毛滴虫等病原体感染。急性宫颈炎和阴道炎应先治疗再检查。检查前 24 小时内应避免性生活、双合诊、阴道冲洗、上药、宫颈操作及治疗等干扰。此外，阴道镜检查不能看到宫颈管内的病变，也不易鉴别有无间质浸润，在诊断宫颈管内病变方面受到一定的限制。因此，当宫颈细胞学检查反复可疑阳性而阴道镜检查无明显异常者，应及时行宫颈管搔刮术，必要时行宫颈锥切术以协助诊断。

（赵爱民）

学习小结

阴道镜检查是妇产科最常用的检查手段之一。它是利用在强光源照射下将局部组织放大一定倍数，局部再涂抹冰醋酸、碘溶液以及三氯醋酸等溶液，以观察肉眼无法看见的微小病变，常用于外阴、阴道和宫颈上皮结构及血管形态的观察，指导可疑病变部位的活检，提高确诊率。正常的宫颈上皮包括鳞状上皮、柱状上皮和正常转化区；正常的血管图像为均匀分布的微小血管点。常见的上皮异常有白色上皮、白斑、角化腺开口；血管异常有点状血管、镶嵌和异型血管。

复习思考题

1. 阴道镜下常见的上皮异常有哪几种？有何临床意义？

2. 阴道镜下常见的血管异常有哪几种？

3. 阴道镜检查的适应证、禁忌证有哪些？

第二节　宫腔镜检查与治疗

学习目标

掌握　　宫腔镜检查与治疗的适应证、禁忌证和常见并发症。

宫腔镜是一种用于宫腔及宫颈管疾病检查和治疗的内镜。宫腔镜检查可清晰显示宫颈管及宫腔是否存在病变，以便针对病变组织直接观察并准确取材送病理检查以提高诊断准确率；大多数宫颈管及宫腔内病变可以在宫腔镜检查的同时进行手术治疗，是妇科微创手术种类之一。目前已广泛应用于临床。

一、宫腔镜检查适应证

可疑宫腔内的病变均为宫腔镜检查的适应证：①异常子宫出血；②宫腔内占位性病变；③宫内节育器异常及宫内异物；④不孕、不育；⑤宫腔粘连；⑥子宫畸形；⑦宫腔影像学检查异常；⑧宫腔镜术后相关评估；⑨阴道排液和（或）幼女阴道异物；⑩子宫内膜癌和宫颈管癌术前病变范围观察和镜下活检。

二、宫腔镜检查禁忌证

1. 绝对禁忌证：①生殖道急性炎症；②心、肺、肝、肾衰竭急性期及其他不能胜任手术者。
2. 相对禁忌证：①体温>37.5℃；②有大量活动性子宫出血、重度贫血者；③亚急性生殖道或盆腔炎症；④近期（3个月内）有子宫穿孔或子宫手术史者；⑤宫颈恶性肿瘤；⑥宫腔过度狭小和宫颈管狭窄、宫颈坚硬难以充分扩张者；⑦生殖道结核未经治疗者。

三、宫腔镜手术适应证

包括：①久治无效的子宫异常出血，患者无生育要求而有保留子宫的愿望者；②子宫内膜息肉切除；③影响宫腔形态的子宫肌瘤；④宫腔粘连分解；⑤子宫畸形如纵隔切除；⑥宫腔内异物如嵌顿性节育器取出；⑦与妊娠相关的宫腔病变；⑧子宫内膜异常增生；⑨幼女阴道内异物。

四、宫腔镜手术禁忌证

与宫腔镜检查术相同。

五、操作步骤

1. 术前准备

（1）检查时间：以月经干净后1周内为宜。

（2）体格检查及阴道准备：仔细询问病史，进行全身检查、妇科检查、宫颈脱落细胞学及阴道分泌物检查。

（3）术前饮食：根据麻醉方法决定是否禁食。若应用局部麻醉和镇痛时不需禁食；区域麻醉和全身麻醉时,需禁食6小时以上。

2. 术时处理

（1）麻醉：①宫腔镜检查：宫颈局部麻醉或无需麻醉；②宫腔镜手术：硬膜外麻醉、腰椎麻醉或静脉麻醉；③如患者有心肺等内科合并症,又必须行宫腔镜检查,则术前应请麻醉科会诊。

（2）能源：常用单极、双极电切及电凝等高频发生器以及激光和微波等能源。

（3）膨宫介质：①生理盐水：为最常用的膨宫介质。使用双级电发生器时常用此溶液；② 5% 葡萄糖液：使用单极电发生器时选用此溶液膨宫。对合并糖尿病患者可选用 5% 甘露醇膨宫。

（4）操作步骤：①患者取膀胱截石位；②消毒外阴、阴道,铺无菌巾单；③确认子宫方位；④置入阴道窥器暴露宫颈,钳夹、消毒宫颈,用探针探明宫腔深度和方向；⑤扩张宫颈至大于镜体外鞘直径半号；⑥接通液体膨宫泵,膨宫压力一般设定为 80~100mmHg。排空灌流管内气体后,边向宫腔内灌注膨宫液,边将宫腔镜插入宫腔。冲洗宫腔内血液至液体清净,待宫腔充分扩展后即可看清宫腔和宫颈管；⑦观察：先观察宫腔全貌,在将宫腔镜退出过程中观察宫颈内口和宫颈管；⑧手术处理：根据不同的病变采用不同的手术方法和能源。简单的手术操作如节育环嵌顿、内膜活检等可以在确诊后立即实施,在门诊即可完成。难度较大、不宜在局麻下进行的手术如子宫纵隔切除、黏膜下肌瘤切除术等应安排在手术室进行。

六、并发症

1. **子宫穿孔**　多为机械损伤。一经发现,应立即停止手术,并根据穿孔严重程度作相应的应急处理。

2. **出血**　切除过程中如损伤较大血管,容易发生宫壁出血。少数情况下也可发生在手术后数日。

3. **低钠血症**　短时间内灌注大量葡萄糖液可引起血容量过多及低钠血症,导致过度水化综合征和心脑综合征,严重者可致病人死亡。应尽量选用双极电发生器和生理盐水作为膨宫介质,并尽可能缩短操作时间。

4. **气体栓塞**　手术过程中组织气化和室内空气可通过创面血管进入循环而引起气体栓塞,是宫腔镜手术的严重并发症,其发病急、进展快、死亡率高。一旦发生应立即停止操作,进行抢救。

七、术后处理及随访

1. 门诊宫腔镜手术者,术后应观察30分钟,酌情给予抗生素预防感染。

2. 住院宫腔镜手术者,按麻醉方式不同,进行相应的处理。严密观察阴道流血、腹痛和生命体征。

（赵爱民）

学习小结

宫腔镜是妇科常用的一种用于宫腔及宫颈管疾病检查和治疗的内镜。宫腔镜检查能够清晰显示宫颈管及宫腔是否存在病变,并指导准确取材送病理检查以提高宫腔及宫颈管病变诊断的准确率；在宫腔镜下可以完成子宫纵隔切除、黏膜下肌瘤切除、宫腔粘连分解、子宫内膜切除、输卵管介入治疗等手术。宫腔镜手术常见并发症有子宫穿孔、出血、低钠血症、气体栓塞、宫腔粘连、盆腔感染等。

复习思考题

1. 宫腔镜检查的适应证有哪些？

2. 宫腔镜手术常见并发症有哪些？

第三节 腹腔镜检查与治疗

学习目标

掌握　腹腔镜应用的适应证、禁忌证和常见并发症。

　　腹腔镜手术是在密闭的盆、腹腔内进行检查或治疗的内镜手术。近年来，由于腹腔镜设备和手术器械的不断更新，大部分传统的开腹手术均可在腹腔镜下完成。由于腹腔镜手术具有创伤小、恢复快、美观、视野开阔等优点，已广泛应用于临床。

一、适应证

　　1. **最佳适应证**　①急腹症：如异位妊娠、卵巢囊肿蒂扭转、卵巢囊肿破裂等；②附件包块：如卵巢良性肿瘤、输卵管系膜囊肿、附件炎性包块等；③内膜异位症；④慢性盆腔疼痛；⑤不孕症；⑥盆腔内异物、子宫穿孔等。

　　2. **选择性适应证**　以下情况腹腔镜作为可供选择的手术方法。

　　（1）子宫肌瘤：可行肌瘤剔除术、子宫切除及腹腔镜辅助的阴式子宫切除术，也可行肌瘤消融术、子宫动脉阻断等手术。

　　（2）子宫肌腺病：可行子宫肌腺病病灶切除或子宫切除术。

　　（3）早期子宫内膜癌、早期宫颈癌、早期卵巢交界性肿瘤及卵巢癌等，可行肿瘤分期手术、再分期手术以及早期宫颈癌保留生育功能手术。

　　（4）盆底功能障碍性疾病：可行盆底重建手术，特别是中盆腔重建术。

　　（5）生殖器官发育异常：可行人工阴道成形术、子宫畸形矫治术等。

　　（6）妊娠期附件包块。

　　（7）其他需要切除子宫和（或）附件的疾病等。

二、禁忌证

　　1. **绝对禁忌证**　①严重的心、脑血管疾病及肺功能不全；②严重的凝血功能障碍、血液病；③膈疝。

　　2. **相对禁忌证**　①盆腹腔内广泛粘连；②巨大附件包块；③肌壁间子宫肌瘤体积较大（10cm以上）或数目较多（4个以上）而要求保留子宫者；④晚期或广泛转移的恶性肿瘤。

三、术前准备

　　1. **详细采集病史**　准确掌握腹腔镜手术指征。

　　2. **术前检查**　同一般妇科腹部手术。

　　3. **肠道**　手术前一日口服泻药，必要时灌肠或清洁灌肠，术前禁食6小时以上。

　　4. **阴道准备**　术前可酌情行阴道冲洗。

　　5. **腹部皮肤准备**　同一般腹部和会阴部手术，尤其要注意脐孔的清洁。

　　6. **膀胱准备**　导尿或留置尿管排空膀胱。

7. **体位** 手术时取头低臀高并倾斜 15°～25°位，甚至更大倾斜角度。

8. **麻醉** 诊断性腹腔镜可选择局麻、连续硬膜外麻醉、和全身麻醉。手术性腹腔镜应选择全身麻醉。

四、操作步骤

①常规消毒腹部及外阴、阴道，留置导尿管和安放举宫器（无性生活史者禁用举宫器）；②建立人工气腹：用气孔针于脐孔正中处与腹部皮肤呈 90°穿刺进入腹腔，连接自动 CO_2 气腹机，充入 CO_2 至腹腔压力达到 12～15mmHg，通常注气量 2～5L；③放置腹腔镜：根据套管针外鞘直径切开脐孔下缘皮肤 10～12mm，布巾钳提起腹壁，与腹部皮肤呈 90°用套管针从切开处穿刺进入腹腔，去除套管针针芯，连接好 CO_2 气腹机，将腹腔镜自套管针鞘置入腹腔，打开冷光源，即可见盆腔视野；④腹腔镜观察：按顺序常规检查盆腔；⑤穿刺其他操作孔：在腹腔镜指导下，避开腹壁血管在左右下腹部相当于麦氏点位置进行第 2、3 穿刺孔，根据手术需要还可以在耻骨联合上正中 2～4cm 部位进行第 4 穿刺孔，根据需要分别穿刺型号大小不同的套管针；⑥根据检查结果进行相应的手术。

五、术后处理

穿刺孔部位用无菌敷料覆盖；术后留置尿管，留置导尿管时间依据手术的方式决定；术后数小时后可恢复正常饮食；术前 30 分钟及术后 1～2 日给予抗生素预防感染，盆腔炎症及盆腔脓肿引流者可适当延长抗生素使用时间。

六、并发症及其防治

1. **腹膜后大血管损伤** 妇科腹腔镜手术穿刺部位邻近后腹膜主动脉、腔静脉和髂血管，损伤这些血管，常危及患者生命，应避免此类并发症发生。一旦发生应立即开腹止血，修补血管。

2. **腹壁血管损伤** 腹壁下动脉损伤是较严重的并发症。第 2 或第 3 穿刺应在腹腔镜直视下避开腹壁血管进行。对腹壁血管损伤应及时发现并进行缝合或用气囊导尿管压迫止血。

3. **术中出血** 出血是腹腔镜手术中最常见的并发症，特别是进行全子宫切除或重度子宫内膜异位症手术时容易发生。手术者应熟悉手术操作和解剖，熟练使用各种腹腔镜手术能源。

4. **脏器损伤** 主要指与内生殖器临近的脏器损伤。如膀胱、输尿管及直肠损伤，多在手术操作不熟练或由于组织粘连导致解剖结构异常时容易发生。如未能在手术中发现的肠道损伤，特别是脏器电损伤将导致术后数日发生肠瘘、腹膜炎等，严重者可导致全身感染、中毒性休克。

5. **与气腹相关的并发症** 皮下气肿、气胸和气栓。皮下气肿是由于腹膜外充气或由于套管针切口过大或进出腹壁次数多使气体进入皮下所致。避免上述因素可减少皮下气肿的发生。如术中发现胸壁上部及颈部皮下气肿，应立即停止手术，并仔细检查各穿刺孔是否存在气体泄漏进入皮下现象。空气栓塞少见，但一旦发生，有生命危险，主要是气腹针穿刺过程中意外穿入血管，致使大量气体进入体循环所致。预防关键是气针必须正确穿入腹腔内。

6. **其他并发症** 如切口感染、腹壁疝、体位放置不当引起的神经损伤、麻醉意外等。

（赵爱民）

腹腔镜是最常见的内镜手术。由于腹腔镜手术具有创伤小、恢复快、美观、视野开阔等优点,已广泛应用于临床,如腹腔镜下异位妊娠手术、卵巢囊肿手术、子宫肌瘤剔除、全子宫切除、早期妇科恶性肿瘤分期手术等。腹腔镜手术有一定并发症,因此,应严格掌握手术适应证。

1. 腹腔镜检查的适应证有哪些?
2. 腹腔镜手术常见的并发症有哪些? 如何预防?

第四节　输卵管镜检查与治疗

掌握　　　　输卵管镜应用的适应证和禁忌证。

输卵管镜(falloposcopy)是用于直接观察输卵管黏膜病变的内镜技术,能在直视下观察输卵管的通畅性和管腔的功能状态及黏膜病变,同时能在镜下完成输卵管管腔粘连的松解,对输卵管性不孕的诊断、治疗及确定进一步的治疗方案具有重要的指导意义。

一、适应证

①不明原因不孕检查;②输卵管性不孕的检查和治疗;③输卵管异位妊娠的检查和治疗;④输卵管内胚子和胚胎移植。

二、禁忌证

①盆腔急性和亚急性炎症;②子宫活动性出血;③严重的宫腔粘连;④较大的黏膜下肌瘤。

三、操作时间

输卵管镜检查时间一般选择在月经干净1周内进行。

四、麻醉选择

可选择局麻或静脉麻醉。

五、操作步骤

首先应用宫腔镜显示输卵管开口;将引导线经输卵管开口插入输卵管直至遇到阻力或插入15cm;再

将包绕着引导线的导管沿着引导线插入输卵管,插入深度与引导线相同,退出引导线,经导管插入输卵管镜;观察输卵管管腔图像;进行相应的手术操作。

六、并发症

最常见并发症为输卵管穿孔,其他并发症有出血、感染等。

(赵爱民)

学习小结

输卵管镜能在直视下观察输卵管的通畅性和管腔的功能状态及黏膜病变。常用于不明原因不孕检查、输卵管性不孕的检查和治疗、输卵管内胚子和胚胎移植等。尤其对输卵管性不孕的检查和治疗具有重要的指导意义。

复习思考题

输卵管镜检查的适应证有哪些?

第五节　胎儿镜检查与治疗

学习目标

了解　　　　胎儿镜检查与治疗的适应证与禁忌证

胎儿镜(fetoscope)又称为羊膜腔镜,是目前胎儿医学发展的前沿和热点之一。胎儿镜检查与治疗是将胎儿镜和(或)相关设备经腹壁、子宫壁进入羊膜腔,直接观察胎儿体表、获取标本以及进行治疗操作的诊断与治疗手段。目前应用的胎儿镜设备包括硬性或半硬性光纤内窥镜,直形或弧形胎儿镜镜鞘。此外还包括30度胎儿镜、侧向发射激光胎儿镜等特殊胎儿镜以及相关设备。

一、适应证

胎儿镜检查的主要功能是可直接观察胎儿体表、胎盘胎儿面、脐带等,并可行采集羊水、胎儿血、取胎儿体表组织(皮肤及肌肉组织等)。

1. **直接观察**　诊断有明显外形改变的先天性胎儿畸形。例如唇裂、腭裂、多指畸形、肢指畸形综合征、骨软骨发育不良、开放性神经管畸形、内脏外翻、脐膨出、腹壁裂及内脏翻出、联体双胎、多肢体、大片血管瘤、外生殖器畸形等。这些疾病均能通过胎儿镜直接观察诊断。

2. **胎儿活组织检查**　进行先天性疾病的诊断。胎儿皮肤活检,主要用于诊断严重的遗传学皮肤疾病,如大疱性皮肤松解症、鱼鳞样红皮病、斑状鳞癣或片状鳞癣等。对有胎儿肝脏疾病或与胎儿肝酶代谢有关的疾病者,行胎儿肝脏组织活检。胎儿肌肉组织活检,如胎儿假性肥大性肌营养不良症、进行性脊椎肌萎缩等。

3. **脐血采样** 可诊断珠蛋白生成障碍性贫血、镰刀型贫血等血红蛋白疾病,血友病、慢性肉芽肿病、半乳糖血症、黏多糖贮积症、母儿血型不合、遗传学免疫缺陷病、胎儿宫内病毒感染等。

4. **进行胎儿宫内治疗** 胎儿镜可以对双胎输血综合征者行胎盘血管交通支激光凝结术;对于多胎妊娠一胎严重畸形者,可行胎儿镜选择性减胎术;对严重胎儿溶血性贫血者行宫内输血;胎儿脊柱裂修补术;胎儿膈疝气管封堵术;胎儿重要器官体腔积液的羊膜腔引流术;胎儿泌尿道梗阻引流术;严重心律失常胎儿心脏植入起搏器。

5. **基因和干细胞治疗** 近年来,基因治疗和细胞治疗的发展十分迅速。在胚胎发育早期,胎儿的免疫系统尚未完全建立,胎儿镜可以输送基因或细胞进入胎儿的体内,达到治疗的目的。目前有关基因治疗的方法尚在研究之中。

二、禁忌证

①可疑宫内感染者;②孕妇有出血倾向;③妊娠期有流产或早产先兆者;④有严重妊娠合并症者;⑤母儿血型不合者;⑥胎盘位置不理想者,如前壁胎盘面积过大或凶险性前置胎盘等。

三、检查与治疗时间

检查时间一般选择在妊娠15~17周时,羊水量足够,胎儿也较小,适宜在胎儿镜视野下观察外形。妊娠18~22周时,羊水继续增多,脐带增粗,适宜作胎儿活检取样。目前激光治疗双胎输血综合征等宫内治疗时间一般选在妊娠16~26周,如胎盘位置特殊并需要使用特殊胎儿镜器械时,手术窗口可能被迫缩短到18~24周。

四、操作步骤

采用局麻或椎管内麻醉。孕妇取仰卧位,排空膀胱,常规消毒铺巾,在超声引导下选择穿刺点,要求套管刺入子宫时能避开胎盘,并尽量远离宫颈,一般选择宫体部无胎盘附着区。根据穿刺套管直径,在腹部做相应皮肤切口。在超声的引导下将穿刺套管穿刺进入羊膜腔,再置入胎儿镜进行检查或治疗。

五、注意事项

严格掌握适应证。胎儿镜检查可引起感染、出血、损伤、流产、羊水渗漏以及胎死宫内等并发症。

(刘彩霞)

学习小结

胎儿镜检查与治疗是将胎儿镜和(或)相关设备经腹壁、子宫壁进入羊膜腔,直接观察胎儿体表、获取标本以及进行治疗操作的诊断与治疗手段。由于胎儿镜检查可引起感染、出血、损伤、流产、羊水渗漏以及胎死宫内等并发症,所以必须严格掌握其适应证。

复习思考题

胎儿镜检查与治疗的适应证与禁忌证?

参考文献

<<<<<< 1　曹泽毅 . 中华妇产科学 . 北京：人民卫生出版社，2014.

<<<<<< 2　谢幸，苟文丽 . 妇产科学 . 8 版 . 北京：人民卫生出版社，2013.

<<<<<< 3　丰有吉，沈铿，马丁 . 妇产科学 . 3 版 . 北京：人民卫生出版社，2015.

<<<<<< 4　张学军 . 皮肤性病学 . 8 版 . 北京：人民卫生出版社，2013.

<<<<<< 5　孙建衡，蔡树模，高永良 . 妇科肿瘤学 . 北京：北京大学医学出版社，2011.

<<<<<< 6　王建六 . 子宫内膜癌 . 北京：北京大学医学出版社，2017.

<<<<<< 7　魏丽惠 . 妇产科诊疗常规 . 北京：中国医药科技出版社，2012.

<<<<<< 8　向阳 . 宋鸿钊滋养细胞肿瘤学 . 3 版 . 北京：人民卫生出版社，2011.

<<<<<< 9　王建六，漆红波 . 妇产科学 . 3 版 . 北京：人民卫生出版社，2013.

<<<<<< 10　王建六，朱兰 . 盆底功能障碍性疾病诊疗进展 . 北京：人民军医出版社，2007.

<<<<<< 11　马克·D·沃尔特斯 . 妇科泌尿学与盆底重建外科 . 3 版 . 王建六，译 . 北京：人民卫生出版社，2008.

<<<<<< 12　刘新民 . 妇产科手术学 . 3 版 . 北京：人民卫生出版社，2003.

<<<<<< 13　熊庆，吴康敏 . 妇女保健学 . 北京：人民卫生出版社，2007.

<<<<<< 14　黎海芪 . 实用儿童保健学 . 北京：人民卫生出版社，2016.

<<<<<< 15　Workowski KA, Bolan GA. Centers for Disease Control and Prevention（CDC）. Sexually transmitted diseases treatment guidelines, 2015. MMWR Recomm Rep. 2015, 64（No.03）: 75-76.

<<<<<< 16　Workowski KA, Bolan GA. Centers for Disease Control and Prevention（CDC）. Sexually transmitted diseases treatment guidelines, 2015. MMWR

Recomm Rep, 2015, 64(No.03): 21-69.

<<<<< 17　Lynch PJ, Moyal-Barracco M, Bogliatto F, Micheletti L, Scurry J. 2006 ISSVD classification of vulvar dermatoses: pathologic subsets and their clinical correlates. J Reprod Med, 2007, 52 (1): 3-9.

<<<<< 18　Lynch PJ, Moyal-Barracco M, Scurry J, Stockdale C. 2011 ISSVD Terminology and classification of vulvar dermatological disorders: an approach to clinical diagnosis. J Low Genit Tract Dis, 2012, 16(4): 339-344.

<<<<< 19　Hoffman BL, Schorge JO, Bradshaw KD, Halvorson LM, Schaffer JI, Corton MM. Williams GYNECOLOGY. 3th ed. New York: McGraw-Hill Professional, 2016.

<<<<< 20　Kurman RJ, Carcangiu ML, Herrington CS, et al. WHO classification of tumours of female reproductive organs . 4th ed. Lyon: IARC Press. 2014.

<<<<< 21　Bornstein J, Goldstein AT, Stockdale CK, Bergeron S, Pukall C, Zolnoun D, Coady D; consensus vulvar pain terminology committee of the International Society for the Study of Vulvovaginal Disease(ISSVD), the International Society for the Study of Women's Sexual Health (ISSWSH), and the International Pelvic Pain Society(IPPS).2015 ISSVD, ISSWSH and IPPS Consensus Terminology and Classification of Persistent Vulvar Pain and Vulvodynia. Obstet Gynecol. 2016 , 4, 127(4): 745-51.

<<<<< 22　NCCN, National Comprehensive Cancer Network.NCCN Clinical Practice Guidelines in Oncology(NCCN Guidelines). Ovarian Cancer Including Fallopian Tube Cancerand Primary Peritoneal Cancer. Version 1. 2017, 12, 2017.

<<<<< 23　NF Hacker, PJ Eifel, J Velden.FIGO Cancer Report 2012. Cancer of the vaginal. International Journal of Gynecolgy and Obstetrics. 119S2 2012, S97-99.

<<<<< 24　Berek, Jonathan S, Hacker, et al. Berek and Hacker's Gynecologic Oncology (6th). Philadelphia: Lippincott Williams & Wilkins, 2014.

<<<<<< 25 Jonathan S. Berek.Berek & Novak`s Gynecology (15th). Philadelphia: Lippincott Williams and Wikins, 2011.

<<<<<< 26 Munro MG, Critchley HO, Broder MS, et al. FIGO classification system (PALM-COEIN) for causes of abnormal uterine bleeding in nongravid women of reproductive age. Int J Gynaecol Obstet, 2011, 113: 3-13.

<<<<<< 27 Stewart EA. Clinical practice.Uterine fibroids.N Engl J Med, 2015, 372(17): 1646-1655.

<<<<<< 28 Morgan RJ Jr, Armstrong DK, Alvarez RD, et al. Ovarian Cancer, Version 1.2016, NCCN Clinical Practice Guidelines in Oncology. J Natl Compr Canc Netw, 2016, 14(9): 1134-1163.

<<<<<< 29 Ngan HY, Seckl MJ, Berkowitz RS, et al. Update on the diagnosis and management of gestational trophoblastic disease. Int J Gynaecol Obstet, 2015, 131: S123-126.

<<<<<< 30 Noal S, Joly F, Leblanc E. Management of gestational trophoblastic disease. Gynecol Obstet Fertil, 2010, 38(3): 193-198.

<<<<<< 31 Lurain JR. Gestational trophoblastic disease Ⅱ: classification and management of gestational trophoblastic neoplasia. Am J Obstet Gynecol, 2011, 204: 11-18.

<<<<<< 32 Zhao J, Lv WG, Feng FZ, et al. Placental site trophoblastic tumor: a review of 108 cases and their implications for prognosis and treatment. Gynecologic Oncology, 2016, 142(1): 102-108.

<<<<<< 33 Jonathan S.Berek & Novak's Gynecology.15th ed. Philadelphia: Lippincott Williams & Wilkins, 2012.

<<<<<< 34 Meng Q, Ren A, Zhang L, et al. Incidence of infertility and risk factors of impaired fecundity among newly married couples in a Chinese population. Reprod Biomed Online. 2015, 30 (1): 92-100.

<<<<<< 35 de Ziegler D, Borghese B, Chapron C. Endometriosis and infertility: pathophysiology and management. Lancet, 2010, 376(9742): 730-738.

<<<<<< 36 Royal College of Obstetricians & Gynaecologists. Umbilical Cord Prolapse. Green-top Guideline, 2014 , 11.

<<<<< 37 American College of Obstetricians and Gynecologists. ACOG Practice Bulletin NO. 145: Antepartum fetal surveillance. Obstet Gynecol, 2014, 124: 182-192.

<<<<< 38 The National Institute for Health and Care Excellence No.190: Intrapartum Care: Care of healthy women and their babies during child birth: Monitoring during labor. National Collaborating Centre for Women's and Children's Health, 2014, CG190: 381-532.

<<<<< 39 Cunningham F, Leveno Kenneth, Steven Bloom. Williams Obstetrics, 24rd ed. New York: McGraw-Hill Professional, 2014.

<<<<< 40 American College of Obstetricians and Gynecologists, Task Force on Hypertension in Pregnancy, Hypertension in pregnancy. Report of the American College of Obstetricians and Gynecologists' Task Force on Hypertension in Pregnancy. Obstet Gynecol, 2013, 122(5): 1122-1131.

<<<<< 41 Royal College of Obstetricians and Gynaecologists. Green - top Guideline No.27: Placenta praevia, placenta praevia accreta and vasa praevia: diagnosis and management. London: RCOG, 2011.

<<<<< 42 Practice Bulletin No.171: Management of Preterm Labor.American College of Obstetricians and Gynecologists' Committee on Practice Bulletins-Obstetrics.Obstet Gynecol, 2016, 128(4): 155-164.

<<<<< 43 The American College of Obstetricians and Gynecologists(ACOG). Practicebulletinno. 146: Management of late-term and postterm pregnancies.Obstet Gynecol, 2014, 124(2 Pt 1): 390-396.

<<<<< 44 The American College of Obstetricians and Gynecologists (ACOG), American Academy of Pediatrics (APP).Committee Opinion No.644: The Apgar Score.Obstet Gynecol, 2015, 126(4): 52-55.

<<<<< 45 International Federation of Gynecology and Obstetrics (FIGO).FIGO consensus guidelines on intrapartum fetal monitoring: Cardiotocography. Int J Obstet Gynaecol, 2015,

10, 131(1): 13–24.

<<<<<< 46 American College of Obstetricians and Gynecologists. ACOG Practice Bulletin NO. 137: Gestational diabetes mellitus. Obstet Gynecol, 2013, 122: 406–416.

<<<<<< 47 Alexander EK, Pearce EN, Brent GA, et al. 2017 Guidelines of the American Thyroid Association for the Diagnosis and Management of Thyroid Disease During Pregnancy and the Postpartum.Thyroid, 2017, 27(3): 315–389.

<<<<<< 48 Wilson KL, Czerwinski JL., Hoskovec JM, et al. NSGC practice guideline: prenatal screening and diagnostic testing options for chromosome aneuploidy. J Genet Couns, 2013, 2, 22(1): 4–15.

<<<<<< 49 Practice Bulletin No. 163 Summary: Screening for Fetal Aneuploidy. Obstetrics & Gynecology, 127(5): 979–981.

<<<<<< 50 Pacheco LD, Saade G, Hankins GD, et al. Amniotic fluid embolism: diagnosis and management. Am J Obstet Gynecol, 2016, 215 (2): B16–24.

索　引